法医学年龄推断

主编 邓振华 刘 力 刘 华 宁 刚

科学出版社

北京

内 容 简 介

本书以法医学年龄推断为主题，探讨了法医学年龄推断的历史发展，各部位影像摄片技术要求，在不同年龄段中人体各部位骨骼和牙齿的年龄推断方法，法医学年龄推断的化学和分子生物学方法，以及近年提出的自动化骨龄推断方法，并对重要的年龄推断方法，从阅片到结果进行了详细介绍。全书共九章，图文并茂，可帮助读者全面认识和理解法医学年龄推断指标及方法。

本书可供法医学教学和研究人员参考，也可供法医学专业本科生和研究生了解国内外法医学年龄推断研究动向。

图书在版编目（CIP）数据

法医学年龄推断 / 邓振华等主编. —北京：科学出版社，2022.9
ISBN 978-7-03-072970-5

Ⅰ. ①法… Ⅱ. ①邓… Ⅲ. ①年龄–法医学鉴定 Ⅳ. ①D919.4

中国版本图书馆 CIP 数据核字（2022）第 154678 号

责任编辑：丁慧颖 ／ 责任校对：张小霞
责任印制：肖 兴 ／ 封面设计：吴朝洪

科 学 出 版 社 出版
北京东黄城根北街 16 号
邮政编码：100717
http://www.sciencep.com

北京科信印刷有限公司 印刷
科学出版社发行 各地新华书店经销
*

2022 年 9 月第 一 版 开本：787×1092 1/16
2022 年 9 月第一次印刷 印张：34 1/2
字数：810 000
定价：268.00 元
（如有印装质量问题，我社负责调换）

《法医学年龄推断》编写委员会

主　　编　邓振华　刘　力　刘　华　宁　刚
副 主 编　范　飞　王亚辉　黄　云　刘　凡
编　　委　（按姓氏笔画排序）

　　　　　王亚辉（司法鉴定科学研究院）
　　　　　扎拉嘎白乙拉（中南大学基础医学院）
　　　　　邓振华（四川大学华西基础医学与法医学院）
　　　　　占梦军（四川大学华西基础医学与法医学院）
　　　　　田雪梅（公安部物证鉴定中心）
　　　　　白　洁（北京市公安司法鉴定中心）
　　　　　宁　刚（四川大学华西第二医院）
　　　　　刘　力（北京市公安司法鉴定中心）
　　　　　刘　凡（北京市公安司法鉴定中心）
　　　　　刘　华（北京市公安司法鉴定中心）
　　　　　刘媛媛（四川大学华西口腔医院）
　　　　　吴　坚（昆明医科大学法医学院）
　　　　　宋梦媛（四川大学华西医院）
　　　　　张凌燕（四川大学华西医院）
　　　　　张翠萍（四川现代医院）
　　　　　陈　庆（北京市公安司法鉴定中心）
　　　　　陈荟竹（四川大学华西第二医院）
　　　　　范　飞（四川大学华西基础医学与法医学院）
　　　　　罗桑旦增（四川鼎诚司法鉴定中心）
　　　　　施　蕾（四川大学华西基础医学与法医学院）
　　　　　郭昱成（西安交通大学口腔医院）
　　　　　黄　云（四川大学）
　　　　　鲁　婷（四川大学华西基础医学与法医学院）
　　　　　赖小平（广东医科大学基础医学院）

学术秘书　范　飞

前　言

法医学年龄推断是法医学科研和实践的重点之一，在司法审判、个体识别、国际移民、儿童领养、竞技体育等多领域具有重要意义。在刑事案件中，年龄不详个体的法医学年龄推断，将直接影响刑罚的定性量刑，而且法医学年龄推断有助于刻画身份不明个体的生物特征。年龄推断指标、方法、参考样本的正确选择将直接影响年龄推断的准确性与可靠性。年龄推断在法医人类学及体质人类学中是一个永恒的研究课题，特别是近年人权保护和司法制度的进一步完善，催生了涉及年龄鉴定的新需求。

编者团队在 30 余年的法医学科研和鉴定实践中，开展了大量的法医学年龄推断相关工作。近年来虚拟法医人类学快速发展，图像后处理技术的迭代发展，新技术推动了虚拟影像技术的进步。编者深感国内外法医学年龄推断方法和技术的差异，特别是我国相关人员对国外经典的法医学年龄推断方法和指南了解不足，因此在本书中对国内外法医学年龄推断的方法进行了归纳、总结和评价，以期让相关从业人员和研究者对法医学年龄推断的历程、重要方法及技术革新有更系统更全面的了解。

本书以法医学年龄推断为主题，探讨了法医学年龄推断的历史发展，各部位影像摄片技术要求，在不同年龄段中人体各部位骨骼和牙齿的年龄推断方法，法医学年龄推断的化学和分子生物学方法，以及近年提出的自动化骨龄推断方法，并对重要的年龄推断方法，从阅片到结果进行了详细介绍。全书共九章，第一章为绪论，第二章至第九章分别介绍了法医学年龄推断影像方法、牙龄推断、青少年骨龄推断、18 岁骨龄推断、成人骨龄推断、自动化骨龄推断、法医物证学与年龄推断、法医学年龄推断工作程序和报告。

本书旨在全面介绍法医学年龄推断理论，在系统介绍既往法医学年龄推断相关文献的基础上，通过对国内外法医学年龄推断方法和技术的回顾、归纳、汇总，使法医学工作者和学生能掌握各类法医学年龄推断方法、技术的适用范围。本书附大量的影像图片，图文并茂，能加深读者印象，使读者对法医学年龄推断指标、方法有一个全面认识和深刻的理解。

本书反映了法医学年龄推断的重要成果和最新进展，是目前国内外重要的、具有里程碑意义的研究及研究结果的集中体现。本书具有前沿性、先进性和指导性，既可供法医学教学和研究人员参考，也可供法医学专业本科生和研究生了解国内外法医学年龄推断研究动向。

本书承蒙北京市公安局及刑事技术"双十计划"（2019SSGG0401）和国家自然科学基金项目（81971801）资助，在此表示衷心的感谢。

本书在编写过程中难免有不足，敬请读者批评指正。

编　者

2022 年 7 月

目　　录

第一节　法医学年龄推断概述

一、概　　述

　　法医学年龄推断（forensic age estimation，FAE）是指通过各种技术和方法推断年龄未知个体的真实年龄。法医学年龄推断以法医人类学和法医齿科学为核心，与多学科协作交叉，如体质人类学、影像学、统计学和计算机科学等。

　　真实年龄（chronological age）指一个人自出生后经历的时间。以出生时间为起点，并按历法来计算，它能够准确地反映个体生命存在的时间。生物学年龄（biological age）是与人体生长发育中的某些事件的出现时间有关，并根据人体正常解剖形态、生理的发育状态所呈现出的某些特征变化推断的年龄，表明人体的组织结构和生理功能的实际状态，常以骨骼的骨龄或牙齿的牙龄替代真实年龄，生物学年龄又可以定义为骨骼或牙齿的成熟度。

　　骨龄（bone age，BA 或 skeletal age，SA）即骨骼年龄，是人体生物学年龄的重要内容，根据骨骼的生长发育成熟和衰老的形态学规律来反映年龄。骨龄推断需了解以下骨骼时序性变化：骨骼不同部位出现的时序（如继发骨化中心骨化），骨骼及附件的形态和大小、骨骼不同部位发育完成的时序。胚胎期及发育期，四肢长骨、短骨骨干的两端均为软骨，称为骺软骨。发育期，骺软骨中心出现骨化点，称为骺核。骨骺包括骺核和骺软骨两部分，现已习惯把骨的部分单独称为骨骺，而把软骨部分称为骺软骨或关节软骨。骨化为骨组织形成过程，包含了其他类型的结缔组织转化为骨的过程。骨化过程分为软骨内化骨和膜内化骨，但无论哪类骨化方式，骨的发育均始自初级骨化中心（又称为原始骨化中心），形成人体骨骼。随着初级骨化中心的建立，部分骨骼会继续发展出次级骨化中心（又称为继发骨化中心）。骨骼的纵向生长将发生在相邻的初级和次级骨化中心之间的区域，其称为生长板，又称为骺板。当初级骨化中心和次级骨化中心在骺板处融合，骨的纵向生长停止。骺板停止生长并骨化，会形成一条线性痕迹，称为骺线。骨的融合也可发生于相邻的初级骨化中心，如软骨结合和颅缝。

牙龄（dental age，DA）是根据牙齿的发育、萌出或退行性变化情况反映的年龄。牙齿的发育过程包括牙胚的发生、牙体组织的形成和牙齿萌出，牙齿退行性变化包括牙齿磨耗及继发性牙本质、牙周变化等。

不管是活体还是尸体，法医学年龄推断即确定个体生物学年龄。随着年龄的增长，推断的生物学年龄与真实年龄间差异逐渐增大，方法的准确性也会降低。

法医学年龄推断需满足 5 个条件：第一，骨骼形态随年龄发生单向渐进式的变化；第二，呈现或变化的特征与年龄高度相关，并能可靠地进行分类或测量；第三，所有个体或某个族群中特征变化应大致在同一年龄发生；第四，建立的方法需评估组间和组内一致性，观察或测量误差低，结果具有一致性和有效性；第五，该方法可外扩至其他个体中，不是仅适用于当前研究样本。

法医学年龄推断应遵循一定的程序：①应对全部案情及受检者情况进行全面评估；②选择最适合的评分或测量方法；③选择适合的统计学方法推断年龄；④给出年龄推断结果、概率和置信区间。

目前法医学年龄推断的适用程序、方法与测量指标的选择仍未完全达成共识，还未有某个方法或某组方法获得完全准确的真实年龄。2010 年奥地利采用多因素方法推断未成年人年龄，包括体格检查、牙科检查和 X 线检查（X 线检查仅在知情同意下开展）。在欧盟国家中，年龄推断的方法也存在一定差异，如部分国家禁止使用 X 线片进行骨龄推断，还有部分国家未开展牙科检查。联合国难民署（United Nations High Commissioner for Refugees，UNHCR）建议欧盟应统一年龄推断方法，以保护成员国儿童和移民的人权。目前中国法医多以四肢的六大关节、锁骨胸骨端和骨盆的放射性检查来进行未成年人和成人早期的年龄推断，但这是否符合伦理学原则值得商榷。

不同专家小组或研究团队已发表了有关法医学年龄推断的指南或建议，如国际法医放射技师协会（International Association of Forensic Radiographers，IAFR）、国际放射技师学会（International Society of Radiographers and Radiologic Technologists，ISRRT）、法医放射和影像学会（International Society of Forensic Radiology and Imaging，ISFRI）提出的《最佳实践指南：活体年龄推断影像方法》（*Guidelines for Best Practice：Imaging for Age Estimation in the Living*），美国法医牙科协会（American Board of Forensic Odontologists，ABFO）提出的《牙龄推断标准和指南》（*Standards and Guidelines for Dental Age Assessment*），国际法医牙科-口腔科组织（International Organization for Forensic Odonto-Stomatology，IOFOS）提出的《IOFOS 质量控制建议书：牙龄推断》（IOFOS *Recommendations for Quality Assurance：Dental Age Estimation*），国际跨学科法医学年龄推断研究小组（AGFAD）提出的系列年龄推断指南及中华人民共和国体育行业标准《中国青少年儿童手腕骨成熟度及评价方法》（TYT 3001—2006），司法部司法鉴定科学技术研究所、公安部物证鉴定中心提出的《法庭科学 汉族青少年骨龄鉴定技术规程》（GA/T 1583—2019）。

二、年龄推断的目的和意义

刑事案件、灾难事故、儿童领养、社会福利、竞技体育及国际救助等领域均会涉及个体年龄推断。对未知名尸体的生物特征刻画实现个体识别，缩小失踪人员搜查范围，同样也涉及年龄推断。活体年龄推断主要针对身份证明材料缺失的个体，判断其是否达到某一年龄节点或大致出生年月。

全球范围内可能有数百万儿童无法提供准确可信的年龄相关证明材料，特别是贫困地区和战争地区，因此法医学年龄推断是法医学的一个热点话题，同时始终存在理论与技术方法研究的需求。目前，很多学者或组织建立了新的年龄推断方法、技术，对尸体和活体进行年龄推断。

2017 年，Sykes 等对多个国家的 23 家法医口腔机构进行了问卷调查，包括澳大利亚、比利时、巴西、加拿大、智利、丹麦、芬兰、法国、印度、新西兰、挪威、南非、斯里兰卡和瑞典等。2005～2015 年，年龄推断案件量最多的 3 个国家分别为挪威、瑞典和丹麦，案件量均超 1900 例，其中挪威高达 3000 例。年龄推断适用范围：尸骨残骸（25.7%）、大型灾难（17.6%）、刑事案件（16.2%）、寻求庇护者（13.5%）、日常工作（<10%）、难民（<10%）、其他（<10%，包括缺失出生证明、抚养、上学和青少年司法案件）和胎儿（4.1%）。

在对 2014～2019 年中国裁判文书网上传的一审"骨龄"相关案件判决书的文书分析中，年龄推断事由主要为刑事案件（1956 例），其中盗窃案件最多（1378 例），远高于其他案由，其次为毒品相关案件（124 例）、抢劫案件（123 例）、扰乱公共秩序案件（93 例）、故意伤害案件（82 例）。也有一些民事、行政事件需要进行骨龄推断，如四川大学华西法医学鉴定中心受理的骨龄鉴定案件事由除刑事案件外，还涉及户口登记错误且缺乏出生医学证明、需身份证明登记的年龄推断鉴定等。

不论是活体，还是尸体及遗骸，年龄推断的目的均为推断年龄的结果更接近实际年龄。活体年龄推断主要为刑事案件需求，重点是判断个体是否达到某一刑事责任能力的相关年龄节点。不同国家刑事责任能力相关年龄节点存在一定差异。2020 年 10 月 13 日，《中华人民共和国刑法修正案（十一）》中刑事责任能力相关年龄节点下调至 12 周岁，中国刑事责任能力相关年龄节点为 12 岁、14 岁、16 岁、18 岁。部分国家刑事责任能力相关年龄节点见表 1-1。

表 1-1 不同国家刑事责任能力相关年龄节点

国家	12 岁	13 岁	14 岁	15 岁	16 岁	17 岁	18 岁	21 岁
奥地利			√				√	
比利时				√	√	√	√	
克罗地亚							√	
法国		√		√	√		√	
德国		√	√			√	√	√
希腊					√	√	√	
匈牙利			√	√				
意大利					√	√	√	
立陶宛		√					√	

续表

国家	12岁	13岁	14岁	15岁	16岁	17岁	18岁	21岁
马耳他		√		√			√	
荷兰			√				√	
波兰				√	√			√
葡萄牙		√			√		√	
罗马尼亚	√		√					
俄罗斯			√		√			
斯洛伐克							√	
斯洛文尼亚							√	
南非					√			
西班牙			√				√	
瑞典				√			√	
瑞士			√				√	
乌克兰			√		√			
美国					√		√	
中国	√		√		√		√	

　　寻求庇护等移民活动、难民等也涉及法医学年龄推断。在欧洲寻求庇护的人中，无人陪伴的未成年人数量从2010年的10 610人增加到2015年的95 208人，然后在2016年下降到63 280人（数据来自欧盟统计局）。无人陪伴的未成年人在欧盟以外国家申请庇护的人数从2010年的4000人增加到2015年的19 000人（数据来自联合国儿童基金会）。联合国难民署（UNHCR）2019年报道：2019年，受到UNHCR关注的人数为8650万，其中4350万为国内流离失所者（50%），2040万为难民（24%），410万为寻求庇护者（5%），420万为无国籍者（5%）。其中57%来自动乱国家，因此很多人无任何年龄证明材料。为了获得保护和人道主义援助，很多难民自述其未满18周岁。年龄推断是确定此类无证明材料个体的年龄的有效方法，部分国家的年龄推断除生理年龄推断外，还需要评估心理年龄。

　　《儿童权利公约》第二十二条：①缔约国应采取适当措施，确保申请难民身份的儿童或按照适用的国际法或国内法及程序可视为难民的儿童，不论有无父母或其他任何人的陪同，均可得到适当的保护和人道主义援助，以享有本公约和该有关国家为其缔约国的其他国际人权和人道主义文书所规定的可适用权利。②为此目的，缔约国应对联合国和与联合国合作的其他主管的政府间组织或非政府组织所作的任何努力提供其认为适当的合作，以保护和援助这类儿童，并为只身的难民儿童追寻其父母或其他家庭成员，以获得必要的信息使其家庭团聚。在寻不着父母或其他家庭成员的情况下，也应使该儿童获得与其他由于任何原因而永久或暂时脱离家庭环境的儿童按照本公约的规定所得到的同样的保护。

三、年龄推断常用指标

人体骨骼和牙齿变化可分为三个阶段：发育期、成熟期和衰老期。发育期主要受遗传和环境因素影响，此阶段存在众多的骨骼和牙齿生长发育相关变化，包括骨骼外观、形态改变，骨化中心闭合和牙齿矿化、牙齿萌出等，因此年龄推断的结果较准确。成熟期的个体骨骼和牙齿发育成熟，此阶段准确的年龄推断较困难，年龄相关特征的个体差异或种族差异较大。衰老期呈现骨骼和牙齿的退行性变化，年龄推断的准确性进一步降低。

法医学年龄推断是一个多步骤的程序。首先，确定受检者所属的年龄层：未成年人和亚成年人（0～20岁）、成人早期（20～30岁）、青年和中年人（30～55岁）或老年人（>55岁）。其次，考虑个体生物特征（性别和种族）和实际状况（身体状况和生活条件），以选择年龄范围内最佳方法。最后，还需考虑年龄推断所需时间和成本。

（一）未成年人和亚成年人年龄推断

进行年龄推断的未成年人和亚成年人（0～20岁）一般包括胎儿、婴幼儿、少儿、青少年。未成年人和亚成年人年龄推断的原因很多，包括但不限于犯罪嫌疑人刑事责任年龄确定，寻求庇护者个体庇护状态确定及儿童色情活动或未成年人性侵害案件中受害者年龄确定。骨骼和牙齿发育状态常用于青少年和成人早期年龄推断，常采用医学影像技术反映发育情况，包括X线片、CT、MRI和超声。

骨骼的骨化和融合均在特定时间发生，因此可据此推断年龄。骨骼的生长发育与年龄呈正相关，但此为非线性关系，骨骼生长发育与年龄增长并非总是同步。因此，个体的生长发育没有统一的标准化模式，但个体生长发育的里程碑多在同一个时间框架内。由于受环境和遗传因素影响，个体生长发育存在性别、种群差异，因此青少年年龄推断应综合考虑前述差异影响。

个体初级骨化中心和次级骨化中心的出现存在一定的时序与次序，跨越了产前和出生后时期。胎儿期，大多数初级骨化中心出现，如颅骨、脊柱、肋骨、四肢长骨等。膝关节的次级骨化中心也在胎儿期晚期出现。出生后，骨化中心的变化一直延续至成人早期。个体出生后，腕骨和部分跗骨的初级骨化中心出现，其他部位的次级骨化中心也开始出现，如四肢长骨、胸骨、脊柱等。骨化中心的形状和大小与个体成熟度也存在相关性，可用于年龄推断。对骨化中心进行形态学评估、定性分析，也可通过测量骨化中心进行定量分析，将数据与既往相关人群的文献结果进行比较。骺板闭合是骨骼发育的终末段，多见于青少年和成人早期。骺板闭合可发生在各类骨骼中，包括初级骨化中心间融合（如颅顶骨颅缝闭合）、次级骨化中心和初级骨化中心的融合（如长骨骨骺）。基于各部位骨化中心变化，研究者开展了大量多种族的年龄推断研究，包括干骨和影像学检查；绘制了多个年龄推断图谱，如GP图谱、顾氏图谱等；也建立多个评分法，如TW法、CHN法等。四肢长骨长度的测量也可用于年龄推断，特别是胎儿期用超声检查长骨长度，现已在这些方面开展了大量研究。

年龄段牙龄推断方法主要基于牙齿形成和发育，依赖于影像检查技术如 X 线片、CT 和 MRI 等。牙齿的形成和发育变化包括牙冠、牙根根尖的形态发育和（或）牙齿萌出的时序性变化。

胎儿年龄推断中，牙齿比骨骼更可靠。婴幼儿（0～6 岁）和少儿（7～12 岁）的牙齿矿化与萌出已广泛应用于法医学年龄推断，如 Demirjian 法。对于婴幼儿和少儿的年龄推断，最好同时评估骨骼发育和牙齿发育，通过牙龄和骨龄间比较，以证实结果的可靠性。此阶段的年龄推断，需根据性别分别进行。婴幼儿的检查必须评估颅骨的骨化情况，主要是颞骨、枕骨、额骨和下颌骨。少儿需评估四肢长骨的骨骺发育、骨化中心的出现及骺板的闭合情况。青少年和成人早期（13～30 岁）的年龄推断可增加评估锁骨胸骨端、髂嵴、第三磨牙的发育情况。

（二）成人年龄推断

成人年龄推断以尸体及遗骸为主，如无名尸体的个体识别、交通事故死亡受害者的死亡赔偿金计算等；活体成人年龄推断需求较少，如长期逃逸者需确定现在年龄判断案发当时年龄。成人年龄推断的指标以骨骼和牙齿形态退行性变化为主。

青少年年龄推断以骨骼或牙齿生长发育相关指标为主，受遗传和其他内在因素影响较大。而成人年龄推断以骨骼或牙齿形态退行性变化指标为主，受外部因素影响较大，如生物力学、饮食和健康状况等。另外，退行性变化也易受病理影响，因此病理变化也可作为老年人年龄推断的指标之一，如骨关节炎和骨质疏松等。

公安部物证鉴定中心提出了多方法成人年龄推断：先用 CT 获取三维重组耻骨联合面影像，根据耻骨联合面形态特点，应用耻骨年龄判定方法，确定成人年龄；同时提取上下颌牙模、记录牙齿磨耗情况，综合耻骨联合面的 CT 三维图像、牙模和牙齿磨耗度推断年龄，确保方法可靠。

成人年龄推断早期以干骨研究为主，近数十年，成人年龄推断方法和技术不断被开发、改进和验证，以尝试提高成人年龄推断的准确性和精确性。由于受多种因素影响，成人年龄推断存在较大的个体差异，因此误差常较大，成人年龄推断结果常为较大的年龄范围以提高准确性，但成人年龄推断常低估年龄，随着年龄的增长，准确性降低，特别是对于 50 岁以上个体。成人年龄推断的精确度（较窄的年龄范围）也就相应变低。

（三）年龄推断方法总结

常用的牙龄推断方法主要有 Schour 和 Massler 图示法及修订版、Lamendin 法、Gleiser 和 Hunt 法、Gustafson 和 Koch 法、Demirjian 法及修订版、Moorrees 法、Nolla 法、Haavikko 法、Mesotten 法、Cameriere 法、Mincer 第三磨牙法和天冬氨酸外消旋化法，详见本书第三章和第八章。

骨龄推断常用方法和依据如下。①手腕部：Greulich 和 Pyle 法（GP 图谱法）、TW 法、FELS 法、CHN 法（20 世纪 80 年代）、《中国青少年儿童手腕骨成熟度及评价方法》（2006 年）。②锁骨胸骨端：Kreitner 法和 Schmeling 法及修订版 Kellinghaus 法。③七大关节法：《法庭科学 汉族青少年骨龄鉴定技术规程》（2019 年）。④颅缝闭合：Meindl

和 Lovejoy 法、Masset 法、Acsádi 和 Nemeskéri 法、Chiba CT 法。⑤耻骨联合：Todd 法、Suchey-Brooks 法、张忠尧法、中国学者的数量化理论评分法。⑥第 4 肋骨：Iscan 法。⑦耳状面：Lovejoy 法、张继宗六分法。

年龄推断推荐指标和方法见表 1-2～表 1-5。

表 1-2　（尸体）未成年人年龄推断指标和方法

人群	推荐指标和方法*
胎儿	牙齿发育、骨化中心出现、长骨发育
新生儿	牙齿发育、长骨长度、骨化中心出现、第一恒磨牙尖矿化和股骨远端骨骺骨化
婴儿、儿童	牙齿发育、长骨长度、次级骨化中心
青少年	牙齿发育、长骨长度、手腕部发育、次级骨化中心
未成年与成年人过渡期	锁骨胸骨端、第三磨牙、髂嵴、坐骨结节

*多数方法受性别和种族影响。

表 1-3　（尸体）成年人年龄推断指标和方法

尸体状态	推荐指标和方法	备注
新鲜、高腐	耻骨联合	20～40 岁准确性更高
	肋骨	60 岁以上准确性更高
	Lamendin 法（两步走法）	40～60 岁准确性更高，受牙周疾病影响
	骨显微分析	耗时
	牙齿	多方法综合推断
白骨化	耻骨联合	20～40 岁准确性更高
	肋骨	60 岁以上准确性更高
	Lamendin 法（两步走法）	40～60 岁准确性更高，受牙周疾病影响
	耳状面	观察者差异性
	牙齿	多方法综合推断
火灾尸体	骨显微分析、影像扫描	需知道待测骨来源且为非烧焦骨骼
	牙齿	多方法综合推断

表 1-4　尸体残骸年龄推断指标和方法

残骸部位	推荐指标和方法	备注
颅骨+牙齿	Lamendin 法	40～60 岁准确性更高，受牙周疾病影响
	^{14}C	仅适用于 1950 年后出生个体，仍在研究中
	天冬氨酸外消旋化	需不同研究验证，不能用于烧焦个体，高腐尸体应用存疑
	颅缝	观察者差异大
	牙髓腔/牙齿大小比值	需进一步研究验证
颅骨无牙齿	颅缝	观察者差异大
	天冬氨酸外消旋化	需进一步研究验证，骨骼应用难度大

续表

残骸部位	推荐指标	备注
无颅骨	耻骨联合	20～40 岁准确性更高
	肋骨	60 岁以上准确性更高
	耳状面	观察者差异性
躯干	肋骨	60 岁以上准确性更高
上肢	肱骨骨小梁	性别和种族差异高
下肢	骨显微分析	耗时

表 1-5　活体年龄推断指标和方法

人群	推荐指标和方法	备注
未成年人	体格检查和 Tanner 性别分类	高种族差异和个体差异，批判性应用
	骨发育影像：GP 图谱法、TW 法	GP 图谱法使用简单、迅速，有部分种族数据
	牙齿发育影像：Demirjian 法	有部分种族数据
亚成年人	锁骨胸骨端、髂嵴、第三磨牙影像	可用于 18 岁判定，但第三磨牙变异度高，需进一步研究验证
成人	女性激素和体格检查	高种族差异和个体差异
	牙髓腔、耻骨联合影像	误差较大，需进一步研究

（四）不同检材年龄推断方法

1. 新鲜尸体、高腐尸体、白骨化尸体　表 1-2～表 1-5 中所列方法均可使用，但牙齿微观形态学方法是否可用于白骨化尸体的年龄推断仍存疑。天冬氨酸外消旋化法可用于埋葬不超过几十年的非火灾尸体。在儿童期，牙齿和骨骼的影像学检查方法准确性较高。在青少年期，影像学方法的准确性逐渐降低，但影像学方法仍可为此年龄层的推断方法。对于成年人，牙齿的天冬氨酸外消旋化法的准确性和可重复性均高于形态学方法。如果牙齿不可用，则采用骨骼和组织学方法。对于 40 岁以下成人，用耻骨联合和肋骨的形态学变化推断年龄略好。为提高年龄推断准确性，建议多方法联用，如耻骨联合和牙齿的变化联用。

2. 火灾尸体　年龄推断方法的适用性取决于尸体烧毁程度。在严重烧毁尸体中，牙齿常可残留，特别是磨牙，因此当牙齿保存完好时，可用牙齿综合推断年龄。但若牙齿出现烧焦或烧变色则不能通过牙齿形态学方法推断，但此时牙骨质环仍适用。火灾尸体中，耻骨联合因其特殊的解剖位置常可保存完好，而肋骨则经常在火灾时受到破坏。因此，基于骨骼大体形态特征推断年龄的方法应视情况而定。在对烧焦严重尸体进行年龄推断时推荐骨组织学方法，因为烧焦骨头中仍可观察到骨单位。天冬氨酸外消旋化法不可用于火灾尸体的年龄推断。

3. 尸体残骸　若为表 1-4 中列举的残骸组织，则采用对应方法。基于 X 线检查或 CT 扫描，根据骨骺发育、牙齿萌出及骨骼、关节和牙齿的退行性变化先大致确定年龄层。其中，第三磨牙、锁骨胸骨端和手腕部 X 线片有更高的价值。如果尸体残骸不包括表 1-4 中的组织，则采用合适的新方法。由于天冬氨酸外消旋化法可用于全身各组织，因此此生化方法可用于年龄推断。天冬氨酸外消旋化法已用于软骨、椎间盘、眼组织、脑组织、肺和主动脉等部位的年龄推断。

4. 活体 活体年龄推断所用方法应符合相关伦理和法律法规。年龄推断方法应根据案件实际情况进行选择，如准确性要求，预期年龄范围，性别、民族或种族、经济情况，是否有影响年龄推断的因素，以及哪些指标可用。

（五）如何选择年龄推断指标和方法

首先应对骨骼和牙齿进行初评估，判断骨骼和牙齿的状况，分析可用特征，整体初判年龄。筛选合适的年龄推断指标和方法时需考虑以下几点。首先，综合分析遗骸状态，基于可用的骨骼/牙齿选择方法。其次，尽可能多方法联用以提高年龄推断准确性，目前没有哪种单一方法可完美契合真实年龄，因此应选择尽可能多的指标，联合应用牙齿和骨骼，并考虑年龄推断价值更大的方法。

年龄推断应选择合适的参考研究，研究群体应与受检者相同或相近。部分骨龄推断方法基于考古骨骼，参考样本的生物学信息未知，因此不适用于当代人口。选择年龄推断指标时应考虑群体间和群体内部的长期变化，尽可能参考当代人口数据。2002 年，Solari 和 Abramovitch 提出法医学年龄推断参考样本需满足以下条件：①充足样本量，每个性别和年龄层的样本数应为特征数的 10 倍；②所有年龄组样本分布均匀；③样本分性别收集；④应记录检查日期；⑤清晰定义受检样本特征；⑥所用技术应准确描述；⑦参考样本的遗传-地理来源、社会经济地位和健康状况的资料必不可少；⑧每个特征应详细记录样本量、平均值和误差等统计参数；⑨注意组内和组间一致性。

年龄推断指标和方法的筛选基于受检者状况和检查者经验，应尽可能选择最准确的方法和标准。年龄推断方法的选择还应考虑受检者是活体还是尸体，活体是否可采用非诊疗目的的放射性检查，是否允许样本在检查过程中被破坏。

Ritze-Timme 等提出年龄推断方法应满足以下要求：

（1）该方法必须是公开的、并已得到论证，发表于同行评议的期刊上。发表的论文应包含所用方法的所有细节，包括材料和统计方法，以实现方法透明公开和可重复。若方法描述含糊不清、不能进行评价或重复，则该方法不适用于解决法医学相关问题。

（2）该方法推断年龄的准确性评估。采用合适有效的统计方法评估准确性，并采用明确的术语描述结果。目前，合适的统计方法的缺乏是法医学年龄推断应用于实际的主要限制之一。

（3）该方法的准确性必须足够高，满足实际案例的特殊需求，能解决基本问题。Rösing 和 Kvaal 提出标准差超过 5 岁或 7 岁的方法不适用于法医常规应用。标准差 7 岁意味着个体年龄推断的 95% 置信区间范围为 14 岁，甚至更大。不准确的方法不能给个体识别或案（事）件调查提供有利信息。

（4）活体年龄推断方法的选择必须考虑医学伦理原则和法律法规。

基于这 4 点，Ritze-Timme 提出了可用于年龄推断的方法：儿童期，年龄推断方法多基于骨骼或牙齿的形态（发育），准确性较高。但随着年龄的增长，准确性逐渐下降。生长发育后期，仅少量骨骼或牙齿的形态方法可用于年龄推断，如第三磨牙、锁骨胸骨端。在成人期，基于形态（发育）的准确性变差，此时生化方法准确性更高，如天冬氨酸外消旋化法。表 1-6 列出了建议的各年龄层年龄推断方法。所有年龄推断方法的操作者都应经过特殊教育和培训，必要时可进行专家会诊。所用方法都应多方验证，根据应用人群进行矫正，以避免系统误差。

表 1-6　各年龄层年龄推断方法建议

	年龄或阶段	方法	SEE	r	备注
未成年人	0～14 岁	牙齿发育的影像学检查	±（0.5～1.0）岁	0.50～0.88	随着年龄的增长，准确性降低，种族和性别影响牙齿发育
	14～21 岁	第三磨牙发育的影像学检查	±（1.0～2.5）岁	0.32～0.85	
	0～18 岁	骨骼发育的影像学检查	±（0.5～2.0）岁	0.64～0.88	随着年龄的增长，准确性降低，种族、性别和经济社会地位可能影响骨发育
成年人	恒牙萌出后	牙齿形态和组织学等多方法联用	±（5.0～12.0）岁	0.57～0.91	种族、性别和经济社会地位影响仍待研究
	恒牙萌出后	牙骨质环	±（4.0～10.0）岁	0.78～0.93	随着年龄的增长，准确性降低，种族、性别和经济社会地位影响仍待研究，受牙科疾病影响
	牙齿可用	天冬氨酸外消旋化	±（1.5～4.0）岁	0.97～0.99	无法用于烧焦尸体，种族和性别影响仍待研究
	40 岁以下	耻骨联合、肋骨形态	最佳±（2.0～4.0）岁	最佳 0.85	随着年龄的增长，准确性降低，种族、性别和经济社会地位可能影响骨
	所有年龄	骨组织学方法	±（5.0～12.0）岁	0.69～0.90	
	所有年龄	多方法联用	最佳±4.5 岁	0.72～0.90	

四、法医学年龄推断的局限

骨骼和牙齿常用于年龄推断，但目前还未有广泛适用的方法，主要原因：①通常不同方法使用的统计方法不同，结果无法比较；②已公开发表的参考样本范围较窄，年龄推断结果取决于样本人口统计特征和年代；③许多已发表的方法尚未在多人群或各种情况下验证研究，无法用于法医实践。

1. 预测年龄　法医学年龄推断得出的预测年龄为个体的骨龄或牙龄，其与实际年龄（出生后经过时间）并不完全对等，因此法医学年龄推断的结果应以年龄点值和年龄范围的综合形式表达。同时，也需考虑社会年龄，部分地区的成人判定可能需多方面综合判定，如生理成年、心理成年和社会成年等。

2. 多因素影响骨骼年龄　运动、营养、社会经济地位、遗传、气候、饮食、药物、滥用药物、怀孕、体重指数等均可能影响骨骼发育，虽然目前还未有大量研究表明此类影响因素对骨龄推断的具体影响方式，但在年龄相关信息采集时，应尽量多地采集相关信息，以进一步提高年龄推断准确性。

3. 尸体及遗骸保存情况　尸体保存状态和完整性将影响年龄推断可选择的指标数量，如仅有单一骨残留时可能仅能对年龄进行大致推断。同时，骨骼状态可能受尸体状态如埋葬、焚烧等影响，死亡方式和死因也会导致尸体不完整，从而造成年龄推断的局限性。Cappella 等研究指出，保存条件对老年人尸骨影响较大，对 145 名意大利老年人尸体研究发现肋骨胸骨端和腭缝受影响较大。Adserias-Garriga 等指出，热环境严重影响牙齿和骨骼的保存，限制了年龄推断。

4. 个体的种族和性别 不同年龄推断方法的基础数据可能来自不同地区或年龄背景，与待测样本不一致。2004 年，Schmitt 将基于北美人群的耻骨联合和耳状面的方法应用于泰国人群，推断结果严重低估了年龄。因此，在分析来自其他区域个体年龄时，应参考相关人群方法。虽然性别和种族有助于年龄推断方法的选择，但儿童遗骸的性别估计常较难或不可靠，年龄推断时需考虑此限制。

5. 期望过高 警察、法院或死者家属可能希望法医提供更准确、范围更窄的预测年龄。但正如上述，年龄推断受多种因素影响，因此法医很难提供准确的年龄点值推断，特别是成年人。

6. 老年人年龄推断 老年人的年龄推断较困难，体质人类学或法医人类学可能很难区分 60 岁、65 岁、70 岁、80 岁的老年人，仅能给出大概年龄范围，如超过 60 岁。原因之一是此年龄段相关变化更多样，另一个原因是既往老年人年龄推断研究均是基于小样本的尸检样本。随着基于影像技术的活体年龄大样本收集和高效的统计方法，以及骨形态变化分析逐渐延伸至老年人，将有望提高老年人年龄推断的准确性。

7. 不断更新 随着经济条件、成像技术和计算机技术的不断更新，法医学年龄推断方法也应以当代人群为标准，应用先进的方法，不断更新。

五、影响骨或牙齿生长发育的因素

1. 性别 对骨骼生长发育的影响已有大量研究验证。研究表明，在胎儿出生前，生长速度就存在性别差异，如胎儿冠臀距存在性别差异。出生后，女性骨成熟较男性更早。此类差异在加速生长期更明显，如青春期的生长突增，两性间的激素分泌差异导致女性生长板更早闭合。但在部分干骨中，仅从单一骨骼推断性别仍具挑战性，因此在性别不明个体的年龄推断中应综合考虑性别对骨骼生长发育的影响，并且推断年龄范围需更大。

2. 基因 既往研究已证实基因会影响生长发育。遗传倾向在个体和种群间存在很大差异。如同一骨骼，中国人群和欧美人群的各发育等级存在一定差别。尽管遗传倾向是生长发育的一个重要决定因素，但只占影响因素的一部分，环境因素也起到了重要作用。这两个因素常共同作用，从而影响个体生长发育。

3. 个体营养和健康状况 个体营养和健康状况对生长发育也存在较大影响。生长发育期的营养不良可导致个体生长发育迟缓。营养不良还会引起疾病，进而对个体生长发育产生负面影响。营养不良持续的时间和强度及所处的生长发育期都会影响生长发育障碍的严重程度。当环境影响恢复正常后，骨骼会经历一段加速增长期，称为"追赶生长"，以试图恢复到正常的生长轨道。

4. 社会经济地位 骨骼的生长发育也受个体的社会经济地位影响。经济状况好的个体与经济状况不好的个体相比，骨骼发育更早。此类差异与多种因素有关，如家庭人数、卫生保健条件及由此产生的营养健康状态。

5. 种族 种族变化可反映遗传因素的影响，也可反映营养状况、社会经济因素。经典的年龄推断方法已开展了大量的多种族研究，研究发现不同种族骨骼和牙齿的生长发育时序性变化存在一定差异，因而年龄推断准确性也存在一定差异。Schmeling 等基于3652 张全口曲面断层片分析了德国人、日本人和南非人的 Demirjian 法第三磨牙发育情况，三个国家人口的同一牙齿发育等级覆盖年龄均存在一定差异。Olze 等指出在特定等级，高加索人种发育中等，而蒙古人种在等级 D~F 的年龄多较高加索人种大 1~2 岁；在等级 D~G，非洲人种常较高加索人种小 1~2 岁。Schmeling 等提出此类差异可能由于不同人种颌骨大小不同，即非洲人种最大，蒙古人种最小，高加索人种中等。空间不足可能导致第三磨牙阻生，萌出的牙齿较阻生牙齿更易矿化，因此高加索人种第三磨牙发育处于中间位置，蒙古人种表现为推迟，非洲人种表现为提前。部分研究发现将此方法应用到新的样本中时，年龄推断准确性常会较原始研究人群低。

有文献也报道了一些相关性有待验证的影响因素，如文化、地理、气候和季节等，但此类影响因素的相关研究较少，参考价值有限。尽管已开展了大量研究，但很难确定某一因素对生长发育速度的确切影响，各影响因素常综合影响生长发育。因此，根据骨骼推断年龄常有一定的误差范围，在个体年龄推断结论中也应写明此范围。

第二节 年龄推断的回顾与现状

在法医学领域，法医学年龄推断与法医人类学一样古老，是对个体生物学特征刻画的一部分。早期以尸体研究为主，推断死者年龄或古人类尸骨年龄。近年，逐渐关注于活体年龄推断。

近 150 年来，法医学年龄推断迅速发展，多种方法、多种技术、多个人体组织结构已被广泛用于年龄推断研究和实践。不管是尸体个体识别的年龄推断还是案（事）件中的活体年龄推断，法医学年龄推断技术均在不断进步、提升。本节以时间轴为主线，回顾法医学年龄推断发展中的开创性研究、里程碑式研究和最新的研究，分析法医学年龄推断的发展趋势。

一、早期法医学年龄推断发展

（一）骨骼

在欧洲早期的解剖学文献中就有骨骼遗骸推断年龄的记录。有坚实科学基础的年龄推断研究可追溯至美国法医人类学之父 Thomas Dwight（1843—1911）。1878 年，Dwight 总结了自己和他人的研究进展，呈现了年龄推断方法的演变过程，探讨了牙齿发育、骨骺和颅缝闭合，以及骨形态和结构的一般变化。但该结论缺乏方法和数据，也表明当时学者对人类骨骼增龄性变化知之甚少。40 年后，法医人类学相关的研究或著作逐渐出版。1918

年，Wilder 和 Wentworth 的专著中涉及年龄相关内容，虽然只有几页，但包括了骶板闭合、牙齿发育、颅缝闭合、颌骨变化和股骨的年龄相关变化。1920 年，Hrdlicka 的专著包括蝶枕软骨联合、骶板闭合、牙齿萌出、牙齿磨耗和颅缝闭合的退行性变化。20 世纪 20 年代，Thomas Wingate Todd（1885—1938）的工作使得骨骼年龄相关变化数据得到实质性提高。Todd 认识到了年龄推断基于数据和方法的重要性，收集了含年龄标签的骨骼数据。基于这组数据，Todd 记录了美国白种人和混血人种男性与女性的耻骨年龄变化，提出了耻骨联合十级法，并详细描述了每一级耻骨联合形态变化特征。Todd 也是最早开展颅内缝闭合研究的学者。1939 年，Hrdlička 的 *Practical anthropometry*（第 2 版）中提出关注骨赘形成的年龄相关变化。1939 年，Krogman 提出的"指南"中涉及年龄相关变化，包括牙齿萌出、骨骺闭合、颅缝闭合、耻骨联合面，并介绍了 X 线的应用。

1895 年，伦琴发现了 X 线，为法医学年龄推断开辟了新路径。在 X 线发现 1 年后，von Ranke 就提出应用 X 线推断儿童年龄。1896 年，Angerer 提出腕骨发育可作为年龄推断指标。1897 年，Behrendsen 发表了第一个手掌骨化系统研究，1909 年美国儿科医生 Rotch 认为 X 线骨龄推断可用于儿童入学评估。1898 年，第一个手腕部图谱发表，但该图谱未考虑性别，且不是所有年龄均有示意图。1937 年，影响广泛的 Todd 图谱出版。

（二）牙齿

牙龄推断也已有较长的历史，有报道称古罗马人通过第二恒磨牙的萌出判断是否达征兵年龄。在法国大革命时期，国王路易十六和王后被处死后，其儿子路易十七也在 10 岁时死于肺结核，被埋葬于 Sain Margarit 公墓的无名墓穴中。1846 年，该墓穴被挖掘，需确定挖出的遗骸是否为路易十七。Émile Magitot 医生检查了遗骸牙齿，发现无乳牙，且右下第一磨牙缺失、牙槽骨闭合，右下第二磨牙移位紧挨第二前磨牙，第三磨牙也已萌出。因此，预测年龄为 18～20 岁，推断此遗骸不是路易十七（死亡年龄 10 岁）。

在 19 世纪，英国的《刑法》（*Penal Code*）和《童工法》（*Child Labor Laws*）规定了未满 7 岁儿童为无刑事责任能力者。由于当时无出生证明或相关证据，常很难确定个体实际年龄。为此，Thomson 提出可根据恒磨牙萌出进行年龄推断，如果恒磨牙未萌出则个体未满 7 岁。此外，1833 年的《英国工厂法》（*British Factory Act*）规定，禁止雇佣未满 9 岁儿童，9～12 岁儿童每天工作不超过 9 小时，13～18 岁个体每天工作不超过 12 小时。1837 年，Edwin Saunders 医生评估了 1000 例儿童的牙齿萌出情况，向英国议会提交了一本《牙齿年龄测试》的小册子，是第一位发布牙龄推断方法的人。1846 年，Pedro Mata 博士对仅采用牙齿萌出推断年龄提出担忧。

早期牙龄推断多基于牙齿萌出，此萌出指牙齿从牙龈缘暴露于口腔直至与对侧牙齿咬合的过程。也有开展牙冠和牙根发育的研究，但早期牙齿发育的研究需在解剖、病理切片和染色的基础上开展。1873 年，Legros 和 Magitot 开展了此类研究，1877 年 Peirce 基于其数据建立了第一个齿科图谱，并在后来几十年中大量出现于国外教科书中。1928 年，Cattell 第一次应用全口牙推断年龄。随着 X 线技术的出现开辟了牙齿发育评估的新道路。1929 年 Bustin、Leist 和 Priesel 及 1932 年 Hess、Lewis 和 Roman 对儿童进行了牙齿放射性检查。

二、20世纪40年代：骨化中心骨化和初始牙齿标准

20世纪40年代逐渐有学者提出了骨化中心骨化的复杂变化并介绍了牙齿矿化和萌出标准表。1943年，Pyle和Sontag总结了既往有关四肢骨化中心的骨化情况，并报道了来自Fels研究所的儿童纵向研究数据。该研究提高了对增龄性变化的性别差异的认识。

1941年，Schour和Massler发表了牙齿发育的经典文章，总结了其研究人群的30颗牙齿矿化和发育情况并绘制了相应的图表，他们将牙齿发育分为21级，随后1944年修订为22级，年龄范围从胎儿5月龄～35岁，被众多人类学家、口腔科医生用于牙龄推断。该图表除了描述牙齿萌出数据，也详细描述了牙齿形成过程，但该研究基于有限的样本，因此未揭示相关变异。

三、20世纪50年代：牙龄推断的全面研究、手腕部GP图谱

20世纪50～80年代，年龄推断方法主要基于手腕骨和牙齿成熟度。

1950年，Gustafson开创性地提出了一种成人牙龄推断方法，该方法基于离体牙齿切片，测评指标涉及6种年龄相关牙齿变化（详见第三章），对牙齿变化进行分级赋分并输入公式推断年龄，研究结果提示该方法适用于20～40岁个体，但该研究样本较少。1992年，Lamendin等将该方法简化，仅采用牙根总长度、牙根半透明及牙周变性，进行多元回归分析，此方法不需要牙切片，并适用于40岁以上个体。

1955年，Gleiser和Hunt根据50例1.5～10岁儿童的下颌第一磨牙建立了牙齿矿化的15分级法。其后有大量的牙齿矿化研究，如1960年Nolla提出的方法，1970年Haavikko提出的方法，1994年Köhler等提出的方法。

1955年，Maresh发表了四肢长骨线性增长用于年龄推断的研究工作，这是一项长达20年的纵向研究。该研究基于Colorado的Child Research Council Study的纵向数据，报道了男女所有长骨的年龄变化。这一里程碑式研究提供了有效的年龄相关四肢长骨平均值，并揭示了性别差异和相关变异。虽然该研究仅为特定地区的样本分析，但将未成年人年龄推断的方法扩展至长骨长度。

1957年，McKern和Stewart发表了骨龄推断的一个重要的里程碑式研究文章，即 *Skeletal Age Changes in Young American Males Analysed from the Standpoint of Age Identification*。这篇专题分析了Stewart收集的朝鲜战争中的美国年轻人的数据。在此之前成人骨骼年龄变化的研究数据多为解剖学数据，样本年龄均较大。而此次研究对象为青年人，首次揭示了青年的年龄变化规律，并提出了一种全新的耻骨联合评价方法——特征法。McKern提出了多指标联用综合推断年龄。同年，Stewart讨论了耻骨联合面中性别差异对年龄推断的影响，该研究为后续Gilbert和McKern的女性耻骨联合面年龄推断研究奠定了基础。

1958年，Stewart发表了椎体骨赘形成的年龄相关变化的文章，数据来源于Terry Collection和朝鲜战争样本，Stewart记录了颈椎、胸椎和腰椎的年龄相关变化与变异。

1950年，Greulich和Pyle出版了第一本《手腕部骨发育图谱》（简称GP图谱）；

1959 年，Greulich 和 Pyle 改进了此图谱，此为儿童年龄推断的里程碑式研究工作——手腕部 X 线片研究（*Radiographic Atlas of Skeletal Development of the Hand and Wrist*）。虽然 GP 图谱基于特定人群建立，但已被广泛用于活体和尸体的年龄推断，是目前最常用的手腕部骨骼成熟度分析图谱。

新中国成立初期，中国高校开始系统地开展法医学教育，所用教材为苏联著作的译本，如 1955 年中国人民大学刑法教研室翻译的《法医学》（哈夫捷耶夫著）和中国医科大学法医教研组翻译的《法医学》（H. B. 波波夫著），其中包括依据生长发育的体表特征变化进行年龄推断，以及对骨骼和牙齿的生长发育与年龄的关系进行了阐述。

四、20 世纪 60 年代：牙齿形成过程和骨组织学

1962 年，学术界发表了一篇关于年龄推断的综合分析文章和一部关于年龄推断的专著。Krogman 发表了既往已发表的工作总结文章，他根据年龄将年龄推断方法分为早期年龄推断方法和晚期年龄推断方法。他在文章中提出应考虑年龄推断差异，特别是早期年龄推断应注意种族差异。Anderson 出版了专著 *The Human Skeleton：A Manual for Archaeologists*，专著中强调将未成年人的牙齿萌出用于年龄推断，但未讨论牙齿形成过程。

20 世纪 60 年代初，发表了牙齿发育相关的几个重要研究。首先 Moorrees 等发表了有关乳牙和恒牙的形成及乳牙的牙根吸收的相关研究结果，明确提出了牙齿形成和再吸收的分级，并详细介绍了男性、女性的牙齿发育情况。虽然该研究是基于美国人样本，但该研究发现了牙齿发育的性别差异，并提出了利用性别特异性方法推断年龄。随后 Gilster 等对下颌第二磨牙的形成开展了更详细的研究，并提出了种族差异。其后，Demirjian 等也提出了牙龄推断的新方法。

Kerley 是研究骨组织学年龄推断方法的先驱，基于既往组织学研究中的时序性变化，他建立了检测股骨、胫骨和腓骨的皮质周围 4 个显微镜视野中的圆周板层骨、初级骨单元、次级骨单元、骨间板数的方法。这种新方法有望提高成人年龄推断的准确性，其他学者也对该方法进行了修改和完善。2012 年，Streeter 总结了当代骨龄推断的组织学方法。

20 世纪 60 年代，我国的吴汝康等开展了基于北京协和医院保存的黄种人颅骨标本的牙齿冠磨耗与年龄关系研究。1965 年，公安部第一人民警察干部学校（现称中国人民公安大学）编著的《法医学》中包括骨骼年龄推断。

五、20 世纪 70 年代

1970 年，匈牙利 Acsádi 和 Nemeskéri 出版了有关古人口统计学的书，总结了欧洲常用的年龄推断方法，所描述的复杂方法中包括应用长骨干骺端骨小梁的结构改变。1970 年，另一个标志性的出版物为 Stewart 主编的 *Personal Identification in Mass Disasters*。

1978 年，Ubelaker 出版了 *Human Skeletal Remains*，书中包括了已发表的年龄推断方法。该书展示了 Schour 和 Massler 图谱的修订版，基于多个已发表文献中的数据，特别

是美洲印第安人数据，绘制了牙齿形成和萌出图谱。同年，Fazekas 和 Kósa 出版了第一部法医背景下的胎儿骨学专著，书中介绍了匈牙利大样本研究，并有详细的测量数据和回归方程，根据体长结果并参考当地资料可推测胎龄。

1979 年，Stewart 发表了经典文章 *Essentials of Forensic Anthropology, Especially as Developed in the United States*，总结了既往已发表的文献，并基于其经验给出了最有价值的年龄推断方法。同年，Suchey 将 Gilbert 和 McKern 的耻骨联合年龄推断系统应用于女性。随后，Suchey 等应用大样本数据以期提高耻骨联合年龄推断的准确性。

1973 年，Demirjian 建立并于 1976 年更新了牙齿发育的 8 分级法（A～H），包括除第三磨牙外的所有左下颌牙齿。虽然该方法基于左下颌牙齿，但当左下颌牙齿不可用时可评估对侧牙齿。Demirjian 法具有性别特异性，已在多个人群中得到验证。

六、20 世纪 80 年代

1984 年，Iscan 等将年龄推断的方法扩展至右侧第 4 肋骨胸骨端的检测，为成人年龄推断提供了新思路。随后，2001 年 Yoder 等分析了其他肋骨的增龄性改变。1985 年，Lovejoy 提出了耳状面的年龄推断方法。

虽然，McKern 在 1957 年就提出了多因素分析的重要性，但其后研究还是以单因素方法为主。1985 年，Lovejoy 等研究发现多因素方法准确性高于单因素方法。1989 年，Ubelaker 出版的 *Human Skeletal Remains*（第 2 版）中也推荐多因素方法。

1986 年，Zimmerman 和 Angel 出版的 *Dating and Age Determination of Biological Materials* 中包括了死亡时年龄的主要推断方法。讨论部分包括内脏变化检查的新方法和天冬氨酸外消旋化法。

1982 年，Matsikidis 和 Schulz 应用了 X 线检查分析 Gustafson 法，使 Gustafson 法在活体成人年龄推断中的应用成为可能。20 世纪 80 年代，另一个有价值的年龄推断研究是对牙骨质环进行检测。1986 年，Charles 等研究了牙骨质环与年龄推断的关系。虽然该方法标本的制备和分析具有挑战性，但该方法的准确性似乎可与其他方法媲美。

20 世纪 80 年代，在中国开展了大量的年龄推断研究，涉及全身多处如颅缝、腭缝、胸骨、髂骨耳状面、耻骨联合、锁骨，以及牙齿磨耗、手腕部 TW 法。宋宏伟、贾静涛的系列牙齿磨耗研究指出中国人男女不同年龄层、不同地区（城市、农村）、不同民族的牙齿磨耗推断年龄的方法。1980 年，陈世贤编著的《法医骨学》涉及骨骼年龄推断，包括根据骨化点、骨骼长度、牙齿、颅骨、骨盆、骨组织学改变、舌骨、甲状软骨和环状软骨推断年龄，以及肱骨、脊椎骨、肩胛骨、锁骨与胸骨等的年龄变化情况。

七、20 世纪 90 年代

该时期出现了很多年龄推断的新方法，但方法易受死后埋葬因素影响。例如，Kosa 等提出了一种应用电子探针显微分析牙齿中钙、磷浓度的方法。

1993 年，Mincer、Harris 和 Berryman 将 Demerjian 法应用于第三磨牙，分析上下第

三磨牙的分级，将 Demerjian 法的应用扩展至其他牙齿发育完成后的青少年牙龄推断。

1994 年，Buikstra 和 Ubelaker 提出了有关年龄推断数据记录的建议，不同学术背景的学者一致认可其重要性。

1994 年，Kvaal 和 Solheim 提出了根据牙髓腔大小推断成人年龄的方法。Kvaal 提出的方法基于下颌单根牙影像片，为避免影像放大率的影响，采用牙髓腔/牙齿长度比、宽度比推断年龄。

1997 年，Baccino 和 Zerilli 研究了法国人群年龄推断，提出了非常有用的"两步走"（two-step）策略。研究者认识到耻骨联合面的 Suchey-Brooks 法在年轻人中的准确性更高，Lamendin 等牙齿方法在老年人中准确性更高，因此建议如果耻骨联合等级较低，以耻骨联合面年龄推断结果为主；如果耻骨联合等级较高，则基于牙齿推断年龄为宜。

1999 年，Baccino 等在法国人群中比较了单因素和多因素年龄推断结果。两位阅片者基于肋骨末端、耻骨联合面、牙齿 Lamendin 法和骨组织学方法，以及三个联合方法（两步走、所有方法平均值和综合分析方法），全盲推断年龄。两位阅片者的结果均显示联合方法优于单一方法。1999 年，Ubelaker 出版的 *Human Skeletal Remains*（第 3 版）总结了该研究和其他新进展。

1999 年 12 月，德国法医第十次 Lübeck 会议首次对活体年龄推断开展了跨学科分析，该会议上提出将法医病理学家、牙科医生、放射学家和人类学家组成一个研究小组，给出专家意见，规范鉴定程序，保证意见质量。

20 世纪 90 年代也逐渐出现了不同方法的比较研究，如耻骨联合的 Acsadi-Nemeskeri 法和 Suchey-Brooks 法比较。1993 年，Bedford 等开展了年龄推断的多因素分析。1997 年，Aykroyd 等探讨了回归分析在成人年龄推断中的应用价值。1998 年，Belkin 指出环境因素对增龄性变化的影响。

20 世纪 90 年代中国法医人类学专著陆续出版，如 1993 年中国医科大学贾静涛编著的《法医人类学》（辽宁科学技术出版社），1999 年中国刑警学院依伟力编著的《法医人类骨学》（中国人民公安大学出版社），1998 年陈世贤编著的《法医人类学》（人民卫生出版社），均涉及法医骨龄推断。

八、21 世纪

21 世纪初，很多年龄推断的文章对现有的年龄推断方法进行了修订和改进，包括新解剖部位、新研究方法、新统计方法及活体年龄推断，考虑了种族差异，建立了不同人群的特定方法标准。

2000 年，Milner 等总结了古人口研究中年龄推断中的最新研究进展，指出准确可靠的年龄推断仍面临挑战。同年，Hoppa 提出要注意种群差异对年龄推断的影响。2000 年 3 月 10 日在德国柏林成立了国际跨学科法医学年龄推断研究小组。该研究小组为刑事诉讼、民事诉讼和庇护程序，以及养老保险手续中的法医活体年龄推断提供了建议。

2001 年，Lewis、Senn 和 Silvaggi 开发了牙龄推断软件 UT-age（2008 年更新），基于第三磨牙的 Demerjian 八分法，在软件中输入性别和种族便可得到较准确的推断结果。

2010 年，AlQahtani 建立了伦敦图谱（London Atlas），将胎龄 30 周至 23.5 岁个体的牙齿发育分为 31 个等级，该图谱已在多个人群中被验证，其准确性较好。2004 年，Schmeling 等提出了年龄推断的综合方法，指标包括第三磨牙、手腕部和锁骨胸骨端发育。2005 年，应用 CT 扫描 Tutankhamen 木乃伊，根据第三磨牙成熟度和骺板闭合推断年龄，推测此国王死亡时年龄约为 19 岁。2007 年，Cameriere 应用上颌尖牙牙髓腔/牙齿面积比、宽度比推断年龄，随后该方法也开始应用下颌前磨牙进行年龄推断。

2002 年，Boldsen 等提出了一种新的年龄推断统计方法——过渡分析（transition analysis）法，该方法通过概率生成最可能的年龄预测值。2006 年，Frederic 提出了将贝叶斯算法应用于年龄推断，用于牙齿磨耗的评估。同年，Ardito 和 Pacciani 也强调了将贝叶斯算法应用于年龄推断。随后，多种统计学方法和数据挖掘技术逐渐应用于法医学年龄推断。2016 年，意大利卡塔尼亚大学 Spampinato 等首次将深度学习算法应用到骨龄自动评估领域，其后国内外多团队开展了基于深度学习的骨龄和牙龄自动评估系统研究。

随着影像技术的发展，应用多模态影像进行年龄推断成为可能，X 线、CT、MRI 和超声已广泛应用于骨龄推断，口内片、全口曲面断层片、锥形束 CT 也已用于牙龄推断。影像技术简化了尸体年龄推断的程序，也为活体年龄推断提供了更多的可用方法。

进入 21 世纪，中国学者开展了大量年龄推断的影像学研究。四川大学的邓振华开展了大量法医学年龄推断影像研究，包括四肢大关节、锁骨胸骨端、骨盆、牙齿、颅缝、肋软骨等。西安交通大学陈腾、郭昱成等开展了牙龄推断研究。司法鉴定科学研究院王亚辉等开展了四肢六大关节和锁骨胸骨端的年龄推断研究。公安部物证鉴定中心田雪梅、张继宗等开展了四肢六大关节、胸部、牙齿等的年龄推断研究。另外，维吾尔族、藏族等少数民族年龄推断也有相关研究。

近年，年龄推断的不同成像技术、统计分析方法、样本量大小和种族的代表性，以及相关概率和误差受到了越来越多的关注。这些发展不仅源于学科的逐渐成熟，也源于法律审查的逐渐增加。

第三节　年龄与法庭审判

一、相关法律法规

（一）国内涉及年龄的法律法规

《中华人民共和国宪法》第三十四条：中华人民共和国年满十八周岁的公民，不分民族、种族、性别、职业、家庭出身、宗教信仰、教育程度、财产状况、居住年限，都有选举权和被选举权；但是依照法律被剥夺政治权利的人除外。

《中华人民共和国民法典》第十七条：十八周岁以上的自然人为成年人。不满十八周岁的自然人为未成年人。第十八条：成年人为完全民事行为能力人，可以独立实施民事法律行为。十六周岁以上的未成年人，以自己的劳动收入为主要生活来源的，视为完全民事行为能力人。第十九条：八周岁以上的未成年人为限制民事行为能力人，实施民事法律行为由其法定代理人代理或者经其法定代理人同意、追认；但是可以独立实施纯获利益的民事法律行为或者与其年龄、智力相适应的民事法律行为。第二十条：不满八周岁的未成年人为无民事行为能力人，由其法定代理人代理实施民事法律行为。

《中华人民共和国收养法》第四条：下列不满十四周岁的未成年人可以被收养：①丧失父母的孤儿；②查找不到生父母的弃婴和儿童；③生父母有特殊困难无力抚养的子女。第十一条：收养人收养与送养人送养，须双方自愿。收养年满十周岁以上未成年人的，应当征得被收养人的同意。第二十六条：收养人在被收养人成年以前，不得解除收养关系，但收养人、送养人双方协议解除的除外，养子女年满十周岁以上的，应当征得本人同意。

《中华人民共和国未成年人保护法》第六十一条：任何组织或者个人不得招用未满十六周岁未成年人，国家另有规定的除外。营业性娱乐场所、酒吧、互联网上网服务营业场所等不适宜未成年人活动的场所不得招用已满十六周岁的未成年人。招用已满十六周岁未成年人的单位和个人应当执行国家在工种、劳动时间、劳动强度和保护措施等方面的规定，不得安排其从事过重、有毒、有害等危害未成年人身心健康的劳动或者危险作业。任何组织或者个人不得组织未成年人进行危害其身心健康的表演等活动。经未成年人的父母或者其他监护人同意，未成年人参与演出、节目制作等活动，活动组织方应当根据国家有关规定，保障未成年人合法权益。第一百一十三条：对违法犯罪的未成年人，实行教育、感化、挽救的方针，坚持教育为主，惩罚为辅的原则。对违法犯罪的未成年人依法处罚后，在升学、就业等方面不得歧视。

《中华人民共和国劳动法》（2018年修正）第十五条：禁止用人单位招用未满十六周岁的未成年人。文艺、体育和特种工艺单位招用未满十六周岁的未成年人，必须遵守国家有关规定，并保障其接受义务教育的权利。第五十八条：国家对女职工和未成年工实行特殊劳动保护。未成年工是指年满十六周岁未满十八周岁的劳动者。第六十四条：不得安排未成年工从事矿山井下、有毒有害、国家规定的第四级体力劳动强度的劳动和其他禁忌从事的劳动。第九十四条：用人单位非法招收未满十六周岁的未成年人的，由劳动部门责令改正，处以罚款；情节严重的，由市场监督管理部门吊销营业执照。

《中华人民共和国刑法修正案（十一）》第十七条：已满十六周岁的人犯罪，应当负刑事责任。已满十四周岁不满十六周岁的人，犯故意杀人、故意伤害致人重伤或者死亡、强奸、抢劫、贩卖毒品、放火、爆炸、投放危险物质罪的，应当负刑事责任。已满十二周岁不满十四周岁的人，犯故意杀人、故意伤害罪，致人死亡或者以特别残忍手段致人重伤造成严重残疾，情节恶劣，经最高人民检察院核准追诉的，应当负刑事责任。对依照前三款规定追究刑事责任的不满十八周岁的人，应当从轻或者减轻处罚。因不满十六周岁不予刑事处罚的，责令其父母或者其他监护人加以管教；在必要的时候，依法进行专门矫治教育。第二十九条：教唆他人犯罪的，应当按照他在共同犯罪中所起的作用处罚。教唆不满十八周岁的人犯罪的，应当从重处罚。第四十九条：犯罪的时候不满十八周岁的人和审判的时候怀孕的妇女，不适用死刑。审判的时候已满七十五周岁的人，不适用死刑，但以特别残忍手段致人死亡的除外。第六十五条：被判处有期徒刑以上刑罚的犯罪分子，刑罚执行完毕或者赦免以后，在五年以内再犯应当判处有期徒刑以上刑罚之罪的，是累犯，应当从重处罚，但是过失犯罪和不满十八周岁的人犯罪的除外。第七十二条：对于被判处拘役、三年以下有期徒刑的犯罪分子，同时符合下列条件的，可以宣告缓刑，对其中不满十八周岁的人、怀孕的妇女和已满七十五周岁的人，应当宣告缓刑：①犯罪情节较轻；②有悔罪表现；③没有再犯罪的危险；④宣告缓刑对所居住社区没有重大不良影响。第一百条：依法受过刑事处罚的人，在入伍、就业的时候，应当如实向有关单位报告自己曾受过刑事处罚，不得隐瞒。犯罪的时候不满十八周岁被判处五年有期徒刑以下刑罚的人，免除前款规定的报告义务。第二百三十六条：奸淫不满十四周岁的幼女的，以强奸论，从重处罚。第二百四十四条之一：违反劳动管理法规，雇用未满十六周岁的未成年人从事超强度体力劳动的，或者从事高空、井下作业的，或者在爆炸性、易燃性、放射性、毒害性等危险环境下从事劳动，情节严重的，对直接责任人员，处三年以下有期徒刑或者拘役，并处罚金；情节特别严重的，处三年以上七年以下有期徒刑，并处罚金。第二百六十二条：拐骗不满十四周岁的未成年人，脱离家庭或者监护人的，处五年以下有期徒刑或者拘役。第三百五十九条：引诱不满十四周岁的幼女卖淫的，处五年以上有期徒刑，并处罚金。第三百六十四条：向不满十八周岁的未成年人传播淫秽物品的，从重处罚。

《中华人民共和国刑事诉讼法》第二百七十七条至第二百八十七条对未成年人刑事案件的诉讼程序进行了特别规定。

2002 年 12 月 1 日起施行的《禁止使用童工规定》（中华人民共和国国务院令第 364 号）第二条：国家机关、社会团体、企业事业单位、民办非企业单位或者个体工商户（以下统称用人单位）均不得招用不满 16 周岁的未成年人（招用不满 16 周岁的未成年人，以下统称使用童工）。禁止任何单位或者个人为不满 16 周岁的未成年人介绍就业。禁止不满 16 周岁的未成年人开业从事个体经营活动。第三条：不满 16 周岁的未成年人的父母或者其他监护人应当保护其身心健康，保障其接受义务教育的权利，不得允许其被用人单位非法招用。不满 16 周岁的未成年人的父母或者其他监护人允许其被用人单位非法招用的，所在地的乡（镇）人民政府、城市街道办事处以及村民委员会、居民委员会应当给予批评教育。第四条：用人单位招用人员时，必须核查被招用人员的身份证；对不满 16 周岁的未成年人，一律不得录用。用人单位录用人员的录用登记、核查材料应当妥善保管。第十一条：拐骗童工，强迫童工劳动，使用童工从事高空、井下、放射性、高毒、易燃易爆以及国家规定的第四级体力劳动强度的劳动，使用不满 14 周岁的童工，或者造成童工死亡或者严重伤残的，依照刑法关于拐卖儿童罪、强迫劳动罪或者其他罪的规定，依法追究刑事责任。

2000 年 2 月 21 日，最高人民检察院发出了《关于"骨龄鉴定"能否作为确定刑事责任年龄证据使用的批复》，其具体内容为：

犯罪嫌疑人不讲真实姓名、住址，年龄不明的，可以委托进行骨龄鉴定或其他科学鉴定，经审查，鉴定结论能够准确确定犯罪嫌疑人实施犯罪行为时的年龄的，可以作为判断犯罪嫌疑人年龄的证据使用。如果鉴定结论不能准确确定犯罪嫌疑人实施犯罪行为时的年龄，而且鉴定结论又表明犯罪嫌疑人年龄在刑法规定的应负刑事责任年龄上下的，应当依法慎重处理。

（二）国外涉及年龄的法律规定

法律体系中的年龄推断可追溯至公元前 400 年的罗马法律，判别青春期和前青春期（年龄节点：男性 14 岁，女性 12 岁）。1912 年，海牙国际私法会议通过了儿童保护方面的相关公约，迈出了将未成年人视为权利主体的第一步。1924 年，国际联盟（League of Nations）通过了《儿童权利宣言》，又称为《日内瓦宣言》[由救助儿童会的主要创始人之一埃格兰泰恩·杰布（Eglantyne Jebb）起草]，是第一次批准确认的未成年人权利的法规。该《儿童权利宣言》阐明，所有人需要为儿童做到以下几点：提供儿童成长适宜环境；在必要时提供特殊帮助；优先救济儿童；为儿童提供经济支持，让他们免受剥削；培养儿童的社会意识和责任感。1946 年，联合国大会创立了联合国国际儿童紧急救援基金会（现称联合国儿童基金会），将全球的儿童事务作为工作重点。1948 年，联合国大会通过了《世界人权宣言》，其中第二十五条规定，母亲和儿童有权得到"特殊照顾和帮助"及"社会保护"。1959 年，联合国大会通过了《儿童权利宣言》，提出儿童除其他权利外，还享有受教育、玩耍、生活环境良好及卫生保健服务的权利。1966 年，联合国大会通过了《经济、社会和文化权利国际公约》，各成员国承诺维护包括受教育和受保护权利在内的儿童的平等权利。1973 年，国际劳工组织通过了《最低就业年龄公约》，其中第 138 号规定，在可能威胁到人身健康、安全或道德的行业，最低就业年龄为 18 岁。

世界各国的法律均在年龄方面有一些特别规定，但这些规定相互之间又存在一定差异。众所周知，世界各地在评价未成年人的刑事责任年龄的标准和方式上差别很大。一般来说，受英国普通法影响的国家，如澳大利亚、印度、马来西亚、新西兰、新加坡和南非，与受大陆法系传统影响的国家相比，倾向于较低的刑事责任年龄标准。然而，因为处理方式的差异，可能很难对刑事责任年龄进行比较。例如，某些国家只有一个最低刑事责任年龄，年龄更小的未成年人永远不能被起诉，有些国家虽然设置一般的最低刑事责任年龄，但允许就特定的罪行起诉低于该年龄的未成年人。其他地区有一个最低的刑事责任年龄，还有一个更高的附条件的年龄，即起诉取决于对未成年人刑事能力的评价。但也存在不设定任何年龄下限，只设定附条件的年龄，刑事起诉始终取决于对这个年龄段未成年人的刑事责任能力的评估。

英国的刑事责任年龄划分与我国不同，我国规定 12 周岁以下未成年人完全不负刑事责任，部分 12～16 周岁犯罪的人负刑事责任，16 周岁以上的人负刑事责任，但不满 18 周岁的人犯罪，应当从轻或者减轻处罚。英国则不然，目前对于英国法律规定的未成年人刑事责任年龄大致可以分为 3 个阶段。①未满 10 周岁的儿童，认定为无实施犯罪行为的能力，所以绝对不负刑事责任。②英国对 10 周岁以上不满 14 周岁的儿童被推定为无实施犯罪行为的能力。但是与不满 10 岁不同，对已满 10 周岁不满 14 周岁的儿童被推定为无实施犯罪行为能力，这一推定不是绝对的，可以用证据进行反驳。③14 周岁以上的人，应负刑事责任。所以在英国实施犯罪 18 周岁以下已满 14 周岁的人，负刑事责任。

而 10 周岁以上不满 14 周岁的人实行无责任能力推定,如果有相反证据能够证明行为人具有实施犯罪行为能力的,应认定负刑事责任。不满 10 周岁的人,不负刑事责任。

美国由于各州法律独立成系统,刑事责任年龄的确立各州之间也不尽相同。例如,北卡罗来纳州将 16 周岁定为未成年人的最低刑事责任年龄;2017 年 4 月 10 日,美国纽约州州长安德鲁·科莫签署了《提高刑事责任年龄法》,将纽约州的刑事责任年龄提高到 18 周岁。除此之外,美国还有多个州至今不设最低刑事责任年龄,15 个州的最低刑事责任年龄低于 10 周岁。

德国刑法典中规定行为人行为时未满 14 周岁者无责任能力。

日本刑法中规定不满 14 周岁的人的行为,不处罚。日本原来的少年法对未成年人处死刑规定了例外,但是现行的少年法第 51 条规定,对于不满 18 周岁的少年不能判处死刑,相当于死刑的,判处无期徒刑。而《日本改正刑法草案》第 50 条更将此规定为,当死刑减轻时,减为无期徒刑或者 10 年以上 20 年以下的惩役或者禁锢。

韩国刑法中规定未满 14 周岁人之行为,不罚。

意大利刑法中规定行为时未满 14 周岁的未成年人,无责任能力。还规定行为时已满 14 周岁,尚未满 18 周岁而有辨别能力者,为有责任能力人,但应减轻其刑。

巴西刑法典中规定凡是不满 18 周岁的行为人不负刑事责任,可按特别法规定处理。

印度刑法典中规定 7 周岁以上不满 12 周岁的儿童,在不具有判断所实施的行为的性质和后果的能力的情况下实施的行为,不构成犯罪。

加拿大刑法中规定相对负刑事责任年龄为 12 周岁。芬兰、冰岛、挪威的起刑年龄,刑法规定为 15 周岁。西班牙的起刑年龄,刑法规定为 16 周岁。比利时、卢森堡的起刑年龄,刑法规定为 18 周岁。葡萄牙刑法将起刑年龄规定为 16 周岁,而刑事成年的年龄定为 21 周岁。

综上所述,各国由于政治、文化、经济、地理环境等诸多因素的差异,对刑事责任年龄的规定表现出不一致,体现了刑事责任年龄规定的多样化。

二、未成年人刑事责任能力

（一）刑事责任年龄的划分

在我国,按照《中华人民共和国未成年人保护法》的规定,“未成年人”即未满 18 周岁的公民。

确定未成年人的刑事责任能力,是当未成年人作为危害行为的主体时,也即在未成年人刑事案件中,通过确定其年龄及行为的性质来确定其刑事责任的有无及其大小。未成年人的范围较为广泛,从刚出生的婴儿到即将年满 18 周岁的青少年都属未成年人。各国刑法一般都会认定处于特定年龄以下的未成年人尚不具有辨认和控制能力,即完全不具备刑事责任能力,故这部分未成年人不可能成为犯罪主体。还有一部分国家的刑法规定,处于一定年龄阶段的未成年人仅对特定的行为具有辨认和控制能力,即其刑事责任能力是不完备的,进而只能构成特定的犯罪。所以,刑事案件中的“未成年人”,一般是指不满 18 周岁的自然人。

2006 年 1 月 1 日最高人民法院《关于审理未成年人刑事案件具体应用法律若干问题的解释》第一条：本解释所称未成年人刑事案件，是指被告人实施被指控的犯罪时已满 14 周岁不满 18 周岁的案件。第二条：刑法第十七条规定的"周岁"，按照公历的年、月、日计算，从周岁生日的第二天起算。计算行为人年龄的终点应当为行为人的行为之时，也即行为人的刑事责任年龄应当以事实行为之时为标准。

未成年人的刑事责任能力之所以有别于成年人，其根本原因在于其对自身行为的辨认和控制能力相对弱于成人，故而法律推定其刑事责任能力相对较弱，对自己所实施的危害行为无须承担刑事责任或者承担相对较轻的刑事责任。

未成年人这一群体包含婴幼儿、儿童、少年、青少年等不同的人生时期，处于不同时期的未成年人的心智状况存在较大的差别。不同年龄阶段的未成年人具有不同程度的辨认和控制能力，所以刑法规定的刑事责任年龄也相应地划分为几个不同的时期。

我国刑法对刑事责任年龄划分采用四分法：凡年满 18 周岁、精神状态和生理功能正常的成年人都属于完全刑事责任能力之人，即年满 18 周岁的人属刑事成年人；未满 18 周岁的未成年人按照其年龄分别属于完全无刑事责任能力、相对无刑事责任能力和减轻刑事责任能力之人。未成年人刑事责任能力的程度具体分为以下三种情况。

第一，完全无刑事责任能力。根据《中华人民共和国刑法修正案（十）》规定，不满 14 周岁是完全不负刑事责任的年龄阶段。不满 14 周岁的人，实施了刑法所规定的任何犯罪行为，不能对其追究刑事责任。这一方面源于不满 14 周岁的人尚处于幼年时期，其身心发育尚不成熟，对自己行为的社会意义及法律后果缺乏明确认识，并很难在此基础上控制自己的行为；另一方面则基于保护未成年人的刑事政策，体现了国家对越轨未成年人"教育为主，惩罚为辅"的刑事政策。

第二，相对无刑事责任能力（或称相对有刑事责任能力）。《中华人民共和国刑法》第十七条的规定，已满 14 周岁不满 16 周岁的未成年人为相对无刑事责任能力之人，其仅对八类特定的严重犯罪具有刑事责任能力。第十七条第 2 款规定，已满 14 周岁不满 16 周岁的人，犯故意杀人、故意伤害致人重伤或者死亡、强奸、抢劫、贩卖毒品、放火、爆炸、投放危险物质罪的，应当负刑事责任。已满 14 周岁不满 16 周岁的人，其对于某些严重危害社会的行为具有一定的辨认和控制能力，法律仅要求他们对自己实施的部分犯罪行为承担刑事责任。这些犯罪行为就是该款所列故意杀人、强奸、抢劫等八类犯罪，对于这八类之外的其他犯罪行为，此年龄阶段的人则无须承担刑事责任。

第三，减轻刑事责任能力。《中华人民共和国刑法》第十七条的规定，已满 16 周岁的人犯罪，应当负刑事责任。但不满 18 周岁的未成年人的刑事责任能力仍然弱于成年人，应当从轻或者减轻处罚。已满 14 周岁不满 18 周岁的未成年人为减轻刑事责任能力之人。通常来讲，年满 16 周岁的人，其身心和智力发展比较成熟，受到一定教育，能够比较清晰地认识自己行为的社会意义和法律性质，也能够控制自己是否实施相应的犯罪行为。因此，年满 16 周岁的人通常具有完全刑事责任能力，对于自己实施的任何犯罪都需要承担刑事责任。

《中华人民共和国刑法修正案（十一）》将刑事责任年龄下调至 12 周岁，也是近年来青少年犯罪逐渐低龄化的体现。

（二）涉及年龄的相关规定

1. 刑事责任年龄的规定　刑事责任年龄是指刑法规定的，行为人对其所实施的危害社会的行为负刑事责任所必须达到的年龄。按刑法的规定，不是任何人都要对自己的危害行为负刑事责任，是有年龄的限制的，如果年龄没有达到刑法规定的标准，行为人即使造成了严重的危害也不负任何刑事责任。我国刑法对刑事责任年龄作了以下规定：已满 16 周岁的人犯罪，应当负刑事责任。这一年龄段称为完全负刑事责任时期。凡在这一年龄段内犯罪的都应当负刑事责任，而不论犯罪的性质、罪行的轻重如何。这一年龄段跨度最大，就某一个人而言，从满 16 周岁开始一直到死亡前，都是应当负刑事责任的。

已满 14 周岁不满 16 周岁的人，犯故意杀人、故意伤害致人重伤或者死亡、强奸、抢劫、贩卖毒品、放火、爆炸等，应当负刑事责任。已满 12 周岁不满 14 周岁的人，犯故意杀人、故意伤害罪，致人死亡或者以特别残忍手段致人重伤造成严重残疾，情节恶劣，经最高人民检察院核准追诉的，应当负刑事责任。这一年龄段称为相对负刑事责任时期。这一年龄段的人由于生理和心理发育尚未完全成熟，对事物的分辨能力和对行为的控制能力还不很健全，因此刑法规定他们只对最为严重的犯罪负刑事责任，对其他的犯罪则不负刑事责任。

已满 12 周岁不满 18 周岁的人犯罪，应当从轻或者减轻处罚。这一年龄段称为减轻刑事责任时期。这一规定主要考虑到青少年身心发育尚未成熟的特点对他们从宽处理，也充分体现了国家对青少年的关怀和特别保护。

不满 12 周岁的人，一律不负刑事责任。这一年龄段称为绝对无刑事责任时期。这一年龄段的人之所以不负刑事责任，是因为不满 12 周岁的人身心发育一般都未成熟，缺乏正常的分辨和控制能力，不能正确地认识自己行为的性质、意义、作用、后果并加以控制。同时刑法还明文规定，因不满 16 周岁不予刑事处罚，责令其家长加以管教；必要的时候，依法进行专门矫治教育。

2. 民事行为能力年龄的规定　公民的民事行为能力是指能够通过自己的行为取得民事权利和民事义务的资格。在我国已废止的《民法通则》中曾以公民的认识能力和判断能力为依据，以年龄、智力和精神健康状态为条件，把公民的民事行为能力分为以下三大类。

第一，完全民事行为能力人。年满 18 周岁的公民具有完全民事行为能力，可以自主地进行民事活动，独立取得民事权利和承担民事义务。16 周岁以上不满 18 周岁的公民，如果已有自己的劳动收入作为主要生活来源的视为完全民事行为能力人。

第二，限制民事行为能力人，包括 10 周岁以上不满 18 周岁的未成年人和不能完全辨认自己行为的精神病人。但 10 周岁以上 18 周岁以下的未成年人，可以进行与自己的年龄、智力相适应的民事活动。其他的民事活动，可以由其法定代理人代理，或者征得法定代理人同意后进行。

第三，无民事行为能力人，包括不满 10 周岁的未成年人和不能辨认自己行为的精神病人（包括智力低下的人）。他们均由其法定代理人代理民事活动。

3. 违反治安管理的法定责任年龄的规定 根据我国治安管理处罚条例的规定，违反治安管理人的法定责任年龄分为以下三种情况：一是已满 18 周岁的人违反治安管理的人，应予处罚。二是已满 14 周岁不满 18 周岁的人违反治安管理的，从轻处罚。三是不满 14 岁的人违反治安管理的，免予处罚。但法律规定，对他们可以予以训诫，并责令其监护人严加管教。

4. 国外刑事责任年龄的规定 纵观世界立法趋势，不但未将年龄降低，反而出现了提高的倾向，如在英国、美国、法国中，根据习惯法，不满 7 周岁的人为无责任能力者，7～14 周岁的人为推定无责任能力者。而在英国根据《儿童及少年法》（1933 年）和《刑事审判法》（1948 年）的规定，无责任能力者的年龄提高到 8 周岁，不满 14 周岁的人其责任能力有所限制，14 周岁以上的人虽然认定其具有完全责任，但对于不满 21 周岁的青少年，原则上不以拘禁刑，即便是犯罪情节严重的人，也不采用刑罚，而是采取与一般成人不同的特别处置方式。在美国，各州有不同的规定，但大多数州都把不满 19 周岁的人作为少年法院受理的对象，采取不同于成人的特殊处置方式，也有个别州把对象扩大至 21 周岁以下。在德国，刑事责任年龄被定为 14 周岁，根据 1953 年的《少年法院法》规定，14 周岁至 18 周岁以下的少年为少年法院受理的对象，在特殊情况下 18 周岁至不满 21 周岁青少年也作为少年法院受理对象，受特别处置。在法国 1945 年颁布的关于犯罪少年的命令规定作为刑事诉讼法的特别法，其对象为不满 18 周岁的犯罪少年，可以作为例外刑事处分的只限于 13 周岁以上的人。

在其他国家，除刑事责任年龄以外，作为少年法院或少年保护委员会受理对象的年龄，大多规定在 18～21 周岁。因此，从当前世界性的发展趋势来看，虽各国对刑事责任年龄都有规定，但实际上都在通过修改法律来逐渐提高年龄界限。例如，1950 年《捷克斯洛伐克刑法典》第十条规定：实施行为时，未满 15 周岁之人不负刑事责任。该法第五十六条还规定：犯罪人于实施犯罪行为时已满 15 周岁，但尚未逾 18 周岁者，法院在处刑时应考虑人民民主共和国对于青年所给予的特别关怀。1971 年《加拿大刑法》第十二条和第十三条规定：未满 7 周岁人之行为或不行为，不受有罪之判决；7 周岁以上未满 14 周岁，除能谅解其行为之性质及结果，并知其为错误外，不因其行为或不行为而受有罪之判决。

三、成年人刑事责任能力

刑事责任能力，即行为人辨认和控制自己行为的能力，是构成犯罪主体的必备要件，即某人的行为构成犯罪，要求该行为人具备刑事责任能力，如果该行为人无刑事责任能力，则不构成犯罪主体，该行为则不构成犯罪。

完全刑事责任能力，是指行为人达到法定刑事责任年龄并且精神正常而具有辨认和控制自己行为的能力。具有完全刑事责任能力人应当对自己的犯罪行为负刑事责任。一般来说，在我国具有辨认能力和控制能力的正常成年人具有完全刑事责任能力。

完全刑事责任能力人具备的条件有以下两点。

第一，必须达到法定的刑事责任年龄。《中华人民共和国刑法》第十七条规定，年满16周岁的人犯罪，应负刑事责任。这里应负担的刑事责任，指的就是完全的刑事责任。

第二，必须具备完全的辨认和控制能力。这里的"完全"指的是精神和生理功能健全且智力与知识发展正常的人。例如，有间歇性精神病的行为人就不具备完全的辨认和控制能力，也就不能成为完全刑事责任能力人。首先，在一般意义上，年龄的大小反映了其体力和智力的成熟程度，也反映了其是否具有相当的社会知识、经验及守法意识。所以，是否达到刑事责任年龄是判断行为人是否能成为完全刑事责任能力人的必要条件。其次，一个人的精神状态对刑事责任能力也有重要影响，如精神病人在不能控制和辨认自己的行为时，即便其已经达到刑事责任年龄，也不可以认为其是完全刑事责任能力人。在确定精神病人有无责任能力的时，需要经法定程序鉴定确认，才能最终判定该行为人是否具备完全刑事责任能力。

一般来说，根据我国刑法规定，成年人刑事责任能力一般可以划分为以下三类。

第一，完全刑事责任能力，简称刑事责任能力或责任能力。其概念和内容在各国刑事立法中一般未予以规定，而是由刑法理论和司法实践结合刑法中关于责任能力和限定责任能力的规定来加以明确与确认的。从外延看，凡不属刑法规定的无责任能力人及限定责任能力的人，皆属完全刑事责任能力人。例如，在我国刑法看来，凡年满18周岁、精神和生理功能健全而智力与知识发展正常的人，都是完全刑事责任能力人。完全责任能力人实施了犯罪行为的，应当依法负全部的刑事责任，不能因其责任能力因素而不负刑事责任或减轻刑事责任。

第二，完全无刑事责任能力，简称完全无责任能力或无责任能力。其指行为人没有刑法意义上的辨认或控制自己行为的能力。根据现代刑事立法的规定，完全无刑事责任能力人一般指两类人，一是未达责任年龄的幼年人；二是因为精神疾病而没有刑法所要求的辨认或控制自己行为能力的人。例如，按照《中华人民共和国刑法》第十七条、第十八条的规定，完全无责任能力人，为不满12周岁的人和行为时因精神疾病而不能辨认或者不能控制自己行为的人。在成人，一般为患有精神疾病而不能辨认或者不能控制自己行为的人。但《中华人民共和国刑法》第十八条规定，若因醉酒导致丧失辨认或者控制自己行为能力的人犯罪，应当负刑事责任。

第三，减轻刑事责任能力，又称限定刑事责任能力、限制刑事责任能力、部分刑事责任能力。其是完全刑事责任能力和完全无刑事责任能力的中间状态，指因年龄、精神状况、生理功能缺陷等使行为人实施刑法所禁止的危害行为时，虽然具有责任能力，但其辨认或者控制自己行为的能力较完全责任能力有一定程度的减弱、降低的情况。《中华人民共和国刑法》明文规定的具有限制责任能力的成年人主要有三种情况：①又聋又哑的人；②盲人；③尚未完全丧失辨认或者控制自己行为能力的精神病人。

四、老年人刑事责任能力

世界卫生组织（WHO）提出60周岁以上的人群为老年人，一些发达国家将65岁以上人群定义为老年人。在我国，1964年第一届老年学与医学学术研讨会上，建议以60周岁作为老年人的界定标准，并且《中华人民共和国老年人权益保障法》第二条规定："本法所称老年人是指六十周岁以上的公民。"

老年人的刑事责任能力是因为该群体的生理及心理状况决定。在进入老年期后，人的中枢神经系统、循环系统、呼吸系统、消化系统、排泄系统、生殖系统和内分泌系统均会有不同程度的功能减弱，当然并非所有生理上的变化都会影响到刑事责任能力，当老年人大脑的生理功能衰退到足以影响其心智的水平，才能认为这一群体的刑事责任能力相应地随之减弱。

我国刑法中针对老年人刑事责任的特别规定仅限于已满 75 周岁的老年人。但对 60 周岁以上的老年人犯罪，减轻犯罪人的刑事责任的做法不仅在刑法理论上广受认可，而且在实践中也认为已满 60 周岁不满 75 周岁的主体特征属于一种酌定量刑情节。在《中华人民共和国刑法修正案（十一）》中关于老年人刑事责任的规定有以下三个方面的特点：

第一，对老年人犯罪从宽处理。在《中华人民共和国刑法修正案（十一）》中第十七条规定：已满 75 周岁的人故意犯罪的，可以从轻或者减轻处罚；过失犯罪的，应当从轻或者减轻处罚。

该条文的规定，体现了对老年人犯罪减轻刑事责任、从宽处罚的原则，并且明确规定了适用从宽处罚的年龄界限和犯罪主体的主观恶性程度。

第二，老年人犯罪原则上不适用死刑。根据《中华人民共和国刑法修正案（十一）》第四十九条规定：犯罪的时候不满 18 周岁的人和审判的时候怀孕的妇女，不适用死刑。审判的时候已满 75 周岁的人，不适用死刑，但以特别残忍手段致人死亡的除外。

从该条款可以看出来，对于年满 75 周岁的老年人一般情况下是不适用死刑的，但以特别残忍手段致人死亡的情况除外。

第三，老年人犯轻罪的适用缓刑。根据《中华人民共和国刑法修正案（十一）》第七十二条规定：对于被判处拘役、三年以下有期徒刑的犯罪分子，同时符合下列条件的，可以宣告缓刑，对其中不满 18 周岁的人、怀孕的妇女和已满 75 周岁的人，应当宣告缓刑：①犯罪情节较轻；②有悔罪表现；③没有再犯罪的危险；④宣告缓刑对所居住社区没有重大不良影响。宣告缓刑，可以根据犯罪情况，同时禁止犯罪分子在缓刑考验期限内从事特定活动，进入特定区域、场所，接触特定的人。被宣告缓刑的犯罪分子，如果被判处附加刑，附加刑仍须执行。

该条款的规定，几乎确立了对于轻微犯罪的 75 周岁以上的老年人绝对使用缓刑的原则。

第四节　骨龄推断的误差和不确定度

骨龄鉴定中得出的骨龄值是根据不同的骨性标志的形态学特征或放射学特征，而推断得出的带有相关误差率的预测值。人类骨骼存在正常变异，目前现有骨龄推断方法并不能完全精确地推算出年龄随时间增长的变化。骨龄推断方法的建立也未完全按照完美的生物统计学样本的要求（基于均匀分布的全年龄段），因此骨龄推断方法可能存在多种误差。骨龄推断过程中所使用的仪器或人员操作也可能影响最终的推断结果。因此，在进行骨龄推断时，需进行误差和不确定度分析，以评估和修正推断方法。

一、骨龄推断方法的统计学基础

（一）回归与相关性分析

骨龄是基于具有年龄提示意义的骨性标志的发育或增龄变化所得到的推测值，因此推算误差与骨性标志形态变化特征的规律性和实际年龄的相关性直接相关。骨龄推断方法普遍采用线性回归分析，以观测到的年龄相关的骨骼形态学改变为自变量（x），以骨龄为因变量（y），建立线性回归方程。通常使用的统计学指标包括样本量、骨龄平均值、中位数、标准差、95%置信区间、准确度和偏差等。骨龄推断误差受骨性标志和生理年龄之间相关性的影响，两者相关性越差，误差越大。

（二）贝叶斯推断

贝叶斯推断（Bayesian inference）是推论统计的一种方法，是根据相关证据或数据，更新特定假设的概率，也称为后验概率。其推导公式包括该事件成立的先验概率和假定该事件成立时观察到相关证据或数据的似然比。在骨龄推断中，先验概率为假设某个体处于某个年龄的无条件概率，该假设不基于相关证据或数据；似然比为基于整体样本的分布，处于特定年龄的个体骨性指标达标的概率。后验概率则是基于先验概率和似然比，该个体处于某个年龄这一假设成立的概率。

贝叶斯推断的应用虽更复杂，但应用于骨龄推断时，贝叶斯推断的平均绝对误差低于传统的回归分析。Schmitt 等提出髂骨耳状面和耻骨联合的新评分系统，分析了欧洲、北美洲、非洲和亚洲的样本，并应用贝叶斯推断进行骨龄推断的数据分析，结果显示各洲人群髂骨耳状面和耻骨联合随着年龄的增长，其形态变化存在多样性，应用贝叶斯推断能够更准确地预测 50 岁以上人群的骨龄。Camerierei 等在 2016 年选取了 2630 张 4～17 岁意大利健康人群的全口曲面断层片，通过测量左下颌 7 颗恒牙根尖孔距离，评估牙齿发育成熟度，建立贝叶斯模型推断年龄。结果显示该模型推断男性和女性年龄和实际年龄的平均绝对误差分别为 0.72 岁和 0.73 岁，男性和女性年龄推断偏差分别为-0.005 与0.003。研究结果提示，贝叶斯校正模型可以克服传统多元线性回归方程的偏倚，也可同时用于推断年龄和评价年龄分布可能造成的偏倚。

二、骨龄和实际年龄的误差

国际标准化组织（International Organization for Standardization，ISO）将不确定度（uncertainty）定义为表征测量结果的数量值离散程度的参数，体现测量结果的有效性。骨龄推断不确定度即骨龄推测值的离散程度，不确定度的测量表示为基于推断误差的一系列可能值。骨龄推断误差指骨龄推测值和实际年龄之差，即两者之间的差值。误差分为两种：随机误差和系统误差，两者之和为测量的总不确定度。随机误差又称 A 型误差，反映骨龄推断的精确性和可重复性。随机误差在统计上是可以量化的，来源于分析过程中不稳定的主观因素，如研究人员操作差异或仪器设备的不稳定等。在骨龄推断中，评估者对发育分期或阶段的错误归类或评估经验不足均可导致随机误差的产生。系统误差又称为 B 型误差，是由不可控的外部因素引起的非随机性误差。骨龄推断中的系统误差主要源于人类衰老的自然变异性，无法通过骨龄推断技术进行准确量化，发育分级系统无法正确地反映骨龄指标随年龄增长发生的变化。样本变异性的度量指标包括极差、方差和标准差。

当骨龄推断方法基于均匀分布的样本时，误差也是均匀分布的，可由该方法应用中产生的偏差所体现。使用发育分级标准推测骨龄时，分级的判断错误可增加骨龄推断的误差。牙齿发育分级推断牙龄的方法与根据骨骺闭合程度推断骨龄一样，面临着终末期发育成熟时所提示的年龄不具有特异性，难以正确建立该分级的牙龄平均值。

在骨龄推断的既往研究结果中，常以平均绝对误差（mean absolute error，MAE）、标准估计误差（standard error of estimate，SEE）和均方根误差（root mean squared error，RMSE）评价推断准确性。预测年龄与实际年龄之间差异的绝对值的总和除以样本数量即可得出 MAE，反映预测年龄与实际年龄之间的平均差值，差值越小，代表骨龄推测值越接近实际年龄。MAE、SEE 和 RMSE 的计算公式分别为

$$\text{MAE} = \frac{1}{n}\sum|\text{EA} - \text{CA}| \tag{1-1}$$

$$\text{SEE} = \sum(\text{EA} - \text{CA})^2 \tag{1-2}$$

$$\text{RMSE} = \sqrt{\frac{1}{n}\sum(\text{EA} - \text{CA})^2} \tag{1-3}$$

其中，EA 为预测年龄（estimated age，EA），CA 为实际年龄（chronological age，CA）。

平均绝对误差广泛用于不同方法的准确性对比研究。例如，Galic 等在 2011 年选择了 1089 例 6～13 岁的波斯尼亚-黑塞哥维那人拍摄的全口曲面断层片，比较 Cameriere 法、Haavikko 法和 Willems 法推断年龄的准确性。结果发现，Cameriere 法推断男性和女性年龄的 MAE 分别为 0.55 岁与 0.53 岁，Haavikko 法推断男性和女性年龄的 MAE 分别为 0.62 岁与 0.59 岁，Willems 法推断男性和女性年龄的 MAE 分别为 0.67 岁与 0.69 岁，提示 Cameriere 法推断波斯尼亚-黑塞哥维那人实际年龄的准确性最高，其次是 Haavikko 法和 Willems 法。2019 年，Yang 等应用 Demirjian 法和 Willems 法推断 1249 例 8～16 岁中国中南地区汉族儿童牙龄，结果提示 Demirjian 法（MAE=0.85 岁）的准确性高于 Willems 法（MAE=0.86 岁），更适用于中南地区汉族人群。范飞、邓振华以年龄为 Y，进行曲线拟合，建立年龄推断模型，比较了 5 种手腕部骨骼评分方法在四川汉族青少年人群中的应用，包括 TW_3-C RUS 分级法、中华-05 分级法、Schmeling 分级法、Kellinghaus 分级法和改进的 Kellinghaus 分级法，根据以上各方法年龄推断的 MAE，提示中华-05 分级法的尺桡骨远端等级和为自变量建立的二次方程的准确性略高。

三、骨龄推断中的不确定度测量

不确定度指由于误差，测量值呈分散性，用不确定度来表示测量值的离散程度，以

一个范围或某置信水平的预测区间表示。测量不确定度需对误差进行量化。

（一）样本的数据类型

在统计学中，对于不同种类的数据，具有不同的测量水平：定类、定序、定距和定比变量，前两者为离散型变量，而后两者为连续型变量。一些年龄推断方法产生的综合分数可在连续区间内任意取值，为连续型变量，可用连续型概率分布进行描述，最常见的是正态分布。在已知实际年龄和某一分级对应的平均骨龄中，数据类型为定距变量。例如，使用 Suchey-Brooks（SB）分级标准对个体的耻骨联合形态进行分析，某一分期对应的骨龄提示该分期的平均骨龄，该推测值与实际年龄之间的差值为定距变量，使用参数检验对差值进行统计分析，其中包括比较样本均值差异（如 t 检验和方差分析）及计算和描述变量之间的关联度[如皮尔逊相关系数（Pearson correlation coefficient）和回归分析]。

（二）误差计算

在骨龄鉴定中，准确率和错误率分别为实际年龄在骨龄推测区间范围以内或以外的样本占总样本数量的百分比。准确率或错误率仅为简单的计算，对于该推断方法的精密度及系统误差和随机误差的提示意义不大。骨龄和实际年龄的差值及偏差的测量是年龄推断中量化误差和评价推断方法在某人群某年龄段的适用性的最常用方法。

皮尔逊相关系数用于度量两个变量之间的线性相关程度，在骨龄鉴定中，相关性分析基于骨性标志推断的骨龄和实际年龄之间的联系，相关性较差时提示方法缺陷。回归分析可用于进一步检验变量间的相关性。在骨龄推断中，决定系数 R^2 体现骨性标志与年龄的相关性大小，R^2 越接近 1，骨性标志的年龄提示意义越大，回归方程的拟合程度也越高。例如，1994 年 Kvaal 和 Solheim 首次报道通过测量与计算单根牙牙髓腔、牙根长度与宽度的比值评价牙本质牙髓复合体变化的方法，测量了 100 颗单根牙的根尖片，回归分析发现 6 颗牙齿各比值综合分析时与年龄的相关性高于任意单一牙齿比值分析（R^2 为 0.76）。

观测者间误差也是骨龄鉴定中误差的重要来源。参与研究的观测者之间存在差异，差异的程度影响骨龄推断方法的可靠性。不仅如此，同一观测者前后两次阅片结果也可能存在差异。Kappa 值常用于检验分类变量的一致性，在骨龄鉴定中，可用于检验同一观测者多次观测结果的一致性或两个观测者观测结果的一致性，一致性高时提示观测误差小。Kappa 值始终≤1。当 Kappa 值<0.4 时，不同观测者一致性较差；Kappa 值≥0.4 且<0.6 时，一致性尚可；Kappa 值≥0.6 且<0.8 时，一致性较好；Kappa 值≥0.8 且<1.0 时，一致性好。当 Kappa 值=1 时代表完全一致。当一致性检验超过两个观测者时，使用组内相关系数（intraclass correlation coefficient，ICC）评价不同观测方法或多个观测者对同一定量或分类观察结果的一致性。ICC 既可用于分类变量，也可用于连续变量，取值范围为 0～1。ICC<0.2 时，观测结果一致性较差；0.2～0.4 时提示一致性一般；0.4～0.6时提示一致性中等；0.6～0.8 时提示一致性较强；0.8～1.0 时说明观测结果一致性很好。

四、骨龄鉴定结果的表述

根据骨性标志的发育程度推测骨龄通常是根据发育程度在第 50 百分位数曲线读出的对应骨龄值，或是比对根据第 50 百分位数曲线建立的转换表进行读表取值。第 50 百分位数曲线体现研究人群的不同发育程度对应骨龄的平均水平。由于推测方法和推测过程中存在的系统误差和随机误差，骨龄和实际年龄存在一定的差异。最高人民检察院发布的《关于"骨龄鉴定"能否作为确定刑事责任年龄证据使用的批复》规定：鉴定结论能够准确确定犯罪嫌疑人实施犯罪行为时的年龄的，可以作为判断犯罪嫌疑人年龄的证据使用。如果鉴定结论不能准确确定犯罪嫌疑人实施犯罪行为时的年龄，而且鉴定结论又表明犯罪嫌疑人年龄在刑法规定的应负刑事责任年龄上下的，应当依法慎重处理。

由此可见，骨龄鉴定结论需达到诉讼要求和证据要求的准确度。因此，在骨龄鉴定报告中，应明确骨龄推测值和实际年龄的差异范围，即量化误差，明确一定置信水平的预测区间。公安部于 2019 年 8 月发布的公共安全行业标准《法庭科学 汉族青少年骨龄鉴定技术规程》（GA/T 1583—2019）中说明应用该标准进行骨龄鉴定时，当误差限制在 ±1.0 周岁时，其准确度可达到 90%，即在 90% 置信水平时预测区间为骨龄预测值 ±1.0 周岁。

2019 年开展了一项针对年龄推断报告内容一致性的问卷调查，调查对象包括阿富汗、澳大利亚、法国、印度尼西亚、意大利、新西兰、挪威、巴拉圭、沙特阿拉伯、西班牙、瑞士、阿拉伯联合酋长国、英国和美国的情况，问卷调查结果显示参与调查的 20 位法医学家中，95% 的年龄推断结果为推断年龄范围，仅 85% 在推断结果中给出标准差。欧洲庇护支援办公室（European Asylum Support Office，EASO）发布的《年龄推断操作指南》（第 2 版）（*Practical Guide on Age Assessment*，Second edition，2018）及联合国儿童基金会（United Nations International Children's Emergency Fund，UNICEF）关于年龄推断操作的讨论中，均强调了年龄推断结果中误差范围的重要性。

第五节　国内外年龄推断相关指南

一、美国法医牙科协会牙龄评估标准和指南

美国法医牙科协会（American Board of Forensic Odontology，ABFO）由美国司法研究所（National Institute of Justice）于 1976 年成立，为法医专业资质认证委员会认证的专业协会。该协会旨在建立、强化和修订从事法医齿科学人员的资质认定标准，规范法医牙龄推断程序和提高牙龄鉴定文书质量。该协会推出了《ABFO 牙龄推断标准和指南》（*ABFO Standards and Guidelines for Dental Age Assessment*），旨在提高法医牙龄推断质量。该指南根据个体的年龄范围，推荐多种牙龄评估方法，根据既往研究汇总并绘制不同年龄段的牙龄推断技术表（表 1-7，表 1-8）。本节参考 ABFO 于 2018 年推出的牙龄评估标准和指南及牙龄推断技术汇总表的最新版本进行介绍。

表 1-7 婴幼儿和青少年牙齿评估方法

评估方法	不确定度的衡量参数	年龄区间	评估依据	评估牙齿	性别和种族特异性
婴幼儿牙龄评估方法					
利用放射学技术对牙齿形态学发育进行的分期方法					
Moorrees, Fanning 和 Hunt 法, 1963 年	标准差	出生后至 21 岁（牙齿形态学发育全过程均有效）	Moorrees, Fanning 和 Hunt 提出的乳牙或恒牙发育分期图及相应的年龄推断数据	处于发育阶段的乳牙和恒牙（建议使用多颗牙齿）（第一、二乳磨牙和乳尖牙可见根吸收）	存在两性差异；欧裔美国人群和非裔美国人群既往研究
Demirjian 法（七齿系统），1976 年	94%置信区间	2.5～17 岁（2.5～14 岁应用价值大）	牙齿发育 A～H 分期图和相应的牙龄推断数据（0 期代表牙齿无钙化）	左下颌 7 齿（第 18～24 号牙）其中一颗牙缺失时使用对侧同源牙替代	存在两性差异；多人群既往研究
Demirjian 法（四齿系统），1976 年	94%置信区间	2.5～17 岁（2.5～14 岁应用价值大）	牙齿发育 A～H 分期图和相应的牙龄推断数据（0 期代表牙齿无钙化）	左下颌两种四齿组合（M2, M1, PM2, PM1 或 M2, PM2, PM1, I1）若其中一颗牙缺失时使用对侧同源牙替代	存在两性差异；法裔加拿大人群既往研究
青少年早期牙龄评估方法					
Moorrees, Fanning 和 Hunt 法, 1963 年	标准差	出生后至 21 岁（牙齿形态学发育全过程均有效）	Moorrees, Fanning 和 Hunt 提出的恒牙发育分期图和相应的牙龄推断数据	处于发育阶段的恒牙（最好使用一个以上牙齿）	存在两性差异；欧裔美国人群和非裔美国人群既往研究
Demirjian 法（七齿系统），1976 年	94%置信区间	2.5～17 岁（2.5～14 岁应用价值大）	牙齿发育 A～H 分期图和相应的牙龄推断数据（0 期代表牙齿无钙化）	左下颌 7 齿（第 18～24 号牙）其中一颗牙缺失时使用对侧同源牙替代	存在两性差异；多人群既往研究
Demirjian 法（四齿系统），1976 年	94%置信区间	2.5～17 岁（2.5～14 岁应用价值大）	牙齿发育 A～H 分期图和相应的牙龄推断数据（0 期代表牙齿无钙化）	左下颌两种四齿组合（M2, M1, PM2, PM1 或 M2, PM2, PM1, I1）若其中一颗牙缺失，使用对侧同源牙替代	存在两性差异；法裔加拿大人群既往研究
Mincer 等, 1993 年	标准差和经验概率	14～21 岁（第三磨牙形态学发育期间）	必须使用基于特定人群的牙齿发育分期系统（Demirjian 提出的分期系统；Gleiser 和 Hunt 提出的分期系统）	使用 Demirjian 改良法评估第三磨牙发育情况	存在两性差异；多人群既往研究

续表

评估方法	不确定度的衡量参数	年龄区间	样本要求	评估依据	评估牙齿	性别/种族特异性
青少年后期牙龄评估方法						
Mincer 等, 1993 年	标准差和经验概率	14~21 岁（用于第三磨牙形态学发育）		使用 Demirjian 改良法评估第三磨牙发育情况	必须使用基于特定人群的牙齿发育分期系统（Demirjian 提出的磨牙发育分期系统；Gleiser 和 Hunt 提出的分期系统）	存在两性差异；多人群既往研究
牙齿发育及萌发图谱						
Ubelaker 牙齿发育图谱, 1989 年	标准差	胚胎发育 5 个月~15 岁个体		逐年牙齿发育图解，根据牙萌出情况	所有牙齿	无性或种族差异
伦敦牙齿发育及萌发图谱, 2010 年		胚胎发育 30 周~15.5 岁个体		根据 Moorrees 等提出的分期系统描绘的连续性牙齿发育图谱	所有牙齿	无性别或种群差异

注: 样本要求。完整牙：无牙周疾病、深龋、大面积缺损修复或牙齿形态发育异常。样本纳入标准：无牙周疾病。完整牙。

表 1-8 成人牙龄推断方法

评估方法	不确定度的衡量参数	年龄区间	样本要求	评估指标	评估牙齿	样本纳入标准	性别/种族特异性
Lamendinet et, 1992 年	平均误差±10 岁	40~80 岁	完整牙	牙根长度、根牙本质透明度和牙周膜附着	任一单根牙唇面（上颌中切牙为最佳），情况允许时根据多颗牙齿评估	可有轻微的牙修复 无牙周疾病	无性别差异；Lamendin 等的研究基于法国人群
Prince 和 Ubelaker, 2002 年	标准差	30~69 岁	完整牙	牙根长度、根牙本质透明度和牙周膜附着	单根牙唇面，优先顺序：上颌中切牙>侧切牙>下颌切牙>尖牙>前磨牙	可有轻微的牙修复 无牙周疾病	存在两性差异及欧裔美国人和非裔美国人群特异性（也可用于西班牙裔人群）

续表

评估方法	不确定度的衡量参数	年龄区间	样本要求	评估指标	评估牙齿	样本纳入标准	性别/种族特异性
Bang 和 Ramm, 1970年	标准差	25~75岁	完整牙或牙碎片	根牙本质透明度	仅单根牙唇面：双侧上下颌中切牙至第二前磨牙 也可评价双侧上下颌第一磨牙近中牙根和近中牙根	牙齿可存在修复、疾病或创伤史	无性别或种族特异性
Kvaal法, 1995年	估计标准误差	20~87岁	完整牙的放射片	每颗牙9个测量值和8个比值：牙齿/牙根长度比、牙髓/牙根长度比和牙髓/牙齿长度比（测量近心面牙根）及三个不同平面的牙髓/牙根宽度变化	优先顺序：上颌>下颌 上颌中切牙>侧切牙>第二前磨牙 下颌侧切牙>尖牙>第一前磨牙 情况允许时根据多颗牙齿评估	无旋转、创伤、疾病或修复且功能正常	无性别或种族特异差异（对下颌侧切牙该方法存在两性差异）
Johanson, 1971年	标准差	23~79岁	牙碎片	根牙本质透明度、继发性牙本质、牙周疾病、牙骨质沉着、牙齿磨耗和牙根吸收	上下颌单根牙（切牙和磨牙）	检查牙齿的咬合情况、牙齿数量、牙位和个体习惯 牙齿功能正常，无咬合创伤或既往创伤史（包括深龋或大面积修复）	无性别或种族差异
Maples, 1978年	估计标准误差	10~90岁	牙碎片	根牙本质透明度、继发性牙本质	除第三磨牙外其他任意牙齿（第二磨牙最佳）	检查牙齿的咬合情况、牙齿数量、牙位和个体习惯 牙齿功能正常，无咬合创伤或既往创伤史（包括深龋或大面积修复）	无性别或种族差异
Cameriere法, 2004年	估计标准误差	18~72岁	完整牙的放射学片（唇舌方向摄片）	比值：牙髓/牙齿面积比和牙根中段平面牙髓/牙齿宽度比	上颌尖牙	无旋转、疾病或修复且功能正常	无性别或种族特异差异
Cameriere法, 2007年	估计标准误差	20~79岁	同Cameriere法, 2004	牙髓/牙齿面积比	上下颌尖牙	无旋转、创伤、疾病或修复且功能正常	无性别或种族特异差异

注：以上所有方法均倾向于低估80岁以上老年人群的真实年龄及高估35岁以下青壮年人群的真实年龄。

该指南提出，口腔医师在评估牙龄时应记录受检者的种族、人群特征、性别、营养状况、健康状况、系统性疾病史、社会经济状况、影响机体健康或颌面部结构的习惯或嗜好、影响牙齿或骨骼发育的环境因素。在评估中应观察、收集和测量记录的口腔情况包括评估的具体牙齿、评估标准、形态学分级标准、牙萌出模式、根牙本质透明度、继发性牙本质、牙齿磨耗状况、牙周健康或其他牙齿发育测量指标或增龄性指标、牙咬合情况、口腔卫生情况、口腔病理情况、照相固定、影像学资料。

胎儿、婴幼儿、儿童、青少年和成人牙龄评估适用多种技术或方法，包括体格检查、放射学技术、组织学技术和生化技术。该指南推荐的牙龄评估方法或技术包括以下内容。

1. 图谱法　是牙齿发育中的形态结构变化及其相关的萌出模式的标准图谱。该方法不分性别，且针对特定人群，因此特异度较高，尤其适用于儿童期中期到青少年期的个体。在大规模灾难和受难者聚集时，图谱法能够迅速区分儿童、青少年和成年人。

2. 放射学技术

（1）婴幼儿和儿童的牙龄评估：应用放射学技术对乳牙列或恒牙列发育和（或）乳牙列牙根吸收进行形态学分期，同时应考虑个体性别、家族及群体特异性。

（2）青少年的牙龄评估：利用放射学技术对牙齿形态发育的后半阶段进行分期，该年龄段的牙齿发育主要为恒牙列发育或乳牙滞留等特殊情况。虽然第三磨牙的发育具有较高的个体特异性，但其在牙龄评估中的作用仍十分重要。

青少年早期主要根据除第三磨牙以外的牙齿形态发育进行评估；除第三磨牙外，其余牙齿均发育成熟时，使用青少年晚期牙龄评估技术进行牙龄推断。以上方法和技术在协助司法机构或相关司法部门在涉及移民、寻求庇护和法定成人年龄等案件处理中发挥着有效作用。

（3）成人的牙龄评估：利用放射学技术对牙齿进行形态学评估，以及对牙齿发育停止后牙列大体和微观变化进行观察。六种增龄性改变常用于成人牙龄推断，包括根牙本质透明度、继发性牙本质、牙周膜附着、牙骨质沉着、牙齿磨耗和牙根吸收，其中继发性牙本质和根牙本质透明度的应用价值最高，牙根吸收的利用价值较低。

3. 生化技术　要求对牙齿组织进行采样以进行评估。目前的技术包括氨基酸外消旋分析和牙釉质中放射性碳含量的测定等，以上技术适用于全年龄段，但年龄估算间隔窄。另外，活体牙齿组织采样的伦理道德问题值得商榷，实验室程序也需耗费大量时间和成本。

二、国际跨学科法医学年龄推断研究小组指南

法医学年龄推断研究小组（Study Group on Forensic Age Diagnostics，AGFAD）曾制定适用于不同情形的骨龄推断指南，包括刑事诉讼中的活体年龄推断、非刑事诉讼相关的青少年和成人早期年龄推断及老年养恤金相关诉讼中的活体年龄推断，指南中汇总推荐了根据骨骼判断性别和年龄的方法。本部分仅针对骨龄推断的方法进行简述。

（一）骨龄推断方法

儿童的年龄推断主要依据牙齿钙化程度及牙冠或牙根的发育阶段进行骨龄推断。

1993 年，Liversidge 建立了乳牙列的牙龄推断标准，Haaviko、Demirjian 等，以及 Kahl 和 Schwarze 推出了适用于恒牙列的牙龄推断方法。除了牙齿，长骨的长度也可用于推断骨龄，但误差大于牙齿推断骨龄。

青少年的骨龄推断最佳方法为骨骺发育程度评估。1974 年，Ubelaker 绘制的骨骼发育图谱使用较为广泛，但不推荐在非中欧地区的人群中使用，且不完全适用于当代人的生长发育情况。2000 年，Scheuer 和 Black 绘制的青少年骨骼发育图谱适用性更高，也可利用牙齿钙化程度推断青少年的骨龄。

成人的年龄增长是一个随时间变化的较为规律的生物学过程，主要表现在牙齿及关节磨损、骨质流失（长骨干骺端）、组织学改变（牙骨质）、关节变化（关节疾病、关节退化）和某些化学元素的衰减（天冬氨酸的外消旋性）。衡量推断准确性的指标是误差的大小，部分研究者同时会计算经验误差。较为准确的两种组织学方法分别是根据牙本质中天冬氨酸外消旋性或者通过观察牙骨质环的数目来推断牙龄。其中，根据天冬氨酸外消旋性推断骨龄，既往研究的平均回归误差为 2.1 岁。牙齿离体的时间越长，误差越大，但两者之间的具体关系尚未厘清。Liversidge 等将此方法同形态学方法进行了比较，证实了天冬氨酸外消旋化法的优越性。第二种方法则是通过计数牙骨质环的数目推断年龄，既往研究的推断误差为 4.0 岁。

其他的方法包括根据骨骼的多种组织学特征和牙齿的多种组织学、放射学或大体特征进行年龄推断，既往的研究提示推测误差在 6～8 岁。牙齿的增龄性特征，如牙磨损、继发性牙本质、牙根吸收、根牙本质透明度，或个体特征如牙齿颜色、长度和直径等可用于法医学牙龄推断，但由于使用的特征有限，且未考虑其他因素，此方法的误差较其他方法更大。既往研究报道根据耻骨联合面的形态或锁骨胸骨端情况推断年龄。

（二）非刑事诉讼相关的青少年和青壮年年龄推断

除刑事诉讼程序外，其余诉讼程序如根据民法，涉及监护权的事务（《英国法典》第 1773 条）及护理问题（《英国法典》第 1909 条，1915 年）需要确定当事人年龄。确定个体是否达到 16 岁或 18 岁年龄节点，具有重要的法律意义。

AGFAD 提出的年龄推断方法和具体操作标准：

（1）体格检查：记录受检者体格检查数据（身高、体重和体型），性成熟发育状况及与年龄相关的发育障碍。

（2）齿科检查：确定受检者牙齿状态和牙列情况（无法进行 X 线检查时）。

若个体身份来源已知，仅在涉及法律相关事务时，可对牙齿、手或其他反映个体发育情况的部位行放射学检查。若非法律要求，可使用无辐射影像技术如磁共振成像或超声检查手腕部骨骼和（或）锁骨胸骨端骨骺。

（三）刑事诉讼中的活体骨龄推断

法医学年龄推断普遍使用的方法包括：①体格检查，记录体格检查数据（身高、体重和体型），性成熟发育状况及与年龄相关的发育障碍；②左手腕部 X 线摄片；③齿科检查，确定牙齿状态及拍摄口腔曲面断层片；④当手部骨骼发育成熟时，使用常规 X 线检查或 CT 对锁骨进行补充检查。

综合使用上述方法可提高骨龄推断的可靠性，便于发现年龄相关发育障碍。X 线摄片合法性必须按照国家或地区的法规要求执行。

（四）老年养恤金相关诉讼中年龄推断

《德国社会保险法》（SGB Ⅵ）规定，65 岁以上老年人可领取老年养恤金，并且需出示出生证明（SGB Ⅵ第 35 条）。近年来，没有出生证明的外国移民数量增加，导致老年养恤金纠纷日益增多。法医和人类学机构常需推断老年人年龄以明确老年养恤金诉求。

老年养恤金相关诉讼中年龄推断仅针对 40 岁以上成年人开展。根据形态学方法推断这一人群的准确性不高，若个体在儿童、青少年时期或成年初期接受过牙齿或骨骼的医学影像学检查，检查资料尚存，摄片个体明确为当事人，且受检牙齿或骨骼能够体现个体发育程度，也可使用形态学方法推断年龄。

除此以外，可通过分析牙本质天冬氨酸外消旋化程度推断生理年龄，此方法应用于成年人年龄推断的准确性高于形态学方法。使用生物化学方法推断年龄时，应事先告知有关各方（社会法院、养恤金申请人）方法原理、过程及推断准确性等。牙齿样本的收集需遵守医疗法律和道德原则。出于非医疗目的进行的牙齿拔除属于躯体性伤害。因此，提取个体牙齿样本前，需获得患者的知情同意，并由口腔科医师进行操作。

年龄推断的专家意见应包括检查流程的基本情况，说明调查方法及过程，以便其他专家进行评估；必须具体说明用于推断年龄的参考数据；以及检查过程中可能存在的干扰和误差，并针对个案进行讨论。专家意见的结论应基于申请人的相关诉求。一般来说，结论应包括推测年龄和误差范围，以及对老年养恤金申请程序中的个体自述年龄进行合理分析。

三、《中国青少年儿童手腕骨成熟度及评价方法》
（TY/T 3001—2006）

国家体育总局 2006 年颁布的《中国青少年儿童手腕骨成熟度及评价方法》（TY/T 3001—2006）替代了原行业标准《中国人手腕骨发育标准-CHN 法》（TY/T 001—1992），基于《中国人手腕骨发育标准-中华 05》中的 TW$_3$-C RUS、TW$_3$-C Carpal 和 RUS-CHN 方法，规定了中国青少年儿童手腕骨成熟度及评价方法，适用于中国青少年儿童。

TW$_3$-C RUS 和 TW$_3$-C Carpal 方法为参照 Tanner 等提出的 TW3 法，根据我国多地汉族青少年儿童样本修订的方法。因 TW3 法的等级划分跨度较大，且适用年龄范围较小（男性 16.5 岁、女性 15 岁以下），在 TW-RUS 方法的基础之上，增加成熟度指征，细分等级，建立了 RUS-CHN 法。增加的指征包括：①桡骨，在第 5 等级中增加尺侧等宽，在第 7 等级中增加两侧覆盖；融合过程分为融合开始、融合 1/4、融合 1/2、融合 3/4、融合完成。②尺骨，在第 6 等级中增加一侧等宽；融合过程分为融合开始、融合 1/4、融合 1/2、融合 3/4、融合完成。③第Ⅲ、Ⅴ掌骨，在第 4 等级中增加桡侧等宽，第 7 等级增加融合一半。④第Ⅰ掌骨、第Ⅰ近节指骨，第 5 等级增加尺侧呈方形，第 6 等级增加两侧覆盖，第 7 等级增加融合一半。⑤第Ⅲ、Ⅴ近节指骨和第Ⅲ、Ⅴ中节指骨，第 4 等级增加桡侧等宽，第 5 等级增加桡侧呈方形，第 6 等级增加两侧覆盖，第 7 等级增加融合一半。⑥第Ⅰ、Ⅲ、Ⅴ远节指骨，第 5 等级增加桡侧呈方形，第 6 等级增加两侧覆盖，第 7 等级增加融合一半。

该标准的具体使用方法为根据该标准中附录 B "手腕骨发育等级"示例图对评价对象的左手腕部正位 X 线片进行手腕骨发育分级，拍摄手腕 X 线片时，除拍摄手部关节各骨外，还需包括桡骨、尺骨远端骨干 2～3cm。根据使用的分级方法及评价对象的性别，选择相应的得分表：TW₃-C RUS 方法的手腕骨发育等级得分、TW₃-C Carpal 方法的手腕骨发育等级得分和 RUS-CHN 方法的手腕骨发育等级得分，读出各骨发育的得分；将各骨发育等级得分相加，得到该个体的手腕骨成熟度得分，在相应的手腕骨发育成熟度评价图上，根据成熟度得分和个体生活年龄，评价该个体的发育状况在群体中的表现，并由第 50 百分位数曲线读出个体骨龄值。

既往研究提示中华-05 法在汉族人群中应用较好。范飞、邓振华等的 5 种手腕部骨骼评分方法比较研究提示，应用中华-05 法分析桡骨、尺骨骨骺发育等级建立年龄推断模型较适合于四川当代汉族人群的年龄推断。使用 CHN 法和 RUS-CHN 法骨龄标准评价 12～18 岁中国五大城市汉族青少年儿童手腕部 X 线片骨龄发现，RUS-CHN 法骨龄和实际年龄差值分别为–0.26～0.23 岁和–0.27～0.06 岁（$P>0.05$）。在男性 17～18 岁、女性 15～17 岁，差值分别为–0.52～–1.05 岁和–0.16～–1.13 岁（$P<0.05$）。提示除高年龄组外，RUS-CHN 法骨龄标准评估汉族儿童年龄准确性高。在乒乓球、举重、柔道少年运动员中应用基于中华-05 法修订的新标准，提高了对少年运动发育程度的分辨能力，在当代少年运动员中的适用性高于原 CHN 法。

四、《法庭科学 汉族青少年骨龄鉴定技术规程》（GA/T 1583—2019）

2019 年 10 月 1 日起开始实行的公共安全行业标准《法庭科学 汉族青少年骨龄鉴定技术规程》（GA/T 1583—2019），规定了汉族青少年骨龄评定原则和方法，适用于 12～20 岁汉族青少年。

该标准规定，骨龄鉴定需清晰显示骨化中心及骨骺影像学特征的多部位 X 线片，包括肩关节、肘关节、手腕部、锁骨胸骨端，以及髋关节、膝关节、踝关节及骨盆等的影像片，其中肘关节、膝关节、踝关节需正侧位片，其余部位只需正位片。锁骨胸骨端需双侧影像片。

根据该标准的附录 A "骨发育分级标准图谱"对被鉴定人的 24 个不同部位骨化中心或骨骺的发育程度进行了分级；各部位骨化中心或骨骺的分级结果查该标准的附录 B "汉族青少年骨发育分级标准表"得出最接近年龄组。

该标准规定，骨龄鉴定结果应以推测年龄范围表示，且应用该标准评估青少年骨龄时，骨龄误差范围在"±1.0"周岁时，准确度可达 90%。

第六节　活体年龄鉴定中的影像学检查实践指南

根据联合国儿童基金会对未成年人年龄鉴定实践的总结和参考书目汇总，最常见的年龄鉴定方法包括医学年龄鉴定（medical age assessment）、生理年龄鉴定（physiological age assessment）和社会心理年龄鉴定（psycho-social age assessment）。年龄鉴定并不能得到实际年龄（chronological age），而是根据牙齿、骨骼的发育程度提示的生理年龄以推断实际年龄。EASO 将年龄鉴定定义为：当局确定个体实际年龄或所处的年龄范围或确定个体成年与否的过程。

欧洲庇护支援办公室《年龄推断操作指南》（第 2 版）（EASO Practical Guide on Age Assessment，second edition）中规定，当对申请人的年龄存在疑问时，需进行年龄评估，评估方法包括非医学方法和医学方法。非医学方法包括提交具有年龄提示作用的材料，如入学记录、家庭疫苗接种卡或其他病历资料等；开展年龄评估问询；社会心理学评估。医学方法又分为无辐射检查和有辐射影像学检查，前者包括牙科检查，手腕部和膝关节磁共振扫描，手腕部、锁骨和髂嵴超声检查和身体发育的体格检查；后者包括腕部、锁骨和口腔的 X 线检查。

一、年龄鉴定中的影像学检查实践

医学年龄鉴定主要包括骨龄鉴定和牙龄鉴定。全球多个国家开展骨龄鉴定工作，包括比利时、芬兰、立陶宛、法国、挪威和美国等。欧洲多个国家如瑞典、葡萄牙、波兰、意大利等和美国均开展了牙龄鉴定工作，美国移民局常根据牙科检查和口腔的 X 线片进行牙龄鉴定。骨龄鉴定主要依据手腕部的 X 线片，与 TW2 法骨龄分级或 GP 图谱判断手腕部骨骼发育分级，以推断骨龄。牙龄鉴定主要依据口腔检查或口腔 X 线片观察牙齿发育程度以推断牙龄，包括通过第三磨牙 X 线片观察第三磨牙的萌出或发育情况，以及根据口腔全景片评估牙列的发育情况等。

影像学检查在骨龄或牙龄鉴定中具有不可取代的地位，本节介绍国际法医放射医师协会（International Association of Forensic Radiographers，IAFR）、国际放射技师学会（International Society of Radiographers and Radiologic Technologists，ISRRT）、国际法医放射学和影像学会（International Society of Forensic Radiology and Imaging，ISFRI）于 2019 年共同推出的《活体年龄鉴定的影像学检查最佳实践指南》（Guidelines for best practice：Imaging for age estimation in the living）的主要内容，着重介绍用于骨龄鉴定的有据可依的成像技术及以解决法律问题为目的的影像学检查流程，为影像技师对个体进行摄片以估计年龄时提供指导，促进骨龄鉴定中的摄片操作规范性。

二、年龄鉴定中的影像学检查原则

（一）活体影像学检查原则

国际法医放射医师协会表明，法医放射学可使用具有诊断作用的影像技术解决法律相关的问题，因此可用于活体。爱尔兰放射学和放射治疗研究所（Irish Institute of Radiography and Radiation Therapy，IIRRT）于 2016 年发布的最佳操作指南中规定，根据《欧洲辐射保护法》，活体的取证申请均应视为非医疗申请，因此必须获得充分知情的书面同意书。负责医师需解释取证流程，获取受检者的书面知情同意，以避免知情同意的有效性遭到质疑。默认同意在法律上是不被接受的。对于无法给予知情同意的个体，应通过法院命令等途径获取。未获取知情同意时，不得对受检者进行影像学检查。

（二）书面知情同意

所有对活体的取证申请，均应视为非医疗影像检查，因此必须获得受检者的书面知情同意。口腔影像学检查可发现未诊断的疾病或感染。在此情况下，法医口腔医师有责任和义务告知受检者以上情况及其所需的治疗。地方法律可能未对书面知情同意进行强制性要求，但出于解决法律相关事务为目的进行的影像学检查，知情同意的有效性易遭到质疑。因此，获得受检者的书面知情同意为最佳操作。告知内容应包括但不限于检查目的，检查流程和所需时间，检查风险和收益，涉及人员，知情同意的撤回，隐私权。对于无法给予知情同意的个体，可获得来自受检者父母、法定监护人或法院任命的个人的第三方知情同意。

（三）参与年龄鉴定的专业人员

通常，对于涉及法律问题的年龄鉴定主要由法医、法医人类学家、法医口腔科医师和影像科医师通过分析影像片以推断活体的年龄。

在一些国家，涉及法律问题的年龄鉴定由法医负责。法医负责对个体进行体格检查，可申请放射科或口腔科会诊。

法医放射技师是由其辖区授权提供的以医疗为目的的放射影像学医护人员，并且在法医放射学或法医学及与其专业相关的医学法律方面取得了相应学位。爱尔兰放射学和放射治疗研究所 2016 年的最佳操作指南对法医放射技师的工作定义：使用适当的曝光/扫描参数拍摄最高质量的具有诊断意义的影像片，熟练掌握影像片处理工作技术；必须在安全卫生的环境中进行摄片并对影像片进行后处理，同时遵守法医摄片的医疗法律相关规定；根据摄片目的的不同，选取最合适的摄片方法；有责任确保所有工作人员的辐射安全，并负责建立和监管辐射管控区域；负责与在场人员进行人员书面记录，从而确保检查过程中拍摄的影像片的合法性，日后可作为证据用于法庭。

法医放射技师是经过临床培训的负责解读影像片和出具检查结果，以及负责诉讼或执法过程中医疗法律相关问题处理程序的专家。

法医口腔医师是在涉及法律问题时，检查和分析牙齿、口腔结构和相关软组织的口腔专家。法医口腔医师根据牙科检查，评估牙齿的发育形态、萌出顺序、组织学检查和恒牙列的增龄性变化，以推断受检者的牙龄。法医口腔医师应具有判断评估方法，以及根据受检者可疑年龄确定合适的影像片类型或数量及影像检查类型的专业能力。

法医人类学家是通过检查和分析人类骨骼以解决具有法医学价值问题的专家。法医人类学家通过观察影像片（如 X 线、CT、MRI 和超声），确定个体的骨骼发育程度以推断个体年龄。法医人类学家不参与影像片的拍摄，但可通过与上述专业人员合作，提供摄片部位、摄片类型及参数的建议。

三、骨龄鉴定中常见的影像片类型

为规范操作并保证质量，制定影像学检查规范至关重要。影像学检查通常包括 X 线、CT 和 MRI 检查。由于 CT 存在放射性损伤，不建议 18 岁以下的儿童因非医疗目的进行 CT 检查。超声成像在骨龄鉴定中的使用甚少，既往的公开使用先例有限，因此使用超声成像进行骨龄鉴定在法庭上被采信的可能性低。

（一）口腔 X 线片

口腔 X 线片对牙齿和颌面部结构提供了可视化的观察，对于准确估计年龄有重要作用，既往研究提示牙龄推断准确性高。可用于年龄鉴定的口腔影像片包括根尖 X 线片、口腔曲面断层片、口腔 CT 和 MRI。

（二）骨关节影像片

在临床实践中，尽管近年来的研究广泛地使用了 CT、MRI 和超声检查，但手腕部的 X 线摄影仍然是使用最广泛的方法，并被认为是骨龄鉴定的金标准。

1. 手腕部 X 线片 Mughal 等比较了根据手腕部、锁骨、牙齿、髂骨和股骨头的不同影像片估计骨龄的既往研究，发现最常用的且完善的方法为 18 岁以下儿童的手腕部 X 线片及 18～22 岁个体的锁骨胸骨端的 CT 结果鉴定。虽然 GP 图谱法中使用左手腕部 X 线片作为参考图片，但既往研究表明，仅有右手腕部 X 线片时，也可用于骨龄鉴定，准确程度与左手一致，可避免重复摄片。

2. 锁骨断层扫描 AGFAD 提出，手腕部骨骼发育成熟时，需增加锁骨胸骨端的检查。锁骨胸骨端的影像学检查建议使用薄层 CT，进行不同扫描层面的综合分析。CT 和 MRI 均已证明可有效呈现锁骨发育情况。同时，既往研究发现，扫描参数如层厚，可显著影响评估的准确性。因此，对锁骨胸骨端进行断层扫描时，应选择适当的层厚。

3. 其余骨骼区域影像片 当无法对手腕部进行影像学检查时，可检查膝关节、足踝部、肘关节及髂嵴，并参照上述部位的发育图谱及参考相关数据分析骨骼发育情况。人的肘关节发育早于膝关节和足踝部，因此应根据受检者的可疑年龄确定是否使用肘关节推断骨龄。出于非医疗目的对儿童的髂嵴进行影像学检查时，为避免对儿童性腺造成辐射伤害，仅可使用无辐射影像学技术。Maggi 在其综述中讨论了膝关节在骨龄鉴定中的潜在价值，并总结了膝关节 MRI 可用于判断男性是否达到成年年龄。

四、年龄鉴定中的影像学检查流程

在影像学检查开始前，由法医对受检者进行初步问询和法医学体格检查，应详细记录检查全过程，书面记录应包括准确的日期和签名。确保受检者了解检查的要求，明确年龄鉴定申请中为未知年龄或可疑年龄。问询中应尽可能获取受检者的基本信息，如饮食习惯、药物使用情况、来源地、既往史等，以及年龄鉴定申请的要求。根据获取的基本信息，推荐最合适的影像学检查类型和检查部位。进行影像学检查前可收集并判断既往影像片是否具有利用价值，避免重复摄片。

（一）影像学检查

负责影像学检查的法医工作者应遵守当地的法律要求及符合影像学从业人员的资质要求，从而开展以下工作。

（1）摄片前确保受检者已了解检查者所告知的需要进行的影像学检查，并同意接受上述检查，即获取知情同意。

（2）建立并维护操作和安全程序，遵循辐射最低化原则（as low as reasonably achievable，ALARA 原则），包括受检者和在场人员所接受的辐射剂量。

（3）为受检者提供个人防护设备。限制照射区域及减少射线量是使辐射剂量最小化的最佳方法。

（4）建立并监管辐射管控区域。

（5）保证受检者陪同人员的辐射安全。

（6）确保影像片注明受检者的基本信息及标注解剖学位置。

（7）检查者接受过法医学和影像学技术的专业训练，并具有相应影像学技术的操作能力。

（8）基于不同成像技术的优点和局限性，选择最合适的技术解决相应的法律问题。

（9）熟悉影像学中最常用的图像处理工具和技术。

（二）影像诊断

负责评估影像片以提供关于骨龄鉴定的影像学专业意见的法医工作者应确保以下方面：

（1）熟练使用软件对影像片进行后处理，且能够熟练使用最常见的图像处理工具。

（2）在报告年龄预测值时，应明确推测范围，给出预测年龄的最大值和最小值，以及个体生活年龄大于或小于预测值的概率。

（3）应明确说明年龄鉴定结果的科学和统计学依据。

（4）收集受检者的基本信息，包括性别、种族、地域背景、社会经济状况、健康情况、药物使用情况、饮食习惯和生活习惯，且将这些基本信息纳入年龄鉴定中并进行综合分析。

（5）用于图像分析的研究数据应基于特定人群的科学有效的研究。

（6）年龄鉴定的全过程均应遵循辖区法律和人权立法，以及联合国《儿童权利公约》。

本 章 小 结

年龄推断方法的迅速发展体现了新方法与新技术的不断更新，科学专业知识的日益增长，涉及年龄推断的领域不断扩大，新的更多的数据收集方法的应用，以及上述革新的相互作用。近年来，随着医学影像技术的发展，活体年龄推断的应用范围逐渐扩大，涉及司法审判、竞技体育运动员资格评估及国际难民未成年人身份认定等。越来越多的指标、方法已逐渐应用于法医学年龄推断，但近年很多学者已认识到多指标联用的价值，多指标联合进行年龄推断已成趋势。

骨龄推断中的误差既来源于主观因素，又可由不可控的外部因素引起，无论是何种来源的误差，在推断过程中都无法被完全避免或消除。因此，应加强研究质量保障程序和骨龄推断方法的不断测试与优化来控制和减小误差。骨龄相关的不确定度的正确测量对于骨龄推断方法的应用和优化有着至关重要的作用。目前，年龄推断统计方法已变得更高效、更可靠，数据挖掘和深度学习等人工智能技术已逐渐被应用于法医学年龄推断。

本章还介绍了我国现行青少年骨龄鉴定行业标准、国际跨学科法医学年龄推断研究小组及美国牙科协会的年龄推断指南。目前，国内外骨龄鉴定标准中普遍使用手腕部结合锁骨胸骨端的影像片评估青少年骨骼发育情况以推测年龄，其中我国骨龄鉴定标准的建立更为完善，根据多部位骨化中心或关节骨骺发育进行综合判断。法医学年龄推断首先需评估是否存在影响骨龄推断的因素，其次选择合适的指标和方法，最后选择合适的统计方法和年龄推断结果表述方式，在整个年龄推断过程中需特别重视相关伦理要求。

随着人群的不断变化，个体生长环境和生活水平的不断改变，以及新技术、新方法的不断出现，年龄推断方法和指南也在不断完善中。此革新将引导法医学年龄推断方法更为国际化、技术更先进、统计方法更合理。

（范 飞 施 蕾 刘 力 刘 华 陈 庆 白 洁 刘 凡 邓振华）

第二章

法医学年龄推断影像方法

第一节　X 线检查技术

一、技术背景及历史沿革

　　X 线检查是骨龄推断的传统检测手段。早在 1896 年，Poland 提出了骨骼发育图谱的概念，1937 年，Todd 发布了"手腕部骨骼发育图谱"，开创了由 X 线指征评价骨骼发育的先河。1950 年，Greulich 和 Pyle 出版了《手腕骨发育 X 线图谱》，1959 年第二版出版，即著名的 GP 图谱。1962 年，Tanner 和 Whitehouse 提出了基于手腕部 X 线片，采用评分系统来衡量骨的发育情况，即 TW1 法，后来发展至 TW2 法和 TW3 法。我国的腕骨发育图谱是 1962 年顾光宁根据中国青少年腕骨发育情况推出的顾氏图谱。我国李果珍的百分计数法、CHN 法及《中国人手腕骨发育标准-中华 05》也是基于手腕部 X 线片的方法。其他四肢六大关节、髂嵴、锁骨等的 X 线片也用于法医学年龄推断。2016 年，朱广友、王亚辉等编著了适用于法医鉴定的 X 线骨龄图谱，即《中国青少年骨龄鉴定标准图谱法》；2019 年，在此基础上，制定并颁布了公共安全行业标准《法庭科学 汉族青少年骨龄鉴定技术规程》(GA/T 1583—2019)。

　　与此同时，X 线检查技术也在不断发展，随着数字化 X 线技术（DR）的出现，传统摄片技术因 X 线剂量大、成像技术要求高、胶片传输保存不易等正逐渐被临床淘汰。数字化 X 线技术凭借成像清晰、X 线剂量小、便于存储及传输等优点已成为法医骨龄推断的主要检查技术。

二、成像设备的选择

　　数字化 X 线图像的采集主要由数字化 X 线成像系统（DR 机）来实施。法医骨龄推断需要拍摄全身多部位的 X 线图像，其使用的数字化 X 线机需满足全身各部位、多体位及角度的拍片检查要求，因此应采用单板或双板的多功能型 DR 机，有多功能臂的 DR 机型更佳。

其次，法医骨龄推断对 X 线图像的精度要求较高，需要较高质量的平板探测器，在选择 DR 机时，宜选用非晶硒型或非晶硅探测器机型，而 CCD 平板探测器机型由于散射线较多、成像清晰度较差，不推荐使用。

最后，目前大多数的 DR 机的后处理工作站尚不具备骨龄分析功能，且大多数骨龄推断中心都有专门的测定软件，因此所选的 DR 机应具备 Dicom 图像导出功能。

三、成像优缺点

X 线判断骨龄的历史悠久，有广泛的体质调查资料作为支撑，其评分标准经过大量的实践检验具有一定的可信度，被普遍认可。而且，X 线成像速度快，价格低廉，容易获得，迄今为止，其仍是法医骨龄鉴定最重要的检查工具。

但 X 线成像也存在一定的缺点：首先，X 线成像存在组织重叠，准直器入射的角度、受检者体位的摆放对图像质量都会产生影响，如锁骨骨骺，易与胸椎重叠，导致不能准确评价其生长发育情况。因此，法医骨龄鉴定对于 X 线图像质量有着严格的标准。其次，X 线有射线危害，X 线可穿透人体，其生物效应可能会引起人体患肿瘤的风险上升。国际辐射防护委员会（International Commission on Radiological Protection，ICRP）研究认为，辐射致癌及遗传性疾病是剂量线性无阈的，受照射越多，患致死性癌症及遗传性疾病的可能性就越高。法医学骨龄推断的对象多为对辐射敏感的青少年及儿童，而且往往要拍摄多关节、多体位的 X 线图像。因此，在应用 X 线检查作为骨龄鉴定手段时，其射线对人体的危害需要慎重考虑。

四、成像特点

1. 长骨骨骺发育的 5 个阶段

（1）骺软骨未骨化期（图 2-1）：标准的长骨分为骨干、干骺端和骨骺三个部位，骨干及干骺端在 X 线图像上均呈白色的高密度影，未骨化的长骨骨骺在 X 线图像上表现为黑色的低密度影，与骺板、关节间隙难以区分，因此未骨化的骨骺在 X 线图像上往往不显示。

（2）骺软骨骨化早期（图 2-2）：随着年龄的增长，骨骺软骨开始骨化，在 X 线图像上，骨骺内逐渐显示出白色的高密度影。长骨骨骺最先骨化的位点在靠近骺板的区域，即钙化层。在骨化早期，长骨骨骺在 X 线图像上呈高密度的点状影，然后呈薄层的片状、板状高密度影。此时，在骨骺与干骺端的衬托下，低密度的骺板在 X 线图像上可见，呈黑色的线状影，其走行方向与关节面平行。

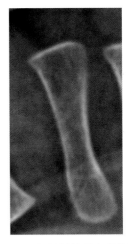

图 2-1　长骨骺软骨未骨化期

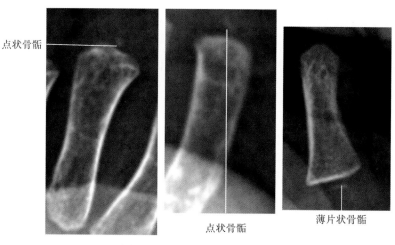

点状骨骺

点状骨骺

薄片状骨骺

图 2-2　长骨骺软骨骨化早期

（3）骨化骨骺体积增长期（图 2-3）：此期骨骺骨化部以体积增大为主，向软骨远端增厚、发展，形态基本呈球形或在骺板基底侧方正、顶部呈弧突的半球形。骨骺与干骺端的体积比不断变化是此期的特征。

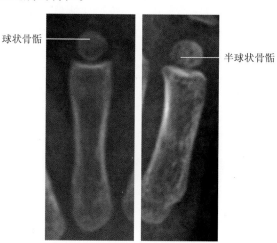

球状骨骺

半球状骨骺

图 2-3　长骨骨化骨骺体积增长期

（4）骨化骨骺塑形期（图 2-4 和图 2-5）：当骨骺体积增长到一定程度，便受到邻近关节软骨的压力，在骨生物力的作用下，进入塑形期。骨骺远端在关节应力的塑形下，形成与邻近关节骨骺相适应的关节面。此过程一般又分为三期：第一期，骨骺半球形的表面，在应力的方向上变平，形成 X 线图像的直线征，当有两个相邻关节面同时塑形时，则有成角征。第二期，球窝形或鞍状关节的凹面开始内陷，在 X 线图像上，可以观察到直线的关节面出现凹陷，而凸侧开始增厚，呈粗线征。第三期，关节面分出远侧面及近侧面，在 X 线图像上，骨骺的边缘出现双影，如掌骨骨骺呈现"甲征"等。此期骨骺的干骺端也开始塑形，即骨骺宽度大于干骺端，且骨骺在一侧或两侧盖住干骺端，又称为盖帽。盖帽期常与骨骺闭合早期重叠。在 X 线图像上，盖帽的骨骺有两个标志：①骨骺的横径大于干骺端的横径；②骨骺基底部一侧伸出舌状的突起，包绕干骺远端。

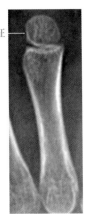
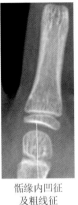
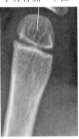

骺缘直线征

骺缘直线征

骺缘内凹征及粗线征

骺缘双线征

掌骨骨骺"甲征"

图 2-4　长骨骨化骨骺塑形期（1）

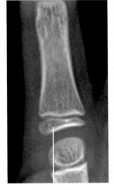
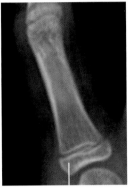
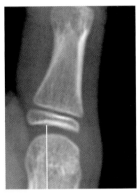
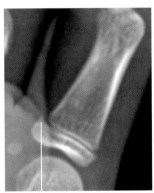

未盖帽骨骺

骨骺盖帽征

未盖帽骨骺

骨骺盖帽征

图 2-5　长骨骨化骨骺塑形期（2）

（5）骺线闭合期（图 2-6）：骺线闭合早期，钙质在骺板边缘沉积，X 线图像以干骺端骨质密度增高，且呈波浪状改变，黑色的骺线边缘变得模糊为特征；中期，骺板明显变薄，从一侧或两侧开始闭合，在 X 线图像上可见到低密度的骺板逐渐变窄、消失，被高密度骺线所取代。对于细小的骨骺，如锁骨等，还有一个骺线吸收期，即原来高密度的骺线完全吸收，变成与骨松质相同的结构，在 X 线图像上表现为高密度的骺线消失，故又称为骺线消失期。

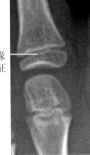
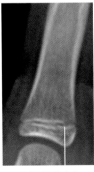
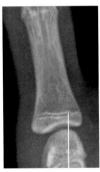
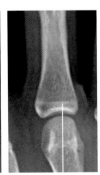

骺线边缘模糊征

骺线间隙变窄征

骺线部分愈合

骺线部分愈合

骺线完全愈合

图 2-6　长骨骺线闭合期

2. 短骨骨骺发育的 4 个阶段

（1）骺软骨未骨化期（图 2-7）：为未骨化的短骨骺软骨，呈与水及软组织近似的低密度影，在 X 线图像上与关节间隙不能区分，呈黑色的低密度影。

（2）骺软骨骨化早期（图 2-8）：短骨的骨化从骨化中心开始，在 X 线图像上，软骨中心区出现点状或小粒状高密度影。

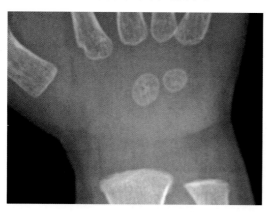 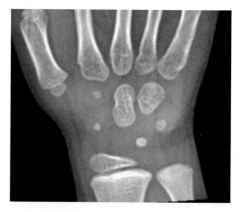

图 2-7　短骨骺软骨未骨化期　　　　　图 2-8　短骨骺软骨骨化早期

（3）骨化骨骺体积增长期（图 2-9）：小粒状的骨化软骨向四周均匀增大，在 X 线图像上，此期表现为不断增大的小圆形或椭圆形高密度影，骨骺边缘区可见高密度线状影，中心区则呈有孔隙的骨松质结构。

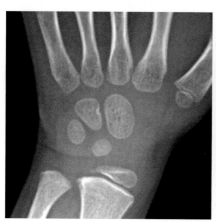 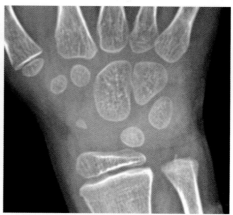

图 2-9　短骨骨化骨骺体积增长期

（4）骨化骨骺塑形期（图 2-10）：此期短骨的关节面在应力下塑形，与长骨骨骺相似，此过程也分为三期。第一期：骨骺半球形的表面，在应力的方向上变平，形成 X 线图像的直线征，不同的是，在短骨中，当有两个相邻关节面同时塑形时，两面之间明显成角，即所谓成角征。第二期：相邻短骨其中一个的凹面开始内陷，另一个则凸起，在 X 线图像上，可以观察到直线的关节面出现凹陷，而凸侧开始增厚，呈粗线征。第三期：关节面分出远侧面及近侧面，骨骺间隙明显变窄。短骨骨化没有骺线闭合的过程，一般来说，当软骨体积增大到成人时的大小，关节面塑形结束后，短骨的骨化过程宣告结束（图 2-11）。因此，在 X 线图像上，短骨关节面的形态，背侧关节面及掌侧关节面出现的判定，是短骨观察的重要指标。

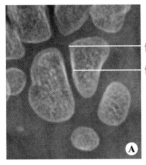
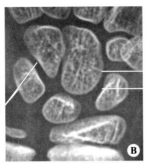
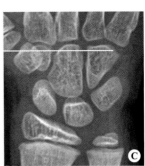

图 2-10　骨化骨骺塑形期

A. 塑形早期；B. 塑形中期；C. 塑形晚期

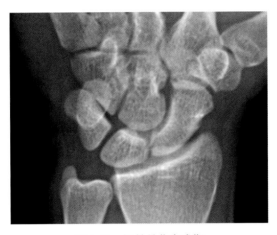

图 2-11　短骨骨化完成期

五、法医骨龄推断常用 X 线投照技术

1. 左手及左腕关节正位片（图 2-12 和图 2-13）

（1）拍摄目的：观察尺骨、桡骨远侧骨骺，腕骨及掌骨、指骨骨骺的发育情况。

（2）靶片距：70～90cm。

（3）焦点：小焦点。

（4）受检者摆位：①受检者取坐位，左手向下，掌面及前臂掌侧紧贴暗盒；②手尽量平展、伸直，使中指中心线与前臂中心线重叠，成一直线；③五指应自然分开，拇指与手掌约成30°。

（5）球管中心：第Ⅲ掌骨。

（6）照射野：左手及左腕关节一次性投照，范围远侧应包括指尖，近侧应包括尺骨、桡骨远侧骨干 2～3cm。

（7）图像质量控制：左手中指应居于图像中心，中指、第Ⅲ掌骨、头状骨、月骨连成一线。除第Ⅰ指远节指骨外，片中各骨均应处于正位。左尺骨茎突居于外侧，片中各关节间隙、骺线应清晰可见，骨骺与干骺端无重叠。

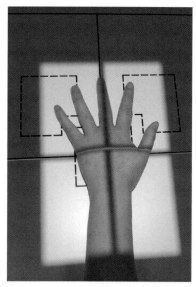

图 2-12　左手腕正位体位设计

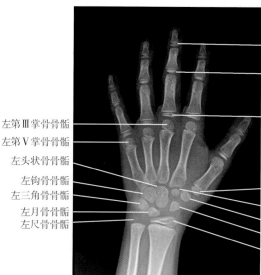

图 2-13　左手腕正位标准摄片

2. 双侧胸锁关节正位（图 2-14 和图 2-15）

（1）拍摄目的：观察双侧锁骨胸骨端骨骺发育情况。

（2）靶片距：采用近距离照射，靶片距为 70～100cm，且焦皮距不应小于 30cm。

（3）焦点：小焦点。

（4）受检者摆位：①受检者取俯卧位，头向后仰，使下颌颈部及前胸壁与暗盒紧贴；②受检者两臂置于身体两侧，双肩内收，使胸骨柄与台面紧贴；③胸骨颈静脉切迹（又称为胸骨上切迹或胸骨柄切迹）置于台面中线或暗盒中心；④嘱受检者平静呼吸。

（5）球管中心：中心线对准第 3 胸椎，垂直入射；采用 50mA 低电流、45～50kV 低电压、2 秒时间投照。

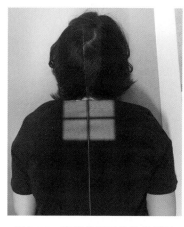

图 2-14　胸锁关节正位体位设计

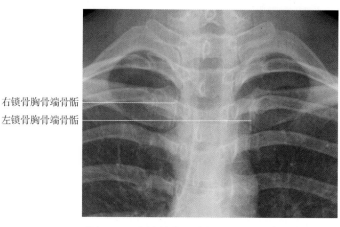

图 2-15　胸锁关节正位标准摄片

（6）照射野：胸骨柄居于照射野正中，两侧应包括双锁骨内 1/3。

（7）改良摄片：如果受检者胸锁关节左右不称，或胸骨面因故不能紧贴台面，将难以一次曝光同时显示双侧锁骨骨骺。可选择改良摄片法，即将中心线向左、右侧各移位 3～5cm，垂直投射，分两次曝光左右胸锁关节。

（8）图像质量控制：良好的胸锁关节正位片上，双侧胸锁关节对称分布于胸骨两侧，关节间隙清晰可见，双侧锁骨胸骨端轮廓锐利无重影，与胸椎无重叠。骨骺未闭合者，双锁骨骺线应呈清晰的线状低密度影，骨骺与干骺端无重叠。

3. 肩关节正位（图 2-16 和图 2-17）

（1）拍摄目的：观察肱骨近端骨骺、锁骨肩峰端骨骺、肩胛骨肩峰端骨骺发育情况。

（2）靶片距：100～120cm。

（3）焦点：小焦点。

（4）受检者摆位：①受检者取站立位，背靠探测器，身体冠状面与探测器平行；②受检肩关节置于照射野内，肩胛骨喙突对准探测板中心；③受检侧上肢伸直并稍向外展，掌面向前，呈标准解剖位。

（5）球管中心：中心线对准肩胛骨喙突，垂直入射。

（6）照射野：肩关节位于照射野正中，向上应包含肩锁关节、锁骨外 1/3，向下应包含肩胛骨下缘、肱骨上 1/3。

（7）改良摄片：如果受检者因故不能站立，可取仰卧位或坐位摄片。

（8）图像质量控制：肩肱关节居于图像正中，锁骨远段、肩锁关节、肱骨上段、喙突应被正面观察，边缘无重影，肱骨骺线清晰。锁骨肩峰端、肩关节盂唇可倾斜，关节面略呈上下径大于横径的椭圆形。肱骨头上部可与肩峰部分重合，下部与肩关节盂部分重合，肩肱关节间隙下部应清晰可见。

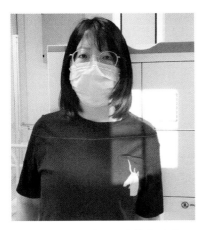

图 2-16 肩关节正位体位设计

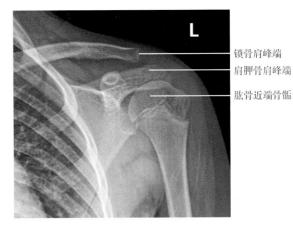

锁骨肩峰端
肩胛骨肩峰端
肱骨近端骨骺

图 2-17 肩关节正位标准摄片

4. 肘关节正侧位

（1）肘关节正位（图 2-18 和图 2-19）

1）拍摄目的：观察肱骨内上髁骨骺、肱骨小头骨骺、桡骨头骨骺发育情况。

2）靶片距：100～120cm。

3）焦点：小焦点。

4）受检者摆位：①受检者取坐位，身体冠状面与探测器边缘垂直；②受检侧肩部放低，与肘关节相平，前臂伸直、手掌向上放于探测器上；③前臂背侧及肘背侧与探测器紧贴；④尺骨鹰嘴突置于探测器中心。

5）球管中心：中心线对准肘关节中点，垂直入射。

6）照射野：肘关节位于照射野正中，向上应包含上臂下 1/3，向下应包含前臂上 1/3。

7）图像质量控制：肘关节居于图像正中，肱骨远段、尺桡骨近段应被正面观察，边缘无重影，肱骨内上髁、桡骨小头骺线清晰。尺骨鹰嘴虽与肱骨重叠，其轮廓应清晰可辨。肱尺关节间隙水平部、肱桡关节间隙应清晰可见。

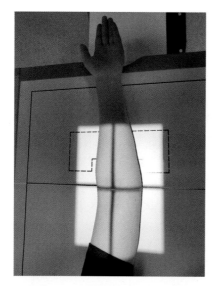

图 2-18　肘关节正位体位设计

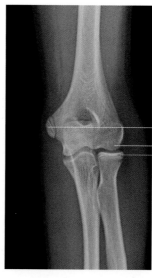

肱骨内上髁骨骺
肱骨小头骨骺
桡骨头骨骺

图 2-19　肘关节正位标准摄片

（2）肘关节侧位（图 2-20 和图 2-21）

1）拍摄目的：观察肱骨内上髁骨骺、肱骨小头骨骺、桡骨头骨骺发育情况。

2）靶片距：100～120cm。

3）焦点：小焦点。

4）受检者摆位：①受检者取坐位，受检侧肩部放低，与肘关节相平；②受检侧前臂尽量弯曲，使肘部呈直角并平放于探测器上；③肘部尺侧与探测器紧贴；④受检侧手掌掌面垂直于检测器，拇指向上，掌心朝向受检者；⑤肱骨内上髁置于照射野中心。

5）球管中心：中心线对准肘关节间隙，垂直入射。

6）照射野：肘关节位于照射野正中，向上应包含上臂下 1/3，向下应包含前臂上 1/3。

7）图像质量控制：肘关节居于图像正中，肱骨远段、尺骨鹰嘴、尺桡骨近段应被侧面观察，肱骨内外侧髁重叠呈圆形，骨干无偏斜、边缘无重影。尺骨鹰嘴、桡骨小头骺线清晰。尺骨冠突与桡骨小头可部分重叠，但桡骨小头上部及肱桡关节间隙上部应清晰可见。肱尺关节间隙应清晰可见。

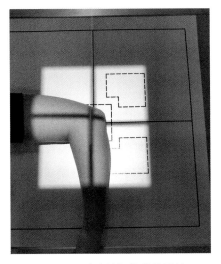

图 2-20 肘关节侧位体位设计

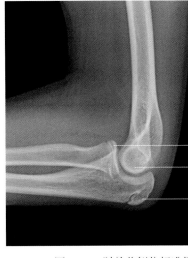

桡骨头骨骺
肱骨小头骨骺

尺骨鹰嘴骨骺

图 2-21 肘关节侧位标准摄片

5. 骨盆正位（图 2-22 和图 2-23）

（1）拍摄目的：观察双髂嵴骨骺、双坐骨骨骺、双髋臼骨骺、双股骨头骨骺、双股骨大转子骨骺发育情况。

（2）靶片距：100～120cm。

（3）焦点：小焦点。

（4）受检者摆位：①受检者取仰卧位，人体正中矢状面与台面中线重合；②受检者双下肢伸直，双下肢及双足内旋，为 15°～20°；③双足足尖向上，两足跗趾接触；④受检者双肘屈曲上举，置于头部两侧。

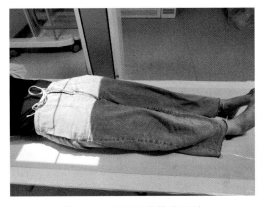

图 2-22 骨盆正位体位设计

（5）球管中心：中心线对准双髂前上棘连线的中点及双耻骨联合上缘连线的中点，垂直入射。

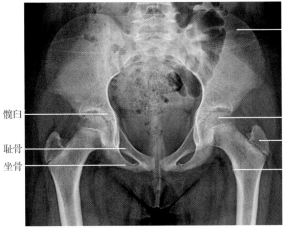

髂翼

髋臼

股骨头骺

耻骨

股骨大转子骨骺

坐骨

股骨小转子骨骺

图 2-23 骨盆正位标准摄片

（6）照射野：骶尾骨位于照射野正中，向上应包含双侧髂翼上缘，向下应包含双侧股骨小转子下缘，左右应包含皮肤。

（7）图像质量控制：骨盆无倾斜。骶骨、双髂翼、双髋臼、双股骨近段应处于正位观察，双髂翼、双股骨头、双股骨大转子骨骺与干骺端无重叠，骺线锐利。双骶髂关节、双髋关节间隙、耻骨联合间隙应清晰可见。

6. 膝关节正侧位（图 2-24 和图 2-25）

（1）膝关节正位

1）拍摄目的：观察股骨远端骨骺、胫骨近端骨骺、腓骨近端骨骺发育情况。

2）靶片距：100～120cm。

3）焦点：小焦点。

4）受检者摆位：①受检者取坐位，膝关节伸直并平放于检查床上，小腿长轴与检查床中线平行；②受检侧足尖向上并稍呈内旋位；③髌骨下缘对准探测器中心。

5）球管中心：中心线对准髌骨下缘，垂直入射。

6）照射野：膝关节位于照射野正中，向上应包含股骨下 1/3，向下应包含胫骨上 1/3，左右应包含皮肤。

7）改良摄片：如果受检者因故不能保持坐位，可取仰卧位摄片。

8）图像质量控制：膝关节间隙居图像中心。左股骨远段、左胫骨上段应处于正位观察，边缘无重影。左髌骨虽与股骨远段重叠，其轮廓应清晰可见。左股骨远侧骨骺、左胫腓骨近侧骨骺与干骺端无重叠，骺线锐利。左胫股关节间隙应清晰可见。

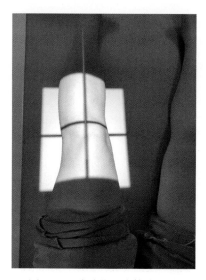

图 2-24　膝关节正位体位设计

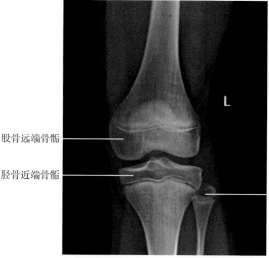

图 2-25　膝关节正位标准摄片

（2）膝关节侧位（图 2-26 和图 2-27）

1）拍摄目的：观察股骨远端骨骺、胫骨近端骨骺、腓骨近端骨骺发育情况。

2）靶片距：100～120cm。

3）焦点：小焦点。

4）受检者摆位：①受检者取侧卧位；受检侧下肢屈曲 20°～25°，膝关节外侧面与检查床紧贴，置于检查床中心；另一侧下肢伸直。②受检侧踝下放置软垫，使髌骨长轴与探测器垂直，股骨内外侧髁相互重叠。③髌骨下缘对准探测器中心，探测器前缘需超出皮肤 1cm。

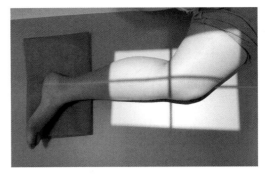

图 2-26　膝关节侧位体位设计

5）球管中心：中心线对准胫骨上端，垂直入射。

6）照射野：膝关节位于照射野正中，向上应包含股骨下 1/3，向下应包含胫腓骨上 1/3。

7）图像质量控制：左膝关节间隙居图像中心。左股骨远端内外侧髁重叠，左股骨远段、左胫骨上段、左髌骨应处于正位观察，边缘无重影。左腓骨头颈虽与胫骨重叠，其后上部轮廓及胫腓近侧关节后部应清晰可见。左股骨远侧骨骺、左胫腓骨近侧骨骺与干骺端部分重叠，但左胫骨结节骺线应锐利。左髌股关节、左胫股关节间隙应清晰可见。

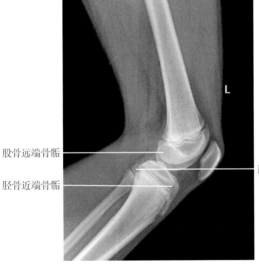

股骨远端骨骺
腓骨近端骨骺
胫骨近端骨骺

图 2-27　膝关节侧位标准摄片

7. 踝关节正侧位（图 2-28 和图 2-29）

（1）踝关节正位

1）拍摄目的：观察胫骨远端骨骺、腓骨远端骨骺发育情况。

2）靶片距：100～120cm。

3）焦点：小焦点。

4）受检者摆位：①受检者取坐位；受检侧小腿伸直，足尖向上，放于检查床上，小腿背面、足跟与床面紧贴；对侧下肢屈曲，避开照射野。②受检侧小腿长轴与检查床中线平行，踝关节面置于探测器中心。

5）球管中心：中心线对准内外踝连线上方1cm处，垂直入射。

6）照射野：踝关节位于照射野正中，向上应包含胫骨下1/3，向下应包含距骨近端。

7）改良摄片：如果受检者因故不能保持坐位，可取仰卧位摄片。

8）图像质量控制：踝关节间隙居图像中心。左胫腓骨远段、左距骨穹窿应处于正位观察，边缘无重影。左跟骨虽与距骨重叠，其轮廓应清晰可见。左胫腓骨远侧骨骺边缘清晰，骺线锐利。左胫距关节、左胫腓远侧关节间隙应清晰可见。

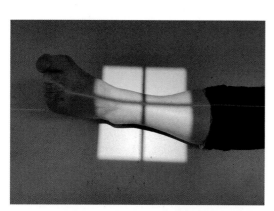

图 2-28　踝关节正位体位设计

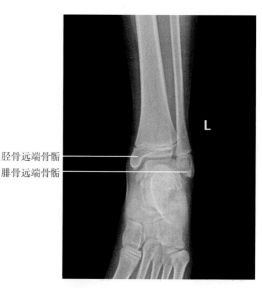

胫骨远端骨骺
腓骨远端骨骺

图 2-29　踝关节正位标准摄片

（2）踝关节侧位（图2-30和图2-31）

1）拍摄目的：观察胫骨远端骨骺、腓骨远端骨骺、腓骨近端骨骺发育情况。

2）靶片距：100～120cm。

3）焦点：小焦点。

4）受检者摆位：①受检者取侧卧位，受检侧靠近床面。②受检侧小腿伸直，放于检查床上，小腿外侧面、外踝与床面紧贴；另一侧下肢屈曲，置于照射野外。③受检侧膝关节下方放置软垫，足跟放平，使踝关节呈侧位。④受检侧小腿长轴与照射野长轴平行，踝关节面位于探测器中心。

5）球管中心：中心线对准内外踝连线上方1cm处，垂直入射。

6）照射野：踝关节位于照射野正中，向上应包含胫骨下1/3，向下应包含跟骨及第Ⅴ跖骨近端。

7）图像质量控制：踝关节间隙居图像中心。左胫腓骨远段、左距骨、左跟骨、左舟骨应处于侧位观察，边缘无重影。左腓骨与胫骨重叠，其轮廓应清晰可见。左胫骨远侧骨骺边缘清晰，除腓骨重叠区域，骺线锐利。左胫距关节、左距舟关节、左跟骰关节间隙应清晰可见。

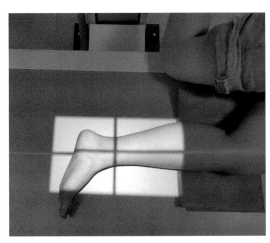

图 2-30 踝关节侧体位设计

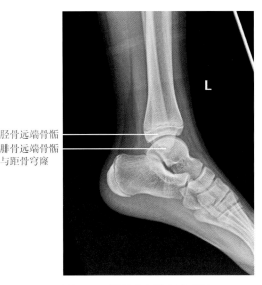

胫骨远端骨骺
腓骨远端骨骺
与距骨穹窿

图 2-31 踝关节侧位标准摄片

六、X 线摄影放射剂量及放射剂控制措施

放射剂量较高是传统 X 线摄片的一个重要缺点，一次传统胸部正位摄片的放射剂量为 0.2～5mSv，因此，普通 X 线透视技术及普通 X 线摄片已被逐渐淘汰，不推荐用于法医学年龄推断。

数字化 X 线摄片技术的出现使单次摄片的放射剂量大幅度降低。根据相关文献，应用数字化 X 线摄片，单关节投照放射剂量约为 0.001mSv，胸锁关节约为 1.5mSv，对比 2.4mSv 的天然本底辐射及 100mSv 的放射阈值，其辐射剂量在可接受范围内。

由于进行年龄鉴定的多数为青少年或儿童，根据 ICRP 提出的 ALARA 原则，应采用多种措施，使受检儿童的照射剂量保持在可完成检查的最低水平。具体的措施包括检查前进行充分的沟通，使受检者配合检查，避免重复投照；受检者应尽量贴近探测器，摆位尽可能准确，以求一次性成功；进行严格屏蔽，保护非照射野器官；采用高电压、低电流、短时间投照参数，禁用自动曝光控制技术；使用小照射野，照射野边缘控制在最小照射范围（1～2cm）。

第二节 CT 检查技术

一、技术背景及历史沿革

不管是传统 X 线摄片还是数字化 X 线技术，均属多种组织重叠成像，在检查年龄较大的受检者时，对于骨骺的闭合程度往往难以准确判定。1971 年，CT 技术（又称为 X 线计算机断层扫描技术）开始出现。这是一种利用不同的组织可吸收不同 X 线，形成人体断层成像的扫描技术，其成像清晰，没有结构重叠，具有优良的密度分辨率，一开始出现就在临床得到广泛应用。在过去的 40 多年内，CT 技术飞速发展，特别是薄层螺旋 CT（thin slice spiral computerized tomography，TSCT）扫描技术、多平面重组（multiplanar reformation，MPR）技术的出现，使 CT 图像可以真正显示骨质结构的细节，精确显示骨骺闭合程度。

20 世纪 90 年代，Kreitner 提出了锁骨胸骨端骨骺发育四分级法，首次将 CT 技术用于研究骨龄推断，Schmeling 的锁骨胸骨端骨骺 X 线分级法就是在此基础上形成的。2010 年 Kellinghaus 等拓展了 Schmeling 的 X 线分级法，将等级 2 和等级 3 均分为 a、b、c 三个亚型，并认为锁骨胸骨端骨骺发育达到 3c 级者年龄大于 18 岁。2011 年我国赵欢、邓振华等将分级标准定为 4 级；2013 年，王亚辉等利用骨骺面积与干骺端面积比，将锁骨胸骨端骨骺达到 3c 级的最早年龄精确到男性 19.18 岁、女性 19.11 岁。

二、成像设备的选择

锁骨胸骨端骨骼细小，骨骺较薄且周围结构复杂，要显示锁骨胸骨端骨骺，需利用薄层螺旋 CT 扫描技术及多平面重组技术，前述技术对于 CT 机都有较高要求。根据经验，若要观察到锁骨胸骨端骨骺细节，CT 的重建层厚应小于 5mm；若要进行图像多平面重组，则 CT 的重建层厚应小于 2mm；层厚小于 1mm 的 CT 机能清晰地显示骨骺的细节，这就意味着，若想通过 CT 扫描影像进行骨龄推断，应选用两层以上的多层螺旋 CT（multi-slice spiral CT，MSCT），重建层厚 2mm 的 16 排螺旋 CT 勉强能满足需要，若要达到最佳诊断效果，重建层厚小于 1mm，并且进行二维、三维重建，则应选择 64 排以上的螺旋 CT 机。

三、成像的优缺点

CT 成像的优点是显著提高了骨骺闭合情况判断精度，这使其成为判断受检者是否满 18 岁的最重要的检查手段。

CT 的缺点在于它的放射剂量显著高于 DR。CT 的放射剂量，即使在低剂量扫描技术的条件下，也是 DR 放射剂量的数十倍。

四、骨骺的 CT 成像特点

干骺端：与 X 线图像相似，干骺端在 CT 图像（图 2-32，图 2-33）上呈灰白色高密度影，临时钙化带在干骺端远端紧邻骺板，呈不规则波浪状更高密度影。骺板在闭合前呈均匀的黑色低密度影，闭合后，若骨骺细小，则其密度与干骺端密度一致，不能区分；若骨骺较大，由于钙盐沉积、骺端形成，则呈现白色的高密度骺线。

骨骺：未骨化的骨骺在 CT 图像（图 2-32，图 2-33）上呈软组织密度影，略高于骺板，故观察未骨化的骨骺时，应选择软组织窗。骨化的骨骺呈白色的高密度影，在早期，呈点状或小粒状，呈粒状者有硬化缘，随着年龄的逐渐增长，其呈半球状。在 CT 图像上，可以观察到骨化骨骺的小梁编织情况，大部分骨化中心呈骨松质结构，边缘可见硬化的皮质层包绕。

骺线：与 X 线图像相同的是，未骨化的骺线在 CT 图像上呈黑色的低密度影，骨化的骺线在 CT 图像上呈白色的高密度影，不同的是，CT 图像的精度远高于 X 线成像，CT 以毫米的精度显示骺线骨化的细节，且没有组织重叠。

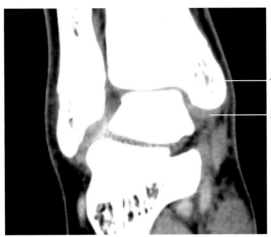

骨化的胫骨远端骨骺

未骨化的胫骨远端骨骺

图 2-32　踝关节冠状位 CT 软组织窗

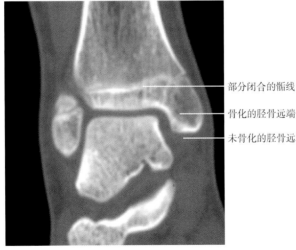

部分闭合的骺线

骨化的胫骨远端骨骺

未骨化的胫骨远端骨骺

图 2-33　踝关节冠状位 CT 骨窗

五、常用扫描技术

1. 锁骨胸骨端骨骺扫描技术（图 2-34～图 2-36）

（1）扫描目的：观察锁骨胸骨端骨骺发育情况。

（2）扫描技术：轴位螺旋平扫。

（3）受检者摆位：受检者取仰卧位，头先进，扫描时嘱受检者屏住呼吸。

（4）扫描范围：双侧锁骨胸骨端位于扫描中心，向上包含锁骨中段，向下包含胸骨角。

（5）推荐扫描参数：管电压 120kV，管电流 80mA，扫描层厚 1.0mm，层距 1.0mm，螺距 0.55：1，球管转速 0.5s/r，床高 125cm。

（6）推荐重建参数：重建层厚 0.6mm；重建层距 0.5mm。窗宽窗位：骨窗，窗宽 1500～2000Hu、窗位 300～500Hu；软组织窗，窗宽 300～500Hu、窗位 35～50Hu。重建算法：软组织算法（Kernal B40f）。

（7）推荐后处理技术：多平面重组技术、VR 三维重建技术。

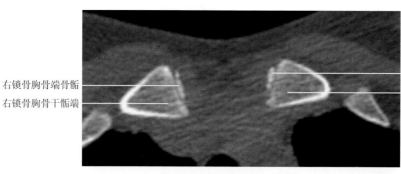

图 2-34　锁骨 CT 轴位

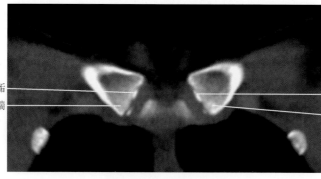

图 2-35　锁骨 CT 冠状位

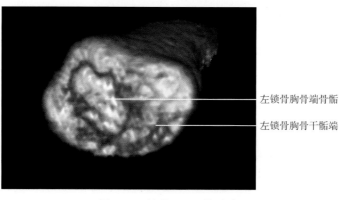

图 2-36　锁骨 VR 三维重建

（8）放射剂量：照射剂量，平均放射剂量为 0.1mGy；10～18 岁青少年，平均有效剂量为 0.008mSv；成人，平均有效剂量为 0.005mSv。

2. 肩关节骨骺扫描技术（图 2-37～图 2-40）

（1）扫描目的：观察锁骨肩峰端骨骺及肱骨近端骨骺发育情况。

（2）扫描技术：轴位螺旋平扫，如无特殊情况，一般选择左肩进行扫描。

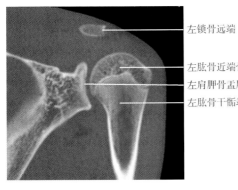

图 2-37 肩关节 CT 冠状位

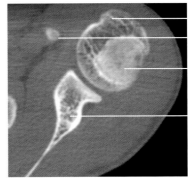

图 2-38 肩关节 CT 轴位

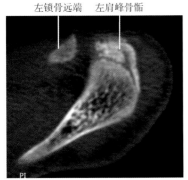
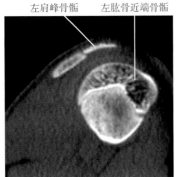
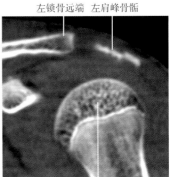

图 2-39 肩关节 CT 及肩峰骨骺 MPR

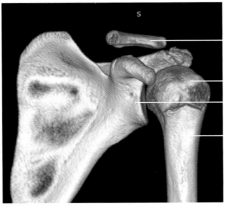

图 2-40 肩关节 VR 三维重建

（3）受检者摆位：①受检者取仰卧位，头先进；②受检侧手臂放于身侧，掌心向上，前臂背侧及手与扫描床紧贴。

（4）扫描范围：左肩关节位于扫描中心，向上包含肩峰及锁骨外 1/3 段，向远侧包含肱骨上段。

（5）推荐扫描参数：管电压 120kV，管电流 80mA，扫描层厚 1.0mm，层距 1.0mm，螺距 0.55：1，球管转速 0.5s/r，床高 125cm。

（6）推荐重建参数：重建层厚 0.6mm；重建层距 0.5mm。窗宽窗位：骨窗，窗宽 1500～2000Hu、窗位 300～500Hu；软组织窗，窗宽 300～500Hu、窗位 35～50Hu。重建算法：软组织算法（Kernal B40f）。

（7）推荐后处理技术：多平面重组技术、VR 三维重建技术。

3. 肘关节骨骺扫描技术（图 2-41～图 2-43）

（1）扫描目的：观察肱骨远端骨骺及尺桡骨近端骨骺发育情况。

（2）扫描技术：轴位螺旋平扫如无特殊情况，一般选择左肘进行扫描。

（3）受检者摆位：①受检者取仰卧位，头先进；②受检侧手臂上举超过头顶，掌心向上平放于检查床上，前臂背侧及手背与扫描床紧贴。

（4）扫描范围：左肘关节位于扫描中心，近侧包含肱骨下段，远侧包含尺桡骨上段。

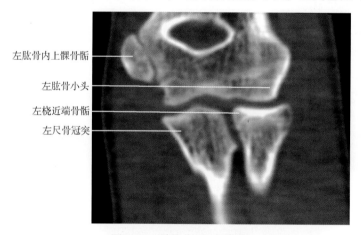

图 2-41　肘关节 CT 冠状位

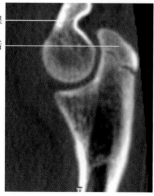
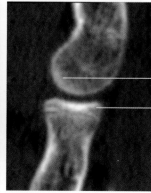

图 2-42　肘关节 CT 矢状位

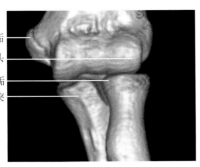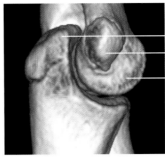

左肱骨内上髁骨骺
左肱骨小头
左桡近端骨骺
左尺骨冠突

左尺骨近端骨骺
左肱骨内上髁骨骺
左肱骨滑车

图 2-43 肘关节 VR 三维重建

（5）推荐扫描参数：管电压 120kV，管电流 80mA，扫描层厚 1.0mm，层距 1.0mm，螺距 0.55∶1，球管转速 0.5s/r，床高 125cm。

（6）推荐重建参数：重建层厚 0.6mm；重建层距 0.5mm。窗宽窗位：骨窗，窗宽 1500～2000Hu、窗位 300～500Hu；软组织窗，窗宽 300～500Hu、窗位 35～50Hu。重建算法：软组织算法（Kernal B40f）。

（7）推荐后处理技术：多平面重组技术、VR 三维重建技术。

4. 手腕部骨骺扫描技术（图 2-44～图 2-46）

（1）扫描目的：观察腕骨、掌骨、指骨骺发育情况。

（2）扫描技术：轴位螺旋平扫，如无特殊情况，一般选择左腕进行扫描。

（3）受检者摆位：①受检者取俯卧位，头先进；②受检侧上肢向前向上伸直，越过头顶，掌心向下平放于扫描台上。掌心及前臂掌侧与检查床紧贴。

（4）扫描范围：左腕关节位于扫描中心，向近侧包含左尺桡骨远段，向远侧包含左手指尖。

（5）推荐扫描参数：管电压 120kV，管电流 80mA，扫描层厚 1.0mm，层距 1.0mm，螺距 0.55∶1，球管转速 0.5s/r，床高 125cm。

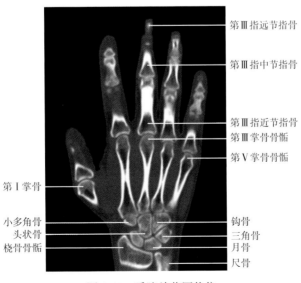

第Ⅲ指远节指骨
第Ⅲ指中节指骨
第Ⅲ指近节指骨
第Ⅲ掌骨骨骺
第Ⅴ掌骨骨骺
钩骨
三角骨
月骨
尺骨

第Ⅰ掌骨
小多角骨
头状骨
桡骨骨骺

图 2-44 手腕关节冠状位

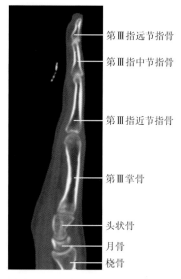

图 2-45　手腕关节 CT 矢状位

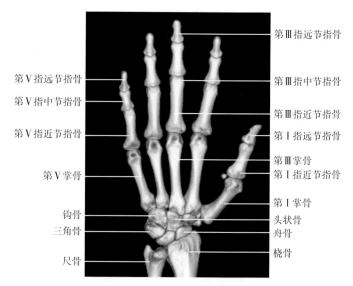

图 2-46　手腕关节 VR 三维重建

（6）推荐重建参数：重建层厚 0.6mm；重建层距 0.5mm。窗宽窗位：骨窗，窗宽 1500～2000Hu、窗位 300～500Hu；软组织窗，窗宽 300～500Hu、窗位 35～50Hu。重建算法：软组织算法（Kernal B40f）。

（7）推荐后处理技术：多平面重组技术、VR 三维重建技术。

5. 髋关节骨骺扫描技术（图 2-47～图 2-49）

（1）扫描目的：观察股骨近端骨骺发育情况。

（2）扫描技术：轴位螺旋平扫，一般选择双髋同时扫描。

（3）受检者摆位：①受检者取仰卧位，头先进；②受检者手臂抱于胸前，双下肢自然伸直，脚尖并拢；③嘱受检者屏气后扫描。

（4）扫描范围：耻骨联合位于扫描中心，近侧包含髂骨下部，远侧包含股骨上段。

（5）推荐扫描参数：管电压 120kV，管电流 80mA，扫描层厚 1.0mm，层距 1.0mm，螺距 0.55∶1，球管转速 0.5s/r，床高 125cm。

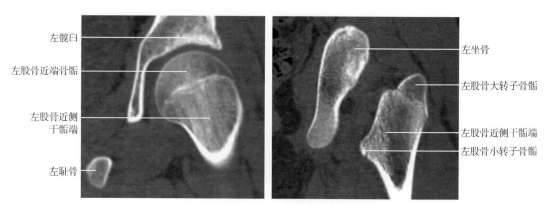

图 2-47　髋关节 CT 冠状位

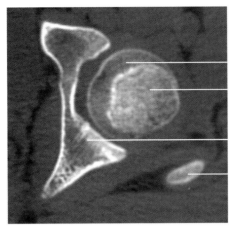

左股骨近端骨骺
左股骨近侧干骺端
左髋臼
左股骨大转子骨骺

图 2-48 髋关节 CT 轴位

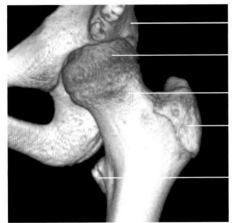

左髋臼
左股骨近端骨骺
左股骨近侧干骺端
左股骨大转子骨骺
左股骨小转子骨骺

图 2-49 髋关节 VR 三维重建

（6）推荐重建参数：重建层厚 0.6mm；重建层距 0.5mm。窗宽窗位：骨窗，窗宽 1500～2000Hu、窗位 300～500Hu；软组织窗，窗宽 300～500Hu、窗位 35～50Hu。重建算法：软组织算法（Kernal B40f）。

（7）推荐后处理技术：多平面重组技术、VR 三维重建技术。

6. 膝关节骨骺扫描技术（图 2-50～图 2-52）

（1）扫描目的：观察膝关节骨骺发育情况。

（2）扫描技术：轴位螺旋平扫，如无特殊情况，一般选择左膝进行扫描。

（3）受检者摆位：①受检者取仰卧位，足先进；②受检侧下肢伸直，大腿长轴平行于扫描床长轴，膝关节外旋 15°～

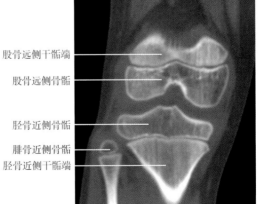

股骨远侧干骺端
股骨远侧骨骺
胫骨近侧骨骺
腓骨近侧骨骺
胫骨近侧干骺端

图 2-50 膝关节 CT 冠状位

20°，必要时用海绵垫固定，将髌骨下方 1cm 处置于扫描中心。

（4）扫描范围：左膝关节位于扫描中心，向近侧包含左股骨远段，向远侧包含左胫腓骨近段。

（5）推荐扫描参数：管电压 120kV，管电流 80mA，扫描层厚 1.0mm，层距 1.0mm，螺距 0.5∶1 至 1，球管转速 0.5s/r。

（6）推荐重建参数：重建层厚 0.6mm；重建层距 0.5mm。窗宽窗位：骨窗，窗宽 1500～2000Hu、窗位 300～500Hu；软组织窗，窗宽 300～500Hu、窗位 35～50Hu。重建算法：软组织算法（Kernal B40f）。

（7）推荐后处理技术：多平面重组技术、VR 三维重建技术。

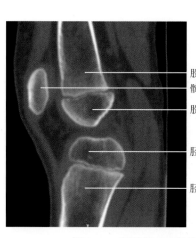

图 2-51　膝关节 CT 矢状位

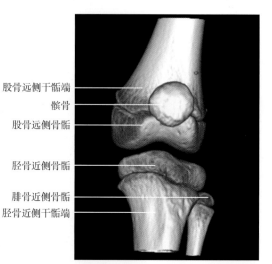

图 2-52　膝关节 VR 三维重建

7. 踝关节骨骺扫描技术（图 2-53～图 2-55）

（1）扫描目的：观察踝关节骨骺发育情况。

（2）扫描技术：轴位断层平扫，如无特殊情况，一般选择左踝进行扫描。

（3）受检者摆位：①受检者取仰卧位，足先进；②受检侧下肢伸直，小腿长轴平行于扫描床长轴，足尖向上，将外踝上方 1cm 处置于扫描中心。

（4）扫描范围：左踝关节位于扫描中心，近侧包含胫骨远段 1/3，远侧包含跟骨及距骨基底部。

（5）推荐扫描参数：管电压 120kV，管电流 80mA，扫描层厚 1.0mm，层距 1.0mm，螺距 0.55∶1，球管转速 0.5s/r，床高 125cm。

（6）推荐重建参数：重建层厚 0.6mm；重建层距 0.5mm。窗宽窗位：骨窗，窗宽 1500～2000Hu、窗位 300～500Hu；软组织窗，窗宽 300～500Hu、窗位 35～50Hu。重建算法：软组织算法（Kernal B40f）。

（7）推荐后处理技术：多平面重组技术、VR 三维重建技术。

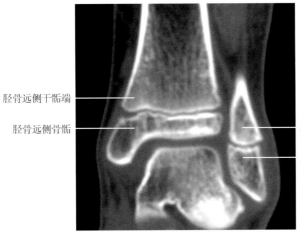

图 2-53 踝关节 CT 冠状位

胫骨远侧干骺端
胫骨远侧骨骺
腓骨远侧干骺端
腓骨远侧骨骺

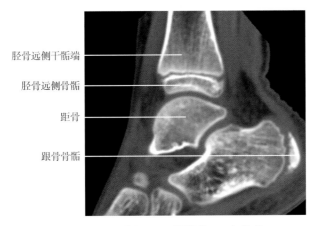

图 2-54 踝关节 CT 矢状位

胫骨远侧干骺端
胫骨远侧骨骺
距骨
跟骨骨骺

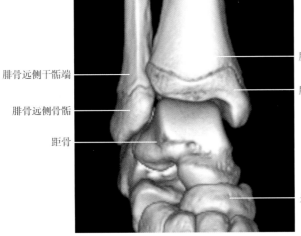

图 2-55 踝关节 VR 三维重建

腓骨远侧干骺端
腓骨远侧骨骺
距骨
胫骨远侧干骺端
胫骨远侧骨骺
舟骨

六、CT 放射剂量及低剂量扫描方案

现代 CT 机使用 1 个或多个 X 线光源，拥有多排乃至数十排探测器，与单排 CT 相比，扫描速度更快，图像质量更高，但是扫描剂量却没有显著减少。甚至有研究表明，肥胖患者进行螺旋 CT 扫描时，其所受到的放射剂量相较于单层 CT 反而有所增加。根据国家卫生健康委员会（简称国家卫健委）2018 年发布的《X 射线计算机断层摄影成年人诊断参考水平》（WS/T 637—2018），中国成人平均放射剂量如下：

头部 CT 平扫，容积 CT 剂量指数（CTDI）中位数为 25mGy，剂量长度乘积（DLP）中位数为 690mGy·cm。

胸部 CT 平扫，CTDI 中位数为 8mGy，DLP 中位数为 300mGy·cm。

腹部 CT 平扫，CTDI 中位数为 15mGy，DLP 中位数为 500mGy·cm。

盆腔 CT 平扫，CTDI 中位数为 15mGy，DLP 中位数为 480mGy·cm。

由此可见，头部及躯干单次扫描有效剂量为 2～8mSv。

法医学骨龄推断主要涉及四肢关节，虽然没有在国家标准的统计范围内，但可以用近似计算法。骨盆、肩关节、膝关节、踝关节身体厚度与躯干相似，放射剂量与腹部相近，CTDI 为 10～15mGy，DLP 为 300～500mGy·cm。手腕部及肘关节体层厚度较躯体厚度更小，CTDI 为 5～10mGy，DLP 为 100～200mGy·cm。胸锁关节水平体层较厚且与纵隔重叠，虽然位于胸部，其实际 CTDI 较胸部更高，与腹部近似，为 10～15mGy，但由于扫描范围较短，一般扫描长度不超过 10cm，DLP 为 100～150mGy·cm。

青少年及儿童是法医学年龄鉴定的主要对象之一，根据放射剂量最低化的防护原则，在图像质量可以接受的前提下，应依据设备情况，采用多种措施并采用低剂量扫描方案，尽可能地降低射线剂量。

对于儿童受检者，推荐的低剂量扫描方案如下：

（1）扫描前准备：①扫描前与受检者充分交流，使其明白检查要求及配合检查的必要性，避免运动伪影导致的重复检查；②不进行检查的部位，穿戴适宜的防护用品。

（2）扫描方式：螺旋扫描。

（3）管电压：1～5 岁者应用 100kV；5 岁以上者应用 120kV。

（4）管电流：优先采用自动曝光控制（automatic exposure control，AEC）技术，电流设置为 20～300mA。

（5）螺距：1.375∶1。

（6）旋转时间：0.8s。

（7）球管转速：0.5s/r。

（8）准直器宽度：40mm。

（9）扫描视野（SFOV）：肩关节、肘关节、腕关节、膝关节、踝关节（Small Body）肩锁关节、髋关节（Medium Body 或 Large Body）。

（10）扫描层厚：2.5mm。

（11）扫描层距：2.5mm。

（12）重建层厚：2.5mm 软组织窗、2.5mm 骨窗及 0.625mm 薄层骨窗。

（13）重建算法：自适应迭代算法（ASL）。

低剂量扫描方法需要根据扫描机型、设备状况、受检者体层厚度、诊断要求精度等多种状况进行综合选择，以求达到降低剂量与保持诊断精度的平衡。本处推荐的扫描方案只是一种简易方案，在实际的临床操作中，要考虑更多方面，不能一概而论。

第三节　MRI 检查技术

一、技 术 背 景

X 线成像及 CT 成像虽然能显示骨骼发育细节，但是它们都有一个共同的缺点，就是其放射危害性。由于大多数需要进行骨龄推断的人群恰恰是对射线最敏感的青少年儿童，所以如何减少乃至避免放射性损害是各国法医学和放射学界不得不考虑的事情。MRI 技术是一种利用磁共振激发人体原子，并根据不同原子恢复自旋的时间不同，重建出人体组织信息的技术，是一种放射扫描的替代方案。2014 年 Saint-Martin 等利用 MRI 技术研究男性、女性青少年的胫骨远端骨骺发育情况，提出了 MR 骨骺闭合三分法。2015 年 Ekizoglu 等认为，14 岁男性少年和 12 岁女性少年可观察到胫骨远端骨骺开始闭合，14 岁男性少年和 10 岁女性少年可观察到跟骨骨骺开始闭合。2016 年 Schmidt 等利用 MRI 技术分析青少年锁骨胸骨端表现，认为利用 MRI 图像根据 Schmeling 分级及 Kellinghaus 分级推断出的年龄，与同法利用 X 线及 CT 图像推断的年龄相差不大，说明 MRI 也适用于青少年的年龄推断。2017 年 Timme 等研究青少年尺骨、桡骨远端 MRI 图像，统计了男性及桡骨远端骨骺闭合达到Ⅳa 级及Ⅳb 级最早的年龄。

二、成像设备的选择

利用 MRI 进行骨龄推断，主要是利用其在显示软骨方面的优越性，由于软骨普遍较薄，所以对 MRI 的机型要求较高。考虑到软骨的厚度普遍为 1～2mm，而关节的冠状面厚度普遍为 1～5cm，根据经验，要清晰地判断软骨钙化程度，冠状成像厚度应在 5mm 以下。主磁场强度是判断 MRI 机性能最重要的指标，要达到上述标准，MRI 的机型应该选择主磁场强度 1T（特斯拉，磁场强度单位）以上，1.5T 及 3T 的机型更佳。

另外，由于骨龄检查主要是针对小关节，特别是腕关节这种远端的小关节，为了提高成像质量，减少噪声，MRI 仪最好配备专用的关节线圈。

三、成像的优缺点

MRI 技术拥有成像清晰、任意方向成像、软组织分辨能力佳等优点，其对软骨的显示能力远远优于 X 线或 CT。MRI 的缺点在于其成像安全性要求高，幽闭恐惧症患者、身上有金属植体的受检者不能进行 MRI 检查。另外，目前 MRI 检查用于骨龄推断尚处于研究阶段，比 CT 研究的样本量更少，没有成文的标准。另外，MRI 的价格高，每个检查部位平均 400～700 元，也妨碍了 MRI 的推广应用。

四、成 像 特 点

骨骺富含水和基质，随着骨骺的生长，这两者比例逐渐变化，且基质不断骨化，使骨骺显示出不同的影像特征。

在 T₁ 加权图像（T_1WI，图 2-56）上，未骨化的骺软骨显示为中等信号，骨化的骨化中心因为脂肪组织的沉积而呈高信号。骺板区呈接近骺软骨的中等信号，而临时钙化带则呈均一的线状低信号。

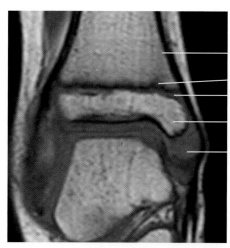

胫骨远侧干骺端
临时钙化带
骺板
胫骨远侧骨骺骨化部分
胫骨远侧骨骺未骨化部分

图 2-56　踝关节 MRI 冠状位 T_1WI

在 T₂ 加权图像（T_2WI）及质子加权图像（PDWI，图 2-57）上，未骨化的骺软骨及骨化中心均呈低信号。对于长骨骨骺，在此序列上还可以观察到两个生长皮层，初级生长皮层在长骨骺板区域形成特征的低-高-低骺板带信号，即临时钙化带呈均一的低信号，其近侧的干骺端呈高信号带，其远侧由于造血骨髓的存在，也呈高信号带。次级生长皮层则位于骨化的骨骺周围，呈均匀的高信号。

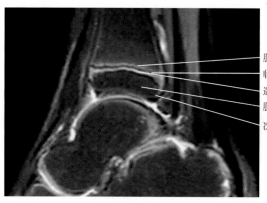

胫骨远侧干骺端
临时钙化带　　　｝初级生长皮层
造血组织活跃带
胫骨远侧骨骺骨化部分
次级生长皮层

图 2-57　踝关节 MRI 矢状位 PDW-SPAIR

在 GRE 序列（梯度回波序列，图 2-58）图像上，未骨化的骺软骨显示为均匀的高信号，而骨化的骨化中心则呈均匀的低信号。

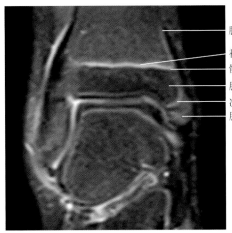

图 2-58　踝关节 MRI 冠状位 GRE

五、常见 MRI 扫描技术

1. 手腕部 MRI 扫描技术（图 2-59～图 2-62）

（1）扫描目的：观察尺骨、桡骨远端骨骺及腕骨、掌骨、指骨骨骺的发育情况。

（2）扫描技术：冠状位及矢状位平扫。

（3）扫描线圈：专用关节线圈。

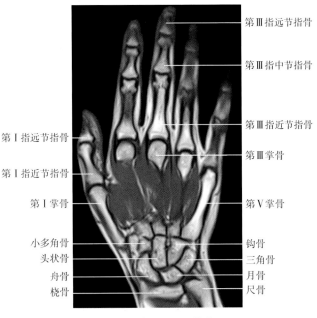

图 2-59　手腕部 MRI 冠状位 T₁WI

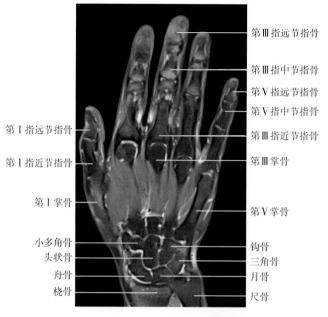

图 2-60　手腕部 MRI 冠状位 PDW-SPAIR

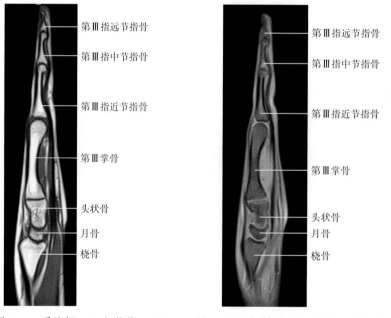

图 2-61　手腕部 MRI 矢状位 T₁WI　　图 2-62　手腕部 MRI 矢状位 PDW-SPAIR

（4）受检者摆位：①受检者取俯卧位，头先进；②受检侧手臂伸直上举，超过头顶，掌心向下，与检查床紧贴，上臂长轴平行于磁体长轴，尺桡骨茎突连线置于线圈中心。

（5）推荐扫描序列：冠状位及矢状位 T₁WI，冠状位及矢状位 PDW-SPAIR（质子密度加权频率衰减翻转恢复序列）。

（6）扫描范围：冠状位近排腕骨位于扫描中心，远侧包含第Ⅲ指指尖，近侧包含尺桡骨远段。

2. 锁骨胸骨端 MRI 扫描技术（图 2-63～图 2-66）

（1）扫描目的：观察锁骨胸骨端骨骺发育情况。

（2）扫描技术：轴位及冠状位平扫。

（3）扫描线圈：体线圈。

（4）受检者摆位：①受检者取仰卧位，头先进；②受检者胸锁关节置于线圈中心，嘱受检者屏住呼吸，利用多次屏气采集数据。

（5）推荐扫描序列：轴位及冠状位 T₁WI，冠状位 PDW-SPAIR。

（6）扫描范围：向上包含双锁骨近段 1/3，远侧包含胸骨柄。

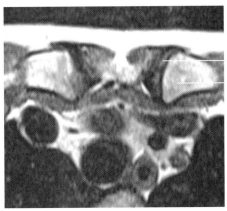

锁骨胸骨端骨骺
锁骨胸骨侧干骺端

图 2-63　锁骨胸骨端 MRI 轴位 T₁WI

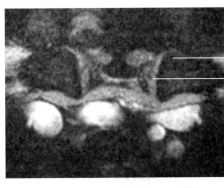

锁骨胸骨侧干骺端
锁骨胸骨端骨骺

图 2-64　锁骨胸骨端 MRI 轴位 PDW-SPAIR

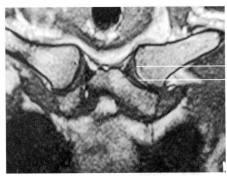

锁骨胸骨侧干骺端
锁骨胸骨端骨骺

图 2-65　锁骨胸骨端 MRI 冠状位 T₁WI

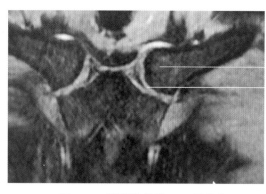

图 2-66 锁骨胸骨端 MRI 冠状位 PDW-SPAIR

锁骨胸骨侧干骺端
锁骨胸骨端骨骺

3. 肩关节骨骺 MRI 扫描技术（图 2-67～图 2-70）

（1）扫描目的：观察锁骨远端骨骺、肱骨近端骨骺发育情况。

（2）扫描技术：轴位及冠状位平扫。

（3）扫描线圈：肩关节专用线圈。

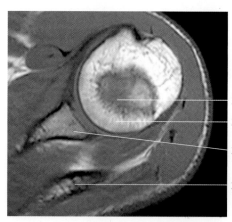

左肱骨近侧干骺端
左肱骨近端骨骺
左肩胛关节盂
左肩胛冈

图 2-67 肩关节 MRI 轴位 T_1WI

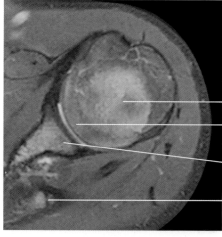

左肱骨近侧干骺端
左肱骨近端骨骺
左肩胛关节盂
左肩胛冈

图 2-68 肩关节 MRI 轴位 PDW-SPAIR

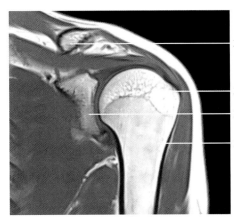

左锁骨远段

左肱骨近端骨骺

左肩胛关节盂

左肱骨近侧干骺端

图 2-69　肩关节 MRI 冠状位 T_1WI

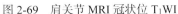

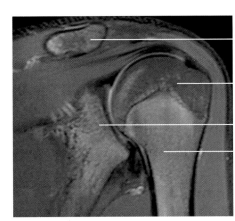

左锁骨远段

左肱骨近端骨骺

左肩胛关节盂

左肱骨近侧干骺端

图 2-70　肩关节 MRI 冠状位 PDW-SPAIR

（4）受检者摆位：①受检者取仰卧位，头先进。将肩峰处置于线圈中心；②受检者身体向对侧移位，使受检侧肩关节接近扫描床中心；③受检者身体侧斜，使受检侧肩关节贴近床面，而另一侧身体抬高并在其下置放海绵垫，以减轻呼吸运动伪影；④受检侧上臂垫高与肩平行，前臂自然伸直，手掌掌心向上平放于扫描床上。

（5）推荐扫描序列：轴位及冠状位 T_1WI，轴位及冠状位 PDW-SPAIR。

（6）扫描范围：向上包含肩峰及锁骨远段 1/3，远侧包含肱骨上段。

4. 肘关节骨骺 MRI 扫描技术（图 2-71～图 2-74）

（1）扫描目的：观察肱骨远端骨骺及尺骨、桡骨近端骨骺发育情况。

（2）扫描技术：冠状位及矢状位平扫。

（3）扫描线圈：关节专用线圈。

（4）受检者摆位：①受检者取仰卧位，足先进，两手放于身侧；②关节专用线圈卷成筒状（切勿重叠），开口向上包绕肘关节，将肘关节间隙放置于线圈中心，肘周空隙以海绵垫填充；③受检侧上臂垫高与肩平行，前臂自然伸直，手掌掌心向上平放于扫描床上；④受检侧手臂外固定，以减轻运动伪影。

（5）推荐扫描序列：冠状位及矢状位 T_1WI，冠状位及矢状位 PDW-SPAIR。

（6）扫描范围：向上包含肱骨远段 1/3，远侧包含尺骨、桡骨上段。

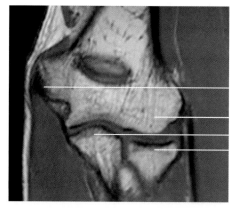

左肱骨内上髁
左肱骨小头
左尺骨冠突
左桡骨近端骨骺

图 2-71　肘关节 MRI 冠状位 T₁WI

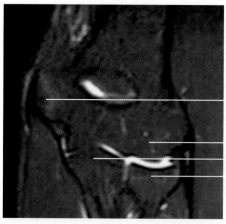

左肱骨内上髁

左肱骨小头
左尺骨冠突
左桡骨近端骨骺

图 2-72　肘关节 MRI 冠状位 PDW-SPAIR

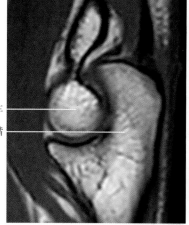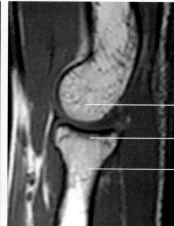

左肱骨滑车
左尺骨鹰嘴

左肱骨小头

左桡骨近端骨骺

左桡骨近侧干骺端

图 2-73　肘关节 MRI 矢状位 T₁WI

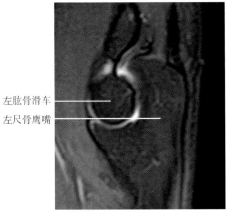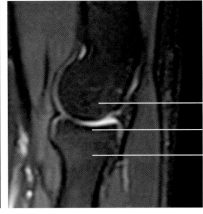

左肱骨滑车
左尺骨鹰嘴

左肱骨小头
左桡骨近端骨骺
左桡骨近侧干骺端

图 2-74　肘关节 MRI 矢状位 PDW-SPAIR

5. 髋关节骨骺 MRI 扫描技术（图 2-75～图 2-78）

（1）扫描目的：观察股骨近端骨骺发育情况。

（2）扫描技术：轴位及冠状位平扫。

（3）扫描线圈：体线圈。

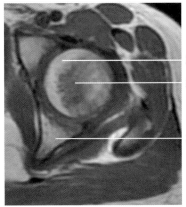

左股骨近端骨骺
左股骨近侧干骺端

左髋臼

图 2-75　髋关节 MRI 轴位 T₁WI

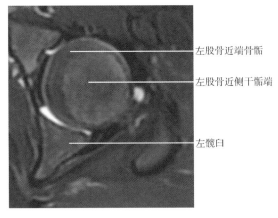

左股骨近端骨骺
左股骨近侧干骺端

左髋臼

图 2-76　髋关节 MRI 轴位 PDW-SPAIR

左髋臼
左股骨近端骨骺
左股骨近侧干骺端

左股骨大转子骨骺
左股骨近侧干骺端
左股骨小转子骨骺

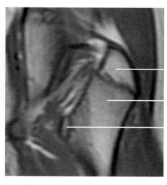

图 2-77　髋关节 MRI 冠状位 T₁WI

左髋臼
左股骨近端骨骺
左股骨近侧干骺端

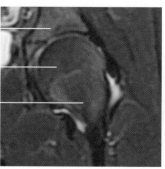

左股骨大转子骨骺
左股骨近侧干骺端
左股骨小转子骨骺

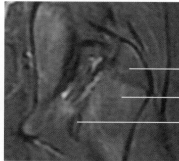

图 2-78　髋关节 MRI 冠状位 PDW-SPAIR

（4）受检者摆位：①受检者取仰卧位，足先进，两手抱于胸前以避免卷轴伪影；②体线圈中心对准股骨粗隆。受检者下腹部垫以海绵垫，束紧前后片线圈以压迫小腹，减轻呼吸运动伪影；③受检侧身体长轴与检查床中心线重叠，双腿自然伸直，足尖并拢，并加以固定。

（5）推荐扫描序列：轴位及冠状位 T₁WI，轴位及冠状位 PDW-SPAIR。

（6）扫描范围：向上包含髂骨下部，远侧包含股骨上段。

6. 膝关节骨骺 MRI 扫描技术（图 2-79～图 2-82）

（1）扫描目的：观察股骨远端、胫骨近端、腓骨近端骨骺发育情况。

（2）扫描技术：冠状位、矢状位平扫。

股骨远侧干骺端
股骨远端骨骺

胫骨近端骨骺
胫骨近侧干骺端

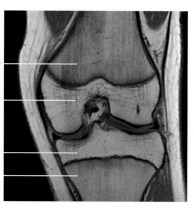

股骨远侧干骺端
股骨远端骨骺

胫骨近端骨骺
胫骨近侧干骺端

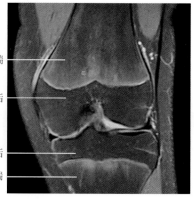

图 2-79　膝关节 MRI 冠状位 T₁WI　　　　图 2-80　膝关节 MRI 冠状位 PDW-SPAIR

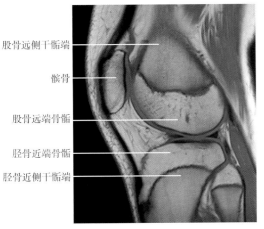

图 2-81　膝关节 MRI 矢状位 T_1WI

股骨远侧干骺端
髌骨
股骨远端骨骺
胫骨近端骨骺
胫骨近侧干骺端

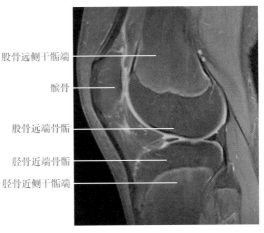

图 2-82　膝关节 MRI 矢状位 PDW-SPAIR

股骨远侧干骺端
髌骨
股骨远端骨骺
胫骨近端骨骺
胫骨近侧干骺端

（3）扫描线圈：专用关节线圈。

（4）受检者摆位：①受检者取仰卧位，足先进；②受检侧下肢伸直，膝关节外旋 15°～20°，必要时用海绵垫固定；③小腿长轴平行于磁体长轴，将髌骨下缘下方 1cm 处置于线圈中心。

（5）推荐扫描序列：冠状位及矢状位 T_1WI，冠状位及矢状位 PDW-SPAIR。

（6）扫描范围：膝关节面位于扫描中心，近侧包含股骨远侧干骺端，远侧包含胫骨近侧干骺端。

7. 踝关节骨骺 MRI 扫描技术（图 2-83～图 2-86）

（1）扫描目的：观察胫腓骨远端骨骺发育情况。

（2）扫描技术：冠状位、矢状位平扫。

（3）扫描线圈：专用关节线圈。

（4）受检者摆位：①受检者取仰卧位，足先进；②受检侧下肢伸直，足尖向前伸入线圈内，可加用海绵垫固定，小腿长轴平行于磁体长轴，将外踝上方 1cm 处置于线圈中心；③可加外固定，以减少运动伪影。

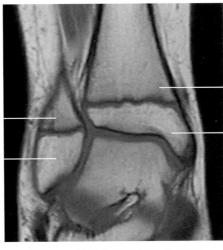

胫骨远侧干骺端
胫骨远端骨骺
腓骨远侧干骺端
腓骨远端骨骺

图 2-83　踝关节 MRI 冠状位 T_1WI

胫骨远侧干骺端
腓骨远侧干骺端
胫骨远端骨骺
腓骨远端骨骺

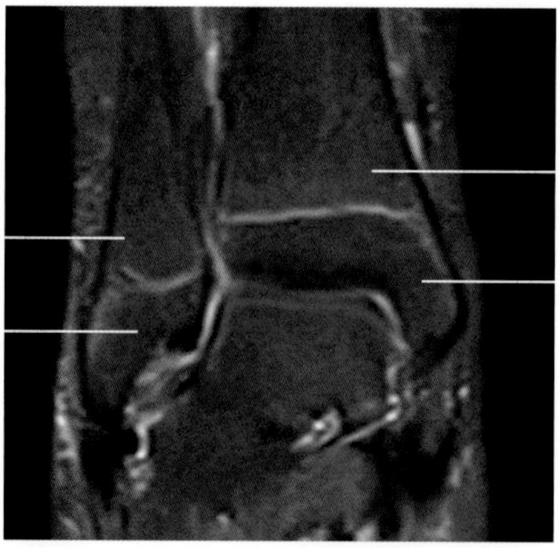

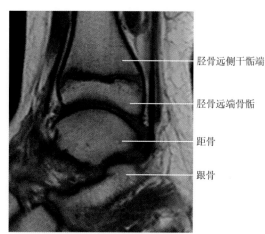

图 2-84 踝关节 MRI 冠状位 PDW-SPAIR

胫骨远侧干骺端
胫骨远端骨骺
距骨
跟骨

图 2-85 踝关节 MRI 矢状位 T_1WI

胫骨远侧干骺端
胫骨远端骨骺
距骨
跟骨

图 2-86 踝关节 MRI 矢状位 PDW-SPAIR

（5）推荐扫描序列：冠状位及矢状位 T_1WI，冠状位及矢状位 PDW-SPAIR。

（6）扫描范围：踝关节面位于扫描中心，远侧包含跟骨及跖骨基底部，近侧包含胫骨远段 1/3。

第四节 肌骨高频超声

一、概 述

（一）骨骼与超声

人体由多块骨骼组成，两骨或数骨构成关节结构，骨与关节对人体具有支撑和连接功能。骨骼是一种随年龄变化的结构，在发育过程中，组成关节部分的骨骼，均由软骨化骨发育而来。

超声波声束穿经人体时，反射信号被接收、处理，从而获得体内器官及深部组织结

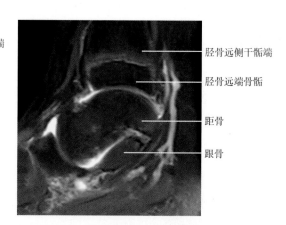

构的图像。

波长与频率的乘积等于声速，在相同声速的同一介质中，声波的频率与波长成反比，波长越短，频率越高；反之，频率越低。声波的速度以固体中最高，液体中次之，气体中最低。因此，高频超声拥有高分辨率，可用于浅表器官及结构的成像。临床中高频超声最高可达 20～40MHz。

因组织结构的不同，对超声声束反射亦不同，反射信号的图像会呈现不同的回声。几种常见的超声回声描述：无回声指图像表现为没有回声；高回声指图像回声较周围组织更高，或者较该组织或器官本身正常情况下更高；低回声指图像回声较周围组织更低，或者较该组织或器官本身正常情况下更低。常见胆汁、积液为无回声，结石、钙化为强回声，介于二者之间的为低回声（图 2-87）。

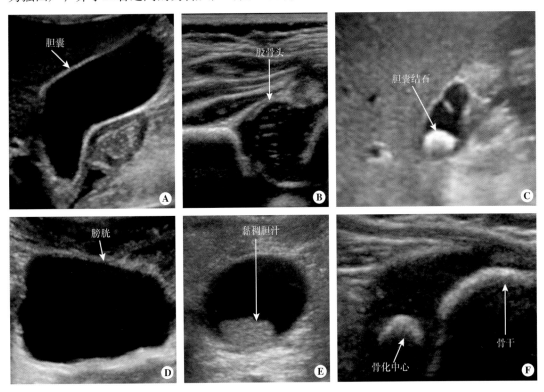

图 2-87 各种回声对比

A. 充满胆汁的胆囊腔呈无回声；B. 3 月龄婴儿股骨头为软骨成分，呈低回声；C. 胆囊结石呈强回声；D. 充满尿液的膀胱腔呈无回声；E. 黏稠胆汁回声介于强和无之间，呈低回声；F. 3 月龄婴儿胫骨骺软骨内骨化中心和骨干均呈强回声

高频超声声束进入人体遇骨干表面时，因骨骼结构致密，声束几乎全部被反射，后方呈无回声；声束通过骺软骨时，声束部分被反射，从而呈低回声。骨干的声像图在纵切面表现为正常骨与软组织之间的界面呈光滑的线状强回声，后方伴声影；横切面表现为弧形或半月形强回声，后方伴声影（图 2-88，图 2-89）。

骨骺发育情况与青春期后期青少年的年龄密切相关，由于骨骺的动态变化特征在高频超声上可视，通过超声观察成年前的骨骺和判断骨龄成为可能（图 2-90）。

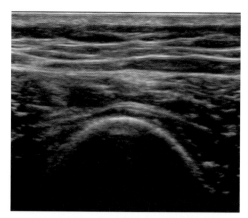

图 2-88　成人股骨干（横切面）

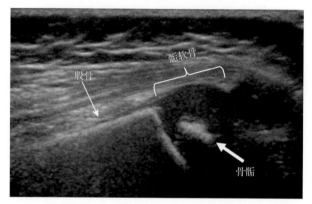

图 2-89　幼儿股骨下段（纵切面）

股骨干部分为线状强回声伴声影，骺软骨部分呈低回声，骨骺部分呈强回声

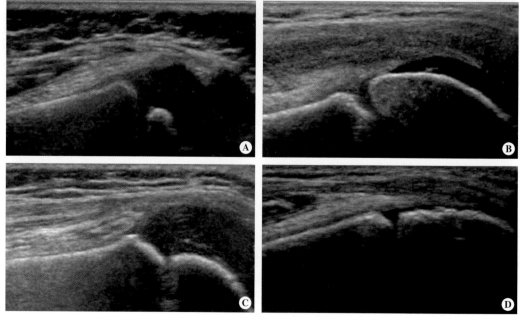

图 2-90　不同年龄股骨下段（纵切面）

随年龄增大，骨骺范围逐渐增宽，骨干回声无变化；A. 3 个月；B. 12 岁；C. 4 岁；D. 16 岁

（二）骨龄与超声

骨龄是目前医学上评测个体发育程度最准确的方法之一。我国法律对不同年龄的未成年人承担的刑事责任能力和民事行为能力有明确的规定，在法医学鉴定中，确定受检者是否达到相关法定年龄是司法裁判的关键环节之一。1995 年，Castriota 等用超声测量儿童股骨头关节软骨厚度，发现股骨头关节软骨厚度与骨龄、生活年龄有很强的相关性，提出超声测量是一种很有价值的评估少年儿童骨骼发育的方法。此后，国内外开展了关于锁骨胸骨端、四肢长骨、髂嵴等部位以高频超声推断骨龄的相关研究。近年来，超声技术越来越多地出现在未成年人的骨龄测评领域。

二、常见超声评测骨龄的部位与方法

（一）锁骨胸骨端骨骺

锁骨是横于胸廓前上方的 S 状弯曲长骨，内侧 2/3 凸向前，内侧端与胸骨相连，较粗大。锁骨胸骨端是全身所有关节中继发骨化中心出现与骨骺闭合时间最晚的部位，因此锁骨胸骨端骨骺测定是青春后期年龄推断的重要指标之一。

根据 2008 年 Schulz 等发表的一项对德国 12～30 岁的 84 例（有效数 80 例）健康志愿者的右胸锁关节进行的前瞻性研究，首次探讨是否能应用超声测评锁骨胸骨端骨骺的骨化阶段。研究确定的超声最小年龄与 X 线、CT 扫描影像确定的已知最小年龄一致，因此通过超声探测骨骺发育分级是可能的。在超声检查锁骨胸骨端时，受检者立、卧位均可，使用 L12-5 探头，选择 MSK Gen 条件，深度根据实际情况调整，将超声探头横置于胸锁关节处，微调探头以获得满意图像（图 2-91）。

高频超声检查结果分为以下 4 个等级（图 2-92）。

等级 1（骺软骨内无骨化中心）：锁骨内侧形成锐角，未见骨化中心。

等级 2（有骨化中心，骺板未骨化）：骨化中心可见，锁骨胸骨端骨干和骨化中心之间为无回声。

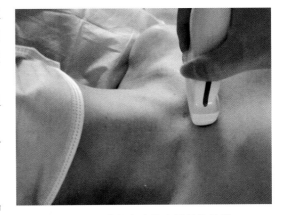

图 2-91　高频超声检查锁骨胸骨端

等级 3（骺板部分骨化）：骨化中心和锁骨胸骨端骨化凸曲的骺板均可见。

等级 4（骺板完全骨化）：锁骨胸骨端凸曲，且骨化中心不可见。

在 2018 年发表的一项研究中，María Benito 等对西班牙马德里 221 例 5～30 岁学生（男性 75 例，女性 146 例）进行了锁骨胸骨端的高频超声检查，在 Schulz 等的基础上进行了各等级的修改和细化（图 2-93）。

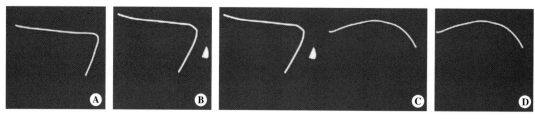

图 2-92　锁骨胸骨端超声 4 个等级示意（Schulz 等）

A. 等级 1；B. 等级 2；C. 等级 3；D. 等级 4

等级 0：骨化中心未见，锁骨胸骨端末端呈直线。

等级 1：骨化中心可见，表现为一个强回声点，通常不与骨干线齐平，而是位于其数毫米以下，干骺间隔 3mm 至 1cm。

等级 2：骨化中心可见，可位于锁骨骨干线下方，且干骺端下方可以查见其他骨化点，骨化中心与骨干线齐平。因生长融合干骺间隙变小（＜3mm）（图 2-94）。

等级 3：骨化中心融合完成。锁骨的胸骨端呈一向下弯曲的线。若以直线结束时，可能与等级 0 混淆。

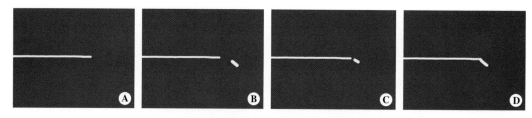

图 2-93　锁骨胸骨端超声四等级示意（María Benito）

A. 等级 0；B. 等级 1；C. 等级 2；D. 等级 3

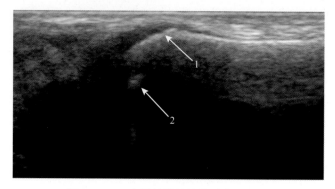

图 2-94　16 岁男性锁骨胸骨端高频超声

等级 2：箭头 1 为骨干和骨骺间隙，箭头 2 为其他骨化点

根据研究发现，年龄组之间存在重叠，前 2 个等级更为明显，在这 2 个等级中，女性的最低年龄相同，并且与男性存在 1 年的差异；鉴于等级 2 和等级 3 出现的最低年龄均超过 18 岁，这意味着位于此 2 个等级的个体年龄应在 18 岁以上。研究样本的不均匀分布可能会影响结果。

这项研究表明，作为估计活体受检者年龄的技术，高频超声的检测能力尚有欠缺，建议谨慎使用此项技术。

（二）髂嵴

髂骨由肥厚的髂骨体和扁的髂骨翼构成。髂骨翼是髋臼上方的宽广部分，其上缘肥厚略呈长 S 形，称为髂嵴。髂嵴的前端突出为髂前上棘，其下方另一突起为髂前下棘，髂嵴后端亦有两突起，分别为髂后上棘和髂后下棘。

2013 年 Schmidt 等发表了研究，对德国的 10～25 岁 307 例女性和 309 例男性受试者行高频超声骨化等级测评。受试者可取侧卧位或俯卧位，使用 L12-5 或 L9-3 探头，选择MSK Gen 条件，深度根据实际情况调整，探头沿左侧髂嵴前外侧向后内侧平行移动，随后调整探头显示髂嵴纵切面（图 2-95）。

基于 Schulz 等针对锁骨胸骨端骨化的分类，髂嵴的骨化程度分为 4 个等级（图 2-96，图 2-97）。

等级 1（无骨骺）：髂嵴上缘呈锐角状，在所有检查区域未见骨化中心。

等级 2（有骨骺，无骺板）：整个检查区域内髂嵴的上方出现骨化中心且与髂嵴间存在无回声区。

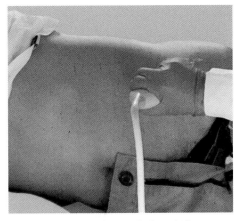

图 2-95　高频超声检查髂嵴

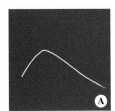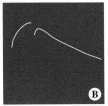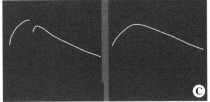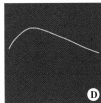

图 2-96　髂嵴超声四等级示意

A. 等级 1；B. 等级 2；C. 等级 3；D. 等级 4

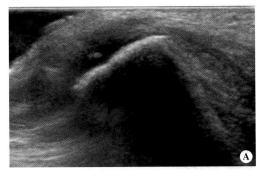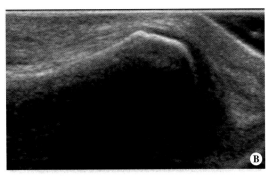

图 2-97　16 岁及 25 岁男性髂嵴高频超声对比

A. 可见骨骺，判断为等级 2 或等级 3；B. 无骨骺，髂嵴呈凸曲状，为等级 4

等级 3（骺板部分骨化）：整个检查区域内，既可见髂嵴上方与骨化中心之间有间隙的切面，也可见髂嵴上缘呈凸曲状且无骨化中心的切面（兼有等级 2 和等级 4 的表现）。

等级 4（髂板完全骨化）：整个检查区域内，髂嵴上缘呈凸曲状且无骨化中心。

既往研究的结果（详见第五章）原则上证实了髂嵴超声骨化特征在法医学年龄测评中的适用性。随着年龄的增长，髂嵴骨化的进程呈现出不同的顺序，这些结果亦为 Schulz 等的超声分期的普遍实用性提供了证据。

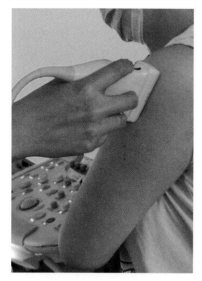

图 2-98　高频超声检查肱骨上端

（三）肱骨近端

肱骨为长骨，近端为呈半球形的肱骨头，头周围的环形缩窄部为解剖颈，肱骨头与肩胛骨关节盂共同构成肩关节。

2017 年，María Benito 等对西班牙马德里 5～30 岁 221 例学生（男性 75 例，女性 146 例）进行了双侧肱骨近端（共 442 处）的高频超声检查，受试者取坐位，双臂伸向胸部，使用 L12-5 或 L9-3 探头，选择 MSK Gen 条件，探头纵向垂直于肱骨近端骨骺（图 2-98）。

通过对超声图像的观察，确定了 6 个发育等级（图 2-99，图 2-100）。

等级 0：观察到三种骨结构，即肱骨近端骨骺、纵向的骨干线和骺板的横向线。肱骨近端骨骺可以看作一个椭圆形的结构，位于骨干延长线以下，干骺分离超过 1cm。

等级 1：可见等级 0 的三种骨结构。肱骨近端骨骺可被视为一个圆形结构（1/4 圆周），略低于骨干延长线。干骺端分离小于 1cm，在骨干处可能接近 2mm。

等级 2：可见三种骨结构。肱骨近端骨骺呈 1/4 圆周状，与骨干延长线齐平。干骺端间隙从 2mm 至 1cm 不等。

等级 3：骨干线和骺板横向线合并，形成一个单一的骨干结构。肱骨近端骨骺呈微张开的 1/4 圆周状。干骺端间隙从 2mm 至 1cm 不等。

等级 4：干骺端间隙变小，在所有位置均小于 3mm。肱骨近端骨骺保持其形状，而骨干下支（分离干骺的横向线）缩短，干骺对齐。

等级 5：可见单一的骨结构，近端呈曲线，骨干区呈直线，无中断。干骺端完全消失。

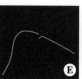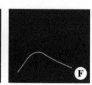

图 2-99　肱骨近端超声六等级示意

A. 等级 0；B. 等级 1；C. 等级 2；D. 等级 3；E. 等级 4；F. 等级 5

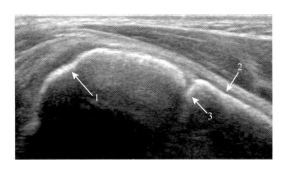

图 2-100　16 岁男性肱骨近端高频超声

等级 4：1 为骨骺，2 为骨干，3 为骺板；图示干骺端间隙缩小，分离干骺的横向线缩短，干骺对齐

　　研究结果显示，肱骨近端骨骺完全融合时，无论男女，年龄均在 17 岁以上。已证明，发生融合的年龄与之前研究中发现的年龄一致，虽然尚需要更深入的研究，但通过高频超声扫描对肱骨近端骨骺的不同阶段进行分类是可能的。

（四）尺骨鹰嘴

　　尺骨位于前臂内侧，上端较粗大，前面为半月形凹陷，为滑车切迹，在切迹后上方有一突起，为鹰嘴。

　　2014 年，Schulz 等对德国 10～25 岁的 309 例男性和 307 例女性健康志愿者的右侧尺骨近端进行了高频超声检查，受试者取坐位，肘关节屈曲，使用 L12-5 探头，选择 MSK Gen 条件，探头纵向置于尺骨鹰嘴端，微调探头方向显示全貌（图 2-101）。

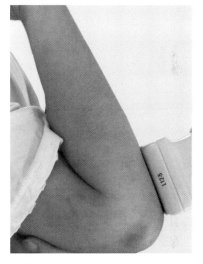

图 2-101　高频超声检查尺骨鹰嘴

　　根据 Schulz 等针对锁骨胸骨端骨化的分类，将尺骨鹰嘴骨化程度分为 4 个等级（图 2-102，图 2-103）。

　　研究结果表明，等级 2 的最低年龄已达样本下限，等级 3 的最低年龄女性为 10.6 岁、男性为 13.5 岁。等级 3 的存在可以被视为女性个体已经达到 10 岁，男性个体已经达到 13 岁的证据。等级 4 女性最早出现在 12.3 岁，男性最早出现在 13.7 岁，为评估女性个体已经达到 12 岁提供了证据。当然，此结论尚需要深入的研究来佐证。

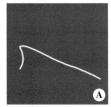 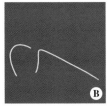 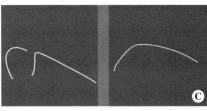 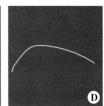

图 2-102　尺骨鹰嘴超声四等级示意

A. 等级 1；B. 等级 2；C. 等级 3；D. 等级 4

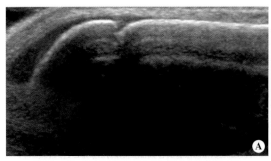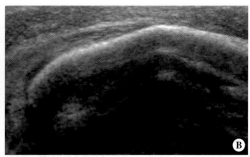

图 2-103　16 岁及 26 岁男性尺骨鹰嘴高频超声对比

A. 可见骨骺和骺板，为等级 2 或等级 3；B. 无骨骺，尺骨近端呈曲线，为等级 4

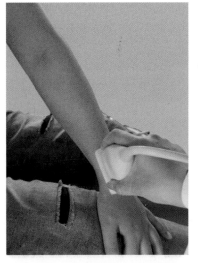

图 2-104　高频超声检查桡骨远端

（五）手腕部

一般来说，手的骨龄被认为是骨骼整体成熟状态的代表。临床研究证明，在大约 18 岁时手部骨骼发育完成。在手的骨骼结构中，桡骨远端骨骺在法医学年龄推断中起着重要的作用。桡腕关节是连接前臂与手指部的重要结构，由桡骨下端的腕关节面和尺骨头下方的关节盘作为关节窝，与由手舟骨、月骨、三角骨的上面组成的关节头连结而成。

2013 年，Schmidt 等以高频超声确定桡骨远端骨骺的骨化阶段。德国 10～25 岁的 306 例女性和 309 例男性受试者被纳入了研究。左手腕自然放于检查床或体侧，使用 L12-5 探头，选择 MSK Gen 条件，探头纵向置于桡骨远端，微调探头方向显示全貌（图 2-104）。同样，桡骨远端骨骺的骨化阶段是根据 Schulz 等关于锁骨骨化的超声分期定义来确定的（图 2-105，图 2-106）。

研究结果表明，女性骨化等级 3 出现最早为 13.4 岁，骨化等级 4 出现最早为 15.0 岁；男性骨化等级 3 出现最早为 14.3 岁，骨化等级 4 出现最早为 15.2 岁。桡骨远端骨骺不同骨化阶段的年龄分布及其相应的最小值为活体年龄的法医学估计提供了有意义的信息。与放射性检查桡骨骨骺骨化的结果相比有差异，多在骨化等级 3，可能由于声像图辨识度较低。

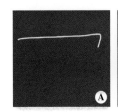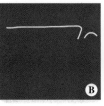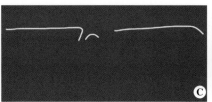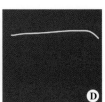

图 2-105　桡骨远端超声四等级示意

A. 等级 1；B. 等级 2；C. 等级 3；D. 等级 4

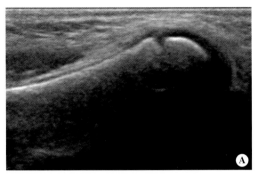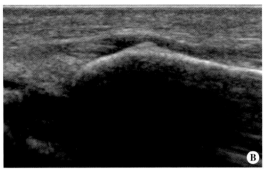

图 2-106　16 岁及 25 岁男性桡骨远端高频超声对比

A. 有骨化中心并与桡骨骨干间有间隙，为等级 2 或等级 3；B. 无骨化中心，桡骨远端呈凸曲线，为等级 4

三、定量超声骨龄测评

定量超声骨龄测评是通过测量穿过手腕骨的超声波声速来评价骨龄，利用超声波在不同介质中传导速度不同的特点，超声换能器从骺软骨的一侧向另一侧发射超声波，根据接收到的超声波通过骺软骨组织和其他软组织的幅度衰减，分别测算出声速（speed of sound，SOS）和超声衰减振幅及距离。超声骨龄检测仪（超声频率约 750kHz）已被批量投入市场且已被我国部分省市的体育部门采用。检测仪器由基座（受测者放置手臂）、基座两侧的超声探头组成。受测者左前臂置于基座，手臂纵轴线平行于基座纵轴线。探头位置对准受测者手腕尺骨和桡骨侧面，以尺骨骨峰中心点为基准定位。启动仪器后，尺侧探头发送超声波，桡侧探头接收超声波。该扫描程序可重复至少 5 次、最多 11 次，程序完成后，相关超声参数[超声波速度（SOS）等]传送到计算机主机，基于 GP 图谱法的骨龄评价标准的软件进行自动计算处理后得出骨龄值。

2004 年沈勋章等根据"中国人骨发育标准修订"的子课题，开展了中国人骨发育标准评价方法与超声方法相关性的研究。研究表明，利用超声骨龄仪评定方法与中国人骨发育标准评价方法具有很高的相关性，但欠缺精确性与重复性，需要对仪器和方法等进行完善。

2017 年，Katinka Utczas 等使用超声骨龄检测仪对匈牙利 1502 例 6～18 岁健康儿童（男孩 760 例，女孩 742 例）的骨骼进行评估发现，超声骨龄估计与 X 线骨龄估计有很强的相关性，相关系数为 0.895～0.958。对有较高可信度的判定年龄范围区间行统计学分析后，建议在 8.5～16.0 岁（男性）和 7.5～15.0 岁（女性）可使用超声波骨龄估计仪。

2017 年，Marianna Rachmiel 等发表的一项研究使用了另一小型骨龄检测仪（50cm×25cm×25cm），可评估 3 个部位：桡骨和尺骨远端骨骺，掌骨远端骨骺，第三指近端的干骺端、骺板和骨骺，该设备只使用性别、SOS 和距离衰减系数进行计算。研究针对以色列一儿科内分泌门诊 4～17 岁的 150 例儿童（男性 76 例，女性 74 例）进行超声骨龄检测，这些儿童中包含被诊断为身材矮小和发育不良（46%），生长激素缺乏（9%），早熟（23%），超重和肥胖（8%）。对手腕部各区域（指骨、腕骨和腕部）分别进行分析，发现有统计学意义的相关性。SOS 和距离衰减系数都是骨龄的显著预测因子。

第五节　口腔颌面部影像

口腔颌面部因其解剖结构的特殊，其影像学检查亦具有其特殊性。目前，常用的口腔颌面部影像学检查有根尖片、口腔全景片、口腔颌面部锥形束 CT、螺旋 CT 等。

一、根　尖　片

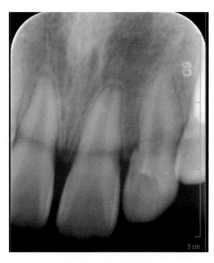

图 2-107　根尖片

根尖片是目前口腔临床中最常见的影像学检查。根尖片属于口内片中的一种，检查时需将牙片放入口腔内之后再进行拍摄。一张根尖片能够显示相邻 3～4 颗牙齿及其根方部分牙槽骨，有时能够显示相邻颌骨标志性解剖结构，如下颌神经管、上颌窦底等（图 2-107）。

1. 根尖片的拍摄　将牙片放在被照牙的舌侧（腭侧），用持片夹或手指固定牙片，X 线球管放在被照牙区域皮肤外进行拍摄。拍摄方法有平行投照法和分角线投照法，前者需要专门的平行投照装置，得到的拍摄图像失真率基本一致，可重复性好，牙齿影像清晰，很少重叠；而后者拍摄的随意性较大，图像质量与技师水平相关，图像的失真率较大，可重复性较差。若需要采用根尖片进行牙龄推断，选择平行投照法拍片，结果会更准确。

2. 根尖片的诊断　根尖片中牙齿显示最清晰，因此对牙体及牙周组织的诊断是重点。首先明确牙位，再观察牙体形态和完整性，最后观察牙周及根尖周情况。

（1）牙位辨认：根尖片中显示的牙齿数目有限，因此使用根尖片时需要准确判断牙位信息。一般结合牙冠形态、髓腔特征、牙根数目就能判断牙位，但老年人的牙齿因长期使用而失去典型的牙冠形态及髓腔特征，此时需要结合颌骨形态或特殊解剖标志进行判断，如上颌窦、下颌神经管、颏孔等。

（2）牙体组织的正常影像：牙由釉质、牙本质、牙骨质三种硬组织和牙髓软组织构成，在根尖片中，牙骨质为一薄层覆盖于牙根部表面的硬组织，不能与牙本质区分。

1）釉质：覆盖于牙冠部表面的 X 线阻射影像，为正常组织中密度最高的结构。釉质的厚度随牙及牙位的不同而不同，上前牙切缘处及磨牙牙尖处最厚，至牙颈部逐渐变薄而终止。牙齿发育过程中，釉质为最先钙化的结构。出生时，颌骨内可见 24 个钙化牙单位，即 20 颗乳牙及 4 颗第一恒磨牙牙冠。1 岁时乳牙釉质基本发育完成，牙冠形态清晰完整（图 2-108）。2～3 岁时全部乳牙萌出（图 2-109），至 6 岁前乳牙列保持相对稳定，此后随着恒牙萌出，乳牙逐渐出现牙根吸收而脱落，但釉质不被吸收。新生恒牙釉质厚而清晰，恒前牙切缘可存在 3 个切牙结节，呈半圆形隆起，随着咬合磨耗后，切牙结节很快将被磨平。

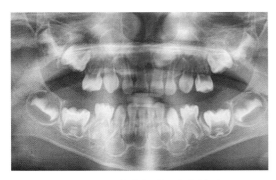

图 2-108 1 岁幼儿牙胚发育情况

乳牙牙冠全部发育完成且部分萌出，恒牙胚开始发育

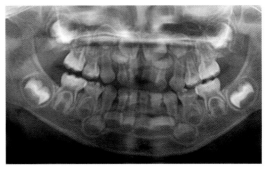

图 2-109 2 岁幼儿牙胚发育情况

乳牙全部萌出，乳磨牙牙根还未发育完成

2）牙本质：构成牙齿的主体，X 线片上密度较釉质低。牙本质在釉质下方逐渐堆积，于牙颈部呈刃状向根部延伸，多根牙牙胚中心可见月牙形发育的牙本质共同构成牙根形态。约 3 岁时乳牙根基本形成。乳磨牙根分叉大，呈环抱状包绕其根方的继承恒牙（图 2-110）。6 岁后随着恒牙的萌出，乳牙根逐渐被吸收。恒牙在 6～12 岁萌出，开始萌出时，牙本质较薄，此时的牙本质为原发性牙本质，此后牙本质将会在髓腔表面继续沉积，牙本质逐渐增厚，新形成的牙本质为继发性牙本质。同时，牙齿的牙根仍处于发育中，牙根较短，根尖孔宽大呈喇叭口状，一般需 2～3 年牙根长度可完全发育，3～5 年后根尖孔闭合，牙根完全发育完成（图 2-111）。

3）牙髓腔：是牙本质中央的低密度腔隙。髓腔形态与牙体外形相似，体积较之缩小。上下前牙髓腔多为单一管道，上颌磨牙髓腔形态多呈圆形或卵圆形，下颌磨牙髓腔近似"H"形。冠部髓室宽大，髓角突向牙尖处，根管走向基本与牙根走向一致，自根管口至根尖处逐渐变细，开口于根尖孔。随着年龄的增长，继发性牙本质逐渐沉积，牙髓腔逐渐缩小。但是在某些牙齿疾病，如牙外伤、牙本质发育不良的情况下，牙髓腔可能过早闭塞。

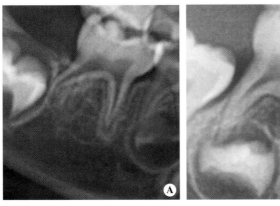

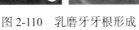

图 2-110 乳磨牙牙根形成

A. 显示 2 岁幼儿右下第二乳磨牙牙根发育情况，牙根长度基本发育完成，但根尖孔未闭，根方恒牙胚仅有低密度牙囊影，无钙化影；B. 显示 3 岁幼儿右下第二乳磨牙牙根发育情况，牙根发育完成，根尖孔闭合，根方恒牙胚牙冠已部分形成

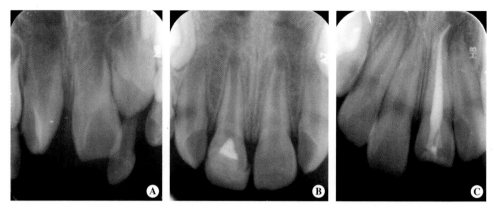

图 2-111　年轻恒牙牙根发育情况

以右上第一中切牙牙根发育为例，A～C 分别代表牙根发育不同阶段。A. 中切牙正在萌出，牙根较短，根尖孔敞开；B. 随着牙齿萌出，牙根逐渐长长，根尖孔逐渐缩窄，萌出 2～3 年后牙根长度达到最大，C. 在随后的 3～5 年，根尖孔从敞开变为封闭，此时表明牙根发育完成

（3）牙体组织的增龄变化：牙齿在人的一生中始终在发生变化，在幼儿及青少年时期，牙齿处于发育至成熟过程中，牙齿钙化程度主要受基因控制，而受环境影响较小，因此用于推断年龄时变异较小；牙齿一旦萌出，继发性牙本质就开始形成，牙本质逐渐增厚，牙髓腔逐渐变窄，但是这种变化极为细微，短时间变化较小，因此用于年龄推断时误差较大。

3. 根尖片在牙龄推断中的应用　根尖片虽然能够清晰地显示牙齿矿化和发育情况，但是一张根尖片显示的牙数有限，因此在牙龄推断中使用较少。早期研究中，有研究者以单颗牙的根尖片作为牙龄推断的影像学检查方法。利用牙齿矿化程度进行 18 岁以下人群年龄分级可得到较为准确的结果。在成人年龄推断中，采用牙根部髓腔与牙根宽度比值进行判断，因为在根尖片中对牙齿进行线性测量，结果并不准确，采用比值的方法能一定程度减少根尖片失真率对其结果的影响，能避免个体差异所致的误差，增加年龄推断的准确性。

二、口腔全景片

口腔全景片又称为口腔曲面断层片、全口曲面断层片，简称为全景片，利用体层摄影及狭缝原理，一次性曝光就可将上下颌骨及全牙列投照在一张图像上（图 2-112）。

1. 全景片的拍摄　X 线球管和传感器围绕患者头部旋转，形成弯曲的焦点槽。当被照物体（颌骨和牙齿）聚焦在焦点槽内时，影像清晰；若聚焦在焦点槽前或后时，影像模糊，甚至完全看不清。具体拍摄方式如图 2-113 所示。

2. 全景片的诊断　全景片将颌骨的三维结构以二维图像的形式呈现，因此图像中存在多种颌面部硬软组织的重叠，其诊断较根尖片更困难。

（1）基本诊断原则：全景片内信息丰富，在进行全景片阅片时应该从牙列和颌骨两方面来观察。

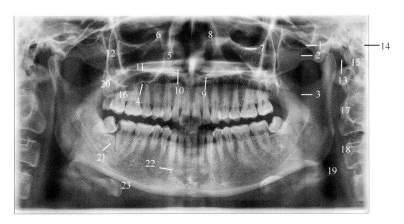

图 2-112　正常口腔全景片

1. 蝶骨翼突；2. 上颌窦后壁；3. 上颌结节；4. 上颌窦底；5. 上颌窦腔；6. 眼眶；7. 鼻腔侧壁；8. 鼻腔；9. 鼻底；
10. 硬腭；11. 上颌骨颧突；12. 颧弓；13. 颞下颌关节结节；14. 外耳道；15. 髁突；16. 喙突/冠状突；17. 下颌升支；
18. 下颌角；19. 角前切迹；20. 乙状切迹；21. 下颌神经管；22. 颏孔；23. 舌骨

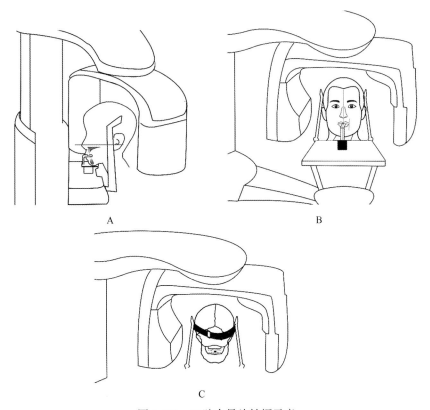

图 2-113　口腔全景片拍摄示意

拍摄方式（A、B）；进行尸体拍摄时，只能使用头颅，并且需要进行固定，可以使用头部绑带（C）

（图片由四川大学华西口腔医院石宇超医生提供）

1）牙列观察：数清牙齿的数目，已经萌出、正在萌出、未萌出或阻生牙，上颌中线牙齿可能与颈椎有重叠影，必要时采用口内片补充观察；认清牙齿的大小和形状，一般采用同名牙相对比的方法；评价已经萌出、正在萌出、未萌出或阻生牙的位置；测量牙釉质、牙本质的厚度，影像学密度，牙髓腔直径等；评价牙周膜间隙和硬骨板的征象，二者均应该表现为围绕牙根的均匀连续影像；评价未萌出牙、正在萌出牙及根尖牙囊间隙的大小。

2）下颌骨观察：选择一个常用的标记作为开始点，如右侧髁突的上表面，从此点沿着同侧的乙状切迹、喙突和下颌的牙槽嵴顶一直到对侧的髁突，再继续沿下颌升支的后界、下颌骨下界，返回到开始点的髁突上表面进行描记；比较两侧下颌骨髁突、喙突、牙槽突、下颌骨体和升支等，评价下颌骨的对称性；评价下颌骨下缘皮质，在成年人中应为均匀的阻射线影，下颌体部骨皮质较厚，下颌角区骨皮质变薄。在儿童或老年人全景片中，可能会看见透射和阻射的交替线，这在儿童期是正常的生长期现象，而在老年人则是骨质疏松的早期征象；评价下颌骨骨小梁结构：后牙区为水平状，前牙区为网格状；比较下颌神经管结构，包括对称性和完整性。

3）上颌骨观察：选择一个开始点如靠近翼上颌裂尖部的右侧上颌窦的上后界位置，沿着右侧上颌骨后界（通常与上颌窦后界一致），上颌结节、牙槽嵴至对侧上颌结节、左侧上颌窦的后界，结束于左侧翼上颌裂的尖部；上颌骨小梁应该是一致性的网格状；从对称性和密度两方面来评价上颌窦、鼻腔与硬腭。

（2）牙列发育情况

1）乳牙列阶段（6个月～6岁）：随着牙根形成，乳牙牙胚在牙槽骨向冠方移动，牙根形成2/3左右，乳牙开始萌出。此时乳牙硬组织壁薄，牙根未发育完成，根尖孔呈喇叭口状，此后，牙根继续形成，直至建立咬合接触。相应乳牙根方，可见其继承恒牙的牙囊及钙化牙尖。

乳牙萌出顺序的一般规律为前牙早于后牙，下牙略早于上牙，在2岁左右，乳牙应全部萌出。而继承恒牙胚发育也有先后顺序，第一磨牙及中切牙发育较早，侧切牙及尖牙次之，而前磨牙及第二磨牙发育较晚。因此，不同恒牙胚在同一年龄阶段发育程度不同（图2-114）。

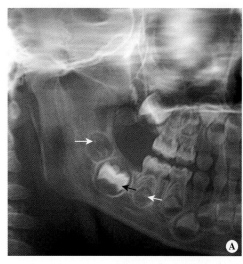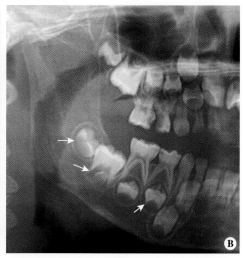

图2-114　乳牙列期，不同年龄阶段恒牙胚发育差异

A. 3岁儿童的局部全景片，中切牙及第一磨牙牙冠发育完成，侧切牙及尖牙牙冠处于发育中，而前磨牙及第二磨牙才刚开始牙尖钙化；B. 5岁儿童的局部全景片，中切牙及第一磨牙牙根发育1/3，侧切牙及尖牙牙根开始发育，而前磨牙及第二磨牙牙冠发育完成

2）混合牙列阶段（6～12岁）：6岁左右恒牙胚在颌骨中向𬌗方移动，乳牙牙根陆续开始生理性吸收，乳牙牙根变短，常见剩余乳牙牙冠位于继承恒牙𬌗方，似"戴帽状"，随后乳牙脱落，继承恒牙萌出、建𬌗，但恒牙牙根未完全形成，髓腔大，根尖孔呈喇叭口状（图2-115）。此期新萌恒牙及未脱落乳牙均暴露于口腔内，应注意区分。

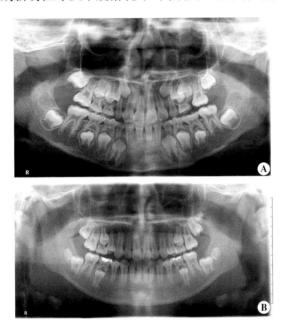

图2-115　替牙列期全景片，恒牙逐渐萌出

A. 8岁儿童，上下切牙及第一磨牙完全萌出，根尖孔正在形成中，第二磨牙形成牙冠；B. 11岁儿童，上下前牙、第一前磨牙及第一磨牙完全萌出，切牙和第一磨牙牙根完全形成，尖牙和第一前磨牙根尖孔正在形成中，第二乳磨牙牙根开始吸收，第三磨牙开始形成牙冠

3）年轻恒牙列阶段（12～15岁）：乳牙、恒牙列完成交替，第二恒磨牙萌出。此阶段较早萌出前牙及第一磨牙的恒牙牙根基本形成，但髓腔大、根管粗大，牙硬组织未完全钙化，密度相对较低；而前磨牙及第二磨牙由于萌出时间较晚，牙根未完全形成，根尖孔呈喇叭口状。一般在14～15岁，所有萌出恒牙牙根基本全部形成（图2-116）。此阶段也是第三磨牙牙胚形成阶段，因此常见第三磨牙发育中的牙胚，偶见第三磨牙牙胚缺失者。

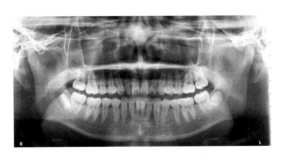

图2-116　恒牙列期全景片

13岁儿童，除了第三磨牙，恒牙均萌出并建𬌗，第二磨牙根尖孔正在形成中，下颌第三磨牙牙冠大部分形成

在所有牙齿中，第三磨牙发育最晚，一般在 18～22 岁完成发育。但因多种原因，第三磨牙常发生阻生，甚至部分人群可出现缺失。第三磨牙特别是阻生的第三磨牙的牙齿增龄变化主要受基因调控，因此成为牙龄研究的关注热点。

3. 全景片在牙龄推断中的应用 全景片是目前在牙龄推断中最常用的牙科影像学检查方法，其辐射剂量较小，一次性拍片可获得全口牙齿的发育及矿化情况。目前，大部分的牙龄推断方式基于全景片，特别是 18 岁以下未成年人的年龄判断，通过对牙齿萌出规律、牙齿矿化程度、根尖孔发育情况等方面进行的分级计算，我们能够较为准确地推算出年龄。目前常用的方法有 Demirjian 法、Wilems 法、Cameriere 法等。但在成人年龄推断中，上述方法则不适用。利用继发性牙本质的沉积，牙髓腔体积随年龄的增长变小的规律，Kvaal 等发现牙髓的长度或牙根区根管宽度与牙齿长度或牙根宽度比与年龄具有相关性，虽然此种牙龄推断方法最早采用根尖片进行研究，但之后，更多的学者则选择全景片来进行研究，发现此种方法适合应用于较大年龄群体。而 Cameriere 等则在全景片中用牙髓面积与牙齿面积比来推断年龄，牙龄推断准确性有所提高。

虽然全景片能显示全部牙齿，但是目前青少年早期牙龄推断还是选择前牙来进行，这是因为前牙髓腔系统形态更简单，而体积更粗大，定点及测量更加简单，测量误差较小，此时对前牙显示的清晰度也要求更高。青少年晚期和成人早期，仅第三磨牙还处于发育阶段，因此全景片中第三磨牙也常用于法医学年龄推断。

三、CT 检 查

（一）口腔颌面部锥形束计算机断层扫描

口腔颌面部锥形束计算机断层扫描（cone beam computed tomography，CBCT）又称为牙科 CT，能提供颌面部硬软组织三维立体图像，放大失真率小，能够清楚显示整个上、下颌骨及周围邻近组织（图 2-117）。

1. CBCT 的拍摄 CBCT 的 X 线球管发射的是发散的锥形束 X 线，当 X 线源与传感器围绕旋转中心移动 180°～360°的弧形时，可以获得多个连续的平面投影图像，这些投影数据将用于体积图像构建。这些数据既能依靠特殊的反投影算法重建出整个目标体积的三维影像（体积图像构建），也能提供三个正交平面（水平面、矢状面和冠状面）的二次重建图像。

2. CBCT 的读片原则 CBCT 的拍摄视野是可选择的，既可以是包含几颗牙齿及相邻颌骨的小视野 CBCT，也可以是包含上下颌骨的大视野 CBCT。CBCT 的图像类似硬组织的影像解剖，结构之间重叠极少，在掌握好解剖学知识的基础上，其阅片门槛较低。需要注意的是，CBCT 虽然能进行三维重建，但在进行细微结构诊断时，仍建议以每张断层二维影像为主进行仔细观察，再从三个正交平面（水平面、矢状面和冠状面）进行综合读片。进行三维重建时，建议采用半自动化体绘制重建，这样有利于颌骨及牙齿内部结构的观察。

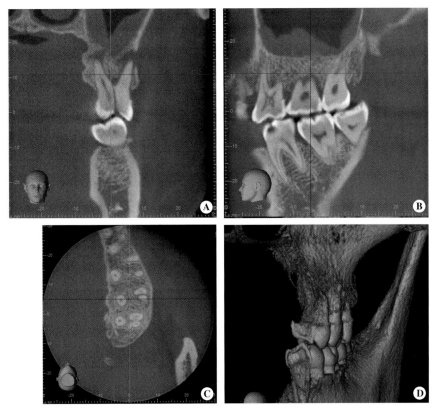

图 2-117　CBCT

冠状面（A）、矢状面（B）、水平位（C）和三维图像（D）

3. CBCT 在牙龄推断中的应用　CBCT 具有对硬组织的高分辨率、二维测量准确性高、可进行三维测量的优势，因此逐渐成为成年人牙龄推断的热点研究方法（详见第三章）。

21 世纪初，已有研究采用显微 CT（micro-computed tomography，micro-CT）对离体牙进行扫描，测量并计算牙髓与牙体积比来推断年龄，结果显示牙髓与牙体积比和年龄具有相关性，特别是牙髓与去除牙釉质的牙体积比同年龄的相关性更大。由于显微 CT 只能应用于离体牙的牙龄推断，因此其应用受限。而 CBCT 则很好地解决了这一问题，它既能用于离体牙，又能用于活体牙的三维测量。2006 年，Yang 等首次采用 CBCT 进行牙龄推断。目前研究中，这种方法多用于成年人年龄推断，且大部分采用单根牙进行牙龄推断。最近也有学者开始尝试选择多根牙冠部牙髓体积及牙齿体积比来推断牙龄。根据继发性牙本质沉积特点，冠部牙髓的变化更加明显，从理论上来说选择冠髓体积应该更能反映牙齿增龄变化。但是目前三维测量的准确性小于二维测量，因此无论是采用单根牙进行牙髓与牙体积比还是采用多根牙髓与牙体积比进行年龄推断的方程，年龄误差仍在 10 岁左右。个别研究中，牙龄误差可达到 6 岁左右。因此，在年龄推断中要提高 CBCT 的准确性，无论是提高三维测量准确性、改变测量位置，还是增加牙齿数目等方面都还需要进一步研究。

（二）螺旋 CT

在 CBCT 兴起之前，口腔硬组织的三维检查多由螺旋 CT 完成。螺旋 CT 的密度分辨率高，视野范围更大且具有可调性，但其辐射剂量较大，硬组织分辨率欠佳，在对牙齿的诊断中其已逐渐被 CBCT 代替，因此其较少应用在牙龄推断的研究中。

四、其他影像学检查

其他影像学检查包括超声、磁共振（MRI）等。在临床中，超声或 MRI 应用于口腔较前述方法相对较少。这两种影像学检查方法对于牙齿这一硬组织的显示欠佳，目前仅少量研究将其应用于牙龄推断中。牙齿 MRI 的年龄推断研究以第三磨牙发育程度分级推断年龄为主。在 MRI 各扫描序列中，牙釉质和牙本质因游离质子较少，因此呈低信号；牙髓腔因其内含神经、血管和结缔组织而呈高信号或等信号（图 2-118）。2015 年，Baumann 等初步研究了牙齿 MRI 影像是否适用于法医学年龄推断，采用 3.0T 3D-TSE 序列和

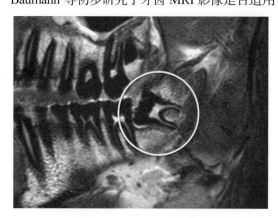

3D-CISS 序列观察第三磨牙处于 Demirjian 法的等级，初步提示第三磨牙 MRI 可用于年龄推断，但该研究样本较少。同年，郭昱成等首次使用大样本 MRI 影像，采用 Demirjian 法分析 613 例 12～24 岁德国高加索人第三磨牙 MRI 影像（3.0T T_2-TSE），提出 MRI 影像可用于第三磨牙发育等级的分析。近年，MRI 的 3.0T T_2-TES 序列、PDW-3D-TSE 序列、T_2W-3D-CISS 序列均用于第三磨牙推断年龄的研究中，结果均显示牙齿 MRI 可用于年龄推断。

图 2-118　牙齿 MRI 影像

第六节　非诊疗目的影像学检查的伦理思考

法医学年龄推断的伦理问题涵盖了很多领域，包括尸体检查、尸骨处理、活体检查及影像学检查时对尸体的尊重等。Blau 指出，法医人类学家有伦理责任确保其所用方法的可靠性和可接受性，并考虑证据的局限性。同时法医人类学家应清晰认知其专业能力限度，拒绝超出专业范围的分析。法医学年龄推断要时刻牢记"儿童利益最大化"（the best interests of the child）原则。

一、知 情 同 意

在法医学年龄鉴定时，需严格履行知情同意，告知受检者所采用的方法和报告转交对象，使受检者对年龄鉴定的事实、影响和可能结果有清晰的认识和理解，获得受检者

或其监护人的同意。

在一项针对欧盟国家的调查中，11 个欧盟国家在进行年龄评估前需申请者知情同意，12 个欧盟国家在进行年龄评估采用医学方法时需申请者知情同意，5 个欧盟国家不需要申请者知情同意（其中两个国家不采用医学方法）；6 个欧盟国家在所有情况下均需代理人知情同意，7 个欧盟国家在进行年龄评估采用医学方法时需代理人知情同意，1 个欧盟国家声明当申请者年龄<14 岁时需代理人知情同意，5 个欧盟国家在所有情况下均不需要代理人知情同意。目前，中国的年龄评估忽视了非诊疗目的的影像学检查的知情同意权，鲜少有机构对受检者详细说明年龄评估影像学检查的方法、程序、结果解读等。影像学检查告知单缺乏统一格式和告知内容，更没有书面签署知情同意书。影像学检查对受检者而言可能为有害的、侵入性检查，受检者有权利知晓年龄评估的目的和可能危害，有权决定进行或终止年龄评估。在年龄评估知情同意书中应明确鉴定的方法、程序、不同检查的辐射剂量和可能危害，以及不同检查的目的；同时检查者应详细说明上述内容，受检者在明白此检查的基础上签署知情同意书；知情同意书签署后方可开展年龄评估的影像学检查。刑事案件中，若检察机关认为有必要进行年龄评估，在受检者不签署知情同意书的情况下，可强制进行年龄评估。

二、影像学检查辐射

鉴于辐射暴露可能引起的细胞突变、癌变或发生其他疾病的风险，对非诊断或治疗为目的的进行影像学检查受到质疑。当 X 线检查仅为年龄推断而无临床指征时，就可能出现辐射暴露造成有害影响。Rammstahler 等指出法医学年龄推断常用 X 线检查的辐射剂量：手腕部 X 线片为 0.1μSv，全口曲面断层片为 26μSv，锁骨胸骨端 X 线片为 220μSv、CT 为 600~800μSv，全胸 TC 为 6.6mSv。

部分学者提出，年有效辐射剂量不足 10Sv 的 X 线检查的辐射危害微不足道。与自然界中和城市中的辐射暴露相比，常见的年龄推断检查的辐射剂量微乎其微。在德国，自然辐射有效剂量平均每年约为 1.2mSv，荷兰为 2mSv。飞机中的飞行人员每年平均辐射剂量为 2000mSv，1.2 万米高空洲际飞机辐射剂量为每小时 0.008mSv。辐射不仅会产生随机损伤，也会产生非随机损伤，非随机损伤产生于 100mSv 以上，但随机损伤无固定阈值，与剂量无关，因此在进行任何影像学检查时均需考虑辐射的非随机损伤，最小化危害，避免不必要的重复检查。在一些国家，应用影像学进行年龄评估时即使是低剂量的辐射暴露也是不合适的。

1. 芬兰　当对年龄存疑时，刑事案件可根据 *Coercive Measures Act*（806/2011）及修订法案（1146/2013）进行年龄推断；寻求庇护者可根据《外国人法案》（*The Aliens Act*，301/2004）及修订案（549/2010）进行年龄推断。《外国人法案》及修订案提出警察局、边防局和移民局有权要求寻求庇护者进行年龄推断。进行年龄推断必须到 STUK（Radiation and Nuclear Safety Authority）授权的部门进行非诊疗目的的影像学检查。年龄推断前，检查者应向受检者及其监护人详细说明年龄推断的重要性、检查方法、潜在危害及接受或拒绝检查的后果。受检者需签署知情同意书，受检者父母、监护人或法定代理人有权陪同。法医学年龄推断影像学检查包括口腔曲面断层片和左手腕部 X 线片及根尖片。除影像学检查，年龄推断还需记录受检者性别、种族、自述年龄、营养及与发育相关的临床信息，并测量、记录身高、体重。根据《放射法案》[The Radiation Act（592/1991）及修订案（1142/1998）]，专家需评估年龄推断所用医学影像技术的合理性，在符合年龄推断要求的基础上，影像辐射剂量应尽可能低。鉴于锁骨胸骨端 CT 检查辐射剂量远高于手腕部和牙齿，因此芬兰有关寻求庇护者的年龄推断未包含胸骨锁骨端影像。

2. 澳大利亚　澳大利亚辐射防护与核安全机构（Australian Radiation Protection and Nuclear Safety Agency，ARPANSA）认为手腕部和牙齿 X 线检查的剂量非常小，其对个体健康的潜在危害可忽略不计。但是，非诊疗目的的影像学检查应遵守 ALARA 原则。国际原子能机构（The International Atomic Energy Agency，IAEA）提出因职业、法律或健康保险目的而进行的辐射检查是不合理的，只有政府或监管机构认为此检查合理时方可开展非诊疗目的的影像学检查。澳大利亚参议院（The Senate Committees of the Parliament of Australia）提出澳大利亚法院有权要求被告进行年龄推断，包括影像学检查。ARPANSA明确表示，用于年龄测定的手腕和牙齿 X 线片必须符合国际公认的辐射保护原则，特别是适当性和最优化原则，所有年龄推断的影像学检查均应经过适当性评估，均衡考虑辐射的利益和危害。皇家澳大利亚和新西兰放射科医师学院（The Royal Australian and New Zealand College of Radiologists，RANZCR）提出，进行辐射检查时应遵守 ALARA 原则，且应满足适当、最优化和剂量限制三原则；应基于任何辐射暴露都有可能带来危害的假设，均衡考虑检查利益和风险。RANZCR 表明，若影像学检查无证据支撑，其收益大于辐射危害，则不论辐射剂量多小，均不应进行辐射检查。澳大利亚医学专业协会（Australasian Medical Professional Associations）在联合声明中提出，由于年龄推断的 X 线检查的准确性不可信，影像检查的收益未证实，因此此类检查不符合 ALARA 原则。Christie 谴责使用未经证实的 X 线技术，使年轻人因行政目的暴露于辐射中，而对其生活质量或健康无任何益处。

3. 英国　在英国放射检查前必须签署知情同意书，缺乏签署知情同意则为非法行为，检查者可能面临人身侵犯和玩忽职守等法律指控。鉴于年龄推断的影像学检查的不准确、不道德和可能的非法性，英国部分机构反对应用 X 线检查进行年龄推断，如英国医学会（British Medical Associations，BMA），英国牙科协会（British Dental Associations，BDA）和英国皇家儿科与儿童健康学院（the Royal College of Paediatrics and Child Health，RCPCH）等。1996 年，英国皇家放射医学院（the Royal College of Radiologists）提出，应用放射检查鉴定骨龄是不合理的。2007 年，英国皇家放射医学院表明，从患者健康角度考虑，我们绝不建议进行非诊疗目的的影像学检查，没有哪个剂量的辐射是安全的。英国边境管理局（UK Border Agency，UKBA）提出，不能使用 X 线检查鉴定未成年人年龄。医生不得要求使用影像学数据进行年龄推断。

4. 其他国家或机构　AGFAD 提出，不应强迫进行 X 线骨骼检查推断年龄，除非由法院提出。1997 年 6 月 26 日欧洲委员会有关无人陪伴儿童的理事会决议提出无陪同的寻求庇护者，若自称未成年且无证明材料，应进行年龄推断。UNHCR 建议不应强迫无陪同的未成年人进行年龄推断，在明确年龄推断的必要性后，由专业人员开展鉴定。意大利提出法医鉴定 X 线检查的使用必须合理，且辐射剂量尽可能低。法国根据 2016 年保护儿童的法律，限制使用 X 线评估年龄。2009 年，美国卫生与公众服务部（U.S. Department of Health and Human Services，HHS）提出，只有在出生证、身份证、上学记录、就诊记录等身份证明材料丢失或不可信，且无法从儿童出生地确认其年龄后方可进行年龄推断。根据德国 X 线条例，德国非诊疗目的的放射检查主要为法律诉求服务，包括刑事诉讼的被告人、家庭法庭程序、社会福利资格等。年龄推断前应详细告知鉴定方法和目的，并由有经验且通过定期资格审查的专家进行鉴定。在尼泊尔，年龄推断前应向受检者和（或）代理人以其能理解的方法详细解释年龄推断的程序、结果、后果和拒绝检查的影响等；受检者有权拒绝年龄推断的某一过程或拒绝年龄推断。15 个欧盟国家（除挪威和瑞士）提出受检者有权利拒绝任何方法的年龄推断，6 个欧盟国家声明受检者仅有权利拒绝采用医学方法的年龄推断。当受检者拒绝年龄推断时，15 个欧盟国家声明不会自动将受检者视为成年人，6 个欧盟国家在个体无正当拒绝理由或无材料证明其为未成年人时认定受检者为成年人，6 个欧盟国家自动视受检者为成年人。

UNICEF、UNHCR 相关指南和欧洲失散儿童方案（Separated Children in Europe Programme，SCEP）针对年龄推断的影像学检查给出以下建议：基于涉及未成年人利益进行年龄推断；年龄推断是个体年龄证明的最后方法，不应作为常规或标准程序，只有在严重怀疑个体年龄且无其他方法证明真实年龄时方可进行年龄推断；年龄推断方法应尽可能非侵入性，尊重未成年人的尊严和身体完整性，且符合其性别和文化特点；当存在误差时，鉴定结果的解释应偏向未成年人一方；年龄推断需由专业人员开展；鉴定程序、结果、结论均应向被鉴定人详细说明。

众多学者提出年龄推断的影像学检查应遵守医学伦理的四项原则：尊重原则、不伤害原则、有利原则、公正原则。综合分析上述国家的文献，年龄推断的影像学检查强调自愿性，重视检查前的知情同意；同时综合考虑不同部位的影像学辐射剂量和鉴定结果准确性，遵守 ALARA 原则，筛选低剂量多部位联合方法进行年龄推断。尊重受检者的意愿及知情同意权，尽可能地选择可获得预期目标的低剂量检查方法，均衡潜在危害和可能收益。法医年龄鉴定从业者需严格履行其职责，包括知情和保密责任，所有操作应严格符合相应国家的法律要求。

三、儿童利益最大化

无论是出于儿童保护，还是获得利益、服务等需求，儿童和青少年的年龄评估过程一直引发关于伦理的思考。在无人陪伴的青少年的年龄推断和评估的领域，需要考虑更多的因素以确保做法符合道德准则。在鉴定过程中，需确定青少年知情同意的能力。所有儿童工作相关从业人员必须铭记需要制定适当的方法和检查方案，以及能确保儿童得到充分保护的福利制度。这方面的一个明显的例子是在做出有关决策时给予"疑罪从无"的原则。

四、尸体解剖

尸体检验时，有时需要法医学家推断尸体年龄。传统法医人类学年龄推断需解剖、提取、处理年龄相关骨性标志物，如耻骨联合、第 4 肋骨等。此类破坏性的年龄推断方法需获得家属的知情同意，在无家属时应由上级法医专家审核。法医学家需要考虑是否需要进行解剖？需要获得哪些年龄指标还是全部指标？是否仅分析耻骨联合、肋骨和锁骨就足够？尸体 CT 扫描可在最大限度保留尸体完整性的情况下获得年龄相关特征信息，因此是否可采用 CT 扫描提取骨骼信息，以及成像技术是否可替代侵入性尸体解剖进行骨龄鉴定？这些都需要进一步研究。

五、专家报告的伦理

参与法医年龄推断的法医专家需认识到专家报告结论的伦理。Mata 博士指出，在司法法庭上表达专家意见必须谨慎。在没有坚实的科学基础的情况下，撰写一份结果完全确定的报告是错误的。虽然，完全确定的结果有助于法官更清楚地理解，但法医学年龄推断本身即存在不确定性。1998 年，Nambiar 等在案例报告中警告法医专家不准确表达结果确定性程度的伦理风险。

每一次年龄鉴定时法医专家应考虑以下 3 个关键问题：

1. 我是不是已经告知并得到同意？
2. 我是不是遵守了个体的利益最大化？
3. 什么样的信息，我应该保密，什么样的信息，我可以透露？

本 章 小 结

影像技术是法医学年龄推断中骨骼和牙齿成像的重要且常用手段，包括骨骼和牙齿的 X 线片、CT、MRI、超声等。X 线片是法医学年龄推断的传统检测方法，也是目前法医学年龄推断鉴定实践的最常用的影像方法。随着数字化成像技术的发展，数字化 X 线技术具有成像清晰、辐射剂量小、便于存储及传输等优点。四肢六大关节、锁骨胸骨端和骨盆的 X 线片均已用于法医学年龄推断。但 X 线成像存在组织重叠，为保证 X 线图像质量，应选择合适的拍摄体位和摄片条件。

为避免周围组织重叠对指标观察的影响，CT 也已用于法医学年龄推断，多用于锁骨胸骨端的骨骺观察。由于锁骨胸骨端骨骼细小，骨骺较薄且周围结构复杂，因此建议采用 1mm 的薄层 CT 进行扫描观察。CT 的断层扫描大大提高了骨骺闭合情况判断的精度，但其辐射剂量较大。不管是 X 线还是 CT 均存在一定的辐射危害，因此近年逐渐有学者将超声和 MRI 等无辐射的影像技术应用于法医学年龄推断。

高频超声有便携、快速、安全的优势，但肥胖者皮下脂肪层较厚可能影响远场而不能获得完整或满意的图像，此为超声的劣势。另外，骨骼超声检查结果的可靠性在很大程度上取决于检查者的经验水平，因此建议由两位经验丰富的专家进行独立检查并随后一致协商检查结果。另外，超声骨龄仪评定方法在精确性与重复性方面尚待改进，高频超声观察骨骺的技术尚不能用于计算较准确的骨龄。

　　MRI 为无辐射的断层图像技术，可较好地显示骨骺发育情况。相较于超声，MRI 图像易于评估、主观影响小，推断结果具有较高的可靠性和可重复性。MRI 图像质量主要取决于信噪比、运动伪影、噪声和像素大小。因此，年龄推断的 MRI 研究，尽量选择高场强、所需时间短、易于骺板观察的序列，并配备专用关节线圈。但是，MRI 检查不适用于幽闭恐惧症患者、身上有金属植体的受检者。虽然目前 MRI 年龄推断尚处于研究阶段，但随着对非诊疗目的的影像学检查辐射的观察，MRI 在法医年龄鉴定中应用前景广大。

　　法医学年龄推断需遵守严格的医学伦理要求，不管是活体还是尸体的法医学年龄推断，在项目开展前，需获得受检者或其监护人的书面知情同意，特别是一些侵入性的、破坏性的、可能造成危害的检查，应详细告知受检者或监护人该检查的必要性、可能危害及是否有替代的方法，在此基础上签署知情同意书。对于法医学年龄推断开展前的受检者知情同意书，我国现无统一要求。多地采用的是法医临床检查的知情同意书，此知情同意书中未包含具体的年龄推断检查项目、各项目影像学检查辐射剂量、可能检查结果的解释等内容。随着我国医学伦理的不断完善，人们逐渐认识到知情同意书的重要性。法医学年龄推断有必要建立独立的知情同意书，对检查项目、检查方法、可能结果进行描述。列出影像学检查辐射的可能危害，同时应列出不同检查方法的影像辐射剂量，并列出日常生活中的辐射剂量，让受检者可直观比较。除刑事案件中公诉机关的直接委托，在其他鉴定案件中应充分尊重受检者知情同意权。

　　在尸体年龄推断中应尊重尸体，尽量选择侵入性小、对尸体仪态影响较小的方法进行年龄推断。检查结束后如无特殊情况，应将组织还回尸体。如果条件允许，可选择影像学方法进行尸体年龄推断。

　　活体法医学年龄推断需注意非诊疗目的的影像学检查辐射问题。需要进行法医学年龄推断的人群以青少年为主，为保证儿童利益最大化，应尽可能地降低影像学检查辐射剂量。法医学年龄推断的影像学检查应根据各部位生长发育特点，依据受检者的可能年龄，循序渐进地选择影像学检查。例如，先拍摄手腕部 X 线片，仅在手腕部发育完全时再加摄锁骨胸骨端影像学检查，尽量避免同时开展多部位影像学检查。对于鉴定结果，检查者应履行保密义务。

（张翠萍　刘媛媛　张凌燕　范　飞　邓振华）

第三章

牙 龄 推 断

第一节 概 述

牙齿是人体最坚硬的器官，其表面的牙釉质是其中最坚硬、最致密的组织，不论在活体拔出还是在死亡后很长时间，牙齿均可完整地保存下来。另外，牙齿结构不易因外界理化因素的变化而发生降解、变形，且牙齿发育和行使功能过程中有多项生理性变化与年龄相关，为利用牙齿进行年龄推断的基础。因此，在法医实践工作中，利用牙齿来推断年龄是法医学个体识别的重要方法之一。

牙齿解剖结构特征和发育规律

（一）牙齿结构特征

1. 牙齿的外部形态 牙齿的结构基于外部形态可分为牙冠、牙根和牙颈 3 个部分（图 3-1）。

（1）牙冠：是指牙体被牙釉质覆盖的部分，它是牙齿发挥咀嚼功能的主要部分，牙冠的形态与功能相辅相成，前牙主要行使切割食物及发音的功能，形态较为简单；后牙主要行使咀嚼功能，形态较复杂。

（2）牙根：是指牙体被牙骨质覆盖的部分，主要起稳固牙体的作用，是牙体的支持部分，其形态、数目与牙齿的功能密切相关，前牙多为单根牙，后牙则多有 2～3 个根且具有一定分叉度，可增强牙齿的稳固性；牙根尖端称为根尖，每个根尖都有通过牙髓血管神经的小孔，其称为根尖孔。

（3）牙颈：牙冠与牙根交界处形成一弧形曲线，又称为颈线（cervical line）。以牙颈为界，牙齿分为解剖牙冠与解剖牙根两部分；而以龈缘为界，牙齿则分为临床牙冠与临床牙根两部分。通常对于健康人的牙齿，临床牙冠小于解剖牙冠，但随着年龄的增长或牙周病变，牙龈不断退缩，临床牙冠的大小可能等于甚至大于解剖牙冠。

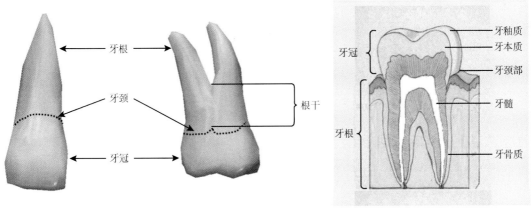

图 3-1　牙齿解剖结构示意

2. 牙齿的结构　基于剖面形态可以分为牙釉质、牙本质、牙骨质和牙髓四部分，其中牙釉质、牙本质和牙骨质组成了牙体硬组织部分，牙髓组成了牙体的软组织部分（图 3-1）。

（1）牙釉质：为牙齿最坚硬的组织，也是矿化组织中最坚硬的部分，是覆盖在牙冠表面的半透明白色硬组织，可高度耐受咀嚼压力和摩擦力。釉质由釉柱与柱间质构成。釉质含有数以万计的釉柱，如上切牙约有 5 000 000 条、上颌第一磨牙约有 12 000 000 条釉柱。釉柱排列紧密，相互平行地从牙釉质牙本质界向牙釉质表面延伸，每条釉柱几乎贯穿牙釉质全层。牙釉质的厚度因牙齿种类和部位而异，切牙切端、磨牙牙尖处最厚，牙颈部最薄。牙釉质的颜色则与釉质的矿化程度相关，矿化程度越高则透明度越高，呈淡黄色；反之，若矿化程度低则透明度差，则呈乳白色。

（2）牙本质：是构成牙齿主体的硬组织，其冠部覆盖着牙釉质，根部被牙骨质包被，中心有牙髓，主要行使保护牙髓和支持表面牙釉质、牙骨质的功能，其硬度比牙釉质低，但高于牙骨质，呈淡黄色。年轻人牙本质呈浅黄色，透过牙釉质可辨其颜色，当牙髓发生病变，牙本质可变色。牙本质的组织结构如下：

1）牙本质小管：呈细管状，其管腔被成牙本质细胞突及其周围间隙占据。小管从牙髓腔四周向牙本质表面呈放射状分布，近牙髓腔一端的小管管径约为 4μm，平均密度为 45 000/mm²，越靠近牙本质表面小管越细，近牙本质表面的管径仅为 1μm，平均密度为 20 000/mm²，牙本质小管的总体积约占牙本质体积的 10%。

2）管内牙本质：也称为管周牙本质，是牙本质矿化程度最高的部分，只存在于矿化了的牙本质，它围绕成牙本质细胞突及其周围间隙，构成牙本质小管的壁。它随着牙本质的增厚，围绕着成牙本质细胞突不断地往小管内沉积，管壁渐增厚，管腔进行性狭窄。管内牙本质在横磨片上呈白色环。

3）管间牙本质：位于牙本质小管之间，是牙本质的主体，约占牙本质总体积的 90%，矿化程度较低。

4）牙本质生长线：在牙的磨片或脱钙切片上，可以看到两种牙本质生长线，分别是安德森线（Andresen lines）和冯·艾伯纳线（lines of von Ebner），前者间距 20～30μm，后者间距约 4μm。生长线与牙本质小管成直角，是牙本质节律性、线性朝向牙根方沉积的标志。

（3）牙骨质：为覆盖在牙根表面的矿化硬组织，从釉质牙骨质界一直延续到根尖，是维持牙和牙周组织联系的重要组织，其结构与骨密质相似，硬度低于牙本质，颜色较牙本质更深，呈淡黄色。牙骨质厚度与牙齿部位相关，根尖和磨牙根分叉区较厚，牙颈部较薄。牙骨质是一种变形的骨组织，虽有板层骨的某些特点，但不含血管，而且在生理情况下只有增生而不被吸收。牙骨质功能多样，包括支持牙体，不断增生以补充因磨损而丢失的釉质，以及维持牙体的正常长度和冠根的适当比例；还能使牙周韧带的宽度维持在 0.2mm 左右，以适应牙周韧带的不断改建和附着等。牙骨质无机成分占恒牙骨质干重的 45%～50%，主要是羟基磷灰石晶体；其余为有机成分，主要是胶原和糖蛋白。牙骨质可分为以下几类：

1）无细胞无纤维牙骨质：不含纤维和细胞，分布于牙本质牙骨质交界处，矿化度较高，厚度一般只有数微米，是最先形成的牙骨质。

2）无细胞外源性纤维牙骨质：也称为原始牙骨质，分布于根部牙本质表面，其中外纤维的走向几乎与牙骨质表面垂直，排列紧密，形成平行纤维层，纤维层之间无细胞，也无内纤维。这类牙骨质矿化良好，是牙根开始发生时或在行使（发生）功能前缓慢形成的。

3）混合纤维牙骨质：混合纤维牙骨质含有内、外两种纤维，因功能和组成成分不同而呈现出明显的层状，是牙骨质的主要构成成分。

4）内纤维细胞牙骨质：常见于老年人根尖区的牙骨质斑，这种牙骨质不含外纤维而含内纤维、牙骨质细胞和基质。基质呈板层结构，没有支持牙体的功能。

（4）牙髓：是牙体组织中唯一的软组织，位于牙本质围成的髓腔内，是一种疏松结缔组织，具有形成牙本质及营养、感觉、防御、修复的功能。牙髓中的血管、神经、淋巴管通过根尖孔与根尖部的牙周组织相连。牙髓腔可分为两部分：一部分位于牙冠并扩大为室，称为髓室；另一部分是延伸向牙根的部分缩小成管，称为根管，末端开口于根尖孔。

（二）牙齿的分类

1. 根据牙列出现的先后分类

（1）乳牙（deciduous tooth）：一般在婴儿出生后 6～8 个月开始萌出，两岁半完全萌出。6～7 岁乳牙开始脱落，12～13 岁完全脱落。乳牙共 20 颗，即上下颌左右各 5 颗，依次命名为乳中切牙、乳侧切牙、乳尖牙、第一乳磨牙和第二乳磨牙（图 3-2A）。

（2）恒牙（permanent tooth）：6 岁时恒牙开始萌出，接替相应部位脱落的乳牙。到 12～14 岁时，除第三磨牙外，其他恒牙均已萌出。恒牙共 32 颗，即上下颌左右各 8 颗，依次命名为中切牙、侧切牙、尖牙、第一双尖牙（第一前磨牙）、第二双尖牙（第二前磨牙）、第一磨牙、第二磨牙和第三磨牙（图 3-2B）。

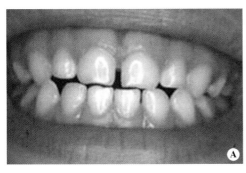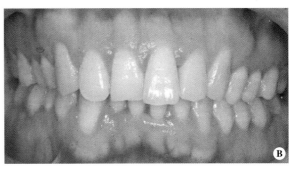

图 3-2　乳牙（A）和恒牙（B）

2. 根据形态特点分类

（1）切牙位于口腔前部，共 8 颗。共同特点是单根，从邻面观察呈楔形，颈部厚，到切缘逐渐变薄。

（2）尖牙共 4 颗，近中面与侧切牙相邻。特点是牙冠呈圆锥形，切缘中央有一显著的牙尖，邻面观呈楔形，单根，牙根最长。

（3）前磨牙共 8 颗。牙冠呈不规则立方形、咬合面大。一般有两个牙尖，排列在牙冠咬合面的舌侧和颊侧，单根，牙根扁。下颌第二双尖牙有时有 3 个牙尖，上颌第一双尖牙有时有两个牙根。

（4）磨牙共 12 颗。牙冠大，呈立方形。咬合面呈不规则梭形，周围有 4～5 个牙尖。上颌磨牙一般有 3 个牙根，下颌磨牙多为双根牙。

（三）牙齿发育规律和特点

牙的发育是一个连续过程，可分为牙胚的发生及分化、牙体组织的形成、牙的萌出及替换 3 个阶段。来自外胚叶的成釉器和来自外胚间叶的牙乳头、牙囊构成牙胚，并包埋于上下颌骨内。成釉器起源于口腔外胚层，将发育成牙釉质，在其连续的发育过程中按形态变化可分为蕾状期、帽状期和钟状期。牙胚随着颌骨的生长发育，成釉器形成牙釉质，牙乳头起源于外胚间充质，形成牙本质和牙髓；牙囊亦起源于外胚间充质，形成牙骨质、牙周膜和牙槽骨。牙体组织发生钙化后穿破牙囊和牙龈显露于口腔，通常将后者称为出龈。牙齿的萌出即指从牙冠出龈到上下牙达到咬合接触的全过程，而萌出时间则指牙冠出龈的时间。牙齿萌出主要分为 3 个阶段，第一阶段为萌出前期，主要表现为牙根形成和颌骨发育过程中牙胚在牙槽骨中的移动；第二阶段为萌出期，这一阶段开始于牙根的形成，持续至牙齿进入口腔并达到咬合接触；第三阶段为萌出后期，包括牙周组织的改建和根尖孔的形成。

人类拥有两副牙列，根据牙齿在口腔内存留时间的差异可将人类的牙齿分为乳牙列和恒牙列，尽管二者存在于口腔内的时间、形态特点存在差异，但萌出过程具有一定的相似性：①牙齿萌出具有一定的次序性，萌出的先后顺序基本与牙胚发育的顺序一致，但也存在少数例外情况，其差异主要与牙位相关，与性别无关；②牙齿萌出具有固定的时间性，但其时间范围较宽，牙齿萌出时间与性别具有相关性，乳牙列中男孩乳牙比女孩早萌出，而恒牙列与之相反；③左右同名牙齿基本同时出龈；④下颌牙齿萌出稍早于上颌同名牙齿；⑤牙齿从出现在口腔到萌出至咬合平面一般需要 1.5～2.5 个月，其中尖牙需要更长的时间。

乳牙的牙胚发生于胚胎第 2 个月，在胚胎 5～6 个月时开始钙化，至出生时形成 20 个乳牙胚。婴儿出生后约 6 个月乳牙开始萌出，两岁半左右全部萌出。一般乳牙的萌出顺序依次为乳中切牙、乳侧切牙、乳尖牙、第一乳磨牙、第二乳磨牙。恒牙的牙胚形成于乳牙胚形成后，位于其舌侧或牙板远端。恒牙中最早发生的是第一恒磨牙的牙胚，约发生在胚胎第 4 个月，随后依次形成恒切牙、恒尖牙、恒前磨牙、第二恒磨牙的牙胚，第三恒磨牙牙胚形成时间最晚，在出生后 4～5 岁。婴儿出生后，恒牙胚相继钙化，其顺序与牙胚形成顺序相似，但尖牙钙化时间较晚，与第二恒磨牙的钙化时间相似。同样的，恒牙的萌出时间同样遵循一定的规律，萌出顺序大多为第一磨牙、中切牙、侧切牙、第一前磨牙、尖牙、第二前磨牙、第二磨牙，但有时上颌牙列中第二前磨牙会优先于尖牙萌出，下颌牙列中第一前磨牙会晚于尖牙萌出。第三磨牙俗称"智齿"，约在 20 岁时萌出，常因下颌骨宽度不足引起萌出变异，有时甚至终身不萌，有时可因遗传因素发生第三磨牙先天缺失。

（四）牙龄推断相关特征

由于牙齿结构特点及发育规律与年龄具有高度相关性，因此法医学中常借助牙齿进行个体年龄推断。对于婴幼儿至 14 岁以下的儿童，可根据乳牙和恒牙的萌出、替换等特点推断个体年龄，但牙齿萌出时间较难捕捉，牙齿替换又受多种外界因素影响，其年龄推断的准确性较差。而牙齿矿化过程包括牙冠和牙根的形成，比牙齿萌出与年龄的相关性更大，且矿化过程主要受基因调控，较少受到外界因素影响，因此近年来逐渐成为推断牙龄的重要依据，现已有多位学者基于牙齿发育矿化建立牙龄推断方法，如 Gleiser 和 Hunt 法、Demirjian 法、Nolla 法、Willems 法和 Cameriere 法等。

成年人牙根发育完成后，仍不断形成牙本质，称为继发性牙本质，并随着年龄增长不断增厚，沉积在髓腔壁周围，Kvaal 等基于牙髓腔增龄性变化建立的年龄推断公式成为推断成年人牙龄的重要方法之一。另外，当牙齿受磨损或慢性龋的刺激后，牙本质小管内的成牙本质细胞突起发生变性，矿物盐沉积矿化封闭小管，形成透明牙本质。但仅能在牙根处观察该结构的透明度，同时牙冠部位易受磨损或龋齿等外界因素影响，因而不适用于冠部，因此通过测量根 1/3 处的牙本质小管数量可间接反映牙根的硬化程度，从而推断年龄。除此以外，牙周膜的退行性变化、牙齿磨耗、牙骨质沉着和牙根吸收等众多特征都已被证实与年龄具有相关性，可以用来推断成年人牙龄。

综上所述，儿童和青少年早期年龄推断主要依据乳牙和恒牙的萌出、牙齿发育矿化程度；青少年晚期和成人早期则主要根据第三磨牙的萌出和发育矿化程度推断年龄；成人年龄推断主要依据牙齿磨耗度、牙釉质和牙本质硬度变化、牙齿颜色变化和牙髓腔形态改变等增龄性变化特征。

第二节　牙龄推断的目的和价值

牙龄推断是法医齿科学（forensic odontology）重要的研究内容。法医齿科学是应用口腔医学的理论与技术研究并解决相关法律问题的一门学科，是法医学的一门分支学科。法医齿科学的研究内容主要包含两个方面：一是牙科画像（dental profiling），指根据牙齿和口腔特征判断生前的性别、年龄、种族、社会经济地位、疾病、饮食、职业、生活习惯等，主要用于缩小案件排查范围；二是利用齿科学档案记录和咬痕特征进行同一认定，牙齿的结构、排列、治疗记录及义齿的位置形态等方面的差异，使不同个体形成具有完全不同的牙齿特征，这便构成了牙齿对个体进行身源认定的基础。

一、牙龄推断的目的

牙齿是人类身体上最坚硬的器官，通常呈白色（略黄），质地坚硬，具有多种功能，包括撕裂、磨碎食物等。在潮湿的环境下，人体的绝大部分组织将腐败变质，而牙齿即使埋在地下数千年，仍有可能保存完好。有研究表明，牙齿的熔点温度高达 1600℃，远远高于钢铁的熔点。当牙齿被焚烧接近到熔点时，并没发现超微结构发生物理或化学变化。因此，在有些犯罪现场，牙齿可能是仅存的检材。

通过牙齿的发育规律和增龄性变化推断年龄是法医齿科学的重要研究内容。早在古罗马时期，人们通过第二恒磨牙是否已萌出，判断男子是否达到了征兵入伍的年龄。1837 年，牙科医生 Edwin Saunders 通过对 1000 名儿童牙齿的调查研究，制作了一本可以供非专业人士使用的牙龄鉴别手册，帮助工厂判断儿童是否达到了法定的用工年龄。中国自 1951 年颁布《城市户口管理暂行条例》后，居民年龄可通过户籍证明推算。然而，由于种种原因，我国仍然存在一部分无户籍人员，且缺乏出生证明，这部分人的年龄可以通过牙龄推断或骨龄鉴定的方法进行推断。

另外，法医牙龄推断可用于大型灾难中死亡人员的年龄推断、无名尸骨的身份排查、考古学等。在中国每年都有数量可观的未确认身份的尸体和记录在案的失踪人员，而牙龄推断对不完整的尸骨身份确认工作具有非常大的帮助。在海啸等众多灾难事件中往往出现大量身份无法确认的腐败尸体，通过尸体牙齿进行快速的年龄分组在身份确认的过程中起到重要作用。未成年人（活体）的年龄推断主要利用手腕部骨化中心的发育程度，牙龄推断也是重要的评估方法，对未成年人残骸进行年龄推断时法医牙龄推断方法具有重要的参考价值。

二、牙龄推断的价值

牙齿不仅坚固、抗腐蚀，而且很多临床研究表明，牙齿形态的改变与年龄具有相关性。在乳牙和恒牙的发育过程中，一般需要经历初始矿化、牙冠发育完成、牙冠萌出和牙根发育完成四个阶段。乳牙从胚胎期开始发育，出生后 6 个月开始萌出，自 6～13 岁，乳牙逐渐脱落而被恒牙所替代。恒牙在 6 岁左右开始萌出，除第三磨牙外，大部分恒牙在 14 岁左右出齐。

通过牙齿发育和生长变化方法进行年龄推断是一种非侵入性的年龄评估方式，可以通过目测或依据影像学检查方便地进行评估。对于仅保留了牙齿的残骸通过牙齿进行年龄推断也是一种非常有效的方法。成年后牙齿增龄性变化与年龄密切相关，如牙龈退缩、牙根透明、牙齿磨耗、牙骨质沉积、牙根吸收及牙髓腔的变化等，可以通过侵入性年龄评估方式（牙磨片）进行分析，现在也发展出了很多利用先进的影像学技术进行推断的非侵入性方法。另外，生物化学方法也可以用于牙龄推断，如依据牙齿内天冬氨酸外消旋化和 ^{14}C 的衰减来推断年龄，这种方法虽然需要破坏牙齿结构，但在某些特定情况下可以有效地推断年龄。

上述这些方法进行牙龄推断时还受到多种内在或外在因素影响。这些因素包括气候、营养、疾病、生活习惯、遗传、种族、药物滥用、职业、居住地点及牙齿和骨骼异常等。在牙龄推断的研究中，要针对生活习惯和居住环境大体相似的人群进行研究。另外，还要对多个群体进行广泛的群体调查，从而明确方法的适用人群范围。针对特定人群的研究可以消除人种因素的影响，以及各种环境因素的潜在影响。

三、牙龄推断历史

早在 1836 年，英国法律就明文规定不满 7 岁的儿童犯罪后不承担任何法律责任。在刑事案件中，如果犯罪嫌疑人的实际年龄无法通过直接证据获知，那么医生可以通过观察牙齿来推断：当第三颗磨牙（第一恒磨牙）没有萌出，那么可以断定被检查者未满 7 周岁。为保护儿童的权益，英国于 1833 年通过《工厂管理法》，规定工厂不得雇佣未满 9 周岁的儿童，如果雇佣未满 13 周岁的儿童从事生产活动，必须限定其劳动时间。因为当时贫困的人群多数没有出生登记，常没有办法确定其真实年龄。Saunders 等于 1837 年第一次报道了通过牙齿萌出推断年龄的方法，之后牙齿萌出与年龄的相关性研究逐渐受到关注，且在很长时间里，牙齿萌出一直被作为年龄推断的唯一方法。当然此种方法的可靠性比较差，不同个体在牙齿萌出时间上变异较大。除此以外颌骨大小、颞下颌关节、乳牙的早失或滞留等因素都会影响牙齿的正常萌出。

目前应用最广泛的通过牙齿推断年龄的方法是基于 X 线片判断牙齿的发育阶段而推断年龄。对牙齿发育阶段的分类也是从 3 段到 22 段不等。经典的描述牙齿发育时序性的图谱由 Schour 和 Massler 在 1941 年绘制，他们将牙齿的发育从妊娠期至 35 岁分为 22 个阶段。1955 年，Gleiser 和 Hunt 将不同年龄的美国白种人青少年 X 线片上第一磨牙的发育过程分为 15 个阶段（其中第 8 个阶段又细分为两个亚级），开创了利用放射影像学对牙齿发育程度分级后再进行牙龄推断的先河。1960 年，Nolla 将恒牙的矿化过程分为 10 个阶段，每个阶段设立一个分值，每颗牙赋予一个值后，上颌和下颌牙齿总得分与 Nolla 给出的表进行比对，从而获得推断年龄。该方法的优点是将男性和女性的年龄分开进行评估，并且第三磨牙的缺失与否不影响该方法的使用。1963 年，Moorrees 等将恒牙列的发育从牙尖的形成到根尖孔的闭合分为 14 个阶段。因为图像的清晰度问题，他们只研究了下颌全部牙齿及上颌切牙并得出这些牙齿发育到各个阶段的具体时间表。通过判断牙齿发育阶段，即可从相对应的牙齿发育时间表中找出被检查对象最有可能的年龄。

1973 年，Demirjian 等在研究了 2928 例加拿大儿童全口曲面断层片后提出依据牙胚在发育过程中的影像学变化将切牙、尖牙、前磨牙和磨牙的发育分为 A～H 8 个阶段，依据发育阶段分别对一侧中切牙至第二磨牙赋予数值，七颗恒牙的分值之和即为牙齿成熟度，然后根据 Demirjian 等提供的转换表，可以将该发育值转化为牙龄。因该方法判断标准清晰，重复性好，准确性高，现已成为牙龄推断最常用的方法之一。2001 年，Willems 等研究发现，将 Demirjian 法应用于比利时人群时准确性欠佳。他们选取了 2523 例 8～18 岁比利时儿童的全口曲面断层片，通过调整不同牙齿发育至不同阶段对应的分值对 Demirjian 法进行了改良，并同时运用改良 Demirjian 法和 Demirjian 法推断了 355 例比利时儿童牙龄，结果发现改良 Demirjian 法更准确。此外，Cameriere 在 2006 年首次尝试通过测量 455 例年龄为 5～15 岁意大利白种人左侧下颌七颗恒牙根尖孔距离与牙齿高度，建立了年龄推断的多元线性回归方程，通过该公式进行年龄推断，误差仅为 0.035 岁。

大部分恒牙在 12 岁左右基本发育完成，而恒牙列中第三磨牙在大小、形状及发育上变异最大，它是未成年人青春期后唯一还在发育的牙齿，因此第三磨牙的发育被认为是青少年年龄推断的重要方法之一。第三磨牙萌出与否仅仅通过临床检查就可以判定，因此很早之前，国外许多学者已经开始尝试寻找第三磨牙的萌出时间与年龄之间的相关性。1962 年，美国哈佛大学的 Fanning 等研究了 3423 例 13～22 岁的波士顿学生第三磨牙的萌出情况，发现如果牙列完整，其上颌第三磨牙萌出的平均年龄为 20.5 岁，下颌第三磨牙萌出的年龄，男性和女性分别为 19.8 岁和 20.4 岁。然而这种方法虽然容易掌握，临床操作便利，但是因为它仅仅关注牙齿露出牙龈的时间，因此准确性较差，实际操作应用也受到限制。2007 年，Olze 等以牙槽骨、牙龈为界，通过观察第三磨牙的 X 线片影像将其萌出阶段分为四个时期：殆面位于牙槽骨以下、牙槽萌出阶段、牙龈萌出阶段和完全萌出至殆平面。该分类方法从牙龈萌出到完全萌出阶段，中间的时间跨度比较长，影响了年龄推断的准确性。

1993 年，Mincer 等提出将 Demirjian 对磨牙的发育分类应用于第三磨牙来推断这一时期青少年的年龄。通过研究 823 例美国青少年的第三磨牙的发育，认为高加索男性和女性上颌第三磨牙发育完成的时间分别为 20.2 岁和 20.6 岁，下颌第三磨牙发育完成的时间分别为 20.5 岁和 20.9 岁。Orhan 等在 2007 年同样将 Demirjian 法应用于第三磨牙来推断土耳其人群的年龄，并对 Demirjian 法进行改良。2008 年，Cameriere 等提出了通过测量第三磨牙根尖孔闭合程度判断个体是否年满 18 周岁的方法。通过在全口曲面断层片上测量第三磨牙未完全闭合的根尖孔距离和整个磨牙高度，计算出第三磨牙指数值（I_{3M}），并以 0.08 作为切割值判断个体是否达成年。

牙齿发育完成后如何推断年龄一直是牙龄推断的难点。早在 1925 年，Bodecker 发现继发性牙本质与年龄的关系。随着继发性牙本质的形成，牙髓腔体积逐渐减小，并且可能导致部分根管的闭合。1947 年，Gustafson 提出联合牙齿磨耗、牙周膜附着、继发性牙本质、牙骨质沉着、牙根吸收及根牙本质透明度等六项牙齿的增龄性指标来推断年龄。其中每一项指标都给予 0～3 四个分期，六项指标得分相加得出与年龄的线性回归方程，此公式推断年龄的相关系数为 0.98，误差为 ±3.63 岁。其中，根牙本质透明度和继发性牙本质两个指标的敏感性最高。1993 年，Solheim 在 Gustafson 法的基础上提出了一种新的利用牙齿增龄性变化的特征推断年龄的方法。他通过研究 1000 颗离体牙在牙周膜退缩、牙齿磨耗、继发性牙本质、牙齿颜色、牙骨质厚度、根牙本质透明度及牙根表面的粗糙程度等方面的变化，建立了年龄推断的多元线性回归方程。发现临床拔除的牙齿容易出现牙周膜退缩现象，这应该是由于大多数需要拔除的牙齿都与牙周疾病相关。同时从尸体上拔除的牙齿大多颜色较深，而颜色较深的牙齿更容易出现根牙本质透明现象。此外，牙根表面粗糙的样本更容易发现牙骨质沉着和较多的继发性牙本质。因此，Solheim 分别建立了不同类型离体牙推断年龄的公式，并发现下颌尖牙和上颌第二前磨牙的增龄性指标与年龄的相关性最低。2012 年，Olze 等首次在全口曲面断层片上使用 Gustafson 法推断 1299 例 15～40 岁患者的年龄。不同于离体牙，通过无创伤的影像学资料进行评估，牙根吸收和根牙本质透明度这两种增龄性变化无法在全口曲面断层片中清楚地呈现，因此 Olze 等通过评估下颌前磨牙的继发性牙本质、牙骨质沉着、牙周膜退缩及牙齿磨耗这四个指标采用 0～3 四级评分系统建立了年龄推断的多元线性回归方程。此外，Kvaal 在 1995 年还报道了通过测量单根牙牙齿的长度、牙髓的长度、釉质牙骨质界到根尖的长度、釉质牙骨质界水平牙髓和牙齿的宽度及其相应的比值来建立与牙龄的函数关系以推断年龄。该方法理论基础为随着年龄的增长，继发性牙本质增生，牙冠及牙髓腔缩小，通过测量这些变化即可推断年龄，该方法可用于推断成年人的年龄。

近年来，计算机机器学习技术的兴起与不断发展为实现牙龄推断方法的进一步完善和提高、辅助实现牙龄的高精度智能评估提供了新的契机。深度学习是机器学习领域中一个新的研究方向，是学习样本数据的内在规律和表示层次，使用多层复杂结构或由多重非线性变换构成的多个处理层进行数据处理的方法，它的最终目标是让机器能够像人一样具有分析学习能力，能够识别文字、图像和声音等数据。其中卷积神经网络（convolutional neural networks，CNN）是应用最广泛的一种深度学习网络模型，通过仿造生物的视知觉（visual perception）机制构建，可以进行监督学习和非监督学习。其概念最早出自 19 世纪科学家提出的"感受野"，是深度前馈网络的一种，也是当前图像分类领域的研究热点。深度学习技术已用于淋巴结病变、脑微出血、胃癌、肺结核、乳腺癌、皮肤癌、糖尿病等多种疾病的检测与诊断。在法医齿科学方面，目前已有少量研究在深度学习技术与传统牙龄推断方法相结合方面取得了一定的突破。

2017 年，De Tobel 等提出了一种在全口曲面断层片中进行左下第三磨牙发育分期的自动化评价方法，并对其准确性进行了检验。他们从比利时鲁汶大学医院的患者档案中收集了 400 张全口曲面断层片，每个牙齿发育阶段男性和女性各 20 张，根据第三磨牙区域图像清晰度和是否存在颊-舌向倾斜筛选 X 线片。该研究结合 Demirjian 法、Gleiser 和 Hunt 法、Kullman 法及 Moorrees 法四种方法对牙齿发育阶段进行划分定义，制定了新的分期方法，将牙齿发育过程分为 0～9 共 10 个阶段（图 3-3）。400 张全口曲面断层片由两名观察者按照统一标准对左下第三磨牙的发育分期进行评价，如双方对某一第三磨牙的发育分期的判断存在争议，则由第三名资深牙龄推断专家担任仲裁，确定该第三磨牙的最终发育分期。接着将 400 张 X 线片应用 Adobe Photoshop CC 2017 对左下第三磨牙周围手动框选特征区域，并选择一种 CNN 方法（AlexNet）进行迁移学习，结果提示自动化分期和牙龄推断专业人士分期之间的一致性类似于专业人士之间的一致性。虽然平均仅

51%的分期阶段被正确评价，但 MAE 为 0.6 个分期，线性加权 kappa 值为 0.82，表明大部分被错误分类的阶段仅在相邻阶段。因此，这种新方法很有发展前途，并且为消除由于观察者内部和观察者之间的分歧而产生的年龄推断误差开辟了研究前景。

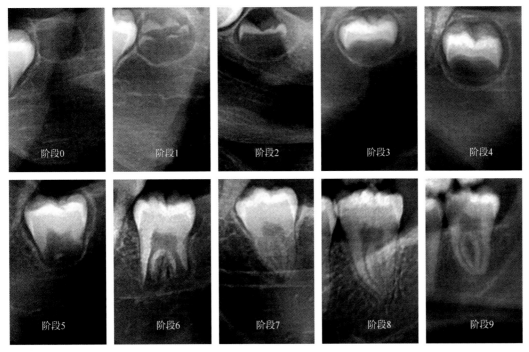

图 3-3　De Tobel 等制定的左下第三磨牙发育阶段图示

　　2019 年，Lee 等通过应用深度学习的 CNN 在全口曲面断层片中实现了牙齿的自动分割。他们从韩国延世大学牙科医院中收集了 30 位成年患者（20~65 岁）拍摄的全口曲面断层片作为训练集，另外随机选择 20 张全口曲面断层片，其中 10 张作为验证集，10 张作为测试集。训练集的样本由具有 5 年工作经验的口腔颌面放射科医生手工进行注释，根据全口曲面断层片中含有的牙齿数量生成带有牙齿注释的图像，共生成了 846 张图像作为构建 CNN 模型的真值，他们选择了 Mask RCNN 进行牙齿自动分割模型的建立。结果显示，该研究建立的牙齿自动分割模型的准确率平均为 0.858，该研究创建的牙齿自动分割模型效果较既往研究有明显提高，可应用于牙龄自动化推断的第一步和其他涉及类似分割任务的法医学鉴定。

　　与经典的统计方法（如成熟度表格转换或多元线性回归模型）相比，CNN 的优势在于它能够模拟输入变量和输出变量之间更复杂的非线性关系，并且可以避免人为判断的主观误差。目前机器学习技术应用于牙龄推断领域主要体现在两个方面：一是实现了牙齿的自动定位、分割和分类，为进一步牙龄自动化推断奠定了基础；二是建立牙龄自动化推断的 CNN 模型，包括基于不同牙龄推断方法添加标签进行有监督的深度学习模型和基于不同类型牙齿图像进行的无监督的深度学习模型，为该领域的深入研究提供了思路和方向。

四、牙龄推断常用技术简介

传统的牙齿推断年龄研究主要集中在牙齿生长发育和功能（如牙齿的萌出与替换、牙齿磨耗度）及离体牙齿观察等。这些方法有其局限性：①容易受到外界因素影响而制约年龄推断的准确性；②有些方法费时、昂贵，要求较高的实验操作技术，并且还需要拔出牙齿，不适用于活体年龄推断。随着影像学技术在口腔医学领域的不断发展，运用牙齿影像学手段来推断年龄近年来得到了快速发展，基于根尖片、全口曲面断层片、CBCT 和 MRI 等影像评估牙齿发育过程或进行测量逐渐成为牙龄推断的重要方法。另外，生化技术和分子生物学技术在牙龄推断中的应用也逐渐受到关注。根据是否对牙体组织或人体造成损伤，牙龄推断常用技术分为非侵入性和侵入性技术。

（一）非侵入性技术

1. 牙齿萌出　人的乳牙和恒牙的萌出规律相似，均在一定时间内按照一定的顺序形成并萌出。对于婴幼儿和儿童，根据乳牙、恒牙的萌出、替换推断个体年龄是最早的牙龄推断方法，国内外多位学者对不同年代、不同地区、不同种族及族群的儿童乳牙及恒牙萌出情况进行了调查研究，分别制定了不同人群的牙齿萌出图表，用于牙龄推断，并且发现恒牙的萌出变异性小于乳牙。该方法的优点是不需要借助其他设备，仅通过临床检查就可以完成，容易掌握。但因为牙齿萌出过程容易受到颌骨大小、乳牙早失、错颌畸形和外伤等外界因素影响，精确度较差，目前已经很少在司法实践中使用。

2. 牙齿矿化和牙根形成　借助于 X 线数字成像技术的发展，观察牙齿矿化和牙根发育过程成为可能。而基于牙齿发育矿化过程推断年龄是目前公认的较为准确的牙龄推断方法。牙齿的发育矿化是一连续过程，不同学者通过观察 X 线片中牙齿的发育矿化过程，将这一连续的发育过程人为地划分为具有明显特征的不同阶段，并对每个阶段赋予一定的数值，以多颗牙齿的数值和作为牙齿成熟度指标，最后通过牙齿成熟度-牙龄转换表实现牙龄的推断。具有代表性的该类牙龄推断方法主要有 Nolla 法（1960 年）、Moorrees 法（1963 年）、Demirjian 法（1973 年）、Haavikko 法（1974 年）、Willems 法（2001 年）等。近年来，随着 CBCT 和 MRI 等成像技术的发展，高质量、高清晰度牙齿图像的获得为基于牙齿矿化和牙根发育推断年龄提供了新的发展机遇。

3. 其他形态学变化　牙齿发育完成后仍存在一些形态学增龄性变化，与年龄具有相关性。

（1）牙齿磨耗度。随着年龄的增长，个体牙齿的咬合面都会因为咀嚼作用而发生渐进性的生理性的硬组织丧失。既往很多研究都证实了牙齿磨耗与年龄之间的相关性。1962 年，Miles 等提出了通过观察已萌出磨牙的磨耗度和方式来推断年龄的方法，并且给出了英国人群不同年龄段所对应的三颗磨牙的磨耗图谱。1984 年，Smith 提出了牙齿磨耗指数（TWI）分度标准，将切牙、尖牙、前磨牙及磨牙的磨耗过程都分为八个阶段，并且详细描述了各个阶段的特征（图 3-4）。然而，牙齿的磨耗程度不仅与年龄和咀嚼力相关，还与牙齿的健康状况、遗传性疾病、是否患有夜磨牙症及饮食习惯等其他因素密切相关。因此，在法医实践中，应用牙齿磨耗度判定个体年龄的准确性较低，现在多作为辅助手段与其他方法共同使用。

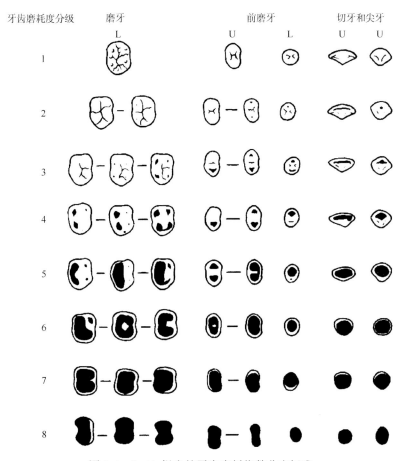

图 3-4　Smith 提出的牙齿磨耗指数分度标准

（2）牙齿颜色。随着年龄的增长，牙齿逐渐变为黄褐色。其颜色的变化主要是由牙体硬组织中有机物的降解，色素在牙釉质和牙本质中的沉积，牙齿矿化及屈光度的改变等因素引起。Brudevold 等在 1957 年认识到牙齿颜色的变化与年龄之间存在关联，但并没有继续深入研究。1977 年，Cate 等研究了牙齿颜色与年龄的关系，并且将观察者分为三组，分别为未训练肉眼观察组、颜色密度（colour densitometry）组及训练后肉眼观察组。结果表明牙齿颜色的变化与年龄之间关联性更高，并且训练后肉眼观察组的结果准确性最高。通过牙齿颜色来判定年龄的研究其结果并不是特别理想，问题的关键是如何量化牙齿颜色的渐进性变化。此外，牙齿颜色的变化也与个体生活习惯及所处的周围环境息息相关，因此在法医学实践中，该种方法的准确性并不是很高。

（3）牙本质牙髓复合体的改变。与牙釉质不同，一生中牙本质不断形成，根据形成时间可以分为原发性牙本质和继发性牙本质。构成大部分牙组织和基本结构的牙本质称为原发性牙本质，特点是有排列整齐或规则的牙本质小管，且沉积速度快，每日约 4μm。而以后发生的牙本质称为继发性牙本质。继发性牙本质发生于牙冠充分形成，牙萌出到殆平面及牙根完成以后，它的形成多是对外界咀嚼压力和温度刺激的生物学反应。1985 年，Ikeda 等基于牙髓腔的变化首次提出冠髓腔指数来推断个体年龄的方法。冠髓腔指数计算方法为冠部牙髓腔高度（CPCH）与牙冠高度（CH）之比（图 3-5）。Kvaal 和 Solheim 在 1994 年首次报道了通过测量单根牙牙髓腔、牙根长度与宽度的比值评价牙本质牙髓复合体变化的方法，他们使用该方法测量了 100 颗单根牙的根尖片，发现与年龄的相关系数为 0.56～0.76（图 3-6）。国外学者 Paewinsky、Cameriere 和我国学者郭昱成等使用 Kvaal 法分别对德国、西班牙和中国人群进行了研究，均证实该方法可以用来推断成人年龄。近年来，CT、CBCT 及 micro-CT 等技术在口腔领域的应用，使牙齿的三维影像成为可能。Vandevoort 等在 2004 年首次使用 micro-CT 测量了 25 例 24～66 岁个体的 43 颗离体单根牙的牙髓/牙体容积比，证实其与个体年龄之间存在较高的关联性。因为 micro-CT 仅能用于离体牙齿的测量，因此不能广泛使用，而 CBCT 的出现却很好地解决了这一限制。2006 年，Yang 等首次基于 CBCT 影像评价单根牙牙髓腔的体积变化而推断年龄。国外学者 Star 和我国学者阎春霞、邓振华等也分别研究了比利时和中国人群的牙齿牙髓/牙体容积比，均发现与年龄之间存在明显的相关性。

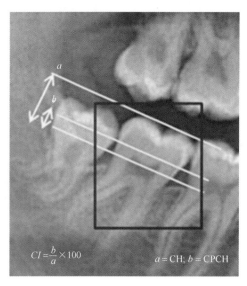

$$CI = \frac{b}{a} \times 100 \qquad a = CH; b = CPCH$$

图 3-5　冠髓腔指数示意

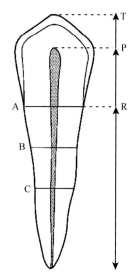

图 3-6　Kvaal 测量方法示意

此外，种族、环境、饮食习惯及个体差异等因素都会影响继发性牙本质的生成速率，而测量条件的限制，如测量仪器、投照方式、测绘软件的不同也会造成测量结果的不一致。因此，该评价体系的完善依赖于测量标准的统一和测量方法的改进。

（4）联合多项增龄性指标。Gustafson 在 1947 年首次提出联合牙齿磨耗、牙周膜附着、继发性牙本质、牙骨质沉着、牙根吸收及根牙本质透明度等六项牙齿的增龄性指标来推断年龄。Maples 和 Rice 在 1978 年通过减少 Gustafson 法中敏感性较差的指标，增加其他敏感性较高的指标来提高其年龄推断的准确性。他们研究了 355 颗离体牙齿，分别检测了 Gustafson 法中提到的六个增龄性指标，认为牙根吸收在六个指标中敏感性最差，根牙本质透明度敏感性最高，其次依次是继发性牙本质、牙齿磨耗、牙周膜附着及牙骨质沉着。因此，他们建议增加根牙本质透明度和继发性牙本质这两个增龄性指标来推断年龄，并且能够减少口腔健康状况对结果的影响。因为 Gustafson 法需要在离体牙上观察，因此在活体年龄推断中很少使用。2012 年，Olze 等首次在全口曲面断层片中评价牙齿的多项增龄性变化，进而推断个体的年龄。通过无创伤的影像学资料进行评估，并对 Gustafson 法进行改良，将该方法应用于活体年龄推断成为可能。

（二）侵入性技术

1. 生化技术 1955 年，Bhussry 和 Emmel 发现随着年龄的增长，牙釉质中氮的含量也随之增加，并认为这是导致牙齿颜色发生渐进性变化的因素之一。除氮以外，Bang 和 Monsen 在 1968 年评估了牙齿中钙的含量，并发现牙冠中钙含量高于牙根。随着年龄的增长，牙齿中钙含量也随之增加，并且不同部位的钙有均质化现象。另一种与年龄相关的牙齿中化学成分的变化是天冬氨酸外消旋性。人体中合成的天冬氨酸通常是 L 型光学异构体，随着年龄的增长，逐渐向 D 型光学异构体转化，称为外消旋性，这一过程与温度、pH 及湿度等因素相关。Helfman 和 Bada 在 1975 年首次发现牙釉质中氨基酸外消旋性与年龄的关联，并且随后证实牙本质和牙骨质中的 D 型氨基酸也与年龄相关。Ohtani 在 2010 年将离体牙齿使用低速切片锯沿冠舌向切为厚度为 1mm 的剖面片，并将其浸泡在盐酸、蒸馏水、乙醇和乙醚混合液中 5 分钟，收集牙本质粉末，使用气相色谱法测量外消旋化氨基酸的含量，并建立与年龄的线性回归方程。最后使用该公式在 5 例个体中进行验证，误差在 ±3 岁以内。此外在 1998 年，Atsu 等通过扫描电镜和能谱仪测量牙组织不同部位的钙/磷值来推断年龄，发现根尖部管周牙本质的钙/磷值与年龄之间的相关系数较大，可用于牙龄推断。这些年龄推断技术的使用都依赖于在离体牙中实施，在活体年龄推断中该技术的应用受到限制。生化技术推断年龄的介绍详见第八章。

2. 牙本质半透明度 当牙齿受磨损或慢性龋的刺激后，牙本质小管内的成牙本质细胞突起发生变性、矿物盐沉积、矿化、封闭小管，形成透明牙本质。Gustafson 法最先把它作为推断年龄的指标之一，但只观察的是牙根的透明度，由于冠部易受磨损或慢性龋的影响，此方法不适用于牙齿冠部。1963 年 Miles 为了避免透明度分级法划分的主观性，采取测量透明牙根长度的方法，但并未得到比 Gustafson 法更好的效果。1968 年 Johnson 计算得出透明度的几项测量值与年龄的相关系数为 0.36～0.71，认为它不是一个很好的判定年龄的指标。但是 1971 年 Johanson 使用略为不同的组织学技术，得到了高达 0.86 的相关系数和较小的围绕回归线的散布范围（7.1 年），认为透明度是一个很好的年龄判定指标。1978 年 Maples 用多元回归方法选得的两个最可靠的预测年龄变量之一就是牙本质透明度。

目前，关于牙本质透明度的相关研究多可证明牙本质透明度与年龄之间具有正相关性，但关于年龄推断准确性的研究相对较少。该方法由于其推断方法复杂仅可用于 30 岁以上、60 岁以下人群且准确率尚无明确定论，现尚未应用于法医学实践中。

3. 牙骨质环 牙骨质是包绕在牙根表面的一薄层骨样组织（图 3-1），借牙周膜纤维与牙槽骨紧密相连。牙骨质的形成过程不同于骨组织这种连续性发育，它是一层一层堆积而成的。随着年龄的增长，牙骨质也不断增厚并形成明暗相隔的状似年轮的环状，称为牙骨质环。牙骨质环形成的原因可能是环境因素的影响导致生长激素水平改变，从而影响牙骨质的沉积。Zander 和 Hurzeler 在 1958 年通过研究 233 颗 11~76 岁个体的离体牙齿首先发现牙骨质的厚度与年龄之间的线性关系。Stott 等在 1982 年首次发表了通过牙骨质环推断年龄的研究。Charles 等通过研究 42 对离体的下颌尖牙与第一前磨牙，也发现了牙骨质环的数量与年龄的线性关系，证明牙骨质环推断年龄的可重复性高，建立的年龄推断公式总体相关系数为 0.78。2004 年，Wittwer-Backofen 等测量了 363 颗离体牙齿，发现使用此方法推断年龄的误差不超过±2.5 岁，并且性别及是否患有牙周疾病对结果没有明显影响。然而，另有一些研究却没有发现牙骨质环与年龄之间存在明显的关联。Renz 和 Radlanski 研究了八颗牙齿牙根中 1/3 处近中、远中、颊侧及舌侧牙骨质环，发现同一颗牙齿不同部位的牙骨质环数量并不一致，甚至同一颗牙齿同一部位所取切片的不同区域的牙骨质环数量也不尽相同，因此他们认为使用这种方法推断年龄的准确性还有待商榷。Kasetty 等研究了 200 颗离体牙齿，发现虽然牙骨质的厚度及牙骨质环的数量与年龄存在相关性，但是仅仅有 1%~1.5%的样本能够相对准确地判定年龄，使用该方法推断年龄的平均误差高达±12 岁。目前，通过量化牙骨质环来判定年龄的方法应用比较少，一方面是由于目前这种方法的准确性还有待商榷，另一方面，也可能是因为牙骨质环形成的具体原因尚不清楚，这些都限制了对其深入研究及推广使用。

第三节　儿童、青少年和成人早期牙龄推断

一、胎儿牙龄推断

胎儿牙齿形成于胚胎发育起始阶段，对于妊娠早期的胎儿，影像学方法检查釉质矿化程度从而推断胎儿年龄是一种行之有效的方法。牙胚是造牙组织，由外胚叶的成釉器和中胚叶的牙乳头、牙囊组织构成，其中成釉器将发育成釉质，牙乳头将发育成牙本质和牙髓，牙囊将发育成牙骨质和牙周组织（图 3-7）。胚胎发育第 2 个月，全部 20 颗乳牙成釉器形成，胚胎发育 3~10 个月期间，逐步形成 28 个恒牙成釉器，第三恒磨牙成釉器发育最晚，大约在出生后第 5 年才出现。

1. 根据乳牙发育推断　Nelson 等提出了利用 X 线片通过乳牙开始矿化/牙冠形成和牙根形成与否来推断胎儿年龄的方法。Nelson 等发现乳牙开始矿化于胚胎发育 14 周，而乳牙牙根完全形成和乳牙牙冠完全形成开始于出生后数月至数年。值得注意的是，最早矿化的牙齿为乳牙列的上下切牙，矿化时间为胚胎 14 周左右，而到胚胎 19 周时，全部乳牙已经开始矿化，除此之外，最早的恒牙矿化时间为出生前后。表 3-1 列出了乳牙列各

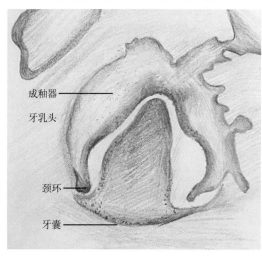

成釉器

牙乳头

颈环

牙囊

图 3-7　人类牙胚组织结构

个牙齿开始矿化和牙冠、牙根发育完全的大致年龄。

表 3-1 乳牙发育时序

部位	乳牙列	中切牙	侧切牙	尖牙	第一磨牙	第二磨牙
上颌	开始矿化	14 周*	16 周*	17 周*	15.5 周*	19 周*
	牙冠完全形成	1.5 个月	2.5 个月	9 个月	6 个月	11 个月
	牙根完全形成	1.5 年	2 年	3.25 年	2.5 年	3 年
下颌	开始矿化	14 周*	16 周*	17 周*	15.5 周*	18 周*
	牙冠完全形成	2.5 个月	3 个月	9 个月	5.5 个月	10 个月
	牙根完全形成	1.5 年	1.5 年	3.25 年	2.5 年	3 年

*为出生前的胎龄，其他为出生后年龄。

2. 通过测量方法推断牙龄 1984 年，Awoust 等运用超声技术观察牙胚。在实时超声观察胎儿吞咽运动时，检测到颌部回声结构的变化，发现高密度线性回声（2~6mm）会随着孕龄的增加，在上下颌骨从正中到远端对称分布。其定位表明可能的牙胚位置，出生后的放射学检查与出生前后的超声检查比较，证实这些特殊的回声确实是钙化的牙胚。

2011 年 Lalys 率先使用 CT 技术，运用精密的测量仪器 DentaScan 获得关于胎儿牙胚的二维重建图像并进行观察和测量。CT 观测可以在保证各结构解剖关系的同时进行精确、简单和快速的检查，同时还可永久地保存图像。

2013 年 Minier 研究了牙胚与牙龄的相关性，通过多层螺旋 CT（MSCT）扫描观测牙胚并进行测量。研究表明，上颌牙胚的发育晚于下颌牙胚。MSCT 对于牙胚的研究具有重要的价值，因为与超声相比，MSCT 可以在更早的阶段看到牙胚。目前研究显示，两侧上颌中切牙的牙胚在所有 81 个被检查的胎儿中都存在，因此通过这两个早期发育的牙胚进行计量研究较为可行。Minier 使用 MSCT 测量了两侧上颌中切牙牙胚的高度（W）、宽度（H）和体积（V），相关公式如下：

右上颌中切牙（51）：

年龄=4.16（W_{51}）+11.65

年龄=4.32（H_{51}）+16.70

年龄=0.23（V_{51}）+25.86

左上颌中切牙（61）：

年龄=4.41（W_{61}）+10.87

年龄=4.27（H_{61}）+16.92

年龄=0.24（V_{61}）+25.94

其中，右上颌中切牙（51）宽度的决定系数（R^2）为 0.73，高度 $R^2=0.83$，体积 $R^2=0.75$，左上颌中切牙（61）宽度 $R^2=0.78$，高度 $R^2=0.80$，体积 $R^2=0.77$，因此这些测量值可作为胎儿年龄估计的可靠指标。

Deutsch 研究了 5~10 月龄胎儿乳牙前牙冠（上颌、下颌中切牙、侧切牙、尖牙）钙化部分的大小和重量变化。将每颗牙齿的重量、大小与胎龄相联系，可以提供关于每颗牙齿的齿冠发育速度的定量信息。冠高与胎龄有良好的相关性。在胚胎发育 5～10 个月，上颌中切牙长度大于上颌侧切牙长度，上颌侧切牙长度大于上颌尖牙长度。相同的情况也适用于下颌的牙齿。一般来说，除了少数下颌中切牙外，没有一种前牙冠在出生前达到最终长度，即出生后牙齿仍会继续生长。

Sema 以胚胎形成 44 周（相当于妊娠 40 周加出生后 4 周）为节点测量近中远侧面、颊舌面的中切牙长度、牙冠高度、牙冠厚度和牙根高度，分别计算这 5 个数值与实际胎龄的相关性，并建立了适用于胎儿和新生儿的公式。

对于 44 周龄之前的上颌中切牙：

男性：胎龄=17.785–2.026×1+4.978×颊舌面中切牙长度+0.744×牙冠厚度

女性：胎龄=17.785–2.026×2+4.978×颊舌面中切牙长度+0.744×牙冠厚度

对于 44 周龄之前的下颌中切牙：

男性：胎龄=20.703–3.293×1+5.407×颊舌面中切牙长度+1.671×牙冠厚度

女性：胎龄=20.703–3.293×2+5.407×颊舌面中切牙长度+1.671×牙冠厚度

对于 44 周龄之后的上颌中切牙：

胎（周）龄=44.45+8.186×牙根高度

对于 44 周龄之后的下颌中切牙：

胎（周）龄=8.434×牙冠高度+5.671×牙根高度

在年龄测定中钙化和牙根形成是两个主要的阶段。结果表明，在牙根形成之前可以测量牙冠厚度，在此之后可以测量牙根高度和牙冠厚度。中切牙发育的牙根起于胎龄 44.45±（0～2）周。统计学表明，该方法对胎儿和婴儿年龄的估计在 0～2 周是准确的。

3. 新生线的推断　组织学在胎儿期牙齿发育评估中同样具有重要意义。牙胚中，成釉细胞分泌牙釉质蛋白矿化形成釉柱，后者累积成为牙釉质。在釉质形成过程中，成釉细胞以每天约 4μm 的速度分泌釉质基质，以 4 天为观察周期，釉质基质规律性较好。成釉细胞沉积牙釉质不是一个连续的过程，相反，它遵循有规律的形成和间歇时期。当成釉细胞以渐进的方式沉积牙釉质时，会产生一种伪影，称为雷丘斯线（也称为芮氏线，lines of Retzius）。当暴露于有害刺激下时，成釉细胞高度敏感，可通过增强的雷丘斯线记录釉质基质形成的变化。在纵磨片中，线条沿着釉质形成的方向，在牙尖部呈环形排列，近牙颈处渐呈斜行线。在横磨片中，线条呈同心环状排列，其宽度和间距不等。当外界环境发生变化，釉质发育受到干扰时，矿化中的釉质颜色就会加深。乳牙纵磨片中可见一条加重的生长线，为新生线（图 3-8）。该线的形成是由于婴儿出生时，环境及营养发生变化，釉质发育受到影响导致的。观察乳牙是否有新生线可以判断婴儿死亡时间与出生的关系，如果死婴乳牙中可以观察到新生线则可以判断为出生后死亡。但是，由于新生线形成时间为出生后数天至 1 周，所以在未观察到生长线并不能证明为出生前死亡。在偏振光下，新生线通常比牙釉质表现出更多的多孔结构。在显微放射性影像中，新生线表现为黑线，这是因为新生线的矿化度低于相邻牙釉质。在扫描电子显微镜下对新生线的分析表明，釉质釉柱的直径减小，直径逐渐变小进而贯穿出生后形成的釉质。在新生线处也可观察到釉柱的生长方向发生变化。

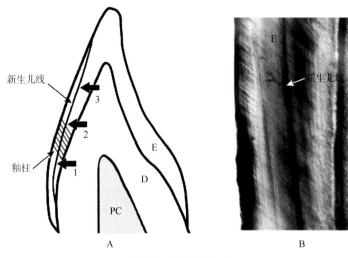

图 3-8　乳牙新生线

PC. 牙髓腔；D. 牙本质；E. 牙釉质

二、根据乳牙推断婴幼儿牙龄

（一）通过乳牙萌出推断年龄

一般情况下 0～2 岁年龄段婴儿通常不会拍摄 X 线片，因此通过直接观察乳牙萌出来推断年龄是非常简单、有效的方法。

牙齿出现是牙齿从牙槽骨的初始位置迁移到咬合面的过程，专业术语即称牙齿萌出。文献中至少有三种定义：其中一种，一般定义为牙冠突破牙龈黏膜的外部（牙龈萌出），这是传统的临床定义。但是，如果处理组织软化后的尸体或骨骼遗骸，是没有牙龈黏膜附着的，而且 X 线片中也无法在活体上看到牙龈。在这种情况下出现了第二种定义，为牙冠的𬌗面出现在牙槽骨的上方（牙槽萌出）。第三个定义是牙齿与对侧牙弓上的成对牙功能上完全咬合。在推断该年龄段婴儿年龄时，我们使用的是狭义的牙齿萌出概念，即牙龈萌出。

在出生后 6～36 个月，婴儿的 20 颗乳牙陆续萌出。1986 年，Tanguay 等提出了关于加拿大法语区儿童牙齿萌出的详细统计表（表 3-2）。虽然第一乳磨牙通常先于乳尖牙出现，但两侧牙弓中的标准萌发序列均为 i1—i2—m1—c—m2（乳中切牙—乳侧切牙—第一乳磨牙—乳尖牙—第二乳磨牙），遵循一个从口腔正中及远的顺序。

表 3-2　加拿大法语区儿童乳牙萌出的平均年龄（月龄）及标准差（月龄）

乳牙	上颌	标准差	下颌	标准差
i1	9.03	2.2	7.18	2.46
i2	10.19	3.28	12.13	3.45
c	18.04	3.47	18.34	3.4
m1	15.13	2.69	15.01	2.8
m2	27.48	4.87	26.4	4.73

在中国，牙齿萌出评判标准是参照《儿童口腔病防治指南》（1991 年），将牙齿萌出分为 4 级。

0 级：未萌出。

1 级：局部牙龈破裂，牙尖暴露或切缘暴露，解剖牙冠暴露不足 1/3。

2 级：解剖牙冠暴露 1/3 以上至建𬌗前，或对颌牙未萌时，恒牙萌出达到咬合高度前。

3 级：已建𬌗，或对颌牙未萌时，恒牙萌出达牙列咬合高度。

罗宗赍和毛爕均等以 1 级为判定乳牙萌出的指标，对中国人乳牙萌出时间进行了统计（表 3-3）。其中 1、2、3、4 和 5 分别代表乳中切牙、乳侧切牙、乳尖牙、第一乳磨牙和第二乳磨牙。刚出生时，全部牙胚埋伏于颌骨内，出生 6 个月后，下颌乳中切牙开始萌出，接着上颌乳中切牙开始萌出。之后以乳侧切牙、第一乳磨牙、乳尖牙和第二乳磨牙的顺序依次萌出。下颌乳牙萌出在先，上颌乳牙萌出在后，依次萌出，直到上颌第二乳磨牙萌出，形成完整的乳牙列为止。

表 3-3　中国人乳牙萌出时间（月龄）

乳牙	罗宗赍等统计	毛爕均等统计
上颌		
1	10.8	7.5（6～9）
2	12.5	9（6.5～10）
3	19.7	18（16～20）
4	17.6	14（12～18）
5	27.1	24（20～30）
下颌		
1	8.6	6（5～8）
2	13.5	7（6～9）
3	20.2	16（14～18）
4	17.6	12（10～14）
5	27.0	20（18～24）

值得一提的是，牙齿的萌出在很大程度上受营养、感染、外伤、牙齿发育不全、牙齿脱落等影响，因此在评估年龄时应该了解这些局限性及牙齿的异常。如果是针对骨骼遗骸或犯罪现场婴儿的牙龄推断，则最好用 X 线检查牙齿的发育并将其与图示法进行比较。一般拍摄侧斜位和（或）前位 X 线片最适合显示所有发育中的牙列。

（二）通过牙齿的矿化推断年龄

乳牙的矿化所能推断的年龄范围更广，所以得到了更广泛的运用，并且可以使用非侵入性的射线照相技术测定牙齿的矿化程度。根据 *Wheeler's Dental Anatomy，Physiology，and Occlusion*（第 9 版，2010 年），乳牙发育阶段的矿化时间点见表 3-4。牙齿的矿化始于牙尖，由牙尖延伸至牙颈，直至形成牙骨质牙釉质接合处，冠的发育完成后开始根的发育，最终形成完整的牙齿。

表 3-4 乳牙矿化时间

乳牙	牙尖的初始矿化（胎儿周龄）	牙冠形成的年龄（婴幼儿月龄）	牙根形成的年龄（岁）
上颌			
i1	14	1.5	1.5
i2	16	2.5	2.0
c	17	9	3.25
m1	15.5	6	2.5
m2	19	11	3.0
下颌			
i1	14	2.5	1.5
i2	16	3	1.5
c	17	9	3.25
m1	15.5	5.5	2.25
m2	18	10	3.0

（三）通过图示法推断年龄

通过比较牙齿的发育图示可以大致推断研究对象的年龄，这种方法简单、明了、容易掌握。自 20 世纪以来，已经编制了各种图示集来展示牙齿的发育，其中 Schour 和 Massler 于 1941 年制作并于 1944 年重制的人类牙齿发育图，此图曾是被引用次数最多的牙齿发育和萌出模型，并且在过去 70 年中一直作为行业基准。但该发育图的数据来源为患有慢性病和营养不良的儿童，所以后来证实并不适用于正常人群。1974 年 Gustafson 和 Koch 借鉴了多种来源的数据，结合解剖学、放射学和正常牙齿发育过程，构建了从产前至 16 岁的牙齿形成和萌出的示意图，明确了牙齿发育的阶段和每个阶段的高峰年龄。于 1978 年发表的 Ubelaker 图示集大致基于 Schour 和 Massler 的图集并且利用了其他北美印第安人群的数据。1985 年 Brown 等根据 Schour 和 Massler 的图集绘制的 3～12 岁牙齿解剖学图，展示了恒牙的发育过程。1988 年 Kahl 和 Schwarze 使用 993 张 5～24 岁儿童的 X 线片对图集进行了更新，并加以用性别区分。

1989 年 Ubelaker 等基于美国印第安人恒牙列及非印第安人乳牙列（大多为美国白种人）发表了牙齿发育图（图 3-9）。已有研究表明印第安人牙齿发育稍早于已公布的其他人群的发育时间。当时因未成年人性别信息属于个人保密信息内容，所以统计时 Ubelaker 并没有区分性别，而进行男女混合统计。该图展示了从胚胎期（5 个月）到青少年期（15 岁）的牙齿发育情况，其被认为是当时非白种人的未成年人牙龄推断最好的发育模型，但尖牙的发育情况在男性和女性的差别较大，所以该模型在实际应用中存在一定的误差。

目前图示法牙龄推断最具有影响力的牙齿发育和萌出模型为 AlQahtani 等于 2010 年发表的 *Atlas of Human Tooth Development and Eruption* 的模式图（图 3-10）。研究对象为来自英国皇家外科医学院、英国伦敦自然历史博物馆的 176 例人颅骨样本和 528 例英国人的牙科影像学资料，研究对象中男女比例约为 1∶1。该研究与 Ubelaker 的模型一样，没有区分性别。此系列图描绘了从胎儿 30 周到出生后 23.5 岁的牙齿发育情况，其中从 16 岁开始描绘了第三磨牙的发育情况。关于牙齿萌出，Ubelaker 定义为牙齿突破软组织表面，而 AlQahtani 定义为牙齿突破牙槽骨面即为萌出。AlQahtani 图示集被纳入全球数所大学的课程中，并被多个法医学会采用。但该模型主要是依据白种人制作的，所以在其他人种应用时可能会存在一定的误差。另外，该方法并没有考虑环境因素对牙齿发育也有显著的影响，所以应用于现代人牙齿推断存在一定的误差。该图集可以从英国伦敦大学玛丽皇后学院的网站上免费下载，其中包括 17 种语言，即繁体中文、简体中文、英语、日语、法语、德语、希腊语、克罗地亚语、荷兰语、波斯语、北印度语、阿拉伯语、马来语、葡萄牙语、俄语、西班牙语和乌尔都语。

当使用牙科 X 线片评估牙龄时利用内部硬组织（如牙髓腔或根管的形状）可以更容易地区分连续的发育阶段，从而提高灵敏度和测量性能，但目前尚无任何图示法可以做到这一点。因为几乎所有的图示法都基于牙齿发育的牙科放射学描述，然而它们呈现的却是解剖图，缺乏牙齿内部发育阶段的描述。

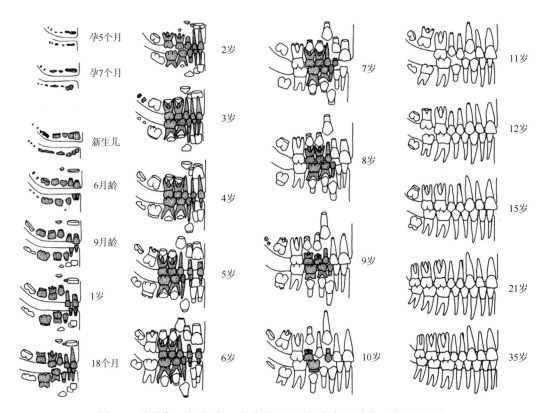

图 3-9　从孕期 5 个月到 35 岁乳牙和恒牙的发育及脱落（乳牙）示意

Ubelaker DH，1989. Human skeletal remains：Excavation，analysis，interpretation. 2nd ed. Washington：Taraxacum.

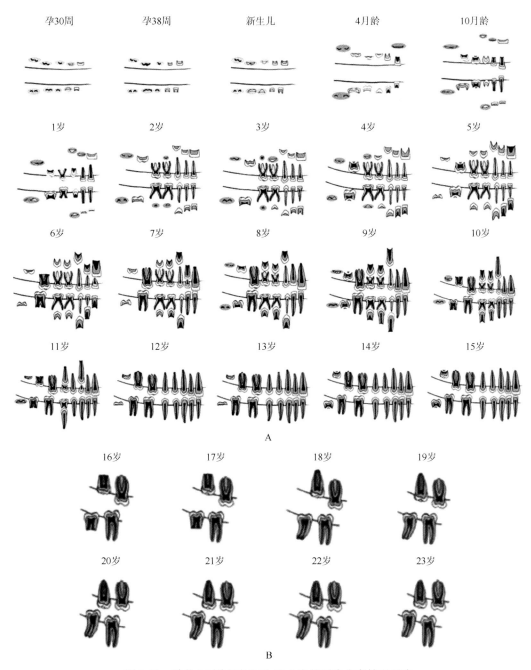

孕30周　　　孕38周　　　新生儿　　　4月龄　　　10月龄

1岁　　　2岁　　　3岁　　　4岁　　　5岁

6岁　　　7岁　　　8岁　　　9岁　　　10岁

11岁　　　12岁　　　13岁　　　14岁　　　15岁

A

16岁　　　17岁　　　18岁　　　19岁

20岁　　　21岁　　　22岁　　　23岁

B

图 3-10　胎儿 30 周至出生后 23.5 岁的牙齿发育情况示意

（四）根据乳牙牙根吸收推断年龄

牙齿从乳牙到恒牙交替过程中，乳牙牙根吸收并脱落，可作为儿童牙龄推断的方法之一。1963 年，Moorrees 等研究了美国俄亥俄州白种人儿童下颌乳尖牙，第一、第二乳磨牙吸收及替换过程，并将此过程分为牙根吸收 1/4、1/2、3/4 和全部吸收（图 3-11）。根据比较 X 线片和示意图推断牙根吸收程度，再带入表 3-5 中获得每颗牙的可能牙齿平均值，最终通过获得所有牙齿的算术平均值推断年龄。此分期为 5～12 岁儿童牙齿发育研究提供了重要数据。

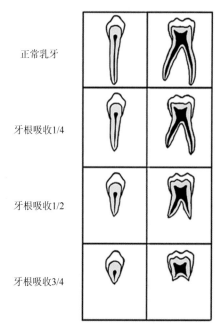

正常乳牙

牙根吸收1/4

牙根吸收1/2

牙根吸收3/4

图 3-11 乳牙牙根吸收的三个阶段

表 3-5 乳牙根吸收程度与对应的年龄均值和标准差

阶段	尖牙		第一磨牙（近中）		第一磨牙（远中）		第二磨牙（近中）		第二磨牙（远中）	
	均值（岁）	标准差	均值（岁）	标准差	均值（岁）	标准差	均值（岁）	标准差	均值（岁）	标准差
女性										
吸收 1/4	4.90	0.54	4.90	0.54	5.10	0.58	6.10	0.67	6.90	0.74
吸收 1/2	7.30	0.78	7.20	0.78	7.70	0.82	8.30	0.88	8.60	0.91
吸收 3/4	8.70	0.92	8.70	0.93	9.30	0.97	10.00	1.05	9.90	1.04
完全吸收	9.50	1.00	9.50	1.05	10.10	1.05	11.10	1.15	11.10	1.16
男性										
吸收 1/4	6.10	0.67	5.40	0.60	6.40	0.69	6.60	0.72	6.60	0.79
吸收 1/2	8.40	0.89	7.60	0.82	8.30	0.88	8.50	0.90	8.50	0.99
吸收 3/4	9.80	1.02	9.40	0.98	10.00	1.04	10.40	1.08	10.40	1.14
完全吸收	10.60	1.10	10.70	1.12	10.70	1.12	11.60	1.20	11.60	1.20

三、青少年和成人早期

未成年人牙龄推断方法较多，而且基本都已经过严格的验证。未成年人牙龄推断方法可以分为两种：一种是分期法，将牙齿发育的过程分为几个时期，通过不同时期的赋分计算年龄，此方法需要 X 线片影像学资料；另一种是牙齿萌出时间法，根据牙齿萌出时间推断年龄，可以直接通过观察和测量相应指标进行年龄推断。但是，因未成年人牙齿发育成熟阶段的影响因素较多，所以建立未成年人公认的牙龄推断方法是法医齿科学一大难题。从出生到 10 岁左右，基因因素相比环境因素对牙齿发育的影响占主导地位。

（一）青少年早期

由于研究牙齿矿化成熟过程相比牙齿萌出和替换更具有实际意义，因此大量学者针对牙齿生长发育整个过程开展研究并进行分期。分期法采用影像学技术获得恒牙发育过程中牙齿的形态特征，人为划分为不同时期并用文字及配图加以描述。如果分类较少，能获得较小的组间差异，可靠性高，但是准确性低。相反，如果分类较多，能提高年龄推断的准确性，但是结果的可重复性较差。因此，问题的难点在于如何在实践中找到准确性和可靠性两者间的平衡点。

1. Gleiser 和 Hunt 法　20 世纪初期，基于 X 线片的牙齿生长发育研究十分有限。自 1930 年起，在美国哈佛大学公共卫生学院 Harold C. Stuart 博士的指导下，美国开始对儿童成长发育进行纵向研究，通过这项调查中关于牙齿发育的研究结果，Gleiser 和 Hunt 在 1955 年创建了第一个利用放射影像学对牙齿发育程度分级后再进行牙龄推断的方法。他们在波士顿随机选择了 25 例男孩和 25 例女孩，从出生到 18 个月，每隔 3 个月拍摄一次右侧面部 X 线片，从 18 个月到 10 岁则改为每隔 6 个月拍摄一次，并在拍摄同时进行临床口腔检查。由于大多数人第一磨牙钙化是在出生后开始，且牙齿最活跃的生长发育过程会持续到 9 岁；同时，第一磨牙位于或接近 X 线片的中心位置，可以减少因胶片位置摆放不佳而造成牙齿在影像中模糊不清情况的发生，进而可能影响对牙齿发育细节的判断，因此 Gleiser 和 Hunt 选择下颌右侧第一磨牙作为研究对象，用收集的上述 50 例被观察者的样本制作了下颌第一磨牙发育的影像学图谱，并根据不同年龄青少年 X 线片上第一磨牙的发育情况将其分为 15 个阶段，其中第 8 个阶段又细分为 A、B 两个亚阶段。各阶段的具体分期标准如下（图 3-12）：

Ⅰ：未钙化。

Ⅱ：钙化中心形成。

Ⅲ：钙化中心融合。

Ⅳ：牙尖轮廓形成。

Ⅴ：牙冠发育至 1/2。

Ⅵ：牙冠发育至 2/3。

Ⅶ：牙冠发育完成。

Ⅷ：牙根开始形成。

ⅧA：根间隔开始形成。

ⅧB：根间隔迅速扩大。

Ⅸ：牙根长度发育至 1/4。

Ⅹ：牙根长度发育至 1/3。

Ⅺ：牙根长度发育至 1/2。

Ⅻ：牙根长度发育至 2/3。

ⅩⅢ：牙根长度发育至 3/4。

XIV：牙根长度发育完成，根尖孔未完全闭合。

XV：牙根长度发育完成，根尖孔完全闭合。

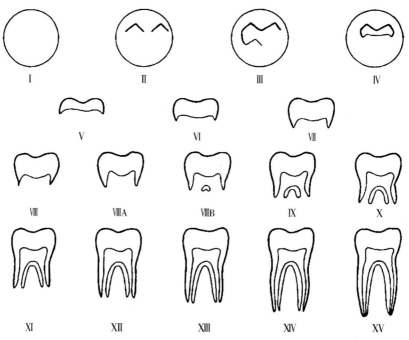

图 3-12　Gleiser 和 Hunt 法第一磨牙发育阶段示意

　　该方法评估牙冠的发育完成主要通过近远中宽度，而牙根的发育完成阶段则参考牙冠的高度，因此具有一定的主观性。另外，该图谱仍存在一些不确定因素，如受检者的 X 线片间隔拍摄时间为 3 个月或 6 个月，可能并未捕捉到不同钙化阶段之间的分界点；同时，通过观察 X 线片，仅能评价当前钙化程度更接近于 15 个阶段中的哪一个阶段，其准确性仍有待进一步提高。

　　2. Nolla 法　是利用恒牙发育程度推断牙龄最广泛的方法之一，可用于评估有或无第三磨牙的个体上下颌牙齿的发育情况。1952 年，Nolla 提出恒牙列各牙牙冠和牙根发育成熟状况对应的实际年龄，并强调牙齿发育情况研究的重要性。1960 年，Nolla 在其纵向研究中，根据口腔 X 线片绘制图表描述了 3～17 岁时牙齿发育情况，根据各牙发育分期（0～10 期），绘制了男女性上下颌恒牙发育曲线和上下颌恒牙发育分期平均总和表。研究证实牙齿钙化可作为恒牙列的生理成熟度指标来推断年龄。

　　该研究所用样本为美国密歇根大学的档案中获得的 25 例男孩和 25 例女孩逐年的口腔 X 线片，每位参与实验的个体在每年接近生日时拍摄一组影像片，每组射线照相包括双侧颌骨口外片；上下颌口内咬合片；双侧上颌后牙根尖片。总样本数量包括 1746 张女孩口腔影像片和 1656 张男孩口腔影像片。根据儿童逐年口腔 X 线片所观察到的恒牙发育特点绘制了上下颌恒牙发育分期图以评估恒牙发育程度。从牙囊形成到根尖闭合，根据牙齿钙化程度将牙齿发育情况分为 1 期（无钙化）到 10 期（根尖孔闭合）（图 3-13）。

1 期：牙囊形成。

2 期：钙化初期。

3 期：牙冠 1/3 钙化。

4 期：牙冠 2/3 钙化。

5 期：牙冠钙化接近完成。

6 期：牙冠完成钙化。

7 期：牙根 1/3 钙化。

8 期：牙根 2/3 钙化。

9 期：牙根完全钙化，根尖孔未闭合。

10 期：根尖孔闭合。

牙囊未形成为 0 期。

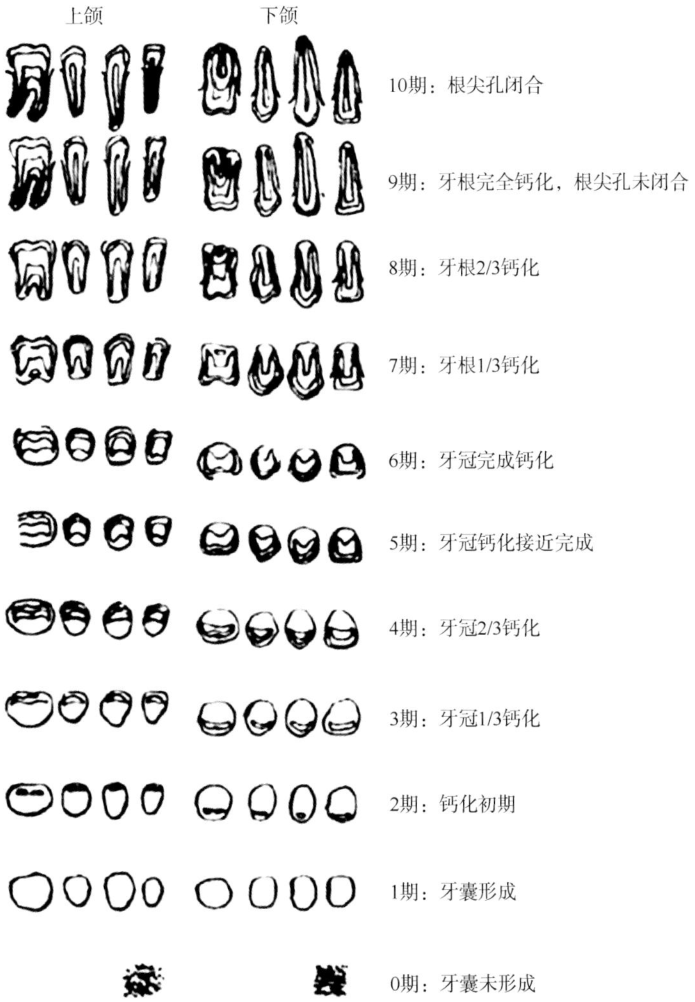

图 3-13 上下颌恒牙发育分期

上下颌分别从右至左：第一列为中切牙和侧切牙，第二列为尖牙，第三列为前磨牙，第四列为磨牙

依据上述恒牙钙化过程的分期评估每一颗恒牙的发育阶段，并赋予该阶段相应分值。例如，如果 1/3 牙冠完成，Nolla 分期为第 3 阶段，则给出观察值 3.0；如果 1/3 的牙根形成，Nolla 分期为第 7 阶段，则给出观察值 7.0。由于钙化过程是连续的，Nolla 建议在钙化阶段介于两个相邻分期之间的情况，通过使用小数（0.2、0.5 或 0.7）来提高判断的准确性：若牙冠 1/3 钙化，发育分期为 3.0；如果完成根的 1/3，则发育分期为 7.0。当牙齿发育介于两个分期之间时：处于中间阶段时，在上一发育分期的基础上增加 0.5；稍高于上一分期，但尚未达到两分期的中间阶段时，在上一分期发育分值的基础上增加 0.2；稍低于下一分期，则在上一分期发育分值的基础上增加 0.7。例如，略大于 2/3 的牙冠钙化，发育分期为 4.2；接近 2/3 的牙冠钙化，发育分期为 3.7；牙根钙化程度介于 1/3 和 2/3，发育分期为 7.5。

Nolla 将所有个体各年龄组所对应的上下颌发育分期进行平均，平均值即上下颌恒牙发育分期的总体平均值，反映个体的平均发育情况。根据以上平均值绘制男性、女性上下颌恒牙发育曲线（发育分值-实际年龄），并根据发育分期平均值建立上下颌恒牙发育分期总和表（表 3-6，表 3-7）。

上下颌恒牙发育曲线提示双侧同类牙的发育无明显差异，男性和女性之间的牙齿发育顺序和类型也未见明显差异，但女性牙齿发育的起始和完成均早于男性。下颌各牙牙根发育完成的先后顺序：中切牙＞侧切牙和第一恒磨牙＞尖牙＞第一前磨牙＞第二前磨牙＞第二恒磨牙＞第三磨牙；上颌各牙牙根发育完成的先后顺序：中切牙和第一恒磨牙＞侧切牙＞第一前磨牙和尖牙＞第二前磨牙＞第二恒磨牙＞第三磨牙。各牙实际发育分期总和与平均值的差异体现了个体牙齿发育的差异。

表 3-6　上下颌恒牙发育分期总和（包括第三磨牙）

年龄（岁）	女性			男性		
	下颌八齿发育分期总和	上颌八齿发育分期总和	上下颌十六齿发育分期总和	下颌八齿发育分期总和	上颌八齿发育分期总和	上下颌十六齿发育分期总和
7	54.2	49.5	103.7	49.5	45.5	95.0
8	59.5	57.0	116.5	55.1	51.8	106.9
9	66.7	62.0	122.7	59.7	57.3	117.0
10	67.5	66.6	134.1	63.5	61.8	125.3
11	70.0	68.3	138.3	66.7	65.6	132.3
12	72.6	73.2	145.7	69.8	69.3	139.1
13	74.7	75.4	150.1	72.3	72.2	144.5
14	75.9	76.5	152.4	74.3	74.4	148.7
15	76.7	77.1	153.8	75.9	75.9	151.8
16	77.5	78.0	155.5	77.3	77.7	155.0
17	78.0	78.7	156.7	77.6	78.0	155.6

表 3-7 上下颌恒牙发育分期总和（不包括第三磨牙）

年龄（岁）	女性			男性		
	下颌七齿发育分期总和	上颌七齿发育分期总和	上下颌十四齿发育分期总和	下颌七齿发育分期总和	上颌七齿发育分期总和	上下颌十四齿发育分期总和
3	24.6	22.2	46.8	22.3	18.9	41.2
4	32.7	29.6	62.3	30.3	26.1	56.4
5	40.1	37.9	78.0	37.1	33.1	70.2
6	46.6	43.4	90.0	43.0	39.6	82.6
7	52.4	49.5	101.9	48.7	45.5	94.2
8	57.4	54.9	112.3	53.7	50.8	104.5
9	58.4	59.6	118.0	57.9	55.5	113.3
10	64.3	63.4	127.7	61.5	59.5	121.0
11	66.3	64.0	130.3	64.0	62.6	126.6
12	67.9	67.8	135.7	66.3	65.3	131.6
13	68.9	69.2	138.1	67.8	67.3	135.1
14	69.4	69.7	139.1	69.0	68.5	137.5
15	69.8	69.8	139.6	69.7	69.3	139.0
16	70.0	70.0	140.0	70.0	70.0	140.0
17	70.0	70.0	140.0	70.0	70.0	140.0

在多个人群的研究中发现，使用 Nolla 法推断牙龄普遍低于实际年龄。Melo 等应用 Nolla 法和 Demirjian 法推断西班牙儿童牙龄，发现 Nolla 法推断的牙龄低于实际年龄，差异平均为 0.213 岁。Gutiérrez 等利用 Nolla 法、Demirjian 法和 Moorrees 法分别推断委内瑞拉 6～18 岁未成年人的牙龄，发现 Nolla 法[（0.42±1.38）岁]和 Moorrees 法[（2.63±2.09）岁]均低估实际年龄，准确性要差于 Demirjian 法[（−0.14±1.45）岁]。对西班牙人群的研究发现，除下颌牙齿发育早期阶段（4～6.9 岁），大多数年龄组的推断牙龄都低于生理年龄。在印度、葡萄牙、土耳其、巴西和阿根廷儿童的牙龄推断研究中，Nolla 法推断牙龄均低于所研究人群的真实年龄。其中，在 5～15 岁印度儿童中进行的方法准确性比较研究发现，Nolla 法的准确性次于 Demirjian 法和 Willems 法。在 7～13 岁巴西儿童中进行的比较研究发现，Nolla 法的准确性高于 Demirjian 法。

Nolla 法在其他人群的部分研究中也提示可高估实际年龄现象。对 5～15 岁马来西亚儿童的研究发现，Nolla 法高估实际年龄（平均为 0.97 岁），且准确性低于 Demirjian 法、Willems 法和 Cameriere 法。对 6～16 岁印度南部儿童的研究提示 Nolla 法高估实际年龄[平均为（0.47±0.83）岁]，准确性高于 Demirjian 法、Willems 法和 Haavikko 法。

我国国内使用 Nolla 法推断牙龄的研究较少。李玲等使用 Nolla 法对南京地区 549 例 3～16 岁儿童左下颌 7 颗恒牙的钙化发育进行评估并建立恒牙发育值-年龄拟合曲线，反映了当地儿童恒牙生长发育情况。

3. Moorrees 法 1963 年，Moorrees 等在《10 颗恒牙矿化分期与年龄的相关性规律》中提出了根据下颌尖牙到第三磨牙（六颗牙）和上下颌的切牙（四颗）发育情况推断个体年龄的方法。将恒牙列的发育从牙尖的形成到根尖孔的闭合分为 14 个阶段。因为图像的清晰度问题，他们只研究了下颌全部牙齿及上颌切牙并得出这些牙齿发育到各个阶段的具体时间表。这样，通过判断牙齿发育到哪一个阶段就可以从相对应的牙齿发育时间表中找出被检查者最有可能的年龄，其各阶段的具体分期标准如下（图 3-14）：

Ci：牙尖开始形成。

Cco：可见部分牙尖融合。

Coc：牙尖轮廓形成。

Cr.1/2：牙冠发育至 1/2。

Cr.3/4：牙冠发育至 3/4。

Cr.c：牙冠发育完成。

Ri：牙根开始形成。

Cl$_i$：牙根进一步发育，可见根分叉形成。

R1/4：牙根长度发育至总长度的 1/4。

R1/2：牙根长度发育至总长度的 1/2。

R3/4：牙根长度发育至总长度的 3/4。

Rc：牙根长度发育完成。

A1/2：根尖孔闭合 1/2。

Ac：根尖孔完全闭合。

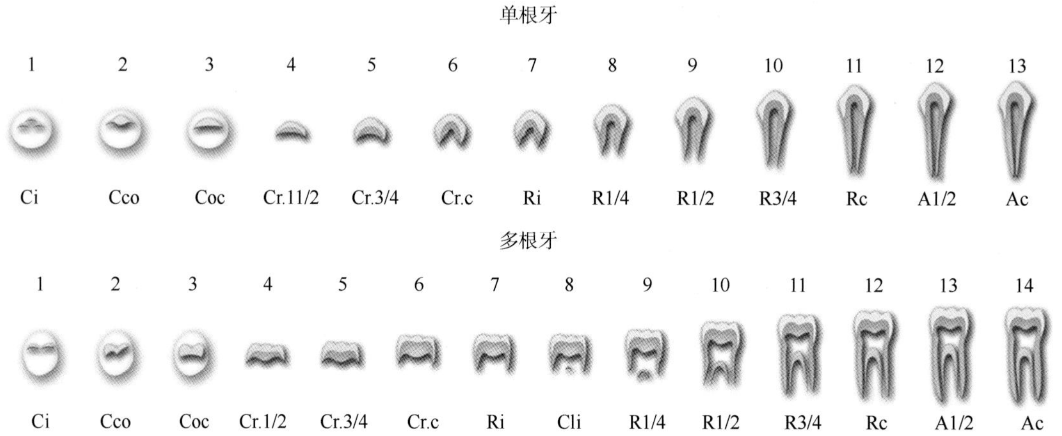

图 3-14 Moorrees 磨牙发育阶段示意

基于该研究，Moorrees 等获得了下颌后牙（尖牙至第三磨牙）形成的时间表，另外将上、下颌中切牙、侧切牙发育的后期阶段以图表形式呈现。除早期成熟的第一磨牙外，恒牙（尖牙至第三磨牙）牙胚是在出生后形成的。尖牙牙冠开始形成的年龄约为 6 月龄，第一前磨牙为 1.8 岁，第二前磨牙为 3.0 岁，第二磨牙为 3.5 岁，第三磨牙约为 9.4 岁。处于小学一年级（即 6～7 岁）的儿童通常刚刚完成第二磨牙和第二前磨牙的牙冠形成；对于 12 岁左右的儿童，除第三磨牙外的所有恒牙均已发育成熟，而第三磨牙的牙冠已完成。第一磨牙的牙冠形成所需的时间为 2.1 年，第二磨牙和第三磨牙的牙冠形成所需时间为 2.8 年，前磨牙牙冠形成期较磨牙长，为 3.1～3.4 年，尖牙则为 3.5 年。上颌中切牙的牙根形成时间约为 3.3 年，下颌第一磨牙为 3.6 年，第二磨牙为 4.8 年，第三磨牙约为 4.5 年。以上牙根形成所需时间均是依据 3 个磨牙的近中根情况获得，其远中根的发育相较于近中根要长 0.2～0.3 年。女性尖牙和两个前磨牙牙根形成的时间为 4.6～4.9 年，而男性平均需要 5.3～5.4 年才能形成第一和第二前磨牙牙根，男性尖牙牙根形成时间更长，需要 6.2 年。对于上颌侧切牙牙根形成所需时间，在男性约为 4 年，而女性相较于男性时间短 0.6 年。对比发现，牙冠的发育与牙根发育差异较大，牙冠发育所需的时间在男性和女性中基本是相同的，仅差 0.02～0.10 年。但是，不同阶段的牙冠形成时间在男性和女性中偶尔存在明显差异。

Anderson 等通过对加拿大儿童的研究改进了 Moorrees 法并将上颌全部牙齿纳入到评价系统中。Saunders 等在 1993 年对 19 世纪墓地中的 579 具人类遗骸样本进行研究，对其中 282 例青少年样本进行全口曲面断层片拍摄，并应用 Moorrees 法进行牙龄推断，将推断结果与墓地记录进行对比，结果显示应用 Moorrees 法推断年龄的误差仅为 1.5 岁。为探究 Moorrees 法应用过程中的可重复性，2006 年 Dhanjal 等选取了 73 例年龄为 8.97～23.79 岁人类样本的全口曲面断层片，分别应用 Demirjian 法和 Moorrees 法对左侧第三磨牙的牙冠或牙根发育进行评价分期，以比较两种方法在评价过程中的组间、组内检验一致性，结果发现 Demirjian 法的一致性结果较好，而 Moorrees 法因发育阶段划分较多，一致性结果相对较差，二者一致性最高的阶段分别为 Demirjian 法的 E 期和 Moorrees 法的“全冠期”，说明对于牙根发育早期的判断比晚期更可靠。在 2013 年，Seselj 等为提高 Moorrees 法推断年龄的准确性，选取了 1393 例 3～17 岁捷克人样本，对其拍摄的全口曲面断层片中的下颌牙齿应用 Moorrees 法进行发育阶段评估，由于年龄与牙齿分期之间为非线性关系，他们认为与其他经验性预测模型相比，博弈法推断年龄的准确率最高，而且第二磨牙显示出最佳的年龄预测能力。

1970 年，Haavikko 等对 Moorrees 法进行了改良，去除了原分类当中不易区分的分期，并增加了 0 期，代表牙尖未开始矿化，最终通过研究 1162 例年龄为 2～20 岁的芬兰儿童的全口曲面断层片，得出了处于不同发育阶段儿童的年龄中位数，其各阶段的具体分期标准如下（图 3-15）：

0：牙囊形成，但未见牙尖钙化点。

Ci：牙尖开始形成。

Cco：可见部分牙尖融合。

Cr.1/2：牙冠发育至 1/2。

Cr.3/4：牙冠发育至 3/4。

Cr.c：牙冠发育完成。

Ri：牙根开始形成。

R1/4：牙根长度发育至总长度的 1/4。

R1/2：牙根长度发育至总长度的 1/2。

R3/4：牙根长度发育至总长度的 3/4。

Rc：牙根长度发育完成。

Ac：根尖孔完全闭合。

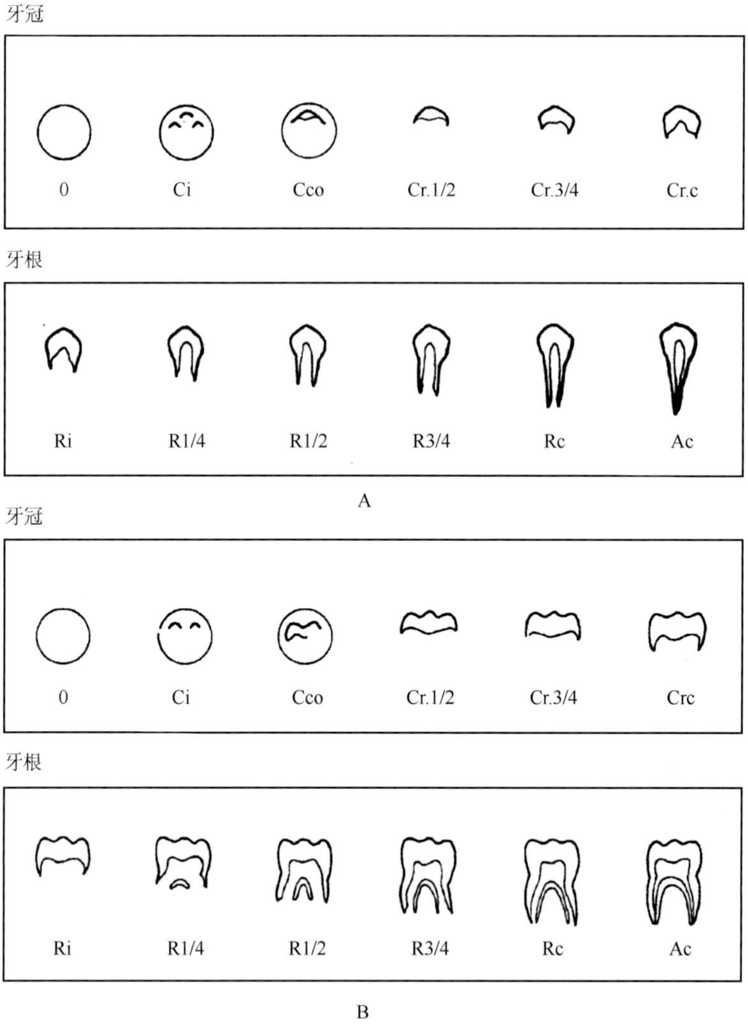

牙冠

| 0 | Ci | Cco | Cr.1/2 | Cr.3/4 | Cr.c |

牙根

| Ri | R1/4 | R1/2 | R3/4 | Rc | Ac |

A

牙冠

| 0 | Ci | Cco | Cr.1/2 | Cr.3/4 | Crc |

牙根

| Ri | R1/4 | R1/2 | R3/4 | Rc | Ac |

B

图 3-15　Haavikko 牙发育示意

A. Haavikko 单根牙发育阶段示意图；B. Haavikko 多根牙发育阶段示意图

使用该方法时对全口曲面断层片中根尖孔未完全闭合的恒牙（不包括第三磨牙）进行发育阶段的评估，并结合牙龄转换表计算出每颗牙齿对应的分值，再将分值相加求出均数，所得均数值即为牙龄。

该方法采用对单个牙赋值再相加求均数的牙龄计算方法，因此 Haavikko 法在先天缺牙患儿牙齿发育的研究中具有明显的优势。另外，Moorrees 法的发育分期判定完全基于牙冠、牙根发育及根尖孔的闭合程度，且发育过程划分的阶段较其他判定方法多，因此对于判定者的专业素养及一致性检验的要求较高，否则会影响年龄推断的准确性。

4. Demirjian 法及其改良法

（1）Demirjian 法：1973 年，Demirjian 等提出恒牙发育分期法（A～H 期），目前该

法已成为应用和研究最为广泛的牙齿发育分期方法之一。Demirjian 通过观察 2～20 岁的 1446 例男性和 1482 例法裔加拿大女性的口腔全景片，根据每颗牙齿不同发育程度来评估总体牙齿成熟度或牙龄，同时借鉴了 Tanner 等在 1962 年提出并于 1973 年修正的赋值法，即赋予骨骼或牙齿各发育分期相应的分值，所有牙齿的分值相加得到成熟度总分，依照牙龄标准表转换为对应的牙龄。

从牙冠钙化开始到根尖闭合，Demirjian 等将除第三颗磨牙以外的左下颌七颗恒牙发育分为 8 个分期（既从 A 至 H 期）。前磨牙和磨牙的发育可分为 8 个分期（A～H），尖牙和切牙可分为 6 个分期（C～H）。该评估系统是基于左下颌象限，当左下颌象限中有一颗或多颗缺失或无法记录的牙齿，也可以评估对侧下颌同类牙齿，第一磨牙缺失时可以用中切牙进行代替。该方法仅限于下颌牙齿，且不可用第三磨牙替代，也不能计入缺失的牙齿或残存的牙齿碎片。评估顺序：第二磨牙（M2）、第一磨牙（M1）、第二前磨牙（PM2）、第一前磨牙（PM1）、尖牙（C）、侧切牙（I2）、中切牙（I1）。对照相应表格得出各牙的分期对应分值，并将七颗恒牙的分值相加，得到相应的牙齿成熟指数，依照相应表格或百分曲线将牙齿成熟指数对应为相应的牙龄。

每一个发育分期有 1～3 条细则，结合牙发育分期图和 X 线片示意图（图 3-16）进行比较。若分期仅一条细则，必须达到这一细则要求时才能评估为该发育分期；两条细则时，需满足首条细则；三条细则时，则必须满足前两条细则。达到某一分期标准时，需同时满足上一分期的标准。处于临界情况时，以上一分期为准。无钙化时，评估结果为 0（不考虑牙囊发育）。

Demirjian 法的牙发育 A～H 期的判断标准如下：

A 期：在单根牙或双根牙的牙囊顶端可见倒锥形的钙化点，钙化点未融合。

B 期：钙化点开始融合，形成一个或多个尖顶，尖顶形成牙齿的颌面轮廓。

C 期：①牙冠部的牙釉质完全形成，并覆盖延伸至牙颈部；②牙本质开始形成，可见牙本质沉积；③牙髓腔髓室顶部轮廓为曲形。

D 期：①牙冠在牙骨质交界处以上完全形成。②单根牙的髓室顶部轮廓弯曲，朝着颈部的方向形成凹面。若出现牙髓角的投影，髓室轮廓似雨伞的顶部。磨牙的牙髓腔则近似梯形。③针状牙根开始形成。

E 期：单牙根牙，①牙髓腔壁呈直线形，牙髓角较前期增大；②牙根长度小于牙冠高度。磨牙，①牙根分叉开始形成，呈钙化点或半月形；②牙根长度小于牙冠高度。

F 期：单牙根牙，①牙髓腔壁形成等腰三角形，根尖末端为漏斗状；②牙根长度大于或等于牙冠高度。磨牙，①钙化的牙根分叉从半月形进一步分化为轮廓清晰的漏斗形；②牙根长度大于或等于牙冠高度。

G 期：根管侧壁相互平行，根尖部分开放，未完全闭合（磨牙的远中牙根具有评估价值）。

H 期：①磨牙的根尖末端完全闭合（包括磨牙的远中牙根）；②牙根和根尖的牙周膜宽度均匀一致。

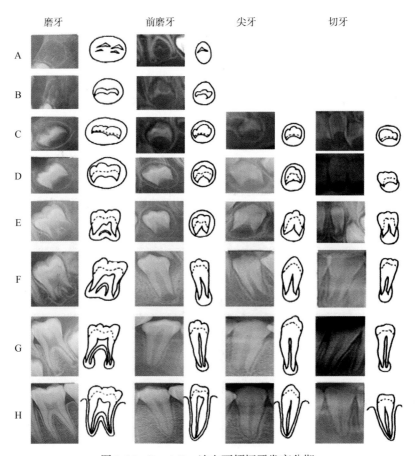

图 3-16　Demirjian 法左下颌恒牙发育分期

Demirjian 等根据男女性样本的评估结果，结合 Tanner 等方法，建立了左下颌七齿发育分期自加权赋分表（表 3-8）。从左下颌七齿发育分期自加权赋分表的男性、女性牙齿发育得分可以看出，除了第一磨牙（M1），女性样本的分数普遍高于男性样本，男性、女性牙齿发育存在差异。

表 3-8　牙齿发育分期自加权赋分（左下颌七齿系统）

性别	牙齿	发育分期								
		0[a]	A	B	C	D	E	F	G	H
男性	M2	0.0	2.1	3.5	5.9	10.1	12.5	13.2	13.6	15.4
	M1				0.0	8.0	9.6	12.3	17.0	19.3
	PM2	0.0	1.7	3.1	5.4	9.7	12.0	12.8	13.2	14.4
	PM1			0.0	3.4	7.0	11.0	12.3	12.7	13.5
	C			0.0	3.5	7.9	10.0	11.0	11.9
	I2			0.0	3.2	5.2	7.8	11.7	13.7
	I1				0.0	1.9	4.1	8.2	11.8

续表

性别	牙齿	发育分期								
		0ª	A	B	C	D	E	F	G	H
女性	M2	0.0	2.7	3.9	6.9	11.1	13.5	14.2	14.5	15.6
	M1				0.0	4.5	6.2	9.0	14.0	16.2
	PM2	0.0	1.8	3.4	6.5	10.6	12.7	13.5	13.8	14.6
	PM1			0.0	3.7	7.5	11.8	13.1	13.4	14.1
	C				0.0	3.8	7.3	10.3	11.6	12.4
	I2				0.0	3.2	5.6	8.0	12.2	14.2
	I1					0.0	2.4	5.1	9.3	12.9

a. 0 期代表无钙化。

每个样本的发育分值总和为该个体的牙齿发育成熟度分值，成熟度分数可在牙齿成熟度百分曲线（图 3-17）上读取第 50 百分位数曲线达到该成熟度得分时对应的牙龄，或通过这种方式构建的成熟度得分与牙龄转换表（表 3-9，表 3-10）对比，将成熟度得分直接转换为牙龄。

由于该研究收集的最小年龄组的样本数量不足，无法对该年龄组的成熟度百分数和牙齿年龄进行准确估计，因此绘制的百分位数曲线仅适用于 3～17 岁牙龄范围。对比下颌十四齿和左下颌七齿系统，两系统推断牙龄的标准差微小，8 岁的偏差仅为 3 周，而任一系统的牙龄标准偏差为 6 周。因此，该研究选择左下颌七齿系统作为研究模型。Demirjian 等对比了不同牙齿所占权重不同的多个系统，发现结果差异微小，差异的标准偏差与十四齿和七齿系统的偏差相似，因此赋予每颗牙齿同等权重。

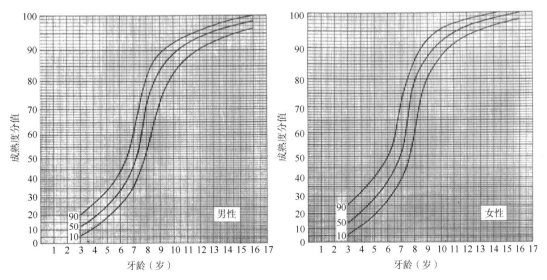

图 3-17 牙齿成熟度百分曲线（七齿系统）

表 3-9 成熟度分值与牙龄转换表——男性（左下颌象限）

牙龄	分值	牙龄	分值	牙龄	分值	牙龄	分值	牙龄	分值	牙龄	分值	牙龄	分值
3.0	12.4	5.0	25.4	7.0	46.7	9.0	83.6	11.0	92.0	13.0	95.6	15.0	97.6
0.1	12.9	0.1	26.2	0.1	48.3	0.1	84.3	0.1	92.2	0.1	95.7	0.1	97.7
0.2	13.5	0.2	27.0	0.2	50.0	0.2	85.0	0.2	92.5	0.2	95.8	0.2	97.8
0.3	14.0	0.3	27.8	0.3	52.0	0.3	85.6	0.3	92.7	0.3	95.9	0.3	97.8
0.4	14.5	0.4	28.6	0.4	54.3	0.4	86.2	0.4	92.9	0.4	96.0	0.4	97.9
0.5	15.0	0.5	29.5	0.5	56.8	0.5	86.7	0.5	93.1	0.5	96.1	0.5	98.0
0.6	15.6	0.6	30.3	0.6	59.6	0.6	87.2	0.6	93.3	0.6	96.2	0.6	98.1
0.7	16.2	0.7	31.1	0.7	62.5	0.7	87.7	0.7	93.5	0.7	96.3	0.7	98.2
0.8	17.0	0.8	31.8	0.8	66.0	0.8	88.2	0.8	93.7	0.8	96.4	0.8	98.2
0.9	17.6	0.9	32.6	0.9	69.0	0.9	88.6	0.9	93.9	0.9	96.5	0.9	98.3
4.0	18.2	6.0	33.6	8.0	71.6	10.0	89.0	12.0	94.0	14.0	96.6	16.0	98.4
0.1	18.9	0.1	34.7	0.1	73.5	0.1	89.3	0.1	94.2	0.1	96.7		
0.2	19.7	0.2	35.8	0.2	75.1	0.2	89.7	0.2	94.4	0.2	96.8		
0.3	20.4	0.3	36.9	0.3	76.4	0.3	90.0	0.3	94.5	0.3	96.9		
0.4	21.0	0.4	38.0	0.4	77.7	0.4	90.3	0.4	94.6	0.4	97.0		
0.5	21.7	0.5	39.2	0.5	79.0	0.5	90.6	0.5	94.8	0.5	97.1		
0.6	22.4	0.6	40.6	0.6	80.2	0.6	91.0	0.6	95.0	0.6	97.2		
0.7	23.1	0.7	42.0	0.7	81.2	0.7	91.3	0.7	95.1	0.7	97.3		
0.8	23.8	0.8	43.6	0.8	82.0	0.8	91.6	0.8	95.2	0.8	97.4		
0.9	24.6	0.9	45.1	0.9	82.8	0.9	91.8	0.9	95.4	0.9	97.5		

值得注意的是，Demirjian 等提出的成熟度分值与牙龄转换表（表 3-9，表 3-10）是基于法裔加拿大人群建立的，应用于其他族裔的人群时，同一年龄可能出现成熟度分值的偏差；由于不同人群的牙齿发育模式差异不大，因此牙齿发育分期方法（表 3-8）适用于不同人群。

（2）Demirjian 改良法

1976 年，Demirjian 等针对前述研究出现的两大问题：左下颌七齿个别牙齿缺失的情况和低龄儿童组及大龄青少年组的样本数量不足的问题，将研究样本量扩大至 2407 例男孩和 2349 例女孩，增加了处于 A 期的第一前磨牙和处于 C 期的中切牙的样本，提出了新七齿系统的发育分期自加权赋分表（表 3-11），增加绘制了第 3 和第 97 百分位数曲线（图 3-18）。同前期研究的七齿系统成熟度分数相比（表 3-12），新旧七齿系统之间差异的标准偏差较小，因此新旧七齿系统的变化不大。

当无法使用口腔全景片时，可拍摄磨牙和前磨牙的牙根尖 X 线片。针对这种情况，Demirjian 等提出了两个独立的四齿系统（M2、M1、PM2、PM1 和 M2、PM2、PM1、I1），并建立四齿系统的发育分期自加权赋分表、转换标准表及百分位图。M2、PM2、PM1、I1 系统的提出是由于下颌中切牙的发育与第一磨牙基本同步，高年龄组样本中经常出现第一磨牙缺失的情况，因此用中切牙代替磨牙。对三个系统进行成熟度得分差值的两两比较，各系统间的平均差异可用于不同系统成熟度分值的转换。

表 3-10　成熟度分值与牙龄转换表——女性（左下颌象限）

牙龄	分值	牙龄	分值	牙龄	分值	牙龄	分值	牙龄	分值	牙龄	分值	牙龄	分值
3.0	13.7	5.0	28.9	7.0	51.0	9.0	87.2	11.0	94.5	13.0	97.3	15.0	99.2
0.1	14.4	0.1	29.7	0.1	52.9	0.1	87.8	0.1	94.7	0.1	97.4	0.1	99.3
0.2	15.1	0.2	30.5	0.2	55.5	0.2	88.3	0.2	94.9	0.2	97.5	0.2	99.4
0.3	15.8	0.3	31.3	0.3	57.8	0.3	88.8	0.3	95.1	0.3	97.6	0.3	99.4
0.4	16.6	0.4	32.1	0.4	61.0	0.4	89.3	0.4	95.3	0.4	97.7	0.4	99.5
0.5	17.3	0.5	33.0	0.5	65.0	0.5	89.8	0.5	95.4	0.5	97.8	0.5	99.6
0.6	18.0	0.6	34.0	0.6	68.0	0.6	90.2	0.6	95.6	0.6	98.0	0.6	99.6
0.7	18.8	0.7	35.0	0.7	71.8	0.7	90.7	0.7	95.8	0.7	98.1	0.7	99.7
0.8	19.5	0.8	36.0	0.8	75.0	0.8	91.1	0.8	96.0	0.8	98.2	0.8	99.8
0.9	20.3	0.9	37.0	0.9	77.0	0.9	91.4	0.9	96.2	0.9	98.3	0.9	99.9
4.0	21.0	6.0	38.0	8.0	78.8	10.0	91.8	12.0	96.3	14.0	98.3	16.0	100.0
0.1	21.8	0.1	39.1	0.1	80.2	0.1	92.1	0.1	96.4	0.1	98.4		
0.2	22.5	0.2	40.2	0.2	81.2	0.2	92.3	0.2	96.5	0.2	98.5		
0.3	23.2	0.3	41.3	0.3	82.2	0.3	92.6	0.3	96.6	0.3	98.6		
0.4	24.0	0.4	42.5	0.4	83.1	0.4	92.9	0.4	96.7	0.4	98.7		
0.5	24.8	0.5	43.9	0.5	84.0	0.5	93.2	0.5	96.8	0.5	98.8		
0.6	25.6	0.6	45.2	0.6	84.8	0.6	93.5	0.6	96.9	0.6	98.9		
0.7	26.4	0.7	46.7	0.7	85.3	0.7	93.7	0.7	97.0	0.7	99.0		
0.8	27.2	0.8	48.0	0.8	86.1	0.8	94.0	0.8	97.1	0.8	99.1		
0.9	28.0	0.9	49.5	0.9	86.7	0.9	94.2	0.9	97.2	0.9	99.1		

表 3-11　新七齿系统的发育分期自加权赋分（左下颌七齿系统）

性别	牙齿	发育分期								
		0	A	B	C	D	E	F	G	H
男性	M2	0.0	1.7	3.1	5.4	8.6	11.4	12.4	12.8	13.6
	M1				0.0	5.3	7.5	10.3	13.9	16.8
	PM2	0.0	1.5	2.7	5.2	8.0	10.8	12.0	12.5	13.2
	PM1		0.0	4.0	6.3	9.4	13.2	14.9	15.5	16.1
	C				0.0	4.0	7.8	10.1	11.4	12.0
	I2				0.0	2.8	5.4	7.7	10.5	13.2
	I1				0.0	4.3	6.3	8.2	11.2	15.1
女性	M2	0.0	1.8	3.1	5.4	9.0	11.7	12.8	13.2	13.8
	M1				0.0	3.5	5.6	8.4	12.5	15.4
	PM2	0.0	1.7	2.9	5.4	8.6	11.1	12.3	12.8	13.3
	PM1		0.0	3.1	5.2	8.8	12.6	14.3	14.9	15.5
	C				0.0	3.7	7.3	10.0	11.8	12.5
	I2				0.0	2.8	5.3	8.1	11.2	13.8
	I1				0.0	4.4	6.3	8.5	12.0	15.8

表 3-12　新旧七齿系统成熟度分数比较

牙龄（岁）	新旧七齿系统得分平均差值		系统间差值标准差		新旧系统标准差平均值		平均年龄变化率（成熟度分值/年）	
	男性	女性	男性	女性	男性	女性	男性	女性
2.3～3.5	4.3	4.2	1.6	1.6	6.0	6.7	9	9
3.5～4.5	4.0	4.0	1.1	1.2	6.6	8.0	8	8
4.5～5.5	3.6	3.5	0.9	1.0	7.6	9.0	8	9
5.5～6.5	2.8	2.6	1.1	1.2	8.6	9.8	11	15
6.5～7.5	1.6	0.9	1.4	1.7	9.0	9.9	16	20
7.5～8.5	−1.0	−1.7	1.5	1.3	8.4	7.8	15	10
8.5～9.5	−1.7	−1.4	1.0	1.0	6.9	6.1	7	8
9.5～10.5	−0.9	−0.5	0.8	0.8	5.1	4.8	5	5
10.5～11.5	0.0	0.4	0.7	0.6	3.4	3.6	4	3
11.5～12.5	0.8	1.0	0.5	0.5	2.5	2.6	2	2
12.5～13.5	1.0	1.1	0.4	0.4	1.8	1.7	2	1
13.5～14.5	1.0	0.8	0.4	0.4	1.3	1.2	1	1
14.5～15.5	0.8	0.5	0.3	0.4	0.9	0.8	1	1
15.5～16.5	0.4	0.2	0.3	0.3	0.5	0.5	—	—
16.5～17.5	0.0	0.0	0.2	0.2	0.3	0.3	—	—

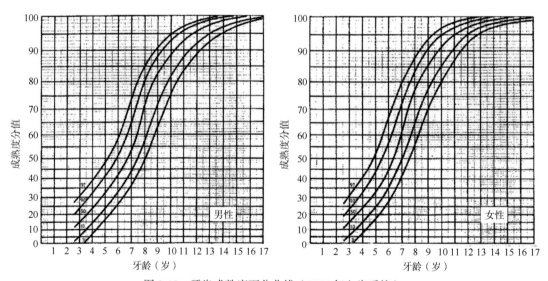

图 3-18　牙齿成熟度百分曲线（1976 年七齿系统）

2001 年，Willems 等应用 Demirjian 法推断比利时高加索人群样本牙龄，结果显示全年龄组（13 个年龄组）的牙龄均高于实际年龄，其中男性 9～10 岁年龄组[（0.7±1.0）岁]、女性 9～10 岁年龄组[（0.9±1.1）岁]及 10～11 岁年龄组[（1.0±1.1）岁]的牙龄推断偏高情况最为显著。为避免出现上述高估情况，Willems 等对比利时高加索人群样本的成熟度分值进行加权方差分析，构建了直接以牙龄表示的牙齿发育分期表（表 3-13）。结果显示，应用于比利时高加索人群时，改良法的准确性高于 Demirjian 法。

表 3-13 Willems 法左下颌七齿发育分期——牙龄发育分期表

性别	牙齿	发育分期							
		A	B	C	D	E	F	G	H
男性	I1	—	—	1.68	1.49	1.5	1.86	2.07	2.19
	I2	—	—	0.55	0.63	0.74	1.08	1.32	1.64
	C	—	—	—	0.04	0.31	0.47	1.09	1.9
	PM1	0.15	0.56	0.75	1.11	1.48	2.03	2.43	2.83
	PM2	0.08	0.05	0.12	0.27	0.33	0.45	0.4	1.15
	M1	—	—	—	0.69	1.14	1.6	1.95	2.15
	M2	0.18	0.48	0.71	0.8	1.31	2	2.48	4.17
女性	I1	—	—	1.83	2.19	2.34	2.82	3.19	3.14
	I2	—	—	—	0.29	0.32	0.49	0.79	0.7
	C	—	—	0.6	0.54	0.62	1.08	1.72	2
	PM1	-0.95	-0.15	0.16	0.41	0.6	1.27	1.58	2.19
	PM2	-0.19	0.01	0.27	0.17	0.35	0.35	0.55	1.51
	M1	—	—	—	0.62	0.9	1.56	1.82	2.21
	M2	0.14	0.11	0.21	0.32	0.66	1.28	2.09	4.04

（3）Demirjian 法及其改良法的应用评价：据广泛研究报道，Demirjian 法应用于不同人群时牙龄推断准确性低，牙龄普遍高于实际年龄。

Demirjian 法应用于土耳其西部、北部、西北、东部儿童人群的研究中发现，牙龄普遍高于实际年龄，二者差异具有统计学意义，准确性较低，不适用于土耳其儿童。Aissaoui 等应用 Demirjian 法推断 280 例 2.8～16.5 岁突尼斯儿童的牙龄，结果发现低龄组儿童（3～8 岁）的牙龄大于实际年龄（男性误差为 0.3～1.32 岁，女性误差为 0.26～1.37 岁），而大龄组儿童（9～16 岁）的牙龄和实际年龄差异范围在 -0.02～3 岁，准确性不高。应用于印度、巴西、委内瑞拉和西班牙儿童人群的牙龄推断时发现，Demirjian 法推断牙龄普遍大于实际年龄。

Chen 等应用 Demirjian 法对 445 例 8～16 岁中国西部儿童的口腔全景片进行分析，结果显示中国西部儿童的推断牙龄误差普遍大于法裔加拿大儿童，其中男性误差为 -1.0000～1.3000 岁，女性误差为 0.0071～1.2500 岁，提示该方法不适用于中国西部儿童人群。Jayaraman 等使用 Demirjian 法，分析 182 例 3～16 岁中国南部儿童年龄，结果显示牙龄普遍大于实际年龄（男性平均误差为 0.62 岁，女性平均误差为 0.36 岁），准确性较低。

因 Demirjian 法在中国部分地区儿童人群中的应用准确性较差，田雪梅等通过观察汉族 6～18 周岁人群曲面断层影像片中下颌恒牙钙化程度的影像特征，建立了下颌恒牙钙化分级评分标准，依照上述标准对广东、河南、陕西、黑龙江和重庆 5 个省份 6～15 周岁的汉族儿童下颌恒牙钙化程度进行评分分级，并根据牙齿钙化程度建立方程，方程决定系数为 0.67～0.8，男性、女性平均误差分别为 0.367～0.433 岁和 0.367～0.502 岁，提示田雪梅等建立的下颌恒牙钙化分级评分标准和年龄推断方程适用于上述地区汉族儿童人群。

既往研究提示，Demirjian 法的准确性普遍低于改良法或其他牙龄推断方法。Ambarkova 等应用 Demirjian 法和 Willems 法推断前南斯拉夫马其顿共和国 966 例 6～13 岁儿童的牙龄，结果显示两种方法的牙龄均大于实际年龄，男女性的牙龄和实际年龄差异最小值均见于 Willems 法[男性为（0.52±0.87）岁，女性为（0.33±0.83）岁]，而差异最大值均见于 Demirjian 法。因此，在该人群中 Willems 法推断牙龄的准确性高于 Demirjian 法。2014 年，Ye 等应用 Demirjian 法和 Willems 法推断 941 例 7～14 岁的中国汉族儿童。Demirjian 法推断牙龄普遍高于实际年龄（男性为 1.68 岁，女性为 1.28 岁），而 Willems 法高估了男性年龄 0.35 岁，低估了女性年龄 0.02 岁，提示 Willems 法的准确性高于 Demirjian 法。Demirjian 法、Willems 法和 Cameriere 法在土耳其儿童人群中的比较研究发现 Willems 法在该人群牙龄推断中的准确性最高，Demirjian 法次之。应用 Demirjian 法、Willems 法、Nolla 法和 Häävikko 法推断 1200 例 5～15 岁印度儿童牙龄的比较研究发现，Willems 法高估实际年龄（0.09±0.80）岁，准确性高于其他三种方法；Demirjian 法的准确性次之，高估实际年龄（0.19±0.80）岁。应用于巴西和西班牙儿童时，Demirjian 法的准确性低于 Nolla 法。

应用于中国部分地区人群时，Demirjian 法的准确性高于 Willems 法。Zhai 等使用 Demirjian 法和 Willems 法推断 1004 例 11～18 岁中国北方儿童牙龄，相较于 Willems 法（MAE=1.22 岁），Demirjian 法的准确性更高（MAE=1.08 岁）。应用于中国东部汉族人群的比较研究发现，Demirjian 法和 Willems 法均低估男女性样本的年龄，前者的准确性高于后者。中国中南地区汉族儿童中的研究结果提示 Demirjian 法（MAE=0.85 岁）的准确性高于 Willems 法（MAE=0.86 岁）。

2018 年，扎拉嘎白乙拉等分析了年龄为 8～16 岁的湖南省汉族儿童的全颌 X 线片 1249 张，其中女孩 603 人，男孩 646 人。根据 Demirjian 法对每个样本的 X 线片进行判别，记录左下颌 7 个恒牙所处的发育阶段。结果显示，样本所测得牙龄与实际年龄的平均差异女性为 0.03 岁、男性为–0.03 岁，其差异不具有统计学意义（$P>0.05$）。除男性 16 岁年龄组[（1.21±0.88）岁]外，两种性别的实际年龄与牙龄的平均差值都小于 1.0 岁。女孩的平均年龄差只在三个年龄组（8 岁、12 岁和 16 岁）具有统计学意义，而男孩的平均年龄差值在五个年龄组（10 岁、12 岁、13 岁、14 岁和 16 岁）具有统计学意义。女孩的实际年龄与牙龄的平均差值多为 0～0.5 岁，最大差值为 4.5 岁。男孩的实际年龄与牙龄的平均差值多为–0.5～0.5 岁，最大差值为 4.0 岁（图 3-19）。

案例：2012 年 9 月在湖南省长沙市警察巡逻时发现某街道有一流浪儿童（男性），于是带回警局，请求法医帮助判定该儿童的年龄。法医拍摄了该儿童的口腔全景片，截取该儿童拍摄的左下颌部位（图 3-20），根据 Demirjian 法将七颗恒牙的钙化情况进行分期，分期结果为 G、F、E、E、E、F、D，参照计算表可以得出每个分期对应的分数为 8.2、7.8、7.9、11.0、12.0、12.3、10.1。将七颗恒牙分期对应的分数相加为 69.3，对应到表 3-9 中，可见 69.3 介于 69.0 和 71.6 之间，故相应的年龄应该为 7.9～8.0 岁。警方后来找到孩子家属，家属称男童实际年龄为 8.1 岁。

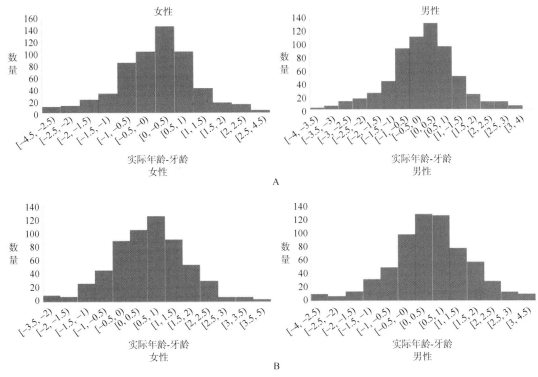

图 3-19　湖南地区男性和女性实际年龄与牙龄的年龄差分布柱状图

A. Demirjian 法；B. Willems 法

5. Cameriere 法　2006 年，Cameriere 测量了 455 例 5～15 岁意大利儿童的全口曲面断层片中左侧下颌中切牙到第二磨牙的七颗左下颌恒牙的根尖孔距离和牙齿高度。对于单根牙（如中切牙、侧切牙、尖牙、第一前磨牙和第二前磨牙），需要测量开放根管的内侧壁之间距离（A_i，$i=1$，…，5）；对于多根牙（第一磨牙和第二磨牙），需要测量每根开放根管的内侧壁间距离并求和（A_i，$i=6$，7）。为了处理 X

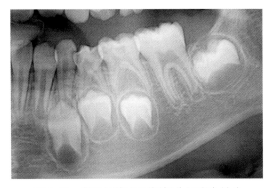

图 3-20　截取男童左下颌部分口腔全景片

线片可能存在的放大倍数误差或者拍摄角度问题所造成的误差，根尖孔宽度（A_i，$i=1$，…，7）需要除以牙齿长度（L_i，$i=1$，…，7），得到校正后的牙齿指数（$x_i=A_i/L_i$，$i=1$，…，7）进行牙齿成熟度的估计（图 3-21）。根尖孔未闭合牙齿数目记为 s，牙根完全闭合牙齿数目记为 N_0。性别记为 g，男性为 1，女性为 0。将以上测量数据带入以下 Cameriere 的欧洲估算公式即可得出预估年龄。

预估年龄（DA）$=8.387+0.282g-1.692x_5+0.835N_0-0.116s-0.139sN_0$

其中，g 表示性别，男性为 1，女性为 0；x_5 表示左侧下颌第二前磨牙校正后的牙齿指数；N_0 表示牙根完全闭合牙齿数目；s 表示根尖孔未闭合牙齿数目。

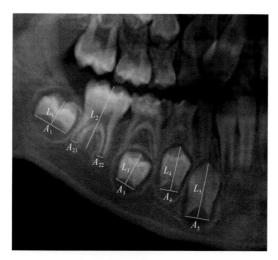

图 3-21 A_i 为根尖孔距离，L_i 为牙齿长度

研究结果表明，生理年龄与根尖孔形态变量显著相关，推断年龄与实际年龄平均误差仅为-0.035 岁，误差为 1.18 岁。所有年龄段的女孩相较于男孩，其牙齿发育成熟度更高，因此性别是需要纳入模型方程的变量因素之一。

2007 年，他们使用同样的方法又增加了克罗地亚、德国、西班牙、英国和斯洛文尼亚等欧洲其他国家的儿童作为研究人群，得出了适用于欧洲儿童年龄推断的线性回归方程。在 2010 年，EI-Bakary 等选择了 286 例年龄为 5～16 岁的埃及人的全口曲面断层片进行研究，其中男性 134 例，女性 152 例。该研究基于左侧下颌七颗恒牙的发育比较了 Cameriere 法和 Willems 法推断年龄的准确性。结果表明两种方法与年龄的相关性都较高，其中 Willems 法推断年龄准确度为 98.62%，Cameriere 法推断年龄的准确度为 98.02%，因此两种方法都可以用来推断埃及青少年儿童的生理年龄。Galic 等在 2011 年选择了 1089 例年龄为 6～13 岁的波斯尼亚-黑塞哥维那人的全口曲面断层片，比较 Cameriere 法、Haavikko 法和 Willems 法推断年龄的准确性。结果发现，Cameriere 法推断男性年龄会低估 0.02 岁，推断女性年龄会高估 0.09 岁，推断年龄和实际年龄之间的绝对误差男性与女性分别为 0.55 岁和 0.53 岁；Haavikko 法推断男性年龄会低估 0.09 岁，推断女性年龄会低估 0.29 岁，推断年龄和实际年龄之间的绝对误差男性与女性分别为 0.62 岁和 0.59 岁；Willems 法推断男性和女性年龄会分别高估 0.42 岁和 0.24 岁，推断年龄和实际年龄之间的绝对误差男性与女性分别为 0.67 岁和 0.69 岁（表 3-14）。

表 3-14 三种年龄推断方法的准确性比较

推断方法	男性误差（岁）	女性误差（岁）	男性绝对误差（岁）	女性绝对误差（岁）
Cameriere 法	-0.02	+0.09	0.55	0.53
Haavikko 法	-0.09	-0.29	0.62	0.59
Willems 法	+0.42	+0.24	0.67	0.69

因此，Cameriere 法推断波斯尼亚-黑塞哥维那人实际年龄的准确性最高，其次是 Haavikko 法和 Willems 法。2011 年，Fernandes 等基于 Cameriere 法对 160 张年龄为 5～15 岁的巴西儿童的全口曲面断层片进行测量，发现建立的年龄推断公式推断误差为-0.014 岁，其中 5～10 岁年龄段出现高估，11～14 岁年龄段出现低估现象。de Luca 等在 2012 年选择了 502 例年龄为 5～15 岁的墨西哥人的全口曲面断层片，通过使用 Cameriere 法对左侧下颌七颗恒牙根尖孔距离进行测量并建立了年龄推断的多元线性回归方程，结果发现实际年龄与推断年龄的误差在男性和女性中分别为 0.00 岁和 0.10 岁，标准误差分别为

0.52 岁和 0.63 岁，因此认为该方法用来推断墨西哥儿童和青少年年龄的准确性较高。2016 年，Cameriere 等为了克服基于根尖孔距离建立年龄推断的多元线性回归方程产生的偏倚，提出通过贝叶斯校正方法来评价左侧下颌七颗恒牙的发育。该研究选取了 2630 张年龄为 4~17 岁意大利健康人群的全口曲面断层片，通过测量左侧下颌七颗恒牙根尖孔距离和获得牙齿发育成熟度并建立贝叶斯模型来推断年龄，结果表明该模型推断男性与女性的 MAE 分别为 0.72 岁和 0.73 岁，平均四分位间距男性为 1.37 岁、女性为 1.51 岁。贝叶斯偏倚男性和女性分别为 –0.005 和 0.003。因此，该贝叶斯校正模型可以克服传统多元线性回归方程的偏倚误差，可以同时用来推断年龄和评价年龄分布可能造成的偏倚。

在我国，兰玲梅等以全口曲面断层片为研究对象，运用 Demirjian 法和 Cameriere 法测定并比较了 480 例 8~16 岁湖南省汉族青少年的牙龄。结果显示 Demirjian 法测得的牙龄在男性与女性中平均低估了 0.11 岁和 0.15 岁，Cameriere 法测得的牙龄在男性与女性中平均低估了 0.83 岁和 0.72 岁。郭昱成等在 2014 年使用 Cameriere 法对 785 例年龄为 5~15 岁的中国北方儿童的全口曲面断层片进行研究，发现 Cameriere 法得出的欧洲年龄推断公式应用于中国儿童会低估男性实际年龄 0.43 岁，低估女性实际年龄 0.03 岁，推断年龄和实际年龄绝对误差平均值男性与女性分别为 1.12 岁和 0.86 岁，但统计学差异仅见于男性。在该研究中他们还建立了适用于中国人群的年龄推断公式：

$$年龄 = 10.202 + 0.826g - 4.068X_3 - 1.536X_4 - 1.959X_7 + 0.536N_0 - 0.219sN_0$$

其中，g 表示性别，男性记为 1，女性记为 0。

该公式分别低估了中国男性与女性年龄 0.06 岁和 0.01 岁，推断年龄和实际年龄男性与女性的 MAE 分别为 0.67 岁和 0.60 岁，男性和女性均未见统计学差异。

扎拉嘎白乙拉采用 Cameriere 法的欧洲年龄估算公式评估了在中国南方儿童中的适用性，并对公式进行调整，建立更适合南方儿童的公式。收集湖南地区 1138 例健康儿童的牙片（男性 558 例，女性 580 例，年龄为 4.00~15.99 岁），根据测量结果得到的数据，建立了岭回归方程，具体如下：

$$牙龄（DA）= 10.397 + 0.339g - 1.806x_3 - 1.604x_4 + 0.625N_0 - 0.567s - 0.214sN_0$$

其中，g 表示性别，男性为 1，女性为 0；x_3 表示左侧下颌尖牙校正后的牙齿指数；x_4 表示左侧下颌第一前磨牙校正后的牙齿指数；N_0 表示牙根完全闭合牙齿数目；s 表示根尖孔未闭合牙齿数目。

同时对岭回归方程得到的结果和欧洲原公式得到的结果进行了比较。对于男性，样本平均年龄为（8.67±2.57）岁，使用岭回归方程得到的平均年龄为（8.62±2.50）岁，而欧洲原公式得到的平均年龄为（8.54±2.50）岁；因此，岭回归方程得到的平均差值为（–0.06±0.65）岁，小于欧洲原公式得到的平均差值（–0.40±1.04）岁；对于平均绝对误差，岭回归方程得到的 MAE 为 0.48 岁，欧洲原公式得到的 MAE 为 0.91 岁；岭回归方程得到的 RMSE 较小，为 0.65 岁，而欧洲原公式得到的 RMSE 较大，为 1.11 岁。对于女性，样本的平均年龄为（9.28±2.82）岁，岭回归方程得到的平均估计年龄为（9.26±2.73）岁，得到的平均误差和 RMSE 均较小[平均误差为（–0.02±0.62）岁，

RMSE 为 0.62 岁]；而欧洲原公式得到的平均估计年龄为（8.68±2.31）岁，平均误差为（-0.60±0.93）岁，RMSE 为 1.10 岁。这些结果表明针对南方儿童建立的特异性公式相比于欧洲原公式更适用于南方儿童的年龄估计。

与欧洲年龄推断公式相比，针对中国儿童建立的公式也能有效地提高中国北方儿童年龄推断的准确性。然而，该方法依赖于对牙根的发育及根尖孔闭合状态的观测，而对于我国 16 岁以上的青少年，牙根基本已经达到闭合状态，因此会影响该方法推断年龄的准确性。同时，对于双下颌同名牙缺失的情况，会限制该方法的应用。

此外，扎拉嘎白乙拉还比较了 Demirjian 法、Nolla 法和 Cameriere 法在中国人群的适用性，于 2018 年收集 1161 例中国北方儿童（男性 591 例，女性 570 例，年龄为 5~16 岁）的全口曲面断层片。对于男性，平均年龄为（11.55±2.65）岁，使用 Demirjian 法、Nolla 法和 Cameriere 法估计的平均年龄分别为（11.57±2.74）岁、（11.23±2.71）岁和（11.35±2.41）岁；三种测量方法的平均差值为 0.02 岁、-0.31 岁和-0.20 岁。除了 Demirjian 法，其余两种方法均显示明显差异。对于女性，平均年龄为（12.06±2.52）岁，Demirjian 法测量的平均年龄为（12.08±2.54）岁，而 Nolla 法和 Cameriere 法测量的平均年龄分别为（11.75±2.63）岁和（11.78±2.25）岁；三种方法的平均差值分别为 0.02 岁、-0.30 岁和-0.28 岁。对于全部样本，平均年龄为（11.80±2.59）岁，用三种方法估计的平均年龄分别为（11.82±2.65）岁、（11.49±2.68）岁和（11.56±2.34）岁。结果表明，相较于 Nolla 法、Cameriere 法，Demirjian 法更适合中国北方儿童的年龄推断。

6. 恒牙萌出时间法 恒牙萌出常伴随着乳牙的脱落，此时牙列称为混合牙列。6 岁后第一恒磨牙萌出，其他恒牙的萌出次序是切牙 7~8 岁，第一双尖牙在 10 岁前后、第二双尖牙在 11 岁前后、12 岁以后第二磨牙萌出，标志着混合牙列结束。第三磨牙的萌出个体差异很大，多数在 16~21 岁萌出，也有人终身无第三磨牙（表 3-15），同样也是以 1 级为判定恒牙萌出的指标（标准与前述乳牙的标准相同）。

表 3-15 中国人恒牙萌出年龄（岁）

恒牙	姜元川统计（1959 年）		北医口腔教研组统计（右上标为月）		李宏毅统计（1960 年）	
	男性	女性	男性	女性	男性	女性
上颌						
1	7.83	7.82	6^7~8	5^{10}~8	6.5~8	6~9
2	9.02	8.56	7^8~9^{10}	6^{11}~9^{10}	7.5~10	7~10
3	11.21	10.44	9^{10}~12^{11}	9^4~12	10~13	9.5~12
4	10.51	9.97	9^1~12^{10}	8^9~12^4	9~12	9~12
5	10.98	10.61	10~12^{10}	9^{11}~12^{10}	10~13	9.5~12
6	7.85	7.42	6^1~7^5	5^3~7^4	6~7.5	5.5~7.5
7	12.29	11.99	11^5~14^3	11^1~13^{10}	11.5~14	11~14
8	18.38	18.71	—	—	—	—

续表

恒牙	姜元川统计（1959年）		北医口腔教研组统计（右上标为月）		李宏毅统计（1960年）	
	男性	女性	男性	女性	男性	女性
下颌						
1	7.16	6.94	$6^1 \sim 7^5$	$4^{11} \sim 8^5$	$6 \sim 7.5$	$5 \sim 8.5$
2	7.96	7.68	$6^6 \sim 8^5$	$5^6 \sim 9$	$6.5 \sim 8.5$	$5.5 \sim 9$
3	10.92	9.97	$9^7 \sim 12^1$	$8^8 \sim 11^9$	$9.5 \sim 12$	$8.5 \sim 11.5$
4	10.87	10.32	$9^5 \sim 12^6$	$8^{11} \sim 12^1$	$9.5 \sim 12.5$	$9 \sim 12$
5	11.02	10.62	$10 \sim 13$	$9^8 \sim 13$	$10 \sim 13$	$9.5 \sim 13$
6	7.39	7.22	$5^{11} \sim 7^2$	$5^2 \sim 6^{11}$	$6 \sim 7$	$5 \sim 7$
7	11.94	11.95	$10^{11} \sim 13^7$	$10^5 \sim 13^1$	$11 \sim 13.5$	$10.5 \sim 13$
8	18.73	19.14	—	—	—	—

　　2007年徐璐等对中国西安市6755例儿童恒牙萌出情况进行了统计（表3-16），同样以1级为判定恒牙萌出的指标，发现与以往研究有一定的差异，主要是儿童生长环境有较大的提高，导致恒牙萌出时间普遍有所提前。另外，发现女性所有恒牙萌出的平均时间早于男性，萌出顺序也不同；除第一、第二前磨牙外，下颌牙的萌出早于上颌同名牙。

表3-16　中国西安市儿童恒牙初萌平均年龄

牙位	例数	初萌年龄（岁）	牙位	例数	初萌年龄（岁）
A1	64	6.57 ± 0.93	C1	83	5.84 ± 0.61
A2	56	7.53 ± 0.87	C2	72	6.63 ± 0.67
A3	136	10.24 ± 1.20	C3	106	9.66 ± 1.03
A4	85	9.57 ± 1.16	C4	77	9.83 ± 1.01
A5	47	10.23 ± 1.38	C5	26	10.38 ± 1.20
A6	76	6.13 ± 0.69	C6	127	5.87 ± 0.75
A7	63	12.06 ± 1.13	C7	172	11.47 ± 1.18
B1	58	6.58 ± 0.79	D1	63	5.69 ± 0.49
B2	53	7.71 ± 0.98	D2	67	6.55 ± 0.78
B3	119	10.19 ± 1.15	D3	95	9.76 ± 1.05
B4	88	9.73 ± 1.03	D4	85	9.89 ± 1.18
B5	38	10.65 ± 1.34	D5	42	10.40 ± 1.39
B6	69	6.11 ± 0.60	D6	140	5.90 ± 0.74
B7	58	11.79 ± 1.19	D7	169	11.57 ± 1.19

（二）青少年晚期和成人早期

　　国内外相关法律将16岁、18岁和21岁作为重要的刑事和民事处罚的年龄节点，是确认承担刑事或民事责任的重要依据。然而14岁之后，除第三磨牙以外的所有恒牙均已发育完成。第三磨牙牙胚发生在 5 岁以前，上、下颌牙牙尖矿化形成时间为 7~10 岁，萌出年龄在上、下颌均为 17~21 岁。第三磨牙的发育过程可以持续十年之久（7~20 岁）。因此，第三磨牙的发育被认为是青少年年龄推断的重要依据之一。

1. 第三磨牙发育

（1）Gleiser 和 Hunt 法：2010 年 van Vlierberghe 等在波兰青少年人群中应用 Gleiser 和 Hunt 法对 12~26 岁的 644 名女性和 404 名男性进行了研究，基于全口曲面断层片对上下颌双侧的第三磨牙进行发育阶段评估，分别建立了传统回归和支持向量回归两种模型，结果显示两种模型推断年龄的最小误差在男性与女性中分别为 1.51 岁和 1.75 岁，其中传统回归模型推断年龄的标准误差为 1.49 岁，而支持向量回归模型推断年龄的标准误差为 1.75 岁。同年，Thevissen 等主要关注 Gleiser 和 Hunt 法推断年龄的准确性对于不同人种有无明显影响，他们分别建立了比利时人群、不同国家各自人群和多个国家混合人群三个样本组，分别应用 Gleiser 和 Hunt 法对第三磨牙进行发育评价，结果如下：三个样本组年龄推断 MAE 分别为 0.92~1.24 岁、0.89~1.29 岁、0.87~1.24 岁，RMSE 分别为 1.24~2.30 岁、1.28~2.68 岁、1.29~2.32 岁。不同人种的年龄推断结果无明显统计学差异，但在区分未成年人和成年人时，多个国家混合人群获得的结果优于不同国家各自组成的样本人群，在比利时人群中识别未成年人的正确率相对较高，而识别成年人的正确率相对较低。2012 年，Bagherpour 等为探究第三磨牙发育与 18 岁之间的相关性，在伊朗人群中应用 Gleiser 和 Hunt 法改良版，基于 15~22 岁人群的 1274 张全口曲面断层片中第三磨牙的发育阶段进行年龄推断（男性 389 名，女性 885 名），通过对比不同部位第三磨牙的发育阶段与年龄之间的相关性发现上颌双侧第三磨牙的发育与年龄的相关系数最大，若四颗第三磨牙均发育完成，男性年满 18 周岁的概率为 95.6%，女性年满 18 周岁的概率为 100.0%。Mohd 等在 2015 年选择 14~23 岁马来西亚人的全口曲面断层片应用 Gleiser 和 Hunt 法对第三磨牙发育进行评价，以确定第三磨牙发育（third molar development，TMD）和第三磨牙萌出（third molar erupt，TME）的发育阶段，并建立回归方程预测个体是否年满 18 周岁。研究结果表明，男性 TMD 4~6 期和 TME a~b 期，女性 TMD 4 期和 TME a 期被认为是不满 18 周岁的标志；无论男性还是女性，TMD 9~10 期和 TME d 期可以作为判断受试者年满 18 周岁的标志，其预测准确率男性和女性分别为 94.74%~100% 和 85.88%~96.38%，因此基于 Gleiser 和 Hunt 法评估第三磨牙发育阶段可以较容易地判断个体年龄是否达到或超过 18 周岁，且准确性相对较高。

（2）Demirjian 法及其改良版：Demirjian 等在 1973 年提出的根据牙齿矿化程度推断年龄的方法并没有包含第三磨牙，然而有很多学者通过 Demirjian 法中磨牙发育的分类方法来评估第三磨牙，从而用于判定年龄。1993 年，Mincer 等首次提出将 Demirjian 八分类法应用于第三磨牙来推断这一时期青少年的年龄。通过对 823 名（其中 54% 为女性，46% 为男性）年龄为 14.1~24.9 岁的美国青少年的全口曲面断层片进行研究，白种人占 80%，黑种人占 19%，剩余 1% 为其他种族或未指明种族的人群。第三磨牙的发育过程依据 Demirjian 法划分为 8 个阶段，并尽可能将所有四颗第三磨牙纳入研究以检验其上下颌、左右侧发育是否存在差异。研究结果发现高加索男性和女性上颌第三磨牙发育完成的时间分别为 20.2 岁和 20.6 岁，下颌第三磨牙发育完成的时间分别为 20.5 岁和 20.9 岁，男性第三磨牙的发育和萌出略早于女性，上颌第三磨牙比下颌第三磨牙的发育稍早。因此，鉴于不同位置的第三磨牙发育并不是完全同步，年龄推断过程中结合多颗第三磨牙相较于单独评价一颗第三磨牙的准确性更高。另外，根据性别和种族将样本划分后发现，白种人第三磨牙的发育有显著的性别二态性，但在黑种人中没有明显的性别二态性，这一差异可能是由黑种人样本量较少造成的。

2004 年 Olze 等研究了 3652 名不同种族人群（1430 名德国人、1597 名日本人及 584 名南非黑种人）的全口曲面断层片，应用 Demirjian 法评估第三磨牙的发育，结果发现在第三磨牙发育到 D～F 期，日本人群比德国人群晚 1～2 岁，而南非人群又比德国人群早 1～2 岁，因此为了提高应用第三磨牙推断年龄的准确性，Olze 等建议应该建立不同人群的第三磨牙发育图谱。

Orhan 等在 2007 年同样将 Demirjian 法应用于第三磨牙来推断土耳其人群的年龄。在该研究中，除磨牙发育的 A～H 八个时期外，还增加了 0 期和 1 期（图 3-22）。0 期表示牙齿的矿化尚未发生或磨牙的缺失，1 期表示可见圆形透射影，未见牙胚，为矿化前期。通过研究 1134 名 4～20 岁土耳其人群的全口曲面断层片，未发现土耳其人群两侧第三磨牙在发育时间上的差别，男性

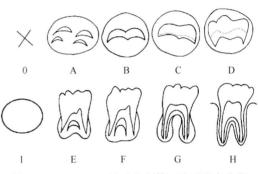

图 3-22　Demirjian 法改良版第三磨牙发育分期

和女性第三磨牙在总体发育时间上也未见统计学差异。在 8 岁、14 岁时男性下颌第三磨牙发育早于女性，而 12 岁时女性上颌第三磨牙发育早于男性。上颌与下颌第三磨牙圆形透射影（1 期）的形成均最早见于 7 岁儿童。若 14 岁时尚未发现第三磨牙的牙胚，则可以断定第三磨牙先天缺失。另外，用多元回归系数评估第三磨牙发育与真实年龄之间的关系，发现生理年龄与第三磨牙的发育之间有很强的相关性，男性相关指数为 0.57，女性相关指数为 0.56。

近年来，西班牙、瑞典、比利时、澳大利亚、巴西、韩国及泰国等国家的学者都利用 Demirjian 法或其改良版建立了当地人群第三磨牙发育的时间图谱。2008 年，Stella 等选取了 572 张西班牙人的全口曲面断层片，对其中第三磨牙的发育阶段应用 Demirjian 法进行划分。结果发现在该样本人群中，18 岁及以上的个体男性下颌左侧的第三磨牙矿化程度高于女性，这可能是由社会地理等因素导致而非种族差异引起，依据该研究，学者认为性别和社会地理是影响年龄推断准确性的两个非遗传因素。Knell 等在 2009 年选取了 1260 名 15～22 岁拍摄全口曲面断层片的患者，其中 1137 名患者为瑞士国籍，剩余 123 名则来自欧洲其他国家，基于 Demirjian 法通过评估下颌第三磨牙的发育判断个体是否年满 18 周岁。结果显示，部分个体尚未年满 18 周岁时，其第三磨牙已经发育完成；考虑到社会地理方面的差异，东南部欧洲人第三磨牙发育至 H 期的时间比瑞士人早约 6 个月；性别方面，男性个体第三磨牙发育到 H 期的时间比女性早 1 年左右。在 2009 年，Rai 等在 250 名已知年龄的北印度人群中根据 Demirjian 法的 8 个发育阶段对全口曲面断

层片中第三磨牙进行划分，并建立基于第三磨牙发育的年龄推断方程，结果发现男性和女性第三磨牙发育至 D 期和 G 期时，具有明显的差异，女性第三磨牙形成早于男性；年龄与第三磨牙发育之间具有很强的相关性。但 2011 年 Sang-Seob 等在韩国人群中的类似研究在性别差异方面却出现了不同的结果，他们在 2087 名 3～23 岁的韩国男性和女性拍摄的全口曲面断层片中对第二磨牙和第三磨牙的发育阶段进行分期，发现男性和女性的磨牙发育基本一致。在 2013 年，Lopez 等选择了 659 名 15～22 岁巴西人群拍摄的曲面断层片进行研究，发现依据 Demirjian 法评价第三磨牙的发育，左右两侧牙齿在发育时间上没有差异，但男性和女性之间存在差异。另外，应用 Demirjian 法推断年龄较实际年龄低估了 6 个月。

我国亦有多位学者基于 Demirjian 法评价第三磨牙的发育来推断年龄。史格非等采用 Demirjian 法对上海市第九医院 501 名 11～20 岁汉族青少年人群的第三磨牙发育进行了评估。结果显示，男性、女性第三磨牙发育时间无明显差异，同颌双侧第三磨牙发育无明显差异，而上、下颌第三磨牙发育时间差异明显。当第三磨牙的发育分期到达 C、D、G 期时，14 岁以下个体占 83% 以上，16 岁以下个体占 97% 以上，18 岁以下个体占 50% 以上。白宇明等在 2008 年研究了中国中部地区 291 名青年人群的第三磨牙发育，结果显示男、女性第三磨牙发育时间存在差异，且年龄与第三磨牙发育分期具有显著的相关性（男性 R^2=0.65，女性 R^2=0.61）。他们所推导出的年龄推断公式：年龄（岁）=8.76+1.32×发育分期。2010 年，曾东林等应用 Demirjian 法评估了 3100 名 4.1～26.9 岁中国南方汉族人群的第三磨牙的发育，发现中国男性第三磨牙的发育早于女性 5～9 个月。然而与日本人群相比，汉族人群第三磨牙的发育要早 1～4.6 岁。王虎等在 2012 年也研究了 2078 名 5～23 岁的中国西部人群，发现 C 期和 D 期可以用来判断个体年龄是否低于 14 岁或 16 岁。卿茂峰等在 2014 年通过研究 2192 例 8～25 岁重庆人群的全口曲面断层片发现，重庆人群第三磨牙发育时间与土耳其和日本人群相似，比奥地利和中国南方汉族人群早，比西班牙人群晚。2015 年，郭昱成等基于 Demirjian 法改良版研究了 3212 例 5～25 岁中国北方人群的第三磨牙发育情况，发现右侧上颌第三磨牙发育到 D 期、左侧上颌第三磨牙发育到 D 期、左侧下颌第三磨牙发育到 D 期及右侧下颌第三磨牙发育到 B、G 期，男性均早于女性，且两者间具有统计学差异。Wilcoxon 检验结果表明左侧和右侧第三磨牙发育无统计学差异。通过比较不同人群右侧下颌第三磨牙的发育时间，我国北方人群第三磨牙发育到 D 期的平均年龄比日本人群早约 5 岁，比德国人群早约 3.2 岁，而比南非人群早 1 岁左右。2016 年，范飞等应用 Orhan 改良的 Demirjian 法对 1845 例 10～30 岁个体的下颌第三磨牙发育情况进行分级并赋分，结果显示男性 1-D 期、女性 1-C 期年龄均小于 18 岁；男性和女性 H 期年龄均大于 18 岁；ROC 曲线下面积为 0.797。2018 年，Liu 等采用 Demirjian 法对中国中南部 2519 例 8～23 岁汉族人群的第三磨牙矿化程度进行了评价，结果显示第三磨牙初始矿化和牙冠矿化完成的平均年龄在男性中分别为 9.66 岁和 13.88 岁，在女性中分别为 9.52 岁和 14.09 岁。无论男女，根尖闭合的最小年龄都在 16 岁左右。除 C 期外，上、下颌牙齿发育年龄在男性和女性中无显著差异。

此外，因为中国人群第三磨牙阻生发生率较高，郭昱成等对阻生是否会影响中国北方人群第三磨牙的发育过程而影响年龄推断进行了研究。该研究选择了 3512 名年龄为 11～26 岁的中国北方人群全口曲面断层片，其中第三磨牙阻生和非阻生的样本量分别为 1534 名和 1978 名。结果表明，在中国北方人群中，阻生第三磨牙发育要晚于非阻生第三磨牙。在男性中阻生第三磨牙发育到 C 期、D 期和 E 期的年龄平均值分别为 12.43～12.66 岁、13.06～13.34 岁和 15.79～16.37 岁。非阻生第三磨牙发育到 C 期、D 期和 E 期的年龄平均值分别为 11.66～12.17 岁、12.72～12.86 岁和 14.86～15.12 岁。在女性中阻生第三磨牙发育到 D 期和 E 期的年龄平均值分别为 13.63～13.81 岁和 15.96～16.95 岁，而非阻生第三磨牙发育到 D 期和 E 期的年龄平均值则分别为 13.11～13.21 岁和 14.97～15.43 岁。尤其是第三磨牙发育到 D 期和 E 期，两者具有明显的统计学差异，因此建议今后在使用改良的 Demirjian 法判断第三磨牙矿化阶段来推断年龄时，应该考虑第三磨牙的阻生状态，从而提高年龄推断的准确性。

Rolseth 等对 21 项使用 Demirjian 法评估第三磨牙发育和推断牙龄的研究进行了偏倚风险评估，结果显示上述研究存在显著异质性。大多数研究均存在因不同年龄组的个体数量不一致和年龄范围不适用于分析所有发育阶段所导致的偏倚。处于 G 期的男性样本的平均年龄从 17.56 岁到 21.10 岁不等，这种差异不仅来源于生理或成长环境，更可能来源于年龄组的样本量分布不均所导致的平均年龄偏倚。不仅如此，异质性检验发现，纳入样本年龄上限越高，发育末期（H 期）对应的平均年龄也越高。上述存在偏倚的研究不应用作年龄评估的参考。

尽管 Demirjian 法分期的提出是基于 X 线片，近年来随着影像学技术的发展，基于 CBCT 或 MRI 技术获得牙齿三维影像为更加科学、客观、可靠地推断牙龄提供了新的方法（图 3-23）。2011 年，Bassed 等基于 Demirjian 法比较了 CBCT 牙齿三维影像和传统全口曲面断层片中下颌第三磨牙的发育情况，发现不同影像之间第三磨牙发育评价一致性较高。该研究选择了 667 名 15～25 岁澳大利亚人的 CBCT 影像，结果发现男性与女性下颌第三磨牙牙根发育完成（H 期）的最小年龄分别为 17 岁和 18 岁。男性年龄为 21 岁时，89%的样本第三磨牙发育完成。女性年龄为 21 岁时，只有约 50%的样本第三磨牙发育完

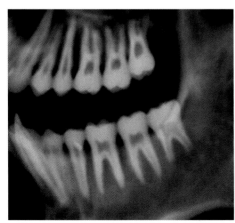
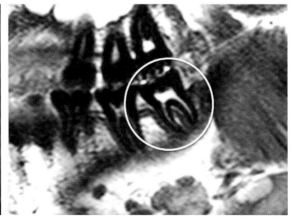

图 3-23　牙齿的 CBCT 及 MRI 影像

成。当年龄达到 25 岁时，仍有 2%的个体下颌第三磨牙牙根未发育完成。因此，基于 CBCT 影像中下颌第三磨牙的发育分期可以帮助判定个体年龄是否年满 18 周岁。Cantekin 等在 2013 年选择了 752 名 9~25 岁的土耳其人的 CBCT 影像进行研究，该研究基于 Demirjian 法对下颌第三磨牙的发育进行分期后建立了男性和女性年龄推断的多元线性回归方程，相关系数分别为 0.80 和 0.78。因此，基于 CBCT 技术的下颌第三磨牙发育分期可以用来推断儿童和青少年的年龄。

近年来，国外的法律对 X 线和 CT 等有辐射的影像技术拍摄条件的要求越来越严格，为了能够有效地进行年龄推断，越来越多的学者关注无放射性损害的检查手段。2015 年，郭昱成等首次使用大样本的第三磨牙的 MRI 影像，通过 Demirjian 法对第三磨牙的矿化过程进行评价，从而验证牙齿的 MRI 影像是否可以用来进行年龄推断。该研究选择了 613 例 12~24 岁的德国高加索人的牙齿 MRI 影像，通过 Demirjian 法对第三磨牙发育进行评价。结果发现男性和女性第三磨牙发育完成的最小年龄分别为 17.77 岁和 19.57 岁。男性第三磨牙发育早于女性，这与许多其他研究结果一致。认为同全口曲面断层片相比，MRI 是一种无辐射的检查手段，可以用来判定第三磨牙的发育进程以应用于年龄推断。de Tobel 等在 2017 年比较了 MRI 影像和全口曲面断层片中第三磨牙的发育发现，MRI 影像在年龄推断中具有重要的价值。该研究选择了 52 名 14~26 岁的高加索人的牙齿 MRI 影像，由两名观察者基于 Demirjian 法来判断第三磨牙的发育情况，结果发现因为影像质量问题，传统全口曲面断层片中有 57%的上颌第三磨牙发育情况无法评估，而 MRI 影像中这一数据仅为 3.1%。下颌第三磨牙发育情况的成功评估比例在 X 线片和 MRI 影像中基本一致，分别为 98.4%和 93.8%。另外，基于 MRI 影像的第三磨牙发育评估，两名评估者的组内检验和组间检验比传统 X 线片评估的一致性都更高。

在多种牙龄推断方法中，Demirjian 法是目前评估牙龄最常用的方法之一，但由于该方法受到种族、地域等因素的影响，不同人群使用该方法时准确性各异，需建立相关数学模型提高年龄推断的准确性。另外，运用该法评估牙龄多靠人工判断牙齿发育阶段，特别是当发育处于两个阶段的临界点时，由于差别细微，肉眼很难区分，准确性会受到一定影响。

（3）Mesotten 法：2002 年，Mesotten 等依据 Gleiser 和 Hunt 法中磨牙的牙齿发育分期，将第三磨牙的发育过程由 15 个阶段改良为 10 个阶段，每个阶段对应一个特定的分数，分数范围为 1~10，若第三磨牙为多根时，则依据最晚发育的根进行阶段划分。该方法各阶段的具体标准如下（图 3-24）：

Cr.1/2：牙冠发育至 1/2。

Cr.3/4：牙冠发育至 3/4。

Cr.c：牙冠发育完成。

Ri：牙根开始形成。

R1/4：牙根长度发育至总长度的 1/4。

R1/2：牙根长度发育至总长度的 1/2。

R3/4：牙根长度发育至总长度的 3/4。

Rc：牙根长度发育完成，根管末尾分叉。

A1/2：牙根长度发育完成，根管末尾平行。

Ac：牙根长度发育完成，根尖孔完全闭合。

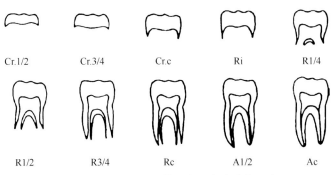

图 3-24　Mesotten 法第三磨牙发育分期示意

Mesotten 等选择了 1175 名（其中男性 498 名，女性 677 名）年龄为 16～22 岁的比利时白种人的全口曲面断层片进行研究，共 4155 颗第三磨牙纳入了评估。基于每张全口曲面断层片中的第三磨牙发育分期对应的分值，建立了牙龄推断的多元回归方程。

男性年龄推断公式：年龄=10.2000+0.5122UL+0.5273LL（UL 代表左侧上颌第三磨牙发育阶段，LL 代表左侧下颌第三磨牙发育阶段）

女性年龄推断公式：年龄=13.6206+0.1933UR+0.5080LR（UR 代表右侧上颌第三磨牙发育阶段，LR 代表右侧下颌第三磨牙发育阶段）

结果表明，上颌第三磨牙的发育较下颌第三磨牙稍早，且男性第三磨牙的发育早于女性。利用该方法获得的牙龄推断结果与真实年龄之间的误差在男性和女性中分别为 1.52 岁和 1.56 岁。当四颗第三磨牙均存在时，其牙齿发育程度与年龄之间的相关系数在男性与女性中分别为 0.48 和 0.37，说明与基于手腕骨发育的年龄推断相比，基于四颗第三磨牙对白种人 18～22 岁年龄推断的可靠性表现更好；另外，该研究还发现部分个体未满 18 周岁就出现第三磨牙牙根已完成发育的情况，因此仅仅依据第三磨牙的牙根是否发育完成作为判断个体是否年满 18 周岁的标准是不可取的。

Gunst 等于 2003 年对 Mesotten 的方法进行了改良，进一步探究第三磨牙牙根发育完成能否作为判断个体是否年满 18 周岁的标准。该研究选取了 2513 例 15.7～23.3 岁的比利时白种人，通过对其拍摄的全口曲面断层片中第三磨牙的发育情况进行评估，根据性别、第三磨牙数量和位置等类别进行细分，以实际年龄为因变量，以第三磨牙牙根发育为自变量建立多个回归方程进行年龄推断。结果发现在四颗第三磨牙均存在的情况下，男性和女性年龄推断的标准偏差分别为 1.49 岁和 1.50 岁；年龄与第三磨牙发育阶段的 Pearson 相关系数显著相关，其中年龄与右侧上颌和左侧上颌第三磨牙的发育相关系数相关性最大，男性和女性均为 0.97，年龄与右侧下颌和左侧下颌第三磨牙的发育相关系数相关性相似，男性为 0.93，女性为 0.95；另外，在判断个体是否年满 18 周岁的分析中，当牙齿发育基本完成时，白种人男性和女性年满 18 周岁的概率分别为 96.3% 和 95.1%。

改良后的 Mesotten 法简化了第三磨牙的发育分期，提高了判断发育分期的一致性和

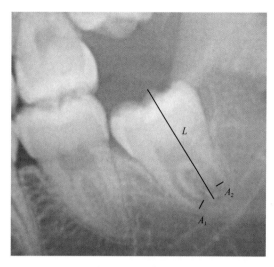

图 3-25　I_{3M} 的测量

准确性。同时，将多颗第三磨牙同时纳入观察，并直接利用第三磨牙的发育分期建立年龄推断公式，提高了该方法推断年龄的准确性。

（4）第三磨牙成熟度指数（I_{3M}）：Cameriere 等在 2006 年提出通过测量左侧下颌中切牙到第二磨牙根尖孔距离和牙齿高度推断年龄的方法之后，于 2008 年又提出可以通过该方法测量第三磨牙并定义了第三磨牙成熟度指数（I_{3M}）：根尖孔内表面间距（A）除以牙齿长度（L）；若第三磨牙有双根，则 I_{3M} 为两根尖孔内表面间距之和（A_1+A_2）除以牙齿长度（L）（图 3-25）。如果根尖孔闭合完全，则 $I_{3M}=0$。Cameriere 将 0.08 定义为判断是否成年的临界值。如果 I_{3M} <0.08 则认为是成年人，$I_{3M} \geq 0.08$ 则认为是未成年人。在该研究中他们选择了 906 名 14～23 岁的高加索人的全口曲面断层片进行观察，通过比较 Cameriere 法和 Demirjian 法探究基于第三磨牙发育能否准确判断个体是否年满 18 周岁这一重要年龄节点。应用第三磨牙 $I_{3M}=0.08$ 作为成年与否的判断值，准确判断个体年满 18 周岁的概率为 83%，灵敏度和特异度分别为 70% 和 98%。而使用 Demirjian 法评估第三磨牙处于 H 期的个体，其年龄达到 18 岁的概率仅为 58%；为提高 Demirjian 法应用过程中的灵敏度，有时选择第三磨牙发育到 G 期作为成年的标志，但这种方法在提高灵敏度的同时也显著降低了方法的特异性，即降低了第三磨牙发育达到 G 期以后的个体年龄达到 18 岁以上的概率。相反，若将 I_{3M} 的临界值设为 0.08，不仅可以显著提高灵敏度，而且并不会增加假阳性率。因此，I_{3M} <0.08 可以用来鉴定个体年满 18 周岁。

之后，该方法被相继用于不同种族人群，包括阿拉伯人、利比亚人、印度人、土耳其人、意大利人、巴西人、澳大利亚人和南非人等，但结果并不完全一致。2018 年 Angelakopoulos 等基于 Cameriere 法回顾性评价了 833 例南非健康黑种人的全口曲面断层片，年龄为 14～24 岁，通过 I_{3M} 建立年龄推断的 logistic 回归模型，发现 I_{3M} 随实际年龄的增长而逐渐减小，在区分个体年龄是否 ≥18 周岁时，性别这一变量无统计学意义，且 $I_{3M}=0.08$ 是区分未成年人和成年人的有价值的临界值，其敏感度为 80%，特异度为 95%。2019 年，Medeiros 等选取 394 例 14～23 岁巴西东北部人群拍摄的全口曲面断层片进行了类似研究，基于 I_{3M} 对第三磨牙进行测量及评价建立年龄推断公式，以 $I_{3M}=0.08$ 为临界值，发现年龄推断的敏感度为 88.4%、特异度为 73.2%；正确推断个体年龄满 18 周岁的准确率 73.7%，正确推断个体年龄不足 18 周岁的准确率为 88.1%（$P=0$）；在性别方面，该方法的年龄推断准确率在男性中为 84.3%，在女性中为 76.6%，差异无统计学意义。同年，Balla 等为验证 I_{3M} 在南印度人群的适用性，选取了 1283 例 7～22 岁的南印度青少年进行研究，以 I_{3M} 为自变量，年龄为因变量建立了 logistic 回归方程，结果显示其推断年龄结果存在高估现象，其中男性推断年龄结果比实际年龄平均高 0.2 岁，女性推断年龄结果比实际年龄平均高 0.13 岁，表明根据南印度样本人群数据建立的回归模型可以为南印度人群提供更好的年龄预测结果。Santiago 等在 2018 年对 16 篇基于 Cameriere 法判断个体年龄是否年满 18 周岁的文献进行了综述和 meta 分析，发现选择 $I_{3M}=0.08$ 作为成年与否的判断值，不同人群判断个体年满 18 周岁的准确概率为 72.4%～96%，总体敏感度为 86%，特异度为 93%。另外与女性相比，男性判断准确的概率更高。I_{3M} 可以作为判断个体是否年满 18 周岁的重要指数，且性别之间没有明显差异。

2018 年，郭昱成等选择了 840 名 12～25 岁的中国北方人群的全口曲面断层片进行研究，该研究对比了不同第三磨牙成熟度（0.04、0.06、0.08、0.10、0.12 和 0.14）在判断个体年龄是否年满 18 周岁时的准确率、敏感度和特异度。发现 $I_{3M}=0.10$ 作为临界值在中国北方人群中表现更好，男性的敏感度与特异度分别为 92.9% 和 94.0%，女性的敏感度与特异度分别为 80.9% 和 97.3%，总体判断准确率为 91.7%，男性与女性判断准确率分别为 93.8% 和 89.5%。从准确性来看，该研究基于中国北方人群预测的准确性（总体 91.7%）高于沙特阿拉伯人群（男性 75.6%，女性 72.4%）和巴西人群（男性 87.3%，女性 76.1%），但低于秘鲁人群（男性 96.0%，女性 90.0%）、南印第安人群（男性 93.1%，女性 91.2%）和土耳其人群（男性 97.6%，女性 92.7%），与阿尔巴利亚人群结果较为接近（男性 92.5%，女性 87.5%）。2019 年，Wang 等为研究 I_{3M} 在中国东部人群中的适用性，选取了 556 张 14～24 岁人群（男性 276 名，女性 280 名）的全口曲面断层片，以是否成年（18 周岁）为二分类的因变量，以 I_{3M} 和性别为自变量建立 logistic 回归模型，结果发现性别在区分成年人和未成年人方面无统计学意义；$I_{3M}=0.08$ 是区分未成年人和成年人的最佳临界值。其中，男性的判断正确率为 90.22%，女性的判断正确率为 86.43%，男性的敏感度与特异度分别为 88.00% 和 94.06%，女性的敏感度与特异度分别为 83.71% 和 91.18%。

在既往研究中，多基于二维全口曲面断层片应用 Cameriere 法进行年龄推断，2019 年，Asif 研究建立了基于牙根尖三维图像进行年龄推断的方法，对 Cameriere 法进行了拓展。他选取了 183 个 CBCT 影像，包括 93 名马来西亚人和 90 名中国人，年龄为 13～24 岁，利用 Mimics 和 3-Matics 软件对发育中的下颌第三磨牙根尖进行三维图像重建（图 3-26），并测量根尖孔表面积，以年龄为因变量，以未闭合根尖孔表面积、种族、

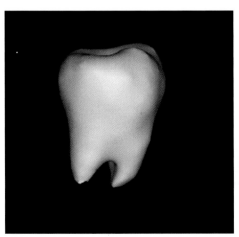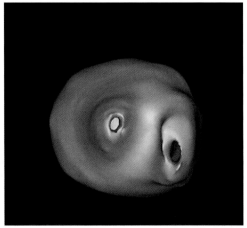

图 3-26　牙齿三维重建后图像

性别和根尖孔闭合状态为自变量，建立多元线性回归模型，结果显示年龄与所有预测变量之间呈显著负相关（$r=0.95$，$SD=1.144$），且在独立验证样本上对建立的回归模型进行检验，其 $MAE=0.8223$。因此，基于 CBCT 测量下颌第三磨牙根尖孔表面积可以作为一种可靠的年龄推断方法。

同时，Cameriere 法也存在着一些不足。该方法在判断 17～19 岁人群时准确性较低。如果提高临界值，灵敏度上升，这将会在一定程度上将成年人判断为未成年人，在司法审判中给成年罪犯带来不公正的益处。而降低临界值，将会导致一部分未成年人被错误地判定为成年人，给未成年人的利益带来极大损害。另外，种族、生活环境、营养条件、食物种类、受教育程度等诸多因素都会一定程度影响到牙齿的发育，导致该方法测量结果准确性的差异。

2. 其他方法　国内外学者研究发现第三磨牙的发育可以在 18 岁之前完成，因此寻找其他方法判定个体是否年满 18 周岁成为法医学活体年龄推断研究的热点和难点问题。

（1）第三磨牙牙周膜可视程度：Olze 等在 2010 年首次提出可以根据牙根发育完成的第三磨牙牙周膜可视程度推断个体年龄是否年满 18 周岁。该研究选择了 1198 名年龄为 15～40 岁的德国人全口曲面断层片进行观察，人种信息虽然并未登记，但多数为高加索人。Olze 等根据第三磨牙牙周膜可视程度分为 4 个阶段（图 3-27），各阶段的具体标准如下：

0 期：所有牙根的牙周膜清晰可见。

1 期：其中一个牙根超过一半牙周膜不可见。

2 期：其中一个牙根牙周膜完全不可见或两个牙根均有部分牙周膜不可见。

3 期：两个牙根的牙周膜均几乎不可见。

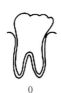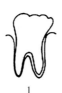

图 3-27　第三磨牙牙周膜可视程度分期

研究结果发现，男性与女性 0 期出现的最小年龄分别为 17.6 岁和 17.2 岁；1 期出现的最小年龄分别为 20.1～20.2 岁和 18.9～20.0 岁；2 期出现的最小年龄分别为 22.3 岁和 22.5～23.1 岁；3 期出现的最小年龄分别为 25.4～26.2 岁和 24.6～25.2 岁。当第三磨牙牙周膜可视程度为 1 期时，基本可以判断该个体年龄大于 18 周岁；当第三磨牙牙周膜可视程度为 2 期或 3 期时，基本可以判断该个体年龄超过 21 周岁。Olze 等认为牙周膜在 X 线片中不可见是一种光学现象，当牙周膜间隙变窄到一定程度时，即不可见。另外，随着年龄的增长，牙根表面会逐渐粗糙且容易发生牙槽骨粘连，这些都可能导致牙周膜不可见。

Sequeira 等在 2014 年选择了 487 张 17～31 岁的葡萄牙人全口曲面断层片，依据 Olze 法对下颌牙根发育完成的第三磨牙牙周膜可视程度进行分期以推断个体年龄。结果发现 0 期出现的最小年龄在男性为 18 岁、女性为 17 岁；1 期出现的最小年龄在男性和女性均为 18 岁；2 期出现的最小年龄在男性和女性分别为 18 岁和 17 岁；3 期出现的最小年龄在男性和女性均为 19 岁。因此，他们认为 3 期可以用来判定男性个体年龄超过 18 周岁，女性的年龄推断准确性欠佳，需要寻找别的方法进行年龄推断。

在 2017 年，Lucas 等依据 Olze 法研究 2000 例 16~25 岁的英国人群的全口曲面断层片中第三磨牙牙周膜可视程度，发现男性和女性出现 0 期和 1 期的最小年龄都未满 18 周岁；出现 2 期的最小年龄分别为 18.10 岁和 18.08 岁；出现 3 期的最小年龄分别为 18.67 岁和 18.58 岁。因此，他们认为当第三磨牙牙周膜可视程度为 2 期或 3 期时，可以推断个体很可能已经年满 18 周岁。

我国学者郭昱成等在 2018 年使用 Olze 法对 1300 例 15~40 岁的中国北方人群全口曲面断层片中的第三磨牙牙周膜进行研究，发现中国北方男性和女性出现 0 期的最小年龄分别为 17.05 岁和 18.76 岁；出现 1 期的最小年龄分别为 18.52 岁和 19.59 岁；出现 2 期的最小年龄分别为 22.33 岁和 21.37 岁；出现 3 期的最小年龄分别为 26.85 岁和 24.92 岁。因此，如果发现第三磨牙牙周膜可视程度为 1 期时，就可以推断个体年龄很可能年满 18 周岁，如果牙周膜可视程度为 2 期或 3 期，个体年龄很可能已经超过 21 岁。然而，该研究还发现与高加索人不同的是样本中有 271 例无法给出左侧下颌第三磨牙牙周膜可视程度分期，255 例无法给出右侧下颌第三磨牙牙周膜可视程度分期，其原因为这些第三磨牙出现了融合牙根或根尖距离过窄，牙周膜可视程度无法归入 Olze 法分期的任何一个类别。因此，该分期方法在中国人群中的应用受到一定程度的限制。针对该分期方法的弊端，郭昱成等在 2019 年通过研究 1300 例 15~40 岁中国北方人群第三磨牙牙周膜可视程度，提出了新的分类方法。该方法不考虑牙根之间的牙周膜可视程度，也就是说仅仅对第三磨牙近中根的近中牙周膜和远中根的远中牙周膜可视程度进行分期（图 3-28），各阶段的具体标准如下：

0 期：所有牙根的牙周膜清晰可见。

1 期：其中一个牙根超过一半牙周膜不可见。

2 期：其中一个牙根牙周膜完全不可见或两个牙根均有部分牙周膜不可见。

3 期：两个牙根的牙周膜均几乎不可见。

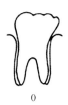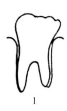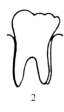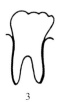

图 3-28　第三磨牙牙周膜可视程度改良分期

研究结果发现基于新的分类方法，0 期在男性与女性中出现的最小年龄分别为 17.05 岁和 17.46 岁；1 期在男性与女性中出现的最小年龄为 17.47 岁和 17.86 岁；2 期在男性和女性中出现的最小年龄分别为 21.43 岁和 21.96 岁；3 期在男性和女性中出现的最小年龄分别为 25.83 岁和 23.14 岁。如果第三磨牙牙周膜可视程度为 2 期或 3 期，很大可能个体年龄超过 18 岁和 21 岁。与 Olze 法相比，样本中仅有 139 例（10.69%）左侧下颌第三磨牙和 154 例（11.85%）右侧下颌第三磨牙牙周膜可视程度因为图像质量问题无法判断分期。而使用 Olze 法进行判断则有 575 例（44.23%）左侧下颌第三磨牙和 582 例（44.77%）右侧下颌第三磨牙牙周膜可视程度因为图像质量或根尖融合、根尖距离过窄等问题无法给出明确分期。

随着年龄的增长，牙根表面逐渐粗糙、牙槽骨粘连和牙根融合等因素都会增加牙周膜的观测难度，而改良后的方法仅考虑第三磨牙近中根的近中牙周膜和远中根的远中牙周膜可视化程度，简化了观测方法并提高了有效观测率，促进了该方法的应用推广。

（2）第三磨牙牙髓腔可视程度：Olze 等在 2010 年还提出可以根据牙根发育完成的第三磨牙牙髓腔的可视程度推断个体年龄是否年满 18 周岁。Olze 等认为牙髓腔的不可见也是一种光学现象，当牙髓腔变窄到一定程度时即在 X 线片中不可见。牙髓腔随着年龄的增长逐渐变窄和继发性牙本质随着磨耗不断形成与这一生理现象密切相关。该研究选择了 1198 例 15～40 岁的德国人全口曲面断层片进行观察。Olze 等根据第三磨牙牙髓腔可视程度分为 4 个阶段（图 3-29），各阶段的具体标准如下：

0 期：所有牙根的牙髓腔清晰可见。

1 期：其中一个牙根的部分牙髓腔不可见。

2 期：其中一个牙根的牙髓腔完全不可见或者两个牙根均有部分牙髓腔不可见。

3 期：两个牙根的牙髓腔均几乎不可见。

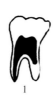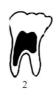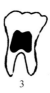

图 3-29　第三磨牙牙髓腔可视程度分期

研究结果表明，当第三磨牙牙髓腔可视程度为 0 期时，男性最小年龄为 17.6 岁，女性最小年龄为 17.2 岁；男性和女性 1 期出现的最小年龄均为 21.0～22.4 岁；2 期出现的最小年龄分别为 22.3～22.7 岁和 23.4～24.7 岁；3 期出现的最小年龄男性与女性分别为 25.1 岁和 25.9 岁。因此，当下颌第三磨牙牙髓腔可视程度为 0 期时，并不能确定个体年满 18 周岁；然而当下颌第三磨牙牙髓腔可视程度为 1 期时，个体年龄可以判定为超过 18 周岁，并且很可能已经超过 21 周岁；当下颌第三磨牙牙髓腔可视程度为 2 期或 3 期时，个体年龄可以判定超过 21 周岁。

在 2017 年，Lucas 等依据 Olze 法研究了 2000 例 16～25 岁的英国人群全口曲面断层片中下颌第三磨牙牙髓腔的可视程度，发现男性与女性出现 0 期和 1 期的最小年龄都未满 18 周岁；出现 2 期的最小年龄在男性与女性分别为 18.16 岁和 18.58 岁；出现 3 期的最小年龄在男性和女性分别为 20.19 岁和 22.45 岁。因此，他们认为当下颌第三磨牙牙髓腔可视程度为 2 期或 3 期时，可以基本判定个体已经年满 18 周岁。

Timme 等在 2017 年选择 2346 张 15～70 岁的德国高加索人群的全口曲面断层片，基于 Olze 法对下颌第三磨牙的牙周膜可视程度和牙髓腔可视程度同时进行研究，发现两种方法的 1 期都可以用来推断个体年龄满 18 周岁，2 期都可以用来推断个体年龄超过 21 周岁。但是需要注意的是，高达 46%～60%的研究样本都出现下颌第三磨牙缺失的情况，这在一定程度上也限制了该方法的应用。

2019 年，Qattan 等选择了 1600 张 16～30 岁的马耳他人的全口曲面断层片进行研究，基于 Olze 提出的牙髓腔可视程度分期判断左侧下颌第三磨牙的分期而推断年龄。结果发现，2 期的最小年龄在男性和女性分别为 18.23 岁和 18.85 岁，3 期的最小年龄在男性和女性分别为 23.99 岁和 22.03 岁。因此，2 期可以用来推断个体年龄满 18 周岁，3 期可以用来推断个体年龄超过 21 周岁。但是该研究还发现，1600 张全口曲面断层片中，仅有 662 张（41.4%）符合纳入标准可以判断下颌第三磨牙牙髓腔可视程度分期，因此该方法并不适合常规使用。

也有学者认为，Olze 法推断个体是否年满 18 周岁准确性欠佳。2015 年，Perez-Mongiovi 等使用 Olze 提出的牙髓腔可视程度分期研究了 487 张 17～30 岁的葡萄牙人的全口曲面断层片，通过建立年龄与下颌第三磨牙牙髓腔可视程度分期的多元线性回归方程发现，该模型准确判定个体年龄满 21 周岁的准确率在男性和女性分别为 96.9%与 96.2%，准确判定个体年龄不满 21 周岁的准确率在男性和女性分别为 27.0%与 19.6%。因此，该模型判断个体不足 21 周岁的准确性较低，只有 3 期可以判定个体年龄满 21 周岁。2019 年，Akkaya 等选择了 463 例 16～34 岁土耳其人下颌第三磨牙牙髓腔可视程度进行研究，判断该方法能否用于准确推断个体年龄满 18 周岁和 21 周岁。结果表明，对于判定 18 周岁来说，男性的判断准确率、敏感度和特异度分别为 93.0%、89.4%和 90.9%，女性的判断准确率、敏感度和特异度分别为 82.9%、83.1%和 66.7%。针对个体是否年满 21 周岁，男性的判断准确率、敏感度和特异度分别为 90.6%、85.5%和 88.2%，女性判断准确率、敏感度和特异度分别为 87.4%、72.8%和 92.0%。因此，该方法判定个体是否年满 18 周岁和 21 周岁的准确性差别较大，建议应该结合不同方法共同推断个体年龄以提高准确性。

我国学者郭昱成等在 2018 年使用 Olze 法对 1300 名 15～40 岁的中国北方人群的全口曲面断层片中第三磨牙牙髓腔可视程度进行研究，发现中国北方男性与女性出现 1 期的最小年龄分别为 19.25 岁和 20.73 岁；出现 2 期的最小年龄分别为 22.33 岁和 22.41 岁；出现 3 期的最小年龄分别为 26.45 岁和 27.66 岁。因此，当下颌第三磨牙牙髓腔可视程度为 1 期、2 期或 3 期时，可以判定个体年龄超过 18 周岁，当牙髓腔可视程度为 2 期或 3 期时，可以判定个体年龄已经超过 21 周岁。

基于牙髓腔的可视程度结合其他年龄推断方法，可以提高年龄推断的准确性，特别是判断个体是否年满 18 周岁。但是值得注意的是，该方法的准确实施依赖于评估者的经验，受评估者的主观因素影响较大，从而限制了该方法在年龄推断中的推广和应用。

第四节　成人牙龄推断

一、牙的增龄性变化

（一）继发性牙本质

一般认为有两种继发性牙本质。

（1）生理性的继发性牙本质。牙本质是终身继续形成的，只是在牙形成后，牙本质的形成速度变慢了。它通常在原发性牙本质的内侧沉积，沉积层较狭窄，一般有规则排列的小管。牙本质的沉积在牙髓的表面是均匀进行的，通常覆盖牙本质牙髓面的全部。但是由于原发性与继发性牙本质交界处的小管走行方向发生改变，常能在其间看到新旧沉积的界线。

（2）反应性的继发性牙本质。由于牙本质在受到咬合磨损、龋齿或其他牙质表面逐渐丧失等造成的刺激时，成牙本质细胞受到不同程度的刺激，并有部分变性，牙髓深层未分化细胞可移向该处取代而分化为成牙本质细胞，与尚有功能的成牙本质细胞一起分泌牙本质基质，继而矿化，使得其形成牙本质的速度加快。这种牙本质形成的小管数目少，排列不规则，有时无牙本质小管形成。这种继发牙本质通常只存在于与外界刺激有关的部位，如与牙磨损部相对应的髓室壁。

1925 年，Bodecker 首先指出继发性牙本质的沉积与年龄的变化有关系。Gustafson 使用继发性牙本质作为判定年龄的指标之一。Johanson 进一步研究认为继发性牙本质的定量很难，计算相关系数与回归系数的结果认为，继发性牙本质虽与年龄的变化有关，但其标准差很大，是一个效果不大理想的指标。

与继发性牙本质形成的同时，牙髓本身也发生变化。随着年龄的增长，牙髓所占的容积就会日益减少，表现为牙髓腔随年龄的增长而减小。到晚年它可减退到只剩一条细丝样的组织，从根内伸入冠部仅超过牙颈部不远的距离。

（二）牙骨质环

牙骨质在人的一生中沉积，覆盖整个牙本质露出部的表面，其厚度不断增加。但由于其生长线的间隔不等，可以看出牙骨质的生成有一种间歇性特征。牙骨质的沉积在晚年大多由于对牙齿所受应力的反应，如牙骨质的继续沉积可使牙周韧带的新生悬吊纤维附着于根面。牙骨质的形成在很大限度上也受疾病的影响，如患牙周病时，整个牙根面的牙骨质趋向于异常增厚；在牙髓坏死及感染之后，根尖部的牙骨质一般也增厚。

1958 年，Zander 和 Hurzeler 提出在牙骨质的继续生长与年龄之间呈直线相关，认为 76 岁时的牙骨质要比 11 岁时的厚 3 倍，Johanson 测得牙骨质厚度与年龄的相关系数为 0.5，但其年龄推断标准差达 11.47 岁，显示牙骨质厚度也是判定年龄的一个较差的指标。

在许多动物，特别是冬眠哺乳动物，牙齿随着年龄的增长，牙骨质会不断增厚，并形成状似树年轮一样的明暗相隔的环状，称为牙骨质环（tooth-cementum annulations）。Stott 等通过将人牙进行横断位切片，并行茜素红染色显示了这种年轮（annulation rings），由明视野显微镜所摄取的照片可用作年轮的计数，所得的年轮数加上该牙的估计萌出时间即可作为被检者的年龄。其 10 次试验结果的均值与实际年龄相差 0.2 岁，标准差为 1.8 岁。在牙骨质环与年龄的相关研究中，不同研究的研究结果存在差异。2006 年，Renz 等研究发现，同一颗牙齿不同位置、不同层面的牙骨质环数量均不相同。2010 年 Kasetty 等通过研究 200 颗牙齿的牙骨质环来推断年龄，误差为 ±12 岁，仅有 1.5% 的牙骨质环与实际年龄有相关性。2004 年 Wittwer 等测量了 363 颗牙齿，得出的年龄误差不超过±2.5 岁，且性别差异和是否患有牙周疾病对结果无明显影响。因此，牙骨质环与人的年龄是否有相关性，是何种关系，仍需进一步研究证实。

（三）牙本质透明度改变

牙本质透明度（dentin translucency）是一种从组织学上可以观察到的牙本质的年龄性变化。牙本质是在小管中形成的，小管的直径约为 3.2μm。牙本质的不透明是由牙本质的结晶性结构与小管间有机质的屈光指数不同所造成的。大约从 30 岁起，牙本质小管发生进行性钙化。到 50 岁时其内径缩小至 1.5μm，70 岁时缩小至约 1.2μm。随着年龄的增长，小管的内径逐渐缩小，屈光指数的差别逐渐消失，终至变成透明。这一变化首先发生于根尖，继而波及根管，并向牙冠方向和根的外侧移行。

对于牙本质透明度与年龄的关系曾经进行了广泛的研究，但所得的结果并不一致。Gustafson 认为根据这一指标所观测的只能是牙根的透明度，而不适用于牙冠部。Nalbandian 等认为牙本质的透明度变化是双侧对称的，极少受到病理因素的影响，是一个比较可信的判定年龄的指标。1970 年，Bang 和 Ramm 将牙根牙本质透明度作为一个单一参数，对挪威人推断年龄的方法和公式进行了修正，研究结果显示随着年龄的增长，牙根透明度呈现显著增加趋势，但超过一定限度时，透明度的进一步增加会受到限制，约 60 岁后，透明度开始下降。

Thomas 等在 1994 年使用了 104 颗新鲜离体牙齿在 2%戊二醛溶液中固定，制作牙齿切片观察并绘制出半透明的牙本质，分别测量长度、面积并计算长度占根长的百分比、面积占根面积的百分比，结果证实牙本质透明度与年龄具有相关性。Acharya 和 Vimi 在 2009 年通过对牙本质透明度变化的研究绘制了牙龄相关性曲线，曲线结果显示牙本质透明度在 60 岁左右变化趋势出现改变，但与 Bang 和 Ramm 不同的是，该学者认为牙本质透明度本身并没有减少的趋势，而是在 60 岁后增长变慢，提示牙本质透明度在老年期趋于稳定。Kavitaa 等选取了 70 例来自 11～80 岁人群的牙齿样本，制作牙齿切片并应用扫描仪扫描观察，并测量牙齿不同部位的牙本质透明度，证明年龄与牙根牙本质透明度呈正相关，相关系数为 0.69，与 Bang 和 Ramm（$r=0.70$）、Thomas（$r=0.59$）等的结果基本一致。

（四）牙根吸收

乳牙的牙根吸收是由于恒牙的形成与萌出，是生理性过程，而恒牙的牙根吸收则大多是病理过程。恒牙牙根的牙本质与牙骨质，其中一些小缺陷的数目随年龄的增长而增加，因而对于被吸收的区域，老年人可为青年人的 2 倍。尽管这些小的吸收区被认为是遭受损害的结果，但其中的多数仍能看作是特发性的。Gustafson 在使用牙根吸收作为一项判定年龄的标准时，曾经对这些吸收区的大小与频度进行过估量，但是其后 Miles 认为牙根吸收是一种与年龄关系不大的变化，在某些例子甚至得不到阳性结果。Johanson 也认为在 50 岁以前很少发生牙根吸收，他得出这一指标与年龄的相关系数为 0.24，且标准差很大，认为只能在评估老年人的年龄时有些价值。Maples 则认为牙根吸收作为年龄的判定指标是没有价值的。

（五）牙的颜色变化

随着年龄的增长，牙的颜色发生改变，一般是进行性地变黄，有的变成褐色。Brudevold 认为牙色的改变可能与釉质、牙本质发生结构变化后牙表面对光的折射与吸收有关。一些被吸收到牙表面的金属离子可能转化为暗褐色或黑色的金属硫化物，而使牙色发生改变。Biedow 建议在用 Gustafson 法判定年龄的指标中除去牙根吸收，加入牙色变化作为一项新的指标，此可以减少误差，提高年龄推断的准确性。

尽管牙色随着年龄的增长确有变化，但其变化的程度却有很大的变异，主要取决于饮食和牙齿卫生情况及吸烟等。此外，牙色在人群中的变异极大，而且不同的观察者对颜色的辨别能力不同。因此，早期的研究认为牙齿颜色的变化还不是一个好的判定年龄的指标。

Martin-de-las-Heras 等认为肉眼观察牙齿颜色改变的方法主观性太强，他们首次在研究中通过使用分光光度计来测量牙齿颜色的变化。分光光度计通过反射或透射测量被观察物体的颜色，并给出整个光谱曲线，该曲线仅限于可见频率范围（通常为 350～800nm）。分光光度法通过色度坐标（x、y、z）或色度变量（$L*$、$a*$、$b*$）量化颜色，并可以计算牙齿的白度（whiteness indexes，WI）或黄度指数（yellowness indexes，YI）。该方法的优点是能够提供足够的信息来计算任何光源的颜色值，并自动检测物体在不同光照和不同角度下的颜色变化，避免人为观察导致的主观性。

Martin-de-las-Heras 等使用分光光度法的研究表明，牙釉质随着年龄的变化逐渐变白、变黄。该研究同时采用受试者工作特征曲线（receiver operating characteristic curve，ROC 曲线）分析了牙釉质颜色在估计个体超过某一特定年龄的可能性。用分光光度法测量牙釉质颜色时，ROC 曲线下的面积（AUC）达到 0.7 以上。此外，当上切牙 WI<5.92 时，年龄>30 岁（AUC=0.8），敏感度为 75%，特异度为 92%；当 YI>28.59 时，年龄>75 岁（AUC=0.7），敏感度为 91%，特异度为 70%。研究结果表明，尽管有许多外部因素对牙釉质颜色的改变存在一定的影响，但它可能会是一种有用的年龄推断方法。

（六）牙龈退缩

牙龈退缩（recession of the gingiva）曾被作为一项与年龄变化有关的指标在用牙磨片判定年龄的方法中使用。在正常情况下，牙萌出后牙龈黏膜附着于牙颈部釉质、牙骨质界的附近。有学者认为，牙龈退缩是一种病理性过程，是牙周病的一个后果；也有学者认为这虽然是个生理过程，但可因牙龈炎症及深层骨质、周围组织受累而加速这一过程。

由于牙龈退缩与病理过程有关，降低了其在年龄推断中的价值。Johanson 指出其与年龄的相关系数仅为 0.24，只能与其他指标联用时参考；而 Maples 则认为牙龈退缩是年龄变化的直接标志。

（七）牙的磨耗

牙的磨耗（attrition of teeth）是最明显的增龄性变化之一。牙冠经过长期的使用必然会被磨损，一般的活体组织虽然都有修复和重建的能力，但牙冠却是个例外。牙的磨耗程度与粭的种类、习惯、肌肉能力及食物种类等都有关。

恒牙列最早出现磨损的部位是下颌第一磨牙的近中颊侧尖，它是与第二乳磨牙对粭的，其次是上磨牙的舌侧尖。第一磨牙的最先磨损显然与其最早萌出有关。切牙由于长期切割食物，切缘的磨损也随年龄的增长而增加。因此，切牙与磨牙的磨耗常是较重要的判定年龄的指标。

磨耗并不限于粭面或切缘。在咀嚼运动中，牙齿有一定程度的独立活动，在咀嚼时其邻接面可相互摩擦，从而产生磨损的小平面。邻面的磨损量常与粭面成正比，经过一定时间后能导致牙的远近径显著减小。牙的粭面、切缘、邻面的磨耗无疑是咀嚼力长期作用的结果，但也不能排除一些病理性因素的作用，如不正咬合、夜间磨牙等。不同人群的饮食习惯肯定影响牙磨耗的程度，喜食细软食物的人群其牙磨耗程度自然比常食粗糙食物的人群轻。

最早将牙的磨耗分度用于判定年龄的是 Broca。1950 年，Gustafson 将其列为磨片法判定年龄的指标之一，认为进行性的牙磨耗对判定年龄极有帮助。长期以来，许多学者对牙的磨耗提出多种分度标准，有的强调用切牙的磨耗判断年龄，有的则提倡用第一、二磨牙的磨耗度进行判断，但是不论哪种方法，其误差都较大。

1970 年以来，竹井哲司首先把多元回归和电子计算机技术应用于牙磨耗的年龄判断，使推断年龄的标准量化。宋宏伟、贾静涛在竹井的基础上，进一步改进了牙磨耗的分类方法，提出了适合中国人种的牙齿磨耗度判断标准（0~6 度），用多元逐步回归和数量化理论，推出 26 个多元回归方程和相应的年龄判定表，研究牙齿磨耗度与个体年龄之间的相关性，提出了牙齿磨耗度相关矩阵表，可以较准确地判定居住在北方不同地区（城、乡）不同性别人群的牙龄。研制出缺失牙的磨耗度补正法，为缺失牙齿磨耗度的判断提供了相关的参考标准。Chatterjee 等在 2011 年通过对 50 颗中切牙和 50 颗第一磨牙的研究，建立了牙本质厚度与年龄之间的回归方程，但使用此方程推断年龄的误差有时高达 10 岁以上，因此他认为单独使用牙齿磨耗判定年龄的准确性不高。

由于牙的磨耗与群体的饮食习惯有密切关系，因此由某一个群体推出的牙龄判定方法大都只适用于该群体及与其饮食习惯相似的群体，如用于其他群体，就有可能出现误差增大。

考虑到我国是多民族国家，为了解决一些少数民族的牙龄推定问题，宋宏伟、贾静涛又进一步推出壮族、蒙古族、回族、藏族、维吾尔族、彝族等六个少数民族乃至居住在南方（云南）的汉族人群的牙龄推断方程与牙龄推断表。应用上述方法在遗骸所属民族清楚的情况下，可以有效地推断死者的牙龄；若在死者所属民族不清楚的情况下，也可以就多个民族提出牙龄估计值，为相关部门的侦查活动提供相应参考。

二、成人牙龄推断的传统方法

（一）牙磨耗法

牙齿在萌出后，即使未达到咬合位，磨耗就已经开始了。磨耗的速度与很多因素有关，如冠的形态，包括位置、高度、矿化程度、牙尖高度和裂的深度，咬合面，牙的内部结构，釉质厚度和内部结构，发育中的缺陷，以及咀嚼方式、食物性状、无食物时的磨牙症等因素。另外，乳牙釉质硬度小于恒牙，老年人釉质硬度小于青中年人，故不同年龄的人对磨耗的抵抗能力也有差异。磨耗形成以后咬合面的变化对之后的磨耗亦有影响。因此，解剖、生理和行为上的不同导致了磨耗速率的不同。测量磨耗的方法有两种，一种是直接测量磨耗程度，如牙本质暴露等变化；另一种是测量牙高的变化。随着科学技术的发展，计算机技术有望用于记录牙磨耗程度，如根据色差自动判断牙本质露出的大小与区域。

人类牙齿从切牙到磨牙，功能上相互重叠，形态上逐步过渡，同名的牙齿具有相同的形态，根据牙齿相邻部分接触面的大小可以确定牙齿的相对位置。上、下颌的牙齿形态不同，一般来说上颌牙齿大于下颌牙齿。齿冠面的牙尖、沟嵴及内部牙质及髓腔的形态随年龄的增长而发生变化。牙齿磨耗发生在齿冠表面，形成齿冠表面的多种表现，易于观察。而且上下颌牙齿的磨耗形态相互对应，与年龄增长关系密切，具备分类基础。因此，法医人类学家普遍认为，牙磨耗程度是一个较好的年龄预测指标，根据牙齿磨耗推断年龄的效果也较好。目前，国内外已有大量利用牙磨耗进行年龄推断的方法，并具有较高的年龄估计准确性。此部分内容较多，已发展为独立的方法体系，具体方法介绍见本章第五节。

（二）牙冠指数法

1972 年，伊东志朗采用牙冠指数法进行牙龄推断。牙冠指数（tooth crown index，TCI）是考虑到牙冠会随着牙齿的磨耗而发生形状变化，牙冠部髓室也因继发性牙本质的沉积发生狭窄化，因此提出用指数来表示牙冠的磨耗与髓室腔的变化之间的相互关系。

1. 标本的制备

（1）被检牙包括各类牙。将被检牙放在 30mm×25mm×10mm 的小木片上，用石蜡固定在易于薄切的位置，再用黏着剂包埋。

（2）将硬组织薄切机与牙的长轴平行，沿唇（颊）舌侧牙冠的中央，做成厚约 1.0mm 的纵断切片。

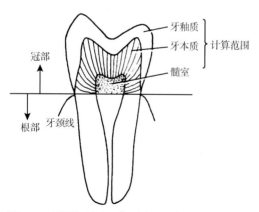

图 3-30　牙冠切片（X线牙片）的各部分测量示意

（3）用超软 X 线装置（soft X-ray equipment，CMR 型）拍 X 线牙片。摄影条件：2 次电压 90V，2 次电流 5mA，曝光时间 10s，用软 X 线胶片（FG）。

2. 测定部位　采用面积测量仪（planimeter）测量牙釉质面积、牙冠部髓室面积及牙冠部牙本质面积。测量时，由牙冠的牙颈线上的唇（颊）侧点与舌侧点连一条直线，以此线作为牙冠与牙根的分界线（图 3-30）。按图中所示的区域测量牙釉质、牙本质与髓室所占的面积，以 mm² 为单位。

3. 牙冠指数（TCI）公式

$$TCI = \frac{牙釉质面积 + 冠部髓室面积}{冠部牙本质面积} \times 100$$

4. 统计分析

（1）测量实例（表 3-17）

表 3-17 测量实例

例号	牙位	年龄（岁）	牙釉质		牙本质		髓室		TCI
			面积（mm²）	面积比（%）	面积（mm²）	面积比（%）	面积（mm²）	面积比（%）	
1	11	22	64	29.7	121	52.8	40	17.5	89
2	22	39	47	31.3	87	58	16	10.7	72
3	44	63	91	29.8	190	62.2	24	7.8	59
4	25	74	51	30	106	62.4	13	7.6	60
5	16	59	89	35.1	155	61.2	9	3.5	62
6	37	62	90	34.3	169	64.5	3	1.1	54

（2）各年龄组的平均面积比：由上述全部测量实例（302 颗牙），得出牙釉质、牙本质与髓室的各年龄组面积比的平均值，见表 3-18。牙釉质与髓室的面积比随着年龄的增长而缓慢降低；牙本质与髓室的面积比则随着年龄的增长而逐渐增大。前者随着年龄的增长，面积逐渐减小，后者随着年龄的增长，面积逐渐增大。

表 3-18 各年龄组的平均面积比（%）

测定部位	年龄组（岁）						
	10～19	20～29	30～39	40～49	50～59	60～69	＞70
牙釉质	37.8	36.4	36.1	35.5	33.8	32.4	30
牙本质	50.8	52.2	55.7	56.5	59.1	62.1	64.8
髓室	11.3	11.2	7.8	7.7	6.9	5.2	5

（3）牙冠指数与年龄的关系：前牙、双尖牙、磨牙及全部牙的牙冠指数按各年龄组取其平均值，见表 3-19 和图 3-31。结果显示，无论哪一种牙，其牙冠指数都与年龄成反比，尤其前牙在 20～30 岁时的 TCI 变动最为明显。

表 3-19 各年龄组不同牙类型的平均 TCI

年龄组（岁）	全部牙	前牙	双尖牙	磨牙
10～19	101.8	95	102.55	
20～29	93.73	92.5	100.33	87.5
30～39	77.34	67.76	90.41	82.56
40～49	75.67	67.41	87.33	78.04

续表

年龄组（岁）	全部牙	前牙	双尖牙	磨牙
50～59	65.11	59.9	80	69.77
60～69	60.75	51.96	72.35	69.15
70～77	52.16	46.87	67.66	48

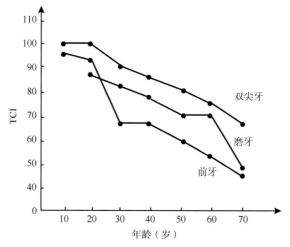

图 3-31　不同牙的平均 TCI 与年龄的关系

（4）年龄推断的回归方程

1）全部牙（除第三磨牙外）方程

$$Y=-0.38X+75.55$$

Y 表示估计年龄；X 表示牙冠指数。

回归方程的相关系数（r）为 -0.593，标准误差为 ±7.3 岁。

2）前牙组方程

$$Y=-0.41X+78.78$$

Y 表示估计年龄；X 表示牙冠指数。

回归方程的相关系数（r）为 -0.628，标准误差为 ±6.7 岁。

3）双尖牙组方程

$$Y=-0.52X+89.89$$

Y 表示估计年龄；X 表示牙冠指数。

回归方程的相关系数（r）为 -0.624，标准误差为 ±8.6 岁。

4）磨牙组方程（第三磨牙除外）

$$Y=-0.25X+67.22$$

Y 表示估计年龄；X 表示牙冠指数。

回归方程的相关系数（r）为 -0.384，标准误差为 ±6.9 岁。

磨牙组与前牙组及双尖牙组比较，其相关系数较低，可能与其中包括了恒牙中萌出最早的第一磨牙和除第三磨牙外萌出最晚的第二磨牙有关。此外，前牙中的尖牙相关系数甚低（-0.107），其 TCI 与年龄间几乎无相关性。

（三）髓室牙本质指数法

1983 年，魏博源等认为，由于牙釉质直接受到食物的机械磨耗，干扰因素较多，而在牙冠指数法中，影响牙冠指数大小的因素包括牙釉质在内，可能会影响年龄推断的准确性。因此，他们将牙釉质测量指标排除在外，应用显微测量技术，在制成的牙磨片上测量髓室及牙本质的有关指标，然后求出髓室牙本质指数。随后他们以年龄为因变量，以髓室牙本质指数为自变量建立了年龄推断的回归方程。

髓室牙本质指数是髓室高和髓室颊舌径与牙本质高和颊舌侧牙本质厚的比值。其中，牙髓室高和髓室颊舌径随着年龄的增长而减少，而牙本质高和颊舌侧牙本质厚随年龄的增长而增大，因而可通过指数值的变化反映不同年龄的牙本质变化情况。在该方法中，他们观察的为我国华南地区人群的 97 颗上颌第一恒磨牙，年龄为 16～75 岁，其中男性 90 例，女性 7 例。

1. 标本的制备　将各牙按统一标准制取牙磨片，所显示的剖面通过两颊侧根的分叉处和牙冠颊侧面的中部。所得的牙磨片置于盖玻片中，用中性树胶封固。

2. 测量方法　将牙磨片置于有平行刻线的载玻片上，在显微镜下用测微计进行测量。测量前应先定出以下三条基线（图 3-32）。

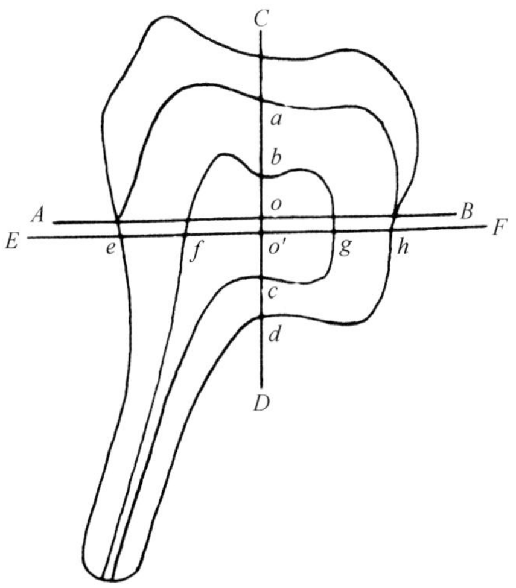

图 3-32　牙磨片测量点及测量指标

（1）三条基线

1）AB 线：A、B 点分别为牙磨片颊侧和舌侧的釉质牙骨质界。

2）CD 线：经 AB 线的中点 o 并与 AB 垂直的线。

3）EF 线：经 CD 线髓室段的中点 o' 并与 AB 平行的线。

（2）测量点：髓室高，bc；牙本质高，ab+cd；髓室颊舌径，fg；颊舌侧牙本质厚，ef+gh。

3. 统计分析

（1）髓室牙本质指数（pulp-dentine index，PDI），简称牙指数，计算公式如下：

$$PDI = \frac{髓室高 + 髓室颊舌径}{牙本质高 + 颊舌侧牙本质厚} \times 100$$

（2）各测量指标的平均值：魏博源等的测量结果见表 3-20。

表 3-20　各测量指标的平均值（mm）

测量指标	16～25 岁（27 例）	26～35 岁（22 例）	36～45 岁（17 例）	46～55 岁（17 例）	56 岁以上（14 例）
牙本质高	6.78	6.97	7.29	6.91	7.63

续表

测量指标	16～25 岁（27 例）	26～35 岁（22 例）	36～45 岁（17 例）	46～55 岁（17 例）	56 岁以上（14 例）
髓室高	1.85	1.52	1.12	0.77	0.48
颊舌侧牙本质厚	5.61	5.83	5.92	6.1	5.95
髓室颊舌径	4.58	4.48	4.18	4.22	4.3

从表 3-20 可以看出，在 5 个年龄组中，16～25 岁年龄组的髓室高数值最大，而颊舌侧牙本质厚度最小。同时还看到，髓室颊舌径、颊舌侧牙本质的变化不如纵轴（高）的变化明显。推想可能有两方面原因，一是牙在纵向上受到的作用力和生理性刺激比侧壁受到的作用力和刺激要大，而且作用的频率也比侧壁受到的作用力和刺激的频率要高；二是牙的组织结构特点（髓室顶部的成牙质细胞突起通过牙小管有规律地按咬合面方向排列）使咬合面受到的刺激易于引起髓室顶部的继发性牙本质沉积。髓室底部的牙本质沉积可能与根柱底部支持组织造成压力刺激有关。所以，继发性牙本质的沉积在髓室各壁中以顶部和底部尤为明显。牙磨耗与牙本质的沉积也有着密切关系。

（3）牙指数的均值及其变异范围：根据上述测量资料，计算出牙指数均值及其变化范围（表 3-21）。各年龄组的牙指数均值随着年龄的增长而逐渐减小，即牙指数与年龄的变化呈负相关。

表 3-21　牙指数均值及其变化范围

牙指数	16～25 岁	26～35 岁	36～45 岁	46～55 岁	56 岁以上
均值	52.4	47.2	40.7	38.6	35.5
标准差	9.6	6.34	7.97	5.8	5.09
标准误差	1.85	1.35	1.93	1.41	1.34

（4）年龄推断的回归方程：应用回归分析法得出回归方程。

$$Y=-1.01X+82.82$$

Y 表示估计年龄；X 表示牙指数。

回归方程的相关系数（r）为 -0.62，标准误差为 12.46 岁。

（四）牙骨质环及牙骨质厚度测量法

2010 年，Kasetty 等通过对 200 颗保存在 10% 福尔马林中的牙齿标本进行切片，利用偏振光显微镜对牙骨质环进行计数，利用体视显微镜对牙骨质厚度进行测量分析，探索牙骨质环数、牙骨质厚度与年龄间的相关性，建立了利用牙骨质环数、牙骨质厚度进行年龄推断的回归方程。

1. 标本制备　使用硬组织切片机从每颗牙齿上制备两张 100μm 厚的纵向切片，其中一张在偏振光显微镜下观察未染色的牙组织切片，将放大后的图像输入到计算机上，使用图像分析软件计算牙骨质环数（图 3-33）。

另一张切片采用茜素红进行染色，将染色后的牙组织切片用体视显微镜进行图像采集，将采集的图像输入计算机中，使用图像分析软件测量每张切片中相应部位的牙骨质厚度。

2. 测量指标 在每颗牙齿以下四个区域测量牙骨质厚度（图 3-34）。

CE1：牙根 1/3 处舌侧的牙骨质厚度。

CE2：牙根 1/3 处唇侧的牙骨质厚度。

CE3：根尖舌侧牙骨质厚度。

CE4：根尖唇侧牙骨质厚度。

在进行统计分析时，将同一牙平面唇侧和舌侧的牙骨质总厚度作为年龄预测的因子，用于年龄推断的统计分析。因此，根尖处牙骨质总厚度 C1=CE1+CE2（牙根 1/3 处舌侧的牙骨质厚度+牙根 1/3 处唇侧的牙骨质厚度），C4=CE3+CE4（根尖舌侧牙骨质厚度+根尖唇侧牙骨质厚度）。

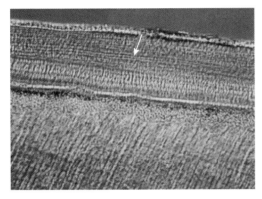

图 3-33 偏振光显微镜显示牙骨质环

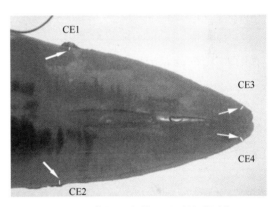

图 3-34 体视显微镜显示牙骨质厚度

3. 统计分析

（1）根据牙骨质环数进行年龄推断

根据在显微镜下计算的牙骨质环数，使用以下公式简单进行年龄估计：

估计年龄=牙齿萌出年龄+特定牙齿中牙骨质环数

将所得数据采用简单线性回归方程进行年龄预测的统计分析，见表 3-22。

表 3-22 牙骨质环数与年龄的关系

项目	实际年龄（岁）	牙骨质环数	牙萌出年龄（岁）	估计年龄（岁）（牙骨质环数+萌出年龄）	预测年龄（岁）
范围	17～60	8～42	7～12	16～53	24～53
均值	35.9	21.0	10.3	31.3	36.0
标准差	13.5	6.7	1.8	7.0	5.6
回归方程（年龄预测）	—	—	—	—	预测年龄=11.1+0.795（估计年龄）预测误差为±12 年

研究显示，由牙骨质环数得到的估计年龄与实际年龄之间呈正相关，$r=0.42$，两者之间的相关性具有统计学意义（$P<0.001$）。利用该研究建立的年龄预测模型进行年龄预测，200 颗牙齿的预测年龄误差为 ±12 岁，并且只有 1.5%的样本预测年龄与实际年龄之间存在确切的相关性。因此，该研究表明，该方法在法医学年龄推断中精确度有限，在实际运用中应谨慎。除此之外，牙骨质环计数也存在一些困难，最主要的是在牙骨质环计数时因为线之间的界限不清，不容易进行区分计数。

（2）根据牙骨质厚度进行年龄推断：根据测量获得牙骨质厚度数据，分析了牙骨质厚度与年龄之间的相关性，并以牙骨质厚度为自变量，以实际年龄为因变量，采用多元回归方程进行年龄预测，建立了采用牙骨质厚度进行年龄推断的回顾模型（表 3-23）。

从表 3-23 中可以看出，牙骨质厚度与年龄之间的相关性具有统计学意义，但上下颌牙不同部位的牙骨质厚度与年龄间的相关性不同。对于上颌牙齿，牙根 1/3 处（C1）的牙骨质厚度与年龄间的相关性最强（$r=0.46$）；但对于下颌牙齿，牙骨质厚度与年龄间的相关性在牙根尖处（C4）比在牙根 1/3 处（C1）的相关性更强。研究还发现，虽然牙骨质厚度与年龄间有很强的相关性，但只有 1%的样本能准确预测年龄。

三、成人牙龄推断的影像学方法

（一）改良 Gustafson 法

1. Olze 改良版　2012 年，Olze 等首次在曲面断层片中评价牙齿的增龄性变化，并对 Gustafson 法进行了改良，去除了牙根吸收和牙根牙本质透明度这两个无法在 X 线片中进行观察的指标，进而推断成人的活体年龄。该研究收集了 1299 张德国人的全口曲面断层片，其中女性 650 名，男性 649 名，年龄为 15～40 岁。按照继发性牙本质形成、牙骨质沉着、牙周膜附着和牙磨耗等四项指标对所有下颌前磨牙进行阅片分级，以年龄为因变量，采用多元回归分析，研究了个体特征与年龄的相关性。结果显示，所有下颌前磨牙的 r 为 0.65～0.73，所建方程的标准误差为 5.3～5.7 年。研究表明，所建立的回归方程可用于活体个体的年龄估计，但也强调该方法的适用性受到 X 线片图像质量的限制。

2017 年，Schmeling 等通过改良的 Gustafson 法对 2346 名 15～70 岁的德国人进行研究后发现，建立的多元线性回归方程相关系数为 0.73～0.80，实际年龄与推断年龄之间的误差为 6.8～8.2 岁。

2019 年，我国学者郭昱成等首次基于改良的 Gustafson 法推断个体年龄是否年满 18 周岁。该研究通过选择 1300 名 15～40 岁中国北方人的全口曲面断层片，依据下颌第一和第二前磨牙的继发性牙本质形成、牙周膜附着、牙齿磨耗和牙骨质沉着等特征进行分期（图 3-35），各特征的具体分期标准如下：

继发性牙本质形成分期标准：

0 期：牙髓腔最高点超过牙冠水平。

1 期：牙髓腔最高点与牙冠水平一致。

2 期：牙髓腔最高点超过釉质牙骨质界但未达到牙冠水平。

表 3-23　牙骨质厚度（μm）与年龄间的关系

分类	统计指标	CE1	CE2	CE3	CE4	C1（CE1+CE2）	C4（CE3+CE4）	年龄预测（利用 C1 和 C4）
上颌（114）	均值±标准差	151.9±95.2	160.7±95.2	379.6±362.3	354.2±246.5	312.5±154.5	733.8±522.1	年龄=22.4+0.036（C1）+0.003（C4）
	r	0.35	0.42	0.2	0.34	0.46	0.3	
	P	$P<0.001$	$P<0.001$	$P<0.05$	$P<0.001$	$P<0.001$	$P<0.01$	
下颌（86）	均值±标准差	136.0±70.4	163.8±95.1	344.8±214.2	364.7±228.6	299.7±136.0	709.5±415.8	年龄=25.7-0.001（C1）+0.016（C4）
	r	0.07	0.28	0.37	0.54	0.23	0.49	
	P	$P=0.53$，NS	$P<0.05$	$P<0.001$	$P<0.001$	$P<0.05$	$P<0.001$	

3 期：牙髓腔高度低于釉质牙本质界。

牙周膜附着分期标准：

0 期：未见牙周膜附着丧失。

1 期：牙周膜附着丧失至牙根冠 1/3 以内。

2 期：牙周膜附着丧失至牙根中 1/3 以内。

3 期：牙周膜附着丧失至牙根根 1/3 以内。

牙齿磨耗分期标准：

0 期：牙齿未见磨耗，牙尖可见。

1 期：开始磨耗阶段，牙尖不可见。

2 期：牙齿磨耗至牙本质。

3 期：牙齿磨耗至牙髓腔。

牙骨质沉着分期标准：

0 期：未见牙骨质沉着。

1 期：开始出现根尖牙骨质沉着。

2 期：清晰可见根尖牙骨质沉着，范围超过根尖孔。

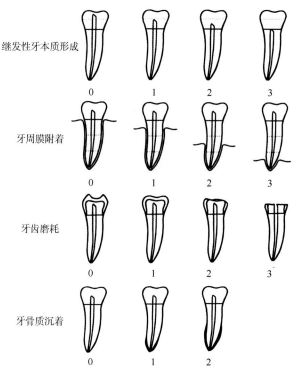

图 3-35　成人下颌前磨牙的 Olze 改良版分级法示意

全部样本被分成训练集和测试集，利用训练集数据，以年龄为因变量，牙齿个体特征为自变量，采用多元逐步回归分析方法分析了牙齿个体特征与年龄的相关性，并分别构建了男性和女性下颌前磨牙的成人年龄推断的回归方程。结果表明，R 为 0.80～0.83，标准误差为 4.29～4.75 年（表 3-24，表 3-25）。除此之外，该研究还利用测试集对该研究提出的成人年龄推断方程、Olze 提出的成人年龄推断方程及 Timme 等建立的年龄推断方程的准确性进行了比较。结果发现，中国人的男性和女性年龄估计公式并不总是比 Olze 改良版的公式和 Timme 等的公式表现得更好。总体研究结果表明，Olze 改良版分级法可用于中国人的年龄评估。但是，同样值得注意的是，该方法的适用性受到 X 线图像质量的限制，尤其是牙骨质沉着的分级判定，在影像片上很难准确把握，这有可能会影响年龄估计的准确性。因此，该研究建议采用 Olze 改良版分级法推断成人年龄，只能由有经验的法医牙科医师来判断。

表 3-24　中国北方人群男性下颌前磨牙的年龄推断回归方程

牙齿	方程	R	R^2	SEE
34	年龄=18.432+2.461×SE+2.425×PE+8.686×AT+2.321×CE	0.80	0.64	4.54
35	年龄=17.789+2.467×SE+2.872×PE+7.165×AT+3.450×CE	0.83	0.7	4.31
44	年龄=18.532+3.543×SE+3.543×PE+7.522×AT+1.542×CE	0.82	0.65	4.63
45	年龄=18.532+2.424×SE+3.668×PE+7.204×AT+2.543×CE	0.83	0.68	4.53

注：AT. 牙齿磨耗；SE. 继发性牙本质形成；PE. 牙周膜附着；CE. 牙骨质沉着；R. 相关系数；R^2. 决定系数；SEE. 标准估计误差。

表 3-25　中国北方人群女性下颌前磨牙的年龄推断回归方程

牙齿	方程	R	R^2	SEE
34	年龄=18.643+3.594×SE+3.543×PE+5.578×AT+1.540×CE	0.80	0.64	4.29
35	年龄=16.654+4.656×SE+3.654×PE+6.422×AT+2.254×CE	0.82	0.68	4.75
44	年龄=17.876+4.646×SE+4.655×PE+4.654×AT+1.654×CE	0.82	0.66	4.75
45	年龄=17.654+3.654×SE+4.549×PE+5.654×AT+1.653×CE	0.83	0.69	4.64

注：AT. 牙齿磨耗；SE. 继发性牙本质形成；PE. 牙周膜附着；CE. 牙骨质沉着；R. 相关系数；R^2. 决定系数；SEE. 标准估计误差。

　　研究结果表明，基于继发性牙本质变化，男性与女性下颌前磨牙为 0 期的最小年龄分别为 15.32～15.97 岁和 15.10～15.13 岁；1 期的最小年龄分别为 15.00～15.22 岁和 15.10～15.13 岁；2 期的最小年龄分别为 15.00～18.40 岁和 15.09 岁；3 期的最小年龄分别为 31.93～39.19 岁和 35.55～39.44 岁。基于牙周膜附着变化，下颌前磨牙为 0 期的最小年龄男性为 15.22 岁，女性为 15.09 岁；1 期的最小年龄男性为 15.00 岁，女性为 15.10～18.56 岁；2 期的最小年龄男性和女性分别为 27.10～32.45 岁和 28.90～34.11 岁；3 期的最小年龄男性和女性分别为 34.01～37.21 岁和 28.9～34.16 岁。基于牙齿磨耗程度，男性和女性下颌前磨牙为 0 期的最小年龄分别为 15.00 岁和 15.09 岁；1 期的最小年龄分别为 16.82～21.21 岁和 15.25～23.9 岁；2 期的最小年龄分别为 32.40～37.67 岁和 30.23～39.93 岁；该研究中没有个体牙齿磨耗程度达到 3 期。基于牙骨质沉着程度，0 期的最小年龄男性和女性分别为 15.00 岁和 15.09 岁；1 期的最小年龄男性为 15.32～16.84 岁，女性为 16.27～17.39 岁；2 期的最小年龄男性为 28.68～37.45 岁，女性为 21.44～37.45 岁。因此，当下颌第一和第二前磨牙牙髓腔变化至 3 期，或者牙周膜附着变化、牙齿磨耗和牙骨质沉着为 2 期时，可以判定个体年龄满 18 周岁。但是需要注意的是，仅有很低比例的研究样本相应的变化出现在这些阶段，因此通过改良的 Gustafson 法推断个体年龄是否年满 18 周岁并不适用于中国北方人群。

Gustafson 法综合了多种牙齿增龄性指标来推断年龄，但较易受测量条件的限制，测量仪器、投照方式、测绘软件的不同都会造成测量结果的不一致。而牙齿磨耗、继发性牙本质形成、牙周膜附着的改变受种族、环境及个体差异影响较大，因此该评价体系还有待进一步改进和完善。

2. 刘帧改良版　1984 年，刘帧等对上海地区 10～70 岁人群的 220 颗牙齿进行了研究，在 Gustafson 法原来 6 项观察指标的基础上增加了牙龈邻接面的测量，并将牙骨质增生由测量长度改为测量厚度，提高了年龄判定的准确率。肉眼观察：牙𬌗面及切缘的磨损（A）、牙龈退缩情况（P）和牙根吸收情况（R）；其分级标准与 Gustafson 法相同。测量邻面接触区大小（Pr）：用精确度为 0.1mm 的游标卡尺，测量邻面接触区上下方向的长度和唇（颊）舌方向的宽度以计算接触区面积，其分级标准：$Pr_0 < 4mm^2$；$Pr_1 \geq 4mm^2$ 且 $< 8mm^2$；$Pr_2 \geq 8mm^2$ 且 $< 12mm^2$；$Pr_3 \geq 12mm^2$。

除下颌第一、第二磨牙按近远中方向切割外，其余均按唇（颊）舌方向切割，磨制成 0.1～0.2mm 的磨片。肉眼或镜下观察牙根透明（T）情况，镜下观察继发性和（或）修复性牙本质（S）的沉积情况，其分级标准与 Gustafson 法相同。用测微尺测最厚处牙骨质厚度（C），其分级标准：$C_0 < 0.25mm$；$C_1 \geq 0.25mm$ 且 $< 0.50mm$；$C_2 \geq 0.50mm$ 且 $< 0.75mm$；$C_3 \geq 0.75mm$。

将上述各项观察指标的级数相加，其和（X）与年龄相关系数（R）为 0.962 7。经 t 检验，$P < 0.001$，表述牙的形态改变与年龄之间存在着非常明显的相关关系。

建立年龄推断回归方程：$Y = 9.34 + 4.02X$。

式中 Y 为估计年龄，X 为各项观察指标级数之和。经回归系数检验，$P < 0.001$，表示回归系数 4.02 与 0 之间的差异非常显著。与 Gustafson 法的回归系数比较也有显著的差异（$P < 0.001$）。本法估计年龄与实际年龄间的误差为 0～17 岁，平均误差为 3.24 岁。其中，相差 ±3 岁的占 51.4%；±5 岁的占 71.8%；±8 岁的占 9.5%，与原法相比，较为精确。

3. Maples 多元回归分析法　由于 Gustafson 法存在许多问题，尤其是在统计分析处理上。之后很多学者都对此法进行了相应改进，以提高其推断年龄的准确性。其中，Burn 和 Maples（1976 年）、Maples（1978 年）及 Maples 和 Rice（1979 年）最为有代表性，他们在原有方法的基础上又提出了几个新的观察指标，并将多元回归分析方法运用到该研究中，得到了年龄推断的回归方程。使用 Gustafson 法规定的六项指标及其分级方法，其中牙骨质厚度（C）在多元逐步回归分析中被排出。研究种族包括白种人和黑种人的两性样本，有无牙周病均纳入，研究牙位由中切牙至第三磨牙。

（1）观察指标的代号：①A、P、S、R、T 同 Gustafson 法；②牙位 1～8 分别为中切牙至第三磨牙；③W 为白种人，B 为黑种人；④F 为女性，M 为男性；⑤Pd 为有牙周病。

（2）多元回归方程

1）无牙周病时的方程

$Y = 18.66 + 牙位 + 种族 + 性别 + 3.89A + 16.18S - 2.25R + 2.66AP - 9.45AS + 8.37AT$

2）有牙周病时的方程

$Y=18.66+$牙位$+$种族$+$性别$+3.89A+16.18S-2.25R+2.66AP-9.45AS+8.37AT+9.67A-5.21T$

3）赋值

牙位：1$=$12.96；2$=-$0.63；3$=-$5.28；4$=-$5.58；5$=-$3.11；6$=-$13.86；7$=-$4.89；8$=$0.00。

性别：$F=$1.71；$M=$0.00。

种族：$W=$2.29；$B=$0.00。

（3）推断年龄的误差：应用 Maples 多元回归分析法推断年龄，其准确性因采用的牙不同而有所不同。应用前牙预测年龄与实际年龄间误差为 37% 的个体误差为±3 岁，50% 的为±5 岁，80% 的为±10 岁；应用后牙预测年龄与实际年龄间误差为 34% 的个体误差为±3 岁，61% 的为±5 岁，86% 的为±10 岁。

（4）应用举例

例 1：观察指标与判定结果

牙位：2　　　　　　　种族：W　　　　　性别：M

　　A：1.5　　　　　　　S：3.0　　　　　　R：3.0

　　P：3.0　　　　　　　T：3.0　　　　　　Pd：无

将上述观察结果代入无牙周病时的方程，并赋予其数值：

$Y=18.66+$（$-$0.63）$+2.29+0.00+3.89\times1.5+16.18\times3.0-2.25\times3.0+2.66\times1.5\times3.0-$
$9.45\times1.5\times3.0+8.37\times1.5\times3.0=75.06$（岁）

实际年龄为 76 岁 10 个月。

例 2：观察指标与判定结果

牙位：7　　　　　　　种族：B　　　　　性别：F

　　A：1.0　　　　　　　S：2.0　　　　　　R：0.0

　　P：1.5　　　　　　　T：2.0　　　　　　Pd：有

将上述观察结果代入有牙周病时的方程，并赋予其数值：

$Y=18.66+$（$-$4.89）$+0.00+1.71+3.89\times1.0+16.18\times2.0-2.25\times0.0+2.66\times1.0\times1.5-$
$9.45\times1.0\times2.0+8.37\times1.0\times2.0+9.67\times1.0-5.21\times2.0=52.81$（岁）

实际年龄为 57 岁 8 个月。

（二）测量法

自 1950 年 Gustafson 开始利用基于继发性牙本质沉积导致牙髓腔逐渐减小的方法进行年龄推断研究以来，早期基于髓腔狭窄的年龄推断研究均是通过拔牙后并制作磨片进行评估，这种方法对活体成人年龄推断显然是不可取的。1995 年，Kvaal 等通过在 X 线片上测量牙齿和牙髓腔的长度、宽度等指标用于年龄推断。随后，Cameriere 等采用牙科二维 X 线片分析了牙髓腔/牙齿面积比（pulp-tooth area ratio，PTAR）在年龄推断中的价值，且其年龄相关性已经在不同的人群中被证实。尽管二维影像学测量方法已经在牙龄推断方面取得了良好的效果，但有学者认为，三维物体被投影到二维空间时，并不能如实准确地反映牙髓腔的形态变化，因此不能代表牙髓腔完整的三维形态变化。

近年来，随着三维影像检查设备在医学领域中的广泛应用，国内外已将 CT、micro-CT 和 CBCT 三维图像数据集用于研究不同群体中牙髓腔/牙体积比与年龄间的关系，研究结果表明，通过测量牙髓腔/牙体积比（pulp-tooth volume ratio，PTVR）用于年龄推断是一个有效的方法。但这些研究结果显示，将该方法应用于不同人群建立的牙龄推断回归方程不同，回归方程与年龄间的相关强度及估计的准确性也存在差异。2017 年，Marroquin 综述并总结了利用牙齿影像推断成人年龄的方法，认为上颌尖牙结合其他单根牙的牙髓腔/牙体积比更适合用于成人年龄推断。既往研究均提示牙髓腔/牙体积比在年龄推断中有较大的应用价值，特别是上颌尖牙。目前，牙髓腔/牙体积比的准确测量尚缺乏统一公认的测量标准，其研究结果在不同群体中也存在较大差异。

1. 基于牙齿一维线性测量进行年龄推断

（1）Kvaal 法：1995 年，Kvaal 等提出采用口腔根尖片测量牙髓腔的增龄性变化，进而用于成人年龄推断。其原理仍然是由于随着年龄的增长，继发性牙本质沉积，牙髓腔逐渐缩小，通过在口腔根尖片上测量牙髓腔的这些变化即可推断年龄。该方法的提出，一方面解决了既往样本来源的限制，另一方面也避免了制作牙磨片的烦琐工序及对牙齿结构的破坏。

1）样本的制备：在该方法中，他们测量的样本均为在奥斯陆大学牙科学院口腔放射科（Department of Oral Radiology，Dental Faculty，University of Oslo）进行口腔根尖片检查的 100 名患者，测量的牙齿均为单根牙，包括上颌中切牙、上颌侧切牙、上颌第二前磨牙、下颌侧切牙、下颌尖牙和下颌第一前磨牙。这些患者中男性 44 颗，女性 56 颗，年龄为 20～87 岁。

2）测量方法及测量指标：研究者在隐藏口腔根尖片中个人的基本信息后，采用游标卡尺对口腔根尖片中待测个体的牙齿进行测量。测量指标主要有以下内容（图 3-6）。

T：牙齿的最大长度。

P：最大牙髓腔长度。

R：近中面上的牙根长度。

A：釉质牙骨质界（enamel cementum junction，ECJ）平面处的牙根与髓腔宽度。

B：*A* 与 *C* 平面中点处的牙根与髓腔宽度。

C：ECJ 与牙根尖中点处的牙根与髓腔宽度。

3）统计分析：为了减少影像片上的放大率和角度变化的影响，将牙齿和牙髓腔测量的比值（牙齿/牙根长度比、牙髓腔/牙根长度比、牙髓腔/牙长度比及三个不同平面的牙髓腔/牙根宽度比）作为年龄推断的指标，用于统计分析。研究结果表明，除牙齿/牙根长度比与年龄间的相关性很弱或无显著相关性外，其他几个比值与年龄间均具有较高的相关性。每颗牙各测量的比值及平均比值与年龄间的相关性见表 3-26。

表 3-26 每颗牙各测量的比值及平均比值与年龄间的相关性

项目	上颌中切牙	上颌侧切牙	上颌第二前磨牙	下颌侧切牙	下颌尖牙	下颌第一前磨牙
P	−0.77	−0.68	−0.54	−0.63	−0.59	−0.60
T	−0.28	−0.08（NS）	−0.09（NS）	−0.31	−0.12（NS）	−0.16

续表

项目	上颌中切牙	上颌侧切牙	上颌第二前磨牙	下颌侧切牙	下颌尖牙	下颌第一前磨牙
R	−0.63	−0.72	−0.56	−0.48	−0.63	−0.51
A	−0.68	−0.70	−0.70	−0.67	−0.68	−0.73
B	−0.62	−0.73	−0.56	−0.66	−0.56	−0.62
C	−0.58	−0.68	−0.55	−0.61	−0.53	−0.59
M	−0.83	−0.80	−0.75	−0.71	−0.75	−0.77
W	−0.66	−0.74	−0.60	−0.72	−0.61	−0.67
L	−0.76	−0.71	−0.60	−0.60	−0.63	−0.60
W-L	0.66	0.54	0.34	0.30	0.35	0.25

注：*P*. 牙髓腔/牙长度比；*T*. 牙齿/牙根长度比；*R*. 牙髓腔/牙根长度比；*A*. ECJ 平面处的牙根与髓腔宽度；*B*. *A* 与 *C* 平面中点处的牙根与髓腔宽度；*C*. ECJ 与牙根尖中点处的牙根与髓腔宽度；*M*. 全部比值的平均值；*W*. *B* 和 *C* 平面宽度比的平均值；*L*. *P* 和 *R* 长度比的平均值；*W-L*. *W* 和 *L* 之间的差值；NS. 无显著性统计学差异（*P*<0.01）。

4）牙龄推断的回归方程：Kvaal 等利用多个牙齿和牙髓腔测量的比值作为自变量，以年龄为因变量进行多元回归分析，建立了多颗牙及单颗牙的年龄推断回归方程。在回归分析中，部分指标被自动排除在外，整体而言，多颗牙年龄推断的准确性较单颗牙的准确性更高。牙龄推断的回归方程见表 3-27。

表 3-27 牙龄推断的回归方程

项目	方程	r^2	标准差（岁）
六种牙型	年龄=129.8−316.4*M*−66.8（*W−L*）	0.76	8.6
三种上颌牙	年龄=120.0−256.6*M*−45.3（*W−L*）	0.74	8.9
三种下颌牙	年龄=135.3−356.8*M*−82.5（*W−L*）	0.71	9.4
单颗牙			
上颌中切牙	年龄=110.2−201.4*M*−31.3（*W−L*）	0.7	9.5
上颌侧切牙	年龄=103.5−216.6*M*−46.6（*W−L*）	0.67	10
上颌第二前磨牙	年龄=125.3−288.5*M*−46.3（*W−L*）	0.6	11
下颌第一前磨牙	年龄=133.0−318.3*M*−65.0（*W−L*）	0.64	10.5
下颌尖牙	年龄=158.8−255.7*M*	0.56	11.5
下颌侧切牙	年龄=106.6−251.7*M*−61.2（*W−L*）−6.0*G*	0.57	11.5

注：*G* 代表性别，男性=1，女性=0。

（2）冠髓腔指数法：冠髓腔指数（the coronal pulp cavity index，TCI）是指冠部髓腔高与牙冠高之比。1997 年，Drusini 等使用口腔全景片对意大利人群 433 名个体的 846 颗完整牙齿（其中前磨牙 425 颗，磨牙 421 颗）进行研究，测试牙冠髓腔的减少与实际年龄之间的相关性。其研究的本质和原理与 Kvaal 等的方法是相同的，只是用于年龄推断的指标不同。该方法首先需要测量出牙冠的高度（mm）和牙冠髓腔的高度（mm），然后按公式计算出每颗牙齿的 TCI，最后以冠髓腔指数作为年龄推断的指标进行回归分析。

1）测定指标：采用数字卡尺（digital caliper）在口腔全景片中测量牙冠的高度（coronal height，CH）和牙冠髓腔的高度（coronal pulp cavity height，CPCH）。测量时，以釉质牙骨质界为界线，将牙冠和牙根进行区分，然后按图中所示的方法分别测量牙冠的高度和牙冠髓腔的高度，以 mm 为单位（图 3-36）。

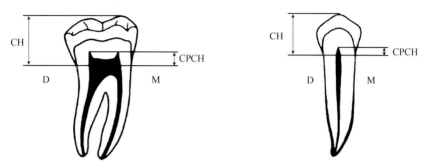

图 3-36　CH 和 CPCH 的测量示意

2）冠髓腔指数公式

$$TCI=CPCH\times100/CH$$

3）统计分析：将年龄（Y）作为因变量，前磨牙和磨牙的 TCI（X）值作为自变量，进行相关性分析。相关性分析显示，前磨牙和磨牙的 TCI 与年龄间存在明显的负相关性，即随着年龄的增加，牙齿的 TCI 逐渐减小。由于研究样本中存在不同的牙齿类型及不同性别，因此按照性别和牙齿类型的差异，分别建立了相应的年龄推断的回归方程。其中，尤以男性磨牙的相关性最高，年龄推断的标准差最小。

A. 前磨牙年龄推断回归方程

$Y=77.617-1.4636X$（混合组，相关系数=−0.89，标准差=6.40）

$Y=79.679-1.5356X$（男性组，相关系数=−0.91，标准差=6.30）

$Y=75.523-1.3896X$（女性组，相关系数=−0.88，标准差=6.47）

B. 磨牙年龄推断回归方程

$Y=76.073-1.4576X$（混合组，相关系数=−0.90，标准差=6.29）

$Y=77.747-1.5066X$（男性组，相关系数=−0.92，标准差=6.23）

$Y=73.846-1.3906X$（女性组，相关系数=−0.87，标准差=6.32）

为了验证上述回归方程在年龄推断中的准确性，额外随机选取了 200 颗牙齿（100 颗前磨牙和 100 颗磨牙）用于回归方程的测试。其中，前磨牙男性（±5 岁以内误差）的准确率为 64.5%，女性的准确率为 57.9%；磨牙男性（±5 岁以内误差）的准确率为 81.4%，女性的准确率为 60.8%。

2. 基于二维牙髓腔/牙齿面积比测量进行年龄推断　鉴于一维的线性测量不能如实准确反映牙髓腔的增龄性变化，Cameriere 等在 2004 年提出了一种新的利用继发性牙本质沉积推断年龄的影像学方法，即牙髓腔/牙齿面积比测量法。

（1）样本的制备：在该方法中，他们共收集了 100 名意大利白种人的口腔曲面断层片，年龄为 18～72 岁。其中，男性 46 名、女性 54 名。他们首先用扫描仪将 X 线片扫描存储于计算机中，经过仔细的图像分析，发现尖牙、切牙和第二前磨牙产生的数字图像最为清晰。但最终选择测量的目标牙齿是尖牙，原因是尖牙在口内存留时间最长，且无须承受较大的咬合力和磨耗，牙髓腔体积大且直，便于测量。

（2）测量指标及方法：该方法采用计算机辅助绘图程序（AutoCAD 2000）测量口腔曲面断层片中的尖牙影像。学者在计算机软件中分别用 20 个点确定每个牙齿的轮廓，用 10 个点确定每个牙髓腔的轮廓，分别用于评估牙齿和牙髓腔的面积。其他测量指标主要参考了 Kvaal 等的研究，测量指标包括以下几项：牙髓腔面积、牙齿面积、牙齿长度、牙髓腔长度、牙根长度、三个不同平面牙髓腔和牙根的宽度。

p：牙髓腔/牙根长度。

r：牙髓腔/牙齿长度。

a：釉质牙骨质界平面处的牙髓腔/牙根宽度比。

c：牙根 1/2 处的牙髓腔/牙根宽度比。

b：釉质牙骨质界与牙根 1/2 的中点处的牙髓腔/牙根宽度比。

AR：牙髓腔/牙齿面积比。

（3）统计分析：以年龄（Y）为因变量，以 p、r、a、c、b、AR 为自变量进行相关性分析，结果显示 p 和 r 与年龄间的相关性很弱，无统计学差异。其余几项测量指标与年龄间呈负相关性，以 AR 与年龄间的相关性最高，相关系数=−0.92。

采用多元逐步回归分析方法对有统计学意义的测量指标与年龄进行拟合，建立了年龄推断的多元回归方程。结果显示，只有 AR 与 c 对方程的拟合有显著的贡献，其余测量指标均被排除，该方程推断年龄的误差的中位数为 3.7 岁，四分位差为 4.3 岁。年龄推断的回归方程如下：

$$Y=86.53−457.15AR−22.98c$$

（4）其他人群相关研究：在 Cameriere 提出此种方法之后，不同国家的学者开始将其应用于年龄推断，所得出的结论各有差别。de Luca 等在 2011 年从墨西哥城一所监狱中收集了 85 例男性颅骨样本，获取了 103 颗上下颌尖牙的根尖片以验证死亡年龄。结果显示，该方法中的牙齿观测指标与年龄间的相关性很高（$R^2=0.962$），并且年龄估计的误差很小，标准误差只有 1.9 岁，远低于其他形态学方法 5 岁以上的误差。Zaher 等在 2010 年获取了 144 张埃及人上颌切牙的根尖片，发现生理年龄与牙髓腔/牙齿面积比之间有明显的统计学关联，在得出牙髓腔/牙齿面积比与年龄的线性回归方程后用于年龄推断，标准误差为 1.2～5.08 岁。

Babshet 等于 2009 年研究印度人群后指出，若将欧洲人的年龄推断公式应用于印度人，所得到的 MAE=11.01 岁，而在欧洲人群中误差只有 4.38 岁。即使得出了针对印度人群的年龄推断公式，误差仍在 10 岁以上。而其 2011 年在印度人群中的研究结果显示，以单颗牙为研究样本，侧切牙的牙髓腔/牙齿面积比显示出最强的相关性（$r=−0.395$），尖牙显示出最弱的相关性（$r=−0.206$），而将侧切牙、尖牙、第一前磨牙的牙髓腔/牙齿面积比综合考虑，相关性得到了提高（$r=−0.438$）。但是，即使结合不同类型的牙齿综合推断，其年龄推断的误差也达到 12.13～13.08 岁，远高于欧洲相关研究中 2.5～5 岁的标准误差。

Cameriere 等提出的测量方法将一维平面测量扩展到二维平面，而且面积测量选取了较多的参考点来描绘轮廓，相对于一维测量更加准确。但是，牙髓腔是一个立体的圆柱状腔隙，其边缘在 X 线平面上的投影密度不均，观察者之间也很难达到描绘的一致性。此外，其投影还会受到牙齿本身扭转、错位的影响。因此，牙髓腔及牙齿在二维 X 线上的投影并不是它们本身形态的正确反映。而且，软组织的重叠影像也给牙齿、髓腔形态的描绘加大了难度，这也是该方法在活体年龄推断的准确性远低于标本研究的一个重要原因。

3. 基于三维牙齿体积测量进行年龄推断

（1）利用牙髓腔/牙齿体积比推断成人牙龄：尽管一维和二维影像学测量方法在牙龄推断的多个研究中已经取得了一定成果，但是既往测量方法和测量指标也存在一些问题。随着影像学技术发展，国内外研究者逐渐将三维影像学技术应用于法医齿科学领域，试图进一步提高成人牙龄推断的准确性。2006 年，Yang 等通过 CBCT 测量 28 颗比利时人的单根牙齿进行年龄推断，牙髓腔/牙体积比与实际年龄之间的决定系数（R^2）为0.29。2013 年，Sakuma 等利用 PMCT（死后计算机断层扫描）测量 136 颗日本人下颌第一前磨牙进行年龄推断，牙髓腔/牙体积比与年龄间的 R^2 高达 0.571。2019 年，占梦军等应用CBCT 影像技术获取四川省部分地区汉族人群的左上颌中切牙、侧切牙及尖牙的三维重建影像，通过 Mimics 17.0 软件准确得出左上颌中切牙、侧切牙及尖牙的牙体积、牙髓腔体积和牙髓腔/牙体积比，研究了左上颌中切牙、侧切牙及尖牙的牙髓腔/牙体积比与年龄的关系，运用回归分析的方法建立了适合当代四川省部分地区汉族人群的年龄推断模型。

1）样本的来源：该研究在成都华西牙种植医院放射科影像系统中选取了 2017 年 1 月至 2018 年 6 月在该院行 CBCT 口腔颌面部检查的影像资料，筛选并收集了 392 例口腔CBCT 影像片，其中男性 185 例，女性 207 例，年龄为 16.00～85.99 岁。

2）测量指标及方法：该研究参照国外相关人群成人牙龄推断的研究，结合 CBCT 影像片中牙齿的特点选取了牙根管系统较简单的左上颌中切牙、左上颌侧切牙及左上颌尖牙作为测量的对象，对每张 CBCT 片中的左上颌中切牙、左上颌侧切牙及左上颌尖牙的牙髓腔和牙体积的大小进行了测量，根据测量的牙髓腔体积与牙体积的大小分别计算每颗牙齿的牙髓腔/牙体积比，在口腔 CBCT 片中，各测量指标及定义见表 3-28。

表 3-28　CBCT 片中牙的各测量指标及定义

指标	定义
X_1	左上颌中切牙牙体积
X_2	左上颌中切牙牙髓腔体积
X_3	左上颌中切牙牙髓腔/牙体积比
X_4	左上颌侧切牙牙体积
X_5	左上颌侧切牙牙髓腔体积
X_6	左上颌侧切牙牙髓腔/牙体积比
X_7	左上颌尖牙牙体积
X_8	左上颌尖牙牙髓腔体积
X_9	左上颌尖牙牙髓腔/牙体积比

利用 Planmeca Romexis 4.4.1.R 软件将 CBCT 扫描后的影像数据转换为 DICOM 格式的文件进行存储，然后将 DICOM 格式的口腔图像数据导入 Mimics 17.0 软件，利用 Mimics 17.0 软件对牙齿进行三维重建，由软件直接自动测量牙髓腔与牙体积，并计算牙髓腔/牙体积比（图 3-37）。

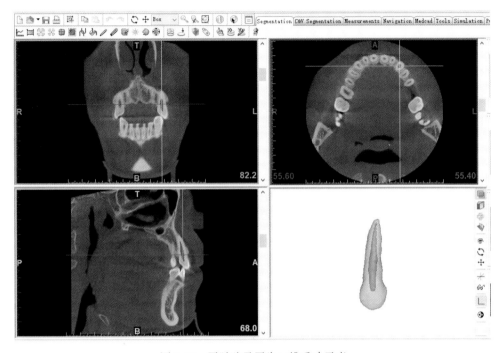

图 3-37　牙髓腔及牙齿三维重建示意

3）统计分析：因数据不符合正态分布，该研究采用 Spearman 相关性分析，按照混合组、男性组、女性组分别对左上颌中切牙牙髓腔/牙体积比（X_3）、左上颌侧切牙牙髓腔/牙体积比（X_6）、左上颌尖牙牙髓腔/牙体积比（X_9）与年龄间的相关性强度（ρ_s）进行分析。研究发现，X_3、X_6、X_9 与年龄间均存在较高的相关性。在混合组中，相关性最高的是 X_3（ρ_s=-0.836），其次是 X_6（ρ_s=-0.800），相关性最低的是 X_9（ρ_s=-0.781）；在男性组中，相关性最高的是 X_6（ρ_s=-0.815），其次是 X_3（ρ_s=-0.804），相关性最低的是 X_9（ρ_s=-0.744）；在女性组中，相关性最高的是 X_3（ρ_s=-0.840），其次是 X_9（ρ_s=-0.814），相关性最低的是 X_6（ρ_s=-0.782）。不同组中 X_3、X_6、X_9 与年龄间的 Spearman 相关性分析结果见表 3-29。

表 3-29　不同组中 X_3、X_6、X_9 与年龄间的相关性分析

变量	Spearman 相关系数（ρ_s）			P
	混合组	男性	女性	
X_3	**-0.836**	-0.804	**-0.840**	<0.001
X_6	-0.800	**-0.815**	-0.782	<0.001
X_9	-0.781	-0.744	-0.814	<0.001

该研究以年龄（Y）为因变量，以牙髓腔/牙体积比为自变量，采用回归分析的方法，建立了包括简单线性方程、二次方程、复合模型、增长模型、对数模型、三次方程、S 曲线、指数分布模型、逆模型、幂函数模型、逻辑函数模型在内的 11 种年龄推断回归模型，但以左上颌中切牙、左上颌侧切牙及左上颌尖牙建立的多个年龄推断的曲线拟合模型中，均为三次方程模型的 R^2 最高。

为了检验所建模型在年龄推断中的准确性，该研究随机选取了 40 例样本，分别对混合组、男性组、女性组中左上颌中切牙牙髓腔/牙体积比（X_3）、左上颌侧切牙牙髓腔/牙体积比（X_6）及左上颌尖牙牙髓腔/牙体积比（X_9）建立的年龄推断最优回归模型进行回代检验。经检验，在混合组和男性组中，均以 X_6 建立的年龄推断方程准确性最高。在女性组中，则以 X_9 建立的年龄推断方程准确性最高。不同组中，各单根前牙的年龄推断最优回归模型的回代检验结果见表 3-30。

表 3-30 左上颌前牙、侧切牙及尖牙的年龄推断最优回归模型的回代检验结果

组别	变量	最优年龄推断回归模型	误差范围（岁）	MAE（岁）
混合组	X_3	$Y=79.061-4157.342X_3+105975.862X_3^2-942462.242X_3^3$	$-32.820\sim19.510$	7.719
	X_6	$Y=73.144-2594.030X_6+45886.576X_6^2-280801.827X_6^3$	$-19.395\sim18.962$	**7.319**
	X_9	$Y=78.468-2045.567X_9+17663.661X_9^2+7107.790X_9^3$	$-20.706\sim16.170$	8.079
男性组	X_3	$Y=75.323-3293.037X_3+71903.379X_3^2-575051.930X_3^3$	$-30.569\sim22.139$	8.949
	X_6	$Y=70.564-1990.171X_6+30310.065X_6^2-253170.549X_6^3$	$-15.942\sim12.348$	**6.804**
	X_9	$Y=76.493-1776.733X_9+20190.918X_9^2-150688.939X_9^3$	$-17.947\sim19.490$	9.389
女性组	X_3	$Y=82.553-5015.300X_3+145302.853X_3^2-1444963.229X_3^3$	$-22.882\sim14.584$	6.773
	X_6	$Y=75.899-3249.989X_6+69220.319X_6^2-499109.235X_6^3$	$-18.033\sim16.184$	7.901
	X_9	$Y=82.491-2710.897X_9+35603.059X_9^2-112908.266X_9^3$	$-10.146\sim13.361$	**6.104**

（2）利用牙髓腔体积推断牙龄：2015 年，Ge 等应用 CBCT 影像结合图像后处理技术，研究了第一磨牙牙髓腔体积变化与年龄间的关系。研究发现，第一磨牙牙髓腔体积变化是一个较好的年龄推断指标，并且在成人年龄推断中具有较高的准确性。与既往以牙髓腔/牙体积比用于年龄推断的研究不同，该研究首次将牙髓腔体积作为年龄推断的指标。该研究选择牙髓腔体积作为年龄推断的指标主要有以下两方面的考虑：第一，牙髓腔体积的减少与继发性牙本质的增龄性变化直接相关，而牙齿的体积则会随着牙本质的沉积而增大，随着牙釉质的磨损而减小。因此，牙髓腔与牙体积比可能无法反映继发性牙本质沉积的真实变化。第二，由于牙本质与牙髓腔在图像上的对比度高，二者更容易区分。因此，通过牙髓腔体积比计算整个牙齿的体积会更准确。

1）样本的来源：该研究在北京大学口腔医学院收集了 190 名女性和 213 名男性患者的 CBCT 图像，总共观察了 373 颗上颌第一磨牙和 372 颗下颌第一磨牙，样本年龄为 12～69 岁。

2）测量指标及方法：所有采集的 CBCT 图像用 0.15mm 的体素重建完成后，将这些

图像导出为 DICOM 格式的数据。然后将这些数据导入到 ITK-SNAP 2.4 软件中，该软件能够进行 3D 图像的半自动分割和体素计算，可以用于计算牙髓腔的体积。为了避免第一磨牙复杂的根管系统的影响，该研究将第一磨牙牙冠部的髓室底作为"切割平面"，在图像处理过程中将复杂的牙根切除，仅计算牙冠部牙髓室的体积，将牙髓室的体积变化作为年龄推断的指标，第一磨牙牙髓室最终的分割示意见图 3-38。

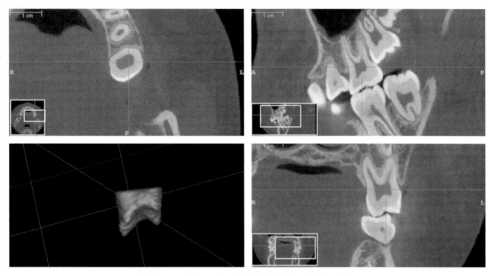

图 3-38　第一磨牙牙髓室分割和测量示意

3) 统计分析：对全部样本的第一磨牙牙髓室体积统计分析发现，牙髓室的体积随着年龄的增大逐渐减小。随后，他们以年龄（Y）为因变量，牙髓室体积（X）为自变量，进行对数回归分析，建立了多个年龄推断的数学模型。

A. 全部第一磨牙的年龄推断方程

$$Y=117.691-26.442\ln X$$

B. 未知性别的第一磨牙年龄推断方程

上颌第一磨牙：$Y=134.837-31.451\ln X$

下颌第一磨牙：$Y=122.927-28.989\ln X$

C. 已知性别的第一磨牙年龄推断方程

男性上颌第一磨牙：$Y=118.456-25.67\ln X$

男性下颌第一磨牙：$Y=118.398-26.756\ln X$

女性上颌第一磨牙：$Y=131.455-30.685\ln X$

女性下颌第一磨牙：$Y=119.519-28.182\ln X$

为了验证利用第一磨牙牙髓室建立起来的年龄推断方程的准确性，该研究在北京大学口腔医学院额外收集了 55 名女性和 57 名男性患者的 CBCT 图像用于测试年龄推断方程的准确性。样本总共包括 104 颗上颌第一磨牙和 103 颗下颌第一磨牙，样本年龄为 12～67 岁。验证结果显示，利用回归方程得到的推断年龄与个体实际年龄之间的 MAE 和 RMSE 均较小。此外，男性第一磨牙在年龄推断中的准确性比女性差，上颌第一磨牙在年龄推断中的准确性较下颌第一磨牙好。年龄推断方程的验证结果见表 3-31。

表 3-31　第一磨牙年龄推断方程的验证结果

年龄（岁）	全部牙		男性				女性			
			上颌第一磨牙		下颌第一磨牙		上颌第一磨牙		下颌第一磨牙	
	MAE	RMSE	MAE	RMSE	MAE	RMSE	MAE	RMSE	MAE	RMSE
12~20	8.172	5.604	7.44	5.51	6.206	6.028	7.161	4.799	8.843	3.961
21~30	6.009	4.363	5.722	4.474	6.261	5.005	5.822	4.043	4.874	3.932
31~40	6.707	4.451	5.092	4.305	6.451	4.343	7.188	3.839	6.059	5.072
41~50	6.851	4.899	7.667	4.255	6.922	5.493	7.221	3.573	5.836	4.417
51~60	12.163	6.402	12.607	5.413	13.68	6.606	9.009	6.614	12.328	5.296
61~67	10.838	4.844	10.424	4.583	11.765	4.614	2.215	2.356	13.64	1.361
平均	8.122	5.603	7.922	5.436	8.216	6.185	6.91	4.75	7.801	5.369
R^2	0.564		0.544		0.562		0.684		0.612	

2019 年，王亮、邓振华等同样应用 CBCT 测量了不同成人的牙体积大小，探索牙体积变化在年龄推断中的应用价值。该研究通过收集 149 例 20~60 岁的四川汉族女性口腔 CBCT 影像片，利用 Mimics17.0 软件测量左上颌中切牙的牙髓腔体积和牙本质体积，并计算牙总体积作为年龄预测指标。采用 Pearson 相关性分析对各指标与年龄间的相关性进行了分析。从总体样本中随机抽取 16 例样本作为模型的验证样本，剩余 133 例样本用于建立女性成人年龄推断的回归方程。研究结果显示，只有牙髓腔体积与年龄间存在显著的负相关性（$r=-0.666$），牙本质体积和牙总体积与年龄间相关性不明显（$P>0.05$）。模型验证结果显示，利用牙髓腔体积建立的年龄推断回归模型的 MAE=7.723 岁。该研究同样认为，牙髓腔体积的变化与年龄间存在较高的相关性，该指标可用于成人年龄推断。

（3）利用牙髓腔/牙釉质体积比推断牙龄：2019 年，Zhang 等通过采用 CBCT 图像和改进的三维图像分割技术，在中国北方人群中研究了下颌阻生第三磨牙牙髓腔体积（pulp volume，PV）与牙釉质体积（enamel volume，EV）的比值与年龄之间的关系。研究结果表明，利用 CBCT 图像中下颌阻生第三磨牙的牙髓腔/牙釉质体积比（pulp volume/enamel volume ratio，PEr）进行成人年龄推断具有较高的准确性，是一个较好的牙龄推断指标，可用于法医学鉴定实践。与既往以牙髓腔/牙体积比、牙髓腔体积用于年龄推断的研究不同，该研究首次将下颌阻生第三磨牙的牙髓腔/牙釉质体积比作为年龄推断的指标。该研究选择下颌阻生第三磨牙的牙髓腔/牙釉质体积比作为年龄推断的指标主要有以下 4 个方面的考虑：第一，由于下颌阻生第三磨牙的牙釉质不与邻牙或对牙的牙釉质接触，因此下颌阻生第三磨牙牙釉质图像的分割比其他牙齿更容易、更准确。第二，下颌非阻生第三磨牙可能会因为冠周炎等疾病而存在拔牙的风险，而下颌阻生第三磨牙则很少有这些缺点。第三，由于咀嚼习惯、牙齿的位置都与牙釉质的磨损相关，而口腔中的物理化学刺激和饮食习惯也会引起继发性牙本质沉积的差异，这些因素均会影响年龄推断的准确性。而下颌阻生第三磨牙由于深藏在牙龈下面，故一方面不存在牙釉质的磨耗，另一方面其继发性牙本质沉积的过程也不受物理化学因素的刺激及咀嚼习惯的影响。第四，还有利于后续研究进一步比较下颌阻生第三磨牙与非阻生第三磨牙的老化，从而了解磨耗对年龄推断的影响。

1）样本的来源：该研究在西安交通大学口腔医院数据库共收集了 414 张中国北方人群的 CBCT 图像，其中男性 214 名，女性 200 名，年龄为 20～65 岁。从上述 414 张 CBCT 图像中共获得左侧下颌阻生第三磨牙 311 颗，右侧下颌阻生第三磨牙 303 颗。受试者的实际年龄通过医院信息系统中记录的出生日期和摄片日期进行计算。样本的纳入标准包括牙龈下第三磨牙，无龋齿和牙髓钙化，邻牙无金属修复材料造成的伪影，牙根发育完全，CBCT 图像清晰。

2）测量指标及方法：一方面考虑到以往研究在牙髓腔体积及全牙体积的建模计算过程中费时费力，另一方面由于 CBCT 图像中牙骨质和牙槽骨的灰度值相差不大，精确区分牙骨质和牙槽骨也存在一定困难。而牙釉质在 CBCT 图像中则呈现出很明显的对比度和边界，易于与牙本质区分开。此外，牙髓腔与邻近的牙本质之间的灰度值相差较大，可以很容易地与邻近组织区分开来。因此，该研究以牙髓腔/牙釉质体积比作为观察测量指标。

在牙髓腔体积与牙釉质体积测量方法上，学者将 GrowCut 效应图像分割（GrowCut effect image segmentation，GCEIS）技术应用于牙釉质和牙髓腔三维结构模型的重建，该算法能够大致自动识别具有相同对比度的像素，但仍需要通过手动逐层检查并修复识别过多或过少的牙髓腔和牙釉质，是一种半自动分割和体素计数的方法。下颌阻生第三磨牙牙釉质和牙髓腔的分割图像及其三维重建如图 3-39 所示。

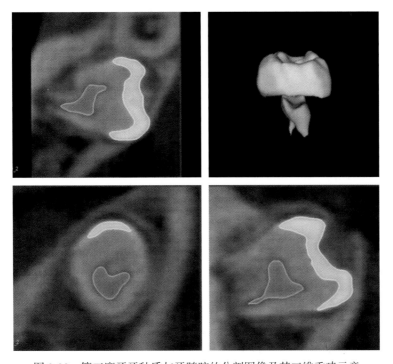

图 3-39　第三磨牙牙釉质与牙髓腔的分割图像及其三维重建示意

3）统计分析：该研究以 70%样本的牙髓腔/牙釉质体积比为自变量，采用对数回归分析的方法，建立了男性、女性和混合性别组牙齿年龄估计的数学方程。通过计算 R^2 来评估年龄与牙髓腔/牙釉质体积比之间的相关性强度。为了验证方程的准确性，将剩余 30%样本用于方程的回代检验，根据实际年龄与估计年龄之间的 MAE 和 RMSE 来评估数学模型的准确性。具体统计分析结果见表 3-32。

表 3-32　不同组的年龄推断方程及回代检验结果

组别	对数方程	r	R^2	RMSE	MAE
女性组	年龄=−9.682−23.470×lnPEr	−0.686	0.470	9.580	7.722
男性组	年龄=−3.369−20.843×lnPEr	−0.632	0.400	10.760	9.223
混合组	年龄=−5.817−21.726×lnPEr	−0.647	0.419	9.986	8.410

根据研究结果中的 R^2 值，女性的牙髓腔/牙釉质体积比与年龄的相关性比男性强，但经过统计学检验进行比较发现，两个对数回归方程之间没有显著的统计学差异。因此，该研究表明，利用下颌阻生第三磨牙的牙髓腔/牙釉质体积比进行成人年龄推断，不存在性别差异，可以直接采用混合组的年龄推断公式。

2020 年，范飞等基于 19 044 张 18~70 岁中国人群的全口曲面断层片，应用卷积神经网络建立了自动化中国牙龄推断网络，年龄推断的 MAE 男性为 4.59 岁，女性为 4.20 岁。

（三）小结

既往牙齿退行性变的分级方法存在需要拔牙，主观性较强，方法较为复杂、耗时等缺点，使其在法医学领域的实践应用较少。近年来，随着医学影像技术的发展，国内外专家开始将这些技术应用到牙齿退行性变的观察中，并重新开始建立适合成人年龄推断的牙齿分级法，并取得了较好的效果。但这些方法受影像学图像质量的影响较大，对牙齿退行性变特点的把握与分级较难，受过专业训练的人员才能较好地应用这些方法。今后有必要探索更多与成人年龄相关的指标，并利用高分辨率的影像技术，设置更为精细的、更易于掌握的成人牙龄推断的分级方法，有望在成人年龄推断准确性方面获得进一步提高。

随着生理年龄的增长，继发性牙本质不断沉积在髓腔的内壁导致髓腔体积减小，通过利用牙本质-牙髓复合体增龄性变化进行年龄推断的研究已经较多。牙髓腔增龄性变化的影像学研究从最初一维平面的直线测量到二维平面的面积测量，目前已发展到三维平面的体积测量。虽然直接测量牙髓腔和牙齿的体积进行年龄推断提高了测量的准确性，但是牙齿与牙髓腔的三维建模操作复杂，花费时间长，不利于法医学应用。Marroquin 等比较了不同研究中的体积测量方法，发现手动测量体积不准确，但自动测量常易忽略细节，因此还需要探索更完善的方法、软件以实现体积的准确测量。

从目前的国内外研究来看，无论是一维线性测量指标、二维面积指标，还是三维的体积指标，不同测量方法在不同人群中报告的准确性存在差异。Marroquin 等通过分析大量成人牙龄推断的影像学研究，认为上颌尖牙结合其他单根牙的牙髓腔/牙釉质体积比更适用于成人年龄推断。但牙髓腔/牙釉质体积比的准确测量目前也还缺乏统一公认的方法，同时推断年龄的模型仍需进一步完善。

第五节　利用牙齿磨耗度推断年龄

一、利用牙齿磨耗度推断年龄的原理

食物等进入口腔，牙齿几乎就开始磨损。咀嚼时上下牙齿被紧密地压在一起，甚至牙齿本身会在咬合面上产生小刮痕和凹痕，最终造成牙齿硬组织磨耗。尖锐的牙齿在磨碎食物过程中，慢慢地会将牙尖磨平。最终，所有的牙釉质都可能磨损，潜在的牙本质也将暴露。人类每天进食的次数、时间、牙齿咬合蠕动的情况变化不大，每天的磨耗程度也基本相同，这形成了一定的磨耗规律，这种规律与年龄增长有着密切联系，因此可以利用这种规律来进行年龄推断。

另外，人类牙齿从切牙到磨牙在功能上相互重叠，在形态上逐步过渡，同名的牙齿具有相同的形态，根据牙齿相邻部分接触面的大小可以确定牙齿的相对位置。牙齿磨耗发生在齿冠表面，形成齿冠表面多种表现，易于观察。而且上下颌牙齿的磨耗形态相互对应，与年龄增长关系密切，具备分类的基础。这也是可以根据牙齿磨耗度判定年龄的原因之一。

牙齿磨耗度推断年龄的方法主要应用于恒乳牙交替完成后的成年人。

二、牙齿磨耗的分类

广义的牙齿磨耗是指牙齿在没有菌斑、龋坏及外伤的情况下，牙体硬组织的损失，包括牙齿磨耗（狭义）、牙齿磨损和牙齿酸蚀。

牙齿磨耗（abrasion）：狭义的牙齿磨耗也称为咀嚼磨耗，是指正常咀嚼过程中牙齿与食物之间摩擦导致的牙体硬组织的缓慢丧失。它是生理性的，属于增龄性变化范畴，无明显危害，无须专门处理。通常磨耗面发生在咬合面、切缘及近中部分牙体。一般将牙齿磨耗分为三类：①滑动性磨耗，指在咀嚼过程中，牙面与食物之间或牙面与牙面之间摩擦，造成牙齿硬组织自然消耗的生理现象；②磨损性磨耗，指牙面与外物之间机械摩擦而产生的牙体损耗；③腐蚀性磨耗，指牙齿硬组织在非龋条件下与化学物质作用的过程，通常是在酸性物质作用下酸的溶解或牙釉质在近中性 pH 环境下的螯合过程。牙列的生理性磨损只发生在咀嚼末期及吞咽时，24 小时内上下颌牙齿的直接接触时间仅为 17.5 分钟，而磨牙症患者上下牙齿接触时间明显增加，在 7～9 小时的睡眠时间内牙齿接触时间可长达 8 分钟。此时全口牙列皆有磨损，且磨耗面超出功能区范围，磨耗不均匀。

磨耗通常会导致牙齿的牙尖变得平坦，表面光滑边缘圆钝，近中部分牙体形成凹面，而远中牙面仍是凸面。生理性的磨耗有助于实现更为稳定的牙尖交错𬌗。但是，当咀嚼频率过高或食物过硬，会导致牙齿过度磨耗。牙齿过度磨耗会导致牙体缺损、牙周病变、咀嚼功能衰退，甚至导致颞下颌关节紊乱。

牙齿磨损（attrition）：通常指牙齿之间异常接触或接触异物等所导致的牙齿表面硬组织的损失，这属于非生理性接触，对口颌系统的健康会产生负面影响。磨牙症是最常见的因素。

牙齿酸蚀（erosion）：指化学因素所导致的牙齿表面硬组织丧失，与细菌无关，又称为化学性磨损。主要原因是牙齿暴露于外源性或内源性的多种酸环境中。釉质在酸性环境中，其磨耗由机械作用及化学作用共同导致。酸蚀会导致牙齿表面分子间连接减弱，从而增强了机械摩擦。此时牙齿表面硬度下降，当发生机械摩擦时，应力通常作用于釉间质，极易导致牙齿表面结构的磨损。酸蚀的牙齿表面呈圆形，且存在凹型坑，牙齿表面没有光泽。因为酸性物质不会随着深度的加深继续扩散，故酸性环境最大影响深度不会超过 $100\mu m$。

三、影响牙齿磨耗度的因素

1. 自身结构因素　牙齿磨耗的速度与很多因素有关，从个体牙齿自身发育结构上看，如牙冠的形态，包括位置、高度、矿化程度、牙尖高度和裂的深度，咬合面，牙的内部结构，釉质厚度和内部结构，发育中的缺陷，咀嚼方式等。牙釉质及牙本质在发育过程中出现的结构异常和矿化不全，如遗传性乳光牙本质等。另外，乳牙釉质硬度小于恒牙，老年人釉质硬度小于青中年人，故不同年龄的人对磨耗的抵抗能力也有区别。磨耗形成以后，咬合面的变化对之后的磨耗亦有影响。因此，解剖生理和行为上的不同导致了磨耗速率的不同。

2. 非自身结构因素　除牙齿本身的结果因素外，人群所处时代因素、文化因素、饮食习惯、病理因素、个体健康、药物甚至环境都对牙齿磨耗产生影响。

牙齿磨损程度和所处时代存在较大的联系。在研究 3000～6000 年前的北美人群牙齿磨损率时，研究者发现，20 多岁或 30 多岁时大多数人的臼齿已完全磨损且暴露牙本质。相比之下，大约 1000 年前的人群牙齿磨损率要小得多。这是因为近代或现代大多数食物在摄入前已经被进行过处理而变得细小，不再对人类牙齿有过度磨耗。相比之下，古代人的食物较为粗糙，因此磨耗程度要比现代人大。这意味着每个时代人类牙齿磨耗都有自己的特点与标准。

诸多研究表明，咬合力与磨耗有着显著的相关性。不论是先天的生理因素，还是后天的进食习惯，乃至一些病理的咬合习惯，均可出现咬合力过大所致的磨耗加速。病理的咬合习惯中最为常见的是磨牙症，由于心理应激或咀嚼肌异常兴奋，可导致咬合力异常。

不良刷牙方法可能增加牙齿的磨耗。Bartlett 等发现，早饭后立即刷牙与早饭前刷牙对牙齿磨耗的影响并无明显区别，甚至早饭后 44 分钟再刷牙反而会增加牙齿的磨耗量。

牙齿磨耗过程中口腔环境起着极为重要的作用。口腔环境中唾液是最主要的化学成分，它在牙齿摩擦过程中起着重要的润滑作用。Kaidonis 等发现牙齿之间没有润滑液时牙齿磨耗会加速。

另外，唾液是中性的，唾液不仅可抑制釉质脱矿，且可使其再矿化，减少磨耗的发生。因唾液中含有磷酸盐及碳酸氢根离子，故口腔中 pH 降低至临界值 5.5 时，唾液可起到中和缓冲作用。同时唾液薄膜可形成一种矿化组织封闭牙本质小管，有助于预防酸蚀。各种内源性或外源性的因素均通过改变唾液的分泌量和理化性能来影响牙齿的磨耗程度。

牙科治疗中的部分治疗手段会影响牙齿磨损的发生。例如，牙周治疗中反复进行牙根表面的刮治会导致牙根表面的磨损，活动义齿的卡环和支托也会造成基牙的过度磨损。咬合面修复材料的选择对于牙齿磨耗的影响最为显著。病理性如氟斑牙对摩擦的耐受性低，更易发生磨耗。

随着年龄的增长，生理性咀嚼及异常咬合导致的牙齿磨耗也会增加。Schierz 等研究发现年龄增长 10 岁，牙齿磨耗量增加 0.22 个单位。Kitasako 等发现 60~89 岁年龄组人群的牙齿磨耗比其他年龄组严重。Zheng 等发现早期恒牙及中期恒牙耐磨性高于晚期恒牙，晚期恒牙磨耗最为严重。不过 Seligman 等研究认为年龄与磨耗并无直接联系，其研究人群年龄为 20~40 岁，年龄范围较集中，代表性差，故结果可信度有待商榷。

从文化的角度讲，牙齿磨损在不同人群、不同文化中是有所不同的，即便文化相同，其内部也可能会分化为不同的情况，从而导致群体内部的差异。同样，Johansson 等发现沙特人与瑞典人相比存在较高的牙齿磨损率，这种差异很可能归因于食品制备和环境方面的跨文化差异。例如，同一文化群体中的某些人可能会因食用与休息方式的不同，导致不同的磨耗方式。大量饮酒、饮用碳酸饮料的人经常会因为酸而快速磨损牙釉质。某些职业也可以增加牙齿磨损。随着年龄的增长，某些磨损方式可以诊断特定的牙齿使用情况，包括长时间抽烟，甚至某些特殊行为。据报道，北极地区的传统居民经常使用他们的牙齿软化冷冻的海豹皮，此过程导致过度磨损甚至牙齿碎裂。另外，无论饮食习惯如何，沙特地区居民的牙齿有更高的磨耗率。

测量磨耗的方法有两种，一种是测量牙本质暴露等的变化，另一种是测量牙高。随着技术发展，数码技术有望用于记录磨耗程度，如根据色差自动判断牙本质露出的大小与区域。

四、利用牙齿磨耗度推断年龄的方法

人类学上首次使用牙齿进行年龄估算的尝试主要是基于对牙齿磨损的评估。一些人类学家如 Murphy（1959 年）、Miles（1963 年）、Brothwell（1965 年）、Molnar（1970 年）、Nowell（1978 年）、Lovejoy（1985 年）、Solheim（1988 年）、Brothwell（1981 年）、Lovejoy（1985 年）、Clement（1998 年）、Kvaal（1998 年）、Young-Ku Kim 等（2000 年）、Jong-Il Yun（2007 年）、Ibrahim Alayan（2018 年）、Won-Hee Kim（2018 年）等都针对不同时代、不同人群进行了此类研究。

众多人类学家用牙齿磨损或咬合磨损来估算年龄，不断地探索适应不同时代人群的方法并取得了不同程度的成功。由于采取不同的样本得到的结果不一样，人类学家认识到必须充分了解样本所处的环境、影响牙齿磨耗变化的因素，并且在使用年龄估计结果时也要慎重，可以建立针对特定人群的磨损标准，建立置信区间，而不是直接得出更具体的年龄范围和准确年龄。下面介绍几种国内外的传统方法及近年常见的方法。

（一）牙齿磨耗六级分类法

在中国最早提出牙齿磨耗年龄判定的是吴汝康与柏惠英教授。他们统计分析了 93 个有确切死亡年龄记载的中国华北地区男性颅骨，共计 610 颗磨牙，其中第一磨牙 311 颗，第二磨牙 299 颗，年龄为 15~66 岁，样本主要来自河北省，其次是山东省，少数来自河南省、山西省等。根据牙齿的磨耗程度，将其分为六级。牙齿磨耗程度的分级标准如下：

Ⅰ：牙尖顶和边缘部微有磨耗。

Ⅱ：牙尖磨平或咬合面中央凹陷。

Ⅲ：牙尖大部分磨去，暴露牙本质点。

Ⅳ：牙本质点扩大互相连成片。

Ⅴ：牙冠部分磨去，牙本质全部暴露。

Ⅵ：牙冠全部磨耗，牙髓腔暴露。

研究表明，随着年龄的增长，牙齿的磨耗程度逐渐增加。第一、第二磨牙在各磨耗等级的平均年龄及 95%置信区间如表 3-33 所示。

表 3-33　磨牙在各磨耗等级的平均年龄及 95%置信区间（岁）

磨耗等级	M1		M2	
	平均年龄	95%置信区间	平均年龄	95%置信区间
Ⅰ	22.6	21.5～23.1	23.4	22.4～24.4
Ⅱ	27.3	25.8～28.8	29.7	28.5～30.9
Ⅲ	31.7	27.5～35.9	37.6	35.6～39.6
Ⅳ	40.6	38.6～42.6	46.2	44.1～48.1
Ⅴ	52.5	48.1～56.9	60.3	55.4～65.2
Ⅵ	57.5	—	—	—

注：M1（第一磨牙）的Ⅵ级由于例数少，不足以计算 95%置信区间；M2（第二磨牙）的Ⅵ级在所观察的标本中未曾见到。

1984 年，姜学树等根据吴汝康等提出的牙磨耗六级分类方法（图 3-40），对辽宁 208 名男性颅骨中的磨牙磨耗程度随时间的变化进行了研究，样本的年龄为 15～61 岁。总共观察了 1259 颗磨牙，其中上颌第一磨牙 344 颗、第二磨牙 310 颗，下颌第一磨牙 314 颗、第二磨牙 291 颗。

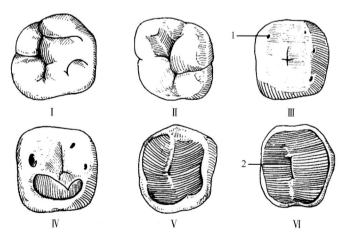

图 3-40　辽宁人磨牙磨耗的分级标准及模式图

Ⅰ. 牙尖顶和边缘部微有磨耗；Ⅱ. 牙尖磨平；Ⅲ. 暴露牙本质点；Ⅳ. 牙本质点互相连接；Ⅴ. 牙本质全部暴露；

Ⅵ. 牙髓腔暴露；1. 牙本质点；2. 牙髓腔

通过对这些牙齿进行磨耗分级，采用线性回归分析方法建立了年龄推断的回归方程：$Y=12.4X-4.9\pm1.4$，Y=估计年龄，X=M1 和 M2 磨耗度的平均值。辽宁人磨牙磨耗等级的平均年龄及 95%置信区间如表 3-34 所示。

表 3-34　辽宁人磨牙磨耗等级的平均年龄和 95%置信区间（岁）

磨耗等级	M1		M2	
	平均年龄	95%置信区间	平均年龄	95%置信区间
Ⅰ	19.67	17.39～21.94	23.17	19.76～26.58
Ⅱ	23.72	22.21～25.23	29.37	28.49～30.25
Ⅲ	31.73	30.85～32.61	36.09	33.78～38.40
Ⅳ	41.02	37.32～44.72	46.95	39.95～53.95
Ⅴ	51.73	43.55～59.59	59.5	—
Ⅵ	60.5	—	—	—

注：M1 的Ⅵ级和 M2 的Ⅴ级由于例数少，不足以计算 95%置信区间。M2 的Ⅵ级在本文仅见 1 例，故未予统计。

（二）牙齿磨耗九级分类法

1983 年，莫世泰等在研究华南人 103 个颅骨共 709 颗磨牙（第一磨牙 353 颗、第二磨牙 356 颗）磨耗与年龄之间的关系时，参考了吴汝康等和 Murphy 提出的牙磨耗分级标准，同时结合研究样本的特点提出了牙齿磨耗的九级分类法。牙齿磨耗的详细分级可以提高牙齿磨耗推断年龄的准确性。牙齿磨耗九级分级标准如下（图 3-41）：

Ⅰ.牙尖顶和边缘部分微有磨耗。

Ⅱ.牙尖磨平或咬合面中央出现凹陷。

Ⅲ.牙尖大部分磨平，其中有一个或两个牙尖出现点状牙本质暴露。

Ⅳ.有三个牙尖的牙本质点暴露或两个牙尖的牙本质点扩大并连成一片。

Ⅴ.有四个牙尖的牙本质点暴露或三个牙尖的牙本质点暴露，而其中有两个牙本质点扩大连成一片。

Ⅵ.有两个或三个牙本质点扩大连成一片，而其中两个或一个牙本质点分离。

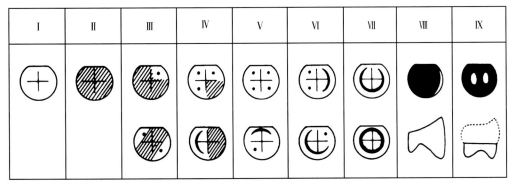

图 3-41　牙齿磨耗九级分类法模式图

Ⅶ. 牙冠部分磨去，四个牙尖的牙本质点联合，但咬合面仍有残留的釉质小点存在。

Ⅷ. 牙冠大部分磨去，牙本质全部暴露。

Ⅸ. 牙冠全部磨去，牙髓腔暴露出来。

观察时，先将牙齿咬合面刷洗干净，使牙釉质与牙本质的界限清晰可辨。用 5 倍的放大镜进行观察记录，将其结果进行统计学处理。华南人磨牙磨耗等级与年龄的关系见表 3-35。

表 3-35　华南人磨牙磨耗等级的平均年龄和 95% 置信区间（岁）

磨耗等级	M1		M2	
	平均年龄	95%置信区间	平均年龄	95%置信区间
Ⅰ	19.6	18.2～21.0	22.8	21.7～23.9
Ⅱ	24.3	23.6～24.8	27.6	26.8～28.4
Ⅲ	30	29.0～31.0	37.6	36.3～38.9
Ⅳ	38.2	36.6～39.8	45.3	43.1～47.4
Ⅴ	44.7	43.0～46.9	54.7	53.0～56.4
Ⅵ	54.5	51.7～57.3	60.3	57.9～62.7
Ⅶ	60.4	57.3～63.5	64.3	60.5～68.0
Ⅷ	65	62.3～67.7	70	—
Ⅸ	68.5	—	—	—

注：M1 的Ⅸ级和 M2 的Ⅷ级由于例数少，不足以计算 95% 置信区间；M2 的Ⅸ级所观察的标本未曾见到。

（三）牙齿磨耗十级分类法

1988 年，张继宗等利用公安部物证鉴定中心的颅骨标本，应用回归分析的方法研究了牙齿磨耗与年龄之间的关系，研究的颅骨样本共 262 例，来自江西、青海、吉林、河北、安徽、贵州、云南、广西、山东等九省份。研究的磨牙有 992 颗，对样本较多省份的标本做了牙齿磨耗年龄的地区差异的比较分析，统计检验结果表明，在 20～40 岁年龄段，在江西、贵州、云南、广西和山东等五省份，差异没有统计学意义。

该法将牙齿磨耗分为十级，分级标准如下（图 3-42）：

Ⅰ. 没有明显肉眼可见的磨耗。

Ⅱ. 牙尖微有磨耗，肉眼明显可见。

Ⅲ. 牙尖磨平，微有凹陷。

Ⅳ. 牙本质点状暴露。

Ⅴ. 两个以上的牙本质点状暴露，没有融合。

Ⅵ. 牙本质点开始出现融合。

Ⅶ. 两个以上牙本质点融合。

Ⅷ. 牙本质点全部融合，但仍有岛状的牙釉质存在。

Ⅸ. 牙冠牙本质全部暴露。

Ⅹ. 牙髓腔暴露。

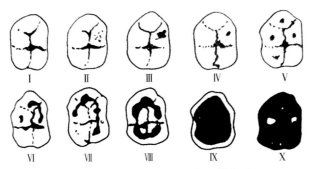

图 3-42 牙齿磨耗十级分类法模式图

将牙齿的磨耗等级定为牙齿年龄判定的评分，将磨牙磨耗评分代入磨牙磨耗判别年龄的多元回归方程式可求出个体的年龄。由于各个颅骨（包括下颌）牙齿存留的数目不一致，根据颅骨（包括下颌）牙齿存留的情况，使用不同数目组合的 M1、M2 构成判别年龄的多元回归方程。

1. 上颌四颗磨牙的年龄判定

$$Y=9.21+1.49X_1+2.31X_2+2.01X_3+0.90X_4$$

其中 X_1 为上颌左侧 M1 的磨耗级评分；X_2 为上颌左侧 M2 的磨耗级评分；X_3 为上颌右侧 M1 的磨耗级评分；X_4 为上颌右侧 M2 的磨耗级评分；Y 为判定年龄。

复相关系数=0.9576，标准差=2.74（$P \leq 0.1$）。

2. 上颌左侧 M1、M2，右侧 M1 三颗磨牙的年龄判定

$$Y=11.59+15.7X_1+2.42X_2+1.98X_3$$

其中 X_1 为上颌左侧 M1 的磨耗级评分；X_2 为上颌左侧 M2 的磨耗级评分；X_3 为上颌右侧 M1 的磨耗级评分；Y 为判定年龄。

复相关系数=0.8831，标准差=4.38（$P \leq 0.01$）。

3. 上颌右侧 M1、M2 两颗磨牙的年龄判定

$$Y=11.37+3.01X_1+3.43X_2$$

其中 X_1 为上颌右侧 M1 的磨耗级评分；X_2 为上颌右侧 M2 的磨耗级评分；Y 为判定年龄。

复相关系数=0.9114，标准差=4.58（$P \leq 0.01$）。

4. 上颌左侧 M1、M2 两颗磨牙的年龄判定

$$Y=12.02+2.73X_1+3.27X_2$$

其中 X_1 为上颌左侧 M1 的磨耗级评分；X_2 为上颌左侧 M2 的磨耗级评分；Y 为判定年龄。

复相关系数=0.8784，标准差=4.42（$P \leq 0.01$）。

5. 下颌四颗磨牙的年龄判定

$$Y=8.04+1.93X_1+2.67X_2+1.85X_3+0.51X_4$$

其中 X_1 为下颌左侧 M1 的磨耗级评分；X_2 为下颌左侧 M2 的磨耗级评分；X_3 为下颌右侧 M1 的磨耗级评分；X_4 为下颌右侧 M2 的磨耗级评分；Y 为判定年龄。

复相关系数=0.9384，标准差=4.28（$P \leq 0.01$）。

6. 下颌左侧 M1、M2，右侧 M1 三颗磨牙的年龄判定

$$Y=8.81+2.17X_1+2.49X_2+1.94X_3$$

其中 X_1 为下颌左侧 M1 的磨耗级评分；X_2 为下颌左侧 M2 的磨耗级评分；X_3 为下颌

右侧 M1 的磨耗级评分；Y 为判定年龄。

复相关系数=0.9001，标准差=5.13（$P \leq 0.01$）。

7. 下颌右侧 M1、M2 两颗磨牙的年龄判定

$$Y=12.02+2.71X_1+3.28X_2$$

其中 X_1 为下颌右侧 M1 的磨耗级评分；X_2 为下颌右侧 M2 的磨耗级评分；Y 为判定年龄。

复相关系数=0.9091，标准差=5.45（$P \leq 0.01$）。

8. 下颌左 M1、M2 两颗磨牙的年龄判定

$$Y=9.45+3.63X_1+2.92X_2$$

其中 X_1 为下颌左侧 M1 的磨耗级评分；X_2 为下颌左侧 M2 的磨耗级评分；Y 为判定年龄。

复相关系数=0.8994，标准差=5.49（$P \leq 0.01$）。

（四）利用全口牙磨耗度推断年龄

口腔中除磨牙外，其他牙齿也包含了年龄推断的可用信息。利用全口腔的牙齿磨耗情况进行年龄判定，能够提高牙齿年龄判定的可靠性。应用数量化理论的方法进行牙齿磨耗的年龄判定，方法更加简便。日本学者竹井哲司等完成了全口腔牙齿磨耗年龄判定的数量化理论方法，效果很好。全口腔牙齿磨耗年龄判定的分级标准如下（图 3-43）。

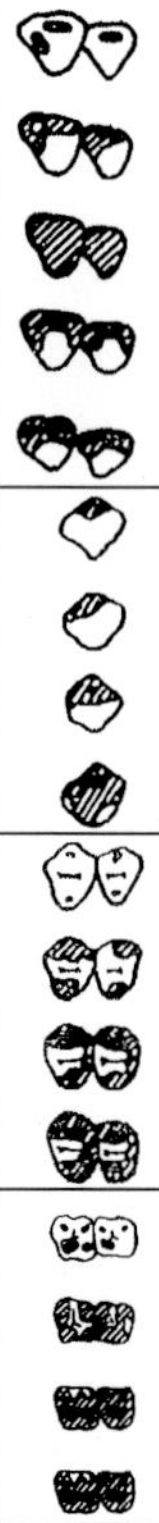

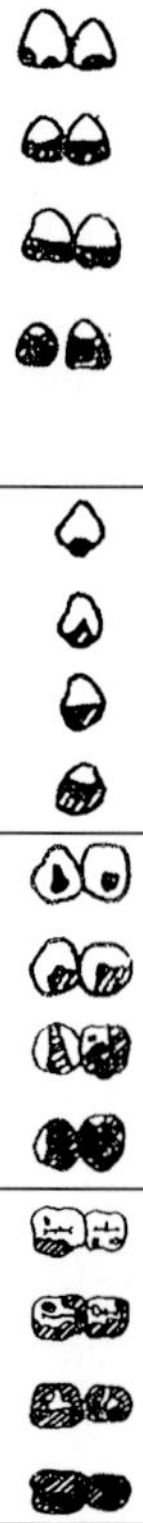

				上颚		下颚
				判定基准		判定基准
切牙	A			磨耗面彼此分离		磨耗面彼此分离
	B			切牙舌面釉质磨耗，牙本质线		牙本质线状暴露
				状暴露或舌面釉质全部磨平		牙本质带状暴露
	C			牙本质暴露明显，未累及齿边		牙本质暴露，累及左右齿边
	D			牙本质带状暴露，累及左右齿边		
尖牙	A			前端釉质磨耗		前端釉质磨耗
	B			舌侧釉质磨耗		唇侧釉质磨耗
	C			唇侧釉质磨耗，牙本质暴露		远中侧磨耗，牙本质线状暴露
	D			舌侧牙齿大片暴露		牙本质大片暴露
前磨牙	A			前端釉质磨耗		颊侧釉质磨耗
	B			釉质大片磨耗，颊舌面分离		切缘大面釉质磨耗
	C			颊舌面融合，牙本质暴露		咬合面大面磨耗，牙本质点暴露
	D			舌侧磨面牙本质暴露，磨面融合		牙本质大面积暴露
磨牙	A			釉质磨面彼此分离		釉质磨面彼此分离
	B			釉质磨面彼此融合		釉质磨面彼此融合
	C			牙本质点状暴露		牙本质点状暴露
	D			暴露的牙本质融合		暴露的牙本质融合
E				缺失（所有牙齿通用）		

图 3-43 全口腔的牙齿磨耗的分级标准

在进行牙齿的年龄判定时，将全口腔的牙齿按磨耗的分级标准评出磨耗等级（A、B、C、D、E），在全口腔牙齿磨耗的年龄计算表中，找到每一颗牙齿对应的磨耗分级的数值求和，然后与均值相加，得到的结果就是推断年龄（表3-36）。

表 3-36　全口腔 28 颗牙齿磨耗推断年龄的计算值（均值 45.8）

齿位			磨耗等级				
			A	B	C	D	E
上颌	左侧	7	−5.727	−3.129	0.624	5.409	5.350
		6	0.044	−0.450	0.308	−0.214	0.373
		5	3.887	0.138	−3.791	−0.306	4.857
		4	−2.277	−0.301	2.201	−2.124	−1.060
		3	1.599	0.369	−1.304	1.089	—
		2	−3.254	0.087	3.725	0.283	−2.076
		1	1.876	1.525	−2.408	−0.936	2.318
	右侧	1	−7.182	−0.080	2.813	1.032	−0.427
		2	1.170	−1.193	0.602	1.551	−1.241
		3	−3.774	−1.872	0.003	2.512	—
		4	1.339	0.325	−0.848	2.133	−3.517
		5	−3.584	−0.431	1.816	2.425	1.013
		6	−0.461	2.351	−0.665	−3.695	0.696
		7	−2.059	−0.949	−0.675	6.018	1.936
下颌	左侧	7	1.604	−1.431	−0.876	2.039	0.044
		6	0.144	−4.011	0.924	4.118	−0.339
		5	−1.169	−2.192	3.645	−1.531	2.503
		4	−5.034	−1.803	1.639	3.848	—
		3	2.376	—	−0.017	−1.805	
		2	1.509	1.313	0.249	−3.007	
		1	−4.200	−3.137	0.462	−3.150	
	右侧	1	2.278	0.490	−1.941	1.075	—
		2	1.247	−0.240	0.836	−1.077	
		3	−1.624	—	0.662	0.064	—
		4	1.171	−0.976	0.862	−0.501	—
		5	−2.086	0.895	−0.614	2.656	−0.256
		6	0.640	2.034	0.138	−2.412	−0.366
		7	−3.089	−1.353	7.248	−1.013	−0.198

注：复相关系数=0.929。

上颌牙推断年龄的计算值见表3-37。

表 3-37　上颌 14 颗牙齿磨耗推断年龄的计算值（均值 45.81）

齿位		磨耗等级				
		A	B	C	D	E
左侧	7	−6.291	−3.72	2.669	4.986	4.802
	6	−2.114	−0.427	−0.651	1.771	1.838
	5	2.531	0.305	−1.701	−1.955	2.208
	4	−1.992	−0.467	1.12	0.517	−1.072
	3	−2.97	0.355	−0.481	1.131	—
	2	−1.553	−0.253	2.972	1.031	−4.11
	1	0.797	0.641	−1.293	−0.312	1.536
右侧	1	−4.461	−1.794	2.472	1.635	0.793
	2	−0.311	−1.178	1.574	0.101	3.302
	3	−1.968	−2.287	0.366	1.565	—
	4	−0.475	−1.125	1.263	2.096	−5.365
	5	−5.017	−1.991	3.08	3.812	0.594
	6	−0.458	0.963	−0.188	−1.912	0.768
	7	−2.436	−2.053	0.584	5.038	2.762

注：复相关系数=0.868。

下颌牙推断年龄的计算值见表 3-38。

表 3-38　下颌 14 颗牙齿磨耗推断年龄的计算值（均值 45.81）

齿位		磨耗等级				
		A	B	C	D	E
左侧	7	−1.221	−3.045	−2.569	6.818	0.383
	6	−2.188	−3.072	0.175	4.068	−0.007
	5	−1.432	−1.469	2.156	1.906	0.779
	4	−5.486	−1.278	1.807	3.213	—
	3	−0.518	—	−0.696	1.609	—
	2	−0.291	−0.215	0.549	−0.011	—
	1	−4.322	−2.235	0.470	2.37	—
右侧	1	0.345	1.449	−1.067	−0.184	—
	2	−1.527	−0.283	0.301	0.994	—
	3	−1.730	—	0.456	0.504	—
	4	0.382	−0.658	1.701	−1.820	—
	5	−1.367	−1.144	−1.759	4.968	2.456
	6	−2.639	−1.490	2.489	0.682	0.021
	7	−4.630	0.025	5.613	−0.678	−0.455

注：复相关系数=0.868。

在实际办案中，由于观察的牙齿较多，不便于记录及统计牙齿的磨耗情况，可以采用列表法进行记录和统计。该方法便于确定齿位，同时还可以记录牙齿的磨耗等级。以下为竹井哲司等在案例报道中介绍的个体年龄推断的记录方法（表 3-39）。

表 3-39　个体牙齿磨耗等级

部位	M2	M1	PM2	PM1	C	I2	I1	I1	I2	C	PM1	PM2	M1	M2
上颌	C	C	E	C	B	B	C	C	B	B	B	C	B	C
下颌	C	B	E	C	B	B	C	C	B	B	B	E	B	C

日本人的饮食习惯与中国人类似，牙齿磨耗的程度与中国人也类似。在法医学实践中，日本人牙齿磨耗程度推断年龄的方法可以应用于中国人牙齿磨耗程度的年龄推断。

宋宏伟等建立了中国人全口腔牙齿磨耗年龄判定的数量化理论方法。用整颌牙的磨耗度推断年龄采用的是磨耗度七级分度法。宋宏伟研究提出按整颌四群牙（切牙、尖牙、双尖牙和磨牙）的磨耗形态特征进行分度，把每颗牙的磨耗分为 0～6 度，共七个等级。中国人全口腔牙齿磨耗年龄判定的分级标准见表 3-40，图 3-44。

表 3-40　中国人全口腔牙齿磨耗的分级标准

分级	切牙	尖牙	双尖牙	磨牙
0	无磨耗	无磨耗	无磨耗	无磨耗
1	釉质轻微磨耗	釉质呈点状磨耗	釉质稍有磨耗	尖端釉质点状磨耗
2	切缘磨平	本质线状露出	牙尖釉质呈平面状	双尖磨平
3	本质线状露出	磨耗达两侧角	两牙舌颊侧相连	本质点状外露
4	本质带状露出	本质呈梭形露出	两尖磨平	双牙尖本质融合
5	本质矩形露出	本质矩形露出	双尖消失，本质外露	4 个或 3 个牙尖本质融合
6	磨耗达牙颈	磨耗达牙颈	磨耗达牙颈	磨耗达牙颈

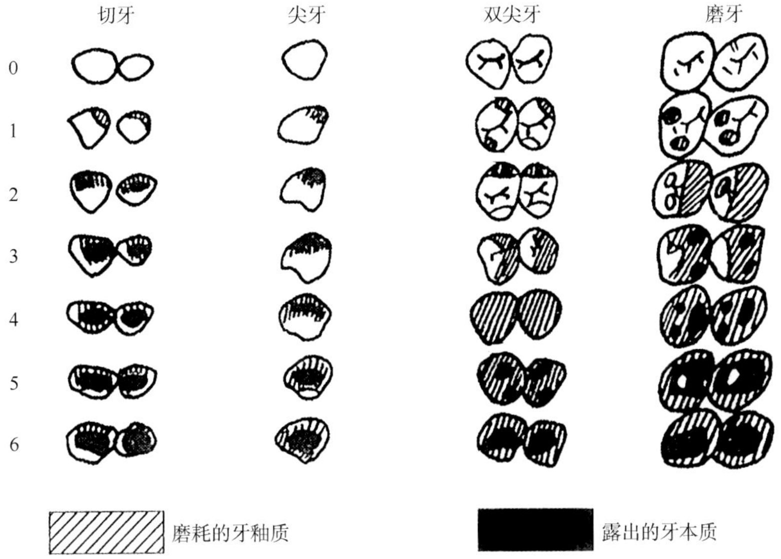

图 3-44　中国人全口腔牙齿磨耗的分级标准示意

在进行牙齿的年龄判定时，根据牙齿磨耗的分级标准评出磨耗分级（0、1、2、3、4、5、6），再利用牙齿磨耗度年龄计算表，查找每一颗牙齿对应的磨耗分级的数值求和，然后与均值相加，得到的结果就是推断的年龄。

用整颌牙的磨耗度判定年龄亟待解决的问题之一是对缺失牙、修复牙及龋齿的磨耗度进行合理补充。宋宏伟、贾静涛在新建立的牙磨耗分度基础上，应用数量化理论Ⅳ和电子计算机技术对全口腔牙磨耗度之间的相关性进行了研究，为补充这一类牙的磨耗度提供了科学依据。

（1）各牙之间磨耗度的相关性：应用数量化理论Ⅳ建立数学模型，对磨耗度的相关性进行分析，得到牙磨耗度相关矩阵表（表 3-41）。各牙之间的相关性用相关系数来衡量，相关矩阵表是对称的，每一颗牙都与其他 27 颗牙相关，但其相近的程度因牙而异。

上颌牙和（或）下颌牙的磨耗度之间的密切程度都存在着如下关系，即首先是同颌同侧同一牙群内的牙及同颌对侧同名牙，其次是对颌同一牙群内的牙，再次是其他牙群。其相关系数大都在 0.70 以上，有的达 0.90 以上。

也有一些牙与上述的情况不符，主要见于尖牙和上颌切牙。

1）尖牙：密切程度首先是同颌对侧同名牙及相邻的双尖牙、侧切牙，其次是其他牙。

2）上颌切牙：首先是同颌对侧同名牙，其次是相邻的切牙及其他切牙，再次是其他牙。

各牙磨耗度之间不仅存在着相关性，而且还存在着良好的对称性，即同颌两侧同名牙的磨耗度相似或相同。牙磨耗的这种对称性是对牙磨耗相关性研究的一个重要发现。为补充无法判定的牙磨耗度提供了一个简便易行的方法。

（2）同名牙群磨耗度的相关性

1）同颌同名牙群磨耗度的相关性：根据各同名牙群（磨牙、双尖牙、尖牙及切牙）内牙磨耗度之间的相关系数，计算出同颌各同名牙群磨耗度的平均相关系数，见表 3-42。

由表 3-42 可知，各同颌同名牙磨耗度的平均相关系数由高至低的顺序：上颌牙为磨牙＞双尖牙＞切牙＞尖牙；下颌牙为磨牙＞切牙＞双尖牙＞尖牙。无论上颌牙还是下颌牙，磨牙的相关性是最高的，尖牙是最低的。上、下颌相关顺序的不同是双尖牙和切牙。在上颌，双尖牙磨耗度的平均相关系数高于切牙；在下颌，切牙磨耗度的平均相关系数高于双尖牙。

2）对颌同名牙群磨耗度的相关性：根据各同名牙群磨耗度的相关系数计算出对颌同名牙群磨耗度的平均相关系数（表 3-43）。

表 3-43 显示对颌同名牙群磨耗度的相关性顺序为磨牙＞双尖牙＞尖牙＞切牙。其平均相关系数比同颌同名牙群相对小一些。此说明同颌同名牙群磨耗度的相关性好于对颌同名牙群。

3）非同名牙群磨耗度的相关性：磨耗度的相关性在非同名牙群之间存在着差异，如磨牙与双尖牙、尖牙和切牙，双尖牙与尖牙和切牙，以及尖牙与切牙之间的差异都有一定的规律性。根据非同名牙群磨耗度的相关系数，计算出其平均相关系数，见表 3-44。

表 3-41 牙磨耗度相关矩阵

	上颌右侧							上颌左侧							下颌右侧							下颌左侧						
	7	6	5	4	3	2	1	7	6	5	4	3	2	1	1	2	3	4	5	6	7	1	2	3	4	5	6	7
上颌右侧 7	1	0.91	0.87	0.83	0.73	0.71	0.72	0.73	0.70	0.74	0.77	0.74	0.70	0.72	0.74	0.73	0.74	0.80	0.83	0.86	0.88	0.72	0.70	0.74	0.77	0.80	0.86	0.87
上颌右侧 6	0.91	1	0.86	0.81	0.71	0.69	0.71	0.72	0.69	0.72	0.75	0.73	0.68	0.71	0.74	0.73	0.75	0.79	0.82	0.89	0.87	0.72	0.70	0.72	0.75	0.78	0.86	0.86
上颌右侧 5	0.87	0.86	1	0.91	0.77	0.71	0.72	0.72	0.72	0.73	0.82	0.73	0.71	0.72	0.72	0.70	0.75	0.83	0.87	0.85	0.85	0.71	0.70	0.75	0.90	0.82	0.84	0.85
上颌右侧 4	0.83	0.81	0.91	1	0.82	0.73	0.73	0.73	0.73	0.75	0.84	0.75	0.72	0.74	0.72	0.71	0.77	0.84	0.85	0.81	0.82	0.72	0.70	0.77	0.80	0.81	0.81	0.82
上颌右侧 3	0.73	0.71	0.77	0.82	1	0.77	0.72	0.73	0.72	0.73	0.78	0.81	0.72	0.73	0.73	0.73	0.81	0.77	0.74	0.71	0.73	0.73	0.73	0.76	0.74	0.73	0.72	0.73
上颌右侧 2	0.71	0.69	0.71	0.73	0.77	1	0.80	0.79	0.79	0.80	0.72	0.71	0.71	0.74	0.74	0.74	0.73	0.71	0.69	0.68	0.71	0.73	0.73	0.72	0.70	0.68	0.70	0.70
上颌右侧 1	0.72	0.71	0.72	0.73	0.72	0.80	1	0.91	0.80	0.74	0.72	0.73	0.70	0.73	0.79	0.78	0.74	0.72	0.73	0.72	0.73	0.77	0.76	0.73	0.71	0.69	0.74	0.74
上颌左侧 7	0.73	0.72	0.72	0.73	0.73	0.79	0.91	1	0.77	0.73	0.72	0.74	0.71	0.73	0.79	0.78	0.74	0.73	0.74	0.74	0.74	0.80	0.77	0.74	0.71	0.71	0.74	0.75
上颌左侧 6	0.70	0.69	0.72	0.73	0.72	0.79	0.80	0.77	1	0.77	0.73	0.71	0.68	0.72	0.75	0.74	0.73	0.72	0.71	0.68	0.71	0.75	0.75	0.75	0.73	0.70	0.71	0.72
上颌左侧 5	0.74	0.72	0.73	0.75	0.73	0.80	0.74	0.73	0.77	1	0.80	0.75	0.73	0.74	0.71	0.73	0.78	0.75	0.73	0.71	0.72	0.73	0.76	0.81	0.76	0.73	0.73	0.74
上颌左侧 4	0.77	0.75	0.82	0.84	0.78	0.72	0.72	0.72	0.73	0.80	1	0.87	0.78	0.79	0.72	0.72	0.76	0.80	0.80	0.76	0.77	0.74	0.74	0.78	0.82	0.79	0.78	0.78
上颌左侧 3	0.74	0.73	0.73	0.75	0.81	0.71	0.73	0.74	0.71	0.75	0.87	1	0.82	0.79	0.71	0.71	0.74	0.80	0.81	0.81	0.82	0.72	0.71	0.75	0.79	0.82	0.82	0.82
上颌左侧 2	0.70	0.68	0.71	0.72	0.72	0.71	0.70	0.71	0.68	0.73	0.78	0.82	1	0.91	0.73	0.73	0.73	0.79	0.82	0.87	0.87	0.73	0.72	0.74	0.76	0.79	0.88	0.87
上颌左侧 1	0.72	0.71	0.72	0.74	0.73	0.74	0.73	0.73	0.72	0.74	0.79	0.79	0.91	1	0.75	0.75	0.75	0.81	0.84	0.87	0.90	0.74	0.73	0.75	0.78	0.82	0.88	0.90
下颌右侧 1	0.74	0.74	0.72	0.72	0.73	0.74	0.79	0.79	0.75	0.71	0.72	0.71	0.73	0.75	1	0.88	0.79	0.72	0.75	0.74	0.75	0.93	0.84	0.76	0.75	0.74	0.76	0.75
下颌右侧 2	0.73	0.73	0.70	0.71	0.73	0.74	0.78	0.78	0.74	0.73	0.72	0.71	0.73	0.75	0.88	1	0.82	0.73	0.73	0.71	0.73	0.85	0.85	0.78	0.75	0.73	0.74	0.73
下颌右侧 3	0.74	0.75	0.75	0.77	0.81	0.73	0.74	0.74	0.73	0.78	0.76	0.74	0.73	0.75	0.79	0.82	1	0.79	0.73	0.71	0.73	0.78	0.78	0.81	0.78	0.76	0.74	0.73
下颌右侧 4	0.80	0.79	0.83	0.84	0.77	0.71	0.72	0.73	0.72	0.75	0.80	0.80	0.79	0.81	0.72	0.73	0.79	1	0.88	0.80	0.81	0.72	0.73	0.78	0.83	0.82	0.77	0.78
下颌右侧 5	0.83	0.82	0.87	0.85	0.74	0.69	0.73	0.74	0.71	0.73	0.80	0.81	0.82	0.84	0.75	0.73	0.73	0.88	1	0.85	0.84	0.74	0.72	0.77	0.82	0.82	0.83	0.84
下颌右侧 6	0.86	0.89	0.85	0.81	0.71	0.68	0.72	0.74	0.68	0.71	0.76	0.81	0.87	0.87	0.74	0.71	0.71	0.80	0.85	1	0.90	0.74	0.71	0.74	0.77	0.79	0.88	0.87
下颌右侧 7	0.88	0.87	0.85	0.82	0.73	0.71	0.73	0.74	0.71	0.72	0.77	0.82	0.87	0.90	0.75	0.73	0.73	0.81	0.84	0.90	1	0.74	0.71	0.73	0.78	0.81	0.87	0.90
下颌左侧 1	0.72	0.72	0.71	0.72	0.73	0.73	0.77	0.80	0.75	0.73	0.74	0.72	0.73	0.74	0.93	0.85	0.78	0.72	0.74	0.74	0.74	1	0.88	0.78	0.72	0.74	0.74	0.74
下颌左侧 2	0.70	0.70	0.70	0.70	0.73	0.73	0.76	0.77	0.75	0.76	0.74	0.71	0.72	0.73	0.84	0.85	0.78	0.73	0.72	0.71	0.71	0.88	1	0.78	0.73	0.72	0.71	0.71
下颌左侧 3	0.74	0.72	0.75	0.77	0.76	0.72	0.73	0.74	0.75	0.81	0.78	0.75	0.74	0.75	0.76	0.78	0.81	0.78	0.77	0.74	0.73	0.78	0.78	1	0.82	0.77	0.74	0.73
下颌左侧 4	0.77	0.75	0.90	0.80	0.74	0.70	0.71	0.71	0.73	0.76	0.82	0.79	0.76	0.78	0.75	0.75	0.78	0.83	0.82	0.77	0.78	0.72	0.73	0.82	1	0.88	0.80	0.78
下颌左侧 5	0.80	0.78	0.82	0.81	0.73	0.68	0.69	0.71	0.70	0.73	0.79	0.82	0.79	0.82	0.74	0.78	0.81	0.82	0.77	0.74	0.73	0.74	0.72	0.77	0.88	1	0.85	0.81
下颌左侧 6	0.86	0.86	0.84	0.81	0.72	0.70	0.74	0.74	0.71	0.73	0.78	0.82	0.88	0.88	0.76	0.74	0.74	0.77	0.83	0.88	0.87	0.74	0.71	0.74	0.80	0.85	1	0.86
下颌左侧 7	0.87	0.86	0.80	0.77	0.74	0.70	0.74	0.75	0.72	0.74	0.78	0.82	0.87	0.90	0.75	0.73	0.73	0.78	0.84	0.87	0.90	0.74	0.71	0.73	0.78	0.81	0.86	1

续表

		上颌右侧							上颌左侧							下颌右侧							下颌左侧						
		7	6	5	4	3	2	1	1	2	3	4	5	6	7	7	6	5	4	3	2	1	1	2	3	4	5	6	7
下颌左侧	7	0.72	0.72	0.71	0.72	0.73	0.73	0.77	0.80	0.75	0.73	0.74	0.72	0.73	0.74	0.74	0.74	0.74	0.72	0.78	0.85	0.93	1	0.86	0.77	0.75	0.72	0.75	0.75
	6	0.70	0.70	0.70	0.71	0.73	0.73	0.76	0.77	0.75	0.76	0.74	0.71	0.71	0.73	0.71	0.71	0.72	0.73	0.78	0.85	0.84	0.86	1	0.82	0.77	0.73	0.73	0.73
	5	0.74	0.72	0.75	0.77	0.76	0.72	0.73	0.74	0.75	0.81	0.78	0.75	0.74	0.75	0.73	0.74	0.77	0.78	0.81	0.78	0.76	0.77	0.82	1	0.81	0.76	0.76	0.75
	4	0.77	0.75	0.79	0.80	0.74	0.70	0.71	0.71	0.72	0.76	0.82	0.79	0.76	0.78	0.78	0.77	0.82	0.83	0.79	0.75	0.75	0.75	0.77	0.81	1	0.86	0.78	0.79
	3	0.80	0.78	0.82	0.81	0.73	0.68	0.69	0.71	0.70	0.73	0.79	0.82	0.79	0.82	0.81	0.79	0.82	0.82	0.76	0.73	0.74	0.74	0.73	0.76	0.86	1	0.81	0.81
	2	0.86	0.86	0.84	0.81	0.72	0.70	0.74	0.74	0.71	0.73	0.74	0.82	0.88	0.88	0.87	0.88	0.83	0.79	0.74	0.74	0.76	0.76	0.73	0.76	0.78	0.81	1	0.91
	1	0.87	0.86	0.85	0.82	0.73	0.70	0.74	0.75	0.72	0.74	0.78	0.82	0.87	0.90	0.90	0.87	0.84	0.81	0.73	0.73	0.75	0.75	0.73	0.75	0.79	0.81	0.91	1

表 3-42 同颌同名牙群磨耗度平均相关系数（$\bar{R}$）

牙群	上颌		下颌	
	$\bar{R}$	顺序	$\bar{R}$	顺序
磨牙	0.893	1	0.888	1
双尖牙	0.858	2	0.842	3
尖牙	0.790	4	0.810	4
切牙	0.813	3	0.868	2

注：$F_S=10>5.42$（$F_{0.01}=5.42$），$P<0.01$；$F_S=7>5.42$（$F_{0.01}=5.42$），$P<0.01$。

表 3-43 对颌同名牙群磨耗度的平均相关系数（$\bar{R}$）

牙群	$\bar{R}$	顺序
磨牙	0.874	1
双尖牙	0.815	2
尖牙	0.790	3
切牙	0.761	4

注：$F_S=188>4.31$（$F_{0.01}=4.31$），$P<0.01$。

表 3-44 非同名牙群磨耗度的平均相关系数（$\bar{R}$）

牙群	$\bar{R}$		顺序
	右侧	左侧	
磨牙与双尖牙	0.823	0.796	1
双尖牙与尖牙	0.770	0.768	2
尖牙与切牙	0.754	0.760	3
磨牙与尖牙	0.733	0.743	4
磨牙与切牙	0.719	0.732	5
双尖牙与切牙	0.718	0.726	6

注：$F_S=115>3.34$（$F_{0.01}=3.34$）；$F_S=17>3.43$（$F_{0.01}=3.34$）。

由表 3-44 可知，左右侧非同名牙群磨耗度的平均相关系数基本相同，说明牙磨耗度在上颌和（或）下颌的左侧与右侧是对称的。其平均相关系数的顺序：磨牙与双尖牙＞双尖牙与尖牙＞尖牙与切牙＞磨牙与尖牙＞磨牙与切牙＞双尖牙与切牙。牙磨耗度的相关性与牙在口腔中的位置和形态有关，彼此接近，相关性就好一些；反之，则差一些。

（3）缺失牙磨耗度的补充方法

1）牙磨耗度相关矩阵表法：牙磨耗度相关矩阵表的相关系数共有 28 行和 28 列，每一个牙都与其他 27 颗牙存在着相关性，其相关程度因牙而异。无论缺失哪颗牙，都可在与其相关的 27 颗牙中找相关系数最高的牙来补充，用该牙的磨耗度来代替缺失牙的磨耗度。

2）补充步骤

A. 确定被检牙（上颌/下颌）牙位后，判定各牙的磨耗度。

B. 对缺失牙和其他无法判定磨耗度的牙，确定其牙位。

C. 把缺失牙在矩阵表中（行或列）找出，按该牙的行或列与已知牙之间的相关性（相关系数）进行比较，选出与其相关性最高的牙，用该牙的磨耗度来补充缺失牙的磨耗度。若该牙也缺失，就选择与其相关性较好的牙来补充，依此类推。

（4）利用汉族人群整颌牙齿磨耗度推断年龄：1987 年，宋宏伟、贾静涛首次报道了利用牙磨耗七级分度标准，以数量化理论Ⅰ、多元逐步回归的统计方法和电子计算机技术研究牙龄的成果，达到了较为准确地推断年龄的目的。

研究对象是辽宁省 880 例汉族城乡人口，其中城市人口 544 例（男性 251 例，女性 293 例）；农村人口 336 例（男性 136 例，女性 200 例）。年龄组为 13～19 岁（193 例）、20～29 岁（273 例）、30～39 岁（166 例）、40～49 岁（75 例）、50～59 岁（115 例）和 60 岁以上（58 例）。每例研究对象的牙齿除第三磨牙外均予以收集，牙的总数为 24 640 个，其中正常牙占 96.1%。

1）推定年龄的方程：依据上述资料，应用数量化理论Ⅰ和多元逐步回归方法，建立了推断年龄的数学模型，并借助电子计算机技术，得出推断年龄的方程，使推断年龄的标准数量化。由于考虑到上下颌牙磨耗度的差别及性别、城乡等因素的影响，得出了在各种不同条件下推断年龄的 10 个方程，包括：①未知性别、地区；②农村，男性；③农村，女性；④城市，男性；⑤城市，女性。每种情况再分为上颌牙与下颌牙。下例为已知农村、女性、上颌牙的推断年龄方程：

$$Y=43.74+1.35X_3+6.00X_4+1154X_5+1.69X_{10}+4.96X_{11}+11.82X_{12}+2.38X_{14}+14.93X_{17}+$$
$$21.09X_{18}-3.41X_{22}-3.85X_{23}-1.05X_{25}-1.61X_{28}-21.66X_{29}+5.46X_{30}+1.74X_{33}+10.43X_{35}+$$
$$1.96X_{39}-11.84X_{41}+2.27X_{44}-2.49X_{45}-2.78X_{47}-10.00X_{49}-7.10X_{50}-4.40X_{51}+9.50X_{54}-$$
$$3.69X_{55}-1.87X_{56}+1.07X_{63}+5.12X_{65}+4.81X_{70}+8.66X_{71}-1.27X_{73}-4.51X_{77}-9.03X_{78}-$$
$$8.61X_{79}-6.32X_{80}-3.54X_{81}+5.46X_{84}$$

式中 Y 为基准变量（估计年龄），X 为说明变量（磨耗度）。X 下角数字为年龄推算表中从上至下各牙对应磨耗度的顺序号，X 前数字为某一牙齿在某磨耗度下的数值。

为了进一步提高牙龄推断的准确性，1988 年作者又在上述资料的基础上，推出已知年龄范围的牙龄推断的 10 个方程，包括 13～20 岁、18～30 岁、25～40 岁、35～50 岁及 45～80 岁的上下颌牙的牙龄推断方程。下例为 13～20 岁的上颌牙的牙龄推断方程。Y 为估计年龄，X 为牙磨耗度。

$$Y=19.28-1.53X_1-0.27X_6+0.44X_7+2.00X_8-1.27X_9+1.24X_{12}-1.62X_{15}+0.74X_{19}+0.67X_{21}+$$
$$0.34X_{22}+4.98X_{24}-2.12X_{25}-1.14X_{26}-1.30X_{27}-1.73X_{32}+2.55X_{36}-0.50X_{37}-2.25X_{40}+$$
$$0.47X_{43}+1.07X_{44}-0.99X_{45}-0.40X_{46}-0.29X_{51}-0.84X_{53}$$

2）推定年龄表：为了在实践中应用方便，将上述 20 个推定牙龄方程转化为 10 个推定年龄表。表中的 C 是常数，R 是相关系数，S_x 是标准误差。

推定年龄时，用到上颌牙和（或）下颌牙（14 颗），但表中并不是每颗牙的每种磨耗度都有系数可查。在推定牙龄表中，之所以许多变量没有赋予数值，是应用多元回归的方法所致。在逐步回归方法的流程中，有时前面选进的变量在后面可能从回归方程中被剔除，因为它已被后面的变量所代替。假如其中还有无显著意义的说明变量，也予以剔除。

直到没有说明变量引入也没有说明变量被剔除为止，得到的方程才是最优回归方程。

10 个推定年龄表可依据下述已知条件选用，其中已知年龄为 35～50 岁、45～80 岁两个表，因不比未知年龄更好而省略（表 3-45～表 3-52）。

表 3-45　推定年龄（未知性别、地区）

颌	牙	磨耗度						
		0	1	2	3	4	5	6
上颌右侧	7	−3.05	−1.19		2.43	4.12	5.53	
	6				1.60	3.62	3.14	12.78
	5	−1.95						
	4		0.74		2.36		3.77	
	3							
	2				1.65			13.77
	1	−8.22	−7.49	−5.90	−3.88	−2.48		
上颌左侧	1				1.02	2.37		
	2			0.66				
	3			1.64	3.57	3.42	2.89	
	4	−8.64	−7.88	−7.19	−5.88	−3.74		13.18
	5			1.52				8.96
	6				2.17	2.38		
	7			0.95	5.16	9.23	13.66	21.19
		C=34.83		R=0.94		S_x=0.19		
下颌右侧	7			1.69	4.85	7.00	9.62	8.93
	6			0.36	3.64	4.73	3.92	2.62
	5			−1.23			2.83	
	4	−1.67	−0.78					5.60
	3							5.66
	2			0.72	0.60		−2.08	
	1	−2.35	−2.27			4.78	7.5	8.56
下颌左侧	1			−0.94	0.60		−2.43	−8.80
	2				0.58		4.59	11.18
	3	−5.04	−4.41	−3.01	−1.19			
	4	−0.88		0.87	2.54	4.06	2.73	4.98
	5	−1.71			2.26			−3.71
	6						−1.39	−3.06
	7	−1.26		1.55	4.39	9.13	12.93	22.51
		C=25.06		R=0.93		S_x=0.20		

表 3-46　推定年龄（农村，男性）

颌	牙	磨耗度					
		1	2	3	4	5	6
上颌右侧	7				2.94	2.95	7.71
	6	1.70		−0.80	1.50	7.02	10.28
	5	1.91	4.14		−1.34		−23.08
	4			6.10	1.72		
	3	−1.04		1.74		6.39	14.07
	2		−0.46	−1.36		7.55	
	1		1.26				10.64
上颌左侧	1	−6.01	−7.06	−3.38		14.45	
	2					−11.90	−15.72
	3			−1.46	2.06	1.94	11.40
	4			−1.08	−2.65	5.35	
	5	−13.20	−10.29	−8.34	−5.44		21.66
	6		3.43	6.16	5.02		−8.9
	7	−1.17		3.57	7.59	8.57	25.21
			C=36.89	R=0.97	S_x=0.38		
下颌右侧	7					4.91	−4.68
	6	−4.10	−4.00				
	5		−1.77	1.87		6.34	8.38
	4				−5.42	−14.70	10.58
	3		−1.12	0.86			
	2	−2.63		1.24	2.62		
	1				3.97		5.43
下颌左侧	1		−1.73				
	2				−3.61	5.16	
	3	−3.49	−2.81			795	−6.87
	4			−2.25			
	5	−2.61			5.17	4.34	
	6	−1.90		−2.01			9.74
	7	−3.93	−1.05		8.44	13.73	25.78
			C=36.57	R=0.97	S_x=0.37		

表 3-47　推定年龄（农村、女性）

颌	牙	磨耗度					
		1	2	3	4	5	6
上颌右侧	7			1.35	6.00	11.54	
	6				1.69	4.69	11.82
	5		2.38			14.93	21.04
	4				−3.41	−3.85	

续表

颌	牙	磨耗度					
		1	2	3	4	5	6
上颌右侧	3	−1.05			−1.61	−21.66	5.46
	2			1.74		10.43	
	1			1.95		−11.84	
上颌左侧	1		2.27	−2.49		−2.78	
	2	−10.00	−7.81	−4.40			
	3	−3.68	−1.87				
	4			1.07		5.12	
	5				4.81	8.66	
	6	−1.27				−4.51	−9.03
	7	−8.61	−6.32	−3.54			5.46
		C=43.7	R=0.93	S_x=0.35			
下颌右侧	7	−6.76	−3.92	−2.73			6.62
	6			2.33	2.97	2.60	−17.11
	5	1.50				4.93	
	4		0.92		1.84	10.07	13.27
	3					15.07	
	2			1.27			
	1				2.21		
下颌左侧	1	3.54			2.85	4.57	
	2	−1.14			−5.44	−4.63	
	3	−1.67			5.69	−2.78	
	4	−1.25		1.09			
	5	−2.65					
	6						
	7	−3.04	−1.88		5.84	14.31	13.52
		C=34.77	R=0.92	S_x=0.37			

表 3-48 推定年龄（城市，男性）

颌	牙	磨耗度						
		0	1	2	3	4	5	6
上颌右侧	7	−1.73	−1.72		3.54		2.79	−38.56
	6				2.02	3.99	3.15	47.60
	5	−4.91	−2.85			3.64	−10.11	
	4			−2.11		3.96	12.33	
	3				−1.79	−3.90	−16.28	
	2			−1.15			−6.31	
	1				3.26	1.88		

续表

颌	牙	磨耗度						
		0	1	2	3	4	5	6
上颌 左侧	1			1.51	2.64	7.49		
	2					−7.51	23.93	15.20
	3	−6.61	−6.30	−4.24	−2.81			
	4	−1.23		1.53	2.44		22.88	
	5				−1.10	3.14	8.70	
	6					8.52	11.98	
	7			1.03	5.86	13.58	14.07	25.64
		C=28.64		R=0.97		S_x=0.26		
下颌 右侧	7			−0.97	8.13	7.31	7.53	−14.29
	6			3.12	4.44	8.79	9.08	74.42
	5		−0.99		2.06	10.06	24.07	−99.04
	4			−1.66		8.11	35.07	
	3					−7.26	−17.26	−34.95
	2			1.04	−1.22	4.51		
	1	−1.17		1.27	8.55	4.51	3.24	22.27
下颌 左侧	1				−2.83			
	2					−9.03	−4.26	
	3	−3.05	−3.44	−1.01		6.50		
	4				5.62	15.84	−26.04	
	5	−1.61			2.92	−15.68	−62.73	
	6						−2.53	
	7		1.98	4.13	6.82	3.14		51.74
		C=17.66		R=0.96		S_x=0.31		

表 3-49　推定年龄（城市，女性）

颌	牙	磨耗度						
		0	1	2	3	4	5	6
上颌 右侧	7	−11.40	−9.08	−7.57			−4.41	15.16
	6		−0.65		1.55	5.23	4.99	
	5	−1.75		0.70	3.45	7.05		
	4		1.42		4.74	5.04		26.85
	3	−5.74		−5.25	−3.45	−5.25		
	2				4.72			17.29
	1	−3.51	−1.77			3.10		
上颌 左侧	1				1.91	2.24	9.05	
	2				3.06	6.14		
	3			0.64	−1.21		−5.02	

续表

颌	牙	磨耗度						
		0	1	2	3	4	5	6
上颌 左侧	4			1.72	3.57	−2.71		6.57
	5						5.20	−5.29
	6				3.59	7.75	4.42	8.87
	7				1.17			
		C=34.18		R=0.97		S_x=0.24		
下颌 右侧	7			2.32	9.59	17.32	14.51	
	6			−0.86		−3.69		
	5			−1.44	−1.29			−8.68
	4				3.28			
	3			0.87	−1.85	5.55		
	2			0.99				
	1	−1.27	−2.08		2.91	4.68		
下颌 左侧	1		0.98		2.14			16.73
	2				−1.18	4.63		17.25
	3				2.82		8.77	
	4			2.98	2.12	7.42	6.67	
	5		2.04			−2.83	−7.93	
	6				2.26	13.97	10.08	−17.03
	7			1.82	3.99			28.55
		C=17.06		R=0.95		S_x=0.28		

表 3-50 推定年龄（13～20 岁）

颌	牙	磨耗度			
		0	1	2	3
上颌 右侧	7	−1.53	—	—	—
	6	—	−0.27	0.44	2.03
	5	−1.28	—	—	1.24
	4	—	—	−1.62	—
	3	—	—	0.74	—
	2	0.67	0.34	—	4.98
	1	−2.12	−1.14	−1.30	—
上颌 左侧	1	—	—	—	−3.32
	2	—	—	—	2.55
	3	−0.50	—	—	−2.55
	4	—	—	0.47	1.07
	5	−0.99	−0.40	—	—
	6	—	—	−0.20	—
	7	−0.84	—	—	—
		C=19.28	R=0.83	S_x=0.096	

续表

颌	牙	磨耗度			
		0	1	2	3
下颌右侧	7	—	—		—
	6	—	—	0.65	1.53
	5	—	0.38	—	—
	4	−0.78	—	0.59	—
	3	—	—	—	−0.60
	2	—	—	—	−3.55
	1	—	—	—	1.25
下颌左侧	1	—	—	—	−0.64
	2	—	—	—	2.71
	3	−0.90	—	0.36	—
	4	−0.42	—	0.71	—
	5	−1.15	—	−0.88	—
	6	—	—	−0.47	1.08
	7	−0.82	—	—	—
		C=16.74	R=0.79	S_x=0.011	

表 3-51　推定年龄（18～30 岁）

颌	牙	磨耗度			
		0	1	2	3
上颌右侧	7	—	—	1.42	3.21
	6	—	—	−1.47	—
	5	—	—	—	1.13
	4	−1.76	—	—	—
	3	−3.29	—	−0.67	—
	2	—	0.43	—	—
	1	—	−1.22	—	—
上颌左侧	1	—	−0.47	—	0.65
	2	—	—	—	−1.36
	3	—	−2.32	−1.24	—
	4	—	1.23	—	—
	5	—	—	—	1.10
	6	—	−0.41	—	1.79
	7	−2.52	—	—	—
		C=23.94	R=0.65	S_x=0.15	
下颌右侧	7	—	—	—	1.69
	6	—	—	—	0.73
	5	—	0.85	—	2.49

续表

颌	牙	磨耗度			
		0	1	2	3
下颌 右侧	4	—	0.51	—	—
	3	—	0.36	—	0.81
	2	−1.91	−0.52	—	—
	1	—	−1.02	—	—
下颌 左侧	1	—	—	0.53	—
	2	−1.78	—	—	−0.45
	3	—	—	1.18	3.59
	4	—	0.85	—	—
	5	—	—	0.38	—
	6	—	0.56	—	—
	7	—	—	1.43	2.79
		$C=18.73$	$R=0.61$	$S_x=0.16$	

表 3-52 推定年龄（25～40 岁）

颌	牙	磨耗度			
		1	2	3	4
上颌 右侧	7	—	—	0.48	—
	6	−0.85	—	—	0.74
	5	—	1.25	—	1.07
	4	—	—	—	—
	3	0.71	0.96	—	−1.47
	2	−1.99	−0.97	—	—
	1	—	−1.69	—	3.14
上颌 左侧	1	—	2.01	—	−3.32
	2	—	0.50	—	—
	3	—	—	1.37	1.02
	4	—	—	1.47	—
	5	−2.33	−0.92	—	—
	6	2.14	—	—	—
	7	—	2.06	4.30	5.38
		$C=29.03$	$R=0.73$	$S_x=0.19$	
下颌 右侧	7	—	0.69	3.35	4.43
	6	−1.45	—	−0.66	—
	5	−1.23	−1.09	—	—
	4	—	—	—	—
	3	—	—	0.52	—
	2	—	0.43	—	−0.97
	1	—	—	—	—

续表

颌	牙	磨耗度			
		1	2	3	4
下颌 左侧	1	−3.34	−1.51	—	—
	2	1.45	—	—	1.05
	3	2.22	1.64	1.01	—
	4	—	—	—	1.46
	5	−0.87	—	—	1.77
	6	−1.24	—	1.00	—
	7	—	—	0.67	0.82
		$C=29.83$	$R=0.72$	$S_x=0.20$	

3）推定年龄表的应用方法

A. 核对被检牙数，一一判定其牙位。

B. 一一判定其磨耗度（七级分度法），记入检验表格。

C. 按照"牙磨耗度相关矩阵表"，用已知牙的磨耗度补充缺失牙的磨耗度。

D. 根据已知条件，选定适宜的推定年龄表。

E. 计算年龄

a. 在相应的推断年龄表中，依所判定的牙位和磨耗度取出所赋数值。

b. 计算各数值之和。

c. 所赋数值之和再加上该表对应注明的常数 C，即得估计的年龄。

d. 若送检牙为上、下颌牙，分别计算后可取二者的均值作为估计年龄。

同时，为进一步提高年龄推断的效率，宋宏伟等进行了简化，方便了运用。2014 年，胡志敏等采用不同方法根据上、下颌牙的磨耗程度进行年龄推断，得出根据上、下颌牙的磨耗度推断年龄的准确性无显著差异。中国人上下颌各 14 颗牙齿进行推断年龄的计算见表 3-53 和表 3-54。

在进行个体的年龄判定时，将个体的上颌牙齿按磨耗度进行分级（0～6 级），然后对照表 3-53 和表 3-54 找到每颗牙齿的磨耗度的对应值，并将这些数值相加，求出 14 颗牙值后，按以下公式计算个体的年龄。

$$推断年龄=14 颗牙值+均值+性别值$$

表 3-53　中国人上颌 14 颗牙齿磨耗推断年龄的计算

齿位		磨耗度						
		0	1	2	3	4	5	6
左侧	7	−5.81	−3.84	−2.84	—	—	—	—
	6	−4.41	−4.94	−4.42	−2.15	—	—	—
	5	−3.51	−1.31	—	−1.23	—	3.47	—
	4	—	0.91	—	1.90	—	—	—
	3	—	—	0.95	—	1.84	4.50	5.76

续表

齿位		磨耗度						
		0	1	2	3	4	5	6
左侧	2	—	—	—	2.18	—	—	—
	1	−7.77	−6.99	−4.39	−2.52	—	—	—
右侧	1							
	2	−2.09	−1.07	—	—	—	—	—
	3	—	−1.07	—	1.72	2.01	—	—
	4	−8.71	−7.47	−6.94	−5.95	−4.62	—	—
	5	—	—	—	1.53	1.24	—	17.54
	6	—	—	—	2.14	2.62	—	—
	7	—	—	—	4.43	9.04	12.91	18.00

注：男性为−1.52，女性为0，均值=45.52，复相关系数=0.889。

表 3-54　中国人下颌 14 颗牙齿磨耗推断年龄的计算

齿位		磨耗度						
		0	1	2	3	4	5	6
左侧	7	—	—	—	4.68	7.04	9.74	9.54
	6	—	—	1.38	4.85	6.06	4.86	3.95
	5	—	—	−1.38	—	—	3.28	—
	4	−2.27	−0.85	—	—	—	—	—
	3	—	—	0.61	—	—	—	6.04
	2	—	−0.74	—	—	—	—	—
	1	−4.69	−4.01	−1.08	—	4.47	5.34	6.99
右侧	1	—	—	1.13	—	—	—	−5.08
	2	−2.09	−1.07	—	—	−1.73	—	—
	3	−6.39	−5.69	−4.17	−2.19	—	—	—
	4	—	—	—	1.57	2.54	—	—
	5	1.82	—	—	2.23	—	—	—
	6	—	—	—	—	—	—	—
	7	−1.82	—	1.41	3.97	8.18	11.29	11.57

注：男性为−1.05，女性为0，均值=29.44，复相关系数=0.930。

（五）Brothwell 图表法

2018 年 Ibrahim 等使用 16～62 岁的已知死亡时间和年龄的头骨的 50 个牙齿对 Brothwell 图表进行验证，并对 Brothwell 图表得出的估计年龄与记录的死亡年龄进行了统计学比较，对比结果反映了该方法有效，并且操作简单，非常适合评估大量案例。

Brothwell 图表法主要参照图 3-45 对年龄进行推断。首先对第一磨牙、第二磨牙进行磨耗度评估，确定磨耗情况，对照图 3-45 所示，从而确认其所处的年龄组并进行年龄范围的确定。

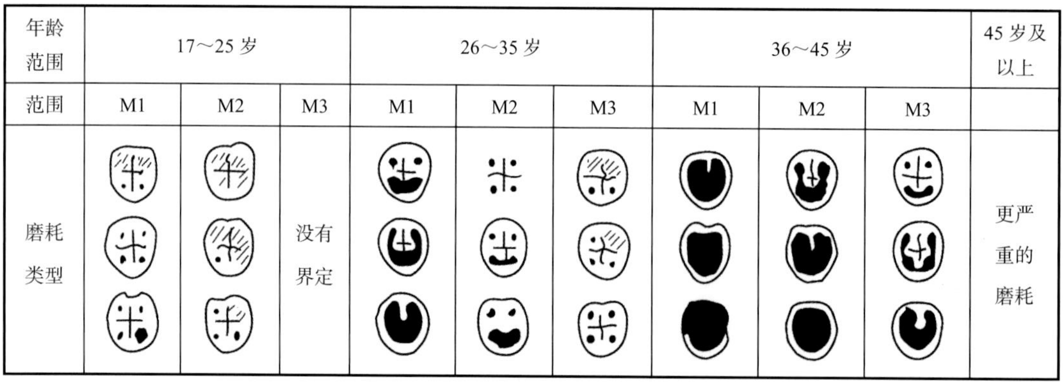

年龄范围	17～25 岁			26～35 岁			36～45 岁			45 岁及以上
范围	M1	M2	M3	M1	M2	M3	M1	M2	M3	
磨耗类型			没有界定							更严重的磨耗

图 3-45　Brothwell 图表（本节作者参照 Brothwell 原图所画）

（六）Kim Y-K 法

2000 年，韩国 Kim 等在 Gustafson 评分系统的基础上，对 383 名 13～79 岁的韩国志愿者的前磨牙和磨牙进行了研究（性别和年龄分布见表 3-55），提出了新的评分方法和年龄推断的方法。他们通过使用硅橡胶印模材料获取牙印的方式，对所有磨牙和磨牙的咬合磨损程度进行了评分。研究结果表明，男性和女性的每颗接受检查的牙齿中，牙齿的磨损程度均与年龄呈显著正相关。误差 3 岁以内的人中男性占 42.4%，女性占 49.4%。误差在 5 岁以内的人中男性占 61.8%，女性占 63.3%，可以看出该方法对牙齿磨损进行年龄推断是相对准确的。

表 3-55　受试者年龄和性别的例数分布

性别	≤19 岁	20～29 岁	30～39 岁	40～49 岁	50～59 岁	60～69 岁	70～79 岁	合计
男性	20	21	39	68	44	11	14	217
女性	22	20	28	47	24	15	10	166
总计	42	41	67	115	68	26	24	383

运用 Kim Y-K 法的步骤如下：

（1）首先对鉴定对象的磨牙和前磨牙按照 Kim Y-K 牙齿磨损评分系统进行评分（表 3-56）。

表 3-56　Kim Y-K 牙齿磨损评分系统

评分	前磨牙	磨牙
0	无可见磨损	无可见磨损
1	1P/1L	1P/1L/2P/2L
2	2P/2L/1S/1B	3P/3L/4P/4L/1S/1B/2S/2B

续表

评分	前磨牙	磨牙
3	2S/2B	3S/3B/4S/4B
4	磨耗超过咬合面 2/3	磨耗超过咬合面 2/3
5	1Pc/1Lc	1Pc/1Lc/2Pc/2Lc
6	2Pc/2Lc/1Sc/1Bc	3Pc/3Lc/4Pc/4Lc/1Sc/1Bc/2Sc/2Bc
7	2Sc/2Bc	3Sc/3Bc/4Sc/4Bc
8	咬合面有 2/3 以上凹陷	咬合面有 2/3 以上凹陷

注：P. 点状磨损面，其直径小于 1mm；L. 线性磨损面宽度小于 1mm；S. 表面状的磨损面，其直径大于 1mm；B. 宽度超过 1mm 的带状磨损面或磨损面涉及两个以上的表面磨损。"/"表示"或"；c（凹度）表示牙本质的磨损。在牙齿具有几种不同程度的牙齿磨损的情况下，应选择最高程度作为牙齿磨损评分。

（2）使用不同性别与年龄的计算表格，将每个磨牙和前磨牙磨损评分相加后，与常数（截距）相加，所得数即推算年龄（表 3-57～表 3-63）。

表 3-57　每颗牙齿的磨损评分与年龄的回归分析

牙齿编号[+]	男性			女性		
	a	b	r^2	a	b	r^2
14	6.34	19.35	0.4629	7.13	19.10	0.4195
15	7.33	19.46	0.5162	9.00	16.04	0.6026
16	6.60	16.25	0.5646	8.66	10.85	0.6430
17	6.85	18.17	0.5492	9.66	10.93	0.6296
24	6.80	17.36	0.4623	7.57	17.62	0.4635
25	7.19	20.04	0.4837	9.94	13.81	0.6012
26	6.69	14.53	0.5755	8.89	9.42	0.6461
27	6.97	16.70	0.5676	9.28	11.53	0.6145
34	6.06	23.71	0.4668	6.3	23.34	0.4084
35	6.72	23.04	0.4425	9.28	16.87	0.5624
36	6.50	13.31	0.5692	7.31	12.01	0.5416
37	6.36	18.00	0.4989	9.60	10.51	0.6714
44	5.80	24.48	0.4655	7.18	21.70	0.4421
45	6.65	23.53	0.4416	8.58	17.89	0.5492
46	6.26	15.38	0.5390	7.25	12.82	0.5425
47	6.21	19.15	0.5055	8.45	13.70	0.5687

注：所有牙齿的 $P < 0.001$；$Y = aX + b$ [Y 为估计年龄（岁），X 为牙齿磨损评分]。r^2 为决定系数。[+]两位数系统用于牙齿编号。

表 3-58　男性年龄推断的计算

牙齿编号+	牙磨耗度								
	0	1	2	3	4	5	6	7	8
14	27.11	9.33	10.77	9.61	11.97	9.68	−1.78	0.00	—
15	−7.42	−11.74	−10.45	−8.85	−10.10	−8.30	−12.38	0.00	—
16	−18.71	−8.29	−3.59	−7.29	−2.27	−4.65	−4.49	−4.37	0.00
17	−4.73	6.41	10.44	16.20	15.94	15.50	5.19	6.47	0.00
24	0.00	12.58	20.66	22.58	18.78	21.61	21.49	0.00	—
25	—	−1.48	−2.92	−4.34	−2.07	0.32	1.20	0.00	—
26	—	32.73	33.59	34.60	33.68	37.55	30.47	7.48	0.00
27	−30.38	−26.03	−32.75	−30.53	−29.56	−28.59	−16.49	0.00	0.00
34	—	10.08	6.98	10.45	4.21	9.38	13.09	0.00	—
35	40.99	−37.46	−38.02	−36.82	−29.94	−38.59	−53.95	0.00	—
36	—	−38.65	−38.79	−38.81	−24.47	−38.69	−38.46	−35.41	0.00
37	—	−23.50	−20.99	−17.50	−16.89	−21.57	−12.50	−16.07	0.00
44	−40.86	−46.52	−40.90	−40.46	−49.35	−38.35	−26.36	−13.87	0.00
45	−10.42	−11.18	−5.72	−7.57	−15.41	−7.58	0.00	0.00	0.00
46	—	4.84	0.20	−0.62	−4.61	2.13	0.96	8.41	0.00
47	—	−12.15	−14.98	−11.13	−12.26	−12.85	−9.69	−12.15	0.00

注：截距=152.35；r^2（决定系数）=0.8815；+两位数系统用于牙齿编号。

表 3-59　女性年龄推断的计算

牙齿编号+	牙磨耗度								
	0	1	2	3	4	5	6	7	8
14	—	−2.39	−3.17	−10.14	−0.15	−9.25	0.00	—	—
15	37.67	37.47	37.02	37.69	33.26	35.11	0.00	—	—
16	—	−50.57	−51.11	−47.21	−45.24	−38.79	0.00	—	—
17	−12.94	−3.03	−3.13	1.63	4.50	9.40	0.00	—	—
24	—	16.82	17.22	21.77	−4.09	17.61	0.00	—	—
25	−17.64	−19.44	−14.45	−8.92	3.64	−9.56	0.00	—	—
26	—	6.71	4.25	2.50	−6.08	−6.63	8.57	0.00	—
27	−6.73	0.57	11.57	7.80	11.88	3.87	0.00	—	—
34	−26.08	−15.08	−13.65	−11.36	—	−8.09	0.00	—	—
35	−88.55	−80.81	−78.85	−82.14	−83.81	−100.42	0.00	—	—
36	—	−9.23	−6.87	−3.85	17.31	−2.91	−1.44	−85.00	0.00
37	0.00	−19.93	−19.34	−13.51	−11.24	−2.64	0.00	—	—
44	—	11.19	10.16	6.33	−6.84	2.60	0.00	—	—
45	18.81	15.86	14.42	20.59	20.07	29.47	0.00	—	—

牙齿编号+	牙磨耗度								
	0	1	2	3	4	5	6	7	8
46	—	−8.72	−14.30	−14.73	−7.40	−15.04	−27.21	0.00	—
47	0.00	−0.41	−5.23	−5.70	−9.88	−7.77	−23.86	0.00	0.00

注：截距=143.69；r^2（决定系数）=0.9283；+两位数系统用于牙齿编号。

表 3-60　49 岁以下男性年龄推断的计算

牙齿编号+	牙磨耗度								
	0	1	2	3	4	5	6	7	8
14	−9.28	−3.59	−2.44	−3.11	−2.88	−3.48	0.00	—	—
15	10.62	6.72	9.36	8.16	5.00	11.41	0.98	0.00	—
16	−18.47	−6.54	−2.54	−5.99	−1.42	−3.01	0.00	—	—
17	−6.01	5.03	8.93	13.39	14.10	15.37	14.87	0.00	—
24	0.00	−9.00	−1.40	−0.49	−2.68	−1.34	0.00	0.00	—
25	—	−8.67	−9.17	−8.04	−4.65	−5.91	0.00	0.00	—
26	—	−4.91	−4.52	−2.46	−0.37	−4.06	0.00	—	—
27	3.59	9.10	2.54	5.40	6.15	7.71	0.00	—	—
34	—	9.38	6.51	7.74	2.64	9.88	0.00	—	—
35	2.07	4.26	4.13	4.37	−13.68	0.00	0.00	—	—
36	—	−6.97	−7.43	−8.19	1.07	−5.66	−3.71	0.00	—
37	—	12.01	15.07	18.61	16.13	12.91	15.34	0.00	—
44	5.99	0.95	5.83	6.62	19.20	6.34	0.00	—	—
45	−6.15	−7.57	−3.65	−6.02	0.00	−1.92	0.00	—	—
46	—	3.30	−2.06	−1.68	−2.93	−0.78	0.00	—	—
47	—	0.18	−1.08	1.82	2.84	2.74	0.00	—	—

注：截距=7.40；r^2（决定系数）= 0.8961；+两位数系统用于牙齿编号。

表 3-61　49 岁以下女性年龄推断的计算

牙齿编号+	牙磨耗度								
	0	1	2	3	4	5	6	7	8
14	—	−37.57	−38.80	−44.59	—	−31.33	0.00	—	—
15	7.14	5.33	5.69	3.11	1.32	−2.33	0.00	—	—
16	—	−4.98	−5.49	0.36	−13.72	−7.07	0.00	—	—
17	−17.12	−6.90	−7.07	−3.50	−0.78	15.64	0.00	—	—
24	—	3.05	3.18	8.24	—	0.00	0.00	—	—
25	−55.38	−53.32	−48.25	−44.70	−37.40	0.00	—	—	—
26	—	−6.16	−8.94	−9.12	−0.86	0.00	0.00	—	—
27	34.41	−3.51	5.89	2.45	0.02	0.00	0.00	—	—
34	−20.54	−10.76	−9.28	−10.52	—	0.00	0.00	—	—

续表

牙齿编号+	牙磨耗度								
	0	1	2	3	4	5	6	7	8
35	16.09	22.55	24.36	23.99	31.48	0.00	—	—	—
36	—	−14.80	−12.45	−12.55	—	−10.11	0.00	—	—
37	0.00	5.65	6.41	12.25	11.99	0.00	0.00	—	—
44	—	9.17	8.35	3.53	—	0.00	—	—	—
45	−8.00	−11.79	−12.73	−7.20	20.12	0.00	—	—	—
46	—	−12.27	−19.40	−16.00	—	−18.81	−52.06	0.00	—
47	0.00	20.26	18.29	15.59	10.13	12.31	—	—	—

注：截距=119.08；r^2（决定系数）=0.9159；+两位数系统用于牙齿编号。

表 3-62　40 岁以上男性年龄推断的计算

牙齿编号+	牙磨耗度								
	0	1	2	3	4	5	6	7	8
14	—	—	18.81	19.20	14.69	20.51	3.37	0.00	—
15	—	—	63.33	66.78	67.60	65.25	53.37	0.00	—
16	—	—	−33.78	22.02	26.95	23.82	20.32	26.24	0.00
17	—	—	113.49	79.17	76.04	77.35	69.62	76.20	0.00
24	—	—	30.21	42.02	43.65	42.63	47.96	0.00	—
25	—	−82.13	−93.39	−94.36	−93.22	−87.86	−92.26	0.00	—
26	—	—	44.60	30.61	29.62	27.90	18.80	6.87	0.00
27	—	—	−54.21	−48.96	−48.42	−47.94	−34.00	0.00	0.00
34	—	−11.35	−5.69	−1.90	—	−4.72	−0.28	0.00	—
35	—	−60.21	−48.00	−44.53	−47.85	−38.50	−57.25	—	—
36	—	—	8.33	−9.82	11.34	−13.30	−14.89	−5.80	0.00
37	—	—	−97.31	−87.03	−82.27	−82.85	−78.16	−64.92	0.00
44	—	−40.44	−35.84	−34.93	−63.77	−29.94	−25.67	−30.37	0.00
45	—	0.00	−14.42	−22.67	−24.12	−26.65	0.00	0.00	—
46	—	—	−63.88	−46.73	−49.66	−45.89	−44.53	−41.06	0.00
47	—	—	14.18	15.68	14.49	11.65	14.49	−23.26	0.00

注：截距=163.80；r^2（决定系数）= 0.8608；+两位数系统用于牙齿编号。

表 3-63　40 岁以上女性年龄推断的计算

牙齿编号+	牙磨耗度								
	0	1	2	3	4	5	6	7	8
14	—	−5.34	−1.93	−9.17	5.36	−12.01	0.00	—	—
15	—	—	53.56	53.06	53.07	62.58	0.00	—	—
16	—	—	−14.81	−10.48	−16.85	−3.04	0.00	—	—
17	—	—	5.47	9.77	9.24	12.06	0.00	—	—

续表

牙齿编号+	牙磨耗度								
	0	1	2	3	4	5	6	7	8
24	—	50.13	9.68	28.81	90.08	40.88	0.00	—	—
25	—	—	−74.93	−75.46	−84.66	−74.28	0.00	—	—
26	—	—	−216.67	−218.13	−220.40	−224.33	−198.32	0.00	—
27	—	—	−15.44	−31.51	−34.26	−26.72	0.00	—	—
34	—	44.47	11.12	2.97	—	10.66	0.00	—	—
35	—	0.00	84.37	87.25	80.25	106.17	0.00	—	—
36	—	—	—	36.04	45.09	23.91	6.88	41.63	0.00
37	—	—	—	−0.64	4.51	22.07	0.00	—	—
44	—	5.70	−18.33	−11.12	12.84	−15.30	0.00	—	—
45	—	−12.32	−27.43	−13.28	−29.46	−25.28	0.00	—	—
46	—	—	9.04	−14.65	−29.75	−5.49	7.62	0.00	—
47	—	—	33.01	54.34	43.09	37.47	2.21	0.00	0.00

注：截距=170.01；r^2（决定系数）= 0.9467；+两位数系统用于牙齿编号。

通过以上的观察和计算，Kim Y-K 法给出了年龄推断的准确率，见表 3-64。

表 3-64　年龄推断的准确率

年龄	性别	误差范围				
		±2 岁	±3 岁	±5 岁	±10 岁	10 岁以上
总计	男性	31.3%	42.4%	61.8%	83.4%	100.0%
	女性	41.6%	49.4%	63.3%	79.5%	100.0%
小于 40 岁	男性	53.4%	62.8%	80.4%	91.2%	100.0%
	女性	50.4%	59.0%	76.1%	83.8%	100.0%
大于 40 岁	男性	48.9%	62.0%	77.4%	85.4%	100.0%
	女性	58.3%	67.7%	76.0%	80.2%	100.0%

（七）Kim Y-K 改良法

2007 年，Yun 等对 Kim Y-K 法进行改进，他们对 1092 名志愿者的上颌和下颌全牙进行了研究（受试者的年龄和性别分布见表 3-65）。结果表明，改良的 Kim Y-K 法（表 3-66）具有出色的可靠性，并且咬合牙齿的磨损与年龄呈正相关。除两个较低的中切牙外，所有牙齿的牙齿磨损得分在男性中均高于女性。通过多元线性回归分析设计了年龄估计的计算表。63.5% 的男性受试者和 64.0% 的女性受试者的估计年龄在实际年龄的 5 岁误差范围以内。

运用 Kim Y-K 改良法的步骤如下：

（1）首先对鉴定对象的磨牙和前磨牙按照 Kim Y-K 改良法牙齿磨损评分系统进行评分（表 3-67）。

表 3-65　受试者的年龄和性别分布

年龄（岁）	男性[a]	女性[b]	总计[c]	百分率（%）
20～30	58	53	111	10.2
30～40	164	131	295	27.0
40～50	157	136	293	26.8
50～60	111	90	201	18.4
60～70	73	64	137	12.6
70～80	19	29	48	4.4
>80	5	2	7	0.6
总计	587	505	1092	100.0

注：a. 均值为 45.2，标准差为 13.6；b. 均值为 45.6，标准差为 14.1；c. 均值为 45.4，标准差为 13.9。

表 3-66　Kim Y-K 改良法评分系统

评分	中切牙	尖牙	前磨牙	磨牙
0			没有磨耗	
1	L/P	L/P	1P/1L	1P/1/2P/2L
2	S/B	S/B	2P/2L/1S/1B	3P/3L/4P/4L/1S/1B/2S/2B
3	Pc/Lc	Pc/Lc	2S/2B	3S/3B/4S/4B
4	Sc/Bc	Sc		咬合面磨耗超过 2/3
5		Bc	1Pc/1Lc	1Pc/1Lc/2Pc/2Lc
6			2Pc/2LC/1Sc/1Bc	3Pc/3Lc/4Pc/4Lc/1Sc/1Bc/2Sc/2Bc
7			2Sc/2Bc	3Sc/3Bc/4Sc/4Bc
8			咬合面上有超过 2/3 的凹陷	
9			牙齿有填充*，龋齿*，所有牙齿牙冠缺失	
10			牙齿缺失，残留牙齿残端，所有牙齿佩戴义齿	

注：*如果填充材料或龋齿的范围不超过咬合面的 1/3，可以确定咬合牙的磨损程度，则应给出相关评分。P. 点状磨损面，其直径小于 1mm；L. 线性磨损面宽度小于 1mm；S. 表面状的磨损面，其直径大于 1mm；B. 宽度超过 1mm 的带状磨损面或磨损面涉及两个以上的表面磨损；/. 或；c（凹）. 牙本质的磨损。在牙齿具有几种不同程度的咬合磨损的情况下，应选择最高程度作为咬合磨损评分。

（2）使用不同性别与年龄的计算表格，将每颗磨牙和前磨牙磨耗度得分相加后，与常数（截距）相加，所得数即推算年龄。

通过观察和计算，Yun 等给出了计算受试验者的准确率，见表 3-68。

在实际使用中，Yun 等研究发现在 45 岁以下的受试者中，有 75.3% 的男性、70.3% 的女性的估计年龄和实际年龄误差可达 3 岁。在 45 岁以上的受试者中，55.6% 男性受试者、64.3% 女性受试者的估计年龄和实际年龄的误差可达 3 岁。作者分析认为这是因为咬合磨损的程度与年龄有关。为进一步提高估计年龄的准确性，在进行年龄估计前，先对被估计对象的年龄进行初步估计，确定在 45 岁以上还是 45 岁以下，再分别应用表 3-69 和表 3-70 进行年龄估计。

表 3-67 全部研究对象年龄推断的计算

牙齿编号[+]	评分																					
	0		1		2		3		4		5		6		7		8		9		10	
	男性	女性	男性	女性	男性	女性	男性	女性	男性	女性	男性	女性	男性	女性	男性	女性	男性	女性	男性	女性	男性	女性
11			19	−18.99	−1.99	−3.13			−1.09	1.27									−0.32	−3.23	−3.12	−2.10
12			−5.30	4.63			−0.28	2.00	−0.94	0.94									2.94	0.79	−0.02	3.90
13			16.66	−1.81	−0.76	−0.12	−0.38	0.02	−0.84	0.30	−2.63	−1.06							0.34	−0.56	0.59	0.03
14			−1.83	−22.55					−0.88	3.49	−0.54	3.75	−3.33	4.02	4.05		−7.66		−2.87	7.49	−2.70	11.11
15			8.22	9.25	3.86	2.82	0.99	1.02			−0.20	0.62	−1.40	2.69	−1.20	1.27	4.91	−5.96	−1.15	0.08	3.89	1.58
16					−3.44	0.08	−2.89		1.22		0.18	0.61	1.20	1.71	5.84	2.12	10.12	−2.51	1.01	0.31	1.02	0.66
17					−5.39	−2.06	−0.77	−0.99			1.13	2.72	3.23	4.36	5.64	−5.61	1.56		0.85	2.72	0.92	2.94
21				4.82	−3.88		−3.42	0.22		3.87									−4.95	2.89	−4.87	0.54
22		8.08	5.41	−0.02	−1.36	−0.22	−0.44	0.27	0.88	−1.52									1.49	0.63	0.53	2.27
23			−17.93	2.30	−2.53	1.95	0.85		2.78	0.45	5.03	3.51							3.04	4.28	2.23	3.79
24			3.04	−16.93	0.37	−2.13	−0.29	−0.31	2.08	0.17	0.46	0.44	−0.89	1.61	−7.61	2.90	15.10		3.69	−3.33	6.57	−1.41
25			−6.51	13.59	−1.33	0.82	−2.77				1.99	−1.09	7.02	1.95	4.71		13.33		1.49	0.16	1.26	2.49
26			3.88	7.48		0.41		−0.04	−1.06		−1.98	1.91		4.47	4.04	6.47	−1.57	−6.01	1.13	2.03	1.00	1.73
27					0.16	1.39					2.36	1.36	0.95	1.19	4.58		−1.51	−10.43	2.40	−0.79	4.05	2.40
31			2.20	12.38	1.13	0.98	2.66			−0.24									−0.61	−3.51	−1.38	1.73
32			−4.95	0.20	−1.47	1.09	−0.06			3.55									−3.65	5.44	−2.89	−3.57
33			22.21	1.95	11.01	−0.40	11.79		10.95	0.07	11.86	0.72							10.16	−3.79	24.19	−5.18
34		1.46	0.49	−0.50			2.04	2.30	1.72	1.52	2.31	1.17	5.57	0.23	8.32	5.16	12.64		7.03	2.75	5.98	2.71
35			−4.30	0.65	−2.94		−0.59	−1.63	0.84		−0.02	1.04	−2.00	−2.11	−7.29	10.65	−12.53		−2.08	−0.05	−0.62	0.23

续表

牙齿编号[+]	0 男性	0 女性	1 男性	1 女性	2 男性	2 女性	3 男性	3 女性	4 男性	4 女性	5 男性	5 女性	6 男性	6 女性	7 男性	7 女性	8 男性	8 女性	9 男性	9 女性	10 男性	10 女性
36					3.51	1.24	2.40	-2.31	1.02	-0.07		1.83	1.31	1.00	-0.58	1.40	-1.19		-0.20		3.02	-1.00
37					0.77	-3.75	0.93	-1.81			2.61	0.17	1.74	3.99	-0.03	1.29	3.37		-0.02	-1.44	2.92	-0.76
41			-4.29	-10.23	1.39	-1.51		-1.20	1.23										4.76	15.74	4.15	3.75
42			3.82	-0.56	-3.28		-1.72	0.01		2.15									-0.46	1.06	0.35	5.51
43			-15.40	-0.82	0.82	1.87			1.47	2.44	3.80	-1.68							2.43	7.28	-13.54	14.80
44	7.03		-3.52	1.43	-2.86		-0.29	-0.82	-0.28	2.32	-1.80	-1.33	2.30	-3.74	6.68	10.81	-1.52		1.24	5.25	-1.19	-3.56
45	-17.86		-2.15	-6.06			1.77		2.32	1.25	1.25	3.64	0.87	10.86	12.61		3.40		1.24	3.13	-1.55	0.02
46					3.56	-5.53	1.51	-5.64	-0.98	-4.16	0.61			-2.27	0.48	-2.04	3.93		0.71	-1.77	0.06	-1.71
47			-5.21		-4.70	-4.24	-3.38	0.89	0.89		0.90	1.71	-0.66	4.11	5.12	0.66	3.52		1.66	-2.47	0.15	-1.18

+两位数系统用于牙齿编号，如14表示右上颌第一前磨牙。常数=27.96（男性），36.29（女性）；R^2（决定系数）=0.814 9（男性），0.840 7（女性）；标准误差=7.2（男性），7.16（女性）。

表 3-68　年龄估计的准确率（%）

年龄	性别	误差范围				
		±2岁	±3岁	±5岁	±10岁	±10岁以上
总计	男性	30.5	41.4	63.5	91.1	100.0
	女性	33.5	44	64.0	91.9	100.0
45岁以下	男性	59.5	75.3	91.6	99.7	100.0
	女性	54.3	70.3	90.2	100.0	100.0
45岁以上	男性	39.9	55.6	80.9	98.3	100.0
	女性	47.4	64.3	81.9	99.2	100.0

表 3-69 45岁以下受试者年龄推断的计算

牙齿编号	评分																					
	0		1		2		3		4		5		6		7		8		9		10	
	男性	女性	男性	女性	男性	女性	男性	女性	男性	女性	男性	女性	男性	女性	男性	女性	男性	女性	男性	女性	男性	女性
11			18.18	-6.76			2.03	2.29	-0.86	-2.03									0.94	4.36	-7.65	4.37
12			-3.91	2.62		-1.06	-0.11		-2.82	-5.07									5.05	2.16	4.58	21.87
13			16.72	0.29			0.41	0.63	0.38	1.67	3.50	16.27							4.15	-10.73	-19.96	-8.36
14			2.54	-9.14	-3.16	-3.27	3.53	-0.66	-0.27		-0.37	-0.98	-4.76	9.15					-1.98	3.45	-5.87	12.95
15			14.05	6.45	6.50	2.45		1.64			1.90	2.87	-1.94	0.42					0.28	-2.93	2.40	-0.42
16					-4.57	0.38	-2.38		-0.58	-0.47		-1.57	-7.58	8.09					-1.46	-2.72	2.56	-0.14
17					-2.64	-2.68	-1.20	-0.54			-3.73	3.49	2.27						-3.34	-0.04	0.52	0.61
21			5.10	-0.59		0.32			1.54	-1.30									-0.22	-4.40	7.31	3.12
22		1.04	-16.75	-2.92	-2.16		0.46	0.11	1.35	11.57									-2.55	-8.74	0.73	6.76
23			-10.08	-6.54	2.74	2.96	2.01	0.07	0.73	0.81	3.00	11.93							2.75	27.69	1.53	
24			0.11	7.54	-0.50	-1.03			2.95	-0.62	2.31	-0.05	4.01	4.85					5.59	-1.62		-6.51
25			3.09	11.79	-3.06	-3.22	-0.75	-1.48	-0.07	1.29	1.87	1.77	2.39	-13.29					-0.87	1.68	-1.10	-38.90
26					0.15	2.47					0.42	-0.21	-1.10	-1.42					2.40	1.52	1.62	-3.36
27				-0.25			0.09	-0.38			2.01	-4.09		3.12					0.89	-2.44	-3.77	1.55
31			-3.52	2.49	-1.26	-2.11			-1.47	4.98									-13.34		-6.83	
32			9.08	2.02		-0.28	0.53		-2.37	2.14									-5.81		-7.79	10.65
33			-2.06	-2.10	-1.08	-0.54			-0.65	2.40	-2.82	7.72										-4.92
34		3.28	1.13	1.77			0.93	1.94	-0.58	0.98	1.98	5.57	4.73	-32.59					3.01	-7.15	-9.54	
35							1.93	-0.27	6.11	2.48	1.06	5.88	4.82	30.50					-4.19	5.67	-1.88	5.47
36					0.19	5.21					-0.69	3.25	0.52	2.83	-0.27	11.42			-1.19	3.36	4.37	0.54
37					-1.02	-1.28	-0.01		0.39	0.03	0.93	0.71	-2.40	-1.77	-21.08				1.05	1.76	-2.35	0.94

续表

牙齿编号+	0 男性	0 女性	1 男性	1 女性	2 男性	2 女性	3 男性	3 女性	4 男性	4 女性	5 男性	5 女性	6 男性	6 女性	7 男性	7 女性	8 男性	8 女性	9 男性	9 女性	10 男性	10 女性
																						评分
41			-6.58	-0.61			-1.11	-1.57	3.13	-3.04									5.20		11.18	8.17
42			7.23	1.93			-1.08	-0.81	-0.50	-0.18									-0.07	-16.03	-0.58	-3.45
43			-14.72	-0.04			-0.94	-1.51	2.33	0.07	0.95	-1.35							4.54			
44	5.12		-0.88	-4.57			0.18	-1.20	-1.90	-0.87	-2.60	-2.51	-1.39	-6.09					7.61	6.72	23.49	-4.43
45	-5.80		-3.52	-4.36			2.19	1.19	1.62	0.51	2.32	2.45	11.27						1.41	-0.20	-4.11	-10.13
46					1.96	-1.35			-2.31	4.62	-3.34	2.92	-3.62	0.46		-17.45			-1.04	2.35	-1.04	2.50
47			-4.09		-3.34	-3.67	-3.55			-1.63	-0.55	2.37	2.16	10.33					0.16	-0.95	0.14	-0.61

+两位数系统系用于牙齿编号，如14代表右上颌第一前磨牙。常数=31.68（男性），30.42（女性）；R^2（决定系数）=0.8087（男性），0.7934（女性），标准误差=4.18（男性），4.97（女性）。

表3-70 45岁以上受试者年龄推断的计算

牙齿编号+	0 男性	0 女性	1 男性	1 女性	2 男性	2 女性	3 男性	3 女性	4 男性	4 女性	5 男性	5 女性	6 男性	6 女性	7 男性	7 女性	8 男性	8 女性	9 男性	9 女性	10 男性	10 女性
																						评分
11					-0.33	-5.11			-0.67	6.85									-1.28	3.08	-0.91	-1.37
12						-3.12	1.53		0.94	1.33									2.17	6.25	0.29	-2.05
13					5.14	-1.24	5.94		5.09	1.21	-2.22	2.67							1.80	-6.02	7.01	-3.94
14					-17.85	19.53	-0.78	-5.97	-2.69		2.09	2.14		1.29	8.52		-9.06		0.03	10.25	-1.89	11.59
15					7.46	-26.91	-0.27	-3.39					-3.73	-3.37	-7.91	-4.46	9.72	-11.33	-0.12	-7.89	1.00	-8.38
16							-0.16	-23.15		-1.88	-1.16	-1.50	1.94	-3.11	6.62	-4.31	10.22	-18.98	2.40	1.38	3.76	0.22
17							-0.46	7.14			-0.94		0.13	7.69	3.70	-3.09	4.01	-16.09	-0.62	4.68	-1.18	6.70
21			-0.48	-7.00				1.74	0.69		-2.48	2.33							-1.61	-0.77	-10.80	-0.03
22		12.72	0.04	-8.88		4.66	-2.46	-3.05		-6.57									4.74	-5.04	2.70	-1.56

续表

牙齿编号	评分																					
	0		1		2		3		4		5		6		7		8		9		10	
	男性	女性	男性	女性	男性	女性	男性	女性	男性	女性	男性	女性	男性	女性	男性	女性	男性	女性	男性	女性	男性	女性
23				6.51	-1.80	2.03	-5.57		-4.55	0.16		2.76							-3.25	1.07	-3.81	-4.27
24			19.36		-8.25	-10.72	4.56	9.72	1.14			1.16	-1.62	1.71	-6.57	6.11	18.71		4.58	-0.87	8.32	-0.47
25					-0.65	19.36	-1.17	0.32		2.36	-0.22		3.29	2.57	2.79	10.56	8.08		2.99	0.90	-4.17	6.41
26							19.91	18.34	-1.93		-3.66		-0.10	4.73	2.16		-6.53			2.96	-2.66	-0.03
27							-1.26	1.53			1.45	1.16	-0.24	3.75	4.85		-5.97	-20.19	0.72	0.42	5.02	5.04
31				13.84	0.51	-5.33	3.61	-0.60											8.39	13.24	8.09	18.39
32			18.09		-2.59	-3.59	-0.70	-5.70											2.10	-7.99	-5.23	-25.70
33			24.85		19.56	-3.95	48.98	2.42	17.74		18.20	0.65							7.66	-4.61	31.05	18.58
34					-8.09	-4.93	-3.10		-3.52	1.22	-2.94	2.19		2.06	4.62	4.93	5.35		0.61	7.53	-3.73	9.43
35					-0.51	1.19	-4.79			2.31	-1.65	1.80	-4.10	4.15	-7.49	11.43	14.97	11.11	0.56	2.76	-2.77	-0.25
36					1.86		-13.92	4.33	5.11	-2.64	3.06		2.15	-3.03	1.66	-10.72	-1.43		-0.72	-3.95	3.24	-2.93
37							16.35	3.91			4.22		2.58	4.68	3.97	-6.75	3.80		-1.03	-3.16		1.26
41					-1.31	1.61	-2.91			-1.53									0.84	8.37	0.35	-0.11
42					-1.65	-5.12	-2.19	0.34											-2.57	4.41	1.27	2.73
43			-18.38		-4.93	4.67	-4.35		-2.72	2.23		-3.76							-5.26	4.16	-42.65	4.91
44				27.34	4.96	13.11	4.78	6.47	2.47	7.44		5.66	3.49		7.36	41.61	0.78	25.03	4.87	10.91	3.49	-5.12
45				24.05	1.93	9.00		2.94	2.60		1.46	4.71	2.94	15.33	4.20		10.96	-2.60	5.72	3.01	1.07	-4.75
46							-10.48	-10.49	-2.87	4.41	-0.96		-2.86	-0.02	-0.14	4.18	4.20	-5.15	4.93	-1.12	3.58	0.07
47						-3.92	-10.99	-10.75			0.29	-1.03		1.42	0.81	-0.52	-2.24	3.70	-1.11	-2.49	-4.88	-5.59

+两位数系统用于牙齿编号，如 14 代表右上颌第一前磨牙。常数=-36.5（男性），44.54（女性）。R^2（决定系数）=0.8063（男性），0.8470（女性）。标准误差=4.44（男性），6.43（女性）。

本 章 小 结

　　牙齿是人体最坚硬的器官，不易受外界因素影响；牙齿的发育、萌出及功能行使过程均存在一定的年龄相关性特征，因此牙齿是法医年龄推断的重要指标和方法之一。早期牙龄推断以磨片观察为主，随着影像技术的发展，现代牙龄推断以全口曲面断层片、CBCT 等影像技术为主。胎儿、新生儿、低龄儿童的年龄推断可根据乳牙的萌出、发育及恒乳牙交替特征进行推断，青少年早期的年龄推断可根据恒牙（除第三磨牙）的萌出和发育矿化程度进行推断，青少年晚期和成人早期的年龄推断可根据第三磨牙的萌出和发育情况进行推断，成人年龄推断可根据牙齿磨耗度、牙釉质和牙本质变化、牙齿颜色变化和牙髓腔形态改变等特征进行推断。牙齿中天冬氨酸的外消旋化、牙本质半透明度、牙骨质环等侵入性检查也常用于离体牙齿的年龄推断。

　　牙齿的萌出和发育程度分级方法较多，如 Gleiser 和 Hunt 法、Nolla 法、Moorrees 法、Demirjian 法及其修订版、Mesotten 法等，也有部分研究采用测量方法，如 Cameriere 法、第三磨牙成熟指数（I_{3M}）等。成人牙龄推断的主要方法包括 Gustafson 法、牙髓腔测量法和牙磨耗度法。Gustafson 法涉及 6 种年龄相关牙齿变化，部分研究进一步改良了 Gustafson 法。牙髓腔测量方法根据影像技术的不同，包括了二维图像如全景片中的牙髓腔长度、宽度、面积等信息，三维图像如 CBCT 中牙髓腔体积信息。利用牙齿磨耗度推断年龄，从理论上讲具有较强的科学性，但牙齿磨耗与许多生理因素、环境因素和行为因素有关，牙齿磨耗是多种因素共同作用的结果，故牙齿磨耗的相关因素值得关注与研究。鉴定人员在利用牙齿磨耗度进行年龄推断时应尽量掌握被鉴定者的发育因素、年龄、性别、咬合力、生活习惯、唾液环境等，以便在利用磨耗度推断年龄时考虑这些因素，缩小误差。牙齿是法医学年龄推断实践和应用的重要方面，在国内司法鉴定实践和国外的法医年龄推断实践中均有重要作用。牙齿适用范围涵盖胎儿、青少年直至老年人，特别是对 18 岁年龄节点判断，第三磨牙是此年龄段少数仍呈发育阶段的指标，因此对 18 岁年龄推断有重要的应用价值。法医牙龄推断最好使用多种估计方法、多颗牙齿，并由经验丰富者开展，以保证结果的准确性和可靠性。目前还未有公认的推断方法和程序，因此法医学年龄推断应尽量参考大样本相同人群的研究结果。

（郭昱成　扎拉嘎白乙拉　吴　坚　占梦军　施　蕾　田雪梅　邓振华）

第四章

青少年骨龄推断

第一节 概　　述

骨骼测定年龄（age determination by skeleton）简称骨龄（skeletal age，SA 或 bone age，BA），是目前应用最广泛的评估生物年龄的方法之一。它是通过测定骨骼的大小、形态、结构、相互关系的变化来反映骨骼发育程度，并通过生物统计学处理，以年龄的形式、以岁为单位表达生物学年龄。骨的发育贯穿全部生长发育期，骨化开始点（骨化中心钙化点）和结算点（成熟状态）均为已知，不同骨或不同个体之间由软骨模型骨化开始到成年形态的渐进过程的速度不同，为骨成熟度评估提供了基础。

在骨龄评价方法的研究过程中，人体的肩、肘、手腕、髋、膝、足踝关节都曾作为 X 线摄片部位用来评估骨龄。由于手腕部包括多种类型的众多骨化中心，反映了全身骨发育状况，而且易于摄片，节省人力物力，X 线照射剂量很小，所以手腕部骨龄应用最为广泛。

用以评测骨成熟度的特征称为成熟度指征，每块骨的成熟度指征均以不可逆的顺序规律性地出现。手腕部骨成熟度指征所提供的信息可以分为三类：第一类是骨化中心的出现，说明骺软骨开始转化为骨组织；第二类是每块骨在趋向其成年形状的过程中逐渐分化，长骨表现为骨骺和骨干干骺端的形状变化，腕骨表现为独特的形状改变与增大；第三类是长骨骨骺与骨干的融合以及腕骨达到其成年形状。

一、骨骼的发育变化

在人体发育过程中，凡具有一定起始状态、演变过程、成熟状态而又能被辨别或测知的生理结构或功能，都可作为生物学量尺，以便于生物学年龄的测评。骨骼的发育变化则是最好的生物学量尺。

（一）骨骼发育的重要性

骨骼系统是人体体格组成的重要部分。骨骼发育达到成年时，骨骼的重量约占体重的 14%，长度占身高的 97%～98%。因此，骨骼发育是人体最重要的体格发育指标。

（二）骨骼的发育过程

骨骼的发育过程，即骨骼从起始到成熟的形态变化，在人类不同人种之间是相同的。例如，长骨和短骨的发育过程在不同人种之间是相同的。

1. 长骨的发育过程　在将要形成长骨的部位，首先形成软骨模子，其形状与未来发育成的长骨相似。以后软骨模子逐渐骨化，包括软骨模子中段的骨化和软骨模子两端的骨化。

（1）软骨模子中段的骨化：中段周边骨化，生成领圈状的骨组织，称为骨领；中段中央骨化，生成原始骨松质，称为原始骨化中心或初级骨化中心。骨领不断向内、外成骨，形成骨干且不断加粗；原始骨化中心不断向两端成骨，使骨干不断增长；原始骨松质新形成和重吸收相继进行而不断改建，形成骨髓腔且不断变长变宽。如此不断演进，直至骨干和骨髓腔的发育完成。

（2）软骨模子两端的骨化：两端的中央骨化，生成原始骨松质，因在上述原始骨化中心之后出现，故称为继发骨化中心或次级骨化中心。继发骨化中心不断向四周成骨，生成原始骨松质块，称为骨骺，骨的两端因而称为骺端。骨骺不断增大，其原始骨松质新形成和重吸收亦相继进行而不断改建，生成骨骺的骨髓腔。在骨骺与骨干的骺端（干骺端）之间的软骨，称为骺板或生长板。骺板自骨骺侧向干骺端侧不断成骨，骨骺板软骨细胞呈连续而有层次的变化，依次为软骨细胞储备区、增殖区、成熟区、退化区及成骨区，其中软骨细胞退化区因有钙化管整齐排列，故在 X 线片上表现为一致密白线，称为钙化预备带。骺板不断成骨，使长骨及其髓腔不断增长，直到骨骺与干骺端接合，称为骨骺融合，长骨不再增长，长骨的发育完成。长骨两端具有的生长活性并不一致，其中生长活性较大的一端称为生长端。生长端及其生长活性大小因长骨而异。生长端在肱骨的近端、桡骨和尺骨的远端、股骨的远端、胫骨的近端。例如，相对活性（对本长骨的增长效力）在股骨生长端比在胫骨生长端约大 2 倍。

2. 短骨的发育过程　短骨的骨化也是在软骨模子上进行的。在将要形成短骨的部位，首先形成软骨模子，其形状与未来发育成的短骨相似。以后软骨模子逐渐骨化，开始在中央骨化，称为原发性或初级骨化中心，它逐渐增大形成骨核。骨核不断增大，同时软骨模子也不断增大，当前者速度超过后者速度时，则骨组织的比例越来越大，直到最后发育成为短骨，它全为骨组织，仅在关节表面留下一层薄薄的软骨，称为关节软骨，表面有骨膜。

不管是长骨还是短骨，骨的发育变化都是连续不断的，但可根据形态特征人为划分阶段。各阶段的形态特征，能在 X 线片上表现为一定的征象，称为成熟标志（maturity determinations 或 maturity indicators）。利用成熟标志，既便于识别骨发育的阶段，又便于了解骨发育的进程。

（三）骨骼发育的速度

虽然人类具有相同的骨骼发育过程，但不同人种却具有不同的骨骼发育速度。骨化中心出现时间、骨发育的进展、骨骺融合时间，均能反映骨骼发育的速度。

1. 骨化中心出现时间　以四肢骨为例，对国内外资料综合如下。

（1）原始骨化中心出现的时间：见表 4-1。在儿童出生时，原始骨化中心或其形成的骨核已出现的有全部四肢长骨，四肢带骨，全部掌、指、跖、趾骨，跗骨中的跟、距、骰骨；尚未出现的有全部腕骨，跗骨中的舟、楔骨。

表 4-1　四肢骨原始骨化中心出现的时间

骨	原始骨化中心出现的时间	骨	原始骨化中心出现的时间
肱骨 Humerus	胎龄 6～8 周	股骨 Femur	胎龄 6～12 周
桡骨 Radius	胎龄 6～12 周	胫骨 Tibia	胎龄 6～12 周
尺骨 Ulna	胎龄 6～8 周	腓骨 Fibula	胎龄 6～10 周
头状骨 Capitate	出生至 1 岁	距骨 Astragalus	胎龄 3.5 个月至生后 2 个月
钩骨 Hamate	出生至 1 岁	跟骨 Calcaneus	胎龄 3 个月至生后 1 个月
三角骨 Triquetral	6 个月至 6 岁	舟骨 Naviculare	3～5 个月
月骨 Lunate	6 个月至 9.5 岁	骰骨 Cuboid	胎龄 6 周至生后 1 岁
舟骨 Scaphoid	2.5～9 岁	第一楔骨 Cuneiforme prima	7 个月至 4 岁
大多角骨 Trapezium	1.5～10 岁	第二楔骨 Cuneiforme secunda	7 个月至 5 岁
小多角骨 Trapezoid	2.5～9 岁	第三楔骨 Cuneiforme tertia	胎龄 9 个月至生后 3.5 岁
豌豆骨 Pisiforme	6.5～16.5 岁	跖骨 Metatarsals	胎龄 2～4 个月
掌骨 Metacarpals	胎龄 2～4 个月	第一节趾骨 Phalanges prima	胎龄 2～4 个月
第一节指骨 Phalanges prima	胎龄 2～4 个月	第二节趾骨 Phalanges secunda	胎龄 10 周至生后 7 个月
第二节指骨 Phalanges secunda	胎龄 2～6 个月	第三节趾骨 Phalanges tertia	胎龄 2～3 个月
第三节指骨 Phalanges tertia	胎龄 2～4 个月		

（2）继发骨化中心出现的时间：见表 4-2。四肢骨的继发骨化中心一般都在儿童出生后出现，时间先后不一、比较分散，唯股骨远端的继发骨化中心或骨骺应在出生时出现，胫骨近端的继发骨化中心或骨骺大多也在出生时出现（约占足月新生儿的 2/3）。

2. 骨骺融合出现时间　以四肢骨为例，综合国内外资料见表 4-3。四肢骨长骨的干骺融合，除腓骨外，一般而言，继发骨化中心出现迟的先融合，大多数出现在女性 16～18 岁、男性 18～21 岁。锁骨的干骺融合最迟，在 25 岁左右出现。长骨在干骺融合后便不再增长。

综上所述，骨骼发育不仅仅是人体体格发育的最重要部分，其过程在人类是相同的，其进展可以利用 X 线征象从形态上加以辨别，甚至可以人为地进行量化处理。因此，骨骼的发育变化对于人体体格发育的测定是最好的"工具"。

表 4-2　四肢骨继发骨化中心出现的时间

骨	继发骨化中心出现的时间	骨	继发骨化中心出现的时间
肱骨近端		股骨近端	
肱骨头	出生至 1 岁	股骨头	6 个月至 1 岁
大结节	6 个月至 2 岁	大粗隆	2～6 岁
小结节	2～4 岁	小粗隆	9～15 岁
肱骨远端		股骨远端	出生
肱骨小头	7 个月至 1 岁	胫骨近段	出生至 2 个月
外 1/2 滑车	7 个月至 1 岁	胫骨远段	2 个月至 2 岁
内 1/2 滑车	9～14 岁	腓骨近段	2～10 岁
外上髁	9～17 岁	腓骨远端	5 个月至 2 岁
内上髁	6～13 岁	髌骨	3～7 岁
桡骨头	3～14 岁	跟骨骨骺	5～12 岁
桡骨远端	6 个月至 8 岁	第 I 跖骨近端	6 个月至 2 岁
尺骨鹰嘴	7～14 岁	第 II～IV 跖骨远端	6 个月至 2 岁
尺骨远端	6～13.5 岁	第一节趾骨近端	6 个月至 2 岁
第 I 掌骨近端	1～7 岁	第二节趾骨近端	9 个月至 2 岁
第 II～IV 掌骨远端	1～7 岁	第三节趾骨近端	1～2 岁
第一节指骨近端	5 个月至 5.5 岁		
第二节指骨近端	5 个月至 5.8 岁		
第三节指骨近端	5 个月至 5.7 岁		

表 4-3　四肢骨骨骺融合出现的时间

骨	骨骺融合出现的时间（岁）		骨	骨骺融合出现的时间（岁）	
	男	女		男	女
肱骨远端			股骨近端		
大小结节	3～5	3～5	股骨头	17～19	15～17
结节与头	5～8	4～7	小粗隆	17～19	15～17
肱骨近端	17～20	16～17	大粗隆	17～19	15～17
肱骨大小滑车及外上髁	14～17	14	头与粗隆	15～17	14～16
肱骨远端	16～18	14	股骨远端	17～22	16～19
桡骨头	15～18	13～16	胫骨近端	17～22	16～19
桡骨远端	17～20	17～20	胫骨远端	16～20	15～19
尺骨鹰嘴	14～19	13～14	腓骨近端	17～22	16～19
尺骨远端	18～20	16～20	腓骨远端	16～20	15～19
掌、指骨近端	15～20	14～17	跟骨	14～19	13～18
掌、指骨远端	15～20	14～17	跖、趾骨近端	16～19	15～17
			跖、趾骨远端	16～18	15～17

二、青少年骨龄推断的目的和价值

骨龄的应用范围非常广泛，凡涉及儿童、青少年生长发育的领域几乎都要进行骨龄评价。

（一）在临床医学领域的应用

骨龄评价是儿童生长发育、疾病诊断、治疗前后监测和随访的重要手段，不同疾病可表现出不同的骨龄特征。

1. 儿童生长监护 儿童在不断地生长发育，不断地受到体内、外各种因素的影响，因此需要进行生长监护，使生长发育的进程、问题或疾病得到及时的评价、发现和处理。生长监护是对个体生长的纵向观测，需定期进行，包括从体格生长和体格发育、当前实况和将来预测、群体标准和自身标准等多方面进行观测和综合分析。

2. 疾病诊断和治疗监测 骨龄评估及其配套的成年身高预测方法和青春发育评价方法，对于儿童的疾病诊断和监测具有重要价值，尤其是生长发育性疾病、内分泌遗传代谢性疾病、营养性疾病等。例如，肾上腺皮质增生或肿瘤、青春期早发（性早熟）、下丘脑错构瘤、Alrebert 综合征等疾病能够导致骨骼发育提前，甲状腺功能低下、垂体性侏儒、先天性卵巢发育不全（特纳综合征）、肥胖性生殖无能综合征等能够导致骨骼发育落后。骨龄评价可以协助诊断及鉴别诊断。

促性腺激素释放激素类似物（GnRHa）缓释剂可用于治疗中枢性性早熟，能抑制性发育，延缓骨骼成熟和改善最终成年身高。GnRHa 缓释剂应用指征：骨龄较年龄提前不低于 2 岁，女童骨龄不大于 11.5 岁，男童骨龄不大于 12.5 岁；如果女童骨龄超过 12.5 岁，男童骨龄超过 13.5 岁，或女童初潮后或男童遗精后 1 年，提示单独应用 GnRHa 缓释剂对改善成年期身高效果不显著，则不宜应用。

治疗期间每半年复查骨龄，当女童骨龄大于 12 岁，男童骨龄大于 13 岁时，需考虑停用。

3. 成年身高预测 人的身高主要是由人身体中长骨的长度（如股骨等）所决定的。骨龄往往提示着个体当前骨的发育阶段，加上和实际年龄对比，就可以看出该个体的发育类型是属于"早发育"还是"晚发育"，进而推测出该个体的骨骼生长潜力，预测未来的身高。事实上，根据大样本的身高、骨龄、发育类型的采样数据可以得出统计学意义上的个人成年身高的回归模型，这一模型被称为"基于骨龄的成年身高预测模型"，常被用于推测未成年人的身高。

（二）在法医学领域的应用

在司法及刑事技术领域骨龄常用于无身份标识受检者的年龄推断、未成年人刑事责任年龄推断。尽管受营养、环境、遗传等多种因素的影响，但骨龄与实际年龄的高度相关性是客观存在的事实，因此刑事审判过程中对于实际年龄失实情况下的年龄推断，或在实际年龄存疑的情况下年龄推断作为辅助量刑的依据，得到了我国司法部门的认可。

（三）在体育领域的应用

由于体育运动对于人体骨骼的发育有促进作用，可加速骨的形成过程，促进骨的发育成熟，因此进行适当强度的体育锻炼可以促进儿童青少年的生长，这一过程被称为身高的运动干预，而整个过程需要骨龄数据作为生长发育的评估指标。同时，在运动训练领域，需要对运动员当前的发育状态进行评估才可以进行有针对性的训练安排。例如，在不同的生长发育阶段，运动员对力量、柔韧等运动素质的训练敏感度是不相同的，因此需要对运动员的身体发育状态进行评估，从而更科学地安排运动训练计划，其中骨龄是生长发育的重要指标之一。此外，在运动员选材领域，骨龄更是甄别运动员将来的身高潜力、发育类型的最为重要的指标。例如，体操运动员通常在 5～6 岁就开始专业训练，那么就需要选择一些发育类型属于晚熟的运动员作为培养对象，会有更大的培养空间。

在竞技比赛领域，骨龄通常用于比赛年龄组的划分，由于骨龄是身体生长发育的代表指标，它就比自然年龄更难"造假"，所以通过骨龄的判断，可以有效地预防青少年比赛中的"虚报年龄""以大打小"的问题和违规比赛现象。此外，舞蹈等艺术界少年学员录取标准中，骨龄和预测身高也是重要的选拔指标之一。

三、青少年骨龄推断常用技术简介

（一）计数法

1. 腕部骨化中心简单计数法　骨龄=腕部骨化中心−1（6～8 岁前）。
2. Elgenmark 法　照一侧躯体 6 个部位，计数骨化中心总和，然后查表求骨龄。计数方法简便、易行，但误差大，同时后者投照范围大，正常范围宽。

（二）图谱法

1. GP 图谱　1950 年由美国人 Greulich 和 Pyle 编写并出版，1959 年重新修订。
2. 顾氏图谱　1962 年由上海第一医学院放射学教研组顾光宁等发表于《解剖学报》，1993 年重新修订出版。
3. 日本人标准骨成熟图谱　以 20 世纪 80 年代中期中日两国青少年为研究对象而制定的标准图谱。

三种图谱方法原理相同，即基本上每岁对应一个标准骨龄图谱，使用时与标准片对照即可，若待测片与标准片均不相同，可用插入法精确到 0.5 岁；图谱法简便易行，目前应用广泛，但多数病例与标准图谱不一致，判读时有一定的主观性，且骨成熟率不清楚。

（三）评分法

评分法客观性强，以骺核 X 线解剖学标准进行分期，评价骨成熟率，准确性相对较高，重复性及可比性较好，但使用时费时，计算过程繁杂，且骺核分期生物学根据不清晰。国内外的骨龄评分法有 1962 年 Tanner 和 Whitehouse 等的 TW1 法、1975 年的 TW2 法、1979 年李果珍的骨龄百分计数法、20 世纪 80 年代的《中国人手腕骨发育标准-CHN

法》、2001 年的 TW3 法、2006 年的《中国人手腕骨发育标准-中华 05》（简称中华 05，RUS-CHN）等。

其中，TW2 法、TW3 法、中华 05 骨龄系统使用的都是一个骨骼分级标准——TW 法手腕部骨骼分级标准。CHN 法参照 TW 骨骼解剖分期方法，稍作了调整。

（四）人工智能

随着计算机技术、图像处理技术和机器学习技术的发展，使用计算机骨龄评测成为可能。研究人员针对计算机骨龄评测问题展开了广泛的研究，其中主要分为两个阶段：第一个阶段为传统骨龄评测阶段，该阶段对手骨图像的处理采用的是传统的算法，对于骨骼发育信息的表征采用的是人工定义特征；第二个阶段为深度学习骨龄评测阶段，该阶段对手骨图像处理采用的是最新的神经网络技术，对骨骼发育信息的表征采用的是从骨龄数据中自动提取的特征。

随着深度学习技术的应用，研究人员基于深度学习骨龄评测开展了大量研究，相比于传统骨龄评测中人工定义手骨发育特征，深度学习骨龄评测中手骨发育特征是通过卷积网络自动提取。2016 年，意大利卡塔亚大学的 Spampinato 等提出将深度学习技术应用于骨龄自动评测的，把开源的卷积神经网络当作特征提取器，提取 X 线图像中各年龄段手骨的表现特征，之后将卷积神经网络 OverFeat 提取的一维特征向量作为多层感知器的输入，使用多层感知器回归骨龄大小，该算法骨龄评测误差为 0.79 岁。2017 年，美国哈佛医学院的 Lee 等提出一个基于卷积神经网络的全自动骨龄评测平台。该平台首先使用卷积神经网络分割手掌去除背景干扰，然后通过迁移学习方法，以整张图片为输入，使用 GoogLeNet 网络识别骨龄大小。2017 年 11 月，Vladimir Iglovikov 等基于深度学习设计了多个骨龄评测网络结构，利用 U-Net 神经网络结构分割手掌，然后使用 VGG 网络探测 3 个关键点，基于关键点去除手掌形变和旋转干扰，最后以整张图片为输入设计基于分类和基于回归的两个网络结构，其中基于回归的网络取得 0.75 岁的骨龄评测误差，基于分类的网络取得 0.63 岁的骨龄评测误差。2018 年，Sharon 等提出先使用卷积神经网络提取局部手腕图像，然后使用简化设计的 VGG 网络识别骨龄大小。2018 年 6 月，电子科技大学周文祥基于空间变换器和 ResNet 网络提出了 ST-ResNet 的骨龄评测网络结构，该算法先通过空间变换器提取感兴趣的图片区域，然后将这些图片区域一起作为 ResNet 的输入，最后使用 SoftMax 函数回归骨龄大小，该网络在 6600 张训练样本下取得了 0.98 岁的骨龄预测误差。2018 年，Chen 等提出先通过数学变换获得手骨图像的多尺度特征图像，然后对每幅图像使用卷积网络提取特征，最后融合所有图像特征回归骨龄大小，最终取得了 0.75 岁的平均误差。

从以上可知基于深度学习的骨龄评测中大多数采用整张图片作为输入，相较于传统骨龄评测中需要分割出多个手骨局部图像，减少了错误分割或无法分割导致评测鲁棒性降低的可能性。同时，基于深度学习的骨龄评测全部采用卷积网络自动提取手骨发育特征，由于卷积神经网络可以同时利用手骨的局部和全局信息，并且从图像数据中自动提取最能代表手骨发育特点的特征，因此相比传统骨龄评测具有更小的骨龄误差。此外，基于深度学习的骨龄评测对于提取特征同样采用回归或分类方式获得骨龄大小。

第二节 手 腕 部

骨龄的测定部位多是利用骨的 X 线片，根据骨发育的 X 线征象即成熟标志而测评。目前，骨龄测评方法较多，可分为计量骨化中心的"骨龄计算法"、与标准图谱比较的"骨龄图谱法"和按骨龄发育分期评分的"骨龄评分法"三种类型。

X 线摄片部位包括手腕部、肘关节、髋关节、膝关节及足，其中手腕部因敏感性高及摄片方便为最常用部位。手腕部特点：①骨骼数目较多，包括腕骨 8 块（含豆状骨），掌骨 5 块，指骨 14 块，加上尺骨、桡骨共 29 块，此外，拇指内侧种籽骨也是骨骼发育的重要标志；②各继发骨化中心的出现、融合各有不同时间，便于区别；③易于拍片；④易于防护。

一、TW 骨龄评分法

骨龄评分法是目前国内外最常用的骨龄测评方法的基础，国外的 TW 系列和国内的骨龄评分法、CHN 法和 RUS-CHN 都是源于此。该方法首先是选择手腕部的参评骨，按照骨性指标，根据待评定各骨发育成熟度的得分贡献赋予各骨各等级一定的分值，评定时逐一对各骨进行等级判读，对照骨发育等级得分表查找该等级的得分，然后计算所有参评骨的骨成熟度得分总和，最后查找骨成熟度得分与骨龄对照表确定骨龄。计分法使骨龄评价更加精确、有效。

TW 系列评分法是 Tanner 和 Whitehouse 等通过对英国和西欧 2000 多名儿童及青少年手腕部 X 线片的长期纵向研究，于 1962 年提出的一套骨发育评分系统，称为 TW1 法。该方法在舍弃第 Ⅱ、Ⅳ 掌指骨和豌豆骨的同时，选取桡骨，尺骨，第 Ⅰ、Ⅲ、Ⅴ 掌指骨和其他腕骨共 20 块骨作为参评骨，并对每块骨进行分级，依据不同骨间成熟度得分总方差和最小化的计算方法，确定不同等级的得分（图 4-1）。但是，该方法并没有区分男女性别之间的差异，在实际应用中仍然存在很多不足。

后来，该系列的研究者 Tanner 和 Whitehouse 等以 20 世纪 50 年代英国伦敦郊区中产阶层 2700 名小儿为观察对象，一次横断面采集了英国一般社会阶层 3～16 岁约 2200 名儿童青少年左手腕部 X 线片，同时又追踪采集了 1～21 岁约 500 名儿童及青少年约 5500 张手腕部 X 线片，重新修订了各骨的发育等级，制定了新的骨成熟度得分表。1975 年第一次由 Academic Press 出版发行了 TW2 法，并于 1983 年重新修订后再版。选左手腕部 20 个骨骺并分为 8～9 期，每骨按期赋予一个分值，总分 1000 分，然后查骨龄得分表求得骨龄及其百分位数。为使用方便，该方法把手腕部骨分为以下三个系列。

（1）RUS 骨龄：由桡骨远端，尺骨远端，第 Ⅰ、Ⅲ、Ⅴ 掌指骨 11 个短骨，共计 13 个骨组成，故简称 13 骨法。骨骼解剖学分期易于判断，结果较为稳定。总加权为 1，各项占 20%权重，即桡骨远端、尺骨远端各占 20%；第 Ⅰ 掌指骨包括第 Ⅰ 掌骨、拇近节指骨、拇远节指骨共 3 个骨，每骨占 6.7%权重；第 Ⅲ、Ⅴ 掌指骨各包括 4 个骨，即掌骨、近节指骨、中节指骨和远节指骨，每骨占 5%权重。

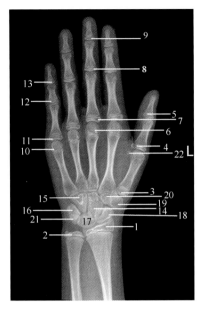

图 4-1　左手腕 20 骨骨骺核 X 线片

1. 桡骨骺核；2. 尺骨骺核；3. 第Ⅰ掌骨骺核；4. 第Ⅰ近节指骨骺核；5. 第Ⅰ远节指骨骺；6. 第Ⅲ掌骨骺核；7. 第Ⅲ近节指骨骺核；8. 第Ⅲ中节指骨骺核；9. 第Ⅲ远节指骨骺；10. 第Ⅴ掌骨骺核；11. 第Ⅴ近节指骨骺核；12. 第Ⅴ中节指骨骺核；13. 第Ⅴ远节指骨骺；14. 头状骨；15. 钩骨；16. 三角骨；17. 月骨；18. 舟骨；19. 大多角骨；20. 小多角骨；21. 豌豆骨；22. 籽骨

（2）腕骨骨龄：由 7 颗腕骨组成，每一颗腕骨的权重分别为 14.3%。腕骨分期标准较难于掌握，而且变异较大，早期计算机辅助骨龄自动化分析最大的难点就在于此；近年来，基于人工神经网络技术的人工智能技术在腕骨图像识别及骨龄分期的准确性上已经有突破。

（3）20 骨骨龄：包括 13 颗长短管状骨和 7 颗腕骨。桡-尺-掌指骨占 50%，腕部占 50%。

由于腕骨发育和桡-尺-掌指骨发育的规律不同，其中腕骨发育较早，成熟也早，而桡-尺-掌指骨则贯穿于整个生长发育过程，所以不同评价方法可评价的有效年龄也不尽相同。对于欧美儿童而言，从 GP 图谱中我们可以得出：腕骨部分，头状骨和钩骨在男、女童均为 3 个月左右出现，然后第三块腕骨（三角骨）骨化中心出现在男童 2.5 岁左右，女童 2 岁左右；桡尺骨部分，掌指骨骨化中心的第Ⅲ掌骨、第Ⅲ近节指骨、第Ⅰ远节指骨均最先出现在男童 1.5 岁左右，女童 1 岁 3 个月左右。那么为了能同时权衡各块骨对骨成熟度发育的贡献，TW2-20 骨（T）系列、RUS（R）系列和 Carpal（C）系列有效评价年龄起止时间的不同就很容易理解了。

同时，对于同一 X 线片，在等级判读准确的前提下，不同方法评价出来的骨龄值在数值上也可能不完全一致。在实际使用中，我们可以根据未知片的具体发育情况选择不同的评价系列进行骨龄评价。对于 5~6 岁以下的儿童，由于使用单独腕骨 Carpal（C）系列或桡-尺-掌指骨 RUS（R）系列参评骨过少，因此，TW2-20 骨（T）系列更适合该年龄段；在腕骨其他骨化中心和桡-尺-掌指骨其他骨化中心相继出现后，不同系列方法便均可以选择使用。对同一儿童，在等级判读准确的前提下，腕骨 Carpal（C）系列的骨龄值偏大，桡-尺-掌指骨 RUS（R）系列的骨龄值偏小，TW2-20 骨（T）系列由于参评骨数目更多，相对减小了不同骨发育之间的偏差问题，所得到的骨龄值相比前两者则更居中。腕骨发育基本成熟后，在方法选择上便可以选择 RUS（R）系列和 TW2-20 骨（T）系列。

不同系列并不存在优劣之分。只是说，由于腕骨和桡-尺-掌指骨发育的自身规律不同，不同的方法适合的年龄段不同，不同方法对同一个体评价的结果也不完全相同，但这种差异并不影响最后的评价方法，这样评价的结果偏差才可能最小，得出的结论也最可靠。

TW2 法是在确定各骨权重的基础上，按照"分类特征方差和极小化"原则，对各骨的不同等级赋予一定的分值，最后确定了男女不同的骨成熟度发育等级对照表。在应用中，可根据骨成熟度得分和骨龄对照的百分位曲线，确定骨成熟度得分相对的骨龄值及其在同龄人中的百分位曲线位置，从而对个体的骨龄发育进行判断。

日本人村田光范等利用 TW2 法分级评分标准，以 1986 年日本关东地区青少年 2107 人、1991 年日本东京地区学龄前儿童 332 人为对象进行标准化而得 TW2 法日本人标准；中国长沙叶义言等也以 TW2 法分级评分标准为基础，以中国长沙市 2.0～20.0 岁健康青少年 2122 人为对象，经标准化而得 TW2 法中国南方人标准。

随着生活水平的提高，儿童青少年的生长发育速度和健康水平也有了明显的提高，骨龄发育也出现了加速的长期趋势。2001 年，Tanner 等重新修改并出版了 TW3 法骨龄评分。主要由于时代变迁和种族因素，为了使骨龄标准能反映当前欧洲、北美地区儿童生长发育状况的变化，新采用了以下几组"标准人群"的资料：比利时 1969～1974 年 12～20 岁 21 174 名男童的生长研究资料，1979～1980 年 6～19 岁 9698 名女童的生长研究资料；西班牙北部 1980 年的学龄儿童 1800 人的生长研究资料，共 5266 张 X 线片；美国得克萨斯州 1985～1995 年 8～17 岁欧裔美国儿童 506 人的混合纵向生长研究资料，共 1096 张左手腕部 X 线片。在 TW2 法基础上，保持原方法各骨发育等级和各等级赋予分值不变的前提下，重新制定了 RUS 法骨龄百分位标准和骨龄标准；修正了骨成熟度得分和骨龄值对照表，调整了骨成熟度得分百分位曲线，制定了新的骨龄标准，即 TW3 法。Tanner 等认为新标准更符合当代欧美儿童生长发育的实际情况。

TW2 法有三个系统，即 13 骨法（RUS 骨龄）、7 骨法（腕骨骨龄）和 20 骨法（T 骨龄）。TW3 法保留了原来 RUS（R）系列、Carpal（C）系列，废除了 TW2-20 骨（T）系列，由于 RUS（R）系列和 TW2-20 骨（T）系列相似，其认为 T 系列没有独立存在的必要性，在不影响骨龄评价精确性的同时，减少了参评骨的数目，从而提高了骨等级评价的速度，使得新方法更加方便、有效、快捷，有利于推广应用。该系列方法是目前骨龄研究领域中方法学基础介绍最全面、最详细的研究方法，在国际上也被广泛认可，很多国家也依据该方法学基础建立了自己国家的骨龄发育标准。

TW 骨龄 20 个骨骼 X 线解剖学分期标准如下：

（1）桡骨骨骺（图 4-2）

B：骨化中心只可见一个钙化点，极少见多个钙化点。

C：骨化中心显现清晰，椭圆形，有平滑连续的缘。

D：①最大直径为桡骨干末端宽度的一半或一半以上；②桡骨骺核呈楔形，桡侧厚而圆，尺侧薄而尖；③近侧面中间 1/3 处变平，骺核与干骺端的间隙变窄，约为 1mm。

E：远侧缘出现致密白线，它是掌侧面的缘，可分为掌侧面和背侧面。

F：①近侧缘可分为掌侧面和背侧面；②桡骨骺核向尺侧、近侧生长，近侧缘大部分和桡骨干骺端形状一致。

G：①远侧面出现明显的月骨和舟骨关节面的缘，两缘在一小顶处相连接，在舟骨面的桡侧，茎突缘明显向外侧凸出；②尺侧缘已出现与尺骨骺相关节的掌侧面和背侧面，根据腕的位置不同，掌侧面或背侧面向内侧凸出；③近侧缘稍凹。

H：桡骨骺在骨干的一侧（通常在尺侧）或两侧覆盖骨干（茎突较上一级增大）。

I：桡骨骺与骨干开始闭合，仍可见一条横线穿越骨干，部分为致密白线，部分为残余的骺软骨板。

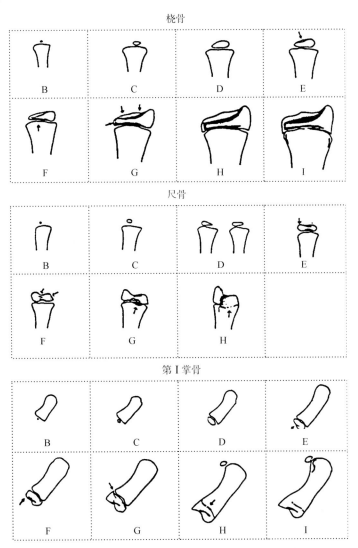

图 4-2　桡骨、尺骨及第 I 掌骨骨骺核分级示意

（2）尺骨骨骺（图 4-2）

B：骨化中心只可见一个钙化点，极少见多个钙化点。

C：骨化中心显现清晰，椭圆形，有平滑连续的缘。

D：①最大直径为尺骨干末端宽度的一半或一半以上；②尺骨骺核变长，横向直径明显大于纵向直径；③骺核近侧缘和远侧缘都变平，尺侧厚于桡侧，呈楔形。

E：茎突可见一小而明显的凸，因桡侧的生长，尺骨骺由楔形变为双侧对称。

F：①尺骨头比茎突更加不透 X 光，中部近侧缘和（或）远侧缘凹；②和桡骨相邻的缘变平。

G：①骨骺与骨干等宽；②骨骺的近侧缘与骨干的远侧缘（鞍状面）在中 1/3 相互交错。

H：骨骺开始与骨干闭合，仍可见一条横线穿越骨干，部分为闭合过程的致密白线，部分为残余的骺软骨板。

（3）第 I 掌骨骨骺（括号内为 CHN 法分级）（图 4-2）

B：骨化中心只可见一个钙化点，极少见多个钙化点。

C：骨化中心显现清晰，椭圆形，有平滑连续的缘。

D：最大横径为第 I 掌骨骨干末端宽度的一半或一半以上；骨骺远侧面变平，相邻的骨干底部中央凹。

E：①骨骺与骨干等宽；②近侧面凹陷（因为骨骺开始出现关节面）。

F：骨骺近侧面的掌侧部分和背侧部分十分明显，这些面形成鞍，和大多角骨相邻缘符合（到本级末，内侧缘由圆变平）。

G：骨骺在一侧或两侧覆盖骨干。由于照片时拇指的转动，内侧覆盖较外侧明显。

H：骨骺与骨干开始闭合，仍可见一条横线穿越骨干，部分为闭合过程的致密白线，部分为残余的骺软骨板。

I：骨骺与骨干完成闭合（闭合线大部分消失，但仍可见一些残余的致密白线）。

（4）第 II～V 掌骨骨骺（图 4-3）

B：骨化中心只可见一个钙化点，极少见多个钙化点。

C：骨化中心显现清晰，椭圆形，有平滑连续的缘。

D：最大横径为第 I 掌骨骨干末端宽度的一半或一半以上（近侧缘变平或没变平，骨骺呈椭圆形或半圆形）。

E：骨骺的形状变为手指甲形（骨骺的内侧、外侧与近侧缘之间连接处成角）。

F：骨骺可区分出掌侧面和背侧面（掌侧面的轮廓为纵向致密白线，背侧面向两侧生长与骨骺的掌侧面重叠，骨骺仍与骨干不等宽）。

G：骨骺与骨干等宽或稍宽。

H：骨骺与骨干开始闭合，软骨暗线不足骨干宽度的 3/4。

I：骨骺与骨干完成闭合（大部分闭合线消失，但仍可见一些残余致密白线）。

（5）第 I 近节指骨骨骺（图 4-3）

B：骨化中心只可见一个钙化点，极少见多个钙化点。

C：骨化中心显现清晰，圆盘状，有平滑连续的缘。

D：最大横径为相邻骨干末端宽度的一半或一半以上。

E：①骨骺的近侧缘凹，通常致密；②骨骺的内侧厚于外侧，呈楔形（骨骺非常接近骨干宽度）。

F：骨骺明显宽于骨干，尤其在内侧边，形状上与骨干几乎一致。

G：骨骺覆盖骨干（内侧缘比外侧缘明显）。

H：骨骺与骨干开始闭合。

I：骨骺与骨干完成闭合（大部分闭合线消失，但仍可见一些残余致密白线）。

（6）第Ⅱ～Ⅴ近节指骨骨骺（图4-3）

B：骨化中心只可见一个钙化点，极少见多个钙化点。

C：骨化中心显现清晰，圆盘状，有平滑连续的缘。

D：最大横径为相邻骨干末端宽度的一半或一半以上。

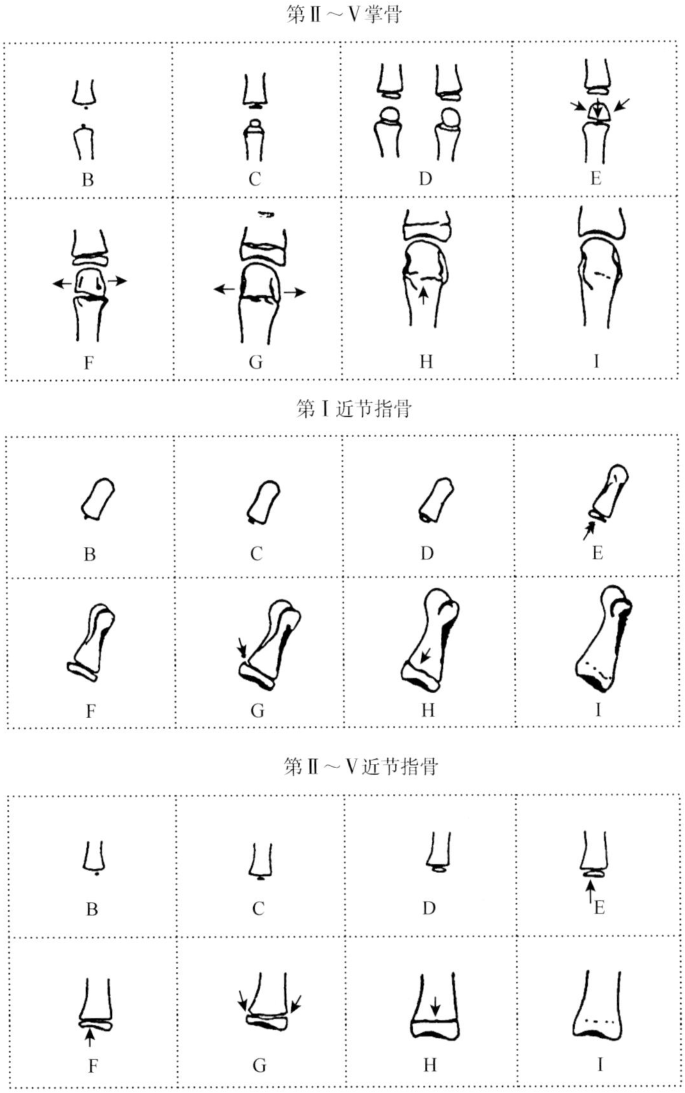

图4-3 第Ⅱ～Ⅴ掌骨、第Ⅰ近节指骨、第Ⅱ～Ⅴ近节指骨骺核分级示意

E：骨骺的近侧缘凹，通常致密。

F：骨骺与骨干等宽，且在形状上密切相符，与掌骨头间的关节面形成。

G：骨骺覆盖骨干。

H：骨骺开始与骨干闭合，仍可见一条横线穿越骨干，部分为闭合过程的致密白线，部分为残余的骺软骨板。

I：骨骺与骨干完成闭合（大部分闭合线消失，但仍可见一些残余致密白线）。

（7）第Ⅱ～Ⅴ中节指骨骨骺（图4-4）

B：骨化中心只可见一个钙化点，极少见多个钙化点。

C：骨化中心显现清晰，圆盘状，有平滑连续的缘。

D：最大横径为相邻骨干末端宽度的一半或一半以上。

E：骨骺的近侧缘中间部分致密，朝相邻指骨生长而适合其滑车关节面（致密白线代表其背侧面，而其掌侧面常见向一侧或两侧凸出）。

F：骨骺与骨干等宽。

G：骨骺覆盖骨干。

H：骨骺开始与骨干闭合，仍可见一条横线穿越骨干，部分为闭合过程的致密白线，部分为残余的骺软骨板。

I：骨骺与骨干完成闭合（大部分闭合线消失，但仍可见一些残余致密白线）。

（8）拇远节指骨骨骺（图4-4）

B：骨化中心只可见一个钙化点，极少见多个钙化点。

C：骨化中心显现清晰，圆盘状，有平滑连续的缘。

D：最大横径为相邻骨干末端宽度的一半或一半以上。

E：①骨骺与骨干等宽；②骨骺呈三角形，远侧缘变平，近侧缘有角形成。

F：①骨骺近侧-外侧缘凹陷、致密，形成与近节指骨头之间的关节面；②骨骺远侧缘出现内侧面和外侧面，形成与远节指骨底相符的鞍状面；③骨骺比骨干底宽。

G：骨骺覆盖骨干。

H：骨骺开始与骨干闭合，仍可见一条横线穿越骨干，部分为闭合过程的致密白线，部分为残余的骺软骨板。

I：骨骺与骨干完成闭合（大部分闭合线消失，但仍可见一些残余致密白线）。

（9）第Ⅱ～Ⅴ远节指骨骨骺（图4-4）

B：骨化中心只可见一个钙化点，极少见多个钙化点。

C：骨化中心显现清晰，圆盘状，有平滑连续的缘。

D：最大横径为相邻骨干末端宽度的一半或一半以上。

E：①骨骺与骨干等宽；②骨骺呈三角形，远侧缘变平，近侧缘中心部分向中节指骨远端生长。

F：骨骺近侧缘的掌侧面、背侧面十分明显，与中节指骨远端形成滑车关节。

G：骨骺覆盖骨干。

H：骨骺开始与骨干闭合，仍可见一条横线穿越骨干，部分为闭合过程的致密白线，部分为残余的骺软骨板。

I：骨骺与骨干完成闭合（大部分闭合线消失，但仍可见一些残余致密白线）。

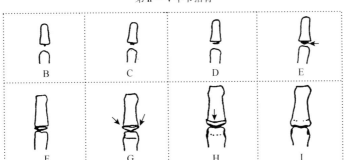

第Ⅱ～Ⅴ中节指骨

拇远节指骨

第Ⅱ～Ⅴ远节指骨

图 4-4　第Ⅱ～Ⅴ中节指骨、拇远节指骨、第Ⅱ～Ⅴ远节指骨骨骺核分级示意

（10）头状骨骨骺（图 4-5）

B：骨化中心只可见一个钙化点，极少见多个钙化点。

C：骨化中心显现清晰，椭圆形，有平滑连续的缘。

D：①最大直径为桡骨干末端宽度的一半或一半以上；②钩骨缘平坦或稍凹；③第Ⅱ掌骨缘开始与钩骨缘不同，头状骨骺似"D"形。

E：①钩骨缘凹陷、致密；②头状骨骺变长，纵向直径明显大于横向直径，但小于其近侧缘至桡骨远端的距离。

F：纵向直径等于或大于其近侧缘至桡骨远端的距离。

G：①头状骨骺与第Ⅱ、第Ⅲ掌骨之间的关节面开始形成，其外-远侧缘出现致密白线；②与钩骨之间的关节面开始形成，钩骨缘凹中部出现致密白线。

H：头状骨骨骺与第Ⅱ、第Ⅲ掌骨之间的关节面完全形成，可见其掌侧面和背侧面，上一级"外-远侧缘的致密白线"已到缘的内部。

（11）钩骨骨骺（图 4-5）

B：骨化中心只可见一个钙化点，极少见多个钙化点。

C：骨化中心显现清晰，圆形，有平滑连续的缘。

D：①最大直径为桡骨干末端宽度的一半或一半以上；②三角骨缘变平，钩骨骨骺似"D"形。

E：①钩骨骨骺之头状骨缘开始成型（此缘中下 1/3 出现微凸）；②可区分掌骨缘和头状骨缘，钩骨骨骺由"D"形变为三角形。

F：三角骨缘凹（因钩骨骺向第Ⅴ掌骨底生长显著）。

G：钩骨骨骺与第Ⅳ掌骨之间的关节面开始形成，沿远侧缘或缘内的致密白线区分出该关节面的掌侧面和背侧面。

H：①钩骨骨骺的钩开始出现致密白线；②与第Ⅳ、第Ⅴ掌骨之间的关节面形成（远侧缘上有两个关节面：一个横向，另一个在内侧端）；③与三角骨之间的关节面形成，钩骨骨骺之近侧为尖角指向近侧的三角形部分。

I：可见钩骨钩的全部轮廓。

（12）三角骨骨骺（图 4-5）

B：骨化中心只可见一个钙化点，极少见多个钙化点。

C：骨化中心显现清晰，圆形，有平滑连续的缘。

D：①最大横径为尺骨干末端宽度的一半或一半以上；②钩骨缘变平。

E：三角骨骨骺变长，纵向径明显大于横向径（来自上一级的中远侧生长最快）。

F：①月骨缘变平很明显，与钩骨缘形成稍大于 90° 的角；②当开始形成关节面时，一条缘或两条缘稍致密。

G：钩骨缘和（或）月骨缘关节面形成，致密白线在缘的稍内侧，可见其掌侧面和背侧面。

H：三角骨骨骺远侧增宽，使内侧缘出现凹。

（13）月骨骨骺（图 4-5）

B：骨化中心只可见一个钙化点，极少见多个钙化点。

C：骨化中心显现清晰，椭圆形，有平滑连续的缘。

D：最大横径为尺骨干末端宽度的一半或一半以上；②远侧缘可见致密白线。

E：①月骨骨骺远侧缘关节面开始形成，致密白线远侧可见其掌侧面和（或）背侧面凸出（尚未形成马鞍形）；②与桡骨相邻缘变平。

F：①月骨骨骺远侧缘形成了马鞍形关节面，背侧面向舟骨方向生长，超过了掌侧面，但不足掌侧缘到舟骨内缘之间距离的一半；②舟骨缘和三角骨缘变平，稍致密。

G：①月骨骨骺头状骨鞍的背侧面进一步增大，超过鞍掌侧缘到舟骨内缘之间距离的一半；②舟骨缘（仍为直线）和桡骨缘之间有一明显的角。

H：①月骨骨骺头状骨鞍的背侧面与舟骨内缘相接或重叠（依个体差异和手位置不同，鞍的掌侧缘、背侧缘或二者同时与头状骨相接或重叠）；②舟骨缘凹。

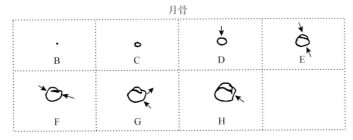

图 4-5　头状骨、钩骨、三角骨及月骨骨骺核分级示意

（14）舟骨骨骺（图 4-6）

B：骨化中心只可见一个钙化点，极少见多个钙化点。

C：骨化中心显现清晰，圆形，有平滑连续的缘。

D：最大横径为尺骨干末端宽度的一半或一半以上。

E：舟骨骨骺开始形成与头状骨之间的关节面，致密白线为其掌侧面，外部为背侧面。

F：①舟骨骨骺头状骨缘的掌侧面、背侧面凹；②与大多角骨、小多角骨相邻的缘变平。

G：①舟骨骨骺主要朝内侧、近侧方向生长，其头状骨缘的背侧面超过致密白线而朝向头状骨的近侧部分和月骨；②与月骨相邻的缘明显，月骨缘的方向：其远端（头状骨端）比近端（桡骨端）更接近中线（此缘仍只在远端与月骨相连接）。

H：①舟骨骨骺的头状骨面与头状骨密切相符；②月骨缘改变了方向：近端（桡骨

端）比远端（头状骨端）更接近中线（此缘远侧大部分与月骨相连接）；③舟骨远侧部分向外侧增长，且与桡骨茎突之间的关节面分化，可见舟骨外侧缘的远侧 "凹" 或出现明显的远侧 "头"。

（15）大多角骨骨骺（图4-6）

B：骨化中心只可见一个钙化点，极少见多个钙化点。

C：骨化中心显现清晰，圆形，有平滑连续的缘。

D：①最大横径为第Ⅰ掌骨骨干近端宽度的一半或一半以上；②大多角骨骨骺之月骨缘和（或）第Ⅰ掌骨缘变平，该两缘之间的距离明显小于其长径。

E：大多角骨骨骺朝第Ⅱ掌骨底生长，二者之间的距离小于骨骺最大径的1/3。

F：大多角骨骨骺第Ⅰ掌骨缘明显凹，中心部分稍致密（"凹"的形成是在上一级的基础上朝第Ⅰ掌骨底外缘方向生长所致）。

G：①大多角骨骨骺远侧缘与第Ⅱ掌骨底的外侧骨尖稍重叠；②舟骨缘平坦，致密，有时可见其掌侧面和背侧面。

H：①大多角骨骨骺桡骨缘远端新出现一条直线，此缘与第Ⅰ掌骨缘在尖角处汇合（第Ⅰ、第Ⅱ掌骨底之间的"凸"进一步增大，使第Ⅰ掌骨关节面最"凹"处常在此缘中下1/3处）；②大多角骨骨骺第Ⅰ掌骨"马鞍形"关节面形成。

I：大多角骨骨骺桡骨缘进一步向外凸，将此缘分为两部分——远侧部分朝外，近侧部分朝向桡骨茎突。

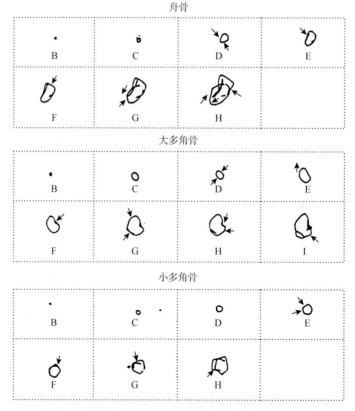

图4-6 舟骨、大多角骨及小多角骨骨骺核分级示意

（16）小多角骨骨骺（图 4-6）

B：骨化中心只可见一个钙化点，极少见多个钙化点。

C：骨化中心显现清晰，圆形，有平滑连续的缘。

D：最大径为第 I 掌骨骨干近端宽度的一半或一半以上。

E：头状骨缘和（或）第 II 掌骨缘变平，两缘成直角。

F：①沿头状骨缘和（或）第 II 掌骨缘内侧出现致密白线，其中一条可能分化成掌侧面和背侧面；②远侧缘（第 II 掌骨缘）生长成"圆顶形"。

G：远侧缘第 II 掌骨关节面（在致密白线远侧）可见其背侧面，头状骨关节面（在致密白线内侧）也可见其背侧面，两个背侧面分别与第 II 掌骨缘、头状骨缘非常接近或重叠。

H：近侧缘（舟骨缘）凹，第 II 掌骨关节面和头状骨关节面的掌侧面（致密白线）仍为直线。

二、骨龄图谱法

骨龄图谱法（atlas methods of bone age）是将待检片与系列骨龄标准 X 线图谱比较，以最相像的标准片骨龄作为待检片的骨龄的判定方法。它是目前评定骨龄的最基本的方法之一，其代表是著名的 Greulich-Pyle 图谱（Greulich-Pyle atlas，简称 GP 图谱）。GP 图谱简便、直观，比较准确，不仅能评出总的骨龄，还能评出各骨的骨龄以了解各骨发育的不平衡性，在国际上广为采用。其次是国内的顾氏图谱法。

（一）GP 图谱法

骨龄图谱法的研究集中于 20 世纪 30～50 年代。1935 年，Sieget 根据 444 名德国儿童（男性 200 名，女性 244 名）手腕部 X 线片的横断面研究出版了第一部手腕部成熟度图谱，实际上该图谱为 1～12 岁儿童骨发育成熟度的案例报告。1936 年，美国的 Flory 根据对 5000 名芝加哥儿童的研究也出版了一部手腕骨发育图谱，但受试者的资料没有标准化，而且 X 线片的质量较差。1929 年，美国俄亥俄州克利夫兰地区西储大学医学院的 Todd 教授开始精心筹备综合性的儿童生长发育调查，在 1931 年该计划付诸实施。其研究工作所需经费由布拉什基金提供，因而被称为布拉什基金研究，成为世界上最著名的早期骨发育纵向研究之一。研究样本均为北欧人后裔，儿童所在家庭的经济状况及父母受教育程度在平均水平以上。在儿童出生后第一年每 3 个月、1～5 岁每 6 个月检查一次，其后每年检查一次。检查时，拍摄身体左侧的肩、肘、手、髋、膝和足部 X 线片，测量身高、体重。与此同时，Todd 也在较低社会阶层的儿童中进行了几项骨发育的横断面研究。

1937 年，Todd 研究分析了上述 6 个部位的骨成熟度状况，对手腕部给予了最大的关注，依据 1000 名儿童的 X 线片，出版了《手部骨成熟度图谱》，青春期的标准片几乎完全选择于横向研究资料。

1938 年，Todd 教授去世，斯坦福大学医学院的 Greulich 教授接替了他的工作，1942 年此项研究工作结束。

1950 年，Greulich 和 Pyle 根据 Todd 的设计，完全使用了布拉什基金研究中的手腕部 X 线片，出版了《手腕部发育 X 线图谱》，即 GP 图谱雏形。在 1959 年出版的第Ⅱ版中对标准片做了一定修改，成为著名的 GP 骨龄标准图谱。GP 图谱对 Todd 图谱主要做了以下改进：①标准片全部选自布拉什基金研究，包括 Todd 搜集的 X 线片，年龄段扩展到青春期，因此标准片的代表性增强；②调整了相邻标准片之间的时间距离，以使骨发育的阶段性及其特征能得到较好的体现，如在 5 岁以后，骨发育速度减慢，相邻标准片的时间间隔为 1 岁，而在青春期，骨发育速度增快，相邻标准片的时间间隔又缩短，并增加了男 15.5 岁、女 13.5 岁标准片，故标准片的设置较为合理；③改善了标准片的图像质量和文字说明；④标准片分别标出全手、腕部和各骨的骨龄，既可评出总的骨龄，又可评出单个骨的骨龄，以了解各骨发育的不平衡性，作为骨龄结果的补充情况，如在儿童患营养不良或严重疾病时，单个骨的最大骨龄和最小骨龄的差别增大。

此外，1955 年和 1969 年 Pyle 和 Hoerr 利用 GP 图谱的原样本，提出膝部骨龄图谱，即按膝部系列骨龄标准 X 线图谱评定骨龄，但其日后影响和应用远不如手腕部骨龄图谱。

GP 图谱是骨龄图谱的典型代表，包括左手腕部骨龄标准 X 线片 58 张，其中男性标准片 31 张、女性标准片 27 张，每一幅标准片选自 100 名同性别、同年龄儿童的 X 线片。在每一年龄组中，将每名儿童的 X 线片按发育程度的高低顺序排列，以中位数作为本年龄组的代表，处于中位数的 X 线片即为该年龄的标准片。由于不同年龄阶段骨发育的速度不一样，该图谱合理地调整了相邻标准片的时间间隔，并不是全部以整年为单位，对不同年龄阶段的标准图谱分别进行了说明和描述，详细列出了手腕各骨的成熟指征，并明确标示出样片中各骨的骨龄。在使用过程中，既可以评出单个骨的骨龄，又可以逐块骨评价骨龄，最后得出所有骨的平均数即为整片的骨龄值。在实践应用中，有三种使用 GP 图谱的方式。

1. 整片匹配法 这种使用方法最简便，应用也最普遍。先将要评价的 X 线片与图谱标准片中同性别的、年龄最相近的标准片做整片发育程度的比较；如果不匹配，再与相邻的标准片比较，直到选择出发育程度最为相似的标准片，该标准片的骨龄即为评价儿童的骨龄。

2. 插入法 如果在上述比较中，被评价的 X 线片与标准片不确切一致，而是处于相邻两幅标准片之间时，那么可取这两幅标准片骨龄的平均数作为被评价儿童的骨龄。

3. 逐块骨评价法 在 GP 图谱中，对每一幅标准片不仅有成熟度指征发育的文字描述，也标注有每块骨的骨龄。可分别采用上述方法评价出每块骨的骨龄，然后取所有骨骨龄的平均数为被评价儿童的骨龄。这种评价方法是 Greulich 和 Pyle 所提倡的应用方式，评价结果精确。但这种使用方法要分别评价手腕部 28 块骨，很费时，所以在临床中很少使用，而仅在骨发育的研究中时有使用。

为了防止使用 GP 图谱评价骨龄过程中遗漏重要的成熟度指征，应当养成以固定顺序观察、比较的良好习惯。Greulich 和 Pyle 建议的观察顺序为桡骨、尺骨、头状骨、钩骨、三角骨、月骨、舟骨、大多角骨、小多角骨、掌骨、近节指骨、中节指骨、远节指骨。

该图谱的出现对人类的骨龄研究做出了贡献：第一，该图谱是骨龄研究中最早出现的从出生到骨龄完全闭合的一整套图谱，并且根据男女骨发育速度的不同分别整理出一套完整的图谱；第二，该图谱基本涵盖了手腕骨发育过程中所有共性的骨性指标，在后人的研究中，无论是图谱法还是计分法，基本没有发现新的骨性指标。目前，该方法在国内的医院和儿科诊所仍然广泛使用，常用于判断骨龄与实际年龄的偏离程度，成为筛选儿科内分泌问题和儿童成长障碍初步诊断的一个依据。我国骨龄专家张绍岩指出：由于许多儿童手腕骨的发育不一定像标准片那样均衡，GP图谱法在使用过程中最大的困难仍然是整片比较的主观性问题。所以在整片比较中，要综合考虑腕骨的发育和桡-尺-掌指骨的成熟度指征。在手腕骨发育过程中，不同类的骨发育期也不同，如腕骨发育较早，成熟的也较早。所以从整体上讲，使用GP图谱是要有重点的，青春期前腕骨是重要的评价依据，而青春期中腕骨发育成熟，依据的重点要放在桡-尺-掌指骨的骨性特征上。在青春期前可分为三部分——桡尺骨部分、腕骨部分、掌指骨部分进行评价；或分为两部分——腕部（桡尺骨和腕骨）和手部（掌指骨），而且腕部的重要性可能比手部更重要，然后分析并确定骨龄。而在腕骨基本成熟后，再主要依据桡尺骨部分和掌指骨部分确定骨龄。

（二）顾氏图谱法

1962年上海第一医学院放射学教研组顾光宁教授和解剖学教研组吴晓钟教授在《解剖学报》上共同发表了《中国人手与腕部之骨化》一文，详细介绍了以手腕骨骨化中心出现的顺序、骨化中心出现的数量和干-骺融合的年龄为重要观测点的骨龄测评方法，制定了中国人手腕部骨的骨化标准，男女组均为21张图谱，这是我国儿童骨龄计数法早期使用的参考标准。由于当时印刷条件有限，发表文献中无清晰的X线片图，图片很小，不容易观察，同时在男9岁，女8岁（尺骨骨骺核出现）以后，各图片的细致差异便很难分辨，不利于医务人员使用。在20世纪90年代初，顾光宁等对先前的资料进行再整理，尽管当时国外文献记载有研究者使用"中位数"片，但在实际统计中，他们发现"中位数"片即"最多数"片，除个别发育偏离程度比较大的个体外，其余个体二者的差异不大，因此他们仍然采用了"最多数"法原则，即一组内，相同骨化中心出现数目最多的一张，以统计骨化中心出现列数和骨骺闭合列数的百分比确定相应年龄组的骨龄片，并于1993年10月由上海医科大学出版社出版了《中国人标准骨龄及应用（顾氏图谱）》一书。该方法选取了上海第一医学院附属妇产科医院的新生儿及上海市各托儿所、幼儿园、小学、中学的1890名（男966名，女924名）身体健康、发育正常、无慢性疾病和先天性畸形者为研究对象，包括新生儿至18岁者，共21个年龄组，每组平均人数在40~50人，人数最多组为7岁男生组（82人），人数最少组为3个月女生组（22人）。为了节约胶片和对比左右手之间的差异，该研究中所有受试者都采用双手同时拍摄，之后统计发现：左右手骨化中心对称者占53.3%，右手多于左手者占30%，左手多于右手者占16.7%，这与后人研究中选择左手作为弱势手的表述也是一致的。该方法沿用了国外学者Flory和Mackay采用的年龄判别方法，即在某一年龄时，组内某一骨的骨化中心出现数超过50%时，此年龄作为该骨化中心出现的年龄。该书中举例说明：钩状骨骨化中心在男性右手中3个月出现的概率为45.5%，6个月出现的概率为72.2%，那么就认为男性右手钩状骨骨化中心出现的年龄为 6 个月。同时，该方法还对标准图谱的应用提出了相应的要求：为了保证判读的准确性，要保证良好的读片习惯，即按照桡尺骨、腕骨、掌骨、近中远节指骨及籽骨的顺序；需要仔细辨别各骨化中心出现的时间及顺序，掌指骨骨骺骨化中心的闭合顺序，骨化中心的大小和形状及骨骺闭合的程度。

经过许多学者的引用及论证，顾氏图谱法的核心基础仍是"计数法"，尽管在与后人的研究对比中发现，该方法忽略了骨骼发育过程中的一些阶段性信息，特别是在各骨骨化中心出现以后至各掌指骨闭合之前，以骨化中心的大小和形状变化为参照对象的判准片，判读的误差是不可避免的。同时，样本量偏小、采样年代过早、高年龄段 X 线片骨骺板薄厚及干骺融合程度判断的非量化性，也是限制该图谱推广应用的制约因素。

三、其他骨龄测定方法

（一）李果珍百分法

1979 年由我国影像学泰斗李果珍教授等创建的"百分计数法骨龄标准"，成为当时国内普遍应用于儿童青少年骨龄评定的标准。该方法根据桡骨骨骺、尺骨骨骺、头状骨、钩骨、三角骨、第Ⅰ掌骨骨骺、第Ⅱ掌骨近端、第Ⅱ～Ⅹ掌骨骨骺、近排指骨骺、中排指骨骺等的骨性特征，基本按照骨化中心的出现及形状、关节面的出现及形状、骨骺的形变及骨骺与干骺段的比例，终板的宽窄程度、干骺闭合情况将各骨分为 4～10 期。该分期方法与国外 FELS 的分期方法相似。

该方法仍是以计数统计为主要原则，与顾氏图谱的计数统计相似，统计各年龄组发育至各期人数的百分比，确定各期的发育指数及比例过半的年龄值，以发育到各期的平均年龄减去开始发育的年龄确定各期骨发育的平均时间。最后，以所有骨发育到成熟所需时间的总和为 100，计算各骨各期的相应百分数，然后建立以年龄为自变量、骨龄发育指数为因变量的数学模型。应用时，只需判断骨龄的相应等级，然后对照回归曲线就可以得到骨龄值，这与 FELS 和后来被广泛使用的计分百分位曲线是同一原理。

李果珍骨龄百分法的出现，使国内骨龄研究摆脱了依靠计数统计建立标准图谱的方法局限，为后来国内计分法的发展提供了方法学的基础。

（二）中国人手腕骨发育标准——中华 05

近年来，我国青少年儿童的生长发育呈快速增长趋势。国内有关骨龄调查的研究，也相继报道了使用 CHN 法评价重庆、山西吕梁、天津地区的儿童青少年骨龄，三个地区的骨龄发育均有提前成熟的趋势。

2006 年，张绍岩等修改了《中国人骨成熟度评价标准——CHN 法》，提出了《中国人手腕骨发育标准-中华 05》（RUS-CHN），该标准收集了上海、温州、广州、大连、石家庄 5 个地区的 17 401 名（男 8685，女 8716）儿童青少年的手腕部 X 线片，并在 2438 名（男 1301 名，女 1137 名）儿童青少年中验证，得出使用 RUS-CHN 方法评价骨龄，骨龄与实际年龄的差值大多在 0~0.3 岁，表明该方法更适合我国当代城市儿童的骨龄评价。同时，该系列方法还对我国儿童青少年骨发育的长期趋势和发育特征进行了详细的描述，并对骨龄等级读片的可靠性进行了论证。

该方法在沿用 TW2 法中桡-尺-掌指骨 RUS（R）系列各骨权重分配比例的同时，在骨发育分级方面增加了新的指标并相应调整了各等级的分值。在新增指标的选择上，该方法没有打破原有的 1~8 级的等级设置，只是在部分骨的 4~8 级指标中，将指标分级更加细化，把各骨发育的阶段性特征再次细分，定义了部分新的等级。骨性特征的细分，使得不同年龄段的骨成熟度得分更加明确，然而，由于等级的增多，难免会增加发育等级判断的难度和工作量。

此外，在发布的行业标准中，中华 05（RUS-CHN）主要推崇的是桡-尺-掌指骨 13 块骨的 RUS（R）系列，在 RUS-CHN 手腕骨成熟度评价图中，男女的年龄段分别为 0~18 岁和 0~17 岁。在实际应用推广中，针对 5 岁以下的儿童，桡-尺-掌指骨 RUS（R）系列中由于尺骨没有出现，桡骨和其他掌指骨的等级都比较低，骨成熟度得分区分不明显。为此，该团队重新借用了 TW2 中的 TW2-20 骨（T）系列和 Carpal（C）系列的骨权重分配方法，针对 5 岁以下儿童，重新定了腕骨（Carpal，CARP）（R+C）即 TW2-20 骨（T）系列，以及单独 CARP 即 Carpal（C）系列的骨发育指数百分位数曲线，并明确指出，5 岁以下儿童，不再使用 RUS-CHN，在男女婴幼儿手腕部骨化中心陆续出现后（0.5 岁后），可参考使用 R+C 和 CARP 骨发育指数百分位数曲线评价婴幼儿骨龄。同时，又在 2009 年，应用 BOX-Cox 幂指数分布模型（BCPE）修订了骨成熟度百分位数曲线。

在推广应用中，该团队推出了适合文体领域的骨龄软件——《生长发育评价与成年身高预测》，由于中华 05 法行业标准中没有公布骨成熟度得分与骨龄值的对照表，所以在使用中只能将判断出来的骨发育等级输入判读软件，才能得出相应的骨龄值。在实际应用中，为了在不同发育阶段精确评价骨龄，该方法对不同年龄段推出了不同的骨成熟百分位数曲线。具体如下：

（1）0~5 岁儿童，使用 R+C 和 CARP 骨发育指数百分位数曲线评价骨龄。

（2）5~16 岁儿童，使用 RUS-CHN 骨发育指数百分位数曲线评价骨龄。

（3）15~16 岁以后，在所属掌指骨闭合的情况下，不再使用 RUS-CHN，而使用 RC 图谱。该图谱法适用于男 13~18 岁、女 13~17 岁青少年的年龄推测。该方法只采用桡-尺-第Ⅲ掌指骨，具体等级判断标准和 RUS-CHN 法基本一致，只是等级结果合计后的骨成熟度百分位数曲线不一样，并且在两个相邻的等级间，又增加了部分等级名称。

（4）在桡尺骨基本闭合后，使用骺线骨龄评价方法。

该方法以骨骺线消失的多少重新定义了桡骨和尺骨的部分等级，使得手腕部骨龄判断的年龄范围扩展到男 20 岁、女 19 岁。

中华 05 在骨龄判别中分年龄段的制定标准，使得骨龄评价在实际应用中更具有针对性和目的性，但是，新增骨性指征骨化分级与国际标准不接轨，过多的分级也增加了使用者读片的难度。同时，这样的分段制定标准使得不同计分法在方法学对比中不能确定骨龄评价的误差是由方法学造成的，还是由样本来源造成的。

四、MRI 在手腕部骨龄推断中的应用

左手腕 X 线片辐射量 0.1μSv，虽然低剂量影像辐射的致癌率非常小，但是影像辐射的潜在健康危害仍不容忽视。对非诊疗目的的影像辐射一直存在争议，部分研究者或组织认为非诊疗目的的影像学检查不符合医学伦理。当前芬兰、英国、澳大利亚等国家已严格限制骨龄鉴定的放射学检查，国际足联部分成员提出反对足球运动员进行 X 线检查。基于年龄推断的伦理要求及 MRI 检查的逐渐普及，近年来国内外相继开展了无辐射的 MRI 推断年龄的研究。

2007 年，Dvorak 等应用 MRI（1.0/1.5T，T_1WI SE 序列）测量手腕骨骨骺发育来推断男性足球运动员年龄，针对桡骨远端骨骺闭合程度进行六分级，发现其可以用于 14～19 岁青少年的年龄推断。随后在四组 U17 联赛男性运动员及加纳地区 U17 运动员中验证上述方法，但桡骨远端骨骺发育与年龄相关性极低，作者认为这些运动员的官方年龄可能并不准确。2012 年，George 等比较了 150 名参与 U17 足球赛事的男性运动员手腕骨骨骺发育分级在 MRI（1.5T，T_1WI FSE 序列）与普通 X 线平片间的差异，研究发现与 MRI 相比，在 15～19 岁的男性足球运动员中手腕骨平片推断骨骺发育等级较高。2016 年，Tscholl 等验证了上述方法在女性运动员和其他正常人中手腕部 MRI 推断年龄的价值。

2013 年，Terada 等收集了 93 例 4～16 岁日本儿童的左手腕 MRI 影像，0.3T 场强、3D-GE 序列，采用 TW2 法改良版（TW2-日本 RUS 分级方法）对尺桡骨远端及掌骨等骨骺发育情况进行分级，结果发现 MRI 可清晰显示骨骺形状、驼峰及骨骺骨干之间的距离，且推断骨龄与实际年龄之间相关性极强，证实了 MRI 影像的可靠性。Urschler 等为验证 GP 图谱与 TW2 法是否可用于 MRI 影像，对 18 例健康人进行手腕骨的平片与 MRI 检查，1.5T 场强、T_1WI-3D-VIBE 序列。结果发现：与 TW2 法相比，GP 图谱对应分级与平片的相关性更好；平片对应分级较 MRI 影像分级稍高。2018 年，Hojreh 等进一步探究 GP 图谱的适用性，结果显示 MRI 与平片对应的推断年龄平均差值分别为–0.05 岁、–0.175 岁，MRI 影像分级在±2SD 范围可成为 X 线片分级的替代手段。

2014 年，Tomei 等应用 0.2T 开放式 MR 仪扫描 4～18 岁个体左手腕部，提出了 Tomei 手腕部 MRI 图谱。2015 年，Serinelli 等应用 MRI（0.2T，T_1WI-3D-SE 序列）和 Tomei 手腕部 MRI 图谱推断 151 例 12～19 岁青少年的年龄，证实了该分级方法的可行性。

为探究手腕骨 MRI 在年龄节点判定中的应用，2016 年 Serin 等对尺、桡骨远端，第 Ⅰ 掌骨基底部的骨骺闭合采用 3 分级法，即无、部分和完全闭合，分析 263 例 9～25 岁个体 MRI 影像（T_1WI-SE 序列），采用过渡分析结果提示男性尺、桡骨远端骨骺达完全闭合的平均年龄分别为 18.1 岁、18.2 岁；贝叶斯预测概率提示桡骨远端骨骺分级判定 18 岁的准确率为 85%，增加其余骨骼分级并没有明显提高预判准确率。2017 年，Timme 等分析 668 例 12～24 岁个体的桡骨远端骨骺发育情况，基于 Schmeling 分级法与 Kellinghaus 分级法提出新分级方法，发现男性达等级 4b 的最小年龄为 18.6 岁；男性、女性达等级 5 的最小年龄分别为 23.1 岁、22.3 岁，可为 18 岁和 21 岁年龄节点的判断提供证据。2020

年，Ali Er 等进一步验证得出男性桡骨远端骨骺发育达等级 4b 的年龄为 18.2 岁，但认为还需更大样本量和不同人群进行验证研究。

2014 年，Ebner 等应用机器学习技术自动识别 MRI 影像中手腕部关节位置，定位年龄推断感兴趣点，为后期 MRI 推断年龄的自动化研究奠定了基础。同年，Stern 等通过分析 56 例 13～19 岁男性高加索人 MRI 影像（$T_1WI-3D-GE$ 序列），开发了一种通过计算相邻骨间隙估计骨骺闭合程度的算法，其原理与 TW 法类似，推断年龄与实际年龄的平均差为（0.85±0.58）岁。Urschler 等（2015 年）所提算法原理与 Stern 等（2014 年）相同，测试 102 例 13～20 岁男性青少年手腕 MRI 后发现 MAE=0.85 岁；同时 14～16 岁阶段年龄推断的准确率下降，这与青春期生理变化相关。2019 年，Stern 等通过对 328 例手腕部进行 3D MRI 扫描，输入多种预处理的图像信息，应用包括随机森林和深度卷积神经网络算法，结果发现在小于 18 岁的年龄段其推断准确度 MAE 为（0.37±0.51）岁。

第三节　其他单一大关节

青少年年龄推断的上肢骨指标除上述手腕部外，肩关节、肘关节均在青少年年龄推断中有着较高的价值。2007 年朱锦田等对 100 例 13～18 岁个体的骨关节 X 线片进行阅片，骨龄判断方法参照张继宗等编著的《人的骨骼年龄》。研究发现，15 岁以下的男性青少年单一关节骨龄鉴定，应选择以肩关节、肘关节和腕关节为主的上肢骨关节 X 线片，15 岁以上的男性青少年的单一关节判定年龄应选择以膝关节、踝关节和髋关节为主的下肢骨关节 X 线片。肩关节选取了肱骨近端、锁骨肩峰端、肩胛骨肩峰端、肩胛骨喙突骨骺 4 个指标，肘关节选取了肱骨内上髁、肱骨外上髁、尺骨鹰嘴、肱骨滑车关节面、桡骨小头骨骺 5 个指标，腕关节选取了桡骨远端、尺骨远端、尺骨茎突骨骺 3 个指标。髋关节选取了髂峰、坐骨结节、髋臼、股骨头、大转子骨骺、小转子骨骺 6 个指标，膝关节选取了股骨远端、胫骨近端、腓骨近端骨骺 3 个指标，踝关节选取了胫骨远端、腓骨远端、跟骨结节骨骺 3 个指标。目前有关单一大关节的尸骨或单一大关节 X 线研究较少，研究多为多个大关节的联合研究或单一大关节 MRI 推断年龄的探索研究。

一、肩　关　节

1999 年，任甫等研究了 294 例 1～15 岁汉族个体左侧肩、肘、腕部 X 线片中的骨化中心大小，测量各骨化中心最大径，发现骨化中心大小随年龄增长而变大。2002 年牛丽萍等通过研究 267 例山西地区 12～22 岁健康个体的肩关节正位片，建立了青少年男性肩关节 X 线影像推测年龄的多元回归方程，观察了肱骨近端骨骺、锁骨肩峰端骨骺、肩胛骨肩峰端骨骺、肩胛骨喙突骨骺、肱骨中段骨皮质厚度、髓腔宽度及骨皮质厚度与髓腔宽度之比。其复相关系数 R 为 0.911，年龄估计值标准误差（S）为 1.344，回归方程回代检验预测年龄的误差在 ±1S 岁以内的准确率为 72.01%，误差在 ±2S 岁以内的准确率高达 96.3%。

2013 年，Rissech 等测量了 181 例 0~25 岁个体干骨的 4 个指标：

（1）肱骨干长度：肱骨干两端最大长度，不包含骨骺，若远端骨骺开始闭合则不再记录此指标。

（2）肱骨干骺端横径：不包含骨骺，若骨骺完全闭合则不再记录此指标。

（3）肱骨上髁宽度：肱骨内、外上髁间距。

（4）肱骨头垂直直径：肱骨头最上和最下点间距。

上述 4 个指标均随年龄增加而增加，与年龄相关性较好（$R>0.8$），提示肱骨测量指标可用于未成年人的年龄推断，肱骨干和肱骨头垂直直径适用于 15 岁以下个体，肱骨干骺端横径和肱骨上髁宽度适用于 19 岁以下个体。

2017 年，Sánchez 等研究了肱骨骨骺的超声图像，研究样本为 221 例 5~30 岁的肱骨近端骨骺闭合的超声图像。根据超声形态学特征，将骨骺闭合分为 6 个等级，各等级年龄范围见表 4-4，等级 5 的最小年龄为 17 岁。

表 4-4　Sánchez 等超声研究中肱骨近端骨骺发育各等级年龄范围

等级	男性			女性		
	样本量	最小年龄（岁）	最大年龄（岁）	样本量	最小年龄（岁）	最大年龄（岁）
0	5	5	7	7	5	5
1	14	8	11	18	7	10
2	6	10	13	10	10	11
3	6	13	15	14	13	15
4	13	16	17	39	15	16
5	31	17	30	58	17	30

2019 年，Ekizoglu 等应用肱骨近端骨骺 MRI 推断骨龄，收集了 428 例 12~30 岁个体肱骨近端骨骺 T_1WI-TSE 序列 MRI 影像，联合 Schmeling 法和 Kellinghaus 法进行分级。实验结果显示，肱骨近端骨骺发育程度达等级 3a 时最大年龄男性为 15.9 岁、女性为 16.7 岁。后又对 395 例个体进行肱骨近端 MRI 检查（FES-PD 序列），采用 Dedouit（2012 年）法进行分级，发现达等级 5 时最小年龄男性为 20 岁、女性为 21 岁。

二、肘 关 节

1962 年 Sauvegrain 等通过对 600 例 0~16 岁因肘部损伤而入院治疗的法国儿童肘部 X 线片进行观测分析，建立了第一套肘部骨龄评分系统。其研究选用肘部 5 个骨化中心作为观测标志，进行分级并赋予相应的分值，总计 27 分，建立了一套骨骼分期图谱和两条平均发育分数标准曲线。拍摄青少年肘关节正、侧位 X 线片各一张，查阅标准分期图谱得到骨发育总分后，比照平均发育分数标准曲线后可得出相应骨龄。国内学者欧阳镇等于 1987 年在借鉴了国外研究经验的基础上，对哈尔滨市 519 名学龄儿童肘部骨发育标准的研究结果进行了报道，不仅解决了国内学龄儿童肘部骨龄鉴定的方法问题，还比较了肘部与手腕部骨龄的异同，同时对肘部骨发育与身体形态发育、月经初潮等关系进行了分析。

2011 年，郑涛、邓振华对 608 例 8～18 岁中国汉族青少年进行肘关节摄片，选取 6 个骨化中心作为观测指标（图 4-7），观测各骨化中心的发育特征。

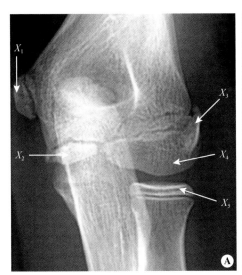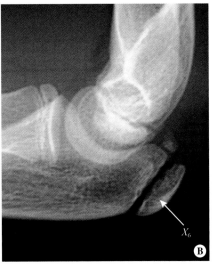

图 4-7　左肘关节正位片、侧位片中 6 个观测指标

A. 左肘关节正位片：X_1，肱骨内上髁骨骺；X_2，肱骨滑车骨骺；X_3，肱骨外上髁骨骺；X_4，肱骨小头骨骺；X_5，桡骨小头骨骺。B. 左肘关节侧位片：X_6，尺骨鹰嘴骨骺

对各骨化中心发育进行分级（表 4-5），赋予相应的分值，建立了 12 个有统计学意义的一元回归方程和 2 个多元回归方程（表 4-6，表 4-7）。

表 4-5　中国青少年肘关节 X 线骨发育标准

变量	分级	标准
X_1 （肱骨内上髁）	0～6 级	0 级：骨化中心未出现
		1 级：骨化中心出现，干骺分离明显
		2 级：骨化中心与肱骨远端开始闭合，闭合范围小于 1/5
		3 级：骨化中心与肱骨远端部分闭合，闭合范围小于 1/2
		4 级：骨化中心与肱骨远端大部分闭合，闭合范围大于 3/5
		5 级：骨化中心与肱骨远端基本闭合，闭合范围大于 4/5
		6 级：完全闭合
X_2 （肱骨滑车）	0～5 级	0 级：骨化中心未出现
		1 级：出现 1 个骨化中心
		2 级：出现 2 个骨化中心
		3 级：2 个骨化中心融合成梭形
		4 级：与肱骨小头融合，并与肱骨远端部分闭合
		5 级：完全闭合

续表

变量	分级	标准
X_3 （肱骨外上髁）	0～5 级	0 级：骨化中心未出现 1 级：骨化中心出现，呈条形或梭形 2 级：与肱骨小头部分闭合 3 级：与肱骨小头完全闭合 4 级：与肱骨远端部分闭合 5 级：与肱骨远端完全闭合
X_4 （肱骨小头）	1～6 级	1 级：骨化中心呈楔形或新月形，干骺分离明显 2 级：骨化中心与肱骨远端开始闭合，闭合范围小于 1/5 3 级：骨化中心与肱骨远端部分闭合，闭合范围小于 1/2 4 级：骨化中心与肱骨远端大部分闭合，闭合范围大于 3/5 5 级：骨化中心与肱骨远端基本闭合，闭合范围大于 4/5 6 级：完全闭合
X_5 （桡骨小头）	1～7 级	1 级：骨化中心的长径不超过干骺端宽度的 1/2 2 级：骨化中心的长径超过干骺端宽度的 1/2 3 级：骨骺底面变凹 4 级：骨骺桡侧与干骺端等宽并呈帽状 5 级：两侧与干骺端等宽，骺板变薄 6 级：干骺端部分闭合 7 级：完全闭合
X_6 （尺骨鹰嘴）	0～7 级	0 级：骨化中心未出现 1 级：第 1 个骨化中心出现 2 级：骨化中心呈梭形，横径小于干骺端斜面长度的 1/2 3 级：第 2 个骨化中心出现或第 1 个骨化中心横径大于干骺端斜面长度的 1/2 4 级：2 个骨化中心融合成新月形，其横径小于干骺端斜面长度 5 级：骨化中心呈矩形，其横径等于或大于干骺端斜面长度 6 级：部分闭合 7 级：完全闭合

表 4-6　男性肘关节推断年龄的回归方程

回归方程	年龄估计值标准误差 SE（岁）	R	t	P
$Y=9.858+1.288X_1$	1.032	0.894	161.57	0.000
$Y=10.486+1.105X_2$	1.101	0.879	176.71	0.000
$Y=10.429+1.044X_3$	1.033	0.894	187.50	0.000
$Y=8.670+1.196X_4$	0.987	0.904	129.21	0.000
$Y=7.878+1.164X_5$	0.934	0.914	117.72	0.000
$Y=10.290+0.772X_6$	1.026	0.896	182.13	0.000
$Y=8.621+0.472X_1-0.139X_2+0.241X_3+0.269X_4+0.461X_5$	0.750	0.946	90.15	0.000

表 4-7　女性肘关节推断年龄的回归方程

回归方程	年龄估计值标准误差 SE（岁）	R	t	P
$Y=8.737+1.003X_1$	0.561	0.954	148.53	0.000
$Y=8.948+0.975X_2$	0.860	0.889	96.27	0.000

续表

回归方程	年龄估计值标准误差 SE（岁）	R	t	P
$Y=8.463+1.038X_3$	0.883	0.883	82.40	0.000
$Y=6.949+1.168X_4$	0.777	0.910	70.38	0.000
$Y=6.668+1.061X_5$	0.718	0.924	73.45	0.000
$Y=8.393+0.776X_6$	0.828	0.897	87.85	0.000
$Y=7.865+0.691X_1+0.376X_5$	0.500	0.964	76.50	0.000

三、髋　关　节

　　1978 年，Hoffman 研究发现股骨和桡骨骨干推断年龄的准确性较高，其中股骨骨干推断年龄准确性更高，适用于 2 个月至 12 岁个体的年龄推断。2007 年，唐进、罗家有收集了 1450 例 0～5 岁儿童的股骨头 X 线片，观察股骨头骨骺出现的时间和最大径。研究发现，女性自出生后 2 个月即有个体出现股骨头骨骺，而男性自出生后 5 个月才开始出现，两性在 12 个月之后均出现股骨头骨骺。同时他们建立了股骨头骨骺直径与月龄的线性回归模型，骨骺直径与年龄相关性均在 0.77 以上。2017 年，Sullivan 等分析了 562 例 0～30 岁个体 CT 图像中的骨盆和股骨近端骨骺发育并进行分级。影像阅片基于最大密度投影、多平面重组和 3D 容积重组，骨骺闭合分为 3 级：未闭合、部分闭合和完全闭合。共评估了 9 个指标，包括 3 个股骨近端骨化中心（股骨头、大转子和小转子）和 6 个髋骨指标（髂骨-坐骨、髂骨-耻骨、坐骨-耻骨、髂前下棘、坐骨结节和髂嵴）。股骨头、大转子、小转子骨骺完全闭合的最小年龄分别为 10.34 岁、12.91 岁和 12.94 岁。髋臼 3 个骨骺（髂骨-坐骨、髂骨-耻骨、坐骨-耻骨）完全闭合的最小年龄均为 10.34 岁。髂前下棘、坐骨结节和髂嵴完全闭合的最小年龄分别为 12.94 岁、13.80 岁和 15.03 岁。建立年龄推断的多元回归模型，其中以髂前下棘、坐骨结节和髂嵴所建的二次方程准确性最高（SEE=3.59岁），其次为股骨近端（仅包含股骨头，SEE=3.63 岁）、髋臼（SEE=3.73 岁）。

四、膝　关　节

　　膝关节为人体六大关节之一，由含股骨、胫骨、腓骨、髌骨等组成。其中，股骨、胫骨、腓骨等长骨为软骨内化骨，在人体生长发育过程中，股骨远端、胫骨近端、腓骨近端的继发骨化中心发育呈现一定的增龄性变化。1963 年，张乃恕等观察到男女性股骨远端、胫骨近端及腓骨近端骨骺闭合年龄范围为 17.0～20.0 岁和 15.0～18.0 岁。1984 年和 1995 年，席焕久等认为股骨远端、胫骨近端及腓骨近端骨骺闭合年龄在男性组分别由 20.0 岁、21.0 岁和 20.0 岁提前到 18.7 岁、21.1 岁和 19.5 岁，女性组则由 19.0 岁、20.0 岁和 19.0 岁提前到 17.7 岁、18.7 岁和 17.5 岁，男女性组分别提前约 1 岁。吴恩惠亦对青少年膝、踝关节骨骺闭合时间进行了详细研究，认为女性膝关节各骨骺闭合时间无明显先后差异，均为 16.0～18.0 岁，踝关节骨骺闭合时间亦完全一致，为 15.0～17.0 岁，比男性闭合提前 1 岁。2010 年，王亚辉等收集了 1709 例 11～21 岁中国华东、华中和华南地区的青少年双侧膝关节和踝关节正侧位 X 线片，观察股骨远端、胫骨近端、腓骨近端、胫骨远端及腓骨远端骨 5 个骨骺的发育情况。2013 年，丁世荣等收集了 483 例 14～19 岁藏族青少年膝关节 X 线片，观察股骨远端、胫骨近端和腓骨近端骨骺发育情况，研究发现膝关节中，闭合最早的骨骺是股骨远端骨骺，闭合最晚的是腓骨近端骨骺，其中女性青少年膝关节骨骺发育较男性提前 1 岁左右。2019 年，雷义洋等采集了 500 例 12～19 岁新疆维吾尔族青少年膝关节 X 线片，应用方向梯度直方图、局部二值模式、支持向量机和主成分分析等机器学习方法构建了年龄推断回归模型，在独立测试集中验证模型，结果显示：80.67%的男性和 80.19%的女性推断误差在±0.8 岁，89.33%的男性和 90.45%的女性推断误差在±1 岁；男性 MAE=0.486 岁，RMSE=0.606 岁；女性 MAE=0.485 岁，RMSE=0.590 岁。

单一膝关节年龄推断的 MRI 研究较多。1992 年，Harcke 等研究正常膝关节的 0.5T-MRI 影像学表现，包括股骨远端、胫骨近端骺板，将其分成 4 个阶段：

第 1 阶段（小于 2 岁）：骨化中心呈圆形或椭圆形，骨骺主要为软骨，骺板宽、骺软骨信号连续，骨骺与干骺端易区分。

第 2 阶段（2～12 岁）：骨化中心体积增大占据骨骺大部分，骺板扁平，后随骨化中心增大而变窄，骨化中心逐渐发展为双节型。

第 3 阶段（大于 12 岁）：骺板开始闭合，但其内侧缘仍未见闭合，骨骺信号强于干骺端。

第 4 阶段：骺板完全闭合，遗留骨骺线，干骺端与骨骺髓腔信号一致，为红骨髓。

2010 年，Jopp 等首次研究膝关节 MRI 的年龄推断，对 41 例男性胫骨近端进行 MRI 检查，参数采用 1.5T-MRI（T_1WI-FES 序列）和 3.0T-MRI（T_1WI-FES 序列），将胫骨近端骨骺发育分成 3 个阶段：骺板未闭合，骺板部分闭合，骺板闭合。结果提示，男性胫骨近端骨骺闭合发生在 16～17 岁。采用相同的三分级法，2019 年 Mauer 等对 40 例 14～21 岁德国男性个体 MRI 图像（3.0T-T_1WI-SENSE 序列）的股骨远端、胫腓骨近端骨骺发育进行分级，对应评分为 1～3 分，结果提示股骨远端、胫骨近端及腓骨近端骨骺无闭合的最大年龄分别为 17.8 岁、17.7 岁、17.8 岁，均小于 18 岁；三者累计分数≤5 时个体年龄小于 18 岁。

2012 年，Dedouit 等分析 290 例 10～30 岁个体的股骨远端、胫骨近端 MRI 图像（1.5T-MRI-FES 序列），提出基于膝关节 MRI 图像的五分级法：

第 1 阶段：干骺端与骨骺见水平软骨信号密度影，宽度大于 1.5mm 且有分层，两边为低信号影，中间为高信号影。

第 2 阶段：干骺端与骨骺间连续线性水平软骨信号密度影，宽度大于 1.5mm 的高信号影。

第 3 阶段：干骺端与骨骺间连续线性水平软骨信号密度影，宽度小于 1.5mm 的高信号影。

第 4 阶段：干骺端与骨骺间不连续线性水平软骨信号密度影，宽度小于 1.5mm 的高信号影。

第 5 阶段：干骺端与骨骺间无高信号影。

结果发现：股骨远端第 1 阶段男性最大年龄为 16.1 岁，第 2 阶段女性最大年龄为 15.7 岁，第 5 阶段男女性最小年龄分别为 22.6 岁、22.1 岁；胫骨近端第 2 阶段男女性最大年龄分别为 18.0 岁、15.7 岁，第 5 阶段男性最小年龄为 19.0 岁。胫骨闭合早于股骨闭合且存在两性差异，女性发育早于男性。研究认为股骨远端和胫骨近端骨骺发育可以用于法医年龄判定。但是该研究未考虑种族因素且样本量较少，其可靠性还需进一步验证。2016 年，Ekizoglu 等分析股骨远端、胫骨近端的 3.0T-T_2WI-FSE 序列，采用 Dedouit 等的五分级法，发现两种骨骼分级与年龄之间的相关性较好，而股骨远端骨骺发育达第 5 阶段男女性最小年龄分别为 22 岁、21 岁；胫骨近端骨骺达第 5 阶段男女性最小年龄分别为 18 岁、16 岁。

联合应用 Schmeling 法和 Kellinghaus 法在膝关节 MRI 研究中十分常见。Krämer 等在 290 例 10～30 岁的股骨远端 MRI 图像（3.0T-T_1WI-FSE 序列）中仅观察到等级 2c-4。研究发现 14 岁之前，男性股骨远端骨骺闭合程度未超过 1/3、女性未超过 2/3；18 岁之前的男性股骨远端骨骺未完全闭合。与 Dedouit 等研究结果比较，骨骺完全闭合发生时间存在不一致。随后又研究 290 例胫骨近端 MRI 图像，发现胫骨近端骨骺完全闭合发生在 14 岁以后，由于样本量较少且分布不均匀，该结论需更多验证研究。Saint-Martin 等应用 214 例 14～20 岁男性 1.5T-MRI 图像（T_1-TSE）验证股骨远端在 18 岁年龄推断中的价值，研究发现骨骺完全闭合的最小年龄为 18.1 岁。

Ottow 等（2017 年）研究股骨远端和胫骨近端骨骺 MRI 图像（3.0T-T_1WI）在 14 岁、16 岁及 18 岁年龄判定中的价值，样本为 658 例 12～24 岁德国志愿者，发现股骨远端及胫骨近端骨骺在 18 岁以前均可见完全闭合；胫骨近端男性达等级 3b 的最小年龄为 15.18 岁，女性达等级 4 的最小年龄为 15.87 岁，可为 14 岁提供依据；股骨远端男性达等级 3b 的最小年龄为 17.77 岁，女性达等级 4 的最小年龄为 16.13 岁，可为 16 岁提供依据。2019 年，El-Din 等分析 335 例 8～28 岁印度人胫骨近端的 1.5T-MRI 图像，结果为女性胫骨近端骨骺发育较男性早发生 2～4 年，女性达等级 4 的最小年龄为 18 岁，男性达等级 4 的最小年龄为 19 岁，认为胫骨近端骨骺达等级 4 可能成为 18 岁判定的指标。

2016 年，范飞、邓振华等首次对比分析 322 例 11～30 岁中国人群膝关节的 MRI 图像与 X 线片，全面考虑股骨远端及胫腓骨近端骨骺，采用 1.5T 场强、T_1WI-TSE 序列，分级后进行线性回归分析。

膝关节骨骺发育分级方法参照 Krämer 等的研究，将骨骺发育分为 6 个等级，赋分 1～6 分（图 4-8）。

等级 1：骨骺尚未融合，干骺明显分离。

等级 2：骨骺开始融合，骨骺与干骺端间小梁连接或融合范围小于 1/3。

等级 3：骨骺与干骺端间融合范围达 1/3～2/3。

等级 4：骨骺与干骺端间融合范围达 2/3 以上。

等级 5：骨骺与干骺端间完全融合，骺线残留。

等级 6：骨骺与干骺端间完全融合，骺线消失。

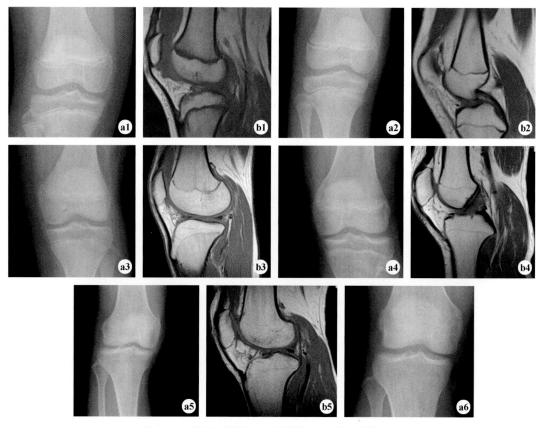

图 4-8   以股骨远端为例，骨骺发育各等级影像特征

a1～a6：X 线片等级 1～6 影像特征；b1～b5：骨骺发育 MRI T_1WI 等级 1～5 影像特征，其中 MRI 未出现等级 6 因此未标示

结果发现，股骨远端、胫腓骨近端达等级 2b 时男女性年龄均小于 18 岁；X 线片对应分级均较 MRI 图像高一个等级，研究样本中 MRI 分级均未达等级 4；女性骨骺发育较男性早发生 1～3 年；MRI 图像分级较 X 线片分级与年龄之间的相关性更强，线性回归方程的男女性 R^2 分别为 0.634、0.654。2017 年，该团队又研究了膝关节 MRI T_2 加权脂肪抑制像推断年龄，收集 324 例膝关节 MRI 图像，年龄范围为 10～30 岁，1.5T 场强、T_2-FS TSE 序列，矢状位，分级方法同前（图 4-9，图 4-10）。

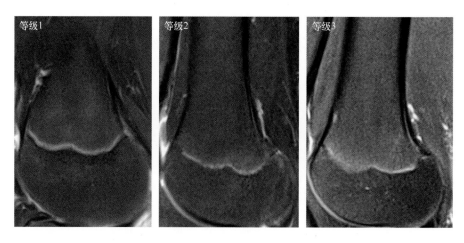

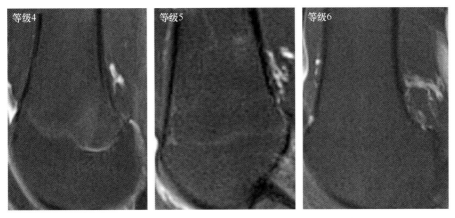

图 4-9　MRI T_2-FS 图像股骨远端骨骺发育等级示意

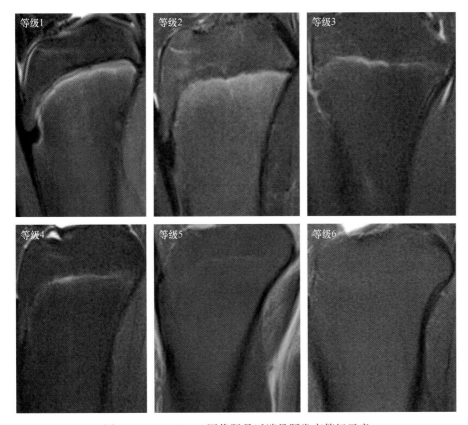

图 4-10　MRI T_2-FS 图像胫骨近端骨骺发育等级示意

　　研究结果显示，男女性股骨远端、胫骨近端 MRI 图像等级与年龄呈正相关，股骨远端与男女性年龄的相关性分别为 0.687、0.661；胫骨近端与男女性年龄的相关性分别为 0.684、0.488。股骨远端骨骺完全闭合，骺线消失的最小年龄男性为 18.42 岁，女性为 19.36 岁；胫骨近端骺线消失的最小年龄男性为 16.93 岁，女性为 14.68 岁。分别建立男女性年龄推断模型，男性年龄推断 MAE=2.90 岁，女性年龄推断 MAE=3.30 岁。

2019 年，Dallora 等收集了 402 例 14～21 岁健康志愿者的膝关节 MRI 图像（1.5T），应用两种 CNN 模型分别用于 MRI 图像筛选、年龄推断建立计算机辅助的膝关节 MRI 骨龄推断，通过检验多种目前存在的 CNN 模型，包括从零学习和迁移学习算法，最佳结果是 GoogLeNet 模型（基于 ImageNet 数据库建立），其年龄推断的准确性男性 MAE 可达 0.793 岁、女性 MAE 可达 0.988 岁；对 18 岁判定的准确率男性为 98.1%、女性为 95.0%。该方法可有效减少阅片时间及主观因素的影响。

五、踝 关 节

2013 年，Saint-Martin 等应用胫骨远端及跟骨 MRI（1.5T-T_1WI SE 序列）推断骨龄，将胫骨远端骨骺发育分为 3 级：未闭合、部分闭合、完全闭合。结果显示：胫骨远端骨骺完全闭合的最小年龄为男性 16 岁、女性 14 岁；跟骨骨骺完全闭合的最小年龄为男性 17 岁、女性 12 岁；推断已满 18 岁的准确率为男性 91.7%、女性 97.7%；推断未满 18 岁的准确率为男性 90.6%、女性 78.6%。2014 年，该团队又应用胫骨远端 MRI 判断其在 18 岁年龄推断中的应用价值，结果显示 97.4% 的男性和 93.9% 的女性可准确推断个体已满 18 岁。上述研究显示了胫骨远端及跟骨在骨龄推断中的价值，特别是对 18 岁年龄推断的准确率较高。2015 年，Ekizoglu 等验证胫骨远端及跟骨 MRI 在土耳其人群中的应用价值，结果显示胫骨远端骨骺完全闭合的最小年龄为男性 13 岁、女性 14 岁；跟骨骨骺完全闭合的最小年龄为男性 16 岁、女性 12 岁。

2020 年，鲁婷、邓振华等收集了 590 例 8～25 岁中国汉族人踝关节 MRI 样本（1.5T，T_1WI，矢状面），胫骨远端和跟骨骨骺发育分级分别采用 Saint-Martin 三分法和更细的六分法（分级原则同范飞等的膝关节分级方法）（图 4-11～图 4-14），并建立了多个一元和多元的线性和非线性年龄推断模型。研究结果显示，六分法与年龄相关性高于三分法。年龄推断 MAE 为男性 2.15 岁，女性 1.67 岁。18 岁的分类准确性男性最高为 76.1%，女性最高为 86.4%。男性成人的分类准确性为 87.5%，未成年人的分类准确性为 50.0%。女性成人的分类准确性为 100.0%，未成年人的分类准确为 44.4%。

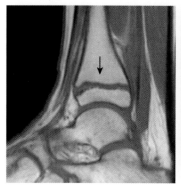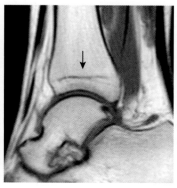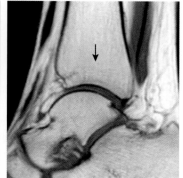

图 4-11　胫骨远端骨骺发育三分法

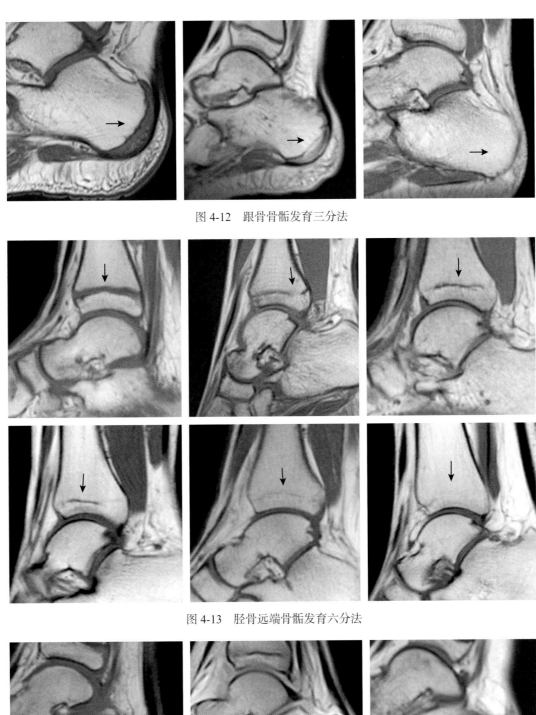

图 4-12　跟骨骨骺发育三分法

图 4-13　胫骨远端骨骺发育六分法

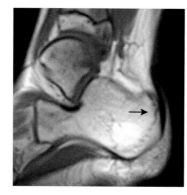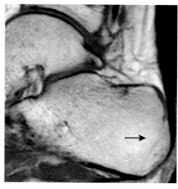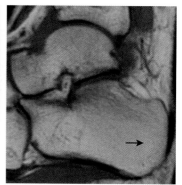

图 4-14　跟骨骨骺发育六分法

第四节　六大关节判别数学模型法

一、概　述

目前，活体年龄鉴定方法较多，如通过骨骼发育程度、牙齿磨耗度推断年龄，以及端粒酶缺失推断方法等。但在实践中相对比较可靠的方法，尤其是在法医学活体年龄鉴定领域使用的仍然是骨龄鉴定方法，即利用骨骼发育程度与实际年龄之间的关系推断活体年龄，如既往较为经典的方法：计数法、图谱法、计分法（TW2 法、骨龄百分计数法、CHN 法、叶氏法、Sauvegain 法）及计测法等。近年来，不乏 TW3 法、中国青少年儿童手腕骨成熟度及评价方法、数学模型法，以及机器学习等人工智能评估方法。

目前用于骨龄鉴定研究的主要方法有图谱法、计分法和胸锁关节、肩、肘、手腕、髋、膝、踝关节七大关节数学模型法，其中较为常用的是图谱法，包括美国的 GP 图谱、中国的顾氏图谱和日本的标准骨成熟图谱。计分法包括 TW 法、李果珍百分法和中国人手腕骨发育标准 RUS-CHN 法。数学模型推导法是在对全身多部位继发骨化中心及骨骺闭合程度分级的基础上，经过统计学分析选择与年龄增长关系较为密切的继发骨化中心或骨骺发育程度作为变量，建立推导年龄的一系列数学模型，以公安部物证鉴定中心张继宗、田雪梅等，以及司法鉴定科学研究院朱广友、王亚辉等构建的六大关节判别数学模型法为主。

2019 年 10 月 1 日，由司法鉴定科学研究院（原司法部司法鉴定科学技术研究所）、公安部物证鉴定中心联合起草的公共安全行业标准《法庭科学　汉族青少年骨龄鉴定技术规程》颁布实施，这是我国法医学领域第一部关于汉族青少年的骨龄鉴定标准，自此我国汉族青少年骨龄鉴定标准得以统一。该鉴定标准的主要方法是依据继发骨化中心出现及骨骺闭合的时间顺序来推断活体年龄，实际上类似于图谱法。众所周知，不论是依据图谱法还是利用胸锁关节、肩、肘、手腕、髋、膝、踝关节七大关节数学模型法推断青少年骨骼年龄，骨骺发育分级的甄别是必不可少的一个重要步骤。2008 年，朱广友、王亚辉等对我国东部、中部及西部等地区的 1897 名 11.0～20.0 岁男、女性汉族青少年骨发育情况进行调查，受调查对象的身高、体重均在我国的正常范围，且身体健康、无明显影响骨骼发育的疾病。根据对所调查对象全身多部位继发骨化中心出现及骨骺闭合的影像学分析，并通过数理分析计算出我国当代汉族男性和女性青少年躯体六大关节继发骨化中心出现及骨骺闭合与年龄之间的关系，分别见表4-8和表4-9。

表 4-8　男性青少年继发骨化中心出现及骨骺闭合的年龄分布

骨骺	特征	平均年龄（岁）	年龄范围（岁）
锁骨胸骨端	出现	17.38	14.85～19.91
	闭合	20.20	19.17～
肱骨近端	闭合	19.18	16.60～20.00
锁骨肩峰端	闭合	18.70	15.39～22.00
肩胛骨肩峰端	出现	13.38	11.40～15.36
	闭合	19.01	16.36～20.92
肱骨内上髁	闭合	16.12	14.20～18.16
肱骨小头	闭合	16.33	14.08～18.16
桡骨头	闭合	15.33	13.90～17.06
桡骨远端	闭合	18.02	16.50～19.53
尺骨远端	闭合	18.28	16.50～20.06
第 I 掌骨	闭合	15.72	12.50～17.50
第 III、V 掌骨	闭合	16.64	13.50～17.50
近节指骨	闭合	16.50	13.50～17.89
中节指骨	闭合	16.58	14.80～18.00
远节指骨	闭合	16.00	14.70～18.11
髂嵴	出现	13.75	11.60～15.87
	闭合	19.58	17.74～
坐骨	出现	14.39	11.70～16.90
	闭合	19.57	17.92～
髋臼	闭合	14.62	13.10～16.36
股骨头	闭合	15.41	14.10～16.98
大转子	闭合	15.46	14.70～17.69
股骨远端	闭合	16.97	14.90～17.60
胫骨近端	闭合	17.04	15.00～19.04
腓骨近端	闭合	17.65	15.90～19.45
胫骨远端	闭合	16.92	14.90～19.04
腓骨远端	闭合	16.98	14.90～19.02

注：以 19.17～为例，表示年龄在 19.17 岁及以上。

表 4-9　女性青少年继发骨化中心出现及骨骺闭合的年龄分布

指标	特征	平均年龄（岁）	年龄范围（岁）
锁骨胸骨端	出现	16.15	13.78～18.52
	闭合	19.59	18.42～
肱骨近端	闭合	18.21	15.47～20.95

续表

指标	特征	平均年龄（岁）	年龄范围（岁）
锁骨肩峰端	闭合	17.75	14.42~21.08
肩胛骨肩峰端	出现	12.64	11.15~14.12
	闭合	18.09	15.36~20.22
肱骨内上髁	闭合	15.17	12.41~16.42
肱骨小头	闭合	14.66	11.90~16.83
桡骨头	闭合	14.25	11.98~15.42
桡骨远端	闭合	17.50	14.63~18.92
尺骨远端	闭合	17.23	15.04~19.52
第Ⅰ掌骨	闭合	14.46	12.72~15.42
第Ⅲ、Ⅴ掌骨	闭合	15.58	13.58~16.88
近节指骨	闭合	15.58	13.35~17.81
中节指骨	闭合	15.67	13.17~17.33
远节指骨	闭合	15.08	12.58~16.42
髂嵴	出现	12.88	11.36~14.40
	闭合	19.42	16.79~20.25
坐骨	出现	13.34	11.40~15.28
	闭合	19.58	16.72~
髋臼	闭合	13.50	11.83~14.42
股骨头	闭合	14.42	12.70~15.42
大转子	闭合	15.08	12.86~15.92
股骨远端	闭合	15.75	12.88~17.33
胫骨近端	闭合	16.00	13.58~17.83
腓骨近端	闭合	16.78	14.30~18.96
胫骨远端	闭合	15.75	13.23~17.33
腓骨远端	闭合	15.96	13.58~17.83

注：以 18.42~为例，表示年龄在 18.42 岁及以上。

二、青少年骨发育分级标准

考虑到仅根据继发骨化中心出现以及骨骺闭合与否来推断年龄，往往只能得出一个大致的年龄范围，其精确程度不能满足我国刑法的要求。基于图谱法简便、直观，结果更为准确的优点，朱广友、王亚辉等在调查我国汉族青少年继发骨化中心出现及骨骺闭合时间的同时，将调查样本以每半岁分为一个年龄组。对各年龄组男、女性青少年躯体六大关节和胸锁关节的 24 个骨骺，包括锁骨胸骨端、肱骨近端、锁骨肩峰端、肩胛骨肩峰端、肱骨内上髁、肱骨小头、桡骨头、桡骨远端、尺骨远端、第Ⅰ掌骨、第Ⅲ掌骨、第Ⅴ掌骨、近节指骨、中节指骨、远节指骨、髂嵴、坐骨、髋臼、股骨头、大转子、股骨远端、胫骨近端、腓骨近端、胫骨远端、腓骨远端的继发骨化中心或骨骺发育进行分级，并计算不同部位的继发骨化中心或骨骺各个发育分级在各年龄组中的频数分布，以最大频数分布相对应的继发骨化中心或骨骺发育分级图谱作为该年龄组特定部位的标准图谱。由此，每个年龄组获得 24 个不同部位的继发骨化中心或骨骺发育的标准图谱。在进行法医学骨龄鉴定时，只需摄取被鉴定人躯体肩、肘、手腕、髋、膝、踝关节及胸锁关节 DR 片，通过对此 24 个不同部位继发骨化中心或骨骺发育程度进行分级，并与骨龄标准图谱进行比较分析即可。当被鉴定人骨发育图谱（即 24 个骨骼发育分级结果）与特定年龄组骨发育标准图谱符合率最高时，则该特定年龄组相对应的年龄即为被鉴定人的骨骼年龄。

通过回代样本的检验表明，当精确度为"±0.5 岁"时，男、女性青少年活体年龄推断结果的准确性分别为 62.5% 和 70.0%，而当精确度为"±1.0 岁"时，则男、女性青少年活体年龄推断结果的准确性分别达 87.5% 和 90.0%。这也是目前此类鉴定方法中精确度和准确性最高的一种骨龄评估方法。

（一）锁骨胸骨端继发骨化中心发育分级

1 级：继发骨化中心尚未出现，干骺端略凹陷（图 4-15A）。

2 级：继发骨化中心开始出现，呈条片状稍高密度影；干骺端略饱满（图 4-15B）。

3 级：继发骨化中心部分覆盖干骺端，未达干骺端的 1/2；骺软骨间隙宽且清晰（图 4-15C）。

4 级：继发骨化中心大部分覆盖干骺端，达干骺端的 1/2 以上；骺软骨间隙仍宽且清晰（图 4-15D）。

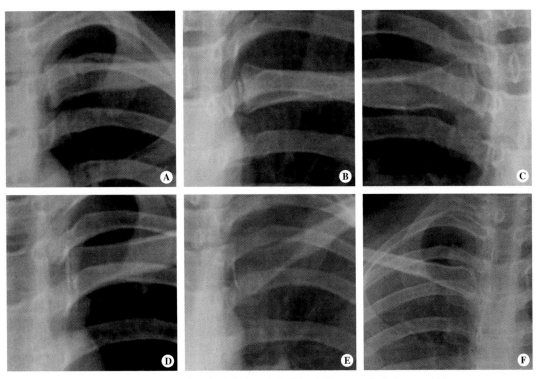

图 4-15　锁骨胸骨端继发骨化中心发育分级（从 A~F 依次为 1~6 级）

5 级：继发骨化中心基本覆盖干骺端，干～骺开始全面闭合；骺软骨间隙模糊（图 4-15E）。

6 级：干～骺全部闭合，骺线残留或消失（图 4-15F）。

（二）肱骨近端继发骨化中心发育分级

1 级：继发骨化中心后面（高面）与干骺端之间的骺软骨间隙模糊；继发骨化中心前面（低面）与干骺端之间的骺软骨间隙完整、清晰（图 4-16A）。

2 级：继发骨化中心后面（高面）与干骺端锥形面顶部之间呈点状闭合；继发骨化中心前面（低面）与干骺端开始闭合，骺软骨间隙变模糊（图 4-16B）。

3 级：继发骨化中心后面（高面）与干骺端部分闭合，闭合的骺线向两侧延展，闭合范围未达 1/2；继发骨化中心前面（低面）与干骺端尚未完全闭合（图 4-16C）。

4 级：继发骨化中心后面（高面）与干骺端大部分闭合，闭合范围达 1/2 以上，干～骺边缘尚残留狭小间隙；继发骨化中心前面（低面）与干骺端尚未完全闭合（图 4-16D）。

5 级：干～骺全部闭合，骺线残留或消失（图 4-16E）。

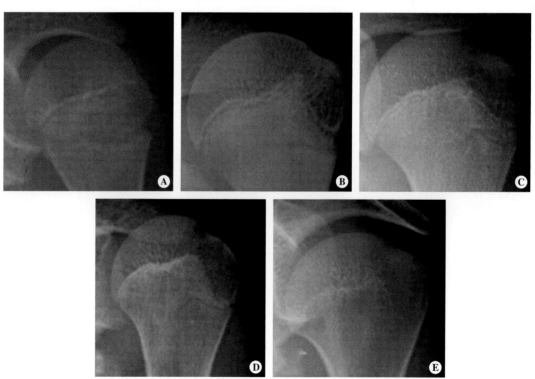

图 4-16　肱骨近端继发骨化中心发育分级（从 A～E 依次为 1～5 级）

（三）锁骨肩峰端继发骨化中心发育分级

1 级：锁骨肩峰端边缘不清，呈不规则状（图 4-17A）。

2 级：开始形成完整的边缘，轮廓变清晰（图 4-17B）。

3 级：边缘逐渐骨化，呈不连续的致密线；形成锁骨肩峰端正常解剖形态（图 4-17C）。

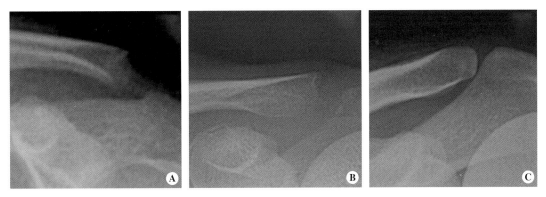

图 4-17　锁骨肩峰端继发骨化中心发育分级（从 A～C 依次为 1～3 级）

（四）肩胛骨肩峰端继发骨化中心发育分级

1 级：继发骨化中心尚未出现；肩胛骨肩峰端边缘不清，呈波浪状或花边状（图 4-18A）。

2 级：继发骨化中心开始出现，呈小片状或碎块状（图 4-18B）。

3 级：继发骨化中心逐渐增大并相互融合，部分或全部覆盖肩峰；干～骺开始呈点状闭合（图 4-18C）。

4 级：干～骺部分闭合，呈多点状闭合；闭合的骺软骨间隙呈不连续的线状（图 4-18D）。

5 级：干～骺大部分闭合；闭合的骺软骨间隙呈连续的线状（图 4-18E）。

6 级：干～骺全部闭合，骺线残痕消失（图 4-18F）。

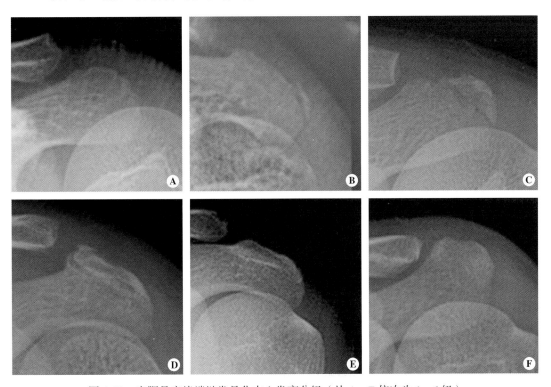

图 4-18　肩胛骨肩峰端继发骨化中心发育分级（从 A～F 依次为 1～6 级）

（五）肱骨内上髁继发骨化中心发育分级

1 级：继发骨化中心与干骺端之间的骺软骨间隙完整、清晰（图 4-19A）。

2 级：干～骺开始闭合，干、骺之间的骺软骨间隙变模糊（图 4-19B）。

3 级：干～骺部分闭合，闭合的骺软骨间隙呈线状并向一侧延展（图 4-19C）。

4 级：干～骺全部闭合，骺线残痕消失（图 4-19D）。

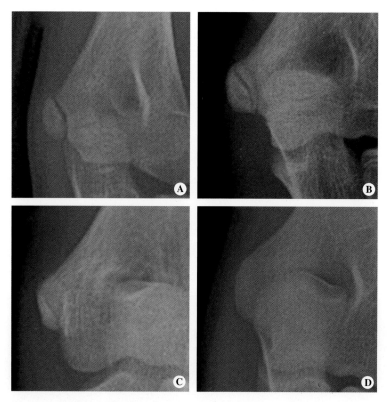

图 4-19　肱骨内上髁继发骨化中心发育分级（从 A～D 依次为 1～4 级）

（六）肱骨小头继发骨化中心发育分级

1 级：继发骨化中心呈楔形样，干、骺之间的骺软骨间隙完整、清晰（图 4-20A）。

2 级：干～骺开始闭合，闭合范围未达 1/2；干、骺之间的骺软骨间隙变模糊（图 4-20B）。

3 级：干～骺大部分闭合，闭合范围达 1/2 以上（图 4-20C）。

4 级：干～骺全部闭合，骺线残痕消失（图 4-20D）。

（七）桡骨头继发骨化中心发育分级

1 级：继发骨化中心呈盘状，外侧端略厚于内侧端，最大横径小于干骺端最大横径；干、骺之间的骺软骨间隙完整、清晰（图 4-21A）。

2 级：继发骨化中心呈类帽状覆盖干骺端，最大横径略大于干骺端最大横径；干、骺之间的骺软骨间隙较前变窄且模糊（图 4-21B）。

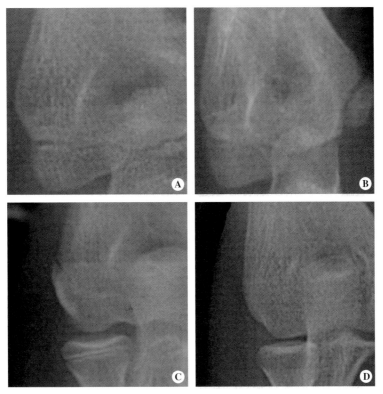

图 4-20 肱骨小头继发骨化中心发育分级（从 A～D 依次为 1～4 级）

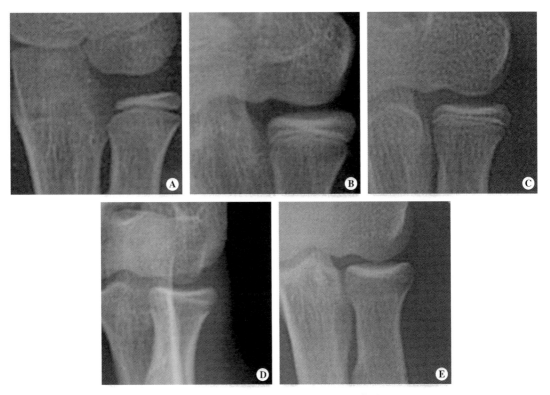

图 4-21 桡骨头继发骨化中心发育分级（从 A～E 依次为 1～5 级）

3 级：干～骺开始闭合，闭合范围未达 1/2（图 4-21C）。

4 级：干～骺大部分闭合，闭合范围达 1/2 以上，干～骺边缘尚残留狭小间隙（图 4-21D）。

5 级：干～骺全部闭合，骺线残留或消失（图 4-21E）。

（八）桡骨远端继发骨化中心发育分级

1 级：茎突萌出；继发骨化中心骺侧分化为掌关节面（白边）和背关节面（阴影），最大横径近似于干骺端最大横径；桡骨的舟、月关节面之间呈小峰状；干、骺之间的骺软骨间隙完整、清晰（图 4-22A）。

2 级：茎突初具雏形；继发骨化中心呈类帽状覆盖干骺端，最大横径超过干骺端最大横径；桡骨的舟、月关节面之间的小峰状凸起较前明显；干～骺开始闭合，干、骺之间的骺软骨间隙渐变模糊（图 4-22B）。

3 级：茎突向掌侧凸出；干～骺部分闭合，闭合范围未达 1/2（图 4-22C）。

4 级：茎突成形；干～骺大部分闭合，闭合范围达 1/2 以上，干～骺边缘尚残留狭小间隙（图 4-22D）。

5 级：干～骺全部闭合，骺线残留或消失（图 4-22E）。

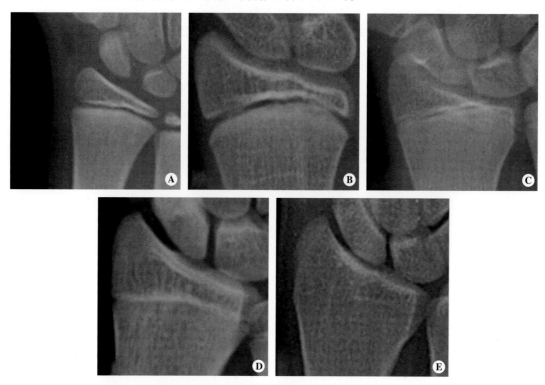

图 4-22　桡骨远端继发骨化中心发育分级（从 A～E 依次为 1～5 级）

（九）尺骨远端继发骨化中心发育分级

1 级：茎突萌出；继发骨化中心呈凹凸状轮廓，最大横径大于 1/2 干骺端最大横径；

干、骺之间的骺软骨间隙完整、清晰（图 4-23A）。

2 级：茎突初具雏形，轮廓较模糊；继发骨化中心最大横径近似于干骺端最大横径；干、骺之间的骺软骨间隙变模糊（图 4-23B）。

3 级：茎突较前增大，轮廓清晰；继发骨化中心干侧面略凹陷；干～骺开始闭合，闭合范围小于 1/2（图 4-23C）。

4 级：茎突成形；干～骺大部分闭合，闭合范围达 1/2 以上，干～骺边缘尚残留狭小间隙（图 4-23D）。

5 级：环状关节面形成；干～骺全部闭合，骺线残留或消失（图 4-23E）。

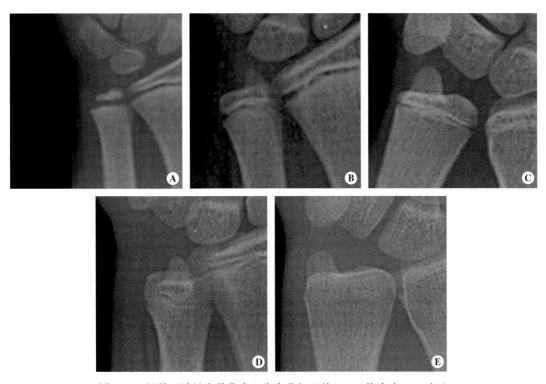

图 4-23　尺骨远端继发骨化中心发育分级（从 A～E 依次为 1～5 级）

（十）第 I 掌骨继发骨化中心发育分级

1 级：继发骨化中心内侧端略小于外侧端，最大横径略小于干骺端最大横径；干、骺之间的骺软骨间隙完整、清晰（图 4-24A）。

2 级：继发骨化中心骺侧面略凹陷，最大横径略大于干骺端最大横径；干～骺开始闭合，闭合范围未达 1/2；干、骺之间的骺软骨间隙变模糊（图 4-24B）。

3 级：干～骺部分闭合，闭合范围达 1/2 以上，干～骺边缘尚残留狭小间隙（图 4-24C）。

4 级：干～骺全部闭合，骺线残留或消失（图 4-24D）。

（十一）第 III、V 掌骨继发骨化中心发育分级

1 级：继发骨化中心呈指甲状或铲状，其两侧分别可见纵行的致密线；继发骨化中心

最大横径近似于干骺端最大横径；干、骺之间的骺软骨间隙完整、清晰（图 4-25A）。

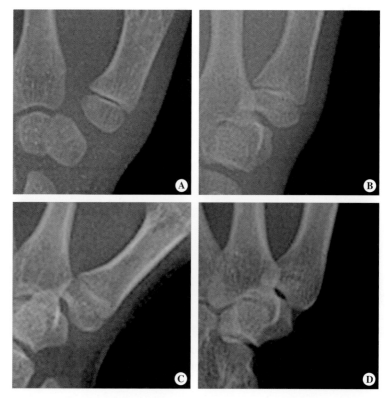

图 4-24　第 I 掌骨继发骨化中心发育分级（从 A～D 依次为 1～4 级）

2 级：继发骨化中心一侧或两侧呈类帽状覆盖干骺端，最大横径略大于干骺端最大横径；干、骺之间的骺软骨间隙较前变窄且模糊（图 4-25B）。

3 级：继发骨化中心呈横"D"形；干～骺开始闭合，闭合范围未达 1/2（图 4-25C）。

4 级：干～骺大部分闭合，闭合范围达 1/2 以上，干～骺边缘尚残留狭小间隙（图 4-25D）。

5 级：干～骺全部闭合，骺线残留或消失（图 4-25E）。

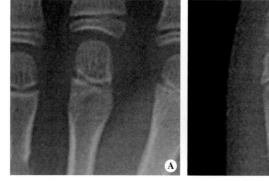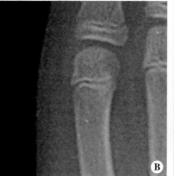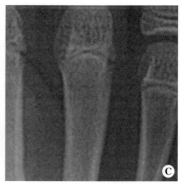

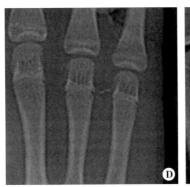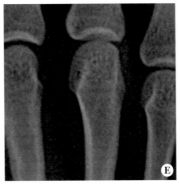

图 4-25 第Ⅲ、V掌骨继发骨化中心发育分级（从 A～E 依次为 1～5 级）

（十二）近、中、远节指骨继发骨化中心发育分级

1 级：继发骨化中心最大横径近似于干骺端最大横径，干、骺之间的骺软骨间隙完整、清晰；第Ⅰ、Ⅲ、V近节指骨继发骨化中心骺侧面略凹陷；第Ⅲ、V中节指骨继发骨化中心呈倒三角形（图 4-26A～C）。

2 级：继发骨化中心一侧或两侧呈类帽状覆盖干骺端，最大横径略大于干骺端最大横径；干～骺开始闭合，干、骺之间的骺软骨间隙较前变窄且模糊；第Ⅰ掌指关节内侧籽骨出现，轮廓不清（图 4-26D～F）。

3 级：干～骺部分闭合，闭合处骺软骨间隙呈线状；第Ⅰ掌指关节内侧籽骨轮廓清晰（图 4-26G～Ⅰ）。

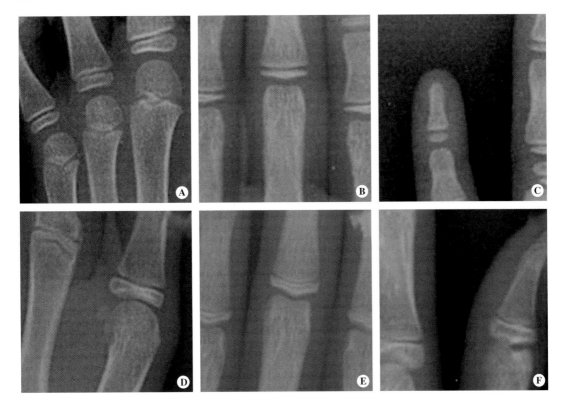

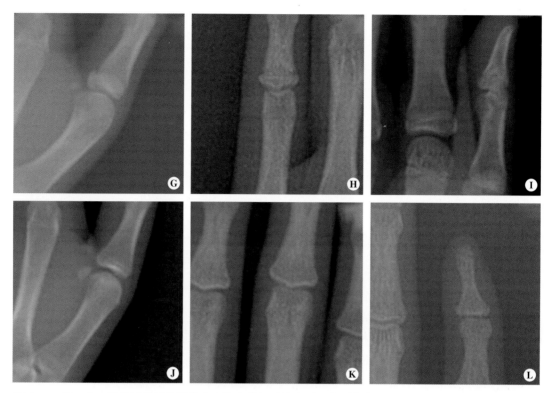

图 4-26　近、中、远节指骨继发骨化中心发育分级（从左列至右列依次为近、中、远节指骨继发骨化中心，每列从上至下依次为 1~4 级）

4 级：干~骺全部闭合，骺线残留或消失（图 4-26J~L）。

（十三）髂嵴继发骨化中心发育分级

1 级：继发骨化中心尚未出现；髂嵴部分呈锯齿状，多始于外侧（图 4-27A）。

2 级：继发骨化中心开始出现，一个或数个；呈稍高密度弧形影，多与锯齿缘相对应（图 4-27B）。

3 级：继发骨化中心部分覆盖髂嵴，其长径未达髂嵴全长的 1/2；继发骨化中心与髂嵴可均呈锯齿状缘且互相对应（图 4-27C）。

4 级：继发骨化中心大部分覆盖髂嵴，其长径达髂嵴全长的 1/2~2/3；骺软骨间隙较宽且清晰，且仍与锯齿状缘相对应（图 4-27D）。

5 级：继发骨化中心基本覆盖髂嵴，其长径达髂嵴全长的 2/3 以上；继发骨化中心与髂嵴开始闭合，骺软骨较前变窄，可见骨小梁通过，锯齿缘变模糊（图 4-27E）。

6 级：继发骨化中心全长覆盖髂嵴；其厚度增加，多以中部更明显；继发骨化中心与髂嵴部分闭合（图 4-27F）。

7 级：继发骨化中心与髂嵴大部分闭合；继发骨化中心与髂嵴一侧或两侧尚留有狭小间隙（图 4-27G）。

8 级：继发骨化中心与髂嵴完全闭合，形成髂嵴正常解剖形态（图 4-27H）。

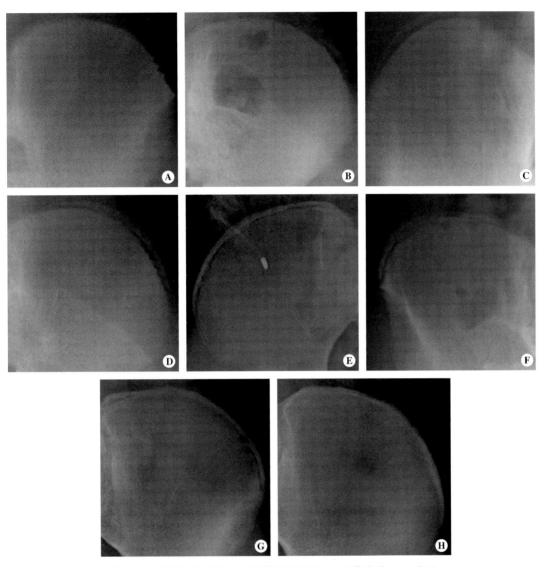

图 4-27　髂嵴继发骨化中心发育分级（从 A～H 依次为 1～8 级）

（十四）坐骨继发骨化中心发育分级

1 级：继发骨化中心尚未出现（图 4-28A）。

2 级：继发骨化中心开始出现，呈条片状稍高密度影（图 4-28B）。

3 级：继发骨化中心的长度接近坐骨最低点；继发骨化中心与坐骨开始闭合，可见骨小梁通过（图 4-28C）。

4 级：继发骨化中心基本覆盖坐骨支；继发骨化中心与坐骨部分闭合（图 4-28D）。

5 级：继发骨化中心与坐骨完全闭合，形成坐骨正常解剖形态（图 4-28E）。

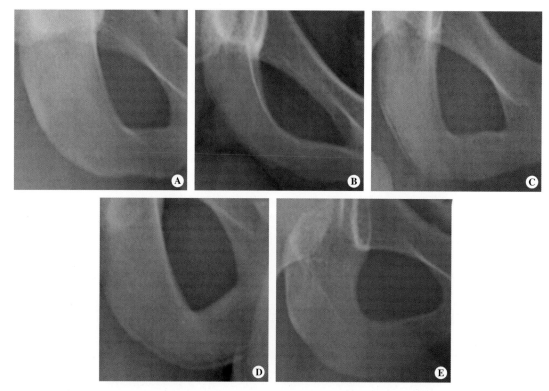

图 4-28　坐骨继发骨化中心发育分级（从 A～E 依次为 1～5 级）

（十五）髋臼继发骨化中心发育分级

1 级：髋臼缘模糊，不连续；髋臼尚未完全闭合（图 4-29A）。

2 级：髋臼缘呈连续的致密线，髋臼完全闭合，形成正常解剖形态（图 4-29B）。

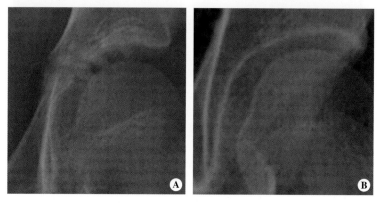

图 4-29　髋臼继发骨化中心发育分级（从 A～B 依次为 1～2 级）

（十六）股骨头继发骨化中心发育分级

1 级：继发骨化中心一侧或两侧呈类帽状覆盖干骺端；干～骺开始闭合，骺软骨间隙变模糊，可见骨小梁通过（图 4-30A）。

2 级：干～骺部分闭合，闭合范围未达 1/2（图 4-30B）。

3 级：干～骺大部分闭合，闭合范围达 1/2 以上；干～骺一侧或两侧尚留有狭小间隙（图 4-30C）。

4 级：干～骺全部闭合，骺线残留或消失（图 4-30D）。

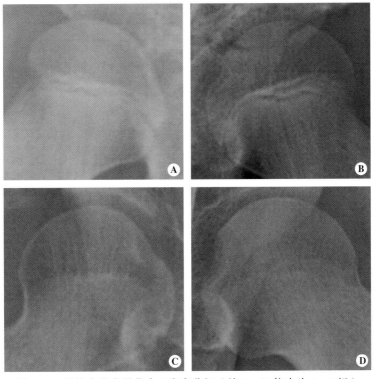

图 4-30　股骨头继发骨化中心发育分级（从 A～D 依次为 1～4 级）

（十七）大转子继发骨化中心发育分级

1 级：干～骺开始闭合，多始于中部，可见骨小梁通过，其两侧骺软骨间隙较宽且明显（图 4-31A）。

2 级：干～骺部分闭合，闭合范围未达 1/2，两侧间隙较前变窄（图 4-31B）。

3 级：干～骺大部分闭合，闭合范围达 1/2 以上；干～骺一侧或两侧尚留有间隙（图 4-31C）。

4 级：干～骺全部闭合，骺线残留或消失（图 4-31D）。

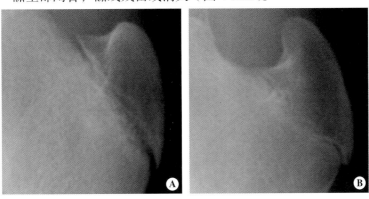

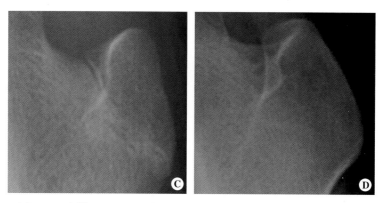

图 4-31　大转子继发骨化中心发育分级（从 A～D 依次为 1～4 级）

（十八）股骨远端继发骨化中心发育分级

1 级：继发骨化中心呈类帽状；干～骺开始闭合，骺软骨间隙变模糊，可见骨小梁通过（图 4-32A）。

2 级：继发骨化中心呈类帽状覆盖于干骺端；干～骺部分闭合，闭合范围未达 1/2，多始于中部，骺软骨间隙较前变窄（图 4-32B）。

3 级：干～骺大部分闭合，闭合范围达 1/2 以上；干～骺一侧或两侧尚留有间隙（图 4-32C）。

4 级：干～骺全部闭合，骺线残留或消失（图 4-32D）。

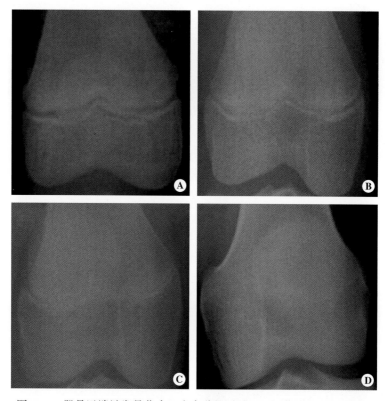

图 4-32　股骨远端继发骨化中心发育分级（从 A～D 依次为 1～4 级）

（十九）胫骨近端继发骨化中心发育分级

1 级：干～骺开始闭合，骺软骨间隙变模糊，可见骨小梁通过（图 4-33A）。

2 级：干～骺部分闭合，闭合范围未达 1/2；继发骨化中心呈类帽状覆盖于干骺端（图 4-33B）。

3 级：干～骺大部分闭合，闭合范围达 1/2 以上；干～骺一侧或两侧尚有留有间隙（图 4-33C）。

4 级：干～骺全部闭合，骺线残留或消失（图 4-33D）。

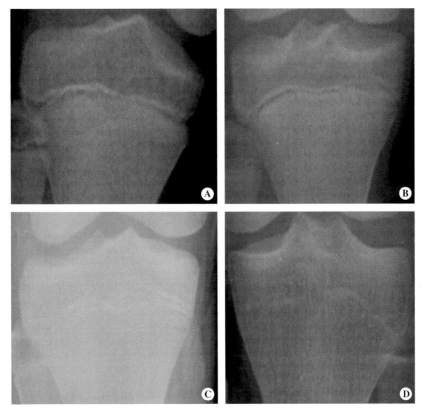

图 4-33 胫骨近端继发骨化中心发育分级（从 A～D 依次为 1～4 级）

（二十）腓骨近端继发骨化中心发育分级

1 级：继发骨化中心最大横径近似于干骺端最大横径，且外侧厚于内侧；骺软骨间隙较宽且清晰（图 4-34A）。

2 级：干～骺开始闭合，多始于中部；骺软骨间隙较前变窄且模糊，可见骨小梁通过（图 4-34B）。

3 级：干～骺部分闭合，闭合范围未达 1/2（图 4-34C）。

4 级：干～骺大部分闭合，闭合范围达 1/2 以上；干～骺一侧或两侧尚留有间隙（图 4-34D）。

5 级：干～骺全部闭合，骺线残留或消失，形成腓骨头尖正常解剖形态（图 4-34E）。

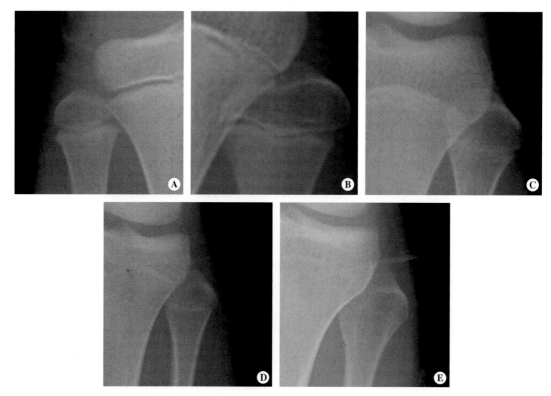

图 4-34　腓骨近端继发骨化中心发育分级（从 A～E 依次为 1～5 级）

（二十一）胫骨远端继发骨化中心发育分级

1 级：骺软骨间隙宽且清晰；继发骨化中心最大横径略宽于干骺端最大横径，且形成内踝锥形（图 4-35A）。

2 级：干～骺开始闭合，骺软骨间隙较前变窄且模糊，可见骨小梁通过，内踝塑形完成（图 4-35B）。

3 级：干～骺部分闭合，闭合范围未达 1/2，闭合多始于中部（图 4-35C）。

4 级：干～骺大部分闭合，闭合范围大于 1/2；干～骺一侧或两侧尚留有间隙（图 4-35D）。

5 级：干～骺全部闭合，骺线残留或消失（图 4-35E）。

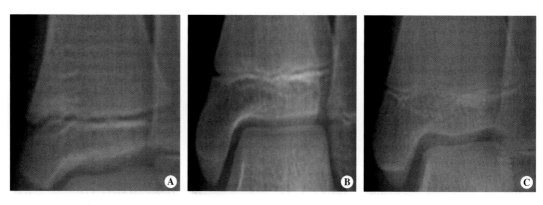

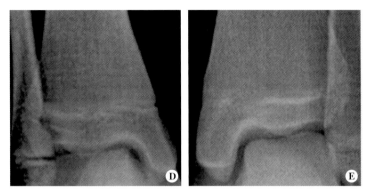

图 4-35　胫骨远端继发骨化中心发育分级（从 A～E 依次为 1～5 级）

（二十二）腓骨远端继发骨化中心发育分级

1 级：骺软骨间隙较宽且清晰，继发骨化中心最大横径近似于干骺端最大横径（图 4-36A）。

2 级：干～骺开始闭合，骺软骨间隙较前变窄且模糊，可见骨小梁通过（图 4-36B）。

3 级：干～骺部分闭合，闭合范围未达 1/2，多始于中部（图 4-36C）。

4 级：干～骺大部分闭合，闭合范围达 1/2 以上；干～骺一侧或两侧尚留有间隙（图 4-36D）。

5 级：干～骺全部闭合，骺线残留或消失（图 4-36E）。

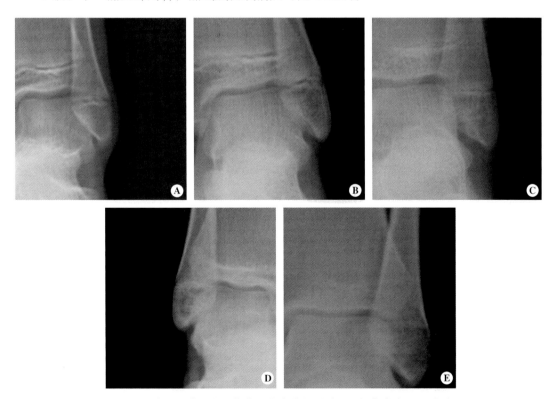

图 4-36　腓骨远端继发骨化中心发育分级（从 A～E 依次为 1～5 级）

三、六大关节判别数学模型法

（一）躯体六大骨关节 27 指标数学模型法（张继宗、田雪梅等）

根据肩、肘、手腕、髋、膝、踝关节骨骺发育程度，构建多元回归数学模型及 Fisher 线性两类判别分析数学模型推断青少年骨骼年龄是国内外骨龄研究者较为青睐的研究方法之一。

2001 年，张继宗、田雪梅等对河南省周口市 210 名 13.0～20.0 周岁的男性青少年拍摄了左侧肩、肘、腕、髋、膝、踝关节的 DR 片。对上述关节的近端及远端骨骺进行观察分析，选取了与年龄变化关系密切的肱骨近端（X_1）、锁骨肩峰端（X_2）、肩胛骨肩峰端（X_3）、肱骨内上髁（X_4）、肱骨外上髁（X_5）、尺骨鹰嘴（X_6）、肱骨滑车（X_7）、桡骨头（X_8）、桡骨远端（X_9）、尺骨远端（X_{10}）、尺骨茎突（X_{11}）、第 I 掌骨基底部（X_{12}）、第 II～V 掌骨远端（X_{13}）、第 II～V 近中远节指骨（X_{14}、X_{15}、X_{16}）、股骨远端（X_{17}）、胫骨近端（X_{18}）、腓骨近端（X_{19}）、胫骨远端（X_{20}）、腓骨远端（X_{21}）、跟骨结节（X_{22}）、髂嵴（X_{23}）、坐骨（X_{24}）、髋臼（X_{25}）、股骨头（X_{26}）、大小转子（X_{27}）共 27 项骨骺闭合指标。张继宗、田雪梅等对上述六大关节骨骺进行分级、评分，经数理统计分析，构建了运用多关节骨骺闭合程度推断男性青少年年龄的多元回归数学模型。利用六大关节中多项指标推断年龄的数学模型，不论从复相关系数还是标准误差结果来看，其结果都好于利用单个关节或上肢三个关节及下肢三个关节。研究表明，各观察指标与年龄间均具有显著相关性，其中 X_1、X_9、X_{10}、X_{13}、X_{14}、X_{15}、X_{17}、X_{18}、X_{19}、X_{20}、X_{21}、X_{23}、X_{24} 与年龄间具有高度显著相关。经对 27 项指标及身高、体重进行统计处理，构建了 158 个多元回归数学模型及逐步回归数学模型，其中 4 个复相关系数最高（$r=0.758$～0.787）且标准误差最低（$SE=1.0136$～1.0701）的多元回归数学模型见表 4-10。

张继宗、田雪梅等选取了躯体六大关节，利用 DR 片中的 27 项观测指标及身高、体重来推断年龄的多元回归及最优选的逐步回归数学模型各 1 个，以及仅利用 DR 片中的 27 项观测指标，而无身高、体重指标来推断年龄的多元回归及最优选的逐步回归数学模型各 1 个，共 4 个数学模型。在这 4 个数学模型中，首推数学模型 1，该数学模型虽然观测指标较多，计算较复杂，但具有高准确性及实用性，可用于推断我国汉族北方地区 13.0～20.0 周岁青少年的活体年龄。

田雪梅、张继宗等在前人骨龄研究的基础上，专门对 11.0～16.0 周岁女性青少年及 13.0～20.0 周岁男性青少年骨关节 DR 片上的年龄特征进行了系统观察、研究和分级，并建立了利用左侧肩、肘、手腕、髋、膝、踝关节等六大关节中多项指标及身高、体重判定是否已满 14.0 周岁、16.0 周岁、18.0 周岁的 Fisher 线性两类判别分析数学模型。研究中所选用的指标依次为肱骨近端（X_1）、锁骨肩峰端（X_2）、肩胛骨肩峰端（X_3）、肱骨内上髁（X_4）、肱骨外上髁（X_5）、尺骨鹰嘴（X_6）、肱骨滑车（X_7）、桡骨头（X_8）、桡骨远端（X_9）、尺骨远端（X_{10}）、尺骨茎突（X_{11}）、第 I 掌骨基底部（X_{12}）、第 II～V 掌骨远端（X_{13}）、第 II～V 近中远节指骨（X_{14}、X_{15}、X_{16}）、股骨远端（X_{17}）、胫骨近端（X_{18}）、腓骨近端（X_{19}）、胫骨远端（X_{20}）、腓骨远端（X_{21}）、跟骨结节（X_{22}）、髂嵴（X_{23}）、坐骨（X_{24}）、髋臼（X_{25}）、股骨头（X_{26}）、大小转子（X_{27}），共 27 项骨骺闭合指标。用于判别女性是否已满 14.0 周岁、男性是否已满 16.0 周岁或 18.0 周岁的判别分析数学模型见表 4-11～表 4-13。

表 4-10　推断年龄的多元回归数学模型

编号	部位及变量	多元回归数学模型	复相关系数
1	上下肢关节 $X_1 \sim X_{27}$ 及 H、W	$Y=9.550+4.889X_1\times10^{-2}+0.145X_2-4.556X_3\times10^{-2}-7.438X_4\times10^{-2}+$ $1.321X_5\times10^{-2}-0.102X_6+5.534X_7\times10^{-3}-0.322X_8+3.971X_9\times10^{-2}+$ $0.269X_{10}+8.631X_{11}\times10^{-2}-8.983X_{12}\times10^{-2}+0.279X_{13}+1.549X_{14}\times10^{-2}+$ $7.562X_{15}\times10^{-2}-4.521\times10^{-2}\times X_{16}-1.903\times10^{-2}\times X_{17}+8.604X_{18}\times10^{-2}+$ $0.232X_{19}+0.396X_{20}-0.187X_{21}-0.204X_{22}+0.270X_{23}+3.328X_{24}\times10^{-2}-$ $0.421X_{25}+0.151X_{26}+0.152X_{27}-1.432W+2.963H$	0.787
2	上下肢关节 X_2、X_8、X_{10}、X_{12}、X_{13}、X_{15}、X_{19}、X_{20}、X_{21}、X_{22}、X_{23}、X_{25}、X_{26}、X_{27} 及 H、W	$Y=9.897+0.155X_2-0.314X_8+0.314X_{10}-0.141X_{12}+0.315X_{13}+9.652X_{15}\times10^{-2}+$ $0.290X_{19}+0.349X_{20}-0.210X_{21}-0.183X_{22}+0.291X_{23}-0.358X_{25}+0.121X_{26}+$ $0.160X_{27}-1.022W+2.721H$	0.785
3	上下肢关节 $X_1 \sim X_{27}$	$Y=13.473+1.655X_1\times10^{-2}+0.151X_2-6.239X_3\times10^{-2}-1.414X_4\times10^{-2}+$ $4.461X_5\times10^{-2}-5.258X_6\times10^{-2}+2.771X_7\times10^{-2}-0.319X_8+3.965X_9\times10^{-2}+$ $0.273X_{10}+8.943X_{11}\times10^{-2}-7.839X_{12}\times10^{-2}+0.241X_{13}+1.163X_{14}\times10^{-2}+$ $9.359X_{15}\times10^{-2}-6.181X_{16}\times10^{-2}-4.684X_{17}\times10^{-2}+0.122X_{18}+0.208X_{19}+$ $0.370X_{20}-0.155X_{21}-0.194X_{22}+0.269X_{23}+2.726X_{24}\times10^{-2}-0.357X_{25}+$ $0.141X_{26}+0.169X_{27}$	0.784
4	上下肢关节 X_8、X_{10}、X_{12}、X_{19}、X_{20}、X_{23}	$Y=14.020-0.333X_8+0.342X_{10}-0.204X_{12}+0.298X_{19}+0.335X_{20}+0.317X_{23}$	0.772

注：为计算方便，本表使用的身高及体重为实际身高及体重除以 100，记作 H 及 W。即：身高（H）=身高/100（cm）；体重（W）=体重/100（kg）。

表 4-11　女性 14.0 周岁的 Fisher 线性两类判别分析数学模型

观察指标	Fisher 线性两类判别分析数学模型	综合判别率（%）
除 X_2 外，上下肢六大关节 $X_1 \sim X_{27}$ 及 W、H	$Y_0=-661.142-6.975X_1-2.094X_3+7.168X_4+17.766X_6+9.939X_7-10.307X_8+5.226X_9-2.935X_{10}-$ $2.928X_{11}-11.124X_{12}-6.157X_{13}+4.324X_{14}+1.356X_{15}+2.666X_{16}+7.961X_{17}+6.094X_{18}-$ $5.673X_{19}\times10^{-2}-9.938X_{20}+2.724X_{21}-4.668X_{22}+4.796X_{23}-4.618X_{24}-0.446X_{25}-$ $10.358X_{26}+7.214X_{27}-125.146W+841.082H$ $Y_1=-668.064-6.948X_1-1.376X_3+7.133X_4+17.839X_5-6.994X_6+9.816X_7-11.359X_8+7.820X_9-$ $3.944X_{10}-4.562X_{11}-12.019X_{12}-9.932X_{13}+6.298X_{14}+1.026X_{15}+3.642X_{16}+6.616X_{17}+$ $7.416X_{18}+2.167X_{19}-10.031X_{20}+1.468X_{21}-4.285X_{22}+4.876X_{23}-4.240X_{24}-1.249X_{25}-$ $10.546X_{26}+7.380X_{27}-134.200W+844.919H$	91.5

观察指标	Fisher 线性两类判别分析数学模型	综合判别率（%）
X_1、X_9、X_{10}、X_{14}、X_{17}、X_{18}、X_{19}、X_{20}、X_{21}、X_{23}、X_{24}（$R>0.7$）	$Y_0=-3.485+2.538X_1-0.118X_9-0.401X_{10}+4.075X_{14}\times10^{-2}+1.157X_{17}+0.130X_{18}-0.971X_{19}+0.398X_{20}-0.473X_{21}-0.215X_{23}-0.132X_{24}$ $Y_1=-9.104+2.670X_1+1.365X_9-1.228X_{10}+0.610X_{14}+0.219X_{17}+0.882X_{18}-0.648X_{19}+0.241X_{20}-1.274X_{21}+0.212X_{23}-1.786X_{24}\times10^{-2}$	88.5

注：为计算方便，本表使用的身高及体重为实际身高及体重除以 100，记作 H 及 W。即：身高（H）=身高/100（cm）；体重（W）=体重/100（kg）。

Y_0 表示不超过 14.0 周岁；Y_1 表示已超过 14.0 周岁。若 $Y_0>Y_1$，则判定为年龄不超过 14.0 周岁；若 $Y_0<Y_1$，则判定为年龄已超过 14.0 周岁。

表 4-12　男性 16.0 周岁的 Fisher 线性两类判别分析数学模型

观察指标	Fisher 线性两类判别分析数学模型	综合判别率（%）
六大关节各关节总分及 W、H	$Y_0=-512.569-298.572W+745.815H+3.363X_j-2.760X_{zh}+0.702X_w+1.923X_x-3.691X_h+0.595X_k$ $Y_1=-528.073-296.376W+752.997H+3.425X_j-3.184X_{zh}+0.985X_w+2.166X_x-3.780X_h+0.967X_k$	89.9
上下肢六大关节 $X_1\sim X_{27}$ 及 W、H	$Y_0=-660.136+10.266X_1+1.330X_2+0.756X_3+10.937X_4-13.301X_5-12.437X_6+17.234X_7-1.457X_8+3.025X_9-0.611X_{10}-5.753X_{11}-2.739X_{12}+4.122X_{13}-0.268X_{14}-4.225X_{15}+3.123X_{16}+13.611X_{17}-11.998X_{18}+5.410X_{19}+7.721X_{20}-14.671X_{21}-3.434X_{22}-1.453X_{23}+2.087X_{24}-39.695X_{25}+4.387X_{26}+1.342X_{27}+911.319H-318.243W$ $Y_1=-685.450+10.371X_1+0.838X_2+1.621X_3+10.135X_4-13.218X_5-12.335X_6+17.544X_7-3.323X_8+2.891X_9-0.541X_{10}-6.368X_{11}-3.161X_{12}+7.924X_{13}-0.578X_{14}-3.608X_{15}+3.586X_{16}+14.280X_{17}-13.480X_{18}+7.157X_{19}+8.295X_{20}-14.949X_{21}-3.488X_{22}-0.977X_{23}+2.672X_{24}-41.525X_{25}+3.908X_{26}+2.292X_{27}+924.968H-317.943W$	90.5
上下肢六大关节 $X_1\sim X_{27}$	$Y_0=-37.406+0.476X_1+3.500X_2-4.566X_3+7.884X_4-2.980X_5+2.883X_6+8.325X_7+0.230X_8+2.052X_9+0.779X_{10}-0.899X_{11}+1.259X_{12}-12.608X_{13}-0.739X_{14}+0.620X_{15}-3.001X_{16}+4.069X_{17}+2.334X_{18}-4.806X_{19}-0.938X_{20}-2.503X_{21}-0.804X_{22}-1.626X_{23}-0.638X_{24}-19.518X_{25}+3.650X_{26}+4.861X_{27}$ $Y_1=-42.131+0.484X_1+3.026X_2-3.742X_3+6.994X_4-2.700X_5+3.192X_6+8.493X_7-1.677X_8+1.854X_9+0.891X_{10}-1.302X_{11}+0.897X_{12}-9.079X_{13}-1.042X_{14}+1.319X_{15}-2.654X_{16}+4.581X_{17}+1.144X_{18}-3.238X_{19}-0.500X_{20}-2.501X_{21}-0.843X_{22}-1.126X_{23}-0.101X_{24}-21.104X_{25}+3.239X_{26}+5.851X_{27}$	89.9
X_8、X_{15}、X_{19}、X_{24}	$Y_0=-4.865+2.701X_8-0.660X_{15}+0.470X_{19}-0.446X_{24}$ $Y_1=-10.322+1.615X_8+0.296X_{15}+1.754X_{19}+0.326X_{24}$	88.5
X_1、X_9、X_{10}、X_{13}、X_{14}、X_{15}、X_{17}、X_{18}、X_{19}、X_{20}、X_{21}、X_{23}、X_{24}（$R>0.7$）	$Y_0=-9.110+4.154X_1+0.517X_9-1.025X_{10}-2.431X_{13}-1.024X_{14}-0.168X_{15}+3.143X_{17}+0.815X_{18}-1.640X_{19}+3.671X_{20}\times10^{-2}+0.660X_{21}-0.518X_{23}-0.367X_{24}$ $Y_1=-14.522+4.394X_1+0.990X_9-1.036X_{10}+0.128X_{13}-1.251X_{14}+0.497X_{15}+2.423X_{17}+0.265X_{18}-0.531X_{19}+0.183X_{20}+0.215X_{21}-0.341X_{23}+0.189X_{24}$	89.9

注：为计算方便，本表使用的身高及体重为实际身高及体重除以 100，记作 H 及 W。即：身高（H）=身高/100（cm）；体重（W）=体重/100（kg）。

X_j：肩关节；X_{zh}：肘关节；X_w：腕关节；X_x：膝关节；X_h：踝关节；X_k：髋关节。

Y_0 表示不超过 16.0 周岁；Y_1 表示已超过 16.0 周岁。若 $Y_0>Y_1$，则判定为年龄不超过 16.0 周岁；若 $Y_0<Y_1$，则判定为年龄已超过 16.0 周岁。

表 4-13　男性 18.0 周岁的 Fisher 线性两类判别分析数学模型

观察指标	Fisher 线性两类判别分析数学模型	综合判别率（%）
六大关节各关节总分及 W、H	$Y_0=-509.050-300.222W+740.032H+3.320X_j-2.431X_{zh}+0.506X_w+1.734X_x-3.638X_h+0.307X_k$	87.8
	$Y_1=-513.255-297.311W+740.802H+3.458X_j-2.751X_{zh}+0.751X_w+1.937X_x-4.061X_h+0.615X_k$	
上下肢六大关节 $X_1 \sim X_{27}$ 及 W、H	$Y_0=-649.892+9.960X_1+1.985X_2-0.297X_3+11.883X_4-13.427X_5-12.607X_6+16.927X_7+$ $0.703X_8+3.239X_9-0.544X_{10}-5.035X_{11}-2.210X_{12}-0.613X_{13}+0.142X_{14}-4.935X_{15}+$ $2.525X_{16}+12.706X_{17}-10.082X_{18}+3.345X_{19}+7.041X_{20}-14.339X_{21}-3.431X_{22}-1.896X_{23}+$ $1.383X_{24}-37.801X_{25}+5.078X_{26}+0.206X_{27}+895.078H-318.654W$	87.2
	$Y_1=-656.009+9.363X_1+2.398X_2-0.377X_3+11.769X_4-13.597X_5-12.914X_6+17.350X_7+$ $0.165X_8+3.591X_9+0.443X_{10}-5.179X_{11}-2.076X_{12}-1.711X_{13}+0.391X_{14}-4.727X_{15}+$ $2.250X_{16}+12.042X_{17}-9.200X_{18}+3.560X_{19}+7.102X_{20}-14.346X_{21}-3.830X_{22}-1.057X_{23}+$ $1.374X_{24}-39.800X_{25}+5.843X_{26}+0.241X_{27}+896.133H-318.972W$	
上下肢六大关节 $X_1 \sim X_{27}$	$Y_0=-37.501+0.468X_1+3.421X_2-4.419X_3+7.689X_4-2.932X_5+2.893X_6+8.362X_7-$ $0.122X_8+2.022X_9+0.815X_{10}-0.974X_{11}+1.197X_{12}-12.991X_{13}-0.789X_{14}+0.749X_{15}-$ $2.943X_{16}+4.150X_{17}+2.134X_{18}-4.521X_{19}-0.859X_{20}-2.503X_{21}-0.817X_{22}-1.523X_{23}-$ $0.541X_{24}-19.835X_{25}+3.589X_{26}+5.040X_{27}$	87.8
	$Y_1=-42.153-0.140X_1+3.836X_2-4.504X_3+7.570X_4-3.090X_5+2.604X_6+8.775X_7-$ $0.662X_8+2.372X_9+1.804X_{10}-1.112X_{11}+1.335X_{12}-13.102X_{13}-0.542X_{14}+0.965X_{15}-$ $3.225X_{16}+3.476X_{17}+3.031X_{18}-4.315X_{19}-0.807X_{20}-2.495X_{21}-1.214X_{22}-0.682X_{23}-$ $0.553X_{24}-21.814X_{25}+4.352X_{26}+5.081X_{27}$	
X_6、X_{10}、X_{23}	$Y_0=-8.309+3.338X_6-0.371X_{10}-0.835X_{23}$	86.4
	$Y_0=-11.377+2.548X_6+0.868X_{10}-7.574X_{23}\times10^{-2}$	
X_1、X_9、X_{10}、X_{13}、X_{14}、X_{15}、X_{17}、X_{18}、X_{19}、X_{20}、X_{21}、X_{23}、X_{24}（$R>0.7$）	$Y_0=-9.506+4.255X_1+0.517X_9-1.092X_{10}-2.236X_{13}-1.048X_{14}-0.126X_{15}+3.185X_{17}+$ $0.741X_{18}-1.611X_{19}+9.309X_{20}\times10^{-2}+0.616X_{21}-0.528X_{23}-0.329X_{24}$ $Y_1=-12.971+3.430X_1+1.076X_9-0.237X_{10}-2.705X_{13}-1.028X_{14}-6.828X_{15}\times10^{-2}+$ $2.133X_{17}+1.344X_{18}-1.058X_{19}-0.576X_{20}+0.864X_{21}+0.185X_{23}-0.347X_{24}$	85.3

注：为计算方便，本表使用的身高及体重为实际身高及体重除以 100，记作 H 及 W。即：身高（H）=身高/100（cm）；体重（W）=体重/100（kg）。

X_j：肩关节；X_{zh}：肘关节；X_w：腕关节；X_x：膝关节；X_h：踝关节；X_k：髋关节。

Y_0 表示不超过 18.0 周岁；Y_1 表示已超过 18.0 周岁。若 $Y_0>Y_1$，则判定为年龄不超过 18.0 周岁；若 $Y_0<Y_1$，则判定为年龄已超过 18.0 周岁。

田雪梅、张继宗等建立的根据骨关节 DR 片判定未成年女性是否已满 14.0 周岁、未成年男性是否已满 16.0 周岁或 18.0 周岁的判别分析数学模型为在遇及对未成年男女的年龄有争议或不清楚时提供了一种迅速、准确、方便、可靠的新方法。同时，该研究建立的男女性年龄判别数学模型适用于骨骼发育无异常的我国汉族北方地区青少年男女。所建立方法与国内活体年龄计算方法相比，结果相对更准确可靠。以往国内文献研究多系用于对青少年生长发育进行评价，或作为运动员选材参考，年龄判定结果准确度较差，用于司法鉴定的可靠性受到影响。该研究提出的 DR 片年龄判定方法相对更准确方便，国外有关 DR 片年龄判定方法的研究报道也较多，但利用躯体六大关节判定法推断年龄尚未见。

（二）躯体七大骨关节 24 指标数学模型法（朱广友、王亚辉等）

2008 年，朱广友、王亚辉等在张继宗、田雪梅利用躯体六大关节骨龄研究的基础上，在我国河南、海南及浙江三个省份通过分层整群抽样法分别抽取 1897 名 11.0～20.0 周岁青少年的胸锁关节、肩关节、肘关节、手腕关节、髋关节、膝关节、踝关节 DR 片，其中男性 1059 人、女性 838 人。

以"国人正常身高、体重范围调查表"为准，采用马尔丁金属测量计、经校准的杠杆秤分别测身高、体重后，排除超高、超重的个体，按照医学常规拍摄双侧锁骨胸骨端正位片，左侧肩、肘、腕（包括全手）、髋、膝、踝关节正位片，共计得有效 DR 片 13259 张，并重新遴选了躯体胸锁关节、肩关节、肘关节、手腕关节、髋关节、膝关节及踝关节等七大关节 24 个骨骺（表 4-14），以及身高（H）、体重（M）、地区（L）作为研究指标，对我国当代汉族 11.0～20.0 周岁男、女性青少年骨骼发育特征进行了系统观察和研究，并根据各大关节骨骼发育特征在 DR 片上的不同表现制定了一套准确可行、操作简便的青少年骨骼发育分级标准，具体分级标准参见本节二、"青少年骨发育分级标准"及公共安全行业标准《法庭科学　汉族青少年骨龄鉴定技术规程》（GA/T 1583—2019）。依据该分级标准阅片、分级，并建立了一系列利用双侧锁骨胸骨端及左侧七大关节中 24 个骨骺、身高、体重、地区共 27 项指标联合推断我国汉族青少年骨骼年龄的多元回归数学模型和判定是否已满 14.0、16.0 及 18.0 周岁的 Fisher 两类判别分析数学模型。

1. 骨骺指标及其变量

表 4-14　DR 片的骨骺观察指标及变量

关节	指标	变量
胸锁关节	锁骨胸骨端骨骺	X_1
肩关节	肱骨近端骨骺	X_2
	锁骨肩峰端骨骺	X_3
	肩胛骨肩峰端骨骺	X_4
肘关节	肱骨内上髁骨骺	X_5
	肱骨小头骨骺	X_6
	桡骨头骨骺	X_7
手腕关节	桡骨远端骨骺	X_8
	尺骨远端骨骺	X_9
	第 I 掌骨骨骺	X_{10}
	第 III、V 掌骨骨骺	X_{11}
	近节指骨骨骺	X_{12}
	中节指骨骨骺	X_{13}
	远节指骨骨骺	X_{14}
髋关节	髂嵴骨骺	X_{15}
	坐骨骨骺	X_{16}

续表

关节	指标	变量
髋关节	髋臼骨骺	X_{17}
	股骨头骨骺	X_{18}
	大转子骨骺	X_{19}
膝关节	股骨远端骨骺	X_{20}
	胫骨近端骨骺	X_{21}
	腓骨近端骨骺	X_{22}
踝关节	胫骨远端骨骺	X_{23}
	腓骨远端骨骺	X_{24}

2. 各观察指标与年龄间的相关性　将身高、体重及 24 项骨骼发育指标与年龄进行 Pearson 相关性分析，为筛选与年龄相关的重要变量提供依据。

由表 4-15 可以看出，在男性组，除 X_6、X_7、H、M 与年龄呈低度相关关系（$r<0.60$，$P>0.05$）外，其他各指标均与年龄呈中度以上的相关关系（$0.60 \leqslant r<0.80$，$P<0.001$）。其中，X_1、X_4、X_9、X_{13}、X_{15}、X_{16}、X_{22}、X_{23} 指标与年龄间均呈高度相关关系（$r \geqslant 0.80$，$P<0.001$）。

表 4-15　男性青少年各观察指标与年龄的 Pearson 相关性分析

观察指标	相关系数（r）	观察指标	相关系数（r）
X_1	0.80[2]	X_{14}	0.74[1]
X_2	0.79[1]	X_{15}	0.86[2]
X_3	0.73[1]	X_{16}	0.81[2]
X_4	0.80[2]	X_{17}	0.64[1]
X_5	0.62[1]	X_{18}	0.75[1]
X_6	0.37[3]	X_{19}	0.77[1]
X_7	0.51[3]	X_{20}	0.77[1]
X_8	0.83[2]	X_{21}	0.78[1]
X_9	0.82[2]	X_{22}	0.81[2]
X_{10}	0.63[1]	X_{23}	0.80[2]
X_{11}	0.69[1]	X_{24}	0.70[1]
X_{12}	0.77[1]	H	0.43[3]
X_{13}	0.80[1]	M	0.47[3]

注：1）中度相关；2）高度相关；3）低度相关。

由表 4-16 可以看出，在女性组，除 X_6、X_7、X_{14}、X_{17}、H、M 与年龄呈低度相关关系（$r<0.60$，$P>0.05$）外，其他各指标均与年龄呈中度以上的相关关系（$0.60 \leqslant r<0.80$，$P<0.001$）。其中，X_1、X_2、X_4、X_8、X_9、X_{15}、X_{16}、X_{22} 等指标与年龄间均呈高度相关关系（$r \geqslant 0.80$，$P<0.001$）。

表 4-16　女性青少年各观察指标与年龄的 Pearson 相关性分析

观察指标	相关系数（r）	观察指标	相关系数（r）
X_1	$0.80^{2)}$	X_{14}	$0.58^{3)}$
X_2	$0.80^{2)}$	X_{15}	$0.82^{2)}$
X_3	$0.73^{1)}$	X_{16}	$0.80^{2)}$
X_4	$0.80^{2)}$	X_{17}	$0.43^{3)}$
X_5	$0.62^{1)}$	X_{18}	$0.61^{1)}$
X_6	$0.37^{3)}$	X_{19}	$0.65^{1)}$
X_7	$0.51^{3)}$	X_{20}	$0.67^{1)}$
X_8	$0.83^{2)}$	X_{21}	$0.71^{1)}$
X_9	$0.82^{2)}$	X_{22}	$0.80^{2)}$
X_{10}	$0.63^{1)}$	X_{23}	$0.67^{1)}$
X_{11}	$0.69^{1)}$	X_{24}	$0.70^{1)}$
X_{12}	$0.65^{1)}$	H	$0.43^{3)}$
X_{13}	$0.65^{1)}$	M	$0.47^{3)}$

注：1）中度相关；2）高度相关；3）低度相关。

3. 单因素最佳模型探索　考虑到年龄与各指标间的关系可能是非线性数学模型，应用 SAS 的 procnlin 过程（非线性回归过程）探索年龄与各指标之间的最优数学模型，为变量变换和多因素模型的探索做准备。拟选用的 11 个模型见表 4-17～表 4-19。选用的标准为调整的决定系数（$Adj\text{-}R^2$）最大。经统计分析得出指数数学模型的 $Adj\text{-}R^2$ 最高，即指数数学模型为各观察指标与年龄之间的最优拟合单因素数学模型。在多因素模型探索中，将对各观察指标利用指数数学模型进行变量变换，使之更好地反映出与年龄的关系。

表 4-17　模型类型及函数格式

模型名称	函数格式
线性数学模型（Linear）	$y = b_0 + b_1 x$
二次数学模型（Quadratic）	$y = b_0 + b_1 x + b_2 x^2$
复合曲线模型（Compound）	$y = b_0 b_1^x$
等比级数曲线模型（Growth）	$y = e^{(b_0 + b_1 x)}$
对数模型（Logrithmic）	$y = b_0 + b_1 \ln x$
三次数学模型（Cubic）	$y = b_0 + b_1 x + b_2 x^2 + b_3 x^3$
S 型曲线（S）	$y = e^{(b_0 + b_1 / x)}$
指数数学模型（Exponential）	$y = b_0 e^{b_1 x}$
倒数数学模型（Inverse）	$y = b_0 + b_1 / x$
乘幂曲线模型（Power）	$y = b_0 x^{b_1}$
Logistic 曲线模型（Logistic）	$y = 1 / (1 / u + b_0 b_1^x)$

表 4-18　男性青少年各指标最优模型探索（$Adj\text{-}R^2$）

指标	线性数学模型	二次数学模型	复合曲线模型	等比级数曲线模型	对数模型	三次数学模型	S型曲线	指数数学模型	倒数数学模型	乘幂曲线模型	Logistic曲线模型	选中的模型（估计）
H	0.362	0.375	0.398	0.398	0.398	0.376	0.407	0.398	0.369	0.403	0.398	$y=e^{(4.567-296.620/x)}$
W	0.274	0.420	0.287	0.287	0.327	0.287	0.379	0.423	0.357	0.345	0.287	$y=11.493e^{0.079x}$
X_1	0.605	0.665	0.576	0.576	0.669	0.682	0.665	0.576	0.683	0.645	0.576	$y=20.462-6.269/x$
X_2	0.671	0.678	0.679	0.576	0.606	0.679	0.486	0.679	0.461	0.624	0.679	$y=10.973e^{0.109x}$
X_3	0.539	0.540	0.545	0.545	0.500	0.540	0.464	0.545	0.440	0.524	0.545	$y=10.531e^{0.187x}$
X_4	0.699	0.713	0.723	0.723	0.621	0.714	0.541	0.723	0.499	0.658	0.723	$y=11.493e^{0.079x}$
X_5	0.545	0.564	0.574	0.574	0.495	0.566	0.442	0.574	0.411	0.526	0.574	$y=10.995e^{0.117x}$
X_6	0.403	0.424	0.452	0.452	0.364	0.427	0.333	0.452	0.292	0.411	0.452	$y=9.604e^{0.142x}$
X_7	0.532	0.539	0.574	0.574	0.493	0.545	0.462	0.574	0.414	0.541	0.574	$y=11.001e^{0.913x}$
X_8	0.710	0.710	0.714	0.714	0.679	0.711	0.601	0.714	0.568	0.699	0.714	$y=11.586e^{0.099x}$
X_9	0.732	0.73	0.734	0.734	0.693	0.736	0.616	0.734	0.583	0.712	0.734	$y=11.633e^{0.098x}$
X_{10}	0.555	0.567	0.593	0.593	0.512	0.570	0.472	0.593	0.430	0.553	0.593	$y=10.599e^{0.125x}$
X_{11}	0.616	0.624	0.651	0.651	0.568	0.629	0.514	0.651	0.468	0.611	0.651	$y=11.058e^{0.096x}$
X_{12}	0.596	0.605	0.631	0.631	0.555	0.608	0.519	0.631	0.477	0.595	0.631	$y=10.874e^{0.122x}$
X_{13}	0.592	0.602	0.625	0.625	0.552	0.604	0.519	0.625	0.479	0.590	0.625	$y=11.013e^{0.119x}$
X_{14}	0.541	0.558	0.582	0.582	0.498	0.568	0.465	0.582	0.422	0.541	0.582	$y=10.575e^{0.126x}$
X_{15}	0.748	0.756	0.760	0.760	0.661	0.757	0.569	0.760	0.529	0.692	0.760	$y=12.018e^{0.058x}$
X_{16}	0.654	0.656	0.668	0.668	0.618	0.656	0.583	0.668	0.553	0.642	0.668	$y=11.897e^{0.095x}$
X_{17}	0.412	0.412	0.452	0452	0.412	0.453	0.452	0.452	0.412	0.452	0.452	$y=9.772e^{0.277x}$
X_{18}	0.565	0.575	0.605	0.605	0.526	0.577	0.509	0.605	0.463	0.571	0.605	$y=10.960e^{0.177x}$
X_{19}	0.598	0.612	0.628	0.628	0.556	0.616	0.530	0.628	0.494	0.591	0.628	$y=11.382e^{0.101x}$
X_{20}	0.596	0.620	0.626	0.626	0.532	0.622	0.474	0.626	0.436	0.568	0.626	$y=10.692e^{0.127x}$
X_{21}	0.612	0.627	0.633	0.633	0.559	0.630	0.497	0.633	0.466	0.586	0.633	$y=11.055e^{0.121x}$
X_{22}	0.663	0.674	0.679	0.679	0.600	0.675	0.498	0.679	0.466	0.627	0.679	$y=10.956e^{0.103x}$
X_{23}	0.620	0.632	0.651	0.651	0.576	0.641	0.510	0.651	0.469	0.613	0.651	$y=10.700e^{0.102x}$
X_{24}	0.637	0.653	0.665	0.665	0.580	0.661	0.500	0.665	0.461	0.616	0.665	$y=10.943e^{0.098x}$

注：根据 $Adj\text{-}R^2$ 的最大值作为各骨骼发育指标选中模型的依据。

表 4-19　女性青少年各指标最优模型探索（$Adj\text{-}R^2$）

指标	线性数学模型	对数模型	倒数数学模型	二次数学模型	三次数学模型	复合曲线模型	乘幂曲线模型	S型曲线	等比级数曲线模型	指数数学模型	Logistic曲线模型	选中的模型（估计）
H	0.188	0.191	0.193	0.196	0.197	0.202	0.205	0.208	0.202	0.202	0.202	$y=e^{(4.3790-258.64/x)}$
W	0.218	0.235	0.243	0.259	0.262	0.227	0.246	0.256	0.227	0.227	0.227	$y=e^{(4.3790-258.64/x)}$
X_1	0.635	0.651	0.636	0.645	0.657	0.610	0.658	0.626	0.610	0.610	0.610	$y=e^{(3.1664-20.934/x)}$
X_2	0.627	0.546	0.402	0.660	0.660	0.643	0.571	0.430	0.643	0.643	0.643	$y=e^{(2.9591-0.3367/x)}$

指标	线性数学模型	对数模型	倒数数学模型	二次数学模型	三次数学模型	复合曲线模型	乘幂曲线模型	S型曲线	等比级数曲线模型	指数数学模型	Logistic曲线模型	选中的模型（估计）
X_3	0.533	0.485	0.402	0.541	0.541	0.538	0.500	0.425	0.538	0.538	0.533	$y=10.2972e^{0.1089x}$
X_4	0.647	0.530	0.353	0.684	0.687	0.675	0.569	0.393	0.675	0.675	0.675	$y=10.4437e^{0.1729x}$
X_5	0.380	0.342	0.270	0.401	0.403	0.419	0.380	0.302	0.419	0.419	0.419	$y=10.4677e^{0.0856x}$
X_6	0.136	0.117	0.085	0.152	0.153	0.160	0.160	0.101	0.160	0.160	0.139	$y=9.9904e^{0.1208x}$
X_7	0.258	0.225	0.169	0.286	0.290	0.291	0.256	0.195	0.291	0.291	0.291	$y=7.9708e^{0.1682x}$
X_8	0.692	0.634	0.500	0.704	0.707	0.704	0.659	0.534	0.704	0.704	0.704	$y=9.4832e^{0.1033x}$
X_9	0.671	0.615	0.486	0.681	0.688	0.682	0.640	0.521	0.682	0.682	0.682	$y=10.7490e^{0.1020x}$
X_{10}	0.391	0.367	0.310	0.402	0.404	0.429	0.405	0.346	0.429	0.429	0.429	$y=11.0487e^{0.0953x}$
X_{11}	0.472	0.426	0.333	0.485	0.490	0.510	0.469	0.374	0.510	0.510	0.510	$y=9.8184e^{0.1260x}$
X_{12}	0.417	0.386	0.318	0.426	0.429	0.457	0.428	0.357	0.457	0.457	0.457	$y=10.6047e^{0.0909x}$
X_{13}	0.426	0.394	0.325	0.433	0.435	0.466	0.437	0.366	0.466	0.466	0.466	$y=10.2809e^{0.1176x}$
X_{14}	0.257	0.314	0.342	0.351	0.353	0.382	0.355	0.294	0.382	0.382	0.382	$y=10.3440e^{0.1160x}$
X_{15}	0.673	0.537	0.365	0.715	0.715	0.692	0.571	0.402	0.692	0.692	0.692	$y=9.9950e^{0.1210x}$
X_{16}	0.573	0.501	0.401	0.591	0.592	0.595	0.532	0.434	0.595	0.595	0.595	$y=11.2701e^{0.0601x}$
X_{17}	0.184	0.184	0.184	0.184	0.213	0.213	0.213	0.213	0.213	0.213	0.213	$y=11.0430e^{0.1037x}$
X_{18}	0.377	0.325	0.250	0.411	0.418	0.420	0.367	0.286	0.420	0.420	0.420	$y=9.5861e^{0.2469x}$
X_{19}	0.417	0.364	0.291	0.448	0.450	0.458	0.405	0.328	0.458	0.458	0.458	$y=9.8669e^{0.1236x}$
X_{20}	0.446	0.391	0.295	0.469	0.470	0.480	0.428	0.329	0.480	0.480	0.480	$y=10.4225e^{0.1116x}$
X_{21}	0.442	0.500	0.338	0.525	0.526	0.533	0.477	0.370	0.533	0.533	0.533	$y=9.7111e^{0.1325x}$
X_{22}	0.576	0.502	0.365	0.609	0.610	0.597	0.528	0.392	0.597	0.597	0.597	$y=10.1299e^{0.1246x}$
X_{23}	0.451	0.410	0.327	0.471	0.474	0.491	0.452	0.366	0.491	0.491	0.491	$y=10.0171e^{0.1085x}$
X_{24}	0.484	0.433	0.334	0.505	0.507	0.524	0.475	0.372	0.524	0.524	0.524	$y=10.1847e^{0.0958x}$

注：根据 $Adj\text{-}R^2$ 的最大值作为各骨骼发育指标选中模型的依据。

4. 多因素回归模型拟合

（1）逐步回归法：stepwise 步骤。

（2）强迫进入：结合专业知识，对年龄敏感的骨骼发育指标进入模型；单因素相关系数较大的进入模型；引入模型的自变量要避免共线性的存在，在生物学上模型解释合理；$Adj\text{-}R^2$ 要尽量大。

（3）变量变换法：将原变量按选用的最优单因素模型进行变量变换后，仿逐步回归法和强迫进入法进行多因素模型的拟合，拟合优度指标为 $Adj\text{-}R^2$。

（4）指标聚类综合模型法：考虑到骨骼发育指标间的相关性，用指标聚类的方法将身高、体重及各骨骼发育指标聚成三类。在每一类指标中，拟合与年龄相关的最优的多因素线性模型。按每类的多因素模型的残差均方倒数作为权重，将所有类的多因素模型综合成一个模型。

经过对 24 项骨骼发育指标及身高、体重、地区进行统计分析，分别建立了男、女性多元逐步回归数学模型、变量变换后的多元回归数学模型、指标聚类分析数学模型等数学模型，结果见表 4-20、表 4-21。本次研究在保证均方误差最小、调整后的决定系数（$Adj\text{-}R^2$）最大的前提下，选取几个应用性较强的数学模型介绍如下。

表 4-20 男性青少年多因素回归模型探索部分结果

数学模型	骨骼发育指标	预测数学模型	调整后的决定系数（$Adj\text{-}R^2$）	均方误差（MSE）	准确率（%）（±1.0）	准确率（%）（±1.5）
强迫进入（去除地区因素）	X_1、X_2、X_3、X_4、X_6、X_9、X_{15}	$Y=7.673+0.355X_1+0.128X_2+0.131X_3+0.082X_4+0.145X_6+0.084X_9+0.221X_{15}$	0.83	1.19	70.6	88.2
强迫进入	X_1、X_2、X_3、X_4、X_6、X_9、X_{15}、H	$Y=7.567+0.017H+0.423X_1+0.245X_2+0.379X_3+0.158X_4+0.190X_6+0.206X_9+0.204X_{15}$	0.84	1.0	68.8	85.9
变量变换	nX_1、nX_2、nX_3、nX_4、nX_6、nX_9、nX_{15}、nH	$Y=-4.085+0.098nH+0.355nX_1+0.128nX_2+0.131nX_3+0.082nX_4+0.145nX_6+0.084nX_9+0.221nX_{15}$	0.85	1.02	67.2	84.9
多元逐步回归（变量变换）	nX_1、nX_2、nX_3、nX_4、nX_6、nX_9、nX_{15}、nX_{20}、nH	$Y=-5.004+0.105nH+0.359nX_1+0.087nX_2+0.120nX_3+0.111nX_4+0.177nX_6+0.182nX_9+0.271nX_{15}-0.101nX_{20}$	0.83	1.16	67.0	83.3
多元逐步回归	X_1、X_2、X_3、X_4、X_6、X_9、X_{15}、X_{20}、H	$Y=7.423+0.018H+0.444X_1+0.167X_2+0.351X_3+0.189X_4+0.256X_6+0.346X_9+0.242X_{15}-0.163X_{20}$	0.83	1.19	66.0	82.6
聚类分析	X_{11}、X_{16}、X_{22}、X_1、X_2、X_3、X_4、X_9、X_{15}、H、W	$Y=0.329（10.189+0.298X_{11}+0.636X_{16}+0.789X_{22}）+0.529（10.491+0.386X_1+0.152X_2+0.365X_3+0.255X_4+0.336X_9+0.275X_{15}）+0.150（-8.409+0.135H+0.040W）$	0.64	1.43	58.0	79.0

注：变量变换是通过 11 种单因素模型探索并寻求一种能最佳反映 24 项骨龄指标（X）与实际年龄（Y）之间的数学关系，并对原变量（X）进行变换。

表 4-21 女性青少年多因素回归模型探索部分结果

数学模型	骨骼发育指标	预测数学模型	调整后的决定系数（$Adj\text{-}R^2$）	均方误差（MSE）	准确率（%）（±1.0）	准确率（%）（±1.5）
强迫进入（去除地区因素）	X_1、X_2、X_3、X_4、X_8、X_{15}、X_{16}	$Y=9.414+0.462X_1+0.182X_2+0.493X_3+0.226X_4+0.304X_8+0.184X_{15}+0.096X_{16}$	0.81	0.98	78.5	93.9
变量变换	nX_1、nX_2、nX_3、nX_4、nX_{15}、nX_{16}、L_1、L_2	$Y=-4.772+0.340nX_1+0.117nX_2+0.207nX_3+0.233nX_4+0.280nX_{15}+0.120nX_{16}+0.345L_1-0.096L_2$	0.81	0.99	68.8	87.4

续表

数学模型	骨骼发育指标	预测数学模型	调整后的决定系数（$Adj\text{-}R^2$）	均方误差（MSE）	准确率（%）（±1.0）	准确率（%）（±1.5）
多元逐步回归（变量变换）	nX_1、nX_2、nX_3、nX_4、nX_{12}、nX_{15}、nX_{16}	$Y=-4.200+0.330nX_1+0.173nX_2+0.202nX_3+0.224nX_4-0.127nX_{12}+0.320nX_{15}+0.152nX_{16}$	0.81	1.02	68.1	87.2
强迫进入	X_1、X_2、X_3、X_4、X_8、X_{15}、X_{16}、L_1、L_2	$Y=9.262+0.434X_1+0.096X_2+0.475X_3+0.271X_4+0.330X_8+0.182X_{15}+0.122X_{16}+0.314L_1-0.242L_2$	0.82	0.96	67.9	88.3
多元逐步回归	X_1、X_2、X_3、X_4、X_8、X_{12}、X_{15}、X_{16}、H	$Y=8.606+0.007H+0.429X_1+0.198X_2+0.462X_3+0.261X_4+0.312X_8-0.24X_{12}+0.213X_{15}+0.176X_{16}$	0.81	0.99	67.5	87.7
聚类分析	X_{11}、X_{21}、X_{24}、X_1、X_2、X_3、X_4、X_8、X_{15}、H、X_7、X_{17}	$Y=0.23874（8.985+0.526X_{11}+0.957X_{21}+0.291X_{24}）+0.59873（9.457+0.458X_1+0.188X_2+0.484X_3+0.234X_4+0.326X_8+0.213X_{15}）+0.16254（-4.937+0.092H+1.017X_7+0.668X_{17}）$	0.55	1.28	63.4	80.3

注：H 代表身高，L_1 代表河南，系数定义为 1；L_2 代表海南，系数定义为 2。

5. Fisher 两类判别分析模型 由于个体的差异，用骨龄线性模型预测年龄可能还存在一定的误差，尤其涉及敏感法律年龄如 14.0 周岁、16.0 周岁及 18.0 周岁的界限，需要借助判别分析的方法进行定性判定。该方法将训练样本按性别分为＜14.0 周岁组、[14.0～16.0）周岁组、[16.0～18.0）周岁组及≥18.0 周岁组，采取 Fisher 线性两类判别法，结合逐步判别分析和专业知识及多因素回归模型的结果筛选变量，分别建立男、女性最优的＜14.0 周岁组与[14.0～16.0）周岁组、[14.0～16.0）周岁组与[16.0～18.0）周岁组、[16.0～18.0）周岁组与≥18.0 周岁组判别数学模型，并估计两类判别数学模型的正确率和误判率。最后根据"综合判别率"选择最优数学模型。

（1）年龄分类

第一类：＜14.0 周岁组。

第二类：[14.0～16.0）周岁组。

第三类：[16.0～18.0）周岁组。

第四类：≥18.0 周岁组。

（2）判别模型

第一类：全因素判别模型。

第二类：按关节部位积分判别模型。

第三类：逐步回归判别模型。

第四类：最佳判别模型。

6. 模型精度估计

（1）骨龄标准图谱回代检验结果（自身样本回代）。

（2）估计预测年龄误差±1.0岁及±1.5岁的百分比（包括自身样本和检验样本回代）。

（3）数学模型预测年龄综合判别率（包括自身样本和检验样本回代）。

经过对24项骨骼发育指标及身高、体重进行统计分析，分别建立判别我国汉族男、女性青少年是否已满14.0、16.0、18.0周岁的判别分析数学模型，结果见表4-22～表4-24。以下列出的为研究得出数学模型预测年龄综合判别率相对较高的几个数学模型。

表 4-22 男、女性青少年 14.0、16.0、18.0 周岁各类判别模型综合判别率比较（%）

模型类别	年龄（岁）	男性								女性							
		全因素判别模型		按关节部位积分判别模型		逐步回归判别模型		最佳判别模型		全因素判别模型		按关节部位积分判别模型		逐步回归判别模型		最佳判别模型	
		训练样本	校验样本	训练样本	校验样本	训练样本	校验样本	训练样本	校验样本	训练样本	校验样本	训练样本	校验样本	训练样本	校验样本	训练样本	校验样本
第一类别	<14.0	75.4	100.0	78.7	100.0	73.8	100.0	75.6	100.0	72.4	100.0	74.0	100.0	76.9	100.0	75.9	100.0
第二类别	≥14.0	82.2	60.0	77.5	46.7	84.8	53.3	84.8	66.7	86.5	90.0	87.8	90.0	87.2	90.0	86.8	90.0
第三类别	<16.0	80.1	100.0	79.1	100.0	86.6	100.0	83.9	100.0	79.0	100.0	82.2	100.0	78.8	100.0	78.0	100.0
第四类别	≥16.0	76.2	80.0	78.5	80.0	74.0	80.0	75.8	80.0	72.5	77.0	75.8	60.0	74.7	69.2	74.7	77.0
第五类别	<18.0	72.0	80.0	79.1	80.0	74.0	80.0	73.5	80.0	65.7	69.2	66.9	69.0	69.1	69.2	68.5	69.2
第六类别	≥18.0	82.6	80.6	78.5	77.8	82.0	80.6	82.3	80.6	86.6	93.1	88.2	89.7	87.2	89.7	87.4	93.1

注：选取模型的标准：分别根据两两类别之间验证训练样本和校验样本综合判别率的大小来决定，每一类别中首推训练样本、校验样本准确率最高的判别模型作为判断男、女性青少年是否已满14.0、16.0、18.0周岁的数学模型。

表 4-23 男性青少年 14.0、16.0、18.0 周岁 Fisher 两类判别分析数学模型

年龄（周岁）	判别模型	骨骼发育指标	判别分析数学模型	综合判别率（%）（训练样本）	综合判别率（%）（校验样本）
14.0	最佳判别模型	X_2、X_4、X_6、X_{16}、X_{18}、X_{20}、H、M	$Y_1 = -331.891 + 4.952H - 1.314M + 4.255X_2 - 4.712X_4 - 7.969X_6 + 0.645X_{16} - 7.452X_{18} - 6.820X_{20}$	75.6	100.0
			$Y_2 = -345.639 + 5.017H - 1.355M + 4.607X_2 - 4.119X_4 - 7.183X_6 + 0.993X_{16} - 7.066X_{18} - 7.398X_{20}$	84.8	66.7
16.0	逐步回归模型	X_1、X_2、X_4、X_9	$Y_3 = -8.443 - 0.618X_1 + 2.764X_2 + 1.878X_4 + 0.920X_{95}$	86.6	100.0
			$Y_4 = -15.940 + 0.176X_1 + 3.067X_2 + 2.483X_4 + 1.655X_9$	74.0	20.0

续表

年龄（周岁）	判别模型	骨骼发育指标	判别分析数学模型	综合判别率（%）（训练样本）	综合判别率（%）（校验样本）
18.0	最佳判别模型	X_1、X_3、X_8、X_9、X_{15}、X_{19}、H、M	$Y_5=-624.298+7.249H-1.969M-2.274X_1+15.385X_3-9.447X_8+4.729X_9+4.689X_{15}+23.011X_{19}$	73.5	80.0
			$Y_6=-631.417+7.243H-1.942M-1.529X_1+16.078X_3-10.491X_8+5.916X_9+5.619X_{15}+21.885X_{19}$	82.3	80.6

注：Y_1 表示不超过 14.0 周岁，Y_2 表示已超过 14.0 周岁。若 $Y_1>Y_2$，则判定年龄不超过 14.0 周岁；若 $Y_1<Y_2$，则判定为年龄已超过 14.0 周岁。

Y_3 表示不超过 16.0 周岁，Y_4 表示已超过 16.0 周岁。若 $Y_3>Y_4$，则判定年龄不超过 16.0 周岁；若 $Y_3<Y_4$，则判定为年龄已超过 16.0 周岁。

Y_5 表示不超过 18.0 周岁，Y_6 表示已超过 18.0 周岁。若 $Y_5>Y_6$，则判定年龄不超过 18.0 周岁；若 $Y_5<Y_6$，则判定为年龄已超过 18.0 周岁。

表 4-24　女性青少年 14.0、16.0、18.0 周岁 Fisher 两类判别分析数学模型

年龄（周岁）	判别模型	骨骼发育指标	判别分析数学模型	综合判别率（%）（训练样本）	综合判别率（%）（校验样本）
14.0	逐步回归判别模型	X_2、X_4、X_5、X_{15}、X_{17}、X_{18}、W	$Y_1=-28.231+0.652W+2.385X_2-0.565X_4+1.312X_5-2.343X_{15}+17.116X_{17}-1.137X_{18}$	76.9	100.0
			$Y_2=-34.686+0.604W+3.060X_2+0.090X_4+2.025X_5-2.075X_{15}+15.982X_{17}-0.263X_{18}$	87.2	90.0
16.0	最佳判别模型	X_1、X_3、X_4、X_8、X_{14}、X_{15}、X_{16}、X_{22}、H、W	$Y_3=-564.555+7.032H-2.183W-1.013X_1+6.300X_3+6.782X_4-13.533X_8+24.888X_{14}-3.596X_{15}+8.407X_{16}+7.035X_{22}$	78.0	100.0
			$Y_4=-578.598+7.092H-2.198W-0.654X_1+7.157X_3+7.448X_4-12.811X_8+23.077X_{14}-2.946X_{15}+8.966X_{16}+6.493X_{22}$	74.7	77.0
18.0	最佳判别模型	X_1、X_2、X_3、X_8、X_{13}、X_{14}、X_{16}、X_{19}、H、W	$Y_5=-1333.433+7.794H-1.471W-0.984X_1+17.472X_2+0.854X_3-36.153X_8-292.534X_{13}+393.033X_{14}+0.492X_{16}+297.353X_{19}$	68.5	69.2
			$Y_6=-1332.931+7.762H-1.483W-0.531X_1+18.142X_2+1.923X_3-34.833X_8-299.962X_{13}+399.432X_{14}+1.723X_{16}+294.841X_{19}$	87.4	93.1

注：Y_1 表示不超过 14 周岁，Y_2 表示已超过 14 周岁。若 $Y_1>Y_2$，则判定年龄不超过 14 周岁；若 $Y_1<Y_2$，则判定为年龄已超过 14 周岁。

Y_3 表示不超过 16 周岁，Y_4 表示已超过 16 周岁。若 $Y_3>Y_4$，则判定年龄不超过 16 周岁；若 $Y_3<Y_4$，则判定为年龄已超过 16 周岁。

Y_5 表示不超过 18 周岁，Y_6 表示已超过 18 周岁。若 $Y_5>Y_6$，则判定年龄不超过 18 周岁；若 $Y_5<Y_6$，则判定为年龄已超过 18 周岁。

四、躯体多关节数学模型法与骨龄评估

自 1926 年 Todd 首次提出利用骨骼重点标志观察评定骨龄的方法后，国内外许多学者不懈地致力于活体骨龄推断的研究。我国学者早在 1937 年首先观察了儿童手、腕部骨化中心出现的情况，之后顾光宁等也在不断改进评定方法，但他们主要都是利用手腕骨单部位推测并主要应用于临床医学、体育行业，仍不能完全满足法医学鉴定的要求。为此，公安部物证鉴定中心的张继宗、田雪梅等，以及司法鉴定科学研究院的朱广友、王亚辉等借鉴前人研究方法，通过选取不同地区、大样本的正常青少年胸锁关节以躯体肩、肘、手腕、髋、膝、踝关节的 DR 影像特征进行研究，参照骨骼发育分级新的划分标准，推导出了不同指标与实际年龄之间的多元回归数学模型以及判定是否符合法定年龄的判别分析数学模型。

1. 骨龄指标与生活年龄的关联性　锁骨胸骨端、尺桡骨远端、髂嵴、坐骨结节及胫腓骨近端骨骺等骨发育指标与年龄均呈高度显著相关性。其中，锁骨胸骨端骨骺指标反映年龄的敏感性在贾静涛的研究中已报道。尺桡骨远端骨骺与年龄的相关度和张绍岩的研究中的权重值代表的意义一致。席焕久也报道尺桡骨远端、胫腓骨近端骨骺的 1～5 骨发育分级的 95%可信区间值逐渐增加，也反映其有着很好的年龄变化规律。以上诸指标与年龄的相关性和田雪梅的研究结果（$R>0.7$）完全一致，也反映了这些骨骼指标变异性小、影像学等级规律较强，提示我们在阅片时应作为重点观察对象。相反，相关性较低的肘关节与田雪梅等的研究也基本一致。这可能与肘关节拍摄部位易受影响，且肘关节联合骺在较小年龄就已闭合有关。除肱骨小头、桡骨头、身高及体重等四项指标外，其余指标均呈现中度相关关系（$R>0.5$，$P<0.001$）或高度相关关系（$R>0.8$，$P<0.001$）。大量研究资料表明，在骨骼年龄、身高、体重、第二性征及神经生理等反映发育年龄的指标中，骨龄与活体年龄吻合性最好。

2. 数学模型的确立　近年来，有少数学者试图通过 DR 摄片分析全身各大关节骨骼发育指标与年龄的相关性，并建立相应的数学模型进行活体年龄推断。

2001 年，公安部物证鉴定中心的张继宗、田雪梅等根据青少年肢体六大关节（左侧肩、肘、腕、髋、膝、踝关节）DR 影像学分析，对骨骺闭合程度进行分级，并通过数理统计分析建立了利用全身六大关节骨骺闭合程度判别青少年活体年龄的多元回归数学模型和判别分析数学模型。

2008 年，朱广友、王亚辉等共收集了我国河南、海南、浙江三省份 11.0～20.0 周岁近 2000 例男、女青少年双侧锁骨胸骨端以及左侧肩、肘、腕、髋、膝、踝等六大关节 DR 片。对全身骨骼发育的 24 个指标及身高、体重与年龄之间的相关性进行统计学分析，运用多元逐步回归法、聚类分析法及 Fisher 两类判别分析等多种统计学方法，建立了推断青少年活体年龄的一系列数学模型。结果显示：女性组多元回归数学模型预测年龄误差在 ±1 周岁以内的准确率为 78.5%，误差在 ±1.5 周岁以内的准确率达 93.9%；男性组多元回归数学模型预测年龄误差在 ±1.0 周岁以内的准确率为 70.6%，误差在 ±1.5 周岁以内的准确率达 88.2%，该项研究结果的准确率高于牛丽萍的研究。

从四种判别模型训练样本和检验样本的判别率和误判率进行综合分析，可以看出在四种不同判别模型中，最佳判别模型与多元回归判别模型判定男、女性是否已满 14.0、16.0、18.0 周岁的综合判别率相对较高。其中，男性组的四种判别模型均容易将检验样本中[16.0～18.0）周岁组判为[14.0～16.0）周岁组，误判率高达 20%，但将[14.0～16.0）周岁组判为[16.0～18.0）周岁组的误判率为 0；女性组的四种判别模型将[16.0～18.0）周岁组判为已满 18.0 周岁组的误判率都较高。这可能与随机抽样使得该年龄组检验样本量比较少有关。然而男、女性是否已满 14.0 周岁、16.0 周岁、18.0 周岁的判别分析数学模型的综合判别率略低于田雪梅等研究结果，其原因可能是研究资料来源于多个地区，年龄发育的地区差异影响所致，也有可能是统计的方法不同所致。

采用 SAS 统计软件对样本做多种数学模型探索，如指标聚类综合模型法、多元回归数学模型强迫进入法及多元回归数学模型变量变换法等。应用多元回归法时充分结合专业知识，尽量将对年龄敏感的骨龄指标、单因素相关系数较大的指标纳入模型分析，同时考虑调整后的决定系数（$Adj\text{-}R^2$）要尽量大、标准误差尽可能小，而且引入模型的自变量要避免共线性的存在，模型在生物学上可合理解释等因素。结果显示：去除地区因素后使指标强迫进入的多元回归数学模型法与实际年龄拟合度最高，样本检验准确率达88.2%。该数学模型可为年龄推断的首选方法。1979 年，李果珍利用百分位数法研究了1.0～18.0 周岁的样本人群，但是在 13.0～18.0 岁时的骨骼发育分级比较粗，等级之间年龄跨度比较大，其年龄推断的准确率亦较差。

在我国，目前大多数司法鉴定机构进行法医学活体年龄推断时主要依据骨骼发育过程中继发骨化中心出现及骨骺闭合的先后顺序来进行分析和判断，该方法简便、易行，结论较为客观。近年来的研究表明，骨骼发育除与遗传、种族等因素有关外，还与身高、体重、地区等因素有关。特别是随着健康状况和生活条件的改善，我国青少年的骨骼发育普遍提前。

朱广友、王亚辉等的研究结果显示，除肱骨小头骨骺、桡骨头骨骺、髋臼骨骺、身高、体重与年龄呈低度相关关系（$R < 0.60$，$P > 0.05$）外，其他各指标均与年龄呈中度以上的相关关系（$0.60 \leqslant R < 0.80$，$P < 0.001$），其中锁骨胸骨端、肱骨近端、肩胛骨肩峰端、桡骨远端、尺骨远端、髂嵴、坐骨结节、腓骨近端骨骺等指标与年龄间均呈高度相关关系（$R \geqslant 0.80$，$P < 0.001$），身高、体重及地区等因素亦被引入不同的数学模型中。这与多因素模型探索引入的观察指标完全一致，即与年龄变化密切相关的胸锁关节（锁骨胸骨端）、肩关节、腕关节及髋关节（髂嵴和坐骨）等部位的指标均参与数学模型的估计，说明这些部位的骨龄指标发育能够更好地反映年龄的变化规律；同时，从各类数学模型中可以看出，引入的上肢骨关节的观察指标明显多于下肢关节，说明上肢骨关节发育对于我国汉族女性青少年骨龄推断更为重要。从上述多因素数学模型来看，"去除地区因素强迫进入法"预测年龄的误差在±1.0 岁以内的准确率高达 78.5%，误差在±1.5 岁以内的准确率高达 93.9%（$Adj\text{-}R^2 = 0.8141$）。与其他多因素数学模型相比，在实际使用中应首推该数学模型。从 Fisher 两类判别分析数学模型来看，训练样本的综合判别率在68.5%～87.4%，略低于田雪梅的研究结果，其原因可能是研究资料来源于多个地区，年龄发育的地区差异影响所致。但是校验样本的综合判别率最高者可达 100.0%，这可能与

样本数量较少或随机抽样使单一地区的样本量较为集中有关。

3. 构建躯体多关节数学模型法骨龄评估的法医学意义 纵观以往国内外骨龄研究，单独利用近千例的大样本进行女性青少年活体骨龄研究的报道并不多见，而同时采用锁骨胸骨端及六大关节骨龄指标并结合身高、体重、地区等因素联合推断女性青少年活体年龄在我国尚属首次。因此，不论是多元回归法还是 Fisher 两类判别分析法，该类研究所建立的判定活体年龄的一系列数学模型丰富了活体年龄鉴定方法，有利于提高活体骨龄鉴定方法的科学性和结论的准确性。利用全身各大关节骨骼发育指标与年龄的相关性，经过各种数学模型探索、筛选后，初步确立运用多元逐步回归法、Fisher 两类判别分析法，并建立相应的数学模型进行活体年龄推断，从回代检验结果来看，可以满足最高人民检察院关于"骨龄批复"的规定，可以作为当前青少年活体骨骼年龄的法医学推断的重要参考，也为进一步完善骨龄推断方法提供了新的思路。同时，联合运用 Fisher 两类判别分析数学模型与多元回归数学模型推断男、女性青少年骨骼年龄，可以进一步减小结论误差。

五、人工智能数学模型骨龄评估法

当前，骨龄研究者一般采用拍摄躯体单一关节（如腕关节）或躯体各大关节（肩、肘、腕、髋、膝、踝关节等）DR 片的方法进行骨骼成熟度评价。概括而言，目前应用于骨龄推断的方法有图谱法、计分法、计测法及数学模型法等。传统的骨龄评估方法是通过专家阅片结果与标准图谱进行比对或者根据骨骼发育程度进行赋分来完成的，但分值的主观性较强，不利于骨龄的客观评价。而且由于要对多关节部位的骨骼进行比照或评分，人工处理所需时间较长，对评分人的专业知识要求较高。因此，通过人工读片或多或少地存在一些读片误差，这些误差会对骨龄评估结果产生"偏大"或"偏小"的影响。

随着计算机技术普及程度的提高，骨龄识别系统朝着计算机自动识别并处理的方向发展，许多系统将图像处理技术和计算机视觉技术结合，通过交互或自动的方法实现了骨骼成熟度判定。采用计算机进行图像自动分析能够达到准确、高速的效果，同时能够克服读片过程中带来的个体差异。运用图像处理、图像识别及计算机视觉等学科知识开发出法医学骨龄鉴定计算机系统，对于实际鉴定工作有很大的应用价值及指导意义。鉴于此，在法医学骨龄鉴定研究领域中，有必要研制一套适用于我国汉族青少年骨骼年龄评估的自动化评估系统，其基本流程如图 4-37 所示。

2015 年，王亚辉等利用模式识别技术评估我国汉族青少年骨骼年龄的方法（属测量技术领域）。其技术方案：利用 DR 摄像系统拍摄 1897 名 11.0～20.0 周岁我国汉族青少年躯体肩、肘、腕、髋、膝、踝关节及胸锁关节共七大关节 24 项研究指标共 13 279 张正侧位 DR 片，运用模式识别技术基于图像黑、白、灰不同亮度的图像识别特点，对上述七大关节 DR 片进行截取，并对骨骼图像进行分类、识别，获得感兴趣区域；再运用梯度方向直方图方法对截取的图像进行特征提取，对提取得到的大量特征信息进行降维处理，利用降维后的特征信息建立骨骼的分类模型；将分类模型的骨骼分类信息代入多元回归数学模型及骨龄鉴定标准图谱中，评估出待测青少年的骨骼年龄。该发明杜绝了传统人工骨龄评估方法的主观干扰，实施过程快速、便捷，为我国汉族青少年骨骼年龄评估提供了新的研究方向。

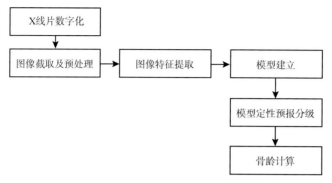

图 4-37 评估青少年骨龄的基本流程

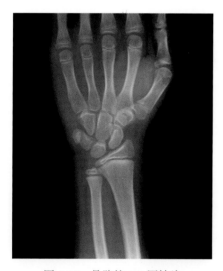

图 4-38 骨骼的 DR 原始片

模式识别技术是指对表征事物或现象的各种形式的（数值的、图片的、文字的和逻辑关系的）信息进行处理和分析，以对事物或现象进行描述、辨认、分类和解释的过程。图像是一种模式，图像分类是一种特定的模式识别，可称为图像识别。该研究中的"模式识别技术"将作为骨龄自动评价系统的关键技术。具体实施方式如下：

1. DR 片样本采集　收集我国东部、中部及南部地区 1897 名年龄为 11.0～20.0 周岁汉族男、女性青少年七大关节共 13 279 张 DR 片作为研究资料，如图 4-38 所示。

对躯体七大关节 24 个骨骺进行数据采集，数据以 DR 片形式收集通过扫描转化为 JPEG 图像存入文件系统。

2. 图像截取及预处理　为建立定性模型的准确性，截取感兴趣区域尤为重要，采用不同的裁剪方式对定性分类模型建立后模型的准确性及鲁棒性具有极大的影响，如图 4-39 所示。

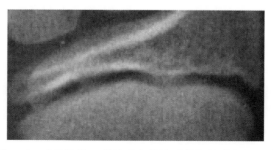

图 4-39 对骨骼的 X 线片进行截取后获得的感兴趣区域

通过改变感兴趣区域截图范围，研究人员尝试了不同的截图方式对建模准确率的影响，以在尽可能不损失信息的情况下减少噪声为目的，将其干～骺部分截取作为样本。在开展七大关节骨龄研究之前，以青少年尺、桡骨远端骨骺及干骺端为例，选取 140 例样本作为预实验，将感兴趣的尺、桡骨远端区域整体选出，其两者主要的骨骺发育感兴趣区域为干～骺之间部分，将其骨骺整体截出，尽可能不损失其信息，尽量减少噪声干扰。

3. 对截取及预处理后的图像进行图像特征提取　图像数据特征提取是进行图像模式识别的基础，特征提取算法的目的是将图像的特征信息提取出来，图像的特征信息包括图像的颜色、纹理、特征点（如特别亮的点）等。方向梯度直方图（histogram of oriented gradient，HOG）方法为局部特征提取算法，通过其提取特征后具有的共 1764 个变量对图片的特征进行描述，将图像以图片形式转换为数值形式。

其具体计算过程如下：

（1）图像标准化及 cell、block 参数：将图像的大小进行统一并设置 cell 和 block 的大小。

（2）提取图像的边缘，计算图像梯度：采用 Canny 边缘检测的方法提取图像边缘得到图像边缘矩阵 E。然后采用 Sobel 算子计算图像 X 方向和 Y 方向的梯度 G_x，G_y，图像的梯度模矩阵 G 及梯度方向矩阵 Θ 则可以根据下列公式计算得到。

$$G = \sqrt{G_x^2 + G_y^2}$$

$$\Theta = \arctan \frac{G_y}{G_x}$$

（3）计算权重梯度直方图：以 cell 为单位统计整个图像的梯度方向直方图。计算公式如下：

$$\text{Dim}(x,y) = \text{Cell} \left\{ \frac{\arctan\left[\frac{G_y(x,y)}{G_x(x,y)} + \frac{\pi}{2} \right] \times 180 / \pi}{\text{interval}} \right\}$$

$$\text{Weight}[i] = \text{Weight}[i] + \sqrt{G_x(x,y)^2 + G_y(x,y)^2}$$

$$[i = \text{Dim}(x,y)]$$

4. 构建定性分类数学模型预报骨骺发育分级　通过使用模式识别算法对大量样本数据建立数学模型，以便在获得未知样本时可对未知样本进行预报检测。本研究采用的模式识别算法为支持向量机分类算法（support vector classification，SVC）。SVC 首先从最为简单的线性可分的情况入手。线性可分时，二维空间中线性判别函数的一般形式为 $g(x) = w^T x + b$（注：此处 w 与 x 均为向量），分类面方程为 $Y = w^T x + b$。将判别函数进行归一化，使两类所有样本都满足 $|g(x)| \geq 1$，此时离分类面最近的样本的 $|g(x)| = 1$，而要求分类面对所有样本都能正确分类，要求它满足：

$$y_i(w^T x_i + b) - 1 \geq 0, \quad i = 1, 2, \cdots, n \cdots$$

其中，n 为样本数。上式中使等号成立的那些样本称为支持向量（support vectors）。缘由就是其作为离分类面最近的样本点，它们对模型的最终建立起了重要作用。这样，两类样本的分类空隙（Margin）的间隔大小：

$$\text{Margin} = \frac{2}{\|w\|}$$

因此，最优分类面问题可以表示成如下约束优化问题，即在条件式的约束下求函数的最小值。

$$\phi(w) = \frac{1}{2}\|w\|^2 = \frac{1}{2}(w^T w)$$

同时也可以看出，支持向量一定处于超平面 $(w^T x_i + b) = 1$ 或 $(w^T x_i + b) = -1$ 之上，分类超平面如图 4-40 所示。

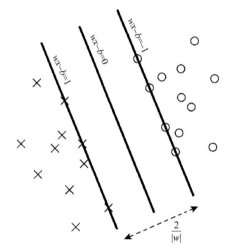

图 4-40　分类超平面示意

为此，可以定义如下 Lagrange 函数：

$$L(w,b,\alpha) = \frac{1}{2}(w^T w) - \sum_{i=1}^{n}\alpha_i[y_i(w^T x_i + b) - 1]$$

其中，α_i 为 Lagrange 系数或乘子，如图 4-41 所示。

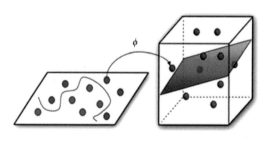

图 4-41　原始数据使用核函数向高维投影

基于上述定性分类模型的研究，针对我国汉族男、女性青少年躯体七大关节 24 个骨骺发育分级进行定性分类模型探索，并通过不同的方法验证结果的准确率，结果见表 4-25。

表 4-25 男、女性青少年躯体七大关节 24 个骨骺发育分级建模结果

指标	骨骺	样本量	外部验证准确率（%）	留一法准确率（%）
X_1	锁骨胸骨端	40 个/级	97.5	92.4
X_2	肱骨近端	40 个/级	89.0	89.0
X_3	锁骨肩峰端	40 个/级	80.0	86.5
X_4	肩胛骨肩峰端	60 个/级	75.0	78.2
X_5	肱骨内上髁	50 个/级	84.6	87.02
X_6	肱骨小骨	40 个/级	85.7	85.6
X_7	桡骨小头	40 个/级	82.3	83.7
X_8	桡骨远端	40 个/级	77.1	70.3
X_9	尺骨远端	65 个/级	69.2	60.0
X_{10}	第 I 掌骨	60 个/级	77.6	85.7
X_{11}	第 III 掌骨	25+个/级	85.0	86.8
X_{12}	近节指骨	50 个/级	75.0	74.0
X_{13}	中节指骨	50 个/级	79.0	79.6
X_{14}	远节指骨	50 个/级	84.4	81.9
X_{15}	髂嵴	50 个/级	65.9	66.3
X_{16}	坐骨	30 个/级	89.5	80.8
X_{17}	髋臼	50 个/级	95.2	96.2
X_{18}	股骨	40 个/级	85.6	88.2
X_{19}	大转子	40 个/级	83.9	83.3
X_{20}	股骨远端	35 个/级	86.5	82.8
X_{21}	胫骨近端	30 个/级	87.6	86.2
X_{22}	腓骨近端	30 个/级	93.9	83.9
X_{23}	胫骨远端	30 个/级	83.3	84.4
X_{24}	腓骨远端	20~30 个/级	76.0	78.8

5. 多元回归数学模型及骨龄标准图谱评估骨龄的计算机化过程 通过图像预处理、图像特征提取、支持向量机定性分类建模，即可获得七大关节 24 个指标的分级，可以将所得分级通过多元回归数学模型及骨龄鉴定标准图谱对待测样本的骨龄进行评估。

采用以 Net Framework 技术为主的程序对定量分类模型预报系统进行编写。其中，HOG 图像特征提取算法采用 C++结合 OpenCV 得以实现。支持向量机分类算法也通过 C++结合 OpenCV 实现，软件界面及对于未知样本的截图、图谱法与骨龄推断的回归方程通过 C#得以实现。软件研发成果如图 4-42 所示。

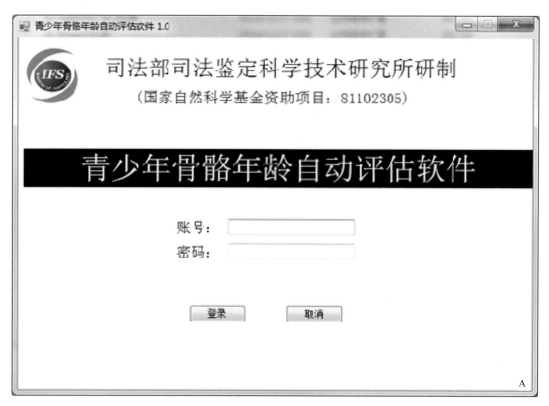

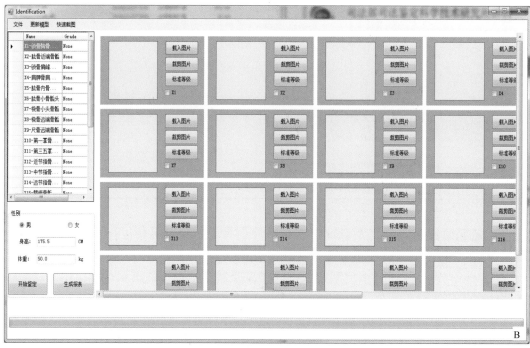

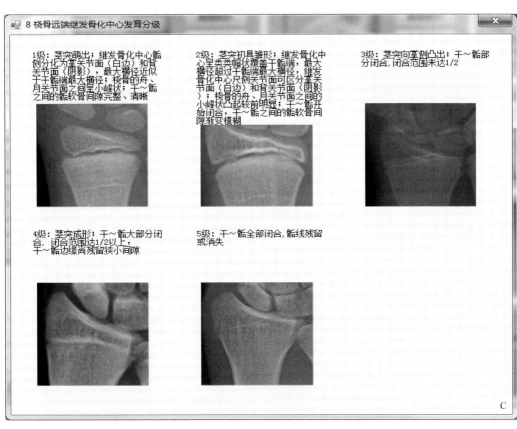

C

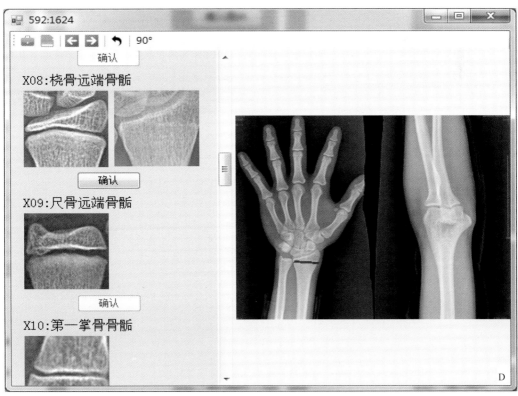

D

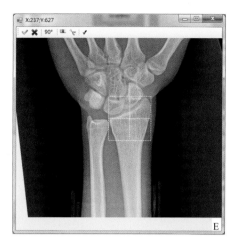
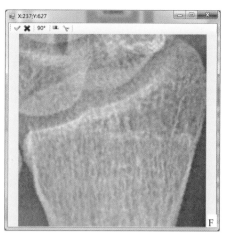
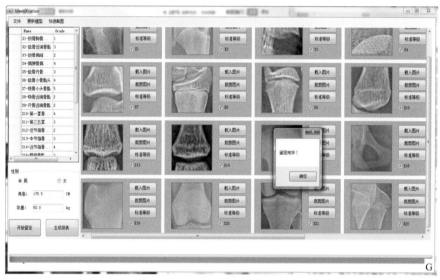
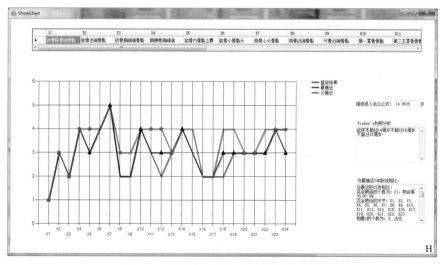

图 4-42 青少年骨骼年龄自动评估软件

A. 软件首页；B. 软件主界面；C. 准分级图释及文字说明；D. 快速截图；E、F. 精确截图；G. 24 个骨龄指标分级；H. 法医学骨龄鉴定结果展示

第五节 其他骨性标志

一、颈 椎

颈椎大小和形态的变化自胎儿期可一直持续至成年。1972 年，Lamparski 介绍了颈椎形状的增龄性改变，提出颈椎形态变化多始自第 2 颈椎并逐渐向尾端进行，将颈椎发育分期（cervical vertebral stage，CVS）分为 6 个等级，该形态变化已用于评估骨骼成熟度，特别是颌面整形外科领域。该方法基于第 2～6 颈椎下缘凹陷程度和椎体整体形态变化特点，与标准图谱进行比较来推断年龄（图 4-43）。

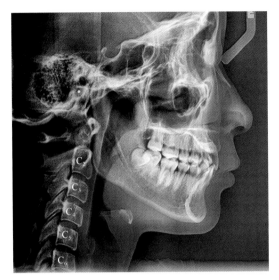

图 4-43 头颅 X 线侧位片中颈椎

第一期（CVS1）：各椎体下表面平直，上表面由后向前倾斜，呈锥形。

第二期（CVS2）：第 2 颈椎下表面凹陷，椎体前部垂直高度增加。

第三期（CVS3）：第 3 颈椎下表面凹陷，其余下表面仍然平直。

第四期（CVS4）：所有椎体呈矩形，第 3 颈椎凹陷增加，第 4 颈椎有明显凹陷，第 5 和第 6 颈椎凹陷开始形成。

第五期（CVS5）：所有椎体近似正方形，椎体间隙减小，6 个椎体均出现明显凹陷。

第六期（CVS6）：所有椎体的垂直高度均超过宽度，下缘凹陷很深。

研究提出，CVS1～CVS3 是生长加速期，CVS4～CVS6 生长速度逐渐下降，其中 CVS2 和 CVS3 是下颌骨生长最快速的时期。男女颈椎椎体形态特征差异较小，女性发育高峰期早于男性。该方法已在多个种族和人群中被验证，并被进行了一系列的改良。

1988 年，O'Reilly 等根据 Lamparski 的颈椎发育标准，建立了颈椎成熟指数（cervical vertebrae maturation index，CVMI），分为 6 个等级（图 4-44）。1995 年，林界伟和严开仁分析了中国南方儿童（179 例，广东地区 10～15 岁）的颈椎发育情况，建立了第 2～6 颈椎的发育分级标准。该标准所描述的 6 个阶段基本上与 O'Reilly 等所用的相似，只是在第三阶段的描述上略有差异。O'Reilly 等颈椎成熟度分级如下：

CVM1：椎体下缘平直，第 3～6 颈椎椎体上缘向前下倾斜。

CVM2：第 2 颈椎椎体下缘出现凹陷，其余椎体下缘平直，第 3～6 颈椎椎体上缘向前下倾斜度减小。

CVM3：第 3 颈椎椎体下缘出现凹陷，第 5、第 6 颈椎椎体下缘平直。

CVM4：椎体呈矩形，第 3 颈椎椎体下缘凹陷加深，第 4 颈椎椎体下缘出现明显凹陷，第 5、第 6 颈椎椎体下缘开始出现凹陷。

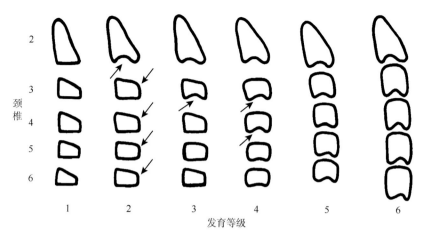

图 4-44　O'Reilly 等颈椎成熟度分级

CVM5：椎体近似正方形，椎体间隙减小，椎体下缘均呈现凹陷形。

CVM6：椎体下缘凹陷加深，椎体高度大于椎体宽度。

1995 年，Farman 将 Lamparski 标准简化，仅观察第 2~4 颈椎的 CVMI，CVMI 仍分为 6 级，并增加了有关预测生长潜力的描述。颈椎成熟度分级如下（图 4-45）。

（1）初始期：$C_{2~4}$ 椎体呈楔形，颈椎上缘由后向前下倾斜，椎体下缘平直。

（2）加速期：C_2、C_3 椎体下缘出现凹陷，C_4 椎体下缘仍平直，C_3、C_4 椎体接近矩形。

（3）过渡期：C_2、C_3 椎体下缘出现明显凹陷，C_4 椎体下缘开始出现凹陷，C_3、C_4 椎体呈矩形。

（4）减速期：$C_{2~4}$ 椎体下缘均出现明显凹陷，C_3、C_4 椎体接近正方形。

（5）成熟期：$C_{2~4}$ 椎体下缘凹陷更明显，C_3、C_4 椎体呈正方形，所有颈椎下缘出现凹陷，各颈椎椎体之间间隙减小。

（6）完成期：$C_{2~4}$ 椎体下缘深凹陷，C_3、C_4 椎体高度超过宽度。

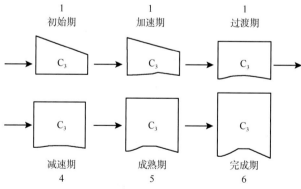

图 4-45　Farman 颈椎成熟度分级（以 C_3 为例）

2002 年，Baccetti 将颈椎成熟度（cervical vertebrae maturation stage，CVMS）分为 5 个等级（图 4-46）。

CVMS Ⅰ：约 50% 的 C_2 椎体下缘出现凹陷，C_3、C_4 椎体下缘平直，C_3、C_4 椎体呈明显的梯形。

CVMS Ⅱ：C₂、C₃椎体下缘出现凹陷，C₃、C₄椎体为梯形或近似矩形。

CVMS Ⅲ：C₂～C₄椎体下缘均出现凹陷，C₃、C₄椎体为矩形。

CVMS Ⅳ：C₂～C₄椎体下缘凹陷明显，C₃、C₄至少有一个椎体呈正方形，或者高度小于宽度。

CVMS Ⅴ：C₂～C₄椎体下缘凹陷明显，C₃、C₄至少有一个椎体高度大于宽度。

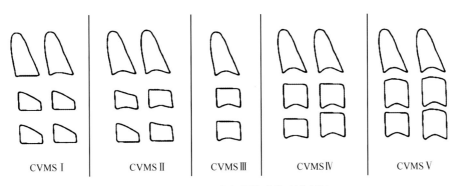

图 4-46　Baccetti 改良颈椎成熟度分级法

Roman 等对 Lamparski、Hassel 和 Farman 的 CVMI 法进一步简化，提出了仅用颈椎椎体下缘凹陷程度、椎体高度和形状推断年龄。研究发现颈椎椎体下缘凹陷程度相较于椎体高度和形状更适合作为骨龄推断指标，2002 年，Baccetti、Franchi 和 McNamara 也提出了第 2 和第 3 阶段生长发育高峰期，此时第 3 颈椎椎体下缘开始出现凹陷，第 4 颈椎下缘也可能出现。2002 年，Mito 提出了颈椎年龄推断的定量方法，通过测量颈椎增龄性指标，建立了年龄推断模型。测量项目包括以下方面。

（1）颈椎椎体前缘高度（anterior vertebral body height，AH）：椎体前缘最高点（ua）到椎体前、后缘下缘的最低点（la、lp）连线的中垂线。

（2）颈椎椎体中部高度（vertebral body height，H）：椎体前、后缘下缘的最低点（la、lp）连线的垂直平分线与椎体上、下缘交点间距。

（3）颈椎体后缘高度（posterior vertebral height，PH）：椎体后缘最高点（up）到椎体前、后缘下缘的最低点（la、lp）连线的中垂线。

（4）颈椎体长度（anteroposterior vertebral body length，AP）：椎体前缘最高点到椎体前、后缘下缘的最低点连线的中垂线的垂直平分线与椎体前后缘交点间距。

Mito 等定义椎体中部高度时未考虑到椎体随年龄增长逐渐出现凹陷，因此后期将 Mito 等的椎体中部高度重新定义为椎体前、后缘下缘的最低点连线的中垂线与椎体上、下缘交点间的距离（图 4-47）。

我国部分学者根据改良的 Mito 定量测量方法分析了中国不同地区的相关测量指标特征，并增加了椎体凹度相关指标，建立了颈椎年龄推断的多元回归模型。例如，2006 年，苏莉等建立了颈椎骨龄推断的多元逐步回归模型。2007 年，王悦建立了天津地区 9～14 岁女童颈椎骨龄推断模型。2011 年，孙燕建立了上海地区男性颈椎骨龄推断模型。2010 年，魏蔚、毛靖收集了湖北地区 122 例 8～13 岁青少年的头颅 X 线侧位片，测量了第 3、第 4 颈椎的 12 个指标，建立了年龄推断的多元逐步回归模型。2012 年，杨川、米丛波收集了乌鲁木齐地区 280

例 9～16 岁青少年的头颅 X 线侧位片，测量了第 3、第 4 颈椎的相关指标，并建立了年龄推断多元逐步回归模型。2016 年，李冰等收集了山西地区 203 例 8～16 岁青少年的头颅 X 线侧位片，测量了第 3、第 4 颈椎椎体的高度、宽度和角度相关指标，建立了多元回归模型。测量项目增加了第 3 颈椎椎体凹陷程度（3h），第 3 颈椎椎体下角的角度（tan3），第 4 颈椎椎体凹陷程度（h），第 4 颈椎椎体下角的角度（tan4），建立了颈椎骨龄推断的多元逐步回归模型。

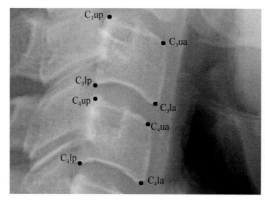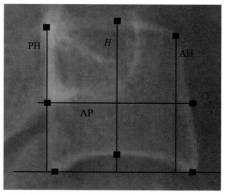

图 4-47　改良的 Mito 颈椎成熟度测量指标示意

除头颅 X 线侧位片外，CBCT 也用于颈椎的骨龄推断。2006 年，Cokluk 等经 CBCT 研究发现 C_2 齿状突也是评估骨骼成熟度的重要指标。2015 年，Bonfim 等研究了 72 例个体的 CBCT 三维重组图像和矢状断层图像，研究发现上述两种形态的颈椎图像均与颈椎成熟度显著相关。Youn-Kyung 等基于 102 例日本个体的 CBCT 三维重组图像，提取第 2～4 颈椎椎体体积，发现椎体体积与骨骼成熟度呈正相关，并建立了骨龄推断的多元线性回归模型。

二、下　颌　骨

下颌骨由下颌骨体、下颌升支及牙槽骨组成，形态类似马蹄形，其中下颌升支由髁突、喙突、内面、外面四部分组成。下颌骨内部结构主要为下牙槽神经管，其内走行下牙槽神经及伴行的动静脉，其上端开口于下颌升支内面、下颌小舌处，在下颌骨内向前走行，在前磨牙区下方开口于颏孔。

下颌骨的生长主要依靠下颌体表面骨膜成骨及髁突表面软骨成骨。在成年以前，下颌骨一直处于高速生长状态，在青春期到达顶峰，成年以后，下颌骨将长期处于稳定状态，在进入老年期后下颌出现吸收，形态相应发生改变。下颌骨的生长除受到基因调控外，还受到舌头生长、牙列萌出、咀嚼等多方面因素的影响。

在儿童时期，下颌骨较圆钝，体积较小，升支较短，颏部后缩，颌骨内可见发育中的恒牙胚。随年龄增长，下颌骨逐渐变宽变长，形态也随之发生变化，表现为下颌角变锐，下颌升支、髁突及喙突增长，乙状切迹及角前切迹加深，颏部向前突出等。进入老年期后，随着骨骼老化出现，下颌骨骨基质形成不足致骨皮质变薄，骨小梁减少，骨质疏松。同时老年人牙齿的疾病较多，如牙周病、局部咬合过大、牙缺失等均会加重牙槽骨吸收。个别牙缺失时，剩余牙槽嵴顶呈凹形改变，颊侧吸收较多；而下颌全部牙列缺失时，牙槽嵴向下及舌侧吸收明显，严重时牙槽嵴低平甚至缺失，与下牙槽神经管顶壁只有菲薄的骨板相隔，颌间垂直距离变短，下颌角变钝。

（一）下颌骨发育的测量方法

通过下颌骨发育进行年龄推导的方法有组织学测量和颌骨形态测量。下颌骨组织学测量是将下颌体局部制作成切片后，在光学显微镜下测量骨单位数目、长度、直径，计算面积等来推断年龄。但这种方法只能应用于尸骨的鉴定，需要破坏骨骼，耗时较长，专业性更高。因此相关研究较少，也很难应用于实际工作中。颌骨形态学测量是目前最常使用的年龄推断方法，一般可分为直接测量和影像学测量。

1. 下颌骨的直接测量　是法医学或解剖学中常用的测量方法，主要用于尸体测量。在《人体骨骼测量方法》中，有下颌骨详细的测量方式，可用游标卡尺在骨骼上直接测量。与下颌骨发育相关的指标有下颌体长度、下颌颏部高度、下颌体高度、下颌升支高度及下颌角角度。

2. 下颌骨的影像学测量　对下颌骨进行影像学检查并在图像上进行测量的方法，既可用于尸体鉴定，也可用于活体鉴定，应用范围广泛。

（1）二维影像测量：是口腔临床检查中最常见和最成熟的测量方法。目前判断下颌骨发育主要是通过对标准化定位的侧位片定点、画线，再进行定量测量、分析的头影测量法（图4-48）。在口腔临床检查中，头影测量法广泛应用在正畸、正颌中，用于判断颌

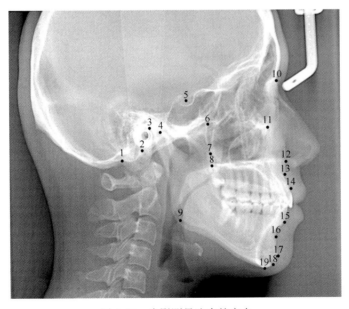

图 4-48　头影测量法中的定点

1. Bolton 点：枕骨髁突切迹的最凹点；2. 颅底点：枕骨大孔前缘中点；3. 耳点：外耳道的最上点；4. 髁点：髁突的最上点；5. 蝶鞍点：蝶鞍影像的中心；6. 翼点：翼上颌裂后缘的最上点；7. 翼上裂点：翼上颌裂轮廓最低点；8. 后鼻棘点：硬腭后部骨棘之尖；9. 下颌角点：下颌角的最下点；10. 鼻根点：鼻额缝的最前点；11. 眶点：眶下缘的最低点；12. 前鼻棘点：前鼻棘之尖；13. 上牙槽座点：前鼻棘与上牙槽缘点之间骨性最凹点；14. 上牙槽缘点：上牙槽突最下点；15. 下牙槽缘点：下牙槽突最下点；16. 下牙槽座点：颏前点与下牙槽缘点之间骨性最凹点；17. 颏前点：颏部最突点；18. 颏顶点：颏前点与颏下点至中点；19. 颏下点：颏部最下点

骨发育及面部形态。目前，国内外的头影测量法种类较多，常用的有 Tweed 分析法、Downs 分析法、Steiner 分析法、Wylie 分析法、华西分析法等。头影测量中的定点、定平面及定角度都非常复杂，不同分析系统的测量存在较大差异，而且与下颌骨直接测量法差异极大。现简单介绍头影测量法中判断下颌骨发育的指标。

基准平面是头影测量中的参考平面。在下颌发育过程中，下颌的位置和形态均变化较大，前后对比时，若没有稳定的基准平面作为参考，很难进行重叠比较，因此头影测量中会选择一些在发育高峰期变化较小的结构作为参考平面，这些平面一般集中于面上 1/3 区域。测量下颌发育时基准平面一般有两条：前颅底平面（SN 平面）和咬合平面。SN 平面在侧位片中是连接蝶鞍中点与鼻根点所形成的平面，这一平面在儿童颅面发育过程中相对稳定。咬合平面相当于水平面，一般是连接第一恒磨牙的咬合中点与上下中切牙间的中点所形成的平面。

下颌骨发育指标：①下颌骨长度，在头影测量法中下颌骨长度并非下颌角点与颏下点的距离，而是分别从髁突后缘和颏前点向下颌平面作垂线，测量两垂足间的距离（图 4-49）。②下颌角度数，有两种测量方法，一种是直接反映下颌角度数的指标：下颌升支平面与下颌平面的交角（图 4-50）；另一种是在口腔临床上更常用的方法，选择下颌平面和前颅底平面交角来代表下颌角发育情况（图 4-51）。

除上述两个指标外，还有其他常用的判断下颌发育的指标：下颌高度、下颌升支高度、颏部高度等（图 4-52）。这些指标均选择咬合平面作为水平平面，再分别通过髁顶点、下颌角点、颏下点作与咬合平面平行的直线。下颌高度是髁顶点水平面与颏下点水平面之间的距离；下颌升支高度是髁顶点水平面与下颌角水平面的距离；颏部高度是咬合平面与颏下点水平面的距离。判断颏部发育中还有一个指标即 Pog-NB 距离，反映颏部的发育量。NB 平面由鼻根点与下牙槽座点（颏部骨性最凹点）连线构成，而 Pog 点是颏前点，即颏部最突点。

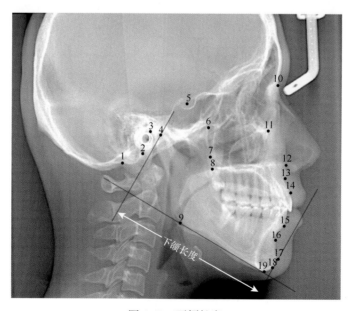

图 4-49　下颌长度

通过髁突后缘和颏前点向下颌平面作垂线，测量两垂足间的距离，即为下颌长度（数字含义同图 4-48）

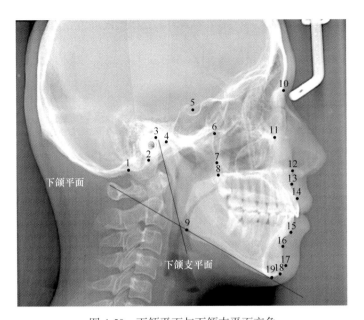

图 4-50　下颌平面与下颌支平面交角

下颌平面：颏下点与下颌角点相连；下颌支平面：髁突后缘及下颌角后缘的连线（数字含义见图 4-48）

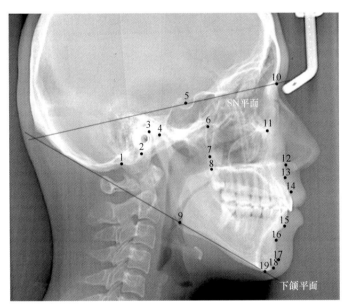

图 4-51　下颌平面和前颅底平面交角

反映下颌平面的倾斜度和面部高度，侧面反映下颌角的大小（数字含义见图 4-48）

　　除经典的头影测量法外，有学者利用口腔全景片进行下颌骨发育测量研究。测量指标一般参考头影测量法指标。研究发现，在全景片中，垂直向的线距测量和角度测量可重复性较高，而水平向测量指标极不可靠。这是因为全景片不同部位，放大率不同，同时拍摄时体位偏差也会导致全景片放大率的变化。虽然这些测量数据与实际相距较大，但是其测量均值与头影测量法相应测量指标具有显著相关性。因此，全景片测量作为定性研究下颌发育的方法还是可行的。除此之外，全景片中还能进行牙龄的推断。若将两者结合起来进行年龄推断是否会更加准确还需进一步研究。

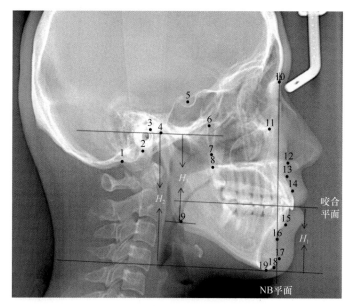

图 4-52 下颌常见测量指标
H_1：颏部高度；H_2：下颌高度；H_3：下颌升支高度（数字含义见图 4-48）

（2）三维重建影像测量：对下颌骨进行螺旋 CT 和 CBCT 检查，能够得到与实际无差异的可任意旋转的骨性三维重建图像，在此基础上进行测量即三维重建影像测量。这种新的测量方法在进行距离测量时既可测量二维距离，也可测量实际的距离，且测量准确，它是目前颌面部影像测量的研究热点。但是，目前在三维重建图像中定点还没有定论，在现有的研究中，定点一般参考《人体测量方法》或经典的二维头影测量方法中的定点。三维影像中的平面是实际三维空间中的平面，必须连接三个标志点来确定，在实际操作中相对复杂，且准确性和可重复性还需要进一步研究。

除直接进行下颌骨形态测量外，测量局部骨结构特点也是三维影像测量的优势。目前研究主要集中在髁突和下颌体（下颌前磨牙区）骨皮质的厚度和密度的测量，且结果表明测量指标与年龄具有一定的相关性。

（二）下颌骨发育规律

1. 下颌升支的发育 下颌升支的发育主要表现在高度的增加，在 50 岁之前，随着年龄增长，下颌升支高度增加。但在此过程中，升支高度的增速存在变化，下颌升支的高度与年龄之间并非线性关系。在 12 岁左右，下颌升支高度的生长高峰到来，这与青春期的髁突快速生长有关。在青春期，人的面型发生肉眼可查的变化也主要是因为下颌升支的发育。由于下颌升支高度的明显增加，面型也从短面形向长面形发展，面下 1/3 高度增加。除此之外，髁突和喙突也逐渐成熟，体积增大，骨皮质增厚，骨小梁增粗，密度增高。髁突的形态改变则表现为髁头部膨大，而颈部出现缩窄。在 18 岁左右，髁突发育完成，其骨皮质密度和厚度最大，形态趋于稳定。

2. 下颌体的发育 下颌体的发育存在长度和高度两方面的变化，而水平长度的增幅大于其高度的增加。下颌体长度在 7～12 岁生长较快，之后生长的增速有所减缓，直至成年后，下颌体长度会长期稳定不变。在正常咬合情况下，下颌体长度的发育还受到上颌的限制，而在反𬌗的情况下，下颌的生长失去上颌限制，其长度在青春期仍会出现较快的生长。下颌体部的高度变化则表现为成年前随年龄增长而增高，成年后随年龄增长而降低。下颌体高度主要受牙槽突高度的影响。牙槽突高度随着牙齿萌出而增长，18 岁左右达到峰值，之后随年龄增加，其高度逐渐降低。下颌体骨皮质变化与下颌体高度变化相似。

3. 下颌角的变化 下颌角是下颌升支与下颌体相交所成。在发育过程中，下颌角随年龄增长而变小，到成年后长期稳定，老年后下颌角会再次增大；而角前切迹的深度和角度则与年龄呈正相关。Izard 综合之前的研究得出，在婴儿时期下颌角角度较大，为 135°～150°。随着乳牙、恒牙的萌出，下颌角角度逐渐变小。乳牙列期，下颌角角度为 130°～140°，至成人期时，下颌角角度变小，为 120°～130°，且角度一直较为稳定，到老年时期，下颌角角度有所增大，为 120°～150°。但是下颌角角度大小除了随着年龄增长变化外，还与基因调控、咬合关系、咀嚼力大小、呼吸习惯等多种因素有关。在具有反颌基因、髁突发育不良、下颌体向后旋生长等情况下，下颌角角度会逐渐增加，形成"高角"面型。这些情况带来的下颌角变化会掩盖年龄所带来的变化，出现随着年龄增长而下颌角角度增大的现象。咀嚼力对下颌角的影响则表现为咀嚼力越大，下颌角越小，这一结论在古人类研究早已得到证实。北京猿人下颌角角度为 102.5°，旧石器时代晚期人为 118°，而现代人为 123°。不良的呼吸习惯，如口呼吸会导致下颌向下生长，下颌角角度会增大。综上所述，下颌角的发育非常复杂，受多种因素影响，具有不稳定性，因此很难作为年龄推断的指标。

4. 下颌颏部的发育 颏部的发育既向前方生长，也在高度上有所增加。颏部向前生长的程度与下颌的生长型有关，当下颌骨向后下旋转生长时，会抵消颏部向前生长的程度，因此颏部向前生长程度很难作为年龄推断的指标。而颏部高度的生长与年龄有一定的相关性，其生长高峰在 7～11 岁，12 岁后颏部高度的增长明显变缓，一般认为 12 岁以后，乳恒牙交替基本结束，下前牙变得更加唇倾，以至于减缓了颏部高度的增加。

第六节 运动员骨龄推断

竞技体育中的年龄多限制在 13～21 岁，不同项目的赛事年龄限制亦不同。2010 年开始举行的青年奥林匹克运动会，2012 年开始举办的青年奥林匹克冬季运动会仅 14～18 岁运动员有资格参加。除了年龄上限，部分赛事还有年龄下限，如奥运会参赛运动员年龄一般需在 14 岁以上，英格兰足球协会规定参赛年龄应大于 16 岁。

竞技体育项目常根据年龄分组比赛，为了核实年龄，体育管理机构多依据出生证明、医院分娩证明、护照、身份证、学校证明和警察证件等文件。此类证明文件在大多数国家都是准确的（除了故意伪造），但也存在部分国家年龄证明文件缺失或存疑。同时为取得好成绩，常会出现高龄运动员虚报年龄以参加低龄组比赛，如 U17 足球赛、U15 篮球赛等。此类年龄欺诈的最著名例子是 2001 年少年棒球世界联赛中的投手 Danny Almonte，他在面对 21 名 12 岁的击球手时击出 18 名，后来证明这位 12 岁的选手的实际年龄为 14 岁，因此该队成绩取消。此外，为了保护运动员健康，体操运动有最低年龄限制，因此亦会出现未达年龄限制的运动员为参赛而报高年龄。在青年奥运会等有年龄限制的体育竞技中，常会出现修改护照等年龄证明材料，以获得参赛资格等。因此，仅依靠此类证明文件确定年龄不可靠。

由于年龄证明材料的不可信，为保证竞技体育的公平公正原则，保护运动员的健康和安全，必须遵守青年竞技体育赛事中的年龄限制。部分竞技体育常对参赛运动员进行年龄评估。竞技体育后备人才选拔亦有年龄限制，赛前需对参赛运动员进行骨龄复核。

国内外已公开了多种适用于竞技体育行业的年龄推断方法。例如，2006 年中华人民共和国体育行业标准《中国青少年儿童手腕骨成熟度及评价方法》（TYT 3001—2006）（手腕部骨骺发育）和 AGFAD 的系列指南（体格检查、手腕部、牙齿）等。在理想情况下，年龄推断方法应适用于所有运动项目，纳入所有年龄层（12～21 岁），同时适用于超龄和低龄运动员。

中国足球协会公示的 2018 年青少年足球运动员骨龄测试结果，第四期青少年骨龄测试中参加骨龄检测运动员共 230 人，合格 201 人，通过率为 87.39%。其中，检测男运动员 165 人，合格 141 人，通过率为 85.45%；检测女运动员 65 人，合格 60 人，通过率为 92.31%。

一、国际奥林匹克委员会关于高水平年轻运动员年龄决定的共识声明

2009 年 12 月，国际奥林匹克委员会组建了一个专家组，审查运动员年龄推断的现状，旨在为体育管理机构提供建议，并概述进一步研究的必要性。该小组审议了关于年龄推断的下列问题：①青少年运动员表现——创造一个公平的竞争环境；②青少年运动员的健康与安全；③青春期状况和骨龄；④利用 X 线检查推断年龄；⑤利用无辐射方法推断年龄；⑥未来方向。

（一）青少年运动员表现：创造公平的比赛场地

随着生理成熟，青少年运动员的多方面均有所提高，如力量、有氧和无氧能力。在青春期生长突增期或前后，其峰值增长。在足球、网球和游泳等青少年运动员中，多为早熟或正常发育。在此类运动中，更大的力量和更快的速度赋予了运动员竞争优势。而在其他项目中，如体操和跳水，矮小和苗条的身材更具优势，因此在此类项目中多见发育迟缓。

回顾青少年田径运动在"无氧"（如 100 米）和"有氧"（如 1500 米）两个项目中的表现，突出了在青少年比赛中建立一个公平竞争环境的难度。男孩和女孩的运动成绩都

随着年龄的增长而提高，这反映了一名超龄运动员在与年轻对手竞争时可能拥有优势。

（二）青少年运动员的健康与安全

虽然目前还未有证据表明受伤风险与年龄或成熟度存在相关性，但为了青少年运动员的健康，部分接触式运动引入体重辅助年龄分类，如摔跤、美式足球等。同时为降低受伤风险，部分青少年体操项目引入身高辅助年龄分类。

青少年运动员在成长和成熟期间有许多因素可能增加受伤的风险。与生长和成熟相关的软骨及骨的机械特性的变化使年轻运动员更容易受伤。众所周知，生长软骨在青春期更厚、更脆弱，可能会增加骨骺受伤的风险。未成熟的关节软骨相对较弱，更易受到压力作用。总骨密度在峰值线性增长时下降，峰值骨折率和青少年生长突增之间有着联系。

随着生长和成熟，软骨和骨骼也会发生变化，肌肉质量和柔韧性的变化也会影响受伤风险。肌肉组织的峰值增加早于骨密度的降低，因此会出现越来越强壮的肌肉正拉着相对较弱的骨头的现象。灵活性降低也是青春期受伤的一个危险因素。

年龄和骨骼成熟度似乎对青少年运动员的损伤发生率有一定的影响。对不同运动项目的研究表明，损伤发生率随着年龄的增长而增加。目前，有关生物成熟度与伤害风险间关系的研究结果存在矛盾。尽管许多研究表明随着成熟度的增加，受伤发生率更高；也有研究发现，未成熟的运动员受伤的风险增加，或者成熟对总体伤害发生率没有影响。

基于上述研究，在已知骨骼脆弱的时期，青少年运动员暴露于与高水平比赛相关的过度训练和比赛负荷中会有更大的受伤风险。低龄或超龄运动员参与这些比赛可能会加剧这种风险。

（三）青春期状况和骨龄

在体育运动中，青春期时间和进程的差异可能会影响表现。此类发育差异可造成年龄相关体育赛事的复杂化。男性青春期生长突增开始的正常年龄为 10.5～16.0 岁，完成生长的年龄为 13.5～17.5 岁。女性青春期生长突增开始的正常年龄为 9.5～14.5 岁。

除睾丸激素和雌激素水平在整个青春期发育过程中逐渐增加外，其他激素因素也在此期增加，如胰岛素样生长因子 1、胰岛素样生长因子结合蛋白 3、二氢表雄烯二酮和二氢表雄烯二酮硫酸盐都随着年龄的增长而升高。但是这些因素的增加并不真正取决于年龄，而是取决于青春期的状况。胰岛素样生长因子 1 和胰岛素样生长因子结合蛋白 3 的增加依赖于生长激素的增加，生长激素本身依赖于青春期睾酮的增加。二氢表雄烯二酮和二氢表雄烯二酮硫酸盐水平随着肾上腺的成熟而增加，肾上腺随时间也有很大的可变性。因此，在临床实践中，激素水平不是根据真实年龄，而是根据青春期状况和骨龄来解释的。因此，在确定真实年龄时，激素水平不及骨龄有用。由于青春期开始时骨龄的可变性，加上青春期发育时间的巨大差异，骨龄推断有助于临床诊断和治疗，但确定真实年龄的效能有限。

（四）利用 X 线检查推断年龄

骨龄被认为是评估生物成熟度最准确的方法之一。骨骼成熟度的确定在许多儿童临床问题中至关重要，包括脊柱侧凸、膝关节外科手术及影响成熟的激素状况。评估骨骼成熟度最常用的方法包括 GP 图谱、TW 法和 Fels 法，均基于左手腕部 X 线片。放射学评估受种族差异和生活条件（营养、疾病）影响。为了弥补种族差异，TW3 法更新了参考人群[来自英国、比利时、意大利、西班牙、阿根廷、美国（得克萨斯州）和日本的儿童]。TW2 法和 TW3 法已经在不同国家和人群中被验证。有研究评估了 TW3 法在年轻运动员中的应用。Malina 等研究了一组 12～16 岁的葡萄牙男性足球运动员的骨骼发育，发现运动员的骨骼成熟度较实际年龄更高。使用 TW2 法对 263 名游泳运动员（178 名男孩和 85 名女孩，年龄为 12～14 岁）的检查中也发现了类似的结果。其中男性的平均年龄为 12.8 岁，而骨龄为 14.2 岁；女性则分别为 12.7 岁和 13.5 岁。Claessens 等发现在体操运动员中，TW2 法推断的年龄较实际年龄最高能小 3 岁。

手腕部 X 线片的优势在于快速、方便，准确性和可靠性也得到了大量验证。但是此方法存在辐射。因此，许多国家的伦理委员会不赞成使用 X 线来推断健康儿童和青少年的年龄。

（五）使用无辐射方法推断年龄

目前，MRI 在骨骼成熟度评估中的临床应用有限。一些初步研究利用 MRI 来观察骨骺发育，然而这些方法均未得到广泛验证。

国际足联医学评估与研究中心（FIFA's Medical Assessment and Research Centre，F-MARC）提出，MRI 可用于青少年比赛中运动员的筛选，特别是 U16 和 U17，U17 运动员的记录年龄可能并不完全准确。

有学者建议 MRI 应该扩展到多种民族，身高和体重也应该记录下来用于年龄推断。将这些影响因素和其他因素如性别、种族和运动技能水平结合到年龄推断算法中可能会提高年龄推断的准确性。目前没有证据支持使用手腕部 MRI 来确定 14 岁以下和 17 岁以上运动员的年龄。如能开发出更精确的年龄推断算法，MRI 的年龄推断将有巨大应用价值。

（六）未来方向

开发和使用年龄推断的合适方法不仅对于确保公平竞争环境是必要的，而且对于保护青少年运动员的健康和安全也是必要的。然而，生物成熟度对总体伤害发生率影响的证据研究结果存在矛盾。尽管确定年龄是体育运动中确保公平的重点，但青春期发育的非病理变化可能是优秀运动员的"自然优势"之一，有助于他们取得更好的成绩。现有的确定青年优秀运动员年龄的方法包括血液样本检查、X 线检查、超声检查和 MRI 检查，均不够精确，仍需大量研究。

由于青春期巨大的个体差异，很难在体育运动中就身体成熟度达到某一"水平"。由于从血样中提取的激素值依赖于青春期的发育，因此用一套激素标记来确定年龄是不可行的。通过 X 线检查推断骨龄不能精确确定实际年龄，因为在相同实际年龄的青少年中骨龄差异可高达 4 年。目前使用非侵入性（无辐射）方法确定年龄的研究：①MRI 允许对骨骺闭合进行可重复的分级；②迄今为止，在足球运动中建立的 MRI 评估方法仅用于足球运动员和特定年龄（<17 岁）运动员；③目前没有证据支持使用手腕部 MRI 来确定 14 岁以下和

17 岁以上运动员的年龄；④应评估 MRI 在年龄推断中的有效性和更广泛的适用性。

二、Schmeling 团队对运动员年龄推断的分析

2016 年，Timme 等分析了竞技体育中的年龄推断，提出了目前竞技体育年龄推断的挑战、MRI 推断运动员年龄的应用并给出了运动员年龄推断的建议。

（一）竞技体育年龄推断的挑战

1. 运动员的骨骼成熟度高　骨骼发育受多种因素影响，如社会经济地位、种族、身体状态等。年龄推断研究中经常会提到运动员体内特殊的代谢状态和内分泌状态，以及骨骼常受到慢性机械负荷等是否会影响年龄推断结果。2010 年，Malina 等研究了来自西班牙和葡萄牙的 592 位 11~17 岁的足球运动员，使用 FELS 方法确定骨骼成熟度。该研究发现运动员的骨龄较高，采用传统方法会错误地阻止受试者中 36 名足球运动员参加 U17 比赛。但此研究所用样本与 FELS 方法的参考人群是否一致存疑，无法确定运动员骨龄高的原因是职业特性导致的，还是社会经济状况的影响导致的。同时在另一项研究中，未发现运动员的骨龄较高。

2. 激素和合成代谢物质对骨骼成熟的影响　正常骨骼成熟涉及多种内分泌和旁分泌因子。对于骨骼发育和成熟最重要的激素是生长激素、类胰岛素生长因子 1、雌激素和雄激素。生长激素和类胰岛素生长因子主要负责纵向骨生长。雄激素主要促进骨形成和青春期生长突增。重要的旁分泌因子包括甲状旁腺激素相关蛋白、成纤维细胞生长因子和骨形态发生蛋白。旁分泌因子在骨形成和骨生长过程中刺激软骨细胞的分化与肥大。

对芳香酶缺乏症男性的研究表明，雌二醇是骺板闭合的关键激素。在男性中，促进正常骨骼成熟发生的血清雌二醇浓度为 12~20pg/ml。当血清雌二醇浓度超过 20pg/ml 时，观察到骺板过早骨化。通过芳香化，男性雌激素水平的异常升高可能会通过增加雌二醇水平而导致骺板过早骨化，进而骨骼成熟更早，导致年龄推断高估个体年龄。虽然体育运动禁止使用兴奋剂，但是应始终从兴奋剂的角度考虑非法外源供应激素和合成代谢物质。通过雌二醇芳香化，增强雄性激素也可能导致骺板过早骨化，从而生长停滞。

在进行竞技体育年龄推断时，即使兴奋剂未达检出限或结果阴性，也必须考虑到使用兴奋剂可能会对骨龄产生影响。身体检查发现巨大的肌肉块、血压升高、皮肤问题（如痤疮）、极低的体内脂肪水平和大量出汗可能是滥用药物的迹象。

生长激素和类胰岛素生长因子主要通过对骺板中软骨细胞的直接作用而参与纵向骨生长。由于它们的合成代谢作用，生长激素和类胰岛素生长因子也是运动中的禁用物质。服用此类物质的运动员无法进行可靠的年龄推断。

在进行年龄推断前，应仔细询问运动员是否服用了兴奋剂或相关药物。同时应以书面形式声明未使用兴奋剂和其他相关物质。如果运动员否认使用，则运动员自身应承担因使用兴奋剂或相关药物导致年龄推断错误的后果。

3. 正常激素分泌对骨骼成熟的影响　有研究发现，青年体育运动员比非运动员具有较高水平的脱氢表雄酮、睾酮激素原。此结果的可能原因是体育运动员可能是发育特别好的青年，但也不能忽略非法使用兴奋剂的可能。另一项研究表明，U15 和 U17 足球运

动员在整个赛季中睾丸激素水平下降，但在正常水平内（正常睾丸激素水平范围较广）。

运动负荷与能量供应间的比例似乎尤为重要。在运动负荷与能量供应相适应的运动中，运动员骨骼成熟度与非运动员基本一致。在体育运动中，除运动负荷，能量供应限制也很常见，常观察到发育迟缓，特别是骨骼成熟迟缓。此类运动如艺术体操和竞技体操，通过营养调整限制体重，从而影响了能量供应。在一类运动中，能量转换和能量消耗较大，如越野滑雪、长跑、划船、划皮划艇和骑自行车。此类运动每周超过 8~10 小时的高强度运动可能导致能量供应不足，从而抑制合成代谢激素和生长因子。在此类运动中，年龄推断可能会低估个体年龄。

4. 体育活动对骺板的影响　骨骼生长发育期，新陈代谢易受身体负荷影响。适当负荷对健康的骨骼发育至关重要。生长过程中的体育锻炼会影响骨质量和骨密度等参数，并影响个体一生骨质疏松症发生的可能性。然而，由于生理运动，骺板可能过早闭合。

另外，过多的运动负荷可能会对骨骼发育产生负面影响。在 X 线和 MRI 的相关研究中发现，长期受压的桡骨远端骺板（如体操运动员）除有运动负荷过重的其他症状外，还会有反应性变宽。在 MRI 中，这种增宽通常与骺软骨等强度有关，因此即使在 MRI 上也很难与骺板区分。"体操运动员的手腕"（gymnast's wrist）一词现在常用来指代那些由于手腕长期受到压力而出现问题的运动员。有此症状的个体的年龄推断结果可能不准确，有报道称此类个体的骨龄较其实际年龄小 1 岁。对其他骨骼骺板也开展了类似研究。"少年棒球运动员的肩膀（little leaguer's shoulder）"一词通常用于描述年轻棒球运动员肱骨近端骺板的变化。有研究也报道了膝关节慢性超负荷。慢性疼痛是慢性过度使用后的主要症状，因此存在慢性疼痛的骨骼区域不能用于年龄推断，但 Johansson 等指出无任何症状的运动员也可能发生骺板变化。

（二）MRI 在竞技体育的年龄推断中的应用

国际奥林匹克委员会在 2010 年关于竞技体育骨龄鉴定的共识文件中认定了 MRI 对于运动年龄推断的重要性。F-MARC 已实施足球运动员手腕部的 MRI 扫描，研究了 496 名参加 U17 足球锦标赛的健康足球运动员（14~19 岁，来自瑞士、马来西亚、阿尔及利亚和阿根廷），根据桡骨远端骨骺发育情况确定运动员是否满 17 岁，结果显示桡骨远端骨骺完全闭合时运动员年龄在 17 岁以上。但正如 Malina 提出的该研究中有一位 17 岁以下运动员桡骨远端已完全闭合，因此该方法结果需批判性看待。F-MARC 开展了第二项桡骨远端 MRI 完全闭合判断运动员是否满 17 岁的研究，在该研究中，21%的 17 岁以下运动员骨骺完全闭合。F-MARC 对该现象的解释是第二次研究中发现有运动员伪造年龄。2013 年，Sarkodie 将 F-MARC 骨龄推断方法应用于加纳 U17 的 86 位男性足球运动员，该研究样本的骨骼成熟度高于参考组，作者的总结为许多运动员提供了错误的年龄信息。2015 年，F-MARC 再次开展了青年足球运动员的 MRI 骨龄推断研究，结果表明，该方法不适用于 U17 足球联赛中年龄较大的女性运动员的年龄推断，因为与同龄男性相比，女性骨龄更高。

近年也有针对 U20 足球运动员的 MRI 骨龄推断研究。2014 年，Vieth 等评估了 MRI 中锁骨胸骨端骨骺发育情况，研究青少年足球运动员的年龄推断，采用 Schmeling 法或 Kellinghaus 子级法对锁骨胸骨端骨骺发育进行分级。在其研究样本中，仅一例 21.2 岁运动员骨骺完全闭合，因此该研究提出锁骨胸骨端 MRI 适用于 U20/U21 足球联赛中运动员的年龄推断。该团队还将 Schmeling 法或 Kellinghaus 子级法应用于桡骨远端骨骺发育 MRI 中，研究 152 名男性足球运动员（18～22 岁）的 MRI 骨骺发育情况，均未出现骨骺完全闭合骺线消失的情况，因此该团队认为骨骺完全闭合骺线消失可作为已满 21 岁的指标。此外，对这 152 名运动员也开展了髂嵴 MRI 推断年龄的研究，采用 Schmeling 法检测已满 20 岁的运动员，但由于髂嵴周围肠道等伪影的影响，因此提出由于 MRI 对伪影的高敏感，不宜将髂嵴 MRI 应用于年龄推断实践。

（三）牙齿发育

由于上述骨龄推断在运动员中的应用限制，单一的骨骼不适用于竞技体育中的年龄推断。由于激素和体育活动对牙齿发育的影响可能是微不足道的，因此可用牙齿发育推断运动员年龄。Guo 等研究表明，使用 Demirjian 法对 MRI 中第三磨牙发育进行分级适用于年龄推断。

（四）竞技体育年龄推断建议

总而言之，应用骨骼成熟度和牙齿发育推断运动员年龄是合理的，运动员年龄推断应考虑以下要素：

（1）结合病史和体格检查以评估身体发育情况，并排除可能影响发育的疾病、药物或其他相关物质。

（2）检查待检骨骼区域是否有慢性劳损。

（3）未使用兴奋剂或其他相关药物的书面陈述。

（4）MRI 确定适合于待分析年龄阈值的目标骨骼区域骨化程度（如桡骨远端、锁骨胸骨端）。

（5）第三磨牙的 MRI 影像。

（6）专家对检查结果进行综合评估，记录最小年龄和最可能年龄。

第七节　影响骨龄推断的发育异常疾病

一、下丘脑错构瘤

（一）概述

下丘脑错构瘤（hypothalamic neuronal hamartoma，HNH）又称为灰结节错构瘤（hamartoma of the tuber cinereum），多起自灰结节和乳头体，是一种临床极罕见的先天性发育异常，其本质是异位的神经组织，其内由分化良好而形态各异并呈不规则分布的神经元构成，其纤维间质内有正常的星形胶质细胞和神经节细胞，通常在出生时就已存在。临床常表现为痴笑性癫痫、中枢性性早熟和认知功能障碍等。HNH 大多数是在婴幼儿和儿童期发病，下丘脑错构瘤的发病率约为 1/200 000。HNH 可独立存在或同时伴有胼胼体缺如、视-隔发育不良、灰质异位、小脑回畸形和大脑半球发育不良等。

（二）分类及特点

依据影像学表现，国际上根据其位置将 HNH 分为下丘脑内型和下丘脑外型，根据其生长方式则可分为有柄型和无柄型。无柄型的错构瘤与癫痫的发生间的联系更加紧密。大多数痴笑性癫痫的患者都是无柄型的错构瘤，有柄型的错构瘤合并癫痫则极为少见。此外，在无柄型错构瘤患者中，发生认知及精神障碍的比例明显多于有柄型患者。

（三）临床表现

痴笑性癫痫、中枢性性早熟是 HNH 的典型临床表现，有些患者并没有临床症状，或者表现为一些非特异性症状，如认知情感障碍、头痛等。

1. 痴笑性癫痫　HNH 神经元变性、电生理异常活动对邻近间脑的干扰是引起癫痫的可能机制，神经肽分泌亦可能诱发癫痫。痴笑发作是指神经元异常放电引起的面部肌群不自主抽搐，形如怪笑，可频繁发作。痴笑发作多在疾病早期出现，甚至在新生儿期发作。其特点是短暂性、反复发作，表现为怪笑或做鬼脸。痴笑发作多为药物难治性癫痫，可继发为癫痫性脑病。

2. 其他类型癫痫　痴笑性癫痫多在儿童时期发作，随着年龄增长其发作频率增加、发作延续时间增长。病情逐渐发展，几乎全部的患儿在 4～10 岁出现其他类型的癫痫发作，如局限性发作、强直阵挛性发作、跌倒发作、复杂部分性发作，甚至顽固性癫痫大发作。这些继发性癫痫极为严重。药物治疗效果不佳，随病情发展可演变为严重的癫痫脑病，也可以同时伴随行为异常和智力障碍症状。

3. 中枢性性早熟　有学者认为内源性性激素释放激素的释放可能是其病原。本病的可能机制：有学者对 HNH 的病理分析、免疫荧光分析证实，异位的促性腺激素释放激素（GnRH）神经元存在于 HNH 中。HNH 内的神经元与灰结节通过轴突进行衔接，并能够释放 GnRH 分泌的物质进入垂体门脉系统，直接影响下丘脑-垂体-肾上腺皮质轴，使性激素过度分泌，从而作用于靶器官引起性早熟。

青春期前性早熟表现为婴幼儿期生长发育速度增快，与同龄人相比身高明显增高、体重明显增加，随年龄增长较早出现第二性征的发育，从而丧失了身高继续增长的潜力，导致最终身材矮小。女孩出现乳晕着色、乳房增大，月经来潮，阴道黏膜及小阴唇增厚、色素加深等；男孩出现阴茎增粗、增长、易勃起，阴囊变松、色素增深，睾丸增大，甚至出现遗精，出现喉结、胡须及阴毛，声音低沉，颜面部出现痤疮，骨骼增大，肌肉发达等。内分泌检查显示血清黄体生成素（LH）、促卵泡刺素（FSH）、睾酮（T）和雌二醇（E_2）水平升高。

4. 认知和行为学异常　研究表明，在癫痫出现之前，通常患者并未表现出认知改变和行为学异常等症状，大多数患者在出现癫痫后的不同时间出现认知发展停滞甚至退化，表现为意识、发育的迟缓等神经功能障碍；但癫痫发生较晚的患者其认知及行为学改变的出现也相应较晚或较轻，从而说明认知和行为学异常很可能与癫痫发生相关。对 HNH 患者进行的精神疾病研究发现，患者注意力难以集中、学习能力差、语言发育迟缓，明显具有攻击性、对抗性、多动症及心境障碍。

5. Pallister-Hall 综合征 是一种以下丘脑错构瘤为主要特征的发育异常综合征，通常合并多指（趾）、联指（趾）畸形、肛门闭锁、会厌畸形、肾脏疾病、肺隔离症等，少数下丘脑错构瘤患者属于此综合征。研究发现，Pallister-Hall 综合征是由染色体 7p13 上的 *GL13* 基因突变所致，为显性遗传。此综合征为下丘脑错构瘤的诊断提供了一些新的临床证据。

（四）影像学检查

1. CT HNH 典型的 CT 表现是颅脑中线附近（第三脑室下方、鞍上池、垂体柄后方、脚间池等部位）可见圆形或类圆形等密度占位病变，增强扫描无明显强化。病变与周边脑组织界限清晰，体积较大的病变可挤压第三脑室底部并使之变形，甚至突入第三脑室内，病变直径小于 5mm 时常易漏诊。

2. MRI 是 HNH 最佳的影像学检查方法，典型的 HNH 在 MRI 上表现为位于鞍上区的圆形或椭圆形肿块，部分病变有"蒂"或呈宽基底，肿物信号均匀、边界清晰，可侵及第三脑室底部或乳头体和灰结节（图 4-53）。在 T_1WI 上病灶信号强度类似于脑皮质信号强度，T_2WI 上表现为等或稍高信号强度影。由于错构瘤为正常的异位神经组织，具有正常的血脑屏障，增强多无明显强化。MRI 对直径小于 5mm 的 HNH 亦可有效检出。

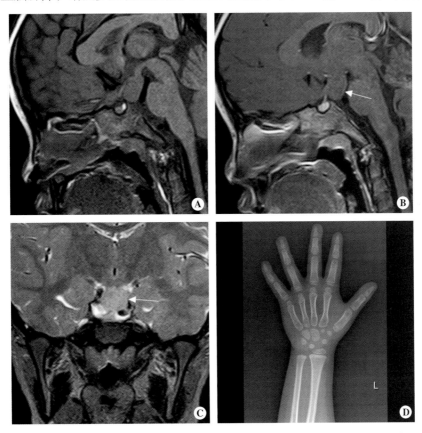

图 4-53 下丘脑错构瘤

A. MRI 矢状位平扫；B. MRI 矢状位增强；C. MRI 冠状位；D. 手腕部 X 线片

患者，女性，3 岁。MRI 显示鞍上区圆形或椭圆形肿块，呈宽基底，信号均匀，边界清晰，增强未见明显强化（白色箭头），

骨龄提前，相当于 5.1 岁

二、先天性卵巢发育不全

（一）概述

先天性卵巢发育不全又称为特纳综合征（Turner syndrome），是全部或部分体细胞中一条 X 染色体完全或部分缺失或 X 染色体存在其他结构异常所致。活产女婴中其发病率为 1/4000～1/2000，是常见的染色体异常疾病之一，也是人类唯一能生存的单体综合征。临床以身材矮小、性腺发育不良、具有特殊的面部及躯体特征为主要表现，并可出现先天性心血管异常、肾脏畸形、眼或耳异常、内分泌疾病、自身免疫性疾病及特殊的神经心理问题等。与一般人群相比，特纳综合征患者的发病率和死亡率均有所增加，在生命的各个阶段涉及多个器官的病变，典型特纳综合征易于诊断，但因特纳综合征表型个体差异较大，不典型者延误诊断和漏诊较为常见。

（二）临床表现

特纳综合征的表型谱较宽，通常染色体核型 45，X 单体、环状 X 染色体及 X 染色体长臂患者的临床表现较为典型，而嵌合体，特别是正常细胞系比例较高的嵌合体表型的患者相对较轻。由于核型表型间缺乏显著的相关性，需综合患者具体病情进行临床评估和治疗。典型临床表现为身材矮小、性腺发育不良、特殊的躯体特征（如颈蹼、盾状胸、肘外翻）等，但也可仅有轻微可见的特征。

1. 生长落后　特纳综合征患者生长迟缓始于宫内，出生身高和体重可在正常低限。部分患者在 18 月龄左右即出现进一步线性生长速度降低，3 岁后更明显，至青春期时未现正常青春期应有的身高突增。95%的特纳综合征患者表现为矮身材，但部分嵌合体或遗传靶身高较高者也可位于正常身高范围。特纳综合征成人患者的身高较同种族女性平均身高低 20cm 左右，可能与生长激素-胰岛素样生长因子 1（GH-IGF1）轴有关。

2. 性腺发育不良　表现为缺乏第二性征、青春期发育或初潮延迟、原发性闭经、不孕不育等。特纳综合征患者的卵巢功能不全可始于孕 18 周，此后卵巢滤泡加速纤维化。超声检查子宫及双附件常见始基子宫或子宫小、卵巢未探及或呈条束状。少数患者可有青春期第二性征发育和月经来潮，多见于嵌合体核型患者，但成年后易发生卵巢早衰。

3. 面部及躯体特征　皮肤常有黑痣，多分布在面、颈、胸和背部，有通贯手掌纹。头面部呈特殊面容，常有内眦赘皮和眼距过宽，塌鼻梁，偶有上眼睑下垂。有时耳轮突出，鲨鱼样口，腭弓高尖，下颌小，可伴牙床发育不良。易发生中耳病变，如慢性中耳炎，听力下降，传导性或感音性耳聋。常见颈蹼、颈粗短和后发际低。骨骼系统：非匀称性生长障碍，患者通常为矮胖体形、盾状胸，乳间距增宽，手和脚相对大。其他骨骼异常包括肘外翻、膝外翻、第Ⅳ掌骨短、腕部马德隆畸形及脊柱异常，如脊柱侧凸、脊柱后凸、椎体楔形变等。外周淋巴水肿和颈蹼是新生儿期特纳综合征诊断的主要依据，但淋巴水肿可在任何年龄出现或复现。出生时的淋巴水肿通常会在出生后 2 年左右消失。

4. 伴发先天畸形　心血管：50%的特纳综合征患者有先天性心血管异常，如左心异常、主动脉瓣异常、主动脉扩张、主动脉缩窄、主动脉弓延长等。主动脉扩张、主动脉夹层或主动脉瘤破裂是特纳综合征少见但致命的并发症。主动脉夹层发生率明显高于一般人群，中位发生年龄为 29～35 岁。肾脏：30%～40% 的特纳综合征患者可出现先天性泌尿系统畸形，最常见的是集合管系统异常，其次是马蹄肾、旋转不良和其他位置异常。

5. 自身免疫性疾病　特纳综合征患者自身免疫性疾病的发生率高于一般人群，且随年龄的增长发病风险增加。常见的自身免疫性疾病有自身免疫性甲状腺炎、糖尿病、幼年型特发性关节炎、炎症性肠病、乳糜泻等。自身免疫性甲状腺炎在特纳综合征儿童期较为常见，约 24% 发生甲状腺功能低下，少数发生甲状腺功能亢进。出现甲状腺功能减低的特纳综合征患者通常无明显临床症状。

（三）辅助检查

（1）外周血染色体核型分析：是特纳综合征确诊的重要指标，需行 30 个标准细胞的核型分析；但是当高度怀疑特纳综合征而外周血核型正常时，应对机体其他组织进行基因检测。约 50% 的特纳综合征核型为 45，X，20%～30% 为嵌合体，其余为 X 染色体结构异常。此外，尚有一部分患者含有 Y 染色体物质等。常见的 X 染色体结构异常包括：①X 染色体的短臂或长臂缺失 46，X，del（Xp）或 46，X，del（Xq）等。②X 染色体长臂或短臂等臂 46，X，i（Xq）或 46，X，i（Xp）。③环状 X 染色体 46，X，r（X）。④标记染色体 46，X，mar。

（2）性激素检查：患者血清促黄体生成素、促卵泡刺激素水平一般明显升高，雌激素水平低。

（3）生长激素：特纳综合征患者的生长激素分泌模式多正常；只有身高和自然生长曲线差异显著的患者需要行生长激素激发试验。

（4）甲状腺功能和甲状腺自身抗体检测，以确定有无甲状腺功能低下及是否存在甲状腺自身抗体。

（5）特纳综合征患者的糖尿病或糖代谢异常患病率较高。无糖尿病的特纳综合征患者中也发现高胰岛素血症、胰岛素抵抗、胰岛素分泌障碍、糖耐量降低等异常。患者可进行空腹血糖、胰岛素、C 肽、糖化血红蛋白、糖耐量试验等检测。乳糜泻可在儿童期早期出现。国外推荐患者 4 岁开始筛查组织转谷氨酰胺酶 IgA 抗体，每 2～5 年定期进行筛查。

（6）子宫及双附件、肾脏、心脏的影像学筛查。

（7）骨龄：落后于正常同龄儿（图 4-54）。

（8）骨密度：骨量减少在特纳综合征患

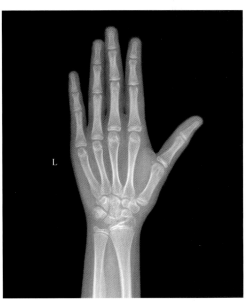

图 4-54　特纳综合征手腕部骨骼

患者，女性，17 岁。骨龄落后，相当于 12.1 岁

者中常见，与雌激素缺乏等因素有关，骨折发生率也明显高于同龄人。>18 岁的患者需行骨密度测定。

（四）诊断

1. 产前诊断 胎儿特纳综合征可有胎儿形态学改变和解剖结构畸形，因此应用超声筛查特纳综合征具有重要意义。妊娠中期超声检查发现胎儿颈部囊性淋巴瘤、全身水肿、胸腔积液、腹水、颈项透明带或颈后部皮肤皱褶增厚等异常表现，提示胎儿有特纳综合征的可能性。如果非侵入性检查多次或高度提示胎儿特纳综合征的可能，则建议母亲行羊水穿刺术检查染色体核型以明确诊断。

2. 出生后诊断 特纳综合征的诊断包括识别特纳综合征典型临床特征，结合核型评估证明 X 染色体完全或部分缺失，伴或不伴有嵌合体。核型结果一定要结合临床进行分析，不宜单纯依靠核型进行诊断。

特纳综合征诊断强调以下三要素：

（1）女性表型。

（2）具有生长落后和性腺发育不良，以及一项或多项其他临床表现。

（3）染色体核型分析提示全部或部分体细胞中的一条 X 染色体部分或完全缺失，或存在其他结构异常。

因此，男性表型不管何种核型，不考虑诊断为特纳综合征；Xp 端缺失含有 *SHOX* 基因缺失（不包括 Xp22.3 缺失者），患者可有矮身材和其他特纳综合征相关的骨骼异常，但发生卵巢功能不全的风险较低，不考虑诊断为特纳综合征；Xqter—q24 缺失的患者可出现原发性或继发性闭经，但通常无矮身材或其他临床特征，不考虑诊断为特纳综合征。

特纳综合征在新生儿期因出现典型的淋巴水肿、颈蹼、主动脉缩窄而被诊断；在儿童期因身材矮小，伴或不伴特殊躯体特征而被诊断；大多数患者因性发育迟缓、停滞，原发性或继发性闭经，不孕不育而于青春期或成人期被诊断。

（五）小结

临床上，特纳综合征以身材矮小、性腺发育不良、具有特殊的面部及躯体特征为主要表现。其表型个体差异大，核型复杂多样，延误诊断和漏诊的情况比较常见。特纳综合征可累及多器官、多系统，部分并发症随年龄增长而发生风险增加，在不同年龄段可能面临不同的临床问题。

本 章 小 结

　　青少年骨龄鉴定是法医年龄鉴定的重点和研究热点，也是竞技体育判断运动员是否符合赛事年龄限制的重要方法。此阶段个体骨骼处于发育期，不同部位的骨骺发育情况均可用于年龄推断，如肩关节、肘关节、腕关节、骨盆、髋关节、膝关节、踝关节、锁骨胸骨端等。其中，左手腕因包含多种类型众多骨化中心、易于摄片等优点，是目前法医青少年骨龄鉴定和运动员年龄评测应用最广泛的部位。手腕部骨龄推断方法较多,大体可分为计数法、图谱法和评分法等阅片分析方法。近年来,随着人工智能技术的发展,逐渐出现了应用深度学习进行计算机骨龄评测的方法。

除了手腕部,六大关节的其他部位也可用于法医学年龄推断。基于六大关节和锁骨胸骨端 X 线片的七大关节法是中国骨龄鉴定的常用方法。由于关节摄片时存在一定剂量的辐射,因此近年来逐渐开展了单一六大关节的 MRI 研究,现有研究结果提出 MRI 在法医学年龄推断中具有较高的应用价值。

目前研究或标准中年龄推断的预测值均基于健康个体,但部分疾病会显著影响个体发育,如下丘脑错构瘤会引起婴幼儿期生长发育速度增快,特纳综合征会造成生长落后等。在法医学年龄推断前需严格排除受检者是否存在影响生长发育的疾病或治疗史。

(宁　刚　王亚辉　陈荟竹　刘媛媛　范　飞)

第五章

18 岁骨龄推断

第一节 概　述

　　1989 年联合国儿童权益公约中成人的法定年龄是 18 周岁，大多数国家的法律相关成人的年龄也为已满 18 周岁。根据《中华人民共和国未成年人保护法》，"未成年人"指未满 18 周岁的公民。

　　18 周岁是成人与未成年人的分界节点，在我国司法审判中具有非常重要的意义，是民事行为能力与刑事责任能力的评判依据之一。《中华人民共和国刑法修正案（十一）》第十七条：对依照前三款规定追究刑事责任的不满十八周岁的人，应当从轻或者减轻处罚。第四十九条：犯罪的时候不满十八周岁的人不适用死刑。《中华人民共和国未成年人保护法》第六十一条：任何组织或者个人不得招用未满十六周岁未成年人，国家另有规定的除外。营业性娱乐场所、酒吧、互联网上网服务营业场所等不适宜未成年人活动的场所不得招用已满十六周岁的未成年人。招用已满十六周岁未成年人的单位和个人应当执行国家在工种、劳动时间、劳动强度和保护措施等方面的规定，不得安排其从事过重、有毒、有害等危害未成年人身心健康的劳动或者危险作业。任何组织或者个人不得组织未成年人进行危害其身心健康的表演等活动。经未成年人的父母或者其他监护人同意，未成年人参与演出、节目制作等活动，活动组织方应当根据国家有关规定，保障未成年人合法权益。第一百一十三条：对违法犯罪的未成年人，实行教育、感化、挽救的方针，坚持教育为主、惩罚为辅的原则。对违法犯罪的未成年人依法处罚后，在升学、就业等方面不得歧视。

　　国际移民组织（International Organization for Migration，IOM）估算，2015 年全球移民量已达 2.44 亿人次。在国际上，未成年人在需求庇护、移民上均有突出优先条件：联合国儿童权益公约（1989 年）及联合国难民事务高级专员办事处（United Nations High Commissioner for Refugees，UNHCR）有关无监护儿童寻求庇护者的处理政策及指南（1997 年）均提出以儿童利益优先，当儿童年龄不确定时应保持怀疑态度。但在移民大潮中很多人无法提供可靠的年龄证明材料，因此为了保护儿童利益并保证救助的公平，需确定个体是否年满 18 周岁。

同样，在竞技体育上也需核对参赛运动员的年龄，如国际足球运动中规定禁止 18 周岁以下球员转会；我国足球 U18 青年赛、青年奥林匹克运动会（青奥会）限定仅 14～18 周岁才能参加。因此，为了保证竞技体育的公平性，有时需评估年龄来确保运动员符合各赛事年龄要求。

因此，准确可靠地推断个体年龄是否已满 18 周岁，在鉴定实践工作中至关重要，也是法医学基础研究应面对的问题。根据受检者第二性征的表现可初步确定个体的年龄，如男性下巴和上唇的胡须多在 16～18 岁出现。但第二性征出现时间受环境因素和个体影响较大，因此用于 18 周岁的认定常不够准确。目前常用的 18 周岁评价指标包括锁骨胸骨端、髂嵴、第三磨牙等，有学者提出四肢长骨、下颌骨等也可用于 18 周岁年龄推断。

第二节　锁骨胸骨端

一、概　　述

锁骨内侧端粗大，与胸骨柄相关节，为锁骨胸骨端。锁骨属于长骨，但与其他长骨不同，锁骨无髓腔。锁骨为混合型化骨，先为膜内化骨形成锁骨大体，后为软骨内化骨形成锁骨胸骨端。锁骨有两个初级骨化中心，形成锁骨体的内侧及外侧部分，皆在胎龄 5～6 周出现，在胎儿期完全闭合。锁骨胸骨端继发骨化中心骨骺在人体较晚闭合。

锁骨胸骨端继发骨化中心可能为圆形、椭圆形、杆形或多边形，其最大长度不超过对应干骺端最大长度。锁骨胸骨端继发骨化中心的骨化开始于 12～14 岁，关节中心区域最先闭合，然后向后、向上或向前，最后下缘完全闭合。锁骨胸骨端继发骨化中心的骨化和闭合呈现较强的年龄相关性，较其他长骨生长活动周期更长。

自 20 世纪 20 年代，锁骨胸骨端骨骺就开始用于年龄推断，更多的学者开始关注锁骨胸骨端的发育规律，以用于年龄推断。1924 年，Stevenson 记录了美国人群锁骨胸骨端骨骺发育特征，其研究发现锁骨胸骨端骨骺闭合最小年龄为 22 岁，所有样本完全闭合的年龄为 28 岁。1928 年，Todd 和 D'Errico 发表了更详尽的锁骨胸骨端研究。锁骨胸骨端是 AGFAD 提出的用于年龄推断的检查部位之一，适用于手腕部完全闭合之后的青少年后期。锁骨胸骨端骨骺发育是判断个体是否已满 18 周岁的重要指标。

二、锁骨胸骨端骨骺分级方法

（一）四分法

1928 年，Todd 和 D'Errico 将 Western Reserve Collection 中尸骨锁骨骨骺发育分为 4 级：①未闭合；②开始闭合；③闭合，残留骺线；④完全闭合，骺线消失。研究发现，锁骨胸骨端骨骺闭合发生于 18～29 岁，开始闭合年龄多在 21 岁左右，完全闭合年龄多在 25 岁左右。

1985 年，Webb 和 Suchey 分析了 859 例尸骨（11～40 岁，美国）锁骨胸骨端和髂嵴骨骺闭合规律，将锁骨胸骨端骨骺发育分为 4 个等级。

等级 1：骨骺无骨化，锁骨胸骨端沟、嵴、结节明显，表面颗粒感。

等级 2：骨骺骨化未闭合，锁骨胸骨端出现独立的骨骺骨化块，未与干骺端连接。

等级 3：骨骺部分闭合，骨骺与干骺端开始骨化。这一阶段指骨骺与干骺端虽已部分连接，而仍有部分分离。

等级 4：骨骺完全闭合，骨表面变平滑。

部分锁骨胸骨端呈"V"形，干骺端表面凹陷，中央较周围骨边缘凹陷 1～2mm。此类锁骨虽中央凹陷，但表面沟嵴变平滑，因此也认为是完全闭合。等级 1 的最大年龄为男性 25 岁、女性 23 岁。等级 2 见于男性 16～22 岁、女性 16～21 岁。等级 3 见于男性 17～30 岁、女性 16～33 岁。完全闭合最早发现于男性 21 岁、女性 20 岁。31 岁以上的男性骨骺完全闭合，34 岁以上的女性骨骺完全闭合。Webb 和 Suchey 研究发现男女骨骺闭合的规律基本一致或仅差 1～2 年。

1998 年，Kreitner 等将 CT 中锁骨胸骨端骨骺发育亦分为 4 个等级（图 5-1）。

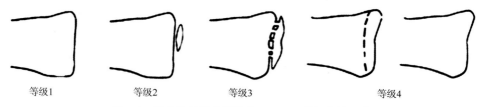

等级1　　　　　等级2　　　　　等级3　　　　　　　等级4

图 5-1　锁骨胸骨端骨骺发育 Kreitner 分级方法示意

等级 1：继发骨化中心未骨化。

等级 2：继发骨化中心骨化，骺板未骨化。

等级 3：骺板部分闭合。

等级 4：骺板完全闭合。

在其研究样本中继发骨化中心骨化的年龄为 11～22 岁，部分闭合年龄为 16～26 岁，完全闭合的最小年龄为 22 岁，27 岁以上个体骺板完全闭合。

2011 年，赵欢、邓振华在 Kreitner 分级方法的基础上，对我国西南地区 802 例 15.00～25.99 岁青少年锁骨胸骨端骨骺发育的 CT 影像进行了研究，将各等级的发育特点进一步详细描述：

等级 1：继发骨化中心未出现，干骺端略凹陷。

等级 2：继发骨化中心出现。包含：①可见一钙化点，极少见多个钙化点；②骨化中心显现清晰，椭圆形，有平滑连续的缘；③骨骺核逐渐长大，胸骨端有关节面的缘形成，即出现致密白线；④骨骺核与干骺端形状一致，且骨骺与骨干之间有明显的间隙，有软骨板相隔。

等级 3：骺软骨部分成骨骨化。包含：①骨骺与骨干之间有高密度条索影连接；②骨骺与骨干之间间隙缩小，逐渐被高密度影取代。

等级 4：骨骺与骨干基本结合，仅在骺干之间留有一条完整或不连续的细小分界线，或骨骺线已消失（图 5-2）。

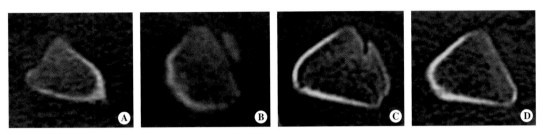

图 5-2　锁骨胸骨端骨骺发育赵欢、邓振华分级 CT 影像

经验分布（图 5-3）显示：100%处于等级 1 的样本＜18 周岁，70%处于等级 2 的样本＜18 周岁，95%处于等级 3 的样本＞18 周岁，100%处于等级 4 的样本＞18 周岁。等级 4 的最小年龄为男性 20.03 岁，女性 18.89 岁。

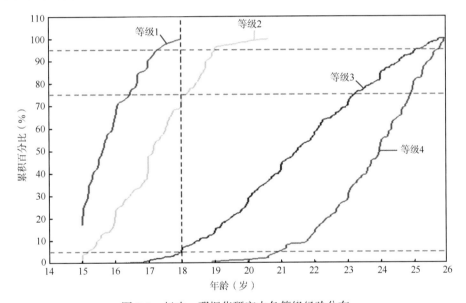

图 5-3　赵欢、邓振华研究中各等级经验分布

2008 年，Schulz 等根据超声成像特点，建立了锁骨胸骨端骨骺发育超声影像分级方法（详见第二章）。

在 84 例 12～30 岁样本中，等级 2 的最小年龄为 17.1 岁，等级 3 的最小年龄为 16.7 岁，等级 4 的最小年龄为 22.5 岁。2013 年，该团队将此方法应用于 616 例个体中，等级 2 的最小年龄为男性 14.4 岁，女性 14.1 岁；等级 3 的最小年龄为男性 17.6 岁，女性 17.4 岁；等级 4 的最小年龄为男性 19.3 岁，女性 18.9 岁。

（二）五分法

1957 年，McKern 和 Stewart 在有关朝鲜战争死亡的男性人群的尸骨骨骺闭合研究中，将锁骨胸骨端骨骺闭合分为 5 个等级：①未闭合；②开始闭合；③大部分闭合；④闭合，残留骺线；⑤完全闭合，骺线消失。研究发现，锁骨胸骨端骨骺闭合开始于 18 岁，可能早在 17 岁就已出现；在 25 岁大部分闭合；已满 22 岁个体不会出现独立骨骺，不满 23 岁个体未见完全闭合，所有样本达到等级 5 的年龄在 30 岁左右。

1996 年，Black 和 Scheuer 也研究了 18～20 世纪尸骨样本的锁骨胸骨端发育情况，分级方法类似于 Webb 和 Suchey（1985 年）的方法，但更关注于未闭合阶段：①干骺端明显的沟和嵴，无骨化中心附着；②干骺端少量沟和嵴，无骨化中心附着；③骨化中心开始闭合；④骨化中心延伸至整个干骺端；⑤骨化中心与干骺端完全闭合，骺线消失。等级 1 年龄为 11～17 岁，等级 2 为 15～22 岁，等级 3 为 19～23 岁，等级 4 为 23～28 岁，等级 5 为＞25 岁。

2004 年，德国 Schmeling 等基于锁骨胸骨端骨骺发育 X 线平片的成像特点，将锁骨胸骨端骨骺发育变化分为 5 个等级，此分级方法亦广泛应用于锁骨胸骨端年龄推断的 CT 研究中。

Schmeling 五分法：

等级 1：锁骨胸骨端继发骨化中心未出现。

等级 2：锁骨胸骨端继发骨化中心出现，骨化中心和干骺端未闭合。

等级 3：锁骨胸骨端继发骨化中心与干骺端部分闭合（闭合即为骨小梁从干骺端至骨化中心穿过骺板）。

等级 4：锁骨胸骨端继发骨化中心与干骺端完全闭合，可见残留骺线。

等级 5：锁骨胸骨端继发骨化中心与干骺端完全闭合，骺线消失（图 5-4）。

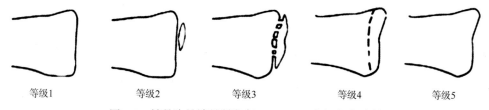

图 5-4　锁骨胸骨端骨骺发育 Schmeling 分级方法示意

2010 年，Kellinghaus 等在 Schmeling 分级方法的基础上将锁骨胸骨端骨化中心闭合的等级 2、3 进一步细分（图 5-5）。

等级 2a：骨化中心出现，骨骺最长径小于干骺端最长径的 1/3。

等级 2b：骨化中心出现，骨骺最长径在干骺端最长径的 1/3～2/3。

等级 2c：骨化中心出现，骨骺最长径大于干骺端最长径的 2/3。

等级 3a：骨化中心部分闭合，骨骺闭合最长径小于骺端最长径的 1/3。

等级 3b：骨化中心部分闭合，骨骺闭合最长径为骺端最长径的 1/3～2/3。

等级 3c：骨化中心部分闭合，骨骺闭合最长径大于骺端最长径的 2/3。

2013 年，王亚辉、朱广友等应用 CT 多平面重组和容积再现三维技术，测量锁骨胸骨端骨骺发育相关数据，建立青少年锁骨胸骨端骨骺发育 CT 分级方法与指标，测量指标包括双侧锁骨胸骨端骨骺最长径、干骺端最长径、骨骺最长径与干骺端最长径比值、骨骺面积、干骺端面积，以及骨骺面积与干骺端面积比值。将 Schmeling 分级等级 2、3 进一步分为 3 个亚级。

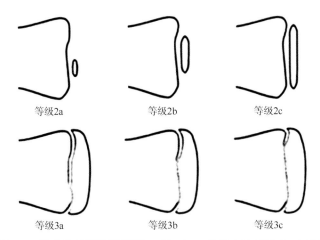

图 5-5　锁骨胸骨端骨骺发育 Kellinghaus 分级方法等级 2、3 示意

等级 2a：骨骺最长径≤1/3 干骺端最长径；骨骺面积约为 1/8 干骺端面积。

等级 2b：1/3 干骺端最长径＜骨骺最长径≤2/3 干骺端最长径；骨骺面积约为 2/8 干骺端面积。

等级 2c：骨骺最长径＞2/3 干骺端最长径，骨骺尚未开始闭合；骨骺面积约为 3/8 干骺端面积。

等级 3a：骨骺闭合最长径≤1/3 干骺端最长径；骨骺面积约为 4/8 干骺端面积。

等级 3b：1/3 干骺端最长径＜骨骺闭合最长径≤2/3 干骺端最长径；骨骺面积约为 5/8 干骺端面积。

等级 3c：骨骺闭合最长径＞2/3 干骺端最长径；骨骺面积约为 6/8 干骺端面积。

作者提出通过对扫描图像联合 MPR 和 VR 图像后处理技术，测量值更真实、准确，更能完整地反映锁骨胸骨端骨骺发育特征。在其 460 例研究样本中，等级 4 最小年龄为男性 20.03 岁，女性 20.09 岁；等级 5 最小年龄为男性 24.67 岁，女性 23.01 岁。

2016 年，Ufuk 等在 Schmeling 分级方法的基础上将锁骨胸骨端骨化中心闭合的等级 3 细分为两个子等级：

等级 3a：骨化中心部分闭合，闭合长度小于骺板 2/3。

等级 3b：骨化中心部分闭合，闭合长度大于骺板 2/3。

锁骨胸骨端骺板的闭合可能单独出现，也可能多中心出现。骺板的闭合与骨化的骨骺最长径长度无关，有可能骨骺骨化最长径长度未达干骺端最长径长度就已出现骺板闭合，此时锁骨胸骨端骨骺的发育等级应按照闭合程度分级，不应按骨化中心长度分级。锁骨胸骨端骺板大部分已闭合，仅在边缘区看见楔形未骨化区域，此时锁骨胸骨端骨骺发育等级应为等级 3，不应划分为等级 4。等级 4 的骺线残留有可能为连续的，与骨干宽度一致，也可能为不连续的或仅为单一小段。

锁骨胸骨端骨骺发育等级 1 和等级 5 较难区别，需注意：等级 1 的表面为不规则的、凹凸不平的、粗糙的、非线性的，类似于珊瑚样；横轴与纵轴交界处为锐角。等级 5

的表面应为凸面，横轴与纵轴交界处曲线为光滑圆润的。通常锁骨胸骨端表面的此类变化不会仅存在于一个 CT 层面，因此区分等级 1 和等级 4/5 应综合考虑所有层面。

如果仅一个层面出现骨化的骨骺，则此骨骺发育等级为等级 2 或等级 3；若所有层面均无单独的骨化的骨骺，则为等级 1、4 或 5。即使仅在一个层面上出现骺板闭合，此骨骺发育等级也应为等级 3；如果所有层面均未观察到骺板闭合，才定为等级 2。如果仍在一个层面可观察到骺板未闭合，则此骨骺发育等级为等级 3，即使此时可见清晰骺线也不应根据骺线定级；所有层面均观察到骺板完全闭合，才定为等级 4 或 5。即使仅在一个层面上看到残留骺线，此骨骺发育等级也应为等级 4；所有层面均未观察到骺线，才定为等级 5。

Kellinghaus 分级法需确定骨化中心、闭合区域与干骺端的关系比例，因此对于有疑问的层面应使用测量工具准确确定骨化中心、闭合区域与干骺端的长度。锁骨胸骨端骨骺发育等级确定的两个基本原则：①如果锁骨胸骨端骨骺发育等级表现出等级 1 和等级 2 的特征或等级 2 和等级 3 的特征，则必须定为更高的等级（1+2→2，2+3→3）；②如果锁骨胸骨端骨骺发育等级表现出等级 3 和等级 4 的特征或等级 4 和等级 5 的特征，则必须定为较低的等级（3+4→3，4+5→4）。

（三）六分法

2008 年，朱广友等对我国东部、中部及南部地区 1897 名 12.0～20.0 岁青少年 X 线片中锁骨胸骨端骨骺发育进行了系统分析，提出了锁骨胸骨端骨骺发育六分法。

等级 1：继发骨化中心尚未出现，干骺端略凹陷。

等级 2：继发骨化中心开始出现，呈条片状稍高密度影；干骺端略饱满。

等级 3：继发骨化中心部分覆盖干骺端，未达干骺端的 1/2；骺软骨间隙宽且清晰。

等级 4：继发骨化中心大部分覆盖干骺端，达干骺端的 1/2；骺软骨间隙仍宽且清晰。

等级 5：继发骨化中心基本覆盖干骺端，干-骺开始全面闭合；骺软骨间隙模糊。

等级 6：干-骺完全闭合，骺线残留或消失。

锁骨胸骨端继发骨化中心出现的年龄范围为男性 14.85～19.91 岁，平均年龄 17.38 岁；女性 16.11～18.52 岁，平均年龄 16.15 岁。闭合的最小年龄为男性 19.17 岁，女性 20.00 岁。

三、常用检查方法

（一）尸骨

1924 年，Stevenson 首次观察了尸骨中锁骨胸骨端骨骺发育的年龄变化趋势。此后有关锁骨胸骨端的大部分研究多基于干骨标本，少数研究基于尸体。若为尸体，锁骨胸骨端骨骺发育的尸骨观察应先从尸体中提取锁骨，去除表面软组织。在处理的过程中，需反复仔细观察骨骺，以防骨骺丢失。若处理后仍有软组织残留，应用手术刀人工仔细刮除。然后用一块纱布擦拭湿骨，用电吹风吹干，去除表面残留的水分。尸骨的锁骨胸骨端骨骺观察因需要提取离体锁骨，所以必须取得死者家属的同意后方可开展。观察结束后，应将离体锁骨还原于尸体相应位置。

1980年，Szivlassy将锁骨胸骨端的形态变化分为3级：等级1（18～20岁），有明显的颗粒状凹陷及横嵴；等级2（21～25岁），关节面变光滑，出现一圈距关节面边缘1～2mm的锐缘线；等级3（26～30岁），表面完全光滑，缘线消失。

1984年，吴新智、张振标对80例中国汉族人骨的锁骨胸骨端骨骺发育情况进行了观察：①颗粒性凹陷：23岁及以前，锁骨胸骨端骨骺尚未与干骺端闭合，干骺端呈颗粒状凹陷，各凹陷间隔的顶端高而锐。从24岁开始此间隔顶端变钝消失。从28岁起这些凹陷完全消失。②骨骺小片（即骨骺部分骨化与骨干闭合）：22岁及以前的标本上没有任何骨骺小片贴附于干骺端。23～29岁的大多数标本有骨骺小片贴附于胸骨端。31～33岁的标本上偶见。③胸骨端关节面光滑（骨骺完全骨化且与骨干闭合）：24岁及以下的标本上关节面不光滑。29岁以上的标本上关节面光滑。25～28岁的标本则呈过渡状态。

1994年，Ji等分析了13～31岁日本尸骨右锁骨胸骨端骨骺发育情况，采用的是McKern和Stewart提出的五分级法。该研究提示锁骨胸骨端可用于青少年至30岁左右个体的年龄推断，也发现女性较男性骨骺发育更快，日本男性较美国男性骨骺发育更快。2005年，Schaefer和Black也发现波斯尼亚男性骨骺完全闭合的年龄较美国男性早1～3年。因此，Schaefer和Black提出为提高年龄推断的准确性，应建立人群特有年龄推断方法和参考标准。

2010年，Langley-Shirley和Jantz等应用过渡分析（probit模型）和Bayesian法分析三个尸骨库中锁骨胸骨端骨骺闭合规律与年龄的关系，提出必须建立符合现代人骨骼发育特点的年龄推断方法。

2011年，Singh等分析了印度西北地区尸骨的锁骨胸骨端骨骺发育的时序性变化（360例，18～31岁）。锁骨胸骨端骨骺发育分为5级：0级，未闭合；1级，刚开始闭合或闭合小于1/3；2级，闭合活跃期或闭合接近1/2；3级，闭合后期或闭合超过3/4；4级，完全闭合。在该研究中锁骨胸骨端尸骨未闭合的最大年龄男女性均为21岁，完全闭合的最小年龄均为22岁，未完全闭合的最大年龄男性为31岁，女性为30岁，男性32岁和女性31岁锁骨胸骨端均已完全闭合。

2012年，尚万兵、樊爱英等采用同样的分级方法研究343例中国豫北地区17～78岁个体锁骨胸骨端骨骺闭合情况，研究显示锁骨胸骨端骨骺开始闭合的最小年龄为18岁，完全闭合的最小年龄为22岁。锁骨胸骨端骨骺闭合情况随年龄的增长呈规律性变化，特别是在17～32岁年龄段。

近年有关锁骨胸骨端尸骨年龄推断的研究较少。2018年，Mahon等研究了211例南非黑种人的锁骨胸骨端骨骺发育的时序性变化，其锁骨胸骨端骨骺发育分级类似于吴新智、张振标的方法，分为3级：

等级1：未闭合，无骨骺骨化或闭合征象，干骺端沟嵴明显。

等级2：部分闭合，可见骨骺骨化小片，干骺端部分沟嵴明显，骨骺未完全与干骺端闭合在一起。

等级3：骨骺完全覆盖干骺端，表面沟嵴不明显。骺线残留属于本级。

该研究中未闭合多发生在 25 岁以下。部分闭合的最小年龄为男性 16 岁，女性 20 岁，男性多在 23～29 岁，女性多在 23.3～28 岁。完全闭合多发生在 30 岁以上。

表 5-1 为尸骨研究中不同人群锁骨胸骨端骨骺发育的时序性变化。

表 5-1　不同尸骨研究中锁骨胸骨端骨骺发育的时序性变化

研究	人群	样本量（例数）	年龄范围（岁）	未骨化最大年龄（岁）	完全闭合最小年龄（岁）	均完全闭合年龄（岁）
尚万兵等（2012）	中国	252（男），90（女）	17～78	—	22	33（男），31（女）
Ji 等（1994）	日本	54	13～31	—	20	—
Singh 等（2011）	印度	254（男），106（女）	17～94	21	22	32（男），31（女）
Todd 和 D'errico（1928）	美国	130（男），36（女）	17～29	—	22	28（白种人），29（黑种人）
McKern 和 Stewart（1957）	美国	375（男）	17～50，多为 18～23	25	23	31
Webb 和 Suche（1985）	美国	597（男），247（女）	11～40	24（男），23（女）	20	31（男），34（女）
Langley-Shirley 和 Jantz（2010）	美国	448（男），145（女）	11～33	—	19（男），24（女）	—
		255（男），99（女）	11～30	—	23（男），22（女）	—
		341（男）	16～33	—	20	—
Schaefer 和 Black（2005）	波斯尼亚	114（男）		22	21	29
Schaefer 和 Black（2007）	波斯尼亚	258（男）		23	21	30
Mahon 等（2018）	南非	101（男），110（女）	12～45	—	21	—

（二）X 线平片

1976 年，Jit 和 Kulkarni 等首先开展了锁骨胸骨端骨骺发育的 X 线平片研究（684 例，11～30 岁，印度）。研究发现骨化中心骨化的年龄为女性 11～19 岁，男性 14～19 岁。部分闭合的最小年龄为 18 岁，最大年龄为 23 岁。完全闭合的最小年龄为女性 23 岁，男性 22 岁。24～25 岁女性和 25～26 岁男性的锁骨胸骨端骨骺均完全闭合。

2004 年，Schmeling 等研究中（699 例，16～30 岁，德国）锁骨胸骨端骨骺发育等级 1 未出现，等级 2 因样本量太少而无统计学意义，等级 3 年龄范围为男性 16.7～24.0 岁，女性为 16.0～26.8 岁。等级 4 最小年龄女性为 20.0 岁，男性为 21.3 岁。等级 5 最小年龄男女性均为 26 岁。

2011 年，Garamendi 等研究 123 例数字化胸部 X 线片，分级方法是在 Schmeling 五分法基础上调整为 6 个等级：等级 0，锁骨胸骨端继发骨化中心未骨化；等级 1，继发骨化中心不完全骨化；等级 2，继发骨化中心骨化，骺板未骨化；等级 3，骺板部分骨化；等级 4，骺板完全骨化；等级 5，骺板完全骨化，骺线消失。结果显示，锁骨内侧骨骺未出现的最大年龄为 15.46 岁，平均为（10.04±3.61）岁；骺板部分骨化的年龄为 17.82～45.61 岁，平均为（22.90±7.45）岁；完全闭合的最小年龄为 19.72 岁，平均为（26.64±5.13）岁；完全闭合、骺线消失的最小年龄为 20.60 岁。作者提出在用于法医实际工作时，年龄鉴定结果应同时给出最大误差范围。

2013 年，Brown 等采用 Schmeling 五分法研究了非洲加纳地区个体锁骨胸骨端骨骺的时序性变化。等级 2 出现的年龄为男性 16～24 岁[平均（19.46±1.476）岁]，女性16～22 岁[平均（18.88±1.220）岁]；等级 3 出现的年龄为男性 18～31 岁[平均（23.02±2.754）岁]，女性 17～30 岁[平均（21.71±2.681）岁]；等级 4 出现的年龄为男性 21～32 岁[平均（26.65±2.532）岁]，女性 20～32 岁[平均（25.62±2.608）岁]；等级5 出现的年龄为男性 25～32 岁[平均（29.35±2.037）岁]，女性 25～32 岁[平均（29.13±1.996）岁]。研究发现，加纳个体骨骺开始闭合的年龄较其他地区推迟，作者推测可能是营养差、疟疾流行等环境因素导致了这一现象。

2015 年，韩国 Yoon 等参照 Schmeling 五分法分析了 1151 例 16～30 岁个体 X 线平片中锁骨胸骨端骨骺发育情况，对锁骨胸骨端发育的各级影像特征进行了详细描述。该方法得到的判断个体是否满 18 岁的 ROC 曲线下面积为 0.922，有较高的诊断价值。

等级 1：锁骨胸骨端继发骨化中心未出现（内侧凹陷，边缘不规则，皮质边缘薄）。

等级 2：锁骨胸骨端继发骨化中心出现，骨化中心和干骺端未骨化（A. 锁骨内侧凸起，有两层宽度超过 1mm 的不透射线的皮质线覆盖全长，两者间有一锐利透射线影，厚度均匀，锁骨上下端均开口；B. 继发骨化中心骨化较少，呈现小的不透射线影）。

等级 3：锁骨胸骨端继发骨化中心与干骺端部分骨化（锁骨内侧凸起或扁平，有两层不透射线的皮质线，部分宽度超过 1mm，透射线影边缘、厚度不规则，呈间断状）。

等级 4：锁骨胸骨端继发骨化中心与干骺端完全闭合，可见残留骺线（A. 锁骨内侧凸起或扁平，皮质线 1～2mm 宽甚至更宽，不存在马赫带现象，靠近皮质线处可见骺线；B. 侧缘可能无定形，相邻骨密度轻度增加）。

等级 5：锁骨胸骨端继发骨化中心与干骺端完全闭合，骺线消失（A. 锁骨内侧凸起或扁平，皮质线较细且均匀，与相邻透射线相连；B. 皮质侧缘均匀、锐利，内侧皮质厚度可达 2mm、均匀、锐利；C. X 线摄片时胸骨面倾斜，造成两个宽度小于 1mm 的皮质线中间相距较远、两端相连，形成水滴状外观）。

2008 年王鹏、朱广友等通过摄取华南、华中及华东 11～20 周岁男性双侧胸锁关节正位 X 线片，按照朱广友等的分级方法对锁骨胸骨端骨骺发育进行分级评分，建立了胸锁关节法医鉴定方法。等级 6 出现的最小年龄为 29 岁，等级 1 出现的最大年龄为 17 岁。2012 年 Wang 等研究华南、华中及华东 11～20 岁汉族 1709 例胸锁关节正位片，继发骨化中心出现的平均年龄男性为 17.38 岁，女性为 16.15 岁。完全闭合的平均年龄男性为20.20 岁，女性为 19.59 岁。结果表明，锁骨内侧骨骺是人体各关节继发骨化中心出现及骨骺闭合最晚的部位，可以较好地反映 18 周岁以上青壮年骨骼发育情况（表 5-2）。

2013 年赖小平等依据朱广友制定的中国青少年胸锁关节 X 线骨发育分级方法，分析了 310 例 15～22 岁广东东莞市男性肩关节 X 线平片中锁骨胸骨端骨骺发育情况。锁骨胸骨端骨骺发育年龄相关性达 0.8 以上，等级 1 最大年龄为 17.5 岁，等级 6 最小年龄为 18 岁。

表 5-2　不同 X 线平片研究中锁骨胸骨端骨骺发育时序性变化

研究	人群	样本量（例数）	年龄范围（岁）	未骨化最大年龄（岁）	完全闭合骺线存在最小年龄（岁）	完全闭合骺线消失最小年龄（岁）
王鹏、朱广友等（2008）	中国	1059（男）	11～20	17	19	
赖小平等（2013）	中国	310（男）	15～22	17.5	18	
Yoon 等（2016）	韩国	664（男），506（女）	16～30	17（男，女）	18（男），17（女）	18（男，女）
Jit 和 Kulkarni（1976）	印度	391（男），293（女）	11～30	—	22（男），23（女）	
Bhise 等（2012）	印度	131（男），68（女）	9～25（男）3～23（女）	—	18～19（男），19～20（女）	21～22（男），20～21（女）
Nadir 等（2014）	巴基斯坦	265（男），235（女）	16～32	20（男，女）	21（男，女）	23（男），24（女）
Schmeling 等（2004）	德国	243（男），456（女）	16～30	未出现	21.3（男），20.0（女）	26.0（男），26.7（女）
Wittschieber 等（2016）	德国	207（男），102（女）	15～30	—	22.5（男），21.1（女）	26.0（男），26.3（女）
Garamendi 等（2011）	西班牙	61（男），62（女）	5～75	18.5	19.7	20.6
Brown 等（2013）	加纳	506（男），419（女）	16～32	20（男），19（女）	21（男），20（女）	25（男，女）
Marera 和 Satyapal（2018）	南非、肯尼亚	805（男）800（女）	14～30	19（男），20（女）	24（男），23（女）	26（男，女）

　　2012 年，5 位学者在 274 例 X 线平片上评估了 Schmeling 五分法在锁骨胸骨端骨骺发育分级阅片上的客观实用性。观察者的结果显示，Schmeling 五分法较难操作，锁骨胸骨端骨骺发育的评估需由丰富经验的人员判读。Schmeling 等提出胸部平片后前位（PA）的 X 线可用于评估锁骨骨化。但既往 X 线平片研究中均发现，由于锁骨胸骨端与其邻近的肺、胸骨、肋骨、支气管及胸椎横突等影像结构相互重叠，会影响骨骺发育情况的观察。2015 年，Wittschieber 等比较了正位、右前倾位、左前倾位三种体位锁骨胸骨端骨骺发育 Schmeling 分级，24.2% 的个体正位和右前倾位中锁骨胸骨端骨骺发育等级存在差异，25.6% 的左前倾位和正位存在差异。采用三体位虽可避免其他组织的干扰，但是反复的胸部 X 线摄片，被检查者将接受更多的射线辐射，不符合现代医学伦理的要求，同时不同体位的 X 线平片中的骨骺发育等级差异亦影响 X 线平片在实际案件中的应用，因此有学者提议在法律相关的年龄评定中采用薄层 CT 或

MRI 摄片。

（三）CT

CT 是锁骨胸骨端骨骺发育研究中最常用的检查方法，特别是薄层 CT。1998 年，Kreitner 等发表了第一项基于 CT 的锁骨胸骨端骨骺发育研究，提出 CT 非常适用于锁骨胸骨端骨骺发育的分级，可用于青少年和 30 岁左右个体的年龄推断。Hermetet 等系统分析了 13 篇锁骨胸骨端 CT 研究，发现在 5605 例样本中等级 4、5 的个体均已满 18 岁。

2005 年，Schulz 等采用 Schmeling 五分法对锁骨胸骨端骨骺发育进行分级（566 例，15～30 岁），等级 2 出现的最小年龄为 15 岁；等级 3 出现的最小年龄为女性 18 岁，男性 17 岁；等级 4 出现的最小年龄为 21 岁；等级 5 出现的最小年龄为女性 21 岁，男性 22 岁。同一骨骺发育等级通过 CT 得出的年龄比 X 线平片早 4～5 年。

2010 年，Kellinghaus 等对 Schmeling 五分法等级 2、3 进一步细分，评估细分法在法医学年龄推断中的应用价值。在一项 502 例 10～35 岁德国人的研究中，等级 2 出现的最小年龄为男性 14 岁，女性 13 岁；达到等级 3 的最小年龄男性为 17 岁，女性为 16 岁。等级 4 的最小年龄均为 21 岁，等级 5 的最小年龄均为 26 岁。这些结果与锁骨 Schmeling 等的研究结果一致。2019 年，Torimitsu 在日本人群中研究了 Kellinghaus 分级，男性等级 2b 和 2c 的出现均在 15.3 岁以后，等级 3a 和 3b 出现的最小年龄为 16.3 岁。女性等级 3a 和 3b 出现的最小年龄为 17.3 岁。等级 3c、4 和 5 在男女性中均出现在 18 岁以后，提示该方法可用于日本个体年龄是否满 18 岁的判断。等级观察者间一致性为 0.808，观察者内一致性为 0.907，提示该方法有较好的可操作性。Kellinghaus 分级在法国人群的研究中，等级 3b～5 出现的男女性年龄均大于 18 岁，等级 1～2b 出现的女性年龄均小于 18 岁，等级 1 出现的男性年龄均小于 18 岁。Ufuk 等的研究中，骺板闭合＞2/3 的个体年龄均大于 18 岁，骨骺未出现的年龄均小于 18 岁。

2014 年，Wittschieber 等又根据骺板开始闭合时继发骨化中心长度进一步对等级 3a 进行细分：①3aa，继发骨化中心长度≤干骺端宽度的 1/3；②3ab，骺端宽度的 1/3＜继发骨化中心长度≤干骺端宽度的 2/3；③3ac，继发骨化中心长度＞干骺端宽度的 2/3。对 36 例 15～23 岁个体按 3a 细分法分级，等级 3aa 未出现；等级 3ab 出现的年龄为男性 16.4～22.1 岁，女性 15.5～19.4 岁；等级 3ac 出现的年龄为男性 18.2～22.3 岁，女性 17.6～23.3 岁。作者提出等级 3a 的细分有利于 17 岁年龄节点的判别。但此结论是基于很小的样本，因此仍需大样本的验证。

国内锁骨胸骨端骨骺发育的 CT 研究也较为广泛。赵欢等研究了四川汉族人群的锁骨胸骨端骨骺发育 CT 的规律，各等级年龄分布特征见表 5-3，该研究发现等级 4 个体出现的年龄均大于 18 周岁，两性之间差异无统计学意义。锁骨胸骨端的薄层 CT 可为 18 周岁年龄推断提供依据。

表 5-3 四川汉族锁骨胸骨端骨骺发育 CT 各等级年龄（岁）分布（n=802，15.00～25.99 岁）

等级	性别	最小值	最大值	均数±标准差	中位数	下四分位数	上四分位数
1	女	15.00	17.62	15.59±0.70	15.21	15.08	16.05
	男	15.00	18.00	15.99±0.86	15.78	15.15	16.69
2	女	15.00	20.13	17.12±1.19	17.14	16.21	18.00
	男	15.01	20.63	17.30±1.30	17.16	16.02	18.25
3	女	16.28	25.82	21.57±2.31	21.64	19.90	23.46
	男	16.74	25.97	21.47±2.13	21.35	19.93	23.03
4	女	18.89	25.97	23.70±1.66	23.98	22.42	25.00
	男	20.03	25.81	23.77±1.31	23.96	22.81	24.86

华东、华南地区 460 例 15～25 周岁青少年骨骺发育锁骨胸骨端骨骺发育 CT 各等级年龄分布见表 5-4。魏华等测量 684 例 15～25 周岁个体锁骨胸骨端 CT-VR 图像中双侧锁骨胸骨端骨骺与干骺端长度比和面积比，建立了骨龄推断的数学模型（表 5-5），所有模型的准确率都在 70.5%（±1.0 岁）或 82.5%（±1.5 岁）以上（含）。

表 5-4 华东、华南地区青少年锁骨胸骨端骨骺发育 CT 分级年龄（岁）分布

等级	男性（n=212）			女性（n=248）		
	最小值	最大值	$\bar{x}\pm s$	最小值	最大值	$\bar{x}\pm s$
1	15.00	17.01	15.97±0.67	15.00	16.50	15.96±0.47
2a	15.01	19.03	17.19±1.17	15.00	17.01	16.04±0.64
2b	15.49	20.63	18.10±1.45	15.36	17.64	16.58±0.68
2c	16.59	22.13	18.73±1.28	16.00	20.78	18.34±1.39
3a	16.74	22.20	19.50±1.63	16.28	23.86	20.14±2.15
3b	19.00	24.22	21.73±1.50	17.38	23.04	20.26±1.68
3c	19.18	25.48	22.38±1.76	19.11	25.82	22.47±1.85
4	20.03	25.76	22.86±1.59	20.09	25.86	22.92±1.60
5	24.67	25.81	25.20±0.33	23.01	25.97	24.36±0.82

表 5-5 锁骨胸骨端 CT 推断华东、华南地区年龄数学模型

性别	观测指标	最佳数学模型	调整后决定系数	准确率（%）±1.0 岁	准确率（%）±1.5 岁
男	x_2、x_4	$y=4.842x_2+2.415x_4+16.011$	0.7514	76.5	89.3
女	x_2、x_4	$y=2.454x_2+5.162x_4+15.517$	0.7127	72.6	86.2
男	x_1、x_2、x_3、x_4	$y=0.068x_1+4.332x_2+1.512x_3+1.654x_4+15.786$	0.7132	73.2	84.4
女	x_1、x_2、x_3、x_4	$y=0.032x_1+2.178x_2+1.275x_3+4.339x_4+15.248$	0.6821	70.5	82.5

注：左侧锁骨胸骨端骨骺最长径与左侧干骺端最长径的比值、左侧锁骨胸骨端骨骺面积与左侧干骺端面积的比值分别为 x_1、x_2，右侧对应值分别为 x_3、x_4。

2017 年，王迪等研究了 1369 例中国华北地区青少年锁骨胸骨端发育情况，参照 Schmeling 五分法，同时将等级 2 按骨化中心最长径长度是否达到干骺端对应面的横轴长度分为 2a、2b，将等级 3 按骨化中心闭合面积是否达到干骺端的 2/3 分为 3a、3b。王迪等提出：当锁骨胸骨端骨化中心达等级 4 时，其年龄＞18 岁的可能性更大；而等级 5 的年龄应＞18 岁。华北地区 11～27 岁青少年锁骨胸骨端骨骺发育 CT 分级年龄见表 5-6。

表 5-6　华北地区青少年锁骨胸骨端骨骺发育 CT 分级年龄分布

分期	性别	例数	年龄均值（岁）
1	男	88	12.76±1.62
	女	68	13.12±1.11
2a	男	45	16.00±1.47
	女	53	15.42±1.47
2b	男	150	17.92±1.64
	女	142	16.87±2.02
3a	男	103	20.21±2.06
	女	100	20.17±2.24
3b	男	61	22.30±1.91
	女	74	22.31±2.54
4	男	142	24.87±1.90
	女	155	24.84±2.03
5	男	62	25.58±1.40
	女	47	25.38±2.11

在评估锁骨胸骨端骨骺发育中发现扫描层厚对阅片结果的影响较大，2005 年 Schulz 等提出较厚的层可能会因部分容积效应而影响骺板和骺线的观察，从而影响骨骺发育分级，应选择 CT 层厚≤1mm，以确保判读结果的准确性与可靠性。2006 年 Mühler 等研究了层厚对锁骨胸骨端骨骺发育分级的影响（80 例，层厚：1mm、3mm、5mm、7mm），7 例存在等级差异，并且随扫描厚度的增加，等级增高。扫描层厚 1mm 和 3mm 的比较中 1 例存在等级差异，3mm 和 5mm 的比较中 3 例存在等级差异，5mm 和 7mm 的比较中也有 3 例存在等级差异。研究认为：扫描厚度对锁骨胸骨端等级的评估存在较大的影响，用于法医年龄估计的扫描厚度应小于 1mm。

锁骨胸骨端骨骺是三维、不对称的，因此 CT 轴位也会影响骨骺发育分级。2017 年，Scharte 比较了 1078 例锁骨胸骨端骨骺在轴位和冠状位的等级差异，发现 35.6% 的锁骨骨骺发育等级不一致，建议对锁骨胸骨端骨骺发育的 CT 分级应根据至少两种不同的平面。实践阅片参数应与参考研究中的参数尽量保持一致。

锁骨胸骨端骨骺发育分级判断还依赖于阅片者的经验和能力。Wittschieber 等分析了不同观察者的一致性，随着培训和阅片数的增加，经验不足的观察者间一致性（interobserver agreement）和观察者内一致性（intra-observer agreement）均有所提高。经验不足观察者应用 Schmeling 五分法分析锁骨胸骨端骨骺发育，常见的错误包括：①将无法评估的锁骨胸骨端错误地评估为等级 1～5（12.3%的样本）；②由于图片亮度或对比度的差异，忽略残存骺线，错将等级 4 判为等级 5（5.1%）；③将等级 4 错判为等级 3（2.4%）；④将等级 3 错判为等级 4（1.8%）；⑤将等级 3 错判为等级 2（1.7%）；⑥等级 1 和等级 4 混淆（1.0%）。Kellinghaus 分级法常见的错误包括：①将等级 3b 错判为等级 3a；②将无法评估的锁骨胸骨端错判为等级 2a～3c；③将等级 3c 错判为等级 4；④将等级 3c 错判为等级 3b；⑤将等级 3b 错判为等级 3c；⑥将等级 2b 错判为等级 2a。因此，锁骨胸骨端推断骨龄应由经验丰富的专业人员承担，有条件者应由两名专家评估并达成共识。同时，注意将图像调整至最佳观察参数并使用骨窗观察。

锁骨胸骨端解剖形态的变异是影响骨骺分级的主要因素之一，如碗状或漏斗状锁骨胸骨端等均不符合目前骨骺分级方法的骨骺变异。在两项土耳其人群研究中，部分样本因解剖变异被排除（变异人数/总人数：107/859，131/1041）。关节囊、胸锁韧带或关节盘等周围软组织的钙化不要误认为是骨骺。

锁骨胸骨端 CT 推断年龄的先决条件：①CT 扫描必须包含整个双侧锁骨胸骨端。如果 CT 扫描未包含锁骨外周区域，则不能准确可靠地确定骨骺发育等级。②CT 层厚应不超过 1mm。层厚不同可能导致骨骺发育分级的差异。③图像分辨率必须有助于精细骨结构的观察。④选择合适的影像参数，如使用骨窗观察锁骨胸骨端骨骺发育情况。⑤发育等级的判定应至少由两名经验丰富的检查者进行，且判定结果应一致。检查者的经验和资历是评估锁骨胸骨端发育的重要影响因素。⑥锁骨胸骨端 CT 的每个断层片均应单独阅片，并综合考虑后确定骨骺发育等级。仅选取一个层面或特定层面都可能导致错误分级。⑦当锁骨胸骨端骨骺存在解剖形状变异时，如碗状、鱼嘴状或多个骨化中心时，不能根据目前的分级方法进行锁骨胸骨端骨骺发育分级。因为目前尚不清楚此类变异骨骺的发育是否与常规形态的骨骺发育情况一致。

回顾既往锁骨胸骨端骨骺发育 CT 研究（表 5-7），除泰国女性外，Schmeling 五分法和 Kellinghaus 分级法的等级 3c 均提示个体已满 18 岁；除一项澳大利亚男性研究外，其余研究中等级 4、5 均提示个体已满 18 岁。

除了一般描述性分析外，高功效的统计方法也逐渐用于锁骨胸骨端的法医学年龄推断。2016 年，Sironi 等提出采用一种贝叶斯方法判断个体是否满 18 岁。研究样本为 380 例 4～30 岁的欧洲白种人，锁骨胸骨端骨骺发育分级采用 Kreitner 四分法，该方法误判率平均为 12%，最高为 27%，其中成人的误判率平均为 3%，最高为 8%。2015 年，过渡分析被用于评估澳大利亚西部人群两个相邻等级的过渡年龄（表 5-8）。

表 5-7 不同 CT 研究中锁骨胸骨端骨骺发育时序性变化

研究	人群	样本例数	年龄范围（岁）	CT 层厚（mm）	未骨化最大年龄（岁）<19	附合>2/3 最小年龄（岁）	完全闭合骺线存在最小年龄（岁）<19	完全闭合骺线消失最小年龄（岁）
田利新等（2003）	中国东北	380（男）315（女）	0~30	10	<19		<19	
魏华等（2014）	中国华东、华南	387（男）408（女）	15~25	2	17.21（男）16.55（女）	19.18（男）19.11（女）	20.05（男）20.09（女）	24.67（男）23.01（女）
Zhang 等（2015）	中国西南	370（男）382（女）	15~25.9	1	18.00（男）17.62（女）	—	20.03（男）18.89（女）	
王迪等（2018）	中国华北汉族	651（男）639（女）	11~27	0.5	15（男）16（女）	—	18（男）19（女）	22（男）20（女）
查显琴、崔二峰（2018）	中国许昌	182（男）118（女）	10~30	1~3	16（男）14（女）	—	18（男）19（女）	21（男）22（女）
Pattamapaspong 等（2015）	泰国	249（男）160（女）	11~29	0.6~11	16.5（男）16.2（女）	18.0（男）17.4（女）	18.1（男）19.5（女）	20.3（男）23.5（女）
Torimitsu（2019）	日本	128（男）79（女）	12~30	0.625	14.3（男）15.4（女）	18.1（男）18.4（女）	19.8（男）19.4（女）	19.0（男）19.4（女）
Kreitner（1998）	德国	229（男）151（女）	0~30	1~8	16	—	22	
Schulz 等（2005）	德国	417（男）139（女）	15~30	1~7	—	—	21.2（男）21.5（女）	22.4（男）21.9（女）
Schulz 等（2006）	德国	50（男）50（女）	16~25.9	1~7	—	—	19.14	
Kellinghaus 等（2010）	德国	104（男）81（女）	13~26	0.6~1	—	19.7（男）19.5（女）	—	—

续表

研究	人群	样本例数（岁）	年龄范围（岁）	CT层厚（mm）	未骨化最大年龄（岁）	闭合>2/3最小年龄（岁）	完全闭合髓线残存最小年龄（岁）	完全闭合髓线消失最小年龄（岁）
Kellinghaus 等（2010）	德国	288（男） 214（女）	10~35	0.6~1.5	15.98（男） 15.87（女）	—	21.63（男） 21.31（女）	26.39（男） 26.10（女）
Wittschieber 等（2014）	德国	336（男） 157（女）	10~40	0.6	14.9（男） 15.4（女）	19.0（男） 19.4（女）	21.6（男） 21.1（女）	26.6（男） 26.7（女）
Bassed 等（2011）	澳大利亚	455（男） 219（女）	15~25	1~2	21（男） 19（女）	—	17（男） 19（女）	17（男） 20（女）
Franklin 等（2015）	澳大利亚	210（男） 178（女）	10~35	<2	17（男） 16（女）	—	21（男） 20（女）	24（男） 25（女）
Milenkovic 等（2014）	塞尔维亚	97（男） 57（女）	15~35	5	17	—	19	19
Ekizoglu 等（2015）	土耳其	362（男） 141（女）	10~35	1	17（男） 15（女）	—	20（男） 20（女）	25（男） 25（女）
Ekizoglu 等（2015）	土耳其	129（男） 64（女）	13~28	1	—（男） —（女）	19（男） 19（女）	—	—
Ufuk 等（2016）	土耳其	181（男） 119（女）	10~30	1~3	16（男） 14（女）	18（男） 18（女）	18（男） 19（女）	21（男） 22（女）
Gurses 等（2016）	土耳其	285（男） 340（女）	10~35	0.6~1	18.89（男） 17.27（女）	18.92（男） 18.99（女）	21.02（男） 20.92（女）	25.00（男） 25.01（女）
Gurses 等（2017）	土耳其	146（男） 108（女）	13~28	0.6~1	—（男） —（女）	19（男） 19（女）	—	—
Ramadan 等（2017）	土耳其	299（男） 202（女）	10~35	0.6	18.1（男） 18.6（女）	19.2（男） 18.4（女）	20.3（男） 20.1（女）	25.5（男） 25.6（女）
Morsi 等（2015）	埃及	84（男） 58（女）	8~30	1~2	17（男） 8（女）	—（男） —（女）	20（男） 19（女）	20（男） 22（女）
Houpert 等（2016）	法国	252（男） 67（女）	15~30	1	17.8（男） 16.6（女）	18.2（男） 19.2（女）	19.4（男） 22.3（女）	22.7（男） 24.2（女）

表 5-8　澳大利亚西部人群两个相邻等级的过渡年龄（岁）

过渡等级	男性		女性	
	过渡年龄	标准误差	过渡年龄	标准误差
1～2	16.39	0.628	15.24	0.300
2～3	20.60	0.290	19.13	0.343
3～4	22.24	0.321	21.38	0.342
4～5	38.31	4.227	31.66	1.223

（四）MRI 和超声

锁骨胸骨端薄层 CT 是青少年后期和成年早期年龄推断的主要方法，但因其位于人体中轴且薄层 CT 辐射大，传统的锁骨 X 线检查有效量是 220μSv，锁骨的 CT 扫描有效量是 600μSv。相比于天然存在的辐射暴露，一次手部 X 线片暴露相当于天然暴露 25 分钟，一次全口曲面断层片相当于暴露 4.5 天，一次锁骨的 X 线平片相当于暴露 38 天，一次锁骨的 CT 扫描相当于暴露 104 天。

由于锁骨 X 线平片和 CT 扫描的辐射剂量相对较高，因此锁骨胸骨端的影像学检查仅用于手部完全骨化后的法医学年龄推断。为避免非诊疗目的的影像辐射，锁骨胸骨端 MRI 和超声等无辐射的检查技术正逐渐用于法医学年龄推断的研究。首例锁骨胸骨端骨骺发育的 MRI 研究和超声研究（表明锁骨胸骨端骨骺发育可通过无辐射的方法进行评估），打开了锁骨胸骨端活体年龄推断医学伦理的大门。

1. 超声　2008 年，Schulz 等首次将超声检查用于锁骨胸骨端的年龄推断，提出了基于超声影像特征的锁骨胸骨端骨骺发育四分法（以下简称 Schulz 四分法）。随后，Quirmbach 等应用超声技术研究了 77 例男性锁骨胸骨端，结果显示：已满 21 岁的个体中，仍然存在骺板未完全闭合的情况；未满 21 岁的个体中，也存在骨骺完全闭合的情况。因此，认为锁骨胸骨端的超声检查不能用于判断个体是否满 21 岁。Schulz 等用超声检查了 616 名个体右侧锁骨胸骨端，发现等级 4 男性已满 19 周岁，女性已满 18 岁。同Quirmbach 的结果一致，他们也在超过 20 岁的个体中发现了等级 1 的个体。

2016 年，Gonsior 等分析了 410 例 14～26 岁德国个体的锁骨胸骨端超声影像（男195 例，女 215 例）。采用 Schulz 四分法，骺板完全闭合的最小年龄为男性 14.4 岁，女性14.3 岁。32/263（骺板完全闭合且小于 18 岁的样本量/小于 18 岁样本量）的个体中发现了骺板完全闭合。

2018 年，Benito 等研究了 221 例 5～30 岁西班牙个体的锁骨胸骨端超声影像，分级方法见第二章，各等级年龄分布情况如下：

等级 0：男性 5.80～18.48 岁；女性 5.33～18.52 岁。

等级 1：男性 16.67～21.83 岁；女性 16.20～20.78 岁。

等级 2：男性 18.04～22.48 岁；女性 18.42～22.67 岁。

等级 3：男性 19.56～30.46 岁；女性 18.19～30.32 岁。其中，等级 2 和等级 3 的最小年龄均大于 18 岁。

超声检查快速、经济、无辐射,但存在较大的检查者的主观影响。同时超声检查仅能观察骨表面部分,分辨率低,易导致假阳性结果。有研究发现部分未完全闭合的骨化中心,因形态原因亦在超声中呈锁骨胸骨端末端弧状突起,因此现有超声分级方法的适用性也值得思考。等级 1 和等级 4 因均看不到独立的骨化中心,其超声成像相对接近,不易分级。综上,锁骨胸骨端的超声用于年龄推断时应谨慎。

2. MRI 2007 年,Schmidt 等首次应用锁骨胸骨端 MRI 推断年龄,对 54 例(6～40 岁)双侧锁骨胸骨端进行了 3D-T_1 加权梯度回波序列的 MRI 检查,与 X 线、CT 检查相比较,认为锁骨胸骨端 MRI 可用于法医活体年龄推断。2011 年,Hillewig 等亦比较了 121 例样本的 MRI 和 X 线片中锁骨胸骨端骨骺发育情况,发现 MRI 更易于评估样本,VIBE 序列可提供高分辨率图像。1.0T MR 图像质量较差,不利于观察,3.0T 的 MRI 具有无辐射、时间短、图像分辨率高、骨龄鉴定更准确等优点。

2019 年,Tobel 等采用了精细的锁骨胸骨端骨骺发育分级方法(表 5-9),并对分级方法进行多种组合:①原始分级方法,等级 2 不细分;②不细分等级 3a,将 3aa～3ac 作为一个整体等级;③合并等级 4、5;④去除等级 1、4、5;⑤综合应用双侧锁骨胸骨端,比较多种分级方法交叉组合的年龄推断准确率。鉴于误判等级 1 和等级 4/5 的严重性,因此作者建议不要根据等级 1、4、5 判定个体年龄,以规避误判风险。等级 1 和等级 4/5 的误判已出现在多项研究中,Hillewig 等建议依据锁骨胸骨端结合手腕部综合判断,如果桡骨远端骺板未完全闭合,则定为等级 1 更合适。由于等级 2a～c 的样本量均较少,因此不宜对等级 2 细分,应将等级 2 作为一个整体。等级 3a～3c 出现的年龄呈上升趋势,将 3aa～3ac 整合为等级 3a,年龄推断准确率不会降低,但等级 3a 的细分增加了未成年人正确分类率。Tobel 等建议的最佳锁骨胸骨端骨骺年龄推断方法:去除等级 1、4、5,细分等级 3a,分析双侧锁骨胸骨端,排除形态变异。但此方法仍需大量样本研究验证,表 5-10 列出了近年锁骨胸骨端骨骺发育的 MRI 研究。

表 5-9 CT 或 MRI 中锁骨胸骨端骨骺发育最精细分级方法

分级	描述
1	继发骨化中心未出现(=未骨化)
2	继发骨化中心出现(=骨化),骨骺与干骺端未闭合
2a	继发骨化中心最长径≤干骺端宽度的 1/3
2b	干骺端宽度的 1/3<继发骨化中心最长径长度≤干骺端宽度的 2/3
2c	继发骨化中心最长径>干骺端宽度的 2/3
3	骺板部分闭合(=骨小梁穿过骺板连接继发骨化中心和干骺端)
3a	骺板闭合长度≤骺板长度的 1/3
3aa	继发骨化中心最长径≤干骺端宽度的 1/3
3ab	干骺端宽度的 1/3<继发骨化中心最长径≤干骺端宽度的 2/3
3ac	继发骨化中心最长径>干骺端宽度的 2/3
3b	骺板长度的 1/3<继发骨化中心最长径≤骺板长度的 2/3
3c	继发骨化中心最长径>骺板长度的 2/3
4	骨骺与干骺端完全闭合(=骺板完全闭合),骺线残留
5	骺板完全闭合,骺线消失

表 5-10 锁骨胸骨端 MRI 推断骨龄研究

研究	人群	样本例数	年龄范围（岁）	磁共振参数			等级 1 最大年龄（岁）	等级 4 最小年龄（岁）	等级 5 最小年龄（岁）
				场强（T）	序列	加权像			
Schmidt 等（2007）	德国	54	6~40	1.5	GE	T_1	14.5	23.8	
Hillewig 等（2013）	德国	110（男） 110（女）	16~26	3.0	GE、VIBE 等	T_1	20.8（男） 17.9（女）	22.1（男） 18.1（女）	
Vieth 等（2014）	德国	152（男运动员）	18~22	3.0	3D FFE	T_1	—	21.2（仅 1 人）	—
Tangmose 等（2014）	北欧	74（男） 28（女）	12~33	1.0	GE	T_2	—	19.8（男） 20.6（女）	
Schmidt 等（2016）	德国	270（男） 125（女）	10~30	3.0	3D FFE 2D TSE	T_1 T_2	15.7（男） 15.4（女）	21.5（男） 21.0（女）	25.8（男） 26.6（女）
Schmidt 等（2017）	德国	335（男） 334（女）	12~24	3.0	3D FFE	T_1	16.9（男） 15.5（女）	24.8（男） 24.9（女）	—
Tobel 等（2019）	比利时、荷兰	247（男） 277（女）	11~30	3.0	VIBE	T_1	26.09（男） 23.06（女）	14.11（男） 14.39（女）	15.41（男） 11.93（女）

　　既往文献显示锁骨胸骨端 MRI 可用于法医学骨龄推断。除了 Tobel 等的研究（因为等级 1、4、5 易混淆，等级 4、5 有离散值），所有 MRI 研究中锁骨胸骨端骨骺完全闭合的年龄均大于 18 岁。在三项 Kellinghaus 分级法的锁骨胸骨端 MRI 研究中，男女性等级 3c 的年龄均大于 18 岁。采用锁骨胸骨端 MRI 推断年龄的贝叶斯模型结果也显示锁骨胸骨端 MRI 骨骺完全闭合可用于 18 岁年龄推断，双侧锁骨胸骨端骺板均完全闭合时，个体小于 18 岁的概率为男性 0.2%、女性 0.8%，仅 1.3% 的 16 岁个体误诊为 18 岁以上，未出现 17 岁个体误诊为 18 岁以上的情况，未出现 18 岁以上个体误诊为未成年人的情况。但 MRI 中胸骨锁骨端观察较为困难，研究者在开始阅片前应完成相应的培训并明确分级标准。

　　2007～2013 年的锁骨胸骨端 MRI 研究均提出骺线不易观察，很难区分等级 4、5，因此采用四分法。2016 年 Schmidt 等联合应用 T_1WI 和 T_2WI，提高了骺线的检出率，因此采用了 Schmeling 和 Kellinghaus 分级法。在年龄推断中，等级 4 提示个体已满 18 岁，因此骺线存在与否在 18 岁年龄推断中的影响不大。

四、小　结

　　影像技术是锁骨胸骨端骨骺发育分级判断的一种有效实用技术。X 线平片成本低，但周围组织重叠影响发育分级判断，且需特殊的体位进行摄片。薄层 CT 是法医学年龄推断实践中常用的 18 岁年龄推断影像学方法，薄层 CT 避免了组织重叠，空间分辨率高，结果更加客观、准确。若为避免较高剂量的辐射，可用 MRI 和超声作为骨龄评估手段，特别是高场强 MRI。

　　2008 年，Schulz 等比较了胸锁关节的常规胸部 X 线平片和 CT 扫描在 57 例犯罪嫌疑人中的年龄推断。因为其他结构的叠加，在 114 例锁骨评估中有 15 例无法通过 X 线平片确定锁骨胸骨端的可靠发育等级。在 99 例锁骨骨骺中有 97 例 X 线平片和 CT 的骨骺发育等级一致，其中 2 例 CT 锁骨胸骨端发育评级为等级 2，而 X 线平片评级为等级 3。等级 4、5 中两种检查方法的评级一致。在 MRI 与 X 线片、CT 的比较研究中，部分个体的不同影像技术的锁骨胸骨端骨骺发育等级也存在差异。因此，在法医学年龄推断实践中，应建立不同检查方法的专有参考数据。

　　大多数研究中双侧锁骨胸骨端的发育等级差异无统计学意义，当两侧发育等级不一致时，多数研究采用较高等级，仅少数研究采用较低等级。此类研究基于保护未成年人的角度，认为年龄推断应保障未成年人利益最大化，因此建议采用较低等级。

　　在既往 CT 和 MRI 研究中，等级 1、4、5 在锁骨胸骨端分级中易混淆，而等级 1、4、5 的分级错误会引起法医推断年龄的严重错误，如将个体未满 18 岁误判为已满 18 岁，或将已满 18 岁误判为未满 18 岁。因此，在未出现继发骨化中心的影像片中应仔细比对干骺端形态，综合多平面比较。等级 1 的表面为不规则的、凹凸不平的、粗糙的、非线性的，类似于珊瑚状；横轴与纵轴交界处为锐角。等级 5 的表面应为凸面，横轴与纵轴交界处曲线光滑圆润。若仍无法确定锁骨胸骨端等级，应结合手腕部影像资料综合推断个体年龄。

　　锁骨胸骨端的形态变异严重影响了年龄推断的准确性，变异锁骨胸骨端骨骺推断年龄误差（右 MAE=3.84 岁，左 MAE=2.93 岁）高于正常发育的锁骨胸骨端骨骺（右 MAE=2.06 岁，左 MAE=1.98 岁）。因此，锁骨胸骨端形态变异的个体不应采用目前的分级方法推断年龄。

　　目前锁骨胸骨端发育推断年龄以影像学研究为主，其中薄层 CT 研究居多。在涉及 18 岁年龄节点的判断中，锁骨胸骨端薄层 CT 扫描（层厚＜1mm）是较理想的技术方法。但需特别注意等级 1 和等级 5 的判别，必要时可结合手腕部 X 线骨骺发育情况，判断个体锁骨胸骨端发育等级。对于锁骨胸骨端存在变异的个体，锁骨胸骨端年龄推断的准确性降低，因此应结合多部位骨骺发育特征综合判断。由于锁骨胸骨端位于躯干，薄层 CT 扫描存在一定的影像辐射，因此未来研究应关注锁骨胸骨端 MRI 影像中骨骺发育年龄变化的特点，建立大样本无辐射的 MRI 年龄推断参考方法。

第三节　骨　　盆

　　髂嵴为髂骨翼上缘"S"形结构，前端为髂前上棘，后端为髂后上棘。坐骨结节为坐骨体与坐骨支移行处的粗糙隆起，为坐骨最低部。早在 20 世纪 30 年代，体质人类学家及影像学家就已发现了髂嵴继发骨化中心的出现、闭合时间呈现一定的规律性。此后，1936 年 Risser 建立了髂嵴骨骺闭合的分级方法即 Riseer 征，当时的目的是给特发性脊柱侧凸的诊断和治疗提供依据，该方法随即在世界各地广泛应用。1983 年，David 利用尸体剖面直接观察了髂嵴、坐骨结节的骨骺发育情况，并依据未闭合、开始闭合、完全闭合分为 3 级并赋予分值，但是由于样本太少、年龄跨度太大，实际应用价值不高。1985 年，Webb 等也进行了人类学研究，对 720 个髂嵴的骨骺进行了直接观察，将其发育程度分为 4 级，用以粗略地推断年龄。2009 年，Santoro 等通过对 23 名非法移民者骨盆 X 线片中的髂嵴、坐骨结节骨骺特征进行观察，指出髂嵴骨骺闭合出现在 19 岁左右，坐骨结节骨骺闭合在 20 岁左右；不足之处是未见具体方法及评判标准的描述。2013 年，Wittschieber 等第一次将 Risser 征用于法医年龄推断。

　　髂嵴骨化中心的发育较手腕骨等四肢骨而言相对较晚。应用髂嵴的发育特点推断年龄目前常用的方法主要有两种：①髂嵴 Risser 征；②借鉴锁骨胸骨端分级方法及其演变方法。

一、髂嵴 Risser 征

　　骨盆和髂嵴骨化中心成熟度的评价源自整形外科医生 Joseph C. Risser（1936 年），其提出的髂嵴 Risser 征常作为青春期个体生长发育的指标。Risser 征是基于骨盆平片，将髂前上棘至髂后上棘的总长度分为 4 段，将髂嵴骨化中心发育进程分为 5 个等级，在临床实践中分为美国法和法国法两种不同的分级方法。

Risser 征美国法（图 5-6）：

0 级：髂嵴未出现继发骨化中心。

1 级：髂嵴前外侧开始出现继发骨化中心，长度小于 25%。

2 级：继发骨化中心延伸至 50%。

3 级：继发骨化中心长度在 50%～75%。

4 级：继发骨化中心几乎完全覆盖髂嵴，长度大于 75%。

5 级：继发骨化中心与髂嵴开始闭合，直到完全闭合。

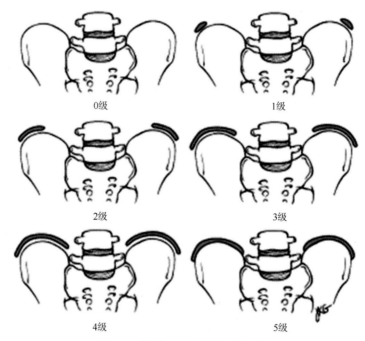

图 5-6　髂嵴 Risser 征美国法示意

引自 Bitan FD，Veliskakis KP，Campbell BC，et al，2005. Differences in the Risser grading systems in the United States and France. Clin Orthop Relat Res，436：190-195

Risser 征法国法（图 5-7）：

0 级：髂嵴处未出现继发骨化中心。

1 级：髂嵴前外侧开始出现继发骨化中心，长度小于 33%。

2 级：继发骨化中心延伸至 66%。

3 级：继发骨化中心长度大于 66%，直到完全覆盖髂嵴。

4 级：继发骨化中心与髂嵴开始闭合。

5 级：继发骨化中心与髂嵴完全闭合。

Wittschieber 等对 10～30 岁 566 例骨盆正位片进行观察，并参照 Risser 征美国法与法国法进行分级，首次研究评估 Risser 征是否适用于法医活体年龄鉴定。结果表明，Risser 征美国法评估中女性 14.24 岁、男性 14.39 岁骨骺开始闭合；Risser 征法国法评估中女性 14.24 岁、男性 14.39 岁骨骺开始闭合，女性 16.42 岁、男性 17.90 岁出现完全闭合。不论是 Risser 征美国法还是法国法均可用于法医实践中 14 岁年龄的推断。但个别案例中髂嵴骨化的发育进程与 Risser 征中描述并不完全一致。

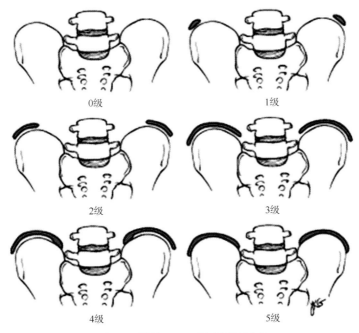

0级　　　　　　　　　　　　1级

2级　　　　　　　　　　　　3级

4级　　　　　　　　　　　　5级

图 5-7　髂嵴 Risser 征法国法示意

引自 Bitan FD，Veliskakis KP，Campbell BC，et al，2005. Differences in the Risser grading systems in the United States and France. Clin Orthop Relat Res，436：190-195

二、借鉴锁骨胸骨端分级方法

2013 年，Wittschieber 等研究 566 例 10～30 岁骨盆平片，参照 Kellinghaus 改进的 Kreitne 四分法进行分级（图 5-8）。

等级 1：骨化中心未出现。

等级 2：骨化中心出现，未与髂嵴闭合。

等级 2a：骨化中心出现，长度小于髂翼最大长度的 1/3。

等级 2b：骨化中心出现，长度为髂翼最大长度的 1/3～2/3。

等级 2c：骨化中心出现，长度大于髂翼最大长度的 2/3。

等级 3：骨化中心与髂嵴部分闭合。

等级 3a：骨化中心部分闭合，闭合长度小于髂翼最大长度的 1/3。

等级 3b：骨化中心部分闭合，闭合长度为髂翼最大长度的 1/3～2/3。

等级 3c：骨化中心部分闭合，闭合长度大于髂翼最大长度的 2/3。

等级 4：骨化中心完全闭合。

结果显示：等级 3c 男女性最小年龄均为 15 岁，等级 4 男性最小年龄为 17 岁，女性最小年龄为 16 岁。因此，髂嵴的发育变化可作为 14 岁和 16 岁年龄节点的推断指标。

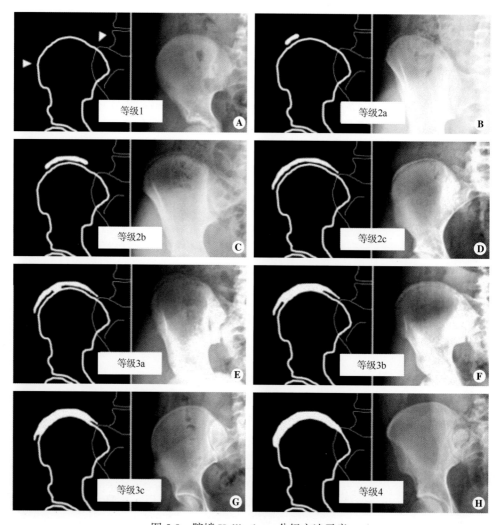

图 5-8　髂嵴 Kellinghaus 分级方法示意

引自 Wittschieber D，Vieth V，Domnick C，et al，2013. The iliac crest in forensic age diagnostics：evaluation of the apophyseal ossification in conventional radiography. Int J Legal Med，127（2）：473-479

　　锁骨胸骨端骨骺发育的超声分级方法也已应用于髂嵴骨骺发育的超声分析。2011年，Schmidt 等基于 39 例 11～20 岁个体的超声图像，参照锁骨胸骨端分级方法将髂骨骨骺发育分为四个等级（详见第二章）。2013 年，该研究组选择 613 例 10～25 岁个体再次验证该超声方法在法医学年龄推断中的价值（表 5-11）。女性：等级 1 最早出现于 10.1岁，等级 2 最小年龄为 11.2 岁，等级 3 最小年龄为 14.7 岁，等级 4 最小年龄为 17.9 岁。男性：等级 1 最早出现于 10.0 岁，等级 2 最小年龄为 10.5 岁，等级 3 最小年龄为 15.6岁，等级 4 最小年龄为 17.4 岁。

表 5-11　Schmidt 等（2013 年）研究中髂嵴各等级年龄分布

等级	性别	例数（n）	最小值～最大值（岁）	均数±标准差（岁）	中位数（岁）	下四分位数（岁）	上四分位数（岁）
1	女	43	10.1～14.4	11.8±1.2	11.6	10.8	12.7
	男	56	10.0～14.0	11.8±1.1	11.7	10.9	12.6
2	女	77	11.2～18.5	14.6±1.8	14.6	13.4	15.6
	男	82	10.5～20.4	14.9±1.7	15.0	14.0	16.0
3	女	74	14.7～23.6	18.6±1.9	18.5	17.3	19.9
	男	50	15.6～22.4	18.9±1.5	18.8	17.6	20.0
4	女	113	17.9～26.0	22.7±2.0	23.0	21.2	24.3
	男	118	17.4～25.9	22.6±2.1	22.7	21.1	24.2

　　锁骨胸骨端 MRI 分级方法也适用于髂嵴年龄推断。2014 年，Wittschieber 等应用髂嵴 MRI 推断 152 例男性足球运动员的年龄（18～22 岁），分级标准参照锁骨胸骨端的四分法（图 5-9）：

　　等级 1：骨化中心未出现。

　　等级 2：骨化中心出现，但未闭合。

　　等级 3：骨化中心部分闭合。

　　等级 4：骨化中心完全闭合。

　　其研究发现：等级 2、3 因运动伪影无法细分；由于年龄范围较小，各等级在 18～22 岁分级不明显（表 5-12）。

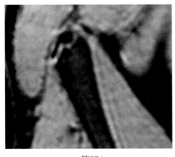 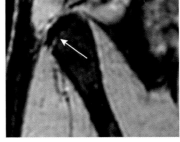 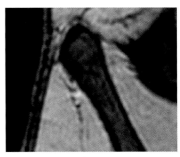

等级2　　　　　　　　　　等级3　　　　　　　　　　等级4

图 5-9　髂嵴 MRI 分级方法影像

引自 Wittschieber D，Vieth V，Timme M，et al，2014. Magnetic resonance imaging of the iliac crest：age estimation in under-20 soccer players. Forensic Sci Med Pathol，10（2）：198-202

表 5-12　Wittschieber 等（2014 年）研究中男性髂嵴各等级年龄分布

等级	例数（n）	最小值～最大值（岁）	均数±标准差（岁）	中位数（岁）	下四分位数（岁）	上四分位数（岁）
2	1	18.1～18.1	18.1	18.1	—	—
3	32	18.1～22.6	19.5±1.3	19.1	18.5	20.6
4	119	18.0～22.9	20.8±1.3	20.9	19.7	21.9

三、髂嵴与坐骨结节联合

2013 年，邓振华团队研究了中国汉族 14.00～25.99 岁个体髂嵴及坐骨结节骨骺发育情况，样本量为 1777 例。髂嵴骨骺发育分级同 Wittschieber 研究中的分级，分为 8 级（图 5-10），坐骨结节骨骺发育分为 7 级（图 5-11）。

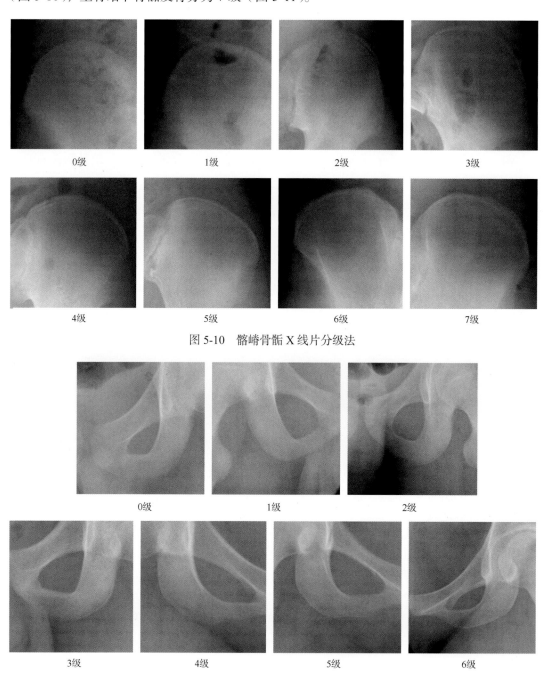

图 5-10　髂嵴骨骺 X 线片分级法

图 5-11　坐骨结节骨骺 X 线片分级法

坐骨结节分级：

0 级（1 分）：继发骨化中心尚未出现。

1 级（2 分）：出现继发骨化中心。

2 级（3 分）：继发骨化中心最低点接近坐骨最低点。

3 级（4 分）：继发骨化中心基本完全覆盖坐骨支。

4 级（5 分）：继发骨化中心与坐骨体开始闭合，闭合范围小于 1/2。

5 级（6 分）：继发骨化中心与坐骨体大部分闭合，闭合范围大于 1/2。

6 级（7 分）：继发骨化中心与坐骨完全闭合，形成完整坐骨结节形态。

邓振华等研究发现髂嵴骨骺完全闭合的最小年龄为 17.95/18.36 岁（男/女），坐骨结节骨骺完全闭合的最小年龄为 17.01/18.40 岁（男/女）。18 周岁时，约一半以上样本的髂嵴骨骺处于部分或大部分闭合的发育状态，约 80% 样本的坐骨结节骨骺开始或部分闭合。因男女性髂嵴发育差异无统计学意义，建立年龄推断的二次方程：

$$Y=15.966+0.066X^2-0.472X$$

其中，X 为髂嵴、坐骨结节骨骺分级后计分总值，Y 为年龄。

回代检验，±0.5 岁的准确率为 26.4%，±1 岁的准确率为 58.6%，±2 岁的准确率为 90.0%。

基于 691 例 16.00～20.99 岁个体建立年龄推断的多元线性回归方程：

$$Y=15.269+0.444X_1+0.236X_2$$

其中，X_1 为髂嵴骨骺分级，X_2 为坐骨结节骨骺分级，Y 为年龄。

回代检验，±0.5 岁的准确率为 31.0%，±1 岁的准确率为 62.1%，±2 岁的准确率为 94.6%。

2016 年，该团队基于 1379 例 10～30 岁个体建立髂嵴和坐骨结节联合推断青少年年龄的三次方程：

女性：年龄=18.196-1.637X^3+0.204X^2-0.005X

男性：年龄=14.408 + 0.475X^3-0.064X^2+0.005X

其中，X 为髂嵴、坐骨结节骨骺分级后计分总值。

进一步研究发现，髂嵴、坐骨结节推断 18 岁年龄的 ROC 曲线下面积（AUC）均大于 0.9，其中女性髂嵴和坐骨结节骨骺完全闭合的最小年龄均大于 18 岁，可作为 18 岁年龄节点推断的指标之一。

2019 年，该团队应用卷积神经网络实现了自动化骨盆年龄推断。基于 1875 例 18.36～25.95 岁个体的骨盆 X 线片和迁移学习 AlexNet，建立了 10～25 岁个体年龄评估网络模型。应用测试集计算预测年龄与实际年龄间的 MAE=0.89 岁，RMSE=1.21 岁。采用相同测试集，基于骨化分期方法的现有三次回归模型的 MAE 和 RMSE 分别为 1.39 岁和 1.62 岁（表 5-13）。

表 5-13　测试样本中深度学习与现有三次回归模型 MAE 和 RMSE 的比较（单位：岁）

年龄组	深度学习模型			三次回归模型		
	均值±标准差	MAE	RMSE	均值±标准差	MAE	RMSE
14.00~14.99	15.06±1.26	0.90	1.39	15.48±0.57	0.99	1.16
15.00~15.99	15.74±0.97	0.83	1.18	15.22±0.37	0.38	0.45
16.00~16.99	16.88±1.51	1.11	1.33	16.31±1.14	0.72	0.81
17.00~17.99	17.78±0.94	0.84	1.09	17.66±1.94	1.6	1.75
18.00~18.99	18.74±1.10	0.86	1.09	19.27±1.58	1.56	1.73
19.00~19.99	19.02±0.98	0.68	0.92	19.82±1.68	1.43	1.66
20.00~20.99	20.49±1.10	0.86	1.16	20.74±2.42	2.02	2.32
21.00~21.99	21.19±1.29	1.05	1.26	20.82±1.68	1.42	1.71
22.00~22.99	21.90±1.35	1.15	1.45	22.32±1.41	1.14	1.45
总体	19.42±2.79	0.89	1.21	19.29±2.42	1.39	1.62

2020 年，邓振华团队基于 2137 例 10.00~25.99 岁个体应用多种数据挖掘技术建立了多种年龄推断回归模型，包括支持向量回归（support vector regression，SVR）模型、梯度提升回归（gradient boosting regression，GBR）模型、决策树（decision tree regression，DTR）模型和贝叶斯岭回归（Bayesian ridge regression，BRR）模型，以及 18 岁年龄节点判断的分类模型，包括决策树（decision tree classifier，DTC）模型、支持向量分类（support vector classifier，SVC）模型、Bernoulli 朴素贝叶斯分类（Bernoulli naive Bayes classifier，BernoulliNB）模型、logistic 回归（logistic regression classifier，LRC）模型和梯度提升分类（gradient boosting classifier，GBC）模型。独立预测集结果显示 SVR 和 GBR 在年龄推断中准确性较高，除 BernoulliNB 模型外，18 岁年龄节点判断准确性均高于 92%，ROC 曲线下面积均高于 0.9（表 5-14，表 5-15，图 5-12）。

表 5-14　不同模型年龄推断的准确性

性别	模型	MAE（岁）			RMSE（岁）			AE<2 岁（%）		
		训练集	留-交叉验证	测试集	训练集	留-交叉验证	测试集	训练集	留-交叉验证	测试集
男性	SVR	1.26	1.34	1.38	1.67	1.69	1.67	81.67	79.43	74.68
	GBR	1.29	`1.34	1.39	1.59	1.65	1.67	79.74	77.49	74.25
	DTR	1.36	1.46	1.47	1.68	1.79	1.82	76.17	72.09	71.24
	BRR	1.47	1.47	1.52	1.78	1.78	1.82	71.28	71.18	69.53
女性	SVR	1.20	1.29	1.18	1.62	1.69	1.49	79.59	78.11	81.32
	GBR	1.24	1.30	1.16	1.58	1.65	1.46	81.35	79.32	83.52
	DTR	1.34	1.36	1.27	1.68	1.71	1.56	77.43	77.03	78.02
	BRR	1.48	1.48	1.33	1.81	1.82	1.65	70.00	69.86	78.02

表 **5-15** 不同模型 **18** 岁年龄节点判断的准确性

模型	男性（%）			女性（%）		
	训练集	LOOCV	测试集	训练集	LOOCV	测试集
DTC	94.40	92.16	96.57	95.14	94.32	95.60
SVC	93.89	92.97	96.57	95.14	94.46	95.60
BernoulliNB	84.32	84.32	88.84	75.45	75.41	68.68
LRC	93.69	93.69	95.71	93.24	92.84	95.60
GBC	94.30	93.48	96.14	95.14	94.59	95.60

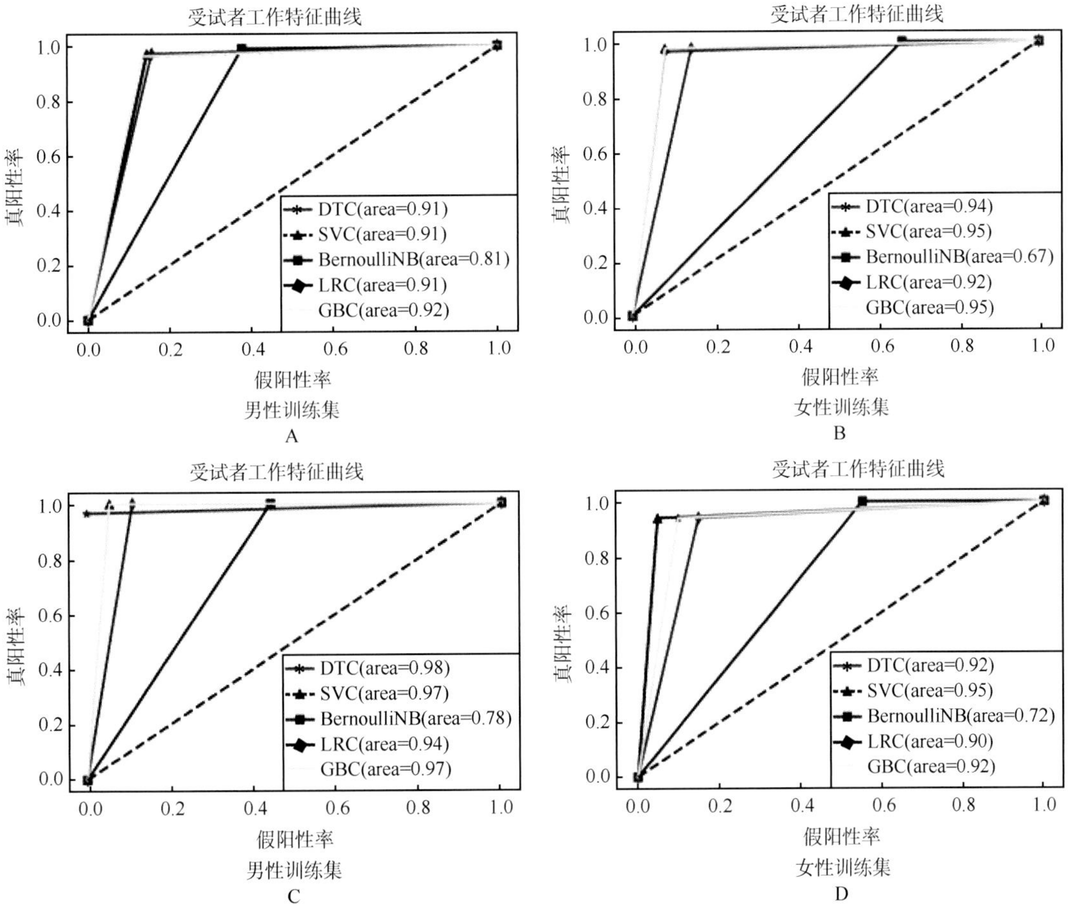

图 5-12 不同模型 18 岁年龄节点判断的 ROC 曲线（area. ROC 曲线下面积）

四、小　　结

　　骨盆髂嵴和坐骨结节骨骺发育的既往研究涉及多种影像技术及分级方法，均显示骨盆骨骺发育呈明显的增龄性变化。董晓爱、张奎、邓振华等研究显示髂嵴和坐骨结节的骨骺发育在我国 18 周岁年龄推断中具有重要的价值，尤其是在女性群体中，其骨骺完全闭合的个体年龄均大于 18 周岁，可作为 18 周岁推断的指标之一。由于髂嵴邻近女性生殖系统，因此髂嵴的年龄推断建议以无辐射的检查方法为主，或采用已有 X 线片，避免检查中的影像辐射。超声和 MRI 无辐射，尤其是 MRI 不受其他组织干扰，易于评估，受主观因素影响较小，是骨盆区域年龄推断较为理想的影像手段。

第四节　其他骨性标志

一、四肢长骨

尺桡骨远端骨骺发育情况常用于儿童的年龄推断，近年，有研究发现该骨性标志也有助于 18 岁年龄节点的判断。2008 年，Schmidt 等采用 Schmeling 等的锁骨胸骨端分级法研究平片掌骨及尺桡骨骨骺闭合的年龄变化，发现男性桡骨等级 5 在 18 岁后出现，可作为 18 岁年龄推断的可能指标。但其研究样本年龄范围为 10～18 岁，无更高的年龄样本，因此需扩大年龄范围的验证。2009 年，Baumann 等也发现仅男性等级 5 桡骨可预示至少 18 岁。国内张绍岩等研究了 4492 名 15～20 岁中国个体的尺桡骨骺线与 18 岁间的关系，发现桡骨远侧骺线消失可作为推测 18 岁的指征，但尺骨骺线不适用于推断个体 18 岁。

2012 年，Cameriere 等评估了膝关节骨骺闭合的 X 线片在 18 岁年龄节点的推断价值，研究样本为 215 例 14～24 岁个体的前后位膝关节 X 线片。将膝关节股骨远端、胫骨近端、腓骨近端骨骺闭合情况分为 3 个等级：未闭合、完全闭合骺线可见、完全闭合骺线消失，分别赋分 0 分、1 分、2 分，计算膝关节骨骺闭合总分值。该方法判断 18 岁的 ROC 曲线下面积为男性 0.961，女性 0.915。其中，男性总分 3 分、女性总分 4 分判断 18 岁节点的价值最高；男性 18 岁年龄节点判断的准确性为 91.38%、敏感性为 93.33%、特异性为 89.29%，女性则分别为 85.86%、82.76%、90.24%。

2013 年，Saint-Martin 等应用 Bayesian 法分析了胫骨远端和跟骨骨骺在 18 岁年龄节点判断中的价值，在其 180 例 8～25 岁个体的踝关节 MRI 图像中，90.6%未满 18 岁的男性和 91.7%已满 18 岁的男性分类正确，78.6%未满 18 岁的女性和 97.7%已满 18 岁的女性分类正确。此方法不能单独用于 18 岁年龄节点判断，特别是年轻女性，但胫骨远端和跟骨骨骺可作为 18 岁年龄节点判断的支撑指标。2014 年，该作者基于 160 例 8～25 岁个体的胫骨远端 MRI 图像中的骨骺与干骺端的灰度值变化，建立了自动化骨龄推断方法，该方法对已满 18 岁个体的分类准确率为男性 97.4%、女性 93.9%；未满 18 岁个体的分类准确率为男性 65.7%、女性 70.9%。

二、其他骨骼

2015 年，de Oliveira 等分析了下颌支长度与 18 岁年龄节点的关系，测量了 218 例 6～20 岁个体侧位头影测量片上下颌支的长度。结果显示，如果下颌支长度超过 7cm，则个体有 81.25%的概率大于 18 岁。

2017 年，Nougarolis 等回顾性评估了 232 例肩胛骨 CT 影像，年龄 8～30 岁，肩胛骨骨化中心包括肩峰、喙突下、肩胛盂、喙突、喙突尖、下角骨骺，将骨骺发育情况分为 5 个等级，分级原则同 Schmeling 锁骨胸骨端分级方法。研究结果显示，6 个骨骺等级 2 的样本均小于 18 岁，因此作者认为肩胛骨 CT 影像可作为 18 岁年龄节点判断的补充方法。

2020 年，de Tobel 等综合分析了 298 例 14～26 岁个体的 4 颗第三磨牙、左手腕部和双侧锁骨胸骨端的 MRI 图像，应用贝叶斯方法计算 18 岁年龄推断的准确性和年龄节点判断的准确性。研究结果显示，三部位联合推断年龄的准确性：女性 MAE=1.41 岁，男性 MAE=1.36 岁。18 岁年龄节点判断的准确性：已满 18 岁分类的准确率为女性 93%，男性 94%；未满 18 岁分类的准确率为女性 91%，男性 90%。

本 章 小 结

　　18 岁年龄节点的准确判断在刑事案件、民事事件、竞技体育、寻求庇护、非法移民等方面具有重要意义，准确可靠的 18 岁年龄节点判断有助于维护司法公正、竞技公平，保护未成年人的权利。18 岁年龄节点判断的主要指标包括锁骨胸骨端、第三磨牙、髂嵴，也有研究显示四肢长骨、下颌骨等其他骨骼也有助于 18 岁年龄节点的判断。目前鉴定实践中常用的 18 岁年龄节点判断方法为全口曲面断层片中第三磨牙发育情况和锁骨胸骨端薄层 CT 骨骺发育情况。但 18 岁年龄节点的判断最好采用多指标综合分析，已有研究显示多指标联合年龄推断的准确性优于单一指标。同时，全口曲面断层片和锁骨胸骨端薄层 CT 均为有辐射的影像学检查方法，在未来 18 岁年龄节点推断的研究应关注无辐射的 MRI 分析方法。

（范　飞　邓振华）

第六章

成人骨龄推断

第一节　概　　述

年龄是确定受害者或遇难者身份的关键因素，成人年龄推断在个体识别、刑事案件和社会福利保障工作中均有重要价值。推断尸体死亡时年龄（age-at-death）有助于推进刑事案件的尸源寻找和灾难事故中遇难者身份的确认；长期逃逸的犯罪嫌疑人，抓捕归案后推断目前的年龄，判断其作案当时是否满 18 周岁；交通事故死亡受害者生前无准确可信的年龄证明文件（无身份证及相关档案记录），但需准确推断年龄以计算死亡赔偿金；社会福利保障工作中相关年龄身份文件缺失，需确定个体年龄是否符合相关政策及法规的要求等。

30 岁前的成人骨龄可根据部分骨骼的生长发育情况推断，如锁骨胸骨端等；30 岁后的成人骨龄推断多基于骨骼的退行性改变，本章主要讨论后者。法医成人骨龄推断中常用指标包括耻骨联合、耳状面、髋臼、颅缝和肋骨胸骨端等。此类指标均已在多种族、不同年龄层和不同性别中开展了大量研究和实际应用。也有研究开展了胸骨、喉软骨、舌骨和椎体等的成人骨龄推断方法研究。

2012 年，Heather 等对全球 145 位法医及相关从业者常用的成人尸骨年龄鉴定方法进行问卷调查。受访者根据个人偏好和成人年龄推断的准确性，从耻骨联合面形态、耳状面形态、肋骨胸骨端、颅缝闭合、牙齿磨耗等方法中选择最常用的鉴定方法。调查结果显示：成人年龄推断指标中，首选指标为耻骨联合面形态（103 人首选，平均排名 1.28 位），其次为肋骨胸骨端（平均排名 2.45 位）、耳状面（平均排名 2.71 位），最后为颅缝（平均排名 4.32 位）和牙齿磨耗（平均排名 4.28 位）。

由于不同骨骼推断的大致年龄范围不同，因此初步评估年龄后应对年龄进行粗分类，然后选择合适的骨性标志物。常规将成人分为三个年龄层：青年（18～40 岁）人、中年（40～60 岁）人和老年（60 岁以上）人。青年人较常用的指标包括锁骨胸骨端骨骺发育和退行性变化，耻骨联合、耳状面、肋骨胸骨端退行性变化。中年人较常用的指标包括耻骨联合、耳状面、肋骨胸骨端和髋臼的退行性变化。老年人较常用的指标包括肋软骨和髋臼的退行性变化。同样，不同的分级方法也适用于不同年龄层人群，如耻骨联合 Suchey-Brooks 法和耳状面 Lovejoy 法适用于 20～40 岁个体；肋骨胸骨端 Iscan 法适用于 60 岁以上女性；髋臼 Rougé-Maillart 法适用于 60 岁以上个体。

成人年龄推断多基于骨骼的退行性改变或少部分骨骼的进展性变化，此类指标受生物力学负荷、饮食和健康状况等外部因素影响，因此成人骨龄推断的参考人群应与受检者尽可能接近。但目前成人骨龄可参考的特定人群大数据仍较少，且受某些因素影响表现为与年龄无关的退行性变化，因此成人骨龄推断的准确性和精确度常较差。为了提高年龄推断的准确性，常拓宽预测年龄范围（精确度）。过去几十年来，多种方法、技术不断应用于成人骨龄推断，成人骨龄推断的方法、技术不断更迭、改进。本章将介绍不同骨骼指标的骨龄推断方法，并介绍已有的多指标联合方法，最后介绍如何筛选最合适的成人骨龄推断方法。

第二节　耻 骨 联 合

耻骨联合面（symphysial surface）为耻骨上、下支移行处的内侧面，为一卵圆形粗糙面。双侧耻骨联合面以纤维软骨连接，构成耻骨联合。

1920 年 Todd 发现并描述了尸骨耻骨联合面年龄相关形态变化的大致规律，现今耻骨联合面已成为最具成人年龄推断价值的骨骼区域，在成人年龄推断中研究最为广泛。在成人期，耻骨联合面和边缘形态呈现较强的增龄性变化，此种变化已由国内外学者证实。耻骨联合的年龄相关特征区可大致分为 5 部分：联合面（surface）、腹侧缘（ventral border）、背侧缘（dorsal border）、上端（superior extremity）和下端（inferior extremity）（图 6-1）。年轻个体的耻骨联合面表现为沟嵴纵横、上下边缘分界不清。随着年龄增加，耻骨联合面表面沟嵴减少，边缘明显。老年期表现为耻骨联合面凹陷、疏松，背侧缘外翻，边缘破损等（图 6-2）。耻骨联合推断成人年龄的方法主要分为两大类：①分级法

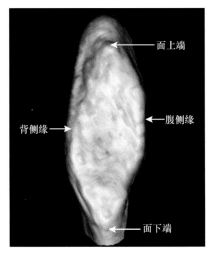
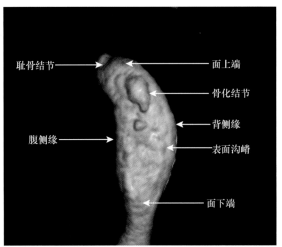

图 6-1　耻骨联合示意

（phase-based systems），将耻骨联合的整体形态变化分级并给予相应的赋分进行年龄推断，如 Todd 法（1920 年）、Suchey-Brooks 法（1990 年）和张忠尧法（1982 年）；②特征法（component-based systems），将耻骨联合不同特征分别分级赋分，如 McKern-Stewart 法（1957 年）、张忠尧法（1995 年）。

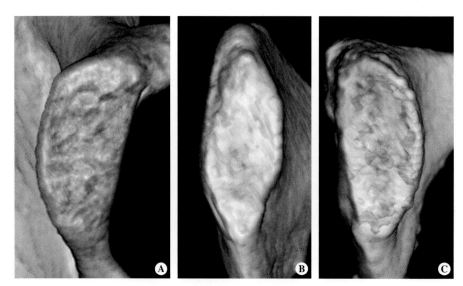

图 6-2　不同年龄段耻骨联合面形态示意
A. 21 岁；B. 43 岁；C. 84 岁

在 2012 年 Heather 等的调查中，最受欢迎的耻骨联合分级方法为 Suchey-Brooks 法（95.3%从业者选择），其次为 McKern-Stewart 法（28.7%）、Todd 法（27.9%）、Gilbert-McKern 法（18.6%）。

一、尸　骨

尸体的耻骨联合年龄推断需经过复杂的标本前处理过程，包括耻骨联合的分离、周围软组织或附着物的清除等。白骨化尸骨也需要清理附着的泥土等杂质。在耻骨联合前处理过程中要时刻注意观察，以防耻骨联合面结构遭到破坏。尸骨耻骨联合的观察是法医成人年龄推断的重要方法之一，耻骨联合形态变化多是以尸骨肉眼形态观察结果建立的。

（一）Todd 法

1920 年，Todd 建立了第一个耻骨联合推断年龄的方法，将耻骨联合的形态变化分为十级（图 6-3）：

等级 1：18～19 岁，联合面凹凸不平，横行沟嵴明显，无骨化结节，边缘和两端分界不清。

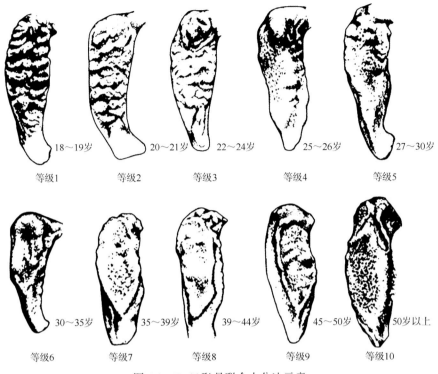

图 6-3　Todd 耻骨联合十分法示意

等级 2：20～21 岁，联合面依然凹凸不平，横嵴明显，靠近背侧的沟开始被新生骨充填。联合面上端可能出现骨化结节；背侧缘开始形成；上下两端分界不清；腹侧缘有形成的迹象。

等级 3：22～24 岁，表面沟嵴逐渐变平；出现骨化结节，逐渐开始融合；背侧缘开始形成，背侧边界易辨认；腹侧斜面逐渐形成；上下两端分界不清。

等级 4：25～26 岁，背侧缘完全形成；腹侧斜面快速扩大；表面沟嵴减少；下端联合缘开始形成。

等级 5：27～30 岁，联合面和背侧缘变化较少；随着下端联合缘的清晰，上端联合缘逐渐形成；腹侧缘零星形成。

等级 6：30～35 岁，两端分界逐渐清晰；联合面和腹侧的表面仍保持颗粒状；腹侧缘逐渐形成并完成，联合缘逐渐形成；联合缘未出现唇样变。

等级 7：35～39 岁，耻骨联合面和腹侧发生改变；肌腱和韧带附着处开始出现骨赘，特别是股薄肌腱和骶结节韧带。

等级 8：39～44 岁，耻骨联合面和腹侧扁平；椭圆形态形成；两端分界清；联合面未出现明显的周缘；腹侧和背侧未形成唇样结构。

等级 9：45～50 岁，联合面出现或多或少明显周缘；背侧缘均匀唇样变；腹侧缘不规则唇样变。

等级 10：50 岁以上，联合面侵蚀破损、不稳定；腹侧缘或多或少出现破损；随年龄增大损毁逐渐严重。

1952 年，Hanihara 将 Todd 法应用于 135 例日本男性尸骨耻骨联合面中，发现高加索人和日本人的年龄分布差异不大，若采用高加索人标准推断日本人年龄，结果常高估 2～3 岁。1955 年，Brooks 等在 470 例美籍印度人尸骨中评估了 Todd 法推断年龄，发现男性的实际年龄和预测年龄之间的相关性要高于女性，同时提出应对 Todd 分级的第 5～8 级进行修正，等级年龄范围降低 3 岁。1995 年，Sinha 等分析了 Todd 法各等级在 82 例 12～75 岁印度男性耻骨联合尸骨中的年龄分布，除等级 4、5 的年龄分布无差异外，余等级的年龄分布印度男性相较于白人男性均偏低。1957 年，McKern 和 Stewart 提出由于女性生产的原因，应用耻骨联合推断女性个体年龄的准确性可能低于男性，建议将耻骨联合法与其他方法联用。

（二）Suchey-Brooks 法

1990 年，Suchey-Brooks 基于美国 739 名男性和 486 名女性（14～92 岁）建立了耻骨联合变化的六分法（以下简称 SB 法，图 6-4）。

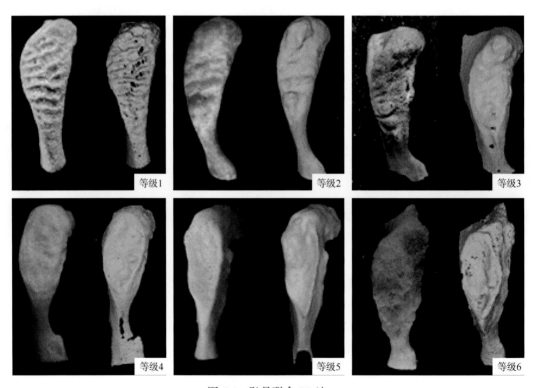

图 6-4　耻骨联合 SB 法

等级 1：耻骨联合面、耻骨结节呈波纹状（沟和嵴），横向结构非常明显。耻骨联合面上下缘均无明显边界。

等级 2：耻骨联合面依然沟嵴明显，开始出现上下边缘边界和骨化结节，但骨化结节未出现尚不能排除。

等级 3：耻骨联合面边界变低，骨化结节沿背侧缘逐渐融合形成上界。耻骨联合面变平或仍可见嵴。背侧平台形成，但背侧缘唇形变还未出现。

等级 4：耻骨联合面可能残留沟嵴。椭圆形轮廓多在此阶段形成，但未形成完整的椭圆形面结构，背侧缘上部可能有空隙。耻骨结节和耻骨联合面被上缘完全分开。耻骨联合面边界明显。背侧缘可能出现唇样变但较轻微。

等级 5：耻骨联合面边界形成完整的椭圆形面结构，相较边界，联合面轻微退化。背侧缘唇样变明显，无或仅少许边界退化。

等级 6：耻骨联合面持续衰退，边缘侵蚀，表面退化，轮廓不规律。腹侧有明显的韧带附着物。大多耻骨结节独立存在。

部分学者还将 SB 法增加了等级 7：耻骨联合面和边缘形状非常无规律，失去完整性。轮廓虽完整，但正在被侵蚀和破坏，尤其是腹侧缘。联合面无沟嵴，成多孔、大孔状。背侧唇明显。骨质差，骨轻且脆。骨背侧面变粗糙。腹侧面变粗糙、复杂。闭孔内壁有突起。耻骨结节复杂、增生。骨重量是等级 6、7 的分级重点特征。

Suchey-Brooks 法是目前国际上应用最广泛的耻骨联合分级方法，许多学者在不同地域族群样本中验证了该分级方法，表 6-1 为部分耻骨联合 SB 法研究中各等级平均年龄。1995 年，Klepinger 等研究发现 SB 法优于 McKern-Stewart/Gilbert-McKern 法，但年龄推断结果应包含 2 个标准差。SB 法在法国男性 CT 扫描样本中，观察者内一致性为 0.88，观察者间一致性为 0.73；55 岁以下个体的 MAE<10 岁，而 65 岁以上个体的 MAE>20 岁。Sakaue 等研究中 SB 法的 MAE 均未超过 8 岁，因此作者提出该方法可用于日本成人年龄推断。Schmitt 研究发现，SB 法在老年人年龄推断中的不准确性可达 27.2~32.2 岁。2018 年，Jones 等将 SB 法应用于 197 例南非尸骨中，两性年龄推断整体 MAE>10 岁；50 岁以下 MAE 多<10 岁，而 50 岁以上多>10 岁。2019 年，Joubert 等将 SB 法用于非洲人群，结果显示 SB 法与年龄的相关性为男性 0.595、女性 0.582，相关性中等；超过 50% 的男性和超过 40% 的女性预测年龄与实际年龄的误差在 15 岁以上；SB 法在 44 岁以下的成人年龄推断中效果较好。

虽然不同人群研究中，SB 法的适用性结果不一，但是所有研究都提出 SB 法用于当地人群年龄推断应根据研究人群特征"因地制宜、因时制宜"。同时，SB 法适用于 40 岁以下成人的年龄推断，而中老年人年龄推断应采用其他分级方法及指标，最好多指标联用综合分析。

表 6-1 不同人群中耻骨联合 SB 法各等级平均年龄（岁）

研究	人群	样本	SB 法等级						
			1	2	3	4	5	6	7
Brooks 和 Suchey（1990）	北美	干骨	M18.5	M23.4	M28.7	M35.2	M46.6	M61.2	—
			F19.4	F25.0	F30.7	F38.2	F48.1	F60.0	
Sakaue（2006）	日本	干骨	M19.0	M25.3	M28.1	M32.8	M46.4	M58.4	—
			F18.4	F23.5	F32.7	F36.2	F48.1	F59.9	
Kimmerle 等（2008）	东欧	干骨	M20.3	M24.2	M30.5	M42.6	M48.7	M62.7	—
			F20.3	F22.0	F30.3	F44.2	F53.6	F68.1	
Kimmerle 等（2008）	美国	干骨	M19.9	M26.6	M31.5	M40.4	M51.7	M61.3	—
			F21.9	F31.7	F36.5	F44.3	F55.7	F59.8	

续表

研究	人群	样本	SB 法等级						
			1	2	3	4	5	6	7
Ber（2008）	东欧	干骨	—	—	—	MNA	MNA	MNA	MNA
						F33.5	F52.5	F56.0	F74.4
Berg（2008）	美国	干骨	—	—	—	MNA	MNA	MNA	MNA
						F35.5	F49.7	F64.2	F74.2
Hartnett（2010）	美国	干骨	M19.3	M22.1	M29.5	M42.5	M53.9	M63.8	M77.0
			F19.8	F23.2	F31.4	F43.3	F51.5	F72.3	F82.5
Godde 和 Hens（2012）	意大利	干骨	M24.0	M36.4	M42.1	M48.1	M55.8	M70.1	—
Godde 和 Hens（2015）	意大利	干骨							
			F22.2	F40.9	F45.2	F53.8	F51.6	F54.3	
Lottering 等（2013）	澳大利亚	CT	M17.8	M26.3	M35.4	M36.1	M49.2	M55.9	—
			F20.7	F34.5	F31.7	F39.0	F49.0	F57.3	
Merritt 等（2018）	澳大利亚	CT	M18.5	M23.4	M28.7	M35.2	M45.6	M61.2	
			F19.4	F25.0	F30.7	F38.2	F48.1	F60.0	
Savall 等（2016）	法国	CT	M17.2	M21.0	M31.5	M40.5	M56.2	M73.7	—
			—						
Savall 等（2018）	法国	CT	M16.6	M20.1	M33.9	M43.6	M60.0	M74.8	
			F19.4	F23.3	F34.0	F46.2	F59.1	F79.8	
Hisham 等（2019）	马来西亚	CT	M17.1	M20.8	M27.1	M36.6	M50.0	M70.2	—
			F17.8	F20.5	F30.3	F38.1	F47.6	F67.3	

注：M. 男性，F. 女性。

（三）张忠尧耻骨联合年龄变化分级

国内学者将男女耻骨联合年龄变化分为十级，与 Todd 法类似。

1. 男性耻骨联合面年龄变化

青春前期：14 岁——耻骨联合面中部最高，沟嵴交替，沟内有散在小孔，类似蜂窝状。延续至耻骨结节的嵴显著[平均年龄±标准差（$M \pm SD$）：15.5 岁±0.69 岁，2SD：14.12～16.48 岁]。

一级：17 岁——联合面中部略成水平，嵴高锐，达 2～3mm，可见早期平（$M \pm SD$：18.5 岁±0.71 岁，2SD：17.08～19.92 岁）。

二级：20 岁——联合面嵴低钝，沟变浅。联合面上出现骨化结节。耻骨结节嵴开始消失（$M \pm SD$：21.5 岁±0.94 岁，2SD：19.69 岁～23.38 岁）。

三级：23 岁——联合面嵴基本消失，沟变平，骨化结节融合出现骨化形态。背侧缘腹侧斜面形成（$M \pm SD$：24.5 岁±1.25 岁，2SD：22.00～27.00 岁）。

四级：27 岁——联合面骨化基本结束而平坦，有时可见嵴残痕。腹侧缘逐渐形成。

斜面向上扩大（$M\pm$SD：29.0 岁 $\pm$2.51 岁，2SD：23.98～34.02 岁）。

五级：31 岁——联合面平坦，联合缘形成，下角明显。斜面向上扩大至顶端。从此期开始，联合面出现程度不同的下凹（$M\pm$SD：33.0 岁 $\pm$2.52 岁，2SD：27.96～38.04 岁）。

六级：35 岁——联合缘及下角清晰明显。联合面骨质开始致密。腹侧斜面上段出现破损（$M\pm$SD：37.5 岁 $\pm$2.61 岁，2SD：32.38～42.72 岁）。

七级：40 岁——联合面骨质较光滑细腻坚硬，下角明显。斜面开始出现结节状（$M\pm$SD：42.5 岁 $\pm$2.68 岁，2SD：37.14～47.86 岁）。

八级：45 岁——联合缘背侧部分外翻如唇状。近 50 岁时，联合面开始凹凸不平或疏松，斜面成结节状（$M\pm$SD：47.5 岁 $\pm$2.73 岁，2SD：42.04～52.96 岁）。

九级：50 岁——联合面凹凸不平，下角内常有密集小孔。联合缘破损，腹侧上段较明显，下角变平。耻骨逐渐疏松（$M\pm$SD：55.0 岁 $\pm$3.45 岁，2SD：48.10～61.90 岁）。

2. 女性耻骨联合面年龄变化

青春前期：14 岁——耻骨联合面类似蜂窝状，中部略水平。延续至耻骨结节的崤明显。腹侧下缘略倾斜（$M\pm$SD：15.5 岁 $\pm$0.68 岁，2SD：14.14～16.84 岁）。

一级：17 岁——联合面中部略成水平，崤高锐，达 2～3mm，可见早期水平（$M\pm$SD：18.5 岁 $\pm$0.70 岁，2SD：17.10～19.90 岁）。

二级：20 岁——联合面崤略钝，背侧缘逐渐形成，可见早期水平。耻骨结节崤开始消失。出现骨化结节（$M\pm$SD：21.5 岁 $\pm$0.92 岁，2SD：19.66～23.34 岁）。

三级：23 岁——联合面的崤由钝至消失。骨化结节与联合面逐渐融合，出现骨化形态，背侧缘完全形成（$M\pm$SD：24.5 岁 $\pm$0.98 岁，2SD：22.54～26.46 岁）。

四级：27 岁——联合面崤由有痕迹至消失，骨化逐渐结束而形态平坦或呈舟状。腹侧缘多数未形成（$M\pm$SD：29.0 岁 $\pm$1.43 岁，2SD：26.14～31.86 岁）。

五级：31 岁——联合面较平坦。部分腹侧上缘尚未形成。下角明显。斜面隆起向上扩延至顶端（$M\pm$SD：33.0 岁 $\pm$1.63 岁，2SD：29.76～36.24 岁）。

六级：35 岁——联合骨质较致密。腹侧缘逐渐形成。斜面增宽，其侧缘呈崤状（$M\pm$SD：37.5 岁 $\pm$1.98 岁，2SD：33.54～41.46 岁）。

七级：40 岁——联合面骨质较细腻、坚硬。联合缘形成。斜面侧缘显著呈崤状（$M\pm$SD：42.5 岁 $\pm$2.25 岁，2SD：38.00～47.00 岁）。

八级：45 岁——联合面骨质开始疏松。斜面骨质疏松。崤状侧缘逐渐变短，50 岁以后基本消失（$M\pm$SD：47.5 岁 $\pm$2.49 岁，2SD：42.54～52.48 岁）。

九级：50 岁——联合面骨质明显疏松。联合缘逐渐破损或单纯变圆。60 岁后整个耻骨类似焦渣状（$M\pm$SD：55.0 岁 $\pm$3.45 岁，2SD：48.10～61.90 岁）。

（四）McKern-Stewart 法

1957 年，McKern-Stewart 基于 Todd 法中描述的耻骨联合特征，建立了男性耻骨联合推断年龄的特征法，包括 3 组特征，各分为 5 个等级（表 6-2）。1973 年，Gilbert-McKern 又建立了对应的女性特征法（表 6-3）。目前，McKern-Stewart 法的应用已较少。

表 6-2　McKern-Stewart 男性耻骨联合推断年龄的特征法

特征	分级	描述	年龄范围（平均值，岁）
背侧缘	0	背侧缘未形成	17～18（17）
	1	首先在背侧中 1/3 范围开始形成背侧缘	18～21（18）
	2	背侧缘延伸至整个背侧	18～21（19）
	3	背侧联合面中 1/3 沟嵴逐渐变平，开始形成背侧平台（plateau）	18～24（20）
	4	背侧平台残留沟嵴，覆盖大部分背侧联合面	19～29（23）
	5	沟嵴完全消失，背侧联合面变平，质地变微粗糙	>23（31）
腹侧斜面	0	腹侧斜面未形成	17～22（19）
	1	仅腹侧斜面上端出现腹侧缘	19～23（20）
	2	沿腹侧缘向下延伸	19～24（22）
	3	腹侧斜面自两端开始形成	21～28（23）
	4	腹侧斜面广泛形成，但早期腹侧仍可见缺口，多见于腹侧上 2/3	22～33（26）
	5	腹侧斜面完全形成	>24（32）
联合面周缘	0	周缘未形成	17～24（19）
	1	部分背侧周缘出现，多在背侧缘上端，圆形光滑，高于联合面	21～28（23）
	2	背侧周缘完全形成，腹侧周缘开始形成	24～32（27）
	3	周缘完全形成，联合面质地细密，表面不规则或波浪状	24～39（28）
	4	周缘开始破损，联合面变平，周缘不再圆润但轮廓清晰，腹侧缘出现唇样变	>29（35）
	5	周缘进一步破损（特别是腹侧缘上部），联合面变稀疏；腹侧缘也出现崩解和不规则骨化	>38（-）

表 6-3　Gilbert-McKern 女性耻骨联合推断年龄的特征法

特征	分级	描述	年龄范围（平均值，岁）
背侧缘	0	背侧缘未形成，沟嵴非常明显	14～24（18）
	1	沟嵴逐渐变平，背侧联合面中 1/3 形成平的背侧缘	13～25（20）
	2	背侧联合面向腹侧延伸逐渐变平变宽，背侧缘向上、下延伸	18～40（29.8）
	3	背侧联合面变平，边缘可能变窄或与联合面分界不清	22～40（31）
	4	背侧联合面完全形成且无破损，面变宽且质地细密，但残留沟嵴	28～59（40.8）
	5	背侧联合面凹陷、不规则	33～59（48）
腹侧斜面	0	沟嵴非常明显，腹侧联合面整体向背侧倾斜	13～22（18.6）
	1	腹侧联合面逐渐变平，腹侧斜面逐渐形成、扩大，侧缘见明显弧线，沿耻骨联合延伸	16～40（22.5）
	2	腹侧联合面继续变平，腹侧斜面继续扩大至两端，腹侧斜面向两侧延伸	18～40（29.6）
	3	除 1/3 腹侧联合面，联合面纹理细密	27～57（38.8）
	4	腹侧斜面完全形成，宽阔、完整、纹理细密	21～58（40.9）
	5	腹侧斜面开始破损，呈深坑状，可能出现多孔表面	36～59（48.5）

续表

特征	分级	描述	年龄范围（平均值，岁）
联合面周缘	0	周缘未形成	13～25（20.2）
	1	背侧中 1/3 形成周缘	18～34（21.8）
	2	背侧周缘完全形成	22～40（32）
	3	周缘自两端延伸，除 1/3 腹侧缘，余周缘完全形成	22～57（35.1）
	4	周缘完全形成	21～58（39.9）
	5	背侧联合面的腹侧缘可能出现破损，因此边缘出现破口；或者背侧联合面和腹侧缘无明显分界	36～59（49.4）

（五）刘武数量化理论评分

1988 年，刘武等研究了 205 例多省市 17～40 岁男性耻骨样本及其耻骨联合年龄变化，选择了 8 种形态变化参考点，依据各参考点变化规律，分别制定了对应的形态变化评分等级（表6-4），并建立了男性耻骨推断成人年龄的多元逐步回归方程和数量化理论 I 方程。

表6-4　中国 17～40 岁男性耻骨联合评分标准和数量化理论评分

变量	形态特征	形态变化	形态得分	数量化理论标准分
X_1	联合面沟嵴	沟嵴明显，沟深，嵴隆起明显	1	17.84
		沟嵴减弱，沟变浅，嵴变低平	2	19.59
		沟嵴呈痕迹状	3	20.50
		沟嵴完全消失	4	22.24
X_2	耻骨结节	骨骺未闭合，可见有骨骺线痕迹	1	0
		骨骺完全闭合，骺线消失	2	0.70
X_3	联合面下端	未形成，联合面与耻骨下支上端无明显分界	1	0
		开始形成，联合面与耻骨下支之间出现一个嵴状分界（下端呈三角形轮廓）	2	0.62
		完全形成，下端嵴状缘增宽、增高，三角形轮廓更加明显	3	2.31
X_4	背侧缘	未出现	1	0
		开始形成，于联合面背侧中部或中上部开始出现一嵴状缘	2	1.64
		基本形成，背侧缘波及上、下端	3	2.19
		完全形成，背侧缘增宽、增高，轮廓更加明显	4	4.21
X_5	骨化结节	未出现	1	0
		出现	2	0.57
		闭合消失	3	1.37
X_6	腹侧斜面	未出现	1	0
		开始形成，腹侧斜面自联合面腹侧下端开始出现	2	1.10
		完全形成，腹侧斜面波及上端	3	2.23
		腹侧斜面上端出现破损	4	4.40

续表

变量	形态特征	形态变化	形态得分	数量化理论标准分
X_7	联合缘	联合周缘一半以上未形成	1	0
		基本形成，联合面椭圆形周缘形成，但较薄弱	2	0.93
		完全形成，联合缘增宽、增高，椭圆形轮廓更加明显	3	2.90
X_8	联合面隆起度	联合面隆起状	1	0
		联合面平坦	2	−0.69
		联合面凹陷	3	1.23

多元逐步回归方程：

$$Y=9.03-0.42X_1+1.34X_2+1.55X_3+1.78X_4+0.60X_5+1.80X_6+1.48X_7+1.01X_8$$

X 为形态得分。复相关系数 $R=0.9616$，剩余标准差 SD=1.75。方差分析结果表明 $P<0.01$，回归高度显著。50 例盲测结果显示，70%（35 例）的预测年龄与实际年龄相差小于 2 岁。

数理化理论 I 方程：

$$Y=X_1+X_2+X_3+X_4+X_5+X_6+X_7+X_8$$

X 为数理化理论标准分。复相关系数 $R=0.9762$，剩余标准差 SD=1.38。方差分析结果表明，$P<0.01$。50 例盲测结果显示，78%（39 例）的预测年龄与实际年龄相差小于 2 岁。

研究统计结果表明：数理化理论 I 方程应用于耻骨联合推断成人年龄的效果优于多元回归分级法。耻骨联合面年龄推断在 33 岁以下较为准确。

（六）张忠尧数量化理论评分

张忠尧对 454 例中国东北地区 14～72 岁男性和女性耻骨联合的形态变化进行了观察、研究和分析（表6-5，表6-6），建立了耻骨联合推断中国东北地区男性和女性成人年龄的方程。

表 6-5　中国东北地区男性耻骨联合推断年龄

变量	形态特征	形态得分	形态变化	系数 I	系数 II
X_1	联合面沟与嵴	0	沟嵴交替明显，沟深，多孔	0	0
		1	沟嵴交替不明显，沟深，少孔	0	
		2	嵴低钝，沟浅	0.89	
		3	嵴沟存在痕迹	0	
		4	嵴沟消失	0	
X_2	耻骨结节	0	嵴明显	0	1.76
		1	嵴为痕迹状	2.56	
		2	嵴消失	3.99	
X_3	联合面下端	0	未形成	0	1.71
		1	联合面与下支出现分界	1.32	
		2	V 形角形成或基本形成	3.10	
		3	V 形角萎缩或变圆	5.75	

续表

变量	形态特征	形态得分	形态变化	系数 I	系数 II
X_4	腹侧斜面	0	未形成	0	2.47
		1	局部出现斜面	1.44	
		2	完全形成	4.70	
		3	增宽或上端呈结节状	9.18	
X_5	骨化结节	0	未出现	0	0
		1	出现	0	
		2	融合消失	2.49	
X_6	背侧缘	0	未出现	0	1.68
		1	出现棱状边	1.32	
		2	增大外翻	4.21	
		3	中部破损或全部萎缩	5.76	
X_7	腹侧缘	0	未形成	0	3.03
		1	棱状边清晰	2.37	
		2	下段变平或消失	4.86	
X_8	联合面骨质	0	有嵴或无嵴，粗糙疏松	0	
		1	较光滑，细密，坚硬	5.63	
		2	表面凹凸不平或有密集小孔	9.62	
		3	大凹坑或稀疏类似焦渣状	19.45	
常数				16.46	16.79
标准差				1.97	2.13

表 6-6　中国东北地区女性耻骨联合推断年龄

变量	形态特征	形态得分	形态变化	系数 I	系数 II
X_1	联合面沟与嵴	0	沟嵴交替，嵴高锐，沟深，多孔	0	1.96
		1	横行沟嵴少，少孔	0	
		2	横嵴低钝，沟浅	2.39	
		3	横嵴沟残存痕迹	3.86	
		4	嵴沟消失	3.77	
X_2	骨化结节	0	未出现	0	1.40
		1	出现	0.88	
		2	融合消失	1.46	
X_3	联合面下端	0	未形成	0	0
		1	联合面与下支出现分界	1.40	
		2	V 形角基本形成	1.48	
		3	显著突出	0	
X_4	腹侧斜面	0	未形成	0	2.43
		1	局部出现斜面	3.53	
		2	完全形成	7.36	
		3	网眼样疏松	8.61	

续表

变量	形态特征	形态得分	形态变化	系数 I	系数 II
X_5	背侧缘	0	未形成	0	1.66
		1	出现棱状边	1.67	
		2	边缘增大外翻	4.02	
		3	中部破损或萎缩	5.11	
X_6	腹侧缘	0	未形成	0	0.99
		1	未完全形成	0	
		2	形成完整边缘	1.74	
		3	破损或单纯变圆	1.95	
X_7	斜面侧缘	0	未形成	0	2.48
		1	明显呈棱状	0	
		2	形成高峰	5.86	
		3	残存痕迹或消失	5.53	
X_8	联合面形态	0	隆起状	0	−1.73
		1	不规则，出现联合面上端	0	
		2	完全平坦或下凹	0	
X_9	联合面骨质	0	有峰或无峰，粗糙疏松	0	6.07
		1	较光滑，细密，坚硬	3.92	
		2	小网眼样疏松	12.51	
		3	大凹坑，稀疏类似焦渣状	23.46	
常数				15.32	14.90
标准差				1.56	1.89

多元逐步回归方程：

男：$Y=16.79+1.76X_2+1.71X_3+2.47X_4+1.68X_6+3.03X_7+7.30X_8$（SD=2.13）

女：$Y=14.90+1.96X_1+1.40X_2+2.43X_4+1.66X_5+0.99X_6+2.48X_7-1.73X_8+6.07X_9$（SD=1.89）

数理化理论 I 方程：

$$Y=M+X_1+X_2+X_3+X_4+X_5+X_6+X_7+X_8+X_9$$

复相关系数 R=0.9906，SD：男性 1.97，女性 1.56。方差分析 $P<0.01$，回归高度显著。

其中，Y 为预测年龄，M 为常数，男性 M=16.45，女性 M=15.32。X 为各变量的各等级相对应的标准分。在使用时先评出各变量的等级分，然后把相应的标准分相加再加上常数 M，即可得出预测年龄。

2008 年，Chen 等分析了 262 例 14～70 岁中国汉族男性样本的耻骨联合，其中 12 例存在变异，排除后分析了 250 例样本的耻骨联合的年龄变化，观察了联合面沟与峰、耻骨结节峰、联合面下端、腹侧斜面、骨化结节、背侧缘、腹侧缘、联合面形态和联合面骨质等 9 个特征，并分别分级赋分（表 6-7），类似于张忠尧的分级方法。

表 6-7　14～70 岁中国汉族男性样本的耻骨联合 Chen 评分标准

变量	形态特征	形态变化	形态得分
X_1	联合面沟与嵴	沟嵴明显，沟深，嵴隆起明显	0
		沟嵴减弱	1
		骨质呈颗粒状，沟变浅，嵴变低平	2
		表面变平，残留沟嵴痕迹和（或）颗粒状明显	3
		沟嵴完全消失，表面侵蚀、凹坑	4
X_2	耻骨结节嵴	嵴明显	0
		嵴为痕迹状	1
		嵴消失	2
X_3	联合面下端	未形成	0
		联合面与下支出现分界	1
		V 形角基本形成	2
		V 形角萎缩或消失	3
X_4	腹侧斜面	未形成	0
		局部出现斜面	1
		完全形成	2
		增宽或上端呈结节状	3
X_5	骨化结节	未出现	0
		出现	1
		闭合消失	2
X_6	背侧缘	未形成	0
		形成，未出现平台状边缘	1
		上部出现平台状、唇样变	2
		中部破损或萎缩	3
X_7	腹侧缘	未形成	0
		棱状边清晰	1
		下段变平或消失	2
X_8	联合面形态	隆起状	0
		不规则	1
		完全平坦或下凹	2
X_9	联合面骨质	有嵴或无嵴，粗糙疏松	0
		较光滑，细密，坚硬	1
		小网眼样疏松	2
		大凹坑，稀疏类似焦渣状	3

作者建立了 14～70 岁男性成人年龄推断的多元回归方程和多元逐步回归方程。

多元回归方程：

$$Y=16.97+0.42X_1+1.48X_2+1.88X_3+2.51X_4-0.43X_5+1.76X_6+3.25X_7-0.66X_8+7.31X_9$$

复相关系数 R=0.9907，SD=2.13。

多元逐步回归方程：

$$Y=16.79+1.76X_2+1.71X_3+2.47X_4+1.68X_6+3.03X_7+7.30X_9$$

复相关系数=0.9891，SD=2.14。

数理化理论 I 方程：

$$Y=15.93+1.43X_{1\text{-}1}+2.22X_{1\text{-}2}+2.03X_{1\text{-}3}+1.43X_{1\text{-}4}+1.72X_{2\text{-}1}+2.87X_{2\text{-}2}+1.49X_{3\text{-}1}+2.99X_{3\text{-}2}+5.64X_{3\text{-}3}+$$
$$1.35X_{4\text{-}1}+4.36X_{4\text{-}2}+8.83X_{4\text{-}3}+0.48X_{5\text{-}1}+2.29X_{5\text{-}2}+1.01X_{6\text{-}1}+3.92X_{6\text{-}2}+5.46X_{6\text{-}3}+1.92X_{7\text{-}1}+$$
$$4.40X_{7\text{-}2}-0.34X_{8\text{-}1}+0.66X_{8\text{-}2}+5.61X_{9\text{-}1}+9.62X_{9\text{-}2}+19.45X_{9\text{-}3}$$

复相关系数 R=0.9915，SD=1.96。

数理化理论 I 逐步方程：

$$Y=16.45+0.89X_{1\text{-}2}+2.56X_{2\text{-}1}+3.99X_{2\text{-}2}+1.32X_{3\text{-}1}+3.10X_{3\text{-}2}+5.75X_{3\text{-}3}+1.44X_{4\text{-}1}+4.70X_{4\text{-}2}+9.18X_{4\text{-}3}+$$
$$1.49X_{5\text{-}2}+1.32X_{6\text{-}1}+4.21X_{6\text{-}2}+5.76X_{6\text{-}3}+2.37X_{7\text{-}1}+4.86X_{7\text{-}2}+5.62X_{9\text{-}1}+9.62X_{9\text{-}2}+19.45X_{9\text{-}3}$$

复相关系数 R=0.9912，SD=1.97。

2013 年，Fleischman 在 296 例 18～99 岁欧洲血统的北美人群中比较了 SB 法、Chen 法和修订 Chen 法的耻骨联合分级方法。根据修订 Chen 法建立了 3 个男性年龄推断方程：

多元回归方程：

$$Y=12.69+2.57X_1+2.83X_2+0.36X_3+0.60X_4-1.59X_5+0.49X_6+7.78X_7+0.07X_8+2.04X_9$$

多元逐步回归方程：

$$Y=15.27+2.88X_1+3.37X_6+8.35X_7+2.13X_9$$

MAE=8.63岁，SD=6.424，偏差=0.000，37.3%的 MAE＜5 岁，65.7%的 MAE＜10 岁，87.3%的 MAE＜15 岁。

数理化理论 I 方程：

$$Y=19.93-0.65X_{1\text{-}1}+3.90X_{1\text{-}2}+10.55X_{1\text{-}3}+10.70X_{1\text{-}4}+0.14X_{2\text{-}1}+4.05X_{2\text{-}2}-0.53X_{3\text{-}1}+3.56X_{3\text{-}2}+3.25X_{3\text{-}3}+$$
$$2.46X_{4\text{-}1}+2.56X_{4\text{-}2}+2.40X_{4\text{-}3}-4.25X_{5\text{-}1}-6.63X_{5\text{-}2}+0.70X_{6\text{-}1}+6.97X_{6\text{-}2}+9.46X_{6\text{-}3}+4.25X_{7\text{-}1}+$$
$$11.77X_{7\text{-}2}-2.48X_{8\text{-}1}-5.52X_{8\text{-}2}+3.55X_{9\text{-}1}+6.24X_{9\text{-}2}+6.58X_{9\text{-}3}$$

数理化理论 I 逐步方程：

$$Y=21.27+5.74X_{1\text{-}3}+7.29X_{1\text{-}4}+7.91X_{6\text{-}2}+10.61X_{6\text{-}3}+8.39X_{7\text{-}1}+16.22X_{7\text{-}2}+2.57X_{9\text{-}2}$$

MAE=8.48 岁，SD=6.465，偏差=0.000，38.6%的 MAE＜5 岁，63.4%的 MAE＜10 岁，85.1%的 MAE＜15 岁。

在同样的研究样本中，SB 法的准确性：MAE=8.95 岁。Chen 法的 MAE 为 9.182 岁（多元逐步回归方程）和 9.185 岁（数理化理论 I 逐步方程）。在整体样本中，修订 Chen 法的准确性略高于 SB 法。SB 法在青年人（18～34 岁）中误差最小，误差随着年龄增长而增加。修订 Chen 法在中年人（35～49 岁）中的准确性最高。在三种方法中，SB 法与年龄的相关性最高（R=0.674），Chen 法的数理化理论 I 逐步方程（R=0.603）相关性最差。同时，Fleischman 比较了 9 个特征的年龄相关性和重复性，腹侧缘、联合面沟嵴、背侧缘和联合面骨质最能体现年龄相关性。耻骨结节的观察者一致性最高（κ=0.885），其后依次为骨化结节、联合面形态、腹侧缘、联合面骨质、联合面下端、背侧缘、腹侧斜面，联合面沟嵴一致性最差（κ=0.505）。组内和组间一致性 SB 法均高于 Chen 法。

二、影　像　技　术

（一）软 X 线

1995 年 Sugiyama 等提出了应用软 X 线评估耻骨联合的年龄变化。1995 年，张忠尧等对 118 例 10～60 岁男性耻骨标本的 X 线影像进行了观察，观察联合面波浪嵴、骨纹结构、松质骨网眼、骨小梁分布、骨唇线、横骨梁、骨质增生、下支骨皮质的增龄性变化并赋分（表 6-8），建立了年龄推断的逐步回归方程和数量化理论 I 方程。

表 6-8　男性耻骨软 X 线影像变化推断年龄

变量	形态特征	形态变化	形态得分（x）	方程系数	
				多元逐步回归	数量化理论 I
X_1	联合面波浪嵴	嵴峰高锐	0		
		嵴峰高钝	1	2.96	2.69
		嵴峰低钝	2	6.13	5.18
		嵴峰消失	3	9.46	8.35
X_2	骨纹结构	细密	0	—	—
		细疏	1	—	1.54
		粗疏	2	2.39	4.08
X_3	松质骨网眼	均匀小网眼	0	—	—
		稀疏网眼	1	—	0.74
		普遍大网眼	2	—	0.50
X_4	骨小梁分布	较均匀	0	—	—
		部分变细或减少	1	—	1.72
		小片状缺少	2	—	2.64
		大片状缺少	3	7.23	5.72
X_5	骨唇线	无	0	—	—
		轻度	1	2.96	3.05
		明显	2	6.57	6.77
		消失	3	7.26	7.35
X_6	横骨梁	无	0	—	—
		轻度	1	3.91	3.50
		明显	2	5.35	4.61
		模糊不清	3	7.85	7.02
X_7	骨质增生	无	0	—	—
		一个小棘突	1		0.82

续表

变量	形态特征	形态变化	形态得分（x）	方程系数	
				多元逐步回归	数量化理论 I
		两个以上或一个大棘突	2	2.03	2.94
		棘突尖皮质破损伴有闭孔缘皮质骨变薄	3	5.42	6.35
X_8	下支骨皮质	无	0	—	—
		一侧或双侧形成	1	1.82	1.99
		致密	2	3.45	3.65

多元逐步回归方程：

$$Y=15.17+2.96x_1+6.13x_2+9.46x_3+2.39x_5+4.33x_9+7.23x_{10}+2.96x_{11}+6.57x_{12}+7.26x_{13}+3.91x_{14}+5.35x_{15}+7.85x_{16}+2.03x_{18}+5.42x_{19}+1.82x_{20}+3.45x_{21}$$

方程检验，复相关系数 $R=0.9818$，SD=2.52，$F>0.01$，$P<0.01$。

数量化理论 I 方程：

$$Y=15.03+2.69x_1+5.18x_2+8.35x_3+1.54x_4+4.08x_5+0.74x_6+0.50x_7-5.92x_8+2.64x_9+5.92x_{10}+3.05x_{11}+6.77x_{12}+7.53x_{13}+3.50x_{14}+4.61x_{15}+7.02x_{16}+0.82x_{17}+2.94x_{18}+6.35x_{19}+1.99x_{20}+3.65x_{21}$$

方程检验，复相关系数 $R=0.9843$，SD=2.54，$F>0.01$，$P<0.01$。

Y 为年龄，x 为耻骨形态得分。该方法适用于 10～60 岁汉族男性的年龄推断，预测年龄为耻骨形态得分乘以对应系数，依次相加，再加上常数。

（二）CT

1. 耻骨联合分级法　早期影像技术直接观测耻骨联合面存在较大困难，随着断层影像技术的出现及影像后处理功能的飞速发展，耻骨联合面推断年龄的影像技术从常规的平片发展至目前高分辨率 CT 及三维重建等强大后处理功能的应用。CT 技术可满足大样本多中心研究，年龄推断数据库可不断更新，且可对定量特征如长度、角度等进行测量；避免费时费力的尸骨前处理，保护骨结构；适用于烧焦或腐烂严重的尸体。1999 年，Pasquier 首次将多层螺旋 CT（multislice spiral CT，MSCT）用于耻骨联合推断年龄。Telmon 使用 Suchey-Brooks 法比较了年龄估计中的尸骨肉眼观察和 CT 图像，发现肉眼观察和 CT 图像个体分级差异很小，两种方法一致性 Kappa 值达 0.8 以上。由此提出随着进一步的研究，此方法在活体年龄推断中可能有价值。

2013 年，Lottering 等将 SB 法应用于 195 例 15～70 岁高加索人种 CT 图像的年龄推断，一般描述性分析和过渡分析均显示等级间年龄重叠较大，每一级年龄跨度较大。预测年龄和实际年龄的 Spearman 相关性提示需谨慎使用 SB 法推断昆士兰地区的个体年龄。

2014 年，Wink 将 SB 法应用于 44 例 19～89 岁活体 CT 容积重现图像。组间一致性为 72.7%，组内一致性为 97.7%。44 例样本年龄层分类准确率为 79.5%（男性为 70%，女性为 87.5%）。在活体 CT 三维重建图像中，联合面周缘和骨化结节均较容易观察，联合面的凹陷也易观察，但一致性较差，而联合面的纹理如表面沟嵴，因表面软组织较难观察。

2018 年，Savall 等采用 SB 法进行耻骨联合 CT 图像阅片，观察者一致性均大于 0.8，提示该方法重复性较好。与年龄的相关性，男性为 0.79，女性为 0.74。不准确度随着年龄增加逐渐增高，偏差提示在 26～55 岁会高估年龄，56 岁以上会低估年龄。

2019 年，Hisham 等将 SB 法应用于 355 例马来西亚人群的耻骨联合 CT 图像，SB 法与年龄有较强的相关性（0.884～0.900），阅片一致性也较高（0.763～0.832）。年龄层分类准确率达 97.8%，分类错误多发生于等级 2 和等级 3。SB 法在 54 岁以下男性和 64 岁以下女性中的准确性略高。

2019 年，Hall 等将 SB 法应用于 204 例澳大利亚/维多利亚港人群的耻骨联合 CT 图像，女性 SB 法与年龄呈现较强的相关性（R=0.74），而男性则较弱（R=0.48）。组间一致性达 0.72。女性年龄推断的 MAE 随年龄增加而逐渐增加（等级 1：2.77 岁，等级 6：22.92 岁）；男性 MAE 除等级 1（6.5 岁）外均高于 10 岁，其中等级 3 的 MAE 最大，达31.84 岁。鉴于较高的成人年龄推断误差，作者提出将 SB 法应用于澳大利亚人群时应谨慎。

2018 年，Merritt 等将 SB 法根据耻骨联合 CT 成像特征进一步修订，其研究发现：CT 容积重现三维重建图像中可观察到耻骨联合面的沟嵴、周缘和大孔隙度，但高等级中的孔隙度和骨重量则不易观察，可在 CT 中评估骨质量。因此 Merritt 等将 CT 中的耻骨联合面增龄性变化分为以下 7 个等级（图 6-5）：

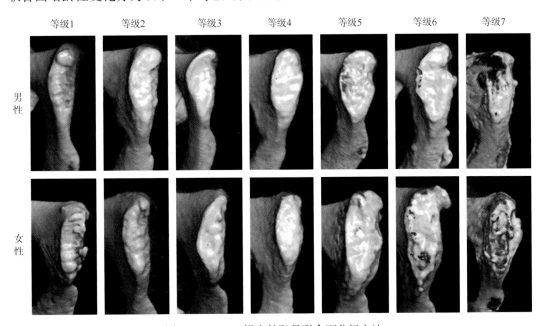

图 6-5 Merritt 提出的耻骨联合面分级方法

引自 Merritt CE. Part Ⅱ-adult skeletal age estimation using CT scans of cadavers：Revision of the pubic symphysis methods.

J Forensic Radiol Imaging，2018，14：50-57

等级 1：耻骨联合面周缘不清，表面沟嵴明显，一直延伸至背侧缘，沟深，嵴隆起明显。背侧缘未形成，未出现唇样改变。骨质非常好。

等级 2：耻骨联合面周缘形成中；联合面上、下缘未形成；表面沟嵴依然可见，但嵴变低平（特别是耻骨联合面背侧），沟变浅。背侧缘未形成唇样改变。表面可能出现单独的耻骨结节。骨质非常好。

等级 3：耻骨联合面下缘背侧已完全形成，腹侧缘未完全形成，腹侧缘上下端留有较大空隙未形成。"V"形联合面的背侧缘比腹侧缘长。耻骨联合面表面沟嵴部分可见，但本等级一般均已变平。在"V"形结构上方有时可见圆形骨隆起。背侧无至轻度唇样改变。骨质非常好。

等级 4：大多数个体联合缘形成，但有时在联合缘上方或腹侧有小的间隙。耻骨联合面表面变平未凹陷，沟嵴呈痕迹状，特别是下半部分。背侧轻度唇样改变。女性腹侧弧可能较大。骨质好。

等级 5：联合缘完全形成。有时腹侧缘部分出现破损。耻骨联合面表面逐渐凹陷，仍保持卵圆形结构；还未出现不规则样改变。表面沟嵴消失。耻骨联合面腹侧和背侧骨质密度减低。女性腹侧弧显著。骨质一般至好，骨质密度呈减低的趋势。

等级 6：联合缘形成，但出现破坏趋势，特别是腹侧缘。联合面失去卵圆形结构，变得不规则；表面常呈凹陷和不规则形，可见大孔隙改变。表面无沟嵴。背侧唇样改变明显。骨质一般至差。

等级 7：耻骨联合面和周缘形状不规则，失去完整性。联合缘形成但呈被腐蚀或破坏状态。表面无沟嵴，可见大孔隙。背侧唇样改变明显。骨质密度明显减低，大多数骨未包含在骨皮质中。背侧和腹侧表面皮质骨密度明显差。骨质情况是等级 6 和等级 7 的主要区别特征。

Merritt 法是先判断耻骨联合面形态变化，再判断骨质，如个体耻骨联合面形态变化为等级 5，而其骨质差则定为等级 6；若其骨质很好，则定为等级 4。Merritt 法与年龄的相关性 $R=0.726$，观察者一致性为 0.849。Merritt 等比较了 Merritt 法、SB 法与 Hartnett 修订的 SB 法三种耻骨联合分级法，结果发现：SB 法在 40 岁以下男性和 50 岁以下女性中的准确性最高；而 Merritt 法在 40 岁以上男性和 50 岁以上女性的准确性更高（除了在 70～79 岁女性中 Hartnett 法准确性最高）。

2019 年，Pattamapaspong 等采用了一种新的 3D CT 渲染技术——实影渲染技术（cinematic volume rendering，cVR）。cVR 采用多个光源，所有像素参与相互反射、折射，形成真实光线下的阴影效果，提高细节、形状与深度的显示，立体视觉效果更佳。应用 cVR 分析耻骨联合三个指标并与干骨比较（表 6-9），结果显示：cVR 可较好地显示耻骨联合特征，联合面和下端 cVR 与干骨分级 Kappa 值为 1，边缘分级 Kappa 值为 0.83。观察者一致性也较高。

表 6-9　Pattamapaspong 等提出的实影渲染技术中耻骨联合三个指标

指标	描述
耻骨联合面	耻骨联合面的表面或轮廓
等级 1	表面波浪状，超过 50% 的区域存在沟嵴
等级 2	表面变平，低于 50% 的区域存在沟嵴
等级 3	表面凹陷多孔
下缘	耻骨联合下缘分界明显
边缘	有骨化结节或壁形成的耻骨联合面边缘
等级 1	边缘未形成
等级 2	边缘部分形成（小于全部周缘的 50%）
等级 3	边缘部分形成（大于全部周缘的 50%）或完整椭圆形边缘形成
等级 4	不规则边缘或骨赘形成

老年人耻骨联合骨性标志物的变异较大，特别是女性，更年期和骨质疏松等原因可能会加速耻骨联合的退化。因此，40 岁以上个体的年龄推断准确性较差，特别是女性。

依据分级方法推断年龄存在三个问题：第一，分级是一个主观过程，需要长期培训，积累专业知识和经验。但不同研究对该方法的可重复性意见不同，Lottering 等提出初学者和经验丰富的人类学家的一致性很高，然而，Kimmerle 等发现观察者间一致性很差。第二，老年人年龄推断准确性较差，特别是 40 岁以上个体。同时，耻骨联合的退行性变化，不仅与年龄相关，还与许多其他因素相关，如个体的生活水平、激素、遗传因素或生物力学等。第三，SB 法已在大量的尸骨研究或影像研究中广泛应用，很多研究都发现年龄推断结果受研究人群的影响。耻骨联合形态特征变化的人口差异已在亚洲（泰国和日本）、巴尔干（波斯尼亚、克罗地亚）、澳大利亚、西班牙和法国开展了大量研究。研究强调了年龄推断采用人口特定标准的必要性。

除了耻骨联合增龄性变化观察方法的革新，高功效的统计方法也可用于提高年龄推断的准确性。Lottering 等将贝叶斯方法用于耻骨联合 CT 年龄推断，男性年龄推断 MAE 为 6.77/8.28 岁（左/右）。2012 年，Buk 等研究了 955 例来自 9 个人群的 19～100 岁个体（474 例男性，481 例女性）的耻骨联合和耳状面。采用 GAME（Group of Adaptive Models Evolution）分类，年龄层分类准确率：≤29 岁为 69.5%，30～39 岁为 34.9%，40～49 岁为 38.9%，50～59 岁为 29.5%，60～69 岁为 9.4%，≥70 岁为 67.3%，准确性较低。因此依赖于数据挖掘技术，骨盆推断成人年龄确定个体大致年龄范围（<30 岁，30～60 岁，>60 岁）的准确性较好，应用 GAME 分类准确率整体达 70.0%（其中男性为 71.7%，女性为 68.7%）。该研究验证了种族对成人年龄推断准确性的影响较大，而性别对年龄推断的影响较小。

2. 耻骨骨密度测量法　既往国内外耻骨联合面年龄推断的 CT 研究，主要以三维容积重建的方式显示耻骨联合面，与传统的尸骨研究方法类似，仍然是通过观察 CT 三维重建后耻骨联合面的形态学变化进行分级，然后进行年龄推断。此类通过观察耻骨联合面形态学变化进行分级的方法在法医学领域已经运用多年，较为成熟，但此种方法存在的最大缺点在于对形态学变化的把握在很大程度上取决于不同人的认识，主观误差较大。目前，国外已经有研究开始利用 CT 技术探索耻骨联合与年龄相关的客观评价指标用于成人年龄推断。

2019 年，Dubourg 等通过回顾性地收集 2017 年 11 月至 2018 年 4 月在法国图卢兹一家医院接受临床多层螺旋 CT 检查的耻骨样本，探索了耻骨骨密度与年龄间的相关性。所有耻骨 CT 影像资料均来自 40 岁以上的成人，其中男性 88 例（平均年龄 67.4 岁，中位年龄 68 岁，最小年龄 40 岁，最大年龄 97 岁，标准差 15.5 岁），女性 113 例（平均年龄 65.78 岁，中位年龄 65 岁，最小年龄 40 岁，最大年龄 97 岁，标准差 15.6 岁）。使用 Osirix 软件（Osirix MD 10.0，https://www.Osirix-viewer.com）对全部 CT 图像在左右侧耻骨的横断面上进行分析和测量，平均 CT 值以 HU 为单位，然后根据公式将平均 CT 值转换为骨密度值。结果显示，双侧耻骨骨密度没有明显差异，男性和女性的骨密度与年龄间存在显著的负相关性，其中男性 $R=-0.62$、女性 $R=-0.55$。此外，该研究还进一步证明了耻骨骨密度随年龄的变化与 Suchey-Brooks 分级法存在显著的中度负相关性。但很遗憾，该研究并未建立耻骨成人年龄推断的模型，亦未报道耻骨骨密度在成人年龄推断方面的准确性，今后有望进一步探索耻骨骨密度或其他客观指标在成人年龄推断的研究价值。表 6-10 是既往耻骨联合推断年龄研究方法与结果的比较。

表 6-10 既往耻骨联合推断年龄研究方法与结果的比较

研究	人群	样本量	骨性标志物	样本	年龄范围（岁）	分级方法	统计方法	MAE（岁）	偏差（岁）
Sakaue（2006）	日本	M326，F90	耻骨联合	尸骨	14~83	SB 法	—	M5.6	M2.1
								F5.1	F1.9
Hartnett（2010）	美国	M387，F195	耻骨联合	尸骨	18~99	修订的 SB 法	过渡分析	—	—
Lottering 等（2013）	澳大利亚	M119，F76	耻骨联合	CT	15~70	SB 法	过渡分析	M6.77（±2.76）	—
								F8.28（±4.41）	—
Savall 等（2016）	法国	M680	耻骨联合	CT	15~92	SB 法	—	M12	M6.7
Merritt 等（2018）	澳大利亚	M210，F210	耻骨联合	CT	20~79	修订的 SB 法	过渡分析	M8.89	M0.09
								F8.98	F0.59
Savall 等（2018）	法国	M550，F550	耻骨联合	CT	15~100	SB 法	中位数	M9.8，F11.5	M0.3，F4.2
Koterová 等（2018）	多中心	M469，F472	耻骨联合 耳状面	尸骨	19~100	Schmitt 法	多元线性回归	9.7	—
Jones 等（2018）	南非	M99，F98	耻骨联合 耳状面	尸骨	16~87	SB 法 Buckberry-Chamb-erlain 法	—	M10.7，F10.5 M11.8，F15.9	M4.4，F3.3 M4.4，F8.1
Joubert 等（2019）	南非	M99，F85	耻骨联合	尸骨	15~84	SB 法	—	—	M16.221，F11.619
Hisham 等（2019）	马来、中国、印度	M165，F90	耻骨联合	CT	15~83	SB 法	过渡分析	M7.39，F7.67	M5.04，F3.48
Hagelthorn 等（2019）	南非多种族	M149，F141	耻骨、耳状面、颅缝	尸骨	18~89	ADBOU	过渡分析	10.01	
			耻骨联合					13.56	—
			耳状面					14.19	—
			颅缝					27.81	—
Hall 等（2019）	澳大利亚	M102，F102	耻骨联合	CT	15~100	SB 法		M19.13，F14.86	M16.03，F12.16

注：M. 男性。F. 女性。

第三节　耳　状　面

骶骨和髂骨的耳状关节面形成骶髂关节，为滑膜型微动关节。髂骨耳状面（auricular surface）朝向前内方，狭窄的关节腔列于前外向后内的斜面上，位于第 1～2 骶椎平面。髂骨的耳状关节面随年龄的增长呈现一定的增龄性改变。

耳状面也呈现出年龄相关变化，包括耳状面的表面结构、耳状面尖端和耳后区的变化（图 6-6）。耳状面尖端（apex）又称顶端，为耳状面和弓状线（arcuate line）相连的部位。耳状面根据尖端位置可分为上部（superior demiface）和下部（inferior demiface）。耳后区（retroarticular area）为耳状面和髂后嵴（posterioriliac spine）间的区域。随着年龄的增加，耳状面表面的波浪状结构和横行结构逐渐消失，表面不平、空隙增加，耳后区逐渐出现骨质突起，耳状面关节缘逐渐形成。在 2012 年 Heather 等的调查中，最受欢迎的耳状面分级方法为 Lovejoy 八分法（84.5%），其次为 Buckberry-Chamberlain 法（39.5%）。

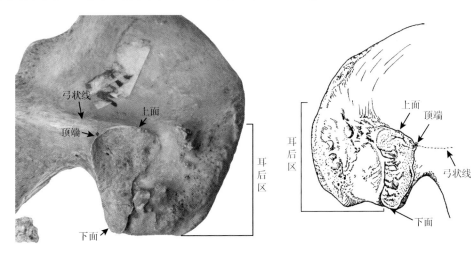

图 6-6　耳状面

（一）Lovejoy 八分法

1985 年，Lovejoy 等首次探讨耳状面的退行性变化与年龄的关系，通过观察 120 具髂骨耳状面，发现其有增龄性变化，将耳状面的退行性变化分为八个等级用于年龄推断（图 6-7）。

等级 1（20～24 岁）：耳状面呈细颗粒状并有显著的横行结构。耳后部及尖端无活动，骨面无孔隙。其横行结构表现为宽而境界清楚的波浪状，涉及绝大部分骨关节面。软骨下缺损呈光滑的轮廓和圆形。

等级 2（25～29 岁）：与前一级比较无显著变化，主要表现为横波浪状结构轻或中度消失，被条纹状结构取代。无尖端及耳后部活动，无多孔性。表面的横行结构仍显著，颗粒略变粗大。

等级 3（30～34 岁）：上下面除横行结构有些消失外，无太大变化。大部分波浪结构减少并被清晰的条纹代替。表面粗糙，颗粒较前一期更明显。尖端无显著变化。在有的小区出现微孔，偶见轻微的耳部活动。

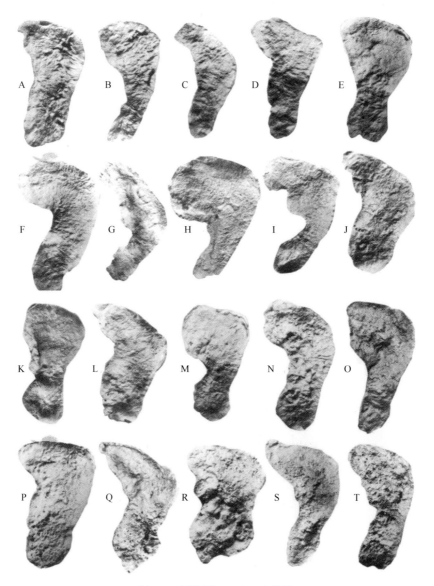

图 6-7　耳状面 Lovejoy 八分法

A. 等级 1；B、C. 等级 2；D、E、F. 等级 3；G、H、I. 等级 4；J、K、L、M. 等级 5；N、O、S. 等级 6；P、Q、R. 等级 7；

T. 等级 8. 引自张继宗，2016. 法医人类学. 3 版. 北京：人民卫生出版社.

等级 4（35～39 岁）：上下两面粗糙且呈一致性颗粒，波浪状结构明显减少。所见的波浪状结构多不清楚。耳后部常有轻度活动。尖端变化很小。微孔结构较少，无大孔结构。此级又称为一致性颗粒状初期。

等级 5（40～44 岁）：波浪状结构消失。条纹可能尚存但很模糊。表面仍有部分呈粗颗粒状。横纹结构明显消失。表面致密化（可在岛状小区）并伴有相应的颗粒消失。耳后部轻至中度活动，偶见大孔结构，但不典型。尖端常有轻度改变。随着致密程度的增加，微孔结构也增加。由颗粒性表面向致密性表面转化是本级的主要特征。

等级 6（45～49 岁）：绝大多数样本其颗粒显著消失，被致密骨质取代。无波浪及无条纹。尖端有轻至中度改变。微孔结构几乎均已消失而出现致密化。边缘的不规整性增加。耳后部活动中等。

等级 7（50～59 岁）：表面明显不整是本级最重要的特征。无横行及其他形式结构。偶可见到中等颗粒性结构，但通常缺如。下面下端呈唇状外延超过髂骨体。尖端的改变不等且可能更明显。边缘的不规则性增加。有些样本可见大孔结构。绝大部分标本耳后部活动中度至显著。

等级 8（60 岁以上）：最重要的特征是非颗粒性的不规则的表面伴有软骨下破坏的明显征象。无横行结构，无青年期的特征。约 1/3 的标本有大孔结构。尖端活动常很明显但并非必备的指征。边缘显著不整呈唇状，伴有典型的退行性关节改变。耳后部有界限清楚的弥漫性低至中度凹凸不平的骨赘。

（二）张继宗六分法

1988 年我国张继宗等将 150 具 19～65 岁汉族男性髂骨耳状面的周缘、耳状关节面、耳状关节面后区的形态变化分为六个等级：

第 1 级（17～25 岁）：耳状面关节缘形成，关节面有垄状小骨嵴，耳状面后区骨表面光滑。

第 2 级（23～29 岁）：耳状面关节缘形成，关节面趋向光滑，垄状小骨嵴开始减少，耳状面后区骨表面光滑。

第 3 级（28～36 岁）：耳状面关节缘开始变得不规则。关节面明显光滑，垄状小骨嵴呈痕迹状，耳状面后区骨表面开始变粗糙。

第 4 级（33～41 岁）：耳状面关节缘明显不规则，关节面垄状小嵴消失，仅可见骨纹，耳状面后区明显粗糙。

第 5 级（38～47 岁）：耳状面关节缘开始有骨质突起，关节面开始出现粟粒状改变，耳状面后区骨表面有骨质突起。

第 6 级（45～60 岁）：耳状面关节缘有骨质突起，关节面上常出现大的骨孔，耳状面后区骨表面有大的礁状骨质突起。

随着年龄增大，髂骨骨质的突起、吸收骨化孔亦表现得更加明显，但已不好进行更细的分组。该方法分级较粗，且组间年龄范围跨度较大，因此该方法应作为骨龄推断的初步方法。此后，又有学者根据前述变化进一步分级并予以赋分，建立了髂骨耳状面年龄推断线性回归方程。

（三）Buckberry-Chamberlain 法

耳状面推断成人骨龄的最大困难是分级方法中的部分特征不易观察，部分有关分级的细小特征无法观察，导致分级困难。为了提高特征变化的可观察性，2002 年，Buckberry-Chamberlain 提出了基于指标的定量评分标准，涉及耳状面的表面结构、尖端变化、横行结构、大孔结构和微孔结构（表 6-11），按照表 6-13 对 5 个特征分别赋分并相加，得出耳状面变化总分值。总分值分为 7 个等级，对应不同年龄层（表 6-12）。

表 6-11　Buckberry-Chamberlain 法髂骨耳状面年龄相关指标的分级标准及评分

观察部位	形态变化特征	评分
耳状面沟嵴	90%的关节面有横行结构	1
	50%～89%的关节面有横行结构	2
	25%～49%的关节面有横行结构	3
	<25%的关节面有横行结构	4
	无横行结构	5
耳状面骨质	90%的关节面呈细颗粒状	1
	50%～89%的关节面呈细颗粒状；部分关节面细颗粒变得粗大，无致密骨	2
	>50%的关节面变得粗糙，无致密骨	3
	<50%的关节面为致密骨，甚至只有一个结节状致密骨	4
	>50%的关节面为致密骨	5
耳状面微孔度	无	1
	仅见于一端耳状面	2
	两端耳状面均见	3
耳状面大孔度	无	1
	仅见于一端耳状面	2
	两端耳状面均见	3
尖端变化	尖端锐利、清晰，耳状面可能稍高	1
	尖端少量唇样变，关节边缘仍清晰、平滑	2
	关节面轮廓不规则，尖端不再为平滑的弧形	3

表 6-12　Buckberry-Chamberlain 法髂骨耳状面总分值对应年龄层

总分	等级	年龄范围（岁）	$M \pm SD$（岁）
5～6	I	16～19	17.3±1.53
7～8	II	21～38	29.3±6.71
9～10	III	16～65	37.9±13.08
11～12	IV	29～81	51.4±14.47
13～14	V	29～88	60.0±12.95
15～16	VI	39～91	66.7±11.88
17～19	VII	53～92	72.3±12.73

　　2018 年，Jones 等将 Buckberry-Chamberlain 法应用于 197 例南非尸骨中，年龄推断整体 MAE 为男性 11.8 岁，女性 15.9 岁。女性 30 岁以下和 80 岁以上的 MAE 在 30 岁左右；50～69 岁的 MAE 小于 10 岁；余年龄段的 MAE 在 15 岁左右。男性的 MAE 明显小于女性，40～69 岁的 MAE 小于 10 岁，70 岁以上个体 MAE 大于 20 岁，15～39 岁个体误差在 12.8～17.4 岁。

　　2018 年，Nikita 等将贝叶斯技术应用于耳状面年龄推断中，分别采用 Lovejoy 八分法和 Buckberry-Chamberlain 法对两个希腊样本群（雅典人女性 59 例，男性 81 例；克里特岛人女性 54 例，男性 52 例；18～90 岁）进行耳状面分级。除克里特岛男性外，希腊样本的年龄推断在 5 岁、10 岁、20 岁中的误差，Lovejoy 八分法均优于 Buckberry-Chamberlain 法。Lovejoy 八分法与年龄的相关性高于 Buckberry-Chamberlain 法。两种分级方法的年龄推断误差在克里特岛男性中均最大，年龄相关性最小。应用贝叶斯技术，两种分级方法在女性中和 Lovejoy 八分法在男性中的年龄推断准确性无显著提高，仅 Buckberry-Chamberlain 法在男性中有显著提高。

（四）多元回归方程推断成人年龄

2006 年，刘玉勇等对耳状面周缘、髂骨耳状面后区、髂骨耳状面骨质、髂骨耳状面沟嵴和顶端的变化分别进行分级、评分（表 6-13），建立了中国汉族男性髂骨耳状面形态变化推断成人年龄的线性回归方程（表 6-14）。

表 6-13　髂骨耳状面年龄相关指标的分级标准及评分

变量	观察部位	形态变化特征	评分
X_1	耳状面周缘	关节缘尚未形成	1
		关节缘初步形成	2
		关节缘开始变得不规则	3
		关节缘明显不规则，凹凸不平	4
		关节缘有骨质突起，下缘呈唇状，外缘超过髂骨体	5
		关节缘有大量骨质突起，外缘显著不整，唇状外翻	6
X_2	耳状面后区	骨质表面光滑	1
		开始出现骨质突起	2
		有大的礁石样骨质隆起，凹凸不平	3
		骨赘增生界线清楚，呈弥漫性，骨质粗糙，有破损及孔状结构	4
X_3	耳状面骨质	关节面呈细颗粒状，无空隙	1
		关节面开始粗糙，细颗粒变得粗大	2
		关节面上下部均变得粗糙，颗粒粗大、明显、均匀一致	3
		关节面仍为颗粒状，但已有部分表面致密化	4
		关节面上大部分颗粒缺失，可见表面致密化，骨质表面不整，有大孔结构	5
		关节面上颗粒基本消失，表面骨质不规则，骨质破坏	6
X_4	耳状面沟嵴	关节面上有垄状骨嵴，横行结构呈波浪状、较宽，境界清楚	1
		垄状横行结构减少，被条纹结构取代	2
		大部分横行结构被清晰的条纹结构取代，波浪状结构模糊	3
		无横行结构及波浪状结构	4
X_5	顶端变化	无变化	1
		变化不明显，有少量微孔结构	2
		变化不明显，微孔结构增加	3
		微孔结构几乎消失，骨质致密化	4

因双侧耳状面基本结构和年龄变化趋势基本相同，因此根据左侧或右侧耳状面进行年龄推断使用相同的分级和评分标准。

表 6-14　髂骨耳状面推断成人年龄的线性回归方程

方程	相关系数
单变量回归方程	
$Y=2.6858+11.4157 X_1$	0.8584
$Y=9.0469+11.8895 X_2$	0.8170
$Y=7.8352+10.3320 X_3$	0.8951
$Y=0.9297+15.4185 X_4$	0.8200
$Y=17.0534+15.3584 X_5$	0.7910
多变量回归方程	
$Y=2.7169+2.4956 X_1+2.4452 X_2+4.6282X_3+1.7531X_4+1.6039X_5$	0.9322

盲测结果显示：75%的个体预测年龄与实际年龄的误差在 3 岁以下，其余 25%的盲测结果均小于 5 岁。

（五）影像技术

比较尸骨和 CT 三维重组后髂骨耳状面的表面形态，有研究发现，在三维重建中髂骨耳状面的微孔和表面纹理 CT 三维重建影像难以观测，而横向结构、大孔隙度和顶端变化可作为年龄推断的指标。

（1）横向结构（髂骨耳状面自中间向周围的条纹或波浪状结构）：等级 1，无或少量的独立条纹；等级 2，有明显横向结构；等级 3，无横向结构及波浪状结构。

（2）大孔隙度（髂骨耳状面上超过 1mm 的空隙）：等级 1，无孔隙；等级 2，一侧出现孔隙或双侧少量孔隙；等级 3，双侧出现密集孔隙。

（3）顶端变化：等级 1，顶端尖锐、明显，无退化改变；等级 2，过渡类型，适度唇样变，边缘明显、平滑；等级 3，轮廓不规则，边缘钝，唇样变明显。

2019 年，Pattamapaspong 等应用 cVR 分析耳状面指标（表 6-15）并与干骨比较，结果显示：cVR 可较好地显示顶端活动，cVR 与干骨阅片 Kappa 值为 0.83；但横向结构、大孔隙和小孔隙显示不佳，cVR 与干骨阅片 Kappa 值分别为 0.43、0.38 和 0.25。顶端变化一致性也较好，而横向结构和孔隙的一致性一般甚至较差。大孔隙和小孔隙较难区别。

表 6-15　Pattamapaspong 等提出的 cVR 中耳状面指标

指标	描述
顶端变化	耳状面与弓状线交界处的骨赘生长或不规则骨
横向结构	自耳廓内侧至侧缘的水平方向的波浪和条纹
孔隙	耳状面上的洞
大孔隙	耳状面上直径超过 1mm 的洞（大孔隙、小孔隙并存，定义为大孔隙）
小孔隙	耳状面上直径未达 1mm 的洞

Merritt 根据耳状面的 CT 三维重建图像特征，将耳状面年龄相关变化分为 6 个等级（图 6-8）：

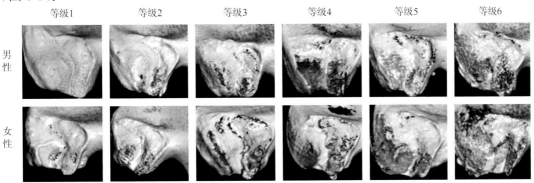

图 6-8　Merritt 提出的耳状面分级方法

引自 Merritt CE，2018. Part Ⅲ– Adult skeletal age estimation using CT scans of cadavers：Revision of the auricular surface methods. J Forensic Radiol Imaging，14：58-64

等级 1：耳状面上、下部均较光滑，骨质好。顶端厚，弧形状易观察。耳后区无活动，骨质好。可能有不超过 10%的耳后区骨质薄。耳后区与耳状面分界清。整体耳状面形态完整、明显。

等级 2：耳状面上部光滑，骨质好；下半部自下级开始骨质逐渐变差（<25%的下部）。顶端厚、明显、易观察。耳后区小部分骨质变差，多在高处（<25%的耳后区）。耳后区与耳状面分界清。耳状面形态明显，开始自上部延伸至耳后区。

等级 3：上部骨质好，25%～50%的下部骨质变差，无骨皮质覆盖。顶端形态仍可见，但尖锐呈喇叭口状。25%～50%的耳后区骨质变差，无骨皮质覆盖。耳后区与耳状面分界逐渐不清，耳状面形态不清，自上部逐渐延伸至耳后区。

等级 4：上部骨质好，可见小的致密皮质骨。下部可见致密皮质骨和 25%～50%的区域骨皮质覆盖。25%～50%的耳后区骨质变差，无骨皮质覆盖。顶端形态仍可见，但尖锐呈喇叭口状。耳后区与耳状面分界逐渐不清，耳状面形态不清，自上部逐渐侵入耳后区。整体耳状面形态似等级 3。

等级 5：上部骨质好，>50%的区域可见致密皮质骨。耳状面上部向耳后区延伸。下部>50%的区域可见致密骨，50%的区域可见骨皮质覆盖。耳后区逐渐破坏至 50%～75%的区域。顶端形态仍可见，但边缘不规则，常呈喇叭口状。耳后区与耳状面分界不清，耳状面自上部逐渐侵入耳后区。

等级 6：上部 75%的区域可见致密骨，延伸至耳后区。下部 75%的区域可见致密骨或无骨皮质覆盖。耳后区 75%的骨皮质消失，表面破坏。顶端形态不规则，尖锐喇叭口状边缘。耳后区与耳状面分界不清，下部或可见分界线。

第四节　髋　　臼

骨盆中除了耻骨联合和耳状面，髋臼关节面的形态变化也可用于成人骨龄推断。髋臼（acetabulum）由髂骨、坐骨、耻骨 3 骨组成。窝内半月形的关节面称为月状面，窝的中央形成关节面的部分，称髋臼窝，髋臼边缘下部的缺口称髋臼切迹。21 世纪初，学者发现髋臼随年龄增长亦呈增龄性变化，可用于成人年龄推断。

（一）Rissech 等提出的方法

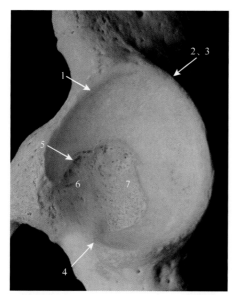

图 6-9　Rissech 等提出的髋臼 7 个特征

1. 髋臼沟；2. 边缘形状；3. 边缘孔隙；4. 顶端变化；
5. 髋臼窝外缘变化；6. 髋臼窝变化；7. 髋臼窝孔隙

引自 Rissech C，Estabrook GF，Cunha E，et al，2006.

Using the acetabulum to estimate age at death of adult

males. J Forensic Sci，51（2）：213-229.

2006 年，Rissech 等提出了髋臼推断成人骨龄的 7 个特征（图 6-9）：髋臼沟（V1，cetabular groove）、边缘形状（V2，acetabular rim shape）、边缘孔隙（V3，acetabular rim porosity）、顶端变化（V4，apex activity）、髋臼窝外缘变化（V5，activity on the outer edge of the rim fossa）、髋臼窝变化（V6，activity of the acetabular fossa）和髋臼窝孔隙（V7，porosities of the acetabular fossa）。2007 年，Rissech 等应用来自 4 个样本群的 394 例（15～96 岁）欧洲男性干骨验证了 Rissech 法，结果显示上述髋臼指标与年龄显著相关，各指标的观察者一致性也较好，4 个样本群中个体预测年龄和实际年龄间误差在 10 岁以内的比例均超过 80%，提示髋臼可用于成人年龄推断。若采用不对应的参考样本群，则年龄推断的准确性明显降低。2011 年，Calce 和 Rogers 在加拿大样本中测试 Rissech 法，80% 的样本推断误差在 12 岁以内。

2015 年，Botha 等将 Rissech 法应用于 100 例（16～96 岁）南非黑人男性，发现部分指标随年龄变化不明显，髋臼沟和顶端变化的分级较易操作，结果较可靠。但 Rissech 法较主观，观察者间一致性较差，且在 5 例验证样本中预测年龄与实际年龄差距较大，特别是老年人。因此，Botha 等提出对 Rissech 法在进一步应用前需进行修订，部分指标可根据目标人群实际情况调整指标数和分级方法，甚至直接排除部分较差的指标。Botha 等建议可将 Rissech 法修订为髋臼沟（V1）、髋臼缘形状和孔隙度（V2，原方法 V2 和 V3 的合并）、顶端变化（V3，原方法的 V4）、髋臼窝变化和边缘（V4，原方法 V5、V6 和 V7 的合并）。2019 年，Winburn 在 409 例欧裔美国人（＞20 岁，男 211 例，女 198 例）中验证 Rissech 法的应用价值。研究发现 Rissech 法中指标与年龄呈显著相关，同时受体重和活动影响较少，髋臼的退行性变化可用于成人年龄推断，但此结论还需进一步验证。

Rissech 等提出使用 Rissech 法时 7 个指标需完整，因此损毁的髋臼不适合此方法；此外，年龄推断时的参照样本应来自同一地域、人群，且参照样本量应足够大，以建立合适的指标与年龄间关系。

2017 年，San-Millán 等对 Rissech 法指标中的 V5～V7 进行了修订，V1～V4 保持一致。V5，髋臼窝外缘变化；V6，关节窝中心的质地和骨密度；V7，关节窝变化。修订的方法在 611 例欧洲个体（294 例男性，317 例女性，15～98 岁）中的 MAE 为 7.28 岁（男性）和 7.09 岁（女性），73.4%的男性和 75%的女性个体误差在 10 岁以内；观察者一致性均在 0.67 以上。2019 年，San-Millán 等又将修订的 Rissech 法应用于北美人群（456 例男性，370 例女性，15～101 岁），MAE 为 7.19 岁（男性）和 9.65 岁（女性）。

髋臼 Rissech 法已有成型程序——IDADE2（"idade"为葡萄牙语的"年龄"）。它是由密歇根大学 Estabrook 教授开发的基于贝叶斯方法的年龄推断程序，可得出样本的年龄点和年龄范围。一般操作流程：对髋臼进行 Rissech 法分级，然后将分级结果直接输入 IDADE2。IDADE2 包含四组参考样本：西班牙参考样本（24 例女性，52 例男性，23～101 岁）、美国参考样本（370 例女性，456 例男性，19～101 岁）、葡萄牙参考样本（317 例女性，294 例男性，15～98 岁）和美国参考样本（370 例女性，456 例男性，19～101岁）。由于种族差异的影响，在评估年龄时应选择相近的样本，对其他族裔样本的分析应谨慎进行。

IDADE2 的应用人群需与参考人群相近，因此需要根据目标人群进行校准。2011年，Calce 应用 IDADE2 推断 100 例男性尸骨（17～89 岁）年龄，采用同源参考样本，MAE 为 8 岁，其中 46～65 岁和 76～90 岁 MAE 最小，提示该方法可能适合于 40 岁以上个体的年龄推断。而采用非同源参考样本，年龄推断准确性明显降低，36.1%的个体误差在 10 岁以内。同时，Calce 发现部分指标较难观察，分级较主观、差异大，如髋臼缘和髋臼窝的大孔隙。

（二）Rougé-Maillart 等提出的方法

2004 年和 2007 年 Rougé-Maillart 等的研究中髋臼指标仅有 4 个：髋臼边缘形状、髋臼窝、月状面孔隙和顶端变化。

髋臼边缘形状（1～5 级）：等级 1，边缘钝；等级 2，边缘钝伴局部骨赘；等级 3，边缘锐利伴大量骨赘；等级 4，局部破坏；等级 5，整个边缘广泛破坏或大量骨赘。

髋臼窝（1～4 级）：等级 1，致密伴周边大孔隙；等级 2，小孔隙；等级 3，小梁骨出现；等级 4，骨破坏伴大量大孔隙。

月状面孔隙（0～2 级）：月状面分为前角、后角和上部。等级 0，无孔隙；等级 1，局部小孔隙；等级 2，大量小孔隙或大孔隙。计算三个部位的孔隙度等级总和。

顶端变化（0～2 级）：月状面后角。等级 0，无变化；等级 1，中等变化；等级 2，明显变化。

在 30 例男性尸骨（24～81 岁）中各指标等级随年龄增长而增长，呈显著相关。在 52 例高加索人尸骨（24～82 岁）中，将髋臼的 Rougé-Maillart 法与耳状面的修订 Buckberry-Chamberlain 法联合用于年龄推断，其中耳状面各指标与年龄的相关性为 0.577～0.754，髋臼各指标与年龄的相关性为 0.670～0.791，两者联合应用与年龄的相关性为 0.821。各指标整体观察者一致性较高，但有关髋臼和耳状面孔隙指标的阅片一致性略差。

2009 年，Rougé-Maillart 等进一步将髋臼指标简化为 3 个：髋臼边缘形状（1～5级）、髋臼窝（1～4级）和顶端变化（1～3级），并与 Buckberry-Chamberlain 法联合用于年龄推断。在 462 例尸骨（214 例女性，248 例男性，16～96 岁）中，当总分＜17 时，80%的个体小于 40 岁，当总分＞17 时，97%的个体大于 40 岁。但各指标的观察者一致性较差（观察者内一致性 0.40～0.65，观察者间一致性 0.08～0.65）。

第五节 颅 缝

脑颅骨间留有薄层结缔组织膜，邻接各骨边缘结缔组织的幅径不超过 0.5mm 时，即为颅缝，并以膜内成骨形式发育。颅缝主要有矢状缝、冠状缝、人字缝、蝶额缝、蝶顶缝、枕乳缝、鳞缝等。矢状缝为两侧顶骨上缘相接形成。冠状缝为两侧顶骨前缘与额鳞相接形成。人字缝为两侧顶骨后缘与枕鳞相接形成。枕鳞前下缘与颞骨乳突相接形成枕乳缝。随着年龄增长，骨的边缘不断骨化，颅缝逐渐变窄，直至闭合。法医学年龄推断常用的颅缝主要为颅内缝、颅外缝和腭缝。颅顶缝在青少年晚期或 20 岁左右开始闭合，直到老年时（60 岁后）才逐渐结束闭合（表 6-16）。

表 6-16　颅缝开始闭合和结束闭合的顺序

闭合顺序	开始		结束	
	侧-前	顶	侧-前	顶
1	翼点	顶孔矢状缝交点	翼点	顶孔矢状缝交点
2	中部冠状缝	翼点	蝶额缝	翼点
3	蝶额缝	前矢状缝	中部冠状缝	前矢状缝
4	下部蝶颞缝	人字缝尖	下部蝶颞缝	人字缝尖
5	上部蝶颞缝	中部人字缝	上部蝶颞缝	前囟
6	—	中部冠状缝	—	中部人字缝
7	—	前囟	—	中部冠状缝

有关颅缝闭合的研究已逾百年。1924 年，Todd 首次建立了颅缝闭合推断成人年龄的方法。该方法基于 307 例白人男性颅骨和 120 例黑人男性颅骨颅内缝、颅外缝的闭合情况开展了成人年龄推断研究。研究发现：13.3%的白人男性和 34.2%的黑人男性颅缝闭合缺乏规律，颅外缝和颅内缝开始闭合的时间不存在差异性，颅内缝较颅外缝推断成人年龄更准确。在 2012 年 Heather 等的调查中，最受欢迎的颅缝分级方法为 Meindl-Lovejoy 法，其次为 Nawrocki 法（7.0%），但有 38.8%的从业者不常采用颅缝推断年龄。

1970 年 Acsádi 和 Nemeskéri 提出了颅内缝分级方法，将冠状缝分为 3 段，矢状缝分为 4 段，人字缝分为 3 段，共 16 段（图 6-10）。颅缝闭合情况分为 5 级（图 6-11）：

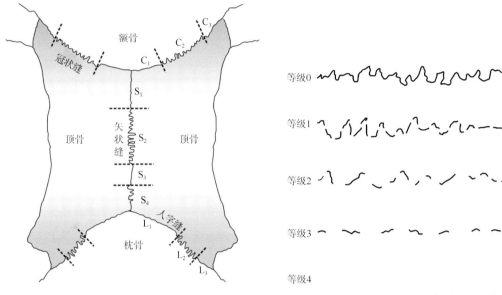

图 6-10　Acsádi 和 Nemeskéri 提出的颅缝分区方法　图 6-11　Acsádi 和 Nemeskéri 提出的颅缝闭合
情况

等级 0：颅缝未闭合，相邻骨的边缘处仍有小细缝。

等级 1：骨缝开始闭合，但锯齿状的边缘线清晰可见。

等级 2：骨缝线变细，锯齿状减少且有部分骨缝完全闭合而中断。

等级 3：闭合处仅有小凹陷存在。

等级 4：骨缝完全消失，变平、光滑，甚至其原位所在也无法辨认。

根据各段颅缝闭合情况，分别赋分，计算平均闭合分数，对应不同的年龄层（表 6-17）。但该方法各等级对应年龄范围较广。

表 6-17　Acsádi 和 Nemeskéri 研究中颅缝闭合分值对应年龄

平均闭合等级	年龄层	年龄范围（岁）	$M \pm SD$（岁）
0.4～1.5	青少年～青年	15～40	28.6±13.08
1.6～2.5	青年～中年	30～60	43.7±14.46
2.6～2.9	青年～中年	35～65	49.1±16.40
3.0～3.9	中年～老年	45～75	60.0±13.23
4.0	中年～老年	50～80	65.4±14.05

1985 年，Meindl 和 Lovejoy 选择图 6-12 中的 10 个位点观察颅外缝增龄性变化，将颅外缝增龄性变化分为 4 个等级：

0：未闭合；无任何颅外缝闭合。

1：轻微闭合；部分颅缝闭合；闭合程度自轻微至中等，如从单个骨桥到闭合小于 50%。

2：显著闭合；颅缝明显闭合，但未达到完全闭合。

3：完全闭合。

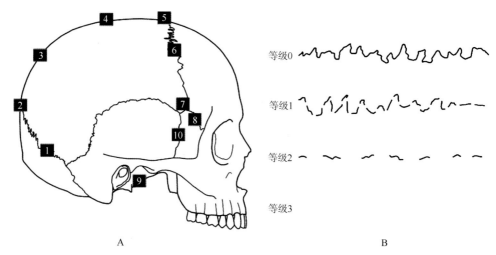

图 6-12　Meindl 和 Lovejoy 选择的颅外缝 10 个位点（A）及分级方法（B）

1=人字缝中点（midlambdoid）；2=人字点（lambda）；3=矢状缝顶孔段（obelion）；4=矢状缝顶段（anterior sagittal）；5=前囟（bregma）；6=冠状缝中段（midcoronal）；7=翼点（pterion）；8=蝶额缝（sphenofrontal）；9=下蝶颞缝（inferior sphenotemporal）；10=上蝶颞缝（superior sphenotemporal）

　　1994 年，Buikstra 和 Ubelaker 分析了不同颅缝闭合分级方法[1924 年和 1925 年 Todd 和 Lyon 法，1984 年 Baker 法，1985 年 Meindl 和 Lovejoy 法，1987 年 Mann 法等]后，最终选择采用 Meindl 和 Lovejoy 法。他们共选择了 17 个位点评估颅缝闭合情况，包括 10 个颅外缝（1cm 长，同 Meindl 和 Lovejoy 法）、4 个腭缝（各缝全长）和 3 个颅内缝，当存在对称结构时，以左侧为主（图 6-13）。分别计算颅顶缝和侧颅缝的闭合程度总分值，推断年龄（表 6-18）。结果提示，在年龄推断中，侧颅缝优于颅顶缝。但该研究未给出腭缝和颅内缝的不同分值所对应的年龄范围，仅提出了大概年龄段。例如：在青年期切牙缝已完全闭合，腭横缝和腭中缝后部变化明显。中年期切牙缝、腭横缝和腭中缝后部常已闭合，腭中缝前部常部分闭合。老年期腭缝完全闭合。人字缝、矢状缝和冠状缝的颅内缝在青年期就开始闭合，在中年期部分闭合，老年期完全闭合。

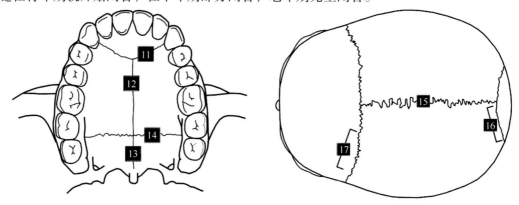

图 6-13　Buikstra 和 Ubelaker 研究中 4 个腭缝和 3 个颅内缝位点

11=切牙缝（incisive）；12=腭中缝前部（anterior median palatine suture）；13=腭中缝后部（posterior median palatine suture）；14=腭横缝（transverse palatine suture）；15=矢状缝（sagittal）；16=左人字缝（left lambdoid）；17=左冠状缝（left coronal）

表 6-18　Buikstra 和 Ubelaker 颅缝年龄推断方法中各分值对应年龄范围

颅顶缝		侧颅缝	
分值	年龄范围（岁）	分值	年龄范围（岁）
0	<49	0	<50
1~2	18~45	1	19~48
3~6	22~48	2	25~49
7~11	24~60	3~5	23~68
12~15	24~75	6	23~63
16~18	30~71	7~8	32~65
19~20	23~76	9~10	33~76
21（完全闭合）	>40	11~14	34~68

　　1998 年，Nawrocki 根据 Buikstra 和 Ubelaker 颅缝闭合分级方法，分析了颅骨的 27 个位点（16 个颅外缝、7 个颅内缝和 4 个腭缝），并建立了年龄推断的回归方程（表 6-19）。

表 6-19　Nawrocki 颅缝年龄推断模型

性别	方程	r	MAE	偏差	SE
不分	AGE = 5.86（左翼点）+ 6.42（前囟）+ 4.91（腭横缝）+ 24.3	0.56	9.6	0.0	12.1
男性	AGE = 7.00（左翼点）− 6.08（矢状缝顶段）+ 6.83（右上蝶额缝）+ 9.12（前囟）+ 28.3	0.61	8.6	0.0	11.5
女性	AGE = 5.29（右冠状缝中部）+ 7.38（左翼点）+ 8.84（腭横缝）+ 26.8	0.65	8.6	0.0	10.9

　　注：MAE. 平均绝对误差；SE. 标准误差。

　　颅缝闭合早期分级标准多基于颅骨大体观测分级，观测指标多为表面颅外缝、颅内缝的闭合情况。随着 CT 技术在法医学年龄推断中的应用，颅骨颅内缝、颅外缝、板障的变化均可直接观察，各颅缝亦可整体观察（图 6-14），因此颅缝分级方法进一步细分为 7个等级（图 6-15）：

等级 1：颅缝未闭合。

等级 2：颅内缝开始闭合。

等级 3：颅内缝完全闭合。

等级 4：颅缝小部分闭合，<50%。

等级 5：颅缝大部分闭合，≥50%。

等级 6：颅缝完全闭合，可见残留闭合线。

等级 7：颅缝完全闭合，闭合线消失。

2013 年，Chiba 等运用螺旋 CT 研究 125 例尸体单一矢状缝闭合情况，结果显示矢状缝螺旋 CT 横断面闭合程度与年龄呈正相关，但是颅缝闭合等级仅能估计个体年龄范围，需结合其他指标联合推断个体年龄。

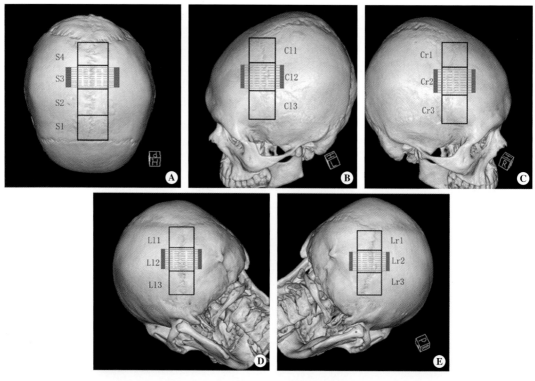

图 6-14　各颅缝 CT 三维重组图像分区

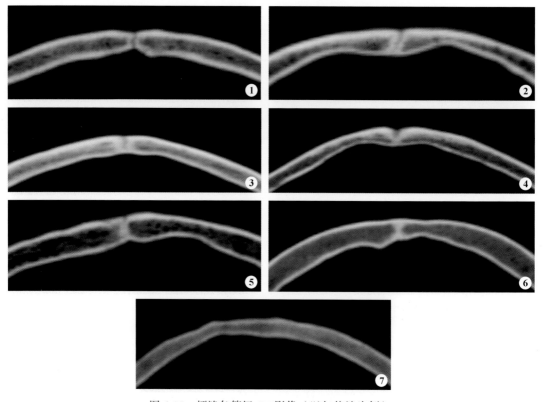

图 6-15　颅缝各等级 CT 影像（以矢状缝为例）

2015 年，涂梦、邓振华等应用薄层 CT 三维重建（层厚 0.6mm）测量 23.33～76.93 岁四川汉族男性矢状缝、冠状缝、人字缝颅缝闭合规律（表 6-20），建立了成人年龄点推断的逐步回归方程：

$$Y=21.560+3.388\times S+3.450\times Cl（R=0.591，SEE=8.656）$$

其中，S 为矢状缝闭合等级平均值；Cl 为左冠状缝闭合等级平均值。

回代检验年龄误差范围为–11.58～15.20 岁，MAE 为 6.21 岁。同时，按每 5 岁将年龄分层，建立年龄层推断逐步回归方程：

$$Y=0.682+0.771\times S+0.624\times Cl（R=0.603，SEE=1.740）$$

其中，S 为矢状缝闭合等级平均值；Cl 为左冠状缝闭合等级平均值。

回代检验 24%的验证样本年龄层预测准确，60%的验证样本预测年龄与实际年龄相差 1 个年龄层。

表 6-20　四川汉族男性各颅缝闭合规律

颅缝	颅内缝		颅外缝	
	完全闭合最小年龄（岁）	未完全闭合最大年龄（岁）	完全闭合最小年龄（岁）	未完全闭合最大年龄（岁）
矢状缝	28.90	63.81	72.01	76.93
左侧冠状缝	23.33	56.30	72.92	76.93
右侧冠状缝	28.94	58.51	72.92	76.93
左侧人字缝	27.24	64.90	72.92	76.93
右侧人字缝	27.24	64.90	—	76.93

虽然有关颅缝推断成人年龄的研究较多，但是既往研究均显示颅缝与实际年龄的相关性很差，因此颅缝仅在无其他可用指标或仅残留颅骨时采用。在法医案件中，颅缝仅用于成人骨龄的大概推断。颅缝闭合方法存在显著的观察者间与观察者内的差异和较大的标准偏差。基于颅缝闭合的成人年龄推断仅能作为其他方法的支撑方法或无其他方法可用时采用。

第六节　胸　　骨

一、胸骨的年龄相关性变化

胸骨（sternum）为一块长而扁、上宽下窄的扁骨，构成胸廓前壁的正中。自上而下胸骨可分为胸骨柄（manubrium）、胸骨体（mesosternum）和剑突（xiphoid）三部分。胸骨柄上缘中份为颈静脉切迹，其两侧有与锁骨连接的切迹；胸骨柄外侧缘上份有与第 1 肋连接的第 1 肋切迹。胸骨体为长方形骨板，外侧缘接第 2～7 肋软骨。剑突扁而薄，悬挂在胸骨体下端，其形状多变，下端游离，位于左右肋弓之间。胸骨的柄、体及剑突与软骨连接，最后软骨骨性融合形成一体。

胸骨的初级骨化中心一般出现在孕 17～21 周，出生时次级骨化中心已出现。垂直方向一般包含 6 个骨化中心，最上的一个形成胸骨柄，最下的一个形成剑突，中间的相互融合骨化形成胸骨体。各个骨化中心出现和融合的时间具有较大的个体差异。一般来说，胸骨体第 3、4 节段闭合发生在 4～15 岁，第 2、3 节段闭合发生在 11～20 岁，第 1、2 节段闭合发生在 15～25 岁。胸骨柄第 1 肋切迹的形成大多发生在 18～25 岁，完全形成在 21 岁以后。胸骨柄-体、胸骨体-剑突之间的连接随自主运动和节律呼吸不停运动，在不断骨化过程中发生着形态改变，其中蕴藏着与年龄相关的形态改变的信息。

目前根据胸骨进行年龄推断的研究方向多以胸骨的形态变化和胸骨各节段的骨化融合程度为主。通常需要观察的形态结构有胸骨柄腹侧面的骨性隆起（a）、第一肋切迹侧向骨突（b）、胸骨体腹侧面的放射状条纹（c）、胸骨体背侧面的骨质（d）、胸骨体背侧面的下凹窝（e）、胸骨侧面的肋切迹形态（f）、胸骨柄与胸骨体的软骨连接（g）及胸骨体与剑突的软骨连接（h）（图 6-16）。

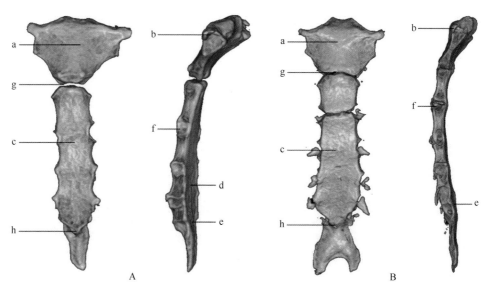

图 6-16　胸骨的相关解剖结构示意（VRT）

A. 19 岁女性胸骨正、侧面观；B. 54 岁男性胸骨正、侧面观

二、胸骨的大体标本观察

胸骨在白骨化和碎尸案中常可遇到，对胸骨进行年龄的探索从观察大体标本开始。

（一）胸骨各节段的骨性融合

最早涉及胸骨推断年龄的研究可追溯至 1890 年，Dwight 等在尸检工作中观察 46 例男性和 20 例女性个体不同年龄段胸骨各部分的骨性融合情况，结果发现胸骨柄-体、胸骨体-剑突之间的融合均可出现于年轻人群和老年人群，具有较大变异，无法用于年龄推断。

后续研究中胸骨体不同节段之间骨性融合的时间点在不同人群的报道结果相差较

大。1904 年 Paterson 等报道，1～5 岁胸骨体各节段均无融合，6～10 岁胸骨体第 3、4 节段开始融合，11～15 岁第 3、4 节段发生完全融合，16～20 岁仅第 1、2 节段存在未融合，97.1%的样本在 25 岁以后胸骨体骨化成一体。1952 年，Girdany 和 Golden 等报道，胸骨体第 3、4 节段骨性融合发生在 4～8 岁，所有节段均骨性融合的年龄范围为 8～25 岁。1954 年，Stewart 等观察北美人群的胸骨体融合情况，发现胸骨体完全骨性融合可作为 17～18 岁的推断指标。1957 年，McKern 和 Stewart 对 375 例 17～50 岁的美国人进行观察后发现，24～25 岁年龄组中 91.7%的个体的胸骨体第 2、3 节段已完全骨性融合，其余 8.3%的个体发生部分骨性融合，大于 22 岁的个体均发生骨性融合。胸骨体第 1、2 节段之间完全融合在 17～18 岁年龄组的发生率为 4.3%，在 28～30 岁年龄组的发生率为 58.6%。

最具代表性的研究是 1989 年 Jit 等对印度人群的胸骨标本进行的大体形态观察，研究样本包括成人组（男性 806 例、女性 212 例）、儿童组（男性 66 例、女性 29 例）和新生儿组（男性 22 例、女性 9 例），年龄范围为 0～85 岁。观察胸骨体第 1、2、3、4 节段的融合情况，按融合程度分为六级：

等级 1：无融合。

等级 2（开始融合）：融合从一侧或中间开始，融合长度小于相邻节段对应总横向长度的 1/4。

等级 3（部分融合第 1 阶段）：相邻节段融合长度为对应总横向长度的 1/4～1/2。

等级 4（部分融合第 2 阶段）：相邻节段融合长度为对应总横向长度的 1/2～3/4。

等级 5（几乎完全融合）：相邻节段融合长度超过对应总横向长度的 3/4。

等级 6：全部融合。

结果提示：男性胸骨体第 1、2 节段部分融合最早见于 6～10 岁，完全融合最早发生于 15～17 岁，在 26～30 岁达 94%；然而，不完全融合持续可见于老年人群，直至 60 岁；同时完全融合可见于任何年龄组。女性胸骨体第 1、2 节段融合发生稍晚于男性；胸骨体第 2、3 节段融合开始于 0～5 岁，完全融合发生于 11～14 岁，超过 25 岁男性个体和超过 30 岁女性个体的胸骨体第 2、3 节段均可观察到完全融合；胸骨体第 3、4 节段的完全融合较早，见于 15～17 岁及以后。

进入 21 世纪后，Gautam 等于 2003 年收集 100 例印度人群个体的胸骨标本，观察胸骨柄-体、胸骨体各节段及胸骨体-剑突骨性融合程度，分别以无融合、部分融合和完全融合三个等级来描述其骨性融合程度，结果提示胸骨各节段融合发生的时间点与 Jit 等的报道结果存在差异。Gautam 等观察到胸骨体第 3、4 节段在 15 岁之前已完全融合，第 1、2、3 节段在 21 岁之前已完全融合。胸骨体不同节段之间的骨性融合与年龄相关，而与性别无关。胸骨体-剑突之间完全骨性融合至 50 岁以后可见，胸骨柄-体之间的融合发生于 40～55 岁。

胸骨柄-体、胸骨体-剑突骨性融合的发生时间节点同样在不同人群中存在差异，见表 6-21。

表 6-21 胸骨柄-体、胸骨体-剑突骨性融合的发生时间节点

作者	发表时间（年份）	人群	样本量（例）	胸骨柄-体融合（岁）	胸骨体-剑突融合（岁）
Ashley	1954	混合（以英国人为主）	1400	>30	>30
Gautam 等	2003	印度	100	40+～50+	30+～50+
Chandrakanth 等	2012	印度南部	118	高度可变	>30
Silajiya 等	2013	印度	109	50（男性）/59（女性）	42（男性）/44（女性）
Chopra 等	2014	印度	200	56（男性）/61（女性）	54（男性）/58（女性）
Umap 等	2013	印度	50	—	40
Singh 和 Pathak	2013	印度西北部	343	42（男性）/38（女性）	50（男性）/46（女性）
Manoharan 等	2016	印度南部	100	高度可变	32～60
Monum 等	2017	泰国男性	136	15～81	15～70

2012 年，Chandrakanth 等分析 118 例印度南部人群（男性 67 例，25～74 岁；女性 51 例，20～80 岁）的胸骨干骨标本，对胸骨柄-体、胸骨体-剑突骨性融合进行描述分析。整体来说，男女性群体的胸骨融合比例呈现增龄性趋势，研究样本中男性胸骨融合比例高于女性。然而，胸骨柄-体、胸骨体-剑突骨性融合均在各年龄组可见，单独以胸骨骨性融合推断年龄是不可靠的。

2018 年，Bacci 等研究 241 例男性、220 例女性南非黑种人群的胸骨干骨标本，年龄范围为 25～74 岁，对胸骨柄-体、胸骨体-剑突骨性融合程度分级，评级标准为无融合、开始融合、部分融合和完全融合，分别记为 1～4 级。结果表明，胸骨融合的各等级年龄跨度均较大，骨性融合程度与年龄无显著相关性。按 45 岁年龄节点分类时，仅 62.5%的个体被正确归类，认为胸骨骨性融合程度这一单独指标不适用于该人群年龄的判定。

（二）胸骨的形态变化

根据胸骨形态变化推断死亡年龄时，必须严格处理胸骨标本。例如，用石灰或碱液处理时需适度。若腐蚀过度，会造成某些标志点受损，影响最终推算年龄的准确性。由于男性胸骨和女性胸骨随年龄增长的形态变化具有明显的二态性，故此处分别介绍男性和女性胸骨推断年龄的方法。

1. 男性胸骨的形态变化 1987 年，肖冬根等对 74 例中国汉族男性干燥胸骨标本进行观察研究，筛选出 7 个观察指标，制定男性胸骨形态变化的评分标准（表 6-22），并建立了男性胸骨推算年龄的多元逐步回归方程：

年龄$=10.78+0.82X_1+0.85X_2+0.80X_3+0.38X_4+2.51X_5+0.64X_6+3.02X_7$

复相关系数 $R=0.9521$，标准差 $S=2.45$。

经方差分析，$F=91.41$，查 F 值表得 $F(7.66)0.01=2.95$，$F<F(7.66)$，$P<0.01$，回归高度显著。10 例样本回代检验，计算其 MAE 为 1.13 岁。

表 6-22 男性胸骨形态变化的评分标准

部位	变量	观察指标	评分	形态变化特征
胸骨柄	X_1	腹侧面中上部"八"字形骨嵴及外下方凹窝	1	无
			2	骨嵴及下方凹窝不明显
			3	骨嵴及凹窝明显
	X_2	第1肋迹前缘侧向骨突	1	骨突不超过第1肋切迹前缘延长线
			2	骨突超过第1肋切迹前缘延长线
柄-体结合面	X_3	柄-体结合面周缘及第2胸肋关节缘	1	柄-体关节缘完整,第2胸肋关节缘未完全形成
			2	第2胸肋关节缘完全形成
			3	出现少数低钝的嵴突
			4	关节缘外唇状外翻,嵴突较多
			5	关节缘出现小孔状缺损
			6	关节缘缺损严重,边缘呈锯齿状
胸骨体	X_4	腹侧面肋切迹	1	无
			2	有,尚未延伸至中线
		周围放射状皱纹	3	延伸至中线,两侧汇合
			4	汇合并在骨面形成隆起线
	X_5	背侧面骨质	1	致密,骨面光滑
			2	稍粗糙,下部出现局灶性蜂窝状骨质疏松
			3	粗糙,中部或上部亦出现蜂窝状骨质疏松
	X_6	背侧面下部凹窝	1	无
			2	有,较浅
			3	深,明显
	X_7	第3～6胸肋关节缘	1	不完整,前后缘平直
			2	完整圆钝,前后缘始隆起
			3	关节缘唇状外翻,出现少数嵴突
			4	嵴突增多,边缘不规则
			5	关节缘出现小缺损
			6	缺损增多呈锯齿状,腹侧面隆起呈间断突起

1988 年,张继宗等收集 120 例中国汉族男性胸骨标本,年龄范围为 19～74 岁,主要以胸肋关节(X_1)、胸骨柄-体连接(X_2)及胸骨体背侧骨质(X_3)为观察指标,建立胸骨年龄判定的分级标准(表 6-23),对其进行观察评分,代入回归方程计算后得到推算年龄值:

年龄=$15.0+3.5X_1+1.7X_2+0.8X_3$

复相关系数 R=0.91,标准差 S=2.51。

回归显著性检验,$P<0.01$。

表 6-23　男性胸骨年龄判定的分级标准及与年龄的关系

分级	形态特征	平均年龄（岁）	年龄范围（岁）	95%置信区间（岁）
1	胸肋结合缘尚未完全形成，前后观呈"V"形。柄体结合缘尚未形成或刚刚形成腹背面，骨质光滑致密	22.4	19～25	21.3～23.5
2	胸肋结合缘已形成，柄体结合缘开始出现小突起。胸骨体背面骨质光滑致密	26	25～28	24.4～27.6
3	胸肋结合缘上下端形成尖锐突起。柄-体结合缘突起明显增多。胸骨体背面骨质光滑致密	32.6	30～34	31.5～33.7
4	胸肋结合缘上下端突起明显增多。柄-体结合面有蜂窝状改变，并且结合缘增厚，开始有外翻倾向。胸骨体背面骨质下段开始出现骨质疏松	37.2	35～40	36.3～38.1
5	胸肋结合缘开始出现小的破损。柄-体结合缘唇状向下翻卷，偏离结合缘。胸骨体背面骨质下端开始出现骨质疏松	50.4	45～53	48.1～53.1
6	胸肋结合缘多处破损，呈锯齿状。柄-体结合缘外翻并破损呈串珠状。胸骨体背面骨质全部呈蜂窝状改变	62.3	56～74	59.8～65.5

2. 女性胸骨的形态变化　1992 年，刘东梁等研究了 54 例 11～79 岁的中国汉族女性胸骨干骨标本，参照男性胸骨推算年龄的 7 个观察指标（如前述），额外增加 2 个观察指标，具体分级描述为：

（1）X_8（柄-体结合面形态）

1：较平滑或中心出现大而光滑的蜂窝状孔洞。

2：光滑致密，有反光感。

3：粗糙颗粒状或出现密集的小梁样疏松小孔。

（2）X_9（胸骨柄最大厚度，直脚规测量）

1：$<1.51cm$。

2：$1.51～1.69cm$。

3：$>1.69cm$。

建立根据女性胸骨形态变化推算年龄的回归方程：

1）$Y=7.0058+2.1780\times X_2+1.9347\times X_3+2.5615\times X_6+2.5253\times X_7-2.0205\times X_8+1.9900\times X_9\pm3.4079$

2）$Y=10.3053-0.6804\times X_1+0.9807\times X_3+1.2427\times X_4-0.8828\times X_5+3.1479\times X_6+2.8281\times X_7\pm3.6775$

3）$Y=10.0487-0.8908\times X_1+0.8924\times X_2+1.1254\times X_4+2.6556\times X_6+2.7051\times X_7+0.9998\times X_9\pm3.6667$

以上 3 项适用于中国汉族女性胸骨的年龄推算，对应年龄推断范围为 11～48 岁。其中，方程 1）可作为实际应用的首选方程；方程 2）适用于 X_2、X_8、X_9 这 3 个标志点被破坏的胸骨年龄推算；方程 3）适用于胸骨柄-体骨性融合的年龄推算。

1994 年，肖冬根等研究 89 例在尸检工作中提取的 11～61 岁中国汉族女性胸骨标本，发现 8 个观察部位的增龄性形态变化规律，采用与研究男性胸骨类似的方法，将 8 个观察部位的形态变化特征分为 4~6 个等级，并制定出了相应的评分标准（表 6-24）。采用多元线性回归和多元逐步回归分析对标本评分进行处理，建立中国汉族女性胸骨形态推算年龄的回归方程；对于胸骨柄-体和（或）胸骨体-剑突骨性融合也建立相应的方程。各方程经检验 $P>0.01$，$R=0.99$，自变量与因变量高度相关。SD 为 1.33~1.71 岁，较男性小，见表 6-25。

对胸骨进行年龄评定时，根据评分标准对胸骨标本进行观察评分，然后将评分值代入上述公式进行多元逐步回归分析计算，求出的 Y 值即为胸骨的推算年龄。将 10 块来自各省份的女性胸骨作为盲测样本，根据表 6-25 中第 1 个方程式进行计算，结果显示其 MAE 为 0.719 岁。与国内外同类研究相比，该方法简便、准确，在实际办案中的应用效果令人满意。

表 6-24 女性胸骨形态的 8 个观察部位的评分标准

变量	观察部位	评分	形态变化
X_1	胸锁关节面	0	圆钝，有较浅的凹沟或小圆孔
		1	出现明显的沟嵴
		2	沟嵴呈残痕状或消失，外侧缘未形成或仅有薄而均匀的外侧缘
		3	前后缘形成，关节面平滑，致密
		4	关节面粗糙，边缘呈不规则结节状
X_2	第 1 肋切迹	0	出现明显沟嵴
		1	沟嵴呈残痕状或消失，前后缘不明显
		2	前后缘形成，两上角皮质结节状增厚突起
		3	上缘增厚突起，切迹面骨质致密
		4	切迹面疏松粗糙，前后缘增厚
		5	皮质钙化，向髓质部发展，边缘破损
X_3	背侧面外缘	0	第 1、2 肋切迹间无条索状骨嵴
		1	出现骨嵴，但外侧缘圆钝或薄锐
		2	外侧面增厚，背腹侧缘骨嵴间可见纵行深凹切迹
		3	骨嵴增高并向上延续至第 1 肋切迹外缘
X_4	柄-体结合面及第 2 肋切迹	0	沟嵴明显
		1	沟嵴呈残痕状或消失
		2	背腹侧缘形成，或有少数低钝突起
		3	柄-体结合面与第 2 肋切迹面融合，周缘皮质延续并均匀隆起
		4	结合面粗糙疏松，皮质缘呈结节状
		5	周缘增厚，皮质钙化向髓质部发展，或结合面呈焦渣样
X_5	胸骨体背侧面骨质	0	光滑、致密、均匀
		1	下部出现局灶性骨质粗糙、疏松
		2	上部也出现骨质粗糙、疏松
		3	外侧缘出现纵行骨嵴
X_6	胸骨体腹侧面肋骨切迹	0	无放射状骨纹
		1	出现细密放射状骨纹
		2	形成放射状骨纹
		3	骨皱粗大，切迹缘处唇状翻卷

续表

变量	观察部位		评分	形态变化
X_7	第3~5肋切迹	0	第3肋切迹处分离，底部有深凹沟孔	
		1	沟孔消失，该处前后缘皮质中断	
		2	周缘完整，或有少数低钝突起	
		3	切迹缘向背腹侧隆起，棘突多而高	
		4	切迹面骨质粗糙、疏松	
X_8	第6、7肋切迹及体-剑突结合面	0	有凹孔及沟峭，第6肋切迹面未形成	
		1	胸骨体下端中部纵行切迹，第6肋切迹面形成	
		2	下端中部前后缘形成	
		3	第7肋切迹边缘形成，切迹面骨质致密	
		4	切迹面骨质粗糙、疏松，髓质部可见结节状白色钙化区	

表 6-25　女性胸骨形态推断成人年龄回归方程

回归方程	复相关系数	标准差	P	适用类型
$Y=14.56+1.50X_1+1.18X_2+3.68X_3+2.04X_4+1.75X_7+1.27X_8$	0.9914	1.3251	<0.01	柄-体-剑突分离胸骨
$Y=14.56+1.46X_1+1.25X_2+3.66X_3+1.99X_4+0.47X_5+0.38X_6+1.82X_7+1.20X_8$	0.9916	1.329	<0.01	柄-体-剑突分离胸骨
$Y=14.14+2.11X_1+1.69X_2+3.30X_3+1.21X_4-0.22X_6+1.98X_7+1.84X_8$	0.9886	1.5377	<0.01	柄-体结合胸骨
$Y=14.61+1.26X_1+1.26X_2+4.30X_3+2.38X_4+0.72X_5-0.45X_6+2.25X_7$	0.9905	1.4034	<0.01	体-剑突结合胸骨
$Y=14.09+1.98X_1+1.86X_2+4.28X_3+1.87X_5-0.03X_6+2.78X_7$	0.9857	1.7100	<0.01	柄-体-剑突均结合胸骨

1995 年，Sun 等对 109 例中国汉族女性 18~50 岁胸骨标本进行分析，探索胸骨标本的 6 个观察部位与年龄的关系，建立分级标准（表 6-26），并用量化理论 I 和逐步回归分析建立年龄推算模型：

年龄 $=19.28+1.83X_1+1.66X_2+3.02X_3+1.57X_4+3.02X_5+7.75X_6+1.25X_7+3.45X_8+4.88X_9+0.82X_{10}+2.76X_{11}+2.48X_{12}+7.84X_{13}+1.26X_{14}+3.80X_{15}$

$R=0.9774$，SD$=2.20$，$F>0.01$。

据报道，该方法推断年龄的准确性在"±标准差"的范围内可达 72%，在"±2 个标准差"的范围内可达 96%。后于 2014 年 Bruce 等采用该方法对 206 例欧洲人群进行年龄推断，结果显示在欧洲年轻女性胸骨标本中的年龄推断准确性仅达 14%，存在较大的人群差异。

表 6-26　女性胸骨 6 个观察部位的分级标准

观察部位	分级描述	评分	变量
胸骨柄侧向骨突	无	0	
	存在	1	X_1
腹侧面中上部"八"字形骨峭及外下方凹窝	无	0	
	存在	1	X_2
	明显	2	X_3

续表

观察部位	分级描述	评分	变量
柄-体结合面第 2 肋切迹	关节面未完全形成	0	
	关节面开始形成，较浅平	1	X_4
	关节缘唇状外翻，出现棘突	2	X_5
	切迹处出现较多骨突，边缘呈锯齿状	3	X_6
胸骨体腹侧面放射状条纹	无	0	
	出现	1	X_7
	放射状条纹接近中线或形成较小的骨突	2	X_8
	放射状条纹从两侧均出现或形成较明显骨突	3	X_9
胸骨其他肋切迹	关节面未形成	0	
	关节盂形成但低于骨表面	1	X_{10}
	关节盂融合或高于骨表面	2	X_{11}
	关节盂外翻，出现较小的骨突或嵴突	3	X_{12}
	关节盂外翻明显，出现较大的骨突	4	X_{13}
胸骨体背侧面下部骨质	存在较多的小凹槽	0	
	表面较平，存在凹陷	1	X_{14}
	凹陷扩大、加深及变得粗糙	2	X_{15}

三、X 线 平 片

经研究证实，胸骨 X 线变化与年龄增长之间的关系具有明显的相关性。使用 X 线对胸骨进行拍照观察不需要剔除表面软组织，省时省力，是一实用性较强的方法。

（一）胸骨的形态变化

1988 年，McCormick 和 Stewart 通过 1965 例胸骨 X 线片（年龄组大于 15 岁）观察与年龄密切相关的影像学特征，包括第 1～7 肋软骨钙化程度、胸骨柄肋切迹形态、锁骨胸骨端、剑突骨化、肋骨胸骨端及其骨质变化，观察结果如下：

（1）男性胸骨 X 线片形态变化

小于 20 岁：肋软骨偶尔出现轻度中央型钙化（一般发生在第 4、5 肋软骨）；胸骨体无完全骨性融合；胸骨柄肋切迹形态光滑规则；锁骨胸骨端骨骺无完全骨性融合。

20～24 岁：第 1 肋软骨通常出现线状钙化；肋骨胸骨端钙化较少（仅一处出现线状钙化）；胸骨柄肋切迹开始变得不规则。

25～29 岁：第 1 肋软骨钙化可达肋骨胸骨端横断面的大部分，下位肋软骨钙化一般未达肋骨胸骨端横断面；胸骨两侧形状开始变化，呈"纽扣"状，无骨小梁形成；胸骨柄肋切迹明显不规则。

30～34 岁：第 1 肋软骨钙化程度不等，一般可达肋骨胸骨端横断面的大部分，下位肋软骨钙化可达肋骨胸骨端横断面；胸骨两侧仍无骨小梁形成。

35～39 岁：第 1 肋软骨进一步钙化；胸骨旁可见骨小梁形成；骨小梁常见于肋软骨

边缘钙化区域，较少发生于中央钙化区域。

40～49 岁：第 1 肋软骨明显钙化，下位肋软骨钙化较为多变；胸骨旁可见骨小梁形成（尤其在 45 岁后）；肋软骨边缘钙化区域可见明显骨小梁，中央钙化区域较少见；部分个体出现肋骨骨质疏松性变化；偶尔可见锁骨胸骨端关节炎性变化。

50～59 岁：第 1 肋软骨及下位肋软骨均明显钙化；软骨中央钙化区域明显可见骨小梁；肋骨及胸骨均可见骨质疏松性变化；锁骨胸骨端关节炎性变化可见（尤其在 55 岁后）。

60～69 岁：第 1 肋软骨明显钙化，下位肋软骨可达完全钙化；中央型骨小梁明显可见；锁骨胸骨端呈关节炎性变化的比例上升。

70 岁以后：与上一阶段稍微不同，骨小梁边缘呈现圆润起伏轮廓，锁骨胸骨端呈十分明显的关节炎性变化。

（2）女性胸骨 X 线片形态变化

小于 20 岁：肋软骨偶尔出现轻度中央钙化；胸骨体无完全骨性融合；剑突无骨化；胸骨柄肋切迹光滑。

20～24 岁：第 1 肋软骨出现线状钙化，下位肋软骨较少钙化；肋骨胸骨端钙化较少或不存在；胸骨柄肋切迹开始变得不规则。

25～29 岁：第 1 肋软骨钙化偶尔可达肋骨胸骨端横断面的大部分，下位肋软骨钙化一般呈线状钙化；胸骨两侧开始形成起伏，无骨小梁形成；胸骨柄肋切迹变得明显不规则。

30～34 岁：第 1 肋软骨钙化程度不等，一般可达肋骨胸骨端横断面的大部分，下位肋软骨钙化可达肋骨胸骨端横断面；胸骨两侧仍无骨小梁形成。

35～39 岁：第 1 肋软骨进一步钙化；胸骨旁可见骨小梁形成，骨小梁较常形成于边缘钙化区域，偶尔出现中央骨小梁。

40～49 岁：第 1 肋软骨及下位肋软骨均钙化，前者钙化范围更广泛；胸骨旁可见中央区骨小梁形成；部分个体出现肋骨骨质疏松性变化。

50～59 岁：第 1 肋软骨及下位肋软骨钙化不等；中央区骨小梁较明显，逐渐呈"A"型；锁骨胸骨端关节炎性变化逐渐出现；肋骨及胸骨均可见骨质疏松性变化。

60～69 岁：第 1 肋软骨钙化，下位肋软骨钙化不等；中央区骨小梁十分明显，多数呈"A"型；锁骨胸骨端呈关节炎性变化的比例增加。

70 岁以后：与上一阶段相似，各形状进一步加深，尤其是"A"型。

1994 年，卞晶晶等分析 137 例 17～66 岁中国北京地区女性的胸骨 X 线平片，筛选出 5 个与年龄变化密切相关的具备显著规律性的影像标志点，包括肋切迹钙化带（X_1）、肋切迹骨质增生（X_2）、胸骨柄骨纹结构（X_3）、松质骨网眼（X_4）及骨皮质（X_5），人为划分为 3～6 个评分等级，并制定了对应评分标准（表 6-27），建立的多元回归方程为

$$Y=9.6641+1.6999X_1+2.7486X_2+1.8929X_3+1.5561X_4+0.4255X_5$$

复相关系数为 0.9759，标准差（SD）=2.1404 岁。该方法简便快捷，且将研究目光聚焦于胸骨 X 线片的影像特征，较 Bàrres 法更准确。该方法适用于 17～50 岁的中国汉族女性的年龄判定。

表 6-27　女性胸骨 X 线影像变化评分标准

变量	结构影像	X 线微细结构影像变化	评分
X_1	肋切迹钙化带	部分或基本形成	1
		形成（薄）、残骸	2
		厚而致密	3
		模糊，轻度疏松	4
		疏松	5
X_2	肋切迹骨质增生	无，平滑	1
		弧线样增生	2
		月形或粟粒小斑块状增生	3
		增生骨质出现模糊骨纹	4
		增生骨质骨纹清晰而致密	5
		增生骨质疏松	6
X_3	胸骨柄骨纹结构	均匀连续放射线状或均匀网眼状骨纹结构	1
		出现间断、间或骨纹粗细不匀	2
		骨纹增强，边缘不整	3
		边缘呈粗大颗粒状或呈破网状	4
X_4	松质骨网眼	均匀网眼	1
		疏密网眼	2
		混合网眼	3
		稀疏网眼	4
X_5	骨皮质	光滑而密度低，皮质薄	1
		出现少许粟粒或小花边样骨膜反应	2
		皮质厚、密度高，颗粒状，葱皮状骨膜或花边状融合	3
		丘状隆起或皮质异常增厚或疏松分层	4

　　2010 年，Garvin 等对白种人群胸部 X 线片的 8 个影像指标进行分析，并对每个指标进行计分（没有出现记为 0 分，出现记为 1 分），观察影像特征出现的最早年龄和最晚年龄。具体指标为：a. 胸骨肋骨端有无肋软骨钙化；b. 肋软骨是否出现周围型钙化；c. 肋软骨是否出现中央型钙化；d. 胸骨柄-体连接面的肋切迹形态是否不规则；e. 肋骨胸骨端形态是否不规则；f. 胸骨体各节段是否完全骨性融合；g. 胸骨柄-体是否骨性融合；h. 胸骨体-剑突是否骨性融合。

　　结果发现：任意一处肋骨胸骨端出现肋软骨钙化均发生在 26 岁以后，胸骨柄-体连接面的肋切迹形态不规则发生在 19 岁以后，肋切迹形态规则最晚可见于 58 岁，肋骨胸骨端形态规则可认为个体小于 27 岁，胸骨体完全骨性融合最早发生在 21 岁，胸骨柄-体和胸骨体-剑突骨性融合最早发生在 25 岁。

　　2017 年，Monum 等采用上述影像指标及评分规则，对 136 例泰国男性胸骨 X 线平片进行对应判读并计算总评分（评分的代数之和，范围为 0～8），建立年龄推断的回归方程式为年龄$=16.664 \times e^{0.161 (总评分)}$，$R^2=0.45$，SEE=11.3 岁。

（二）胸骨各节段的骨性融合

2010 年，Shendarkar 等对 32 例志愿者胸部进行 X 线检查，并将其分成 25～30 岁、30～35 岁、35～40 岁及 40～45 岁 4 个年龄组，利用胸部右侧位 X 线片观察胸骨柄体、胸骨体与剑突的融合情况，采用胸骨体与胸骨柄、剑突之间每骨性融合一个则加 1 分的评分方法计算累加分数，范围为 0～2，用于年龄推断。

2019 年，Salem 等研究了 128 例 12～82 岁突尼斯男性人群 X 线平片中的胸骨变化规律，基于骨骼增龄性和退行性变化的相关特征，建立了 8 个观察指标的 4 分级标准（表 6-28），各指标分别评为 4 个等级，对应评分为 1～4 分。3 位专家给出的总评分与实际年龄之间的相关性良好，相关系数分别为 0.746、0.756 和 0.742。以平均总评分（3 位观察者总评分的平均值）为自变量、实际年龄为因变量，建立回归方程，标准差（SD）为 5.88 岁，95% 置信区间为 6.9～23 岁。该分级方法可作为死亡年龄推断的一种参考方法，是否适用于中国人群仍需进一步验证。

表 6-28　突尼斯人群男性胸骨 X 线影像变化评分标准

观察部位	分级评分			
	1 分	2 分	3 分	4 分
CC1：胸骨柄第 1 肋切迹处是否形状不规则或出现肋软骨钙化	无肋软骨钙化；第 1 肋切迹规则、圆滑	肋软骨开始出现钙化；肋切迹不规则	第 1 肋软骨钙化超过 3/4；肋切迹不规则	肋软骨完全钙化；肋切迹不规则
Ps：胸骨周围肋软骨钙化	胸骨周围的双侧肋软骨（第 2～7）无钙化	胸骨周围的肋软骨开始出现钙化，但小于 6/12 处	大部分肋软骨出现钙化，大于等于 6/12 处	胸骨周围的肋软骨严重钙化，可延伸至中线位置
F3：胸骨体第 1 节段（S1）与第 2 节段（S2）的骨性融合	无骨性融合	开始骨性融合	骨性融合进一步延伸，但不完全	完全骨性融合
F4：胸骨体第 2 节段（S2）与第 3 节段（S3）的骨性融合	无骨性融合	开始骨性融合	骨性融合进一步延伸，但不完全	完全骨性融合
F5：胸骨体第 3 节段（S3）与第 4 节段（S4）的骨性融合	无骨性融合	开始骨性融合	骨性融合进一步延伸，但不完全	完全骨性融合
Fc：胸骨体的骨性融合	至少有 2 个节段无骨性融合（S1～S2、S2～S3、S3～S4）	有 1 个节段无骨性融合（S1～S2、S2～S3 或 S3～S4）	所有节段均骨性融合，融合线仍可见	所有节段均骨性融合，融合线消失
Mc：胸骨柄与 S1 的骨性融合	无骨性融合	开始骨性融合	骨性融合进一步延伸，但融合线仍可见	完全骨性融合，融合线消失
Cx：S4 与剑突的骨化融合	无骨性融合	开始骨性融合	骨性融合进一步延伸，但融合线仍可见	完全骨性融合，融合线消失

四、CT 影像技术

利用现代 CT 技术可以轻易获取胸骨的形态特征，且不受体位影响，对检验对象无创伤，三维数字图像采集、存档与传输方便，利于年龄推断标准的不断丰富与发展。容积重建（VR）能够客观、立体、清晰、多角度地显示胸骨的解剖形态结构，并可按 CT 值分类对应不同的颜色和透明度，增强影像的真实感。

2016 年，Guillaume 等对法国人群（308 例男性、148 例女性，年龄范围为 13～96 岁）的胸部薄层 CT 图像进行容积漫游技术（VRT）重建处理，CT 扫描参数为重建层厚 ＜2mm、层间距＜1.7mm，建立了胸骨 VRT 重建图像形态变化判定年龄的观察评价标准（表 6-29），结果显示该方法的重复性较好，观察者间一致性 Spearman 相关系数为 0.89。评分对应年龄区间与真实年龄区间的 Spearman 相关系数分别为 0.67、0.71。

表 6-29　法国人群胸骨的容积重建图像形态变化的观察评价标准

年龄段（岁）	胸骨	胸骨肋端	肋骨胸骨端
＜20	胸骨体各节段未融合骨化	不明显	肋软骨无钙化
20～25	胸骨开始骨性融合	胸骨侧面的肋软骨开始变得致密，可与邻近骨质区分；关节缘开始出现凹陷	关节面开始变得清晰、平直或轻微变凹
25～30	胸骨体完全融合	关节缘完全形成，呈杯状凹陷且规则	关节面凹陷，关节缘呈规则杯状或"V"形
30～40	胸骨体完全融合	关节缘凹陷加深伴周围骨嵴形成；肋软骨下缘开始出现钙化	男性：肋软骨下缘钙化并延伸至外侧肋骨；关节面变得不规则，呈杯状凹陷的"U"形 女性：肋软骨出现中央钙化，包括最后一根肋骨
40～50	胸骨体完全融合	关节缘凹陷加深，呈"V"形；肋软骨下缘至少出现钙化，可能出现早期骨化	男性：肋软骨下缘钙化进一步延伸与骨化，关节缘开始破损，关节面呈现不规则"U"形； 女性：肋软骨出现明显中央钙化，包括最后一根肋骨，可出现周围钙化
50～60	胸骨体均质，有时出现柄-体连接 女性：骨质脱钙，类似肋骨	肋软骨骨化达肋骨面至胸肋关节的一半（至少一侧）	男性：肋软骨周围钙化，密度可高于肋骨，肋骨内侧面呈"U"形或"J"形 女性：中央钙化进一步延伸，大面积粗糙钙化块形成，肋骨可见明显骨质脱钙
≥60	骨质脱钙，尤其是女性；可出现柄-体连接	两侧胸骨肋端的肋软骨均出现骨化；可出现骨性融合，尤其是第 7 肋切迹	男性：中央与周围钙化明显，延伸至肋骨端呈现深"U"形或"J"形，肋骨开始出现骨质脱钙，肋骨完全骨化常见于 70 岁以上年龄组 女性：中央钙化延伸，形成整体钙化，密度高于骨质脱钙的肋骨，关节面破损

2019 年，Gumeler 等对 561 例 0～30 岁个体临床胸部薄层 CT 图像进行多平面重组，观察胸骨各节段的骨性融合，评价胸骨骨化中心的水平骨化融合（同一胸骨节段的骨化

中心融合）、垂直骨化融合（相邻胸骨节段的融合），其结构见图 6-17，结果发现胸骨的骨化中心水平融合均发生在 13 岁以前的男性和 10 岁以前的女性，垂直方向的融合发生时间较晚。胸骨柄-体连接的骨化融合最早出现在 10 岁，胸骨体的第 1 节段与第 2 节段骨化未融合最晚发生在 11 岁女性、17 岁男性，胸骨体的第 2 节段与第 3 节段骨化未融合最晚发生在 8 岁女性、17 岁男性，胸骨体的第 3 节段与第 4 节段骨化未融合最晚发生 3 岁女性、12 岁男性；女性胸骨的骨化融合年龄较男性早。Spearman 相关分析结果显示，年龄与胸骨的骨化融合显著相关。该方法的适用对象为 30 岁以下的人群，能否作为成人年龄推断指标有待后续研究。

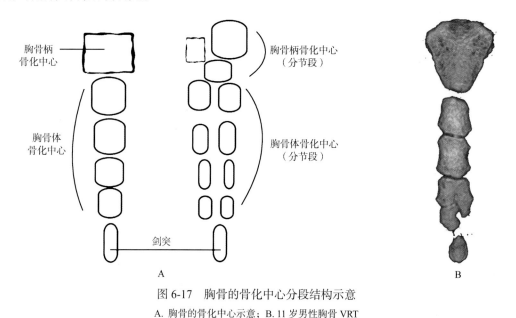

图 6-17　胸骨的骨化中心分段结构示意

A. 胸骨的骨化中心示意；B. 11 岁男性胸骨 VRT

　　2020 年，Monum 等对 320 例 17~94 岁日本人群胸部进行死后 CT 扫描，16 排 CT 扫描仪的扫描层厚为 1.25mm，64 排 CT 扫描仪的扫描层厚为 0.625mm，重建层间距均为 0.75mm，分析胸部 CT 三维容积重建影像（图 6-18），影像指标包括肋软骨钙化程度、胸骨各节段骨性融合程度，后者包括胸骨柄-体连接和胸骨体-剑突连接。对应评分标准为：0 分，无骨性融合；1 分，部分骨性融合；2 分，完全骨性融合。结果发现：胸骨柄-体连接无骨性融合的年龄范围为男性 17~94 岁、女性 16~91 岁，部分骨性融合年龄范围为男性 20~90 岁、女性 19~94 岁，完全骨性融合年龄范围为男性 22~87 岁、女性 17~92 岁；上述年龄范围之间重叠过于宽泛，所以不适合纳入该指标进行回归分析。相反，对胸骨体-剑突连接骨性融合评分和肋软骨钙化（指双侧第 2 至第 7 肋软骨的胸骨肋端钙化、右侧第 1 肋软骨钙化）对应评分进行代数和计算，建立指数回归年龄推算模型为

　　男性：年龄=18.857×e$^{0.088×代数和}$，R^2=0.608，SEE=12.44 岁

　　女性：年龄=21.006×e$^{0.089×代数和}$，R^2=0.590，SEE=14.65 岁

　　以 50 例样本进行盲代检验，准确率为男性 57.69%、女性 70.83%。

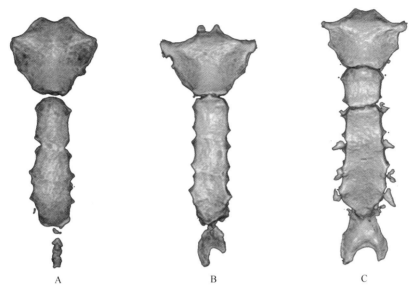

图 6-18 胸骨柄-体、胸骨体-剑突骨性融合程度 CT-VRT 影像示意
A. 无骨化；B. 部分骨化；C. 完全骨化

五、MRI 检查

MRI 检查无辐射，不受其他组织干扰，易于评估，主观因素影响较小，可有效提高年龄推断的可靠性。既往研究中如手腕部、锁骨胸骨端及四肢长骨骨骺端等区域较常使用 MRI 检查进行年龄推断。根据胸骨 MRI 检查序列进行推断年龄的研究较少。

2017 年，Martínez Vera 等对 130 例 13～24 岁男性白种人志愿者进行胸部 MRI 扫描，使用 3.0T 场强，序列定位于冠状位斜平面（与胸骨平行），对胸骨柄的 T_1WI 图像进行处理，获取胸骨柄整个形态，手工调整胸骨柄边缘使其均一化，对胸骨柄 MRI 图像进行三维点云处理获取 3D 点云图像。预处理点云图像，通过泊松重建（Poisson reconstruction）实现图像的均一、无孔，根据二次曲面误差测量简化网格，减少点云数至 5000。利用计算机测量胸骨柄的体积（M_{vol}）、表面积（M_{sur}）、上宽度（M_{uw}）、下宽度（M_{lw}）、高度（M_h）及厚度（M_t）。将所有三维网点转换成一组主成分系数，输入计算机进行主成分分析，从而描述最符合胸骨柄形状变化的模式，建立基于主成分分析的胸骨柄形状参数模型（M_{shp}），该模型包括 13 个主成分，能够描述 96% 以上胸骨柄形状变化。

胸骨柄上述各指标均呈现较强的年龄相关性，Pearson 相关系数均大于 0.5，相关性最低的是上宽度（M_{uw}）和下宽度（M_{lw}）Pearson 相关系数为 0.66，最高的是体积（M_{vol}），Pearson 相关系数为 0.73。多元线性方程结果提示胸骨柄的形状参数模型（M_{shp}）、表面积（M_{sur}）/高度（M_h）、体积（M_{vol}）/高度（M_h）为推断年龄较好的指标。交叉验证结果发现预测年龄准确性最好的模型为：Y（年龄）=形状参数模型（M_{shp}）+表面积（M_{sur}）/高度（M_h），其 MAE（MAD）为 1.18 岁。该研究结合部分深度学习算法、基于 MRI 图像建立胸骨柄的形状参数模型，为胸骨形态变化的年龄判定提供了一种新的可参考的研究方向。

六、小　　结

胸骨作为构成胸廓的一部分，在白骨化和碎尸案中相对易提取。国内外学者的研究均表明，随着年龄的增长，胸骨的形态变化均表现出良好的规律性。根据男女性胸骨形态变化推断死亡年龄的回归方程在实践中得到了广泛应用。临床胸部影像学检查已成常规方法，CT 影像技术对胸骨形态的良好反映使其日益成为根据胸骨推断活体成人年龄的一种重要检查手段。但目前根据胸骨形态推断活体成人年龄的效果不佳，有待进一步挖掘相关影像特征、联合其他骨性标志及优化影像学检查手段等提高其准确性。

第七节　肋　　骨

一、肋软骨的年龄相关性变化

（一）肋软骨钙化

肋软骨（costal cartilage）位于各肋骨的前端，与胸骨相连，属软骨组织，由胚胎期的间充质分化而来。肋软骨在人的一生中随着年龄增长而逐渐出现钙化。

肋软骨钙化通常开始于青春期后段，第 1 肋软骨首先钙化，然后自下而上钙化，存在个体差异性。肋软骨的钙化形态呈现多样性，常有的类型为沿肋软骨边缘的轨道状、结节状、斑块状和片状钙化。最早由学者 Michelson 等于 1934 年研究第 1 肋软骨钙化与年龄间的关系，发现人类的第 1 肋软骨从 11 周岁起自肋骨至胸骨方向延伸钙化，至 20 周岁左右肋软骨钙化速度明显加快，而 40 周岁时钙化速度显著降低，此时肋软骨几乎完全钙化，具有性别和种族差异。一般认为，男性肋软骨钙化强于女性，女性肋软骨钙化早于男性。尽管各年龄组均可见个别不发生或轻微钙化的情形，但肋软骨钙化的增龄性趋势是很明显的。在后续研究中不同学者采用多种检查方法观察不同部位的肋软骨钙化，并对钙化程度予以量化分级，结果提示肋软骨钙化程度可作为成人年龄推断的可靠指标之一。

（二）肋骨胸骨端的形态变化

人体第 1～7 肋软骨的前端与胸骨相应的肋切迹构成胸肋关节，第 8～10 肋软骨的前端不直接与胸骨相连，而依次与上位肋软骨形成软骨连接。第 11、12 对肋软骨末端游离，称为浮肋。肋软骨的后端与肋骨前端相连，称肋骨胸骨端。

随着肋软骨逐渐钙化，骨嵴形成，个体的肋骨胸骨端呈现不规则的形态变化。青年期呈规则且光滑、表面平坦，随着年龄增长，边缘逐渐变得不规则，沟嵴形成并逐渐加深，老年期则呈不规则状。根据胸骨肋骨端形态变化进行年龄推断的经典方法是由 Iscan 等于 1984 年提出的针对第 4 肋骨的两种分析方法，包括成分分析法（component analysis）与阶段分析法（phase analysis），后者更容易掌握，便于现场的快速年龄推断。阶段分析法主要是基于对第 4 肋骨胸骨端的关节面、形状、沟、嵴及骨质变化分成 9 级进行描述，每个阶段对应一个年龄范围，利用此方法建立了基于肋骨胸骨端形态变化的男性年龄推断分级标准。次年，Iscan 等发现女性肋骨胸骨端的年龄相关性变化不同于男性，又建立了女性年龄推断的九分级法。作者认为肋骨胸骨端推断成人年龄的准确性较好，年轻男性年龄推断的准确性在 2 岁左右，但随着年龄增长，准确性有所下降；14～28 岁女性年龄推断早于实际年龄 3 岁左右。在后续研究中通过不同人群的年龄推断对该方法进行验证，但其准确性均不如之前好。1990 年张继宗等研究肋骨与年龄间的关系，分析肋骨胸骨端、肋骨脊柱端和肋骨体表面的形态变化规律，建立了中国汉族男性人群根据肋骨形态变化推断年龄的分级标准，适用于中国人群的年龄判定。

（三）肋软骨的组织学变化

肋软骨属透明软骨，由软骨细胞、基质和纤维组成。新鲜肋软骨具有一定的透明度，其化学成分主要为硫酸软骨素、产胶物质，其次为不溶于水的蛋白质及矿物质成分。随着年龄增长，肋软骨由于血管较少，营养和氧供不足，透明软骨内开始出现细胞破坏、细胞间质水分和折光率的改变，同时胶原纤维石棉状变性，肉眼观察可见退行性的软骨组织逐渐变成棕色，切面出现部分斑点，斑点范围内出现粗细不等的细胞间质平行条纹。肋软骨的颜色变化与年龄有关，在尸体年龄推断中具有一定的优势和较强的实用性。应用该方法时应结合死者性别、营养状况、肋软骨钙化方式、肋软骨横切面色泽等因素综合推断死亡年龄。

二、经典的分级方法

（一）肋软骨钙化程度

1. 四等级法　1934 年，Michelson 等对 5098 例美国人群 X 线平片第 1 肋软骨的钙化规律进行观察，提出钙化程度的四等级法。

等级 0：无钙化。

等级 1：肋软骨开始出现钙化。

等级 2：肋软骨钙化达 50%。

等级 3：肋软骨几乎完全钙化。

2. 八等级法　1988 年，McCormick 和 Stewart 观察了 1965 例胸骨 X 线片（年龄组大于 15 岁）中与年龄密切相关的肋软骨钙化程度，提出从无钙化（0）到完全钙化（4+）的八等级法，见图 6-19。

3. OCP 分级法　OCP（osseous and calcified projections）分级法是由 Moskovitch 等针对第 1 肋软骨钙化程度于 2010 年提出的，他们对 15～30 岁 160 例法国人群的临床 CT 薄层扫描图像进行多平面重组，分析重组图像中第 1 肋软骨钙化规律，建立了分级标准（图 6-20），分别记为 0～3 分。

等级 1：肋软骨未出现钙化。

等级 2：肋软骨的钙化呈线状，累计长度小于肋骨面至胸骨胸肋关节面的 1/2。

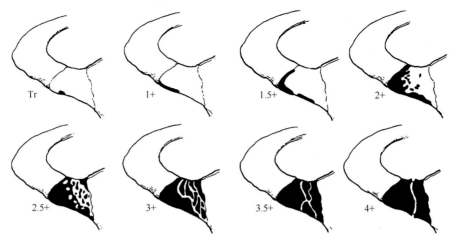

图 6-19　第 1 肋软骨的增龄性钙化程度示意

引自 McCormick WF，Stewart JH，1988. Age related changes in the human plastron：a roentgenographic and morphologic study.

J Forensic Sci，33（1）：100-120.

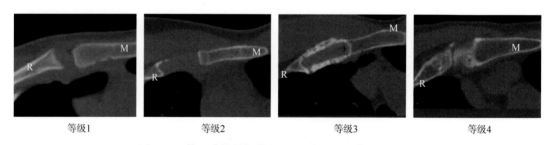

图 6-20　第 1 肋软骨钙化的 OCP 分级法示意（MPR）

等级 3：肋软骨的钙化呈线状，累计长度大于肋骨面至胸骨胸肋关节面的 1/2。

等级 4：肋软骨的钙化呈非线状，且累计长度达肋骨面至胸骨胸肋关节面。

4. 八分级法　2015 年，国内学者涂梦、邓振华等应用临床薄层 CT（层厚 1.0mm）及三维容积重建影像研究 20.85～85.52 岁四川汉族人群第 1～7 肋软骨钙化规律，并将肋软骨钙化分为 8 个等级（图 6-21）。

等级 1：肋软骨未出现钙化。

等级 2：肋软骨的钙化呈点状和（或）线条状，累计长度小于肋骨面至胸骨胸肋关节面间距的 50%。

等级 3：肋软骨的钙化呈点状和（或）线条状，累计长度大于等于肋骨面至胸骨胸肋关节面间距的 50%。

等级 4：肋软骨的钙化呈非线条状和点状，钙化表面积≤肋骨至胸骨胸肋关节面间面积的 25%。

等级 5：肋软骨的钙化呈非线条状和点状，25%＜钙化表面积≤50%。

等级 6：肋软骨的钙化呈非线条状和点状，50%＜钙化表面积≤75%。

等级 7：肋软骨的钙化呈非线条状和点状，钙化表面积＞肋骨至胸骨胸肋关节面间面积的 75%，但未完全钙化。

等级 8：肋软骨完全钙化，肋软骨与胸骨胸肋关节面间无间隙。

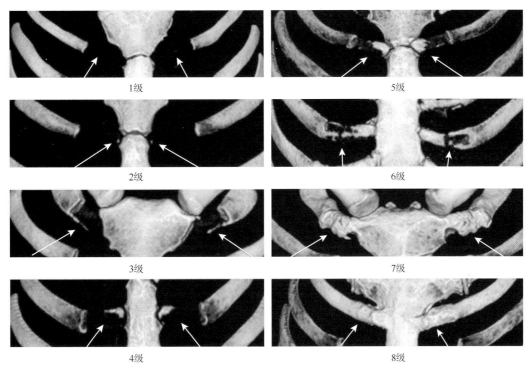

图 6-21　肋软骨钙化程度八分级法示意（VRT）

5. 五等级法　2020 年，日本学者 Monum 等对 320 例 17～94 岁日本人尸体进行胸部 CT 扫描，观察肋软骨的三维容积重建影像，包括双侧第 1 肋软骨、第 2～7 肋软骨（图 6-22），分析与年龄相关的肋软骨钙化程度，建立了五等级评分标准。

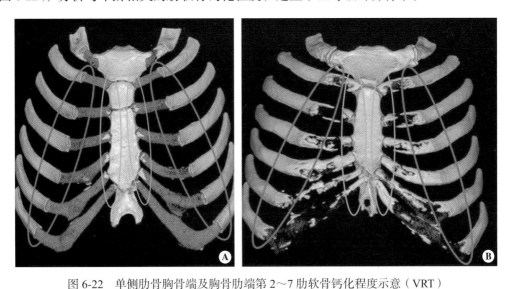

图 6-22　单侧肋骨胸骨端及胸骨肋端第 2～7 肋软骨钙化程度示意（VRT）

A. 左、右侧肋骨胸骨端第 2～7 肋软骨钙化评分均为 0 分，左、右侧胸骨肋端第 2～7 肋软骨钙化评分均为 3 分；B. 左、右侧肋骨胸骨端第 2～7 肋软骨钙化评分均为 4 分，左、右侧胸骨肋端第 2～7 肋软骨钙化评分均为 4 分

（1）第 1 肋软骨钙化程度

0 分：肋软骨未出现钙化。

1 分：肋软骨的钙化呈点状和（或）线条状，累计长度小于肋骨面至胸骨胸肋关节面间距的 50%。

2 分：肋软骨的钙化呈点状和（或）线条状，累计长度超过肋骨面至胸骨胸肋关节面间距的 50%；或呈非线条状和点状，钙化表面积≤肋骨至胸骨胸肋关节面间面积的 50%。

3 分：肋软骨的钙化呈非线条状和点状，50%＜钙化表面积≤75%。

4 分：肋软骨的钙化呈非线条状和点状，钙化表面积＞肋骨至胸骨胸肋关节面间面积的 75%。

（2）单侧肋骨胸骨端第 2～7 肋软骨钙化情况

（3）单侧胸骨肋端第 2～7 肋软骨钙化情况

0 分：无钙化。

1 分：仅存在 1 根肋软骨出现钙化。

2 分：至少存在 3 根肋软骨出现钙化。

3 分：存在 4～5 根肋软骨出现钙化。

4 分：6 根肋软骨全部出现钙化。

（二）肋骨胸骨端的形态变化

1. Iscan 分级法　1984 年，Iscan 等通过直接观察男性肋骨胸骨端随年龄增长呈现的形态变化规律提出两种分级方法，包括成分分析法和阶段分析法，后者因分级简便、快速而得到广泛应用。Iscan 提出的阶段分析法包括九分级（0～8），年龄范围在 17～85 岁。

（1）男性肋骨胸骨端的年龄组分级

0 级（≤16 岁）：关节面扁平或波纹状，整齐圆钝、边缘，骨平滑、骨质致密而坚硬。

1 级（16～18 岁）：关节面开始变形呈齿状压痕，波纹仍可见。边缘整齐、圆钝，有的边缘可开始出现扇贝状。骨平滑、骨质致密而坚硬。

2 级（18～26 岁）：前后壁增长使窝加深呈"V"形，壁厚、平滑。边缘圆钝，呈扇贝状或弱波纹状。骨平滑、骨质致密而坚硬。

3 级（19～33 岁）：窝进一步加深，形成窄至中度的"U"形，壁仍厚且边缘圆钝，有的仍可呈扇贝状，但其边缘变得更不规则。骨质仍相当致密而坚硬。

4 级（21～36 岁）：窝更加深，形成窄至中度的宽"U"形，壁变薄，但边缘仍圆钝，且变得进一步不规则，致使扇贝状不一。骨质质量和致密程度降低，但整体观仍很好。

5 级（25～53 岁）：窝变化轻微，但此期呈明显中度宽"U"形，壁变薄，边缘变得开始锐利，不规则的扇贝状完全消失而代之以不规则的骨突起。骨质仍较好，但显示退化、骨密度减小并出现小孔。

6 级（28～72 岁）：窝明显加深呈宽"U"形，壁薄，边缘锐利、不规则，形成较长的骨突起，尤其在上下缘处更为明显。骨质明显变轻、变薄、多孔，尤其在凹陷的内部。

7 级（40～78 岁）：窝呈宽至非常宽的"U"形，壁薄易破碎，边缘尖锐、不规则及形成骨突起，骨质轻，明显脆弱、多孔。

8级（≥51岁）：此期窝最深，呈宽"U"形，有的无底部或充满骨突起。壁很薄易碎，边缘尖锐、很不规则及形成骨突起。骨质非常轻、薄、脆弱、易碎并多孔，有时可见壁上有"小窗"。

（2）1985年，Iscan等发现女性肋骨胸骨端随年龄增长呈现的形态学变化与男性存在差异，认为有必要建立女性肋骨胸骨端的年龄组分级。

0级（≤13岁）：关节面近于扁平、有嵴或波纹状，肋骨胸骨端外面显示有骨重叠包绕，边缘整齐、圆钝，骨质本身致密、平滑而坚硬。

1级（14岁左右）：关节面开始变形呈齿状压痕，嵴或波纹仍可见，边缘整齐、圆钝，有的有小的微波，骨质仍坚硬、致密和平滑。

2级（14～20岁）：窝已相当深，呈"V"形，位于厚而平滑的前后壁之间，窝内仍可见一些嵴及波纹，边缘呈波纹状并开始呈扇贝状，骨质本身致密、坚硬。

3级（19～26岁）：窝稍加深，但"V"形加宽，有时壁略薄而呈窄"U"形，圆钝的边缘呈明显而规则的扇贝状。此期的前壁或后壁或前后壁首次出现骨的向心性半环弧，骨质致密而坚硬。

4级（19～37岁）：窝明显加深，呈宽"V"形或窄"U"形，有时边缘外倾，壁薄，但边缘仍圆钝，边缘呈扇贝状和向心弧仍存在，但扇贝状并不清晰，边缘有些磨损，骨质仍很好，但质量和致密度有所减少。

5级（16～64岁）：窝深度如故，但由于壁薄、外倾而呈宽"V"形或"U"形，多数案例中至少在窝的一部分有平滑、坚硬的板状线。边缘开始锐利，已无规则的扇贝状，从而边缘更不规则，但向心弧仍明显可见。骨质质量明显减轻，密度下降，结构易碎。

6级（21～81岁）：窝继续加深，末端明显外倾，致使"V"形或"U"形进一步加宽，板状线可见，但变得粗糙、多孔。壁极薄，边缘锐利不整，向心弧变小，多数自胸骨端边缘出现尖锐突起。骨质本身已相当薄、易碎并有退化象征。

7级（43～88岁）：此期宽的"U"形窝反而略微变浅，因窝内常可以看到一些不规则骨质生长，多数仍可见向心弧，但在上下缘或边缘任何处可伴有尖锐突起。壁很薄，边缘锐利不整。骨质很轻、薄、易碎，同时窝内的骨质明显退化。

8级（≥62岁）："U"形窝底在此期已相对变浅，进一步退化或完全被侵蚀，有时充满骨赘生物。向心弧仍可辨认，壁很薄、易碎，边缘高度不整且非常锐利，上下缘有时有很长的骨突起。有时壁上有"窗"形成。骨质本身处于最坏情况，即非常薄、轻及易破碎。

2. 国内九分级标准　国内学者张继宗等借鉴 Iscan 分级法，研究了 107 例（17～76岁）中国汉族男性第 4 肋骨的形态变化规律，包括肋骨胸骨端、肋骨脊柱端和肋骨体表面，建立了根据肋骨形态变化推断年龄的分级标准：

一级（17～26岁）：肋骨胸骨端呈深深的锥形凹陷，脊柱端肋骨小头关节面与肋骨体没有闭合，形成不平整的骨骺面，肋骨体下缘后段骨表面光滑。

二级（20～28岁）：肋骨胸骨端锥形凹陷变浅，有微嵴出现，脊柱端肋骨小头关节面开始与肋骨体闭合，闭合范围小于1/2，肋骨体表面无变化。

三级（25～31 岁）：肋骨胸骨端微嵴消失，开始出现隆起的嵴，脊柱端肋骨小头关节面开始与肋骨体闭合，闭合范围大于 1/2，肋骨体表面无变化。

四级（26～32 岁）：肋骨胸骨端周缘隆起明显，脊柱端肋骨小头关节面与肋骨体完全闭合，肋骨体表面仍无明显变化。

五级（31～40 岁）：肋骨胸骨端周缘出现小棘，肋小头关节缘形成，肋骨体表面较光滑。

六级（32～56 岁）：肋骨胸骨端深深凹陷呈"V"形，深谷的长轴与肋骨横断面的长轴一致，肋小头关节缘出现小结节，肋骨表面较粗糙。

七级（34～62 岁）：肋骨胸骨端在上极或下极出现骨化小结，其余同六级。

八级（48～71 岁）：肋骨胸骨端深深凹陷呈"U"形，周缘明显增厚，其余变化不大。

九级（56～76 岁）：肋骨胸骨端深深凹陷呈"U"形，周缘形成大的骨嵴，肋小头关节缘形成大的骨嵴，肋骨体极为粗糙。

三、常用的检查方法

（一）尸骨的直接观察

1. 肋骨胸骨端的形态变化　1970 年，Kerley 等较早发现青春期的肋骨胸骨端呈波浪状，中年期呈杯状，有锐利的边缘，老年期呈不规则状。

1984 年，Iscan 等根据 Kerley 的初步观察，首先对 108 例美国白人男性右侧第 4 肋骨胸骨端进行观察，提出较为实用的九分级形态标准，年龄范围为 17～85 岁（表 6-30）。后于 1985 年对 83 例美国白人女性右侧第 4 肋骨胸骨端进行观察，又提出一个较为实用的女性九分级形态标准。与男性标准相比，女性的肋骨胸骨端形态变化早于男性，显示为第 1～4 级平均早 3 岁，第 5～6 级平均早 1 岁，第 7～8 级平均早 5 岁（表 6-30）。1986 年，Iscan 等对 73 例 15～62 岁美国黑人的肋骨标本进行观察，并与白人的标准进行对比，发现除了男性第 5 级与女性第 3～4 级二者较近外，其余各级显示黑人较白人早，即白人女性和黑人女性第 5～6 级相差 3～6 岁，白人男性和黑人男性第 6～7 级相差 6～10 岁。为了验证所提出的标准的可靠性，同年该学者邀请 28 位体质人类学及法医学工作者，包括经验丰富的专家、学生及研究团队人员，对 15 例白人男性和 10 例白人女性的肋骨标本进行盲测。结果发现，具有博士学位的专家组的数据显示，年龄推断的平均误差分别为男性 0.92 岁、女性 0.85 岁，学生组的数据显示其平均误差分别为男性 1.06 岁、女性 0.72 岁，研究团队人员组的平均误差分别为男性 0.47 岁、女性 0.2 岁。总计以上三组的平均误差分别为男性 0.97 岁、女性 0.82 岁。说明该标准的可靠性非常好。1985 年，Iscan 等也指出，该方法的适用性受到性别、种族差异及个体差异多因素（饮食、劳动强度、肋间变异及药物治疗等）影响，可结合其他方法进行年龄推断。

表 6-30　Iscan 分级法的肋骨各等级年龄分布情况

分级	男性				女性			
	例数	平均年龄（岁）	标准误差（岁）	年龄范围（岁）	例数	平均年龄（岁）	标准误差（岁）	年龄范围（岁）
1	4	17.3	0.50	16.3～18.3	1	14.0		
2	15	21.9	2.13	17.6～26.2	5	17.4	1.52	14.4～20.4
3	17	25.9	3.50	18.9～32.9	5	22.6	1.67	19.3～25.9
4	12	28.2	3.83	20.5～35.9	10	27.7	4.62	18.5～36.9
5	14	38.8	7.00	24.8～52.8	17	40.0	12.22	15.6～64.4
6	17	50.0	11.17	27.7～72.3	18	50.7	14.93	20.8～80.6
7	17	59.2	9.52	40.2～78.2	16	65.2	11.24	42.7～87.7
8	12	71.5	10.27	51.0～92.0	11	76.4	8.83	58.7～94.1
合计	108				83			

　　2000 年，Oettlé、Steyn 等参照 Iscan 分级法，对 339 例南非黑人的第 4 肋骨胸骨端进行分析后，发现该分级法的实用性较好，但准确性不及 Iscan 等报道的结果，在对原有分级标准的年龄范围稍作调整后，建立了修订的适用于南非黑人年龄推断的分级标准。该人群呈现整体骨龄延迟成熟趋势，更年期前后的女性肋骨外观变化更晚出现。女性的第 6级与第 7 级的年龄范围完全重叠并交汇；老年组中部分女性的肋骨变化呈现男性特征，体现为肋骨胸骨端的边缘形态（男性模式）与窝的形态（女性模式）并存。然而该研究中女性样本量相对较少。

　　2010 年，Hartnett 等采用 Iscan 分级法，对现代美国人群（429 例男性、211 例女性）进行分析后，发现肋骨胸骨端的形态变化随年龄增长呈现明确的规律性，但在较高的分级阶段对应平均年龄均大于 Iscan 等所报道的平均年龄。

　　也有学者尝试采用该方法分析其他肋骨形态以推断年龄，第 3～5 肋骨胸骨端均可作为分析部位。1999 年，Kunos 等首次提出根据第 1 肋骨的形态变化进行年龄推断，包括肋骨头、肋骨结节和肋骨关节面。成人第 1 肋骨的年龄变化包含肋骨胸骨端的骨化、关节面与周缘及其退行性变化，根据这些形态变化建立分级标准。观察者的评级结果显示，该方法容易过高估计小于 60 周岁人群年龄，过低估计大于 60 周岁人群年龄。该方法虽简便易行，但性别差异和种族差异较大。2004 年，Schmitt 等采用相同方法分析泰国人群，发现仅 55%的泰国人群的年龄被归类到正确的年龄范围，其中大于 60 周岁人群的年龄出现显著过低估计趋势，故认为第 1 肋骨的变异性较大。2005 年，Kurki 等验证该方法在加拿大人群中的可靠性，结果提示大于 50 周岁年龄组的年龄呈现过低估计趋势。根据第 1 肋软骨的形态变化进行年龄推断是一种潜在的年龄指标，仍需更多研究验证其可行性。

　　1990 年，国内学者张继宗等参照 Iscan 分级法，对 107 例男性汉族肋骨标本进行观察，建立了根据肋骨形态变化推断年龄的标准。该九级分类法在后面几级的年龄波动较大，用于推断年龄误差较大。前面 5 级年龄波动较小，用于年龄推断效果可能较好，且45 岁以后肋骨的形态特征改变不是极其明显，根据肋骨推断年龄对于老年人肋骨误差也较大。同年，张继宗等在形态观察分类的基础上，根据肋骨的形态变化制定相应的评分标准，并建立了多元线性回归方程，见表 6-31 和表 6-32。

表 6-31 肋骨年龄变化的观察评分标准

变量	观察部位	评分	形态变化特征
X_1	肋骨胸骨端关节面	1	关节面呈锥形凹陷
		2	锥形凹陷消失，呈小沟嵴状
		3	小沟嵴消失，开始变光滑
		4	开始向下凹陷
		5	向下凹陷呈 "V" 形
		6	向下凹陷呈 "U" 形
X_2	肋骨胸骨端关节缘	1	关节缘尚未形成
		2	关节缘基本形成
		3	关节缘开始出现突起
		4	关节缘开始破损
		5	关节缘上下极或其中一极出现骨化结节
		6	关节缘明显增厚
		7	关节缘有大的骨质突起
X_3	肋骨体表面	1	光滑
		2	脊柱端开始变粗糙
		3	整个骨体开始变粗糙
X_4	肋小头关节面	1	呈骨骺面，或关节面与肋骨体的闭合面积＜1/2
		2	关节面与肋骨体的闭合面积＞1/2
		3	关节面与肋骨体完全闭合
		4	肋小头形成完整的关节面
		5	关节缘开始出现骨嵴
		6	肋小头关节缘骨嵴特别明显

表 6-32 肋骨年龄变化的多元线性回归方程

部位	适用年龄范围（岁）	多元线性回归方程
第 2 肋骨	18～50	$Y=12.71+1.31$（左）$X_1+1.19$（左）$X_2-0.20$（左）$X_3+0.33$（左）$X_4+2.16$（右）$X_1+1.28$（右）$X_2-0.11$（右）$X_3+0.19$（右）X_4
第 4 肋骨	19～45	$Y=12.05+1.22$（左）$X_1+2.91$（左）$X_2+0.27$（左）$X_3+0.78$（左）$X_4+1.12$（右）$X_1+1.79$（右）$X_2-0.20$（右）$X_3+0.11$（右）X_4
第 9 肋骨	19～50	$Y=12.98+1.65$（左）$X_1+0.90$（左）$X_2+0.35$（左）$X_3+0.25$（左）$X_4+3.04$（右）$X_1+0.80$（右）$X_2-0.27$（右）$X_3+0.77$（右）X_4

2. 肋软骨钙化　2016 年杨颖峰等对闽南地区 68 例男性、59 例女性的双侧肋软骨标本依次观察肋软骨的最外侧、中段和最内侧切面，记录肋软骨切面的钙化斑形态、大小及种类，以第 1 肋软骨中段观察结果为主要依据，建立了肋软骨切面的钙化分级，见表 6-33。

表 6-33　肋软骨切面的钙化分级

分级	年龄（岁）	例数	切面颜色	钙化形态	钙化斑范围	滋养血管孔
0级	<24	22	乳白色	未出现	未出现	存在范围广，血管发达
1级	24～30	39	白色或淡黄色钙化斑	点片状或不规则	不大于肋骨半径的 1/2	存在
2级	30～40	37	淡黄色钙化斑	类圆形	大于肋骨半径的 1/2	变窄，消失
3级	>40	29	淡黄色钙化斑加深	类圆形	切面完全钙化	闭锁消失

（二）组织学方法

法医学领域中研究肋软骨颜色变化推断年龄，始于 2007 年 Pilin 等初步探讨椎间盘、跟腱及肋软骨等几种软骨组织的颜色变化与年龄之间的关系。颜色发生变化的主要原因在于蛋白质的糖基化产生的晚期糖基化终末产物（AGE）。样本源自尸检中提取的 151 例椎间盘、163 例跟腱和 52 例肋软骨。测量指标为样本的红色、绿色和蓝色（RGB）通道分别对应的强度均值，数值范围为 0～255；平均饱和度（mean saturation），代表色彩的纯度；色调变化值（hue variation），代表颜色的同质性；色调主要值（hue typical），代表特征色调；明度变化值（bright variation），代表颜色亮度的均匀性；平均明度（mean brightness），代表颜色亮度的平均值，分析年龄相关性。研究结果显示：肉眼可见年轻人的肋软骨为白色，至中年开始变成黄色，后加深变成棕黄色。肋软骨颜色变化与年龄之间的相关性强于椎间盘，跟腱的颜色变化与年龄无关。RGB 通道蓝色对应的强度均值与年龄之间的相关性最强，肋软骨相关系数为 0.87，余统计量与年龄关系不大。该研究提示，根据肋软骨颜色变化推断年龄可用于 45 岁以下的个体，该方法的重要性在于对死亡年龄的快速分类和推断。

2014 年，肖碧等对 86 例 20～50 岁个体的左侧第 2 肋软骨中段横切面的大体形态学特征进行观察，得出不同年龄不同个体肋软骨横切面大体形态学特征的变化规律，主要体现在色泽、结构、质地等方面。这些大体形态学特征的改变与肋软骨内软骨基质成分、软骨陷窝体积、软骨细胞数目、Ⅱ型胶原蛋白含量及钙盐沉积的变化有关。

2019 年，Meng 等对 89 例 12～84 岁中国汉族人群的肋软骨颜色变化进行定量分析，测量所选区域的平均灰度值（mean grey value，MGV），通过计算两侧平均灰度值的平均值得到 avMGV，以 avMGV 为自变量，建立推算年龄的线性回归方程为

年龄=173.425−0.755×avMGV，R^2=0.861

回代检验得 MAE 为 4.42 岁，以 24 例验证样本检验 MAE 为 3.57 岁。该方法具有可操作性，无须特殊的仪器处理，可现场快速推断年龄，尤其是当缺少耻骨联合等年龄推断的经典骨性区域时，也为未知个体死亡年龄推断提供了可能。

（三）X 线平片

胸部 X 线平片检查在临床诊疗过程中最常见，观察肋软骨时无大量软组织覆盖，利于根据肋软骨钙化进行活体成人年龄推断。青少年时期，肋软骨为透明软骨，较少出现钙化或骨化。随着年龄的增长，肋软骨发生钙化，表现为 X 线片上的不透明区域及上位

肋骨末端的不规则骨质出现。

1934 年，Michelson 等首次观察了 5098 例美国人群 X 线平片中第 1 肋软骨的钙化规律，并提出了四分级法。他们发现从 11 周岁起自肋骨至胸骨方向延伸钙化，至 20 周岁左右肋软骨钙化速度明显加快，而 40 周岁时钙化速度显著降低，此时肋软骨几乎完全钙化，具有性别差异和种族差异。目前一般认为，男性肋软骨钙化强于女性，女性肋软骨钙化早于男性。虽然各年龄组均可见不发生或轻微钙化的情形，但肋软骨钙化具有增龄性趋势是很明显的。

1988 年，McCormick 和 Stewart 观察了 1965 例胸骨 X 线片（个体大于 15 岁）与年龄相关的肋软骨钙化，并提出从 0～4+ 的八分级方法。结果显示：钙化程度达等级 1.5 级时，男性个体年龄大于 25 岁、女性个体年龄大于 29 岁；达等级 3.5 级时，男性个体年龄大于 35 岁、女性个体年龄大于 39 岁。

Barrès 等是利用胸部 X 线平片观察肋软骨钙化进行年龄推断的较早研究者之一。肋软骨的钙化包括五个指标：骨质脱钙（BD），第一肋软骨与胸骨柄的融合（FM），肋骨软骨附着处的变化（RC），软骨钙化（CM），软骨胸骨附着处的变化（CS）。对上述每个指标进行评分，严重程度依次对应分数为 1（非常轻）～5（非常重）；将每个指标对应评分乘以 15，带入下列方程计算个体年龄：

年龄=BD×0.02+FM×0.03+RC×0.03+CM×0.03+CS×0.89

据报道，该回归方程均方根差为 ±8.43 年。

2011 年，Garamendi 等采用 Michelson 提出的四分级法分析 123 例西班牙人的 X 线平片肋软骨钙化程度与年龄之间的关系。结果提示，第 1 肋软骨钙化与年龄之间的相关性较好，Pearson 相关系数为 0.774（男性）、0.730（女性）。男性等级中 0、1、2、3 级对应的平均年龄分别为 21.66 岁、26.55 岁、39.82 岁、55.32 岁；女性等级中 0、1、2、3 级对应的平均年龄分别为 14.04 岁、29.75 岁、47.68 岁、56.08 岁。上述结果与 Michelson 等报道的结果不一致。

2012 年，Karaman 等对 471 例 0～70 岁土耳其人群临床个体 X 线平片的右侧第 1 肋软骨钙化程度进行四分级，结果存在人群差异性。他们观察到钙化分级与年龄之间的相关性好，Spearman 相关系数为 0.904（男性）、0.864（女性）；0、1、2、3 级对应的平均年龄分别为 5.56 岁、25.49 岁、45.39 岁、66.02 岁。

（四）CT 影像技术

随着影像学技术的快速发展与广泛应用，肋软骨钙化推断年龄的研究方法逐渐从 X 线平片向 CT 影像技术延展。相比 X 线片，CT 影像无论横断面或冠状面均无结构相互重叠；同时多层螺旋 CT 多平面重组技术能够从多角度观察肋软骨的钙化程度，容积再现图像重组技术能够再现肋软骨两端的立体结构，从多方位、多视角任意调节空间位置，清楚地显示肋骨胸骨端的形态及走行。因此，近年来 CT 扫描联合图像重组技术逐渐应用到年龄推断的法医学鉴定中。

1. 肋骨胸骨端的形态变化 2019 年，Blaszkowska 等对 335 例 10～80 岁澳大利亚人群进行临床薄层 CT 扫描，层厚 0.8mm，并进行 MPR、MIP（最大密度投影）及 VRT 三维重组，暴露感兴趣区域，观察肋骨胸骨端重组图像的形状、纹理和整体骨质。

采用 Iscan 分级法对重组图像中右侧第 3～5 肋骨胸骨端形态分级，建立回归模型。

1）三次方回归模型

男性年龄 =15.691+2.216×R_4+1.13×（R_4）^{2}－0.081×（R_4）^{3}，R^2=0.698，SEE=10.59 岁

女性年龄 =15.642+7.22×R_5－1.13×（R_5）^{2}+0.104×（R_5）^{3}，R^2=0.693，SEE=10.45 岁

2）多元线性模型

男性年龄 =11.937+2.474×R_3+3.255×R_4+1.184×R_5，R^2=0.729，SEE= 10.04 岁

女性年龄 =12.639+2.012×R_3+1.602×R_4+3.214×R_5，R^2=0.729，SEE= 9.81 岁

其中，R_3，右侧第 3 肋骨对应的分级；R_4，右侧第 4 肋骨对应的分级；R_5，右侧第 5 肋骨对应的分级。该方法表明了利用 CT 影像技术探究肋骨胸骨端形态推断年龄的可能性，有助于实现 Iscan 分级法在活体年龄推断中的应用。然而，此研究结果的准确性不够理想，仍需扩大样本量和探索新的影像学年龄指征。

2. 肋软骨钙化 肋软骨与胸壁软组织密度差别不大，且前后部位重叠影响，而 X 线片本身密度分辨率较低，无法显示未钙化的肋软骨。随着年龄增长，肋软骨发生不同程度的钙化，即使为钙化的肋软骨，X 线片也无法显示细节。既往文献根据 X 线片的肋软骨钙化推断年龄在很大程度上依赖于观察者的阅片经验。CT 的密度分辨率明显高于常规 X 线平片，能够显示后者不能显示的器官和结构。正常肋软骨在螺旋 CT 影像图中表现为呈条状略高密度影，边缘清楚，密度均匀，与周围软组织分界清楚。若肋软骨发生钙化，则表现为边缘细线样或中央斑点状、条状高密度钙化。

2010 年，Moskovitch 等对 160 例 15～30 岁法国人群的临床薄层 CT 扫描图像分别进行 MPR 重建和 VRT 重建，参数为层厚＜2mm、层间距＜1.5mm，其中 MPR 图像用于分析第 1 肋软骨钙化程度，提出 OCP 分级法。结果证实：男性第 1 肋软骨无钙化，提示该个体小于 25 岁；女性第 1 肋软骨双侧均钙化，提示该个体大于 20 岁；第 1 肋软骨完全钙化存在于大于 20 岁的男性和大于 25 岁的女性。OCP 分级法被认为是一种可重复的半定量分级方法。

2014 年，Milenkovic 等沿用 Moskovitch 等提出的 OCP 分级法，通过 154 例 15～35 岁临床 CT 扫描 MPR 图像观察肋软骨钙化，此外还测量了第 1 肋软骨放射密度（FC.Dn），以 HU 为计量单位。结果发现第 1 肋软骨放射密度与年龄之间的相关性较好，并建立线性方程：FC.Dn=6.101×（年龄）–19.911，R^2=0.307。提示第 1 肋软骨放射密度可作为一种新的成人年龄推断的潜在指标。然而，此研究并未检验所建立的线性方程的准确性。

2015 年，涂梦、邓振华等应用临床薄层 CT 扫描（层厚 1.0mm）及三维重组技术研究了 562 例 20.85～85.52 岁四川汉族人群的第 1～7 肋软骨钙化规律，并在 OCP 分级法基础上提出了八分级法，直接根据 VRT 图像显示的肋软骨钙化特征阅片，同时定位第 1 肋软骨的最上层、中层及最下层，获取 MPR 图像，测量第 1 肋软骨放射密度。第 1～7 肋软骨钙化左侧分别标记为 L_1、L_2、L_3、L_4、L_5、L_6、L_7，右侧分别标记为 R_1、R_2、R_3、R_4、R_5、R_6、R_7。第 1 肋放射密度左侧分别标记为 L_1.Dn、L_2.Dn、L_3.Dn、L.Dn（平均值），右侧分别标记为 R_1.Dn、R_2.Dn、R_3.Dn、R.Dn（平均值）。

该研究建立了年龄推断的一元线性回归模型（SLR）、逐步线性回归模型（MLR）、决策树（DTR）、支持向量机（SVM）及梯度下降回归树（GBR）。50 例测试样本回代检验，比较各模型推断年龄的准确性（表 6-34）。研究结果显示，男性最佳模型为决策树（图 6-23），MAE=5.31 岁；女性最佳模型为逐步线性回归模型，MAE=6.72 岁。

女性最佳模型：

$$Y=13.330+4.315\times R_1-0.06\times R.Dn+2.015\times L_2+1.745\times R_2+2.898\times L_1-0.035\times L.Dn$$

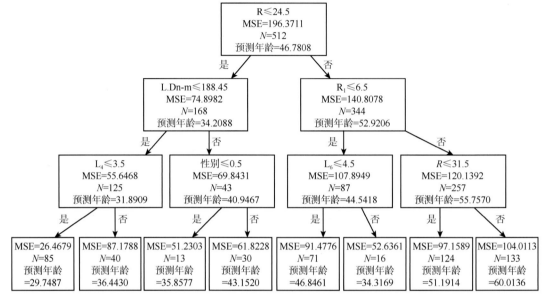

图 6-23　肋软骨推断年龄决策树模型

R：右侧第 1～7 肋软骨钙化平均值；MSE：均方误差；N：样本量；L.Dn，左侧第 1 肋放射密度平均值；R_1：右侧第 1 肋软骨钙化；L_4：左侧第 4 肋软骨钙化；L_6：左侧第 6 肋软骨钙化

表 6-34　测试样本回代检验各模型推断年龄准确性比较

性别	模型	误差范围（岁）	MAE（岁）	最小绝对误差（岁）	误差范围 5 岁以内样本的百分比（%）	误差范围 10 岁以内样本的百分比（%）
男性	SLR	−20.436～10.328	7.12	1.04	41.7	70.8
	MLR	−16.958～8.207	5.94	0.26	50.0	83.3
	DTR	−16.88～12.71	5.31	0.10	54.2	87.5
	GBR	−14.23～15.24	5.70	0.33	54.2	79.2
	SVM	−30.96～9.99	10.22	0.51	20.8	75.0
女性	SLR	−13.357～23.839	8.70	2.96	19.2	76.9
	MLR	−10.795～22.677	6.72	0.68	42.3	76.9
	DTR	−21.39～18.44	8.72	0.72	34.6	61.5
	GBR	−20.31～14.68	6.88	0.15	34.6	76.9
	SVM	−20.78～18.18	8.20	0.27	42.3	69.2

2020 年 Monum 等分析了 320 例 17～94 岁日本人尸体胸部 CT 扫描影像，并进行

VRT 重建，在对各肋软骨钙化程度、胸骨各节段骨化闭合程度进行评分后，通过纳入不同指标的评分及代数和为自变量进行年龄推断模型建立。结果发现三者评分（分别为胸骨体-剑突连接骨化闭合对应评分、双侧胸骨肋段第 2～7 肋软骨钙化对应评分代数和、右侧第 1 肋软骨钙化对应评分）的代数和建立指数回归年龄推算模型的准确性最好。

男性：年龄=18.857×e$^{0.088×代数和}$，R^2=0.608，SEE=12.44 岁

女性：年龄=21.006×e$^{0.089×代数和}$，R^2=0.590，SEE=14.65 岁

以 50 例样本进行回代检验，计算其准确率为男性 57.69%、女性 70.83%。值得注意的是，该研究旨在建立死亡年龄推断模型，是否可用于活体年龄推断需要后续验证研究。

四、小　　结

国内外学者的研究结果表明肋软骨钙化、肋骨胸骨端的形态变化均呈现一定程度的年龄相关性，这为年龄推断提供了可选择的参考指标。根据大体观察肋骨胸骨端形态变化实现尸体成人年龄推断，已在尸检实践中得到广泛应用。X 线平片无法显示肋骨形态变化，而随着 CT 扫描技术的发展，三维容积重建影像因其良好的分辨率，逐渐成为主要检查手段之一。目前单独依据肋软骨钙化程度或肋骨胸骨端形态进行成人年龄推断的效果不佳，往往需联合胸骨影像标志进行多指标、多部位分析，以期提升年龄推断的准确性和可靠性。

第八节　喉软骨和舌骨

喉软骨主要有 9 块，包括较大的甲状软骨、环状软骨和会厌软骨，以及成对且较小的杓状软骨、小角软骨和楔状软骨，此外尚有数目不定的籽软骨和麦粒软骨。喉软骨在成年人中可发生骨化或钙化。其中：甲状软骨、环状软骨和杓状软骨大部分为透明软骨，可发生骨化；楔状软骨和小角软骨为纤维软骨，可发生钙化；会厌软骨和杓状软骨声带突极少发生骨化或钙化。法医学年龄推断中常用的喉软骨以甲状软骨、环状软骨和杓状软骨为主。

甲状软骨（thyroid cartilage）是喉软骨中最大的一块，由左右对称的四边形甲状软骨板组成。甲状软骨板的前缘在正中线上相互融合构成前角，在男性中呈直角或锐角，其上端最突出处称为喉结；在女性中呈钝角。甲状软骨上缘形如突起的弧弓，在正中融合处的上方凹陷呈 "V" 形的切迹为甲状软骨上切迹。甲状软骨板的后缘向上、下延伸而呈小柱状突起，分别为上角和下角。上角较长，借甲状舌骨外侧韧带与舌骨大角相连；下角较短，其末端的内侧面有一圆形小关节面，与环状软骨外侧部的关节面相接，形成环甲关节。甲状软骨板的外侧面有一条自后上斜向前下的"嵴"，称为斜线，起自上角根部稍前方的甲状上结节，止于甲状软骨板下缘的甲状下结节。甲状软骨的骨化多最先发生于后下角，逐渐向上、向前发展，甲状软骨板的中央最后发生骨化。

环状软骨（cricoid cartilage）位于甲状软骨之下、第 1 气管软骨环之上，形似一带印

章的戒指。环状软骨呈完整环形，较甲状软骨小，但较厚且坚硬。环状软骨前部细窄，为环状软骨弓，两侧向后延伸的部分逐渐增宽，环状软骨后部高而呈方形，为环状软骨板，构成喉后壁的大部分。环状软骨多先从环状软骨板上缘开始骨化，但多不发展至下缘。

杓状软骨（arytenoid cartilage）左右各一，位于喉后部，在环状软骨上缘正中两侧，形如三棱锥体，可分为1尖、1底、2突和3面。杓状软骨尖向上并稍向后内侧倾斜，小角软骨位于其上。底为半圆形凹槽，跨于环状软骨板上部的关节面上，共同组成环杓关节。底伸出2个突起，前角为声带突，外侧角为肌突。杓状软骨分为前外侧面、后外侧面和内侧面。杓状软骨可完全骨化，两侧常对称发生。

舌骨体与舌骨大角的融合常发生于青春期后，可作为成人骨龄推断的指标之一。虽然舌骨的融合可发生于成人期的各个时期，但舌骨大角与舌骨体的融合多发生在男女25岁左右，舌骨小角与舌骨大角的融合多发生在男性35岁、女性40岁。但需注意，部分个体舌骨永久不会发生融合（单侧或双侧）。同时，舌骨融合个体差异较大，因此舌骨融合推断年龄仅限于在其他方法不可用时。

1958年，Keen等使用放射技术和组织学方法在计分模式的基础上对133例甲状软骨、环状软骨和杓状软骨进行评分，然后计算总分。该方法表明，辐射不透明性和渐进的软骨钙化与年龄之间呈显著正相关（标准系数为0.74，标准误差为12.70岁）。79%的男性和21%的女性表现为30岁以下出现骨化。但该方法需与其他方法组合使用来得到更可靠的年龄推断结果。

1980年，Vlcek首次将甲状软骨的骨化规律应用于法医学年龄推断研究，描述了不同年龄组的骨化规律。1993年，Turk和Hogg描述了甲状软骨骨化的5个阶段、环状软骨骨化的4个阶段和杓状软骨骨化的3个阶段（表6-35）。

表 6-35　Turk 和 Hogg 喉软骨分级方法

指标	分级	男	女
甲状软骨	1	下角骨化影向上扩展至软骨板	下角骨化影向上扩展至软骨板
	2	板前连合线出现骨化影，向上下缘扩展	骨化影沿板后缘向上扩展至上角
	3	上角骨化	骨化影向前扩展至软骨板
	4	甲状软骨大部分骨化	甲状软骨大部分骨化
	5	甲状软骨完全骨化	甲状软骨完全骨化
环状软骨	1	环状软骨板上级两侧出现1~2处骨化影	环状软骨板上级两侧出现1~2处骨化影
	2	骨化影扩展至软骨板上部中线	骨化影扩展至弓的后部和板下部
	3	板下部和弓后部出现不同程度的骨化影	板中线出现骨化影，弓出现不同程度的骨化影
	4	环状软骨部分或完全骨化影	环状软骨部分或完全骨化影
杓状软骨	1	肌突出现骨化影	肌突出现骨化影
	2	肌突和软骨体大部出现骨化影	肌突和软骨体大部出现骨化影
	3	骨化影向上扩展至杓状软骨尖	骨化影向上扩展至杓状软骨尖

2003 年，de la Grandmaison 等采用 Turk 和 Hogg 分级方法研究了 82 例尸骨甲状软骨、环状软骨、杓状软骨普通 X 线平片骨化等级与年龄的相关性，发现年龄与骨化等级总分相关性达 0.77，但因预测年龄范围较大，提出应结合其他指标综合推断成人年龄。

2004 年，Fatterpekar 等研究了 60 例 2 个月至 77 岁个体的两侧喉软骨 MRI 年龄相关变化（层厚：3mm，T_1，矢状面）。并将研究样本分为四组：≤25 岁，26～53 岁，54～64 岁，65～77 岁。分级标准：

等级 1：无增高信号。

等级 2：轻度不均匀信号。

等级 3：相较颈肩带肌肉，均匀增高信号。

其研究显示：甲状软骨、环状软骨高信号影最早出现于 26 岁，杓状软骨高信号影最早出现于 27 岁。但该研究样本量较少，因此喉软骨的 MRI 年龄变化仍需研究验证。

2012 年，Türkmen 等选择了 300 例患者的甲状软骨、环状软骨及舌骨，发现环状软骨在 20 岁以后才可见，甲状软骨的骨化始于下后角，继而为上角，然后是甲状软骨板，在 50 多岁时完全骨化；环状软骨在 30 多岁时开始骨化，始于后部，逐渐前移。舌骨体和大角在 10 多岁明显分离，30 多岁后闭合形成完整舌骨。

2010 年，滕磊等研究了 300 例患者甲状软骨骨化的年龄规律和性别差异，发现甲状软骨骨化在 30 岁以上男女中存在差异，20～30 岁阶段无差异，在其研究样本中，20～29 岁时即已出现骨化，而在 50 岁以后均已有一定程度的骨化。程杰等分别建立了甲状软骨男性、女性年龄推断指标（表 6-36，表 6-37），根据甲状软骨 X 线片骨化规律建立了年龄推断方程，认为该方法适用于中国汉族人群甲状软骨的年龄推算。

表 6-36　程杰等建立的男性甲状软骨观察标准及模型

自变量	观察部位	评分	形态特征
X_1	左右下结节	0	未出现骨化影
		1	出现小范围，低密度骨化影
		2	骨化密度增高，范围扩大至下缘
		3	骨化影自板中央向上成舌状突起
X_2	两下角至上角	0	未出现骨化影
		1	出现小范围、低密度骨化影
		2	骨化影向上扩展至外缘中部
		3	上角部分骨化
		4	上角大部分骨化
		5	上角完全骨化
X_3	板前连合线	0	未出现骨化影
		1	中部出现局灶性骨化影
		2	骨化影向上下缘扩展，密度增强
		3	与下缘骨化影相连接
		4	与上缘骨化影相连接
X_4	上切迹	0	未出现骨化影
		1	出现小范围、低密度骨化影

自变量	观察部位	评分	形态特征
		2	与 X_1 的舌状突起骨化影相连接
X_5	外侧缘骨皮质	0	未出现皮质缘
		1	出现皮质缘，但不连续
		2	骨皮质缘连续
X_6	两侧软骨板	0	软骨板无骨化，板的密度不均匀
		1	软骨板仍无骨化，但板的密度均匀
		2	软骨板出现骨化影
X_7	板外侧缘中上部	0	未出现向内突起的骨化影
		1	出现向内突起的骨化影
		2	骨化向内突起与 X_3 接近融合或融合
X_8	甲状软骨板的骨纹理	0	未出现骨化
		1	出现小范围骨化，纹理模糊
		2	骨化密度增强，范围扩大
		3	骨纹理密度开始下降
		4	骨化密度明显下降，骨纹理粗糙，形状不规则
模型	\multicolumn{3}{l}{$Y=15.5601-2.6759X_1+1.4499X_2+3.2787X_3+2.2156X_4+1.3209X_5+4.2517X_6+1.8161X_7+4.2653X_8$}	
	\multicolumn{3}{l}{$R=0.9971$，$s=1.3540$}	

表 6-37　程杰等建立的女性甲状软骨观察标准及模型

自变量	观察部位	评分	形态特征
X_1	左右板后缘	0	未出现骨化影
		1	出现小范围骨化影
		2	骨化影向上、下角方向扩展
		3	骨化向下扩展至下角，小角大部分骨化
		4	骨化向上扩展至上角，上角部分骨化
		5	上角大部骨化
X_2	左右板下缘	0	未出现骨化点
		1	出现小范围骨化影
		2	骨化影增大，向前后扩展
		3	骨化向后扩展，与 X_1 连接
		4	骨化向前扩展，并接近板前连合线
X_3	左右软骨板	0	软骨板无骨化，板的密度不均匀
		1	软骨板仍无骨化，但板的密度均匀
		2	软骨板出现骨化影
X_4	左右板外侧骨皮质缘	0	未出现皮质缘
		1	出现皮质缘，但不连续
		2	骨皮质缘连续

续表

自变量	观察部位	评分	形态特征
X_5	甲状软骨板的骨纹理	0	未出现骨化
		1	出现模糊的骨化
		2	骨化密度增强，纹理清晰
		3	骨化中心部位的密度开始下降
		4	骨化密度明显下降，骨纹理粗糙，形状不规则
模型	$Y=27.2885-4.9191X_1+3.2724X_2-7.5385X_3-4.9311X_4+4.156X_5$		
	$R=0.9848$，$s=1.969$		

甲状软骨在 73 例中国汉族男性（13～67 岁）中的变化规律为：

13～15 岁，甲状软骨未见骨化影，且软骨板密度不均匀。

16～20 岁，甲状软骨未见骨化影，但软骨板密度逐渐均匀。

21～24 岁，下结节及下角处相继出现小范围、低密度骨化影。

28～30 岁，下结节骨化影逐渐扩展至下缘，而小角骨化影则向上扩展至外缘中段。

31～38 岁，下结节骨化影向上扩展至舌状突起，上切迹及板前连合线中部出现小范围、低密度骨化影，两外侧缘皮质出现连续性骨化。

39～49 岁，两上角出现小范围骨化影，板前连合线骨化扩展至上下缘，板外缘中部的骨化向内扩展，并与下结节延伸的舌状突起骨化 X_1 渐趋融合或完全融合。

50～59 岁，板前连合线骨化影与上下缘骨化影连接，上切迹的骨化影与板中央的舌状突起骨化影相融合；甲状软骨的骨化密度开始下降。

60 岁以上，甲状软骨骨化密度明显下降，成粗网状骨化影；形状不规则，上角则完全骨化，板外侧缘中段骨化影向内突起并与下结节向上延伸的舌状突起骨化影融合或接近融合。

甲状软骨在 69 例中国汉族女性（18～60 岁）中的变化规律为：

18 岁前，甲状软骨无骨化，且板的密度不均匀。

19～21 岁，甲状软骨板虽仍无骨化，但板的密度逐渐均匀。

22～23 岁，在左右板的后缘开始出现小范围、低密度的骨化影。

25～29 岁，左右板后缘骨化向上下角扩展，密度增大，且左右板的下缘后部开始出现小范围、低密度的骨化影，外侧缘出现不连续的骨皮质缘。

30～35 岁，左右板后缘的骨化影向下扩展至下角，向前与下缘后部的骨化影相连，骨化密度增强，外侧皮质缘连续。

36～40 岁，左右板后缘的骨化影向上扩展至上角，上角部分骨化，而下缘的骨化影亦向前扩展接近中线。

48 岁左右，上角已大部分骨化。

55 岁左右，甲状软骨板骨化影骨化中心部密度开始下降。至 60 岁，甲状软骨的骨化密度明显下降，骨纹理粗糙，形状不规则。

范飞、邓振华应用 1.0mm 薄层 CT 研究 498 例 0～80 岁四川汉族的喉软骨骨化/钙化情况。喉软骨骨化的分级参照 Turk 和 Hogg 分级方法并根据实际阅片进行了一定修正。

甲状软骨的分级标准（图 6-24）：

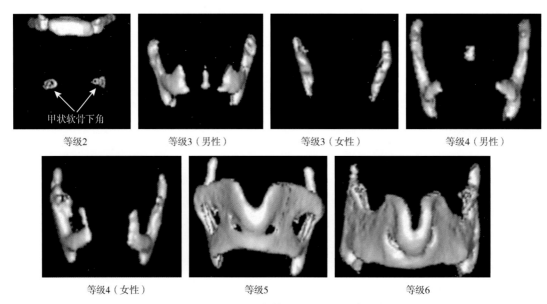

| 等级2 | 等级3（男性） | 等级3（女性） | 等级4（男性） |

| 等级4（女性） | 等级5 | 等级6 |

图 6-24　甲状软骨各等级 CT 三维重建影像

等级 1：甲状软骨下角骨化，并向上延伸。

等级 2：男性，甲状软骨中线骨化，并向下、上延伸；女性，甲状软骨沿后缘向上角延伸骨化。

等级 3：男性，上角骨化；女性，骨化向前延伸。

等级 4：甲状软骨近乎全部骨化。

等级 5：甲状软骨全部骨化。

环状软骨的分级标准（图 6-25）：

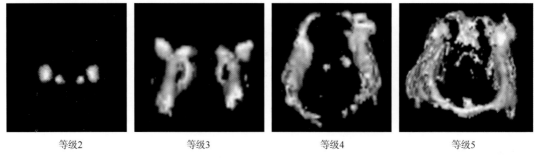

| 等级2 | 等级3 | 等级4 | 等级5 |

图 6-25　环状软骨各等级 CT 三维重建影像

等级 1：环状软骨未骨化。

等级 2：环状软骨板上级两侧出现 1～2 处骨化。

等级 3：骨化延伸至环状软骨板的下部和弓的后部。

等级 4：环状软骨弓出现不同程度的骨化，形成较明显的环状结构。

等级5：完全或近乎完全骨化。

结果显示：甲状软骨骨化最小年龄为女性 13.35 岁，男性 5.01 岁（仅 1 例，但除此离群值外最小年龄为 17.48 岁）；环状软骨骨化最小年龄为女性 17.28 岁，男性 18.95 岁。

1986 年，Krogman 和 Iscan 探索喉软骨的变化与年龄的相关性，提出骨化的 9 个阶段与 15～68 岁年龄组相关，可用于年龄推断。2010 年，Dang-Tran 等研究结果显示甲状软骨 CT 三维重建图像与年龄间相关性达 0.73/0.75（男/女），但标准误差较大，在实际年龄推断中，应与其他指标联合进行综合评估。2010 年，Harjeet 等研究了 200 例尸骨舌骨体与舌骨大角的闭合规律，结果显示舌骨体、舌骨大角的闭合始于 25 岁后，但其闭合的年龄变化规律较差，不适合单独用于年龄推断，应结合其他指标综合推断。2008 年 Garvin 的研究表明，当应用于大样本时 Cerný 的方法不准确，最高有 28.84%的样本被分配到正确的年龄组，这种误判水平显然高于任何法医研究可接受范围。

在喉软骨推断年龄的相关研究中，多数研究认为喉软骨的钙化/骨化变异度太高，不太适用于年龄推断，也有部分研究结果显示喉软骨可用于年龄推断。目前喉软骨的骨化/钙化用于年龄推断的分级标准和方法仍需大量研究来证实。

第九节　上　肢　骨

一、根据肩关节退行性变推断年龄

（一）肱骨近端形态变化的传统方法

早在 1894 年 Wachholz 就已经基于骨骺软骨和肱骨松质骨结构变化提出了年龄推断方法。骺软骨在青少年期开始逐渐发生骨化，形成骨骺线，成熟时松质骨结构开始萎缩，导致髓腔逐渐扩大，髓腔尖端随时间推移到达外科颈，再到达解剖颈，最后几乎占据整个肱骨头。基于这一生理变化，Wachholz 描述了随年龄变化的肱骨纵向横截面的特征性外观，并提出了利用肱骨近端形态变化进行年龄推断的四分级法。

一级：女性 14～15 岁，男性 17～18 岁。中间软骨开始闭合。

二级：女性 20 岁，男性 21 岁。中间软骨闭合。

三级：女性 28 岁，男性 30 岁。松质骨结构萎缩，导致髓腔扩大至外科颈水平。

四级：35 岁。松质骨结构萎缩，髓腔扩大至解剖颈水平。

（二）肱骨近端骨发育X线分级方法

1. Schranz 十一分级法　对肱骨近端骨髓腔形态变化的观察比较，虽然可沿其纵轴锯开观察，但通过 X 线摄影观察更为方便快捷，且不会破坏标本。1959 年，Schranz 将 X 线摄影技术应用于观察肱骨近端骨髓腔形态的变化，进一步对年龄变化与肱骨近端骨髓腔向外科颈延伸发展之间的关系做了研究。根据对肱骨进行放射学和解剖学的观察，Schranz 提出了肱骨近端下述 11 个发育等级的年龄判定标准。

一级：15～16 岁。干骺端（骨干生长端）仍是软骨性的。

二级：17～18 岁。干骺端初步闭合，骨干内腔仍呈尖形拱状。

三级：19～20 岁。闭合接近完成，骨骺的内部结构呈放射状，骨髓腔呈尖形拱状。

四级：21～22 岁。闭合完成，外侧面仍留有骨骺的痕迹，内部结构同前。

五级：23～25 岁。干骺端的发育完成，骨骺的内部结构不再呈明显的放射状，骨髓腔仍是尖形拱状的，骨髓腔顶距外科颈很远。

六级：26～30 岁。骨骺内部结构的放射状特征正在消失，骨干内腔尖形拱状，骨髓腔仍未达外科颈。

七级：31～40 岁。骨骺的放射状内部结构完全消失，骨干内部结构更近似圆柱形，骨髓腔的最上部接近外科颈。

八级：41～50 岁。骨干的圆柱形结构呈不连续状，骨髓腔的圆锥形顶达外科颈，在圆锥状骨髓腔顶与骺线之间可有空隙。

九级：51～60 岁。肱骨大结节处出现豌豆大小的腔隙。

十级：61～70 岁。骨的外层粗糙，皮质变薄，骨干的内部结构不规整，髓腔达骺线，大结节处有蚕豆大腔隙，肱骨头显示透明状。

十一级：75 岁以上。骨的外面粗糙，大结节不再呈突出状，骨皮质变薄，髓腔中仍有少量海绵样组织，骨骺（肱骨头）脆弱，透明度增加。

上述各项指标均是针对于男性，对于女性，在青春期早 2 年，在成熟期早 5 年，在老年期早 7～10 年。

2. Acsádi 和 Nemeskéri 六分级法　1970 年，Acsádi 和 Nemeskéri 在研究中也观察到肱骨上部松质骨结构会随着年龄增长发生系列形态变化。他们将肱骨上部的形态随着年龄的变化划分为 6 个阶段，每个变化阶段都对应相应的年龄组（图 6-26）。

第 I 阶段：19～28 岁。髓腔明显延伸至外科颈下方，骨小梁呈放射状结构，或极少数形成锐利的拱形格子。

第 II 阶段：28～37 岁。髓腔延伸至外科颈部或更高，达骨骺线距离的 1/4。小梁是易碎的，通常形成尖锐的格子状。

第 III 阶段：31～40 岁。髓腔可达到骨骺线，小梁呈锐拱形结构。沿着骨干硬质骨形成柱状结构，单个小梁较薄。

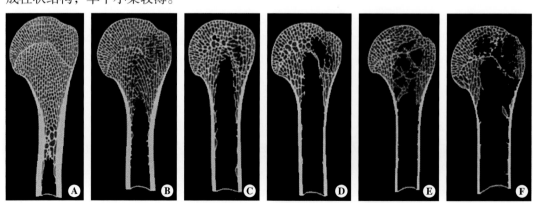

图 6-26　肱骨上段 Acsádi 和 Nemeskéri 六分级法示意

A. 第 I 阶段；B. 第 II 阶段；C. 第 III 阶段；D. 第 IV 阶段；E. 第 V 阶段；F. 第 VI 阶段

第Ⅳ阶段：37～55 岁。骨髓腔延伸至骨骺线，或穿过骨骺线，并在大结节内形成小梁萎缩，形成裂隙。柱状结构中断。

第Ⅴ阶段：38～56 岁。髓腔超过骨骺线，大结节内出现 2～5mm 大小的空洞。柱状结构有明显间断残余。

第Ⅵ阶段：39～56 岁。髓腔与大结节上的空洞相连。小梁明显稀少，并且在一些地方出现中断。密致骨内的骨皮质变薄、变脆、半透明。

（三）根据肩关节 X 线影像推断年龄

2000 年，李彦文等通过对北京市刑事科学技术研究所、北京市创伤骨科研究所、河南省新乡医学院存档的 3000 例中国汉族女性肩关节 X 线影像片反复研究其形态学改变与年龄之间的关系，用数理统计方法在计算机上进行分析处理，最终确立了骨骺线、骨小梁分布、肩峰骨质增生、骨皮质哈氏管与三角肌密度 5 个与年龄有密切相关的影像标志点。随后在北京地区的健康人群中采集了有明确出生日期的、18～60 岁中国汉族女性肩关节 X 线影像 171 例。根据上述 5 个标志点在不同年龄阶段的微细结构变化划分出不同的评分等级，并制定出相应的等级评分标准（表 6-38）。根据这一评分标准观察全部的 X 线样片，最后通过逐步回归分析建立了中国汉族女性肩关节年龄推断方程。

年龄推断回归方程：

$$Y= 0.7592+0.9185X_1+5.3109X_2+2.2975X_3+2.0938X_4+8.5356X_5，\ R= 0.9395，SD= 3.5971$$

为了验证方程在年龄推断中的准确性，利用额外的 26 例女性肩关节 X 线片进行年龄预测，符合率如下：±SD = 80.83%；±2SD =100%。

表 6-38　女性肩关节 X 线影像变化评分标准

变量	标志点	微细结构影像变化评分标准	赋分值
X_1	骺线	刚闭合	1
		全部残留	2
		大部分残留	3
		少部分残留或断续不连	4
		消失	5
X_2	骨小梁分布	分布均匀、细匀、粗匀	1
		大小结节骨质疏松	2
		小梁粗细不均或细少	3
		小梁极细，斑片状骨小梁缺少、极疏	4
X_3	肩峰骨质增生	无	1
		微硬化线或波浪线形成	2
		广泛增生硬化或囊变	3
		增生、增大、变形	4

变量	标志点	微细结构影像变化评分标准	赋分值
X_4	骨皮质哈氏管	疏密均匀，无	1
		少数哈氏管呈线状或梭形透亮线	2
		多数哈氏管扩大	3
X_5	三角肌密度	均匀	1
		少数肌间脂肪线	2
		多数肌间脂肪线	3

二、根据肘关节退行性变推断年龄

国外基于肘关节退行性变进行年龄推断的研究较少。1996 年，任嘉诚等通过对北京市刑事科学技术研究所、北京市创伤骨科研究所、河南省新乡医学院存档的 3000 例中国汉族女性肘关节 X 线影像片反复研究其形态学改变与年龄之间的关系，获得了 11 个与年龄相关的影像标志点。用数理统计学方法在计算机上进行分析处理，最终确立了关节面退变形态、桡骨小头、屈肌腱骨化、滑车间、尺骨内缘骨质增生、内上髁、外上髁骨纹、桡骨小头尺缘增生、桡骨小头骨小梁 9 个与年龄有密切相关的影像标志点。随后在健康人群中采集了有明确出生日期的、年龄范围在 18～60 岁的中国汉族女性肘关节 X 线影像片 156 例。根据上述 9 个标志点在不同年龄阶段的微细结构变化划分出不同的评分等级，并制定出相应的等级评分标准（表 6-39）。再按这一评分标准观察全部的 X 线样片，取得研究数据。最后通过逐步回归分析建立了中国汉族女性肘关节年龄推断方程。

年龄推断回归方程：

$Y = 8.1929 + 1.6437X_1 + 1.6212X_2 + 1.677X_3 + 0.5718X_4 + 1.1693X_5 + 1.4427X_6 + 2.0525X_7 + 0.7417X_8 + 1.0943X_9$，$R = 0.965$，$SD = 2.2818$

为了验证方程在年龄推断中的准确性，利用额外的 21 例女性肘关节 X 线片进行年龄预测，符合率如下：$\pm SD = 95.24\%$；$\pm 2SD = 100\%$。

表 6-39　女性肘关节 X 线影像变化评分标准

变量	标志点	微细结构影像变化评分标准	赋分值
X_1	关节面退变形态	光滑、完整、连续	1
		模糊、中断、消失	2
		软骨下囊性变	3
		关节面增生硬化	4
		关节间隙狭窄	5
X_2	桡骨小头	轮廓光圆	1
		边缘轻度增生	2
		小头增大	3
		小头骨唇翻转	4

续表

变量	标志点	微细结构影像变化评分标准	赋分值
X_3	屈肌腱骨化	无骨化	1
		致密	2
		波浪状骨化	3
		刺状骨化	4
X_4	滑车间	线样骨纹密	1
		模糊或疏松	2
		关节面硬化	3
		关节面下囊	4
		骨刺	5
X_5	尺骨内缘骨质增生	无增生	1
		轻度致密	2
		突出	3
		明显突出	4
		太突出	5
X_6	内上髁	骨纹分布均匀	1
		骨纹轻度变细	2
		骨纹减少	3
		骨质疏松明显	4
X_7	外上髁骨纹	分布均匀	1
		变细	2
		减少	3
		几乎消失	4
X_8	桡骨小头尺缘增生	光滑	1
		轻度成角	2
		轻度增生	3
		明显突出	4
X_9	桡骨小头骨小梁	分布均匀	1
		尺侧部分变细	2
		桡侧小梁细小	3
		小梁疏松	4

第十节　下　肢　骨

一、根据股骨推断年龄

（一）根据股骨形态变化推断年龄的传统方法

从公安部物证鉴定中心收集的生前有详细资料（民族、籍贯、年龄、性别等）的中国汉族成年男性股骨中筛选研究样本，样本来自吉林、河北、山东、安徽、贵州、江西、广西、青海、云南等地。共选出 215 例标本，年龄范围在 18～70 岁，其中 20～50 岁男性标本有 138 例。

将股骨标本按年龄段分组，20 岁以下为一组，20～60 岁以 5 岁为跨度分为 8 组，60 岁以上为一组，共计 10 组。对每组股骨的大体形态进行详细的观察、比对和记录，找出了 13 项随年龄变化规律性较为明显的指标。

股骨年龄推断观察的指标及变量：中央凹（X_1）、股骨头关节缘（X_2）、转子间线（X_3）、转子间嵴（X_4）、骨干粗线（X_5）、股骨小转子侧边正面骨嵴（X_6）、髌面正面关节缘（X_7）、股骨髁表面（X_8）、股骨颈表面（X_9）、转子窝（X_{10}）、下端髁间窝（X_{11}）、股骨干滋养孔（X_{12}）及中央凹边缘（X_{13}）。

观察部位及变量说明：

转子间线：大、小转子之间前面的骨性隆起。

转子间嵴：大、小转子之间后面的骨性隆起。

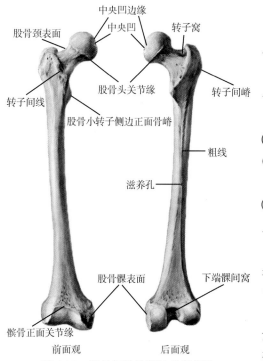

图 6-27　股骨年龄推断的观察部位

骨干粗线：股骨体后面纵行的骨嵴。

股骨小转子侧边正面骨嵴：股骨小转子侧面的骨性隆起。

股骨大体形态观察指标及对应的观察部位见图 6-27。

在进行相关性检验时，股骨干滋养孔（X_{12}）的相关性值为 0.017，其 P 为 0.875（> 0.05），股骨干滋养孔与年龄的相关性不显著。

在初步的统计分析中发现，中央凹边缘（X_{13}）与中央凹（X_1）的共线性关系非常明显，故将其形态特征合并入中央凹（X_1）中，进行统一描述。因此，为了保证研究结果的准确性，剔除了股骨干滋养孔（X_{12}）和中央凹边缘（X_{13}）这两项指标。

1. 股骨大体形态学特征、分级和评分方法　将股骨按年龄段分级进行观察，找出年龄变化规律，根据股骨年龄变化的大体形态特征进行描述和分级评分，标准如下（表 6-40）。

表 6-40　股骨 11 项观察指标的分级及大体形态特点

变量	分级	特征
X_1	1	凹陷浅，有滋养孔
	2	边缘部分凸出，凹陷变深，有韧带附着点
	3	边缘完全凸出，凹陷变浅
	4	边缘变平，凹陷消失

变量	分级	特征
X_2	1	关节缘完整形成
	2	关节缘有部分磨损
	3	关节缘增宽，并有磨损
	4	关节缘痕迹残留
X_3	1	无
	2	出现
	3	隆起明显
	4	隆起消退，痕迹残留
X_4	1	无
	2	有滋养孔出现
	3	滋养孔大而多
	4	滋养孔消失
X_5	1	骨嵴隆起不明显
	2	骨嵴隆起明显，锐利
	3	骨嵴变宽变平
	4	骨嵴变平消失，骨质增生
X_6	1	无
	2	出现隆起
	3	隆起变宽变高，骨质部分覆盖
	4	骨质增生，隆起完全覆盖
X_7	1	关节缘完全存在
	2	关节缘部分消失＜1/2
	3	关节缘部分消失＞1/2，骨质少量增生
	4	关节缘骨质增生
X_8	1	滋养孔少而浅，表面光滑，凹陷明显
	2	滋养孔变深，凹陷变浅，质地致密
	3	表面粗糙，出现骨吸收孔
	4	出现骨质疏松孔，有礁状骨质
X_9	1	表面光滑，滋养孔少
	2	骨致密，滋养孔增多
	3	骨致密，疏松孔出现
	4	骨疏松，疏松孔大而多
X_{10}	1	浅而小
	2	逐渐变深变宽，滋养孔少

续表

变量	分级	特征
	3	深而宽，滋养孔大而多
	4	浅而宽，滋养孔消失
X_{11}	1	深而窄
	2	深而宽，有滋养孔
	3	变浅，边缘有骨质增生
	4	变浅而宽，孔变多，边缘有骨质增生

然后，按照此标准对第一组标本（200 例）进行了各指标的分级、计分。计分办法：

（1）大体形态的级别和所评定的分数一致，如评定为第 1 级，则计 1 分。

（2）对各标本观察指标，要左、右侧分别评分并记录。

研究发现即使是同一个体，其左右侧股骨的级别也会存在差异。这在一定程度上说明，左右股骨的受力情况存在差异，因此要分别评分。

2. 股骨年龄推断的回归方程　将实际年龄作为因变量，将全部股骨观察指标作为自变量，运用多元逐步回归分析方法进行统计分析。股骨年龄推断的多元逐步回归分析方程如下：

$$Y= 6.846+2.231X_2+2.59X_3+2.925X_5+2.397X_6+1.556X_8+2.803X_9$$

将股骨的年龄推断的评分相加得到总评分（X_{14}），根据总评分建立回归方程（192 例），$Y=7.268+1.296X_{14}$，$R=0.936$，$R^2=0.935$，SEE=3.909。

为了提高实际工作应用中年龄推断的准确度，将数据进行分组回归分析，经统计分析建立了股骨年龄推断的分组回归方程。通过对年龄段的划分，将新数据集以 45 岁为界限分为两组：青壮年组（18～44 岁）、老年组（≥45 岁）。分别对各年龄段进行回归分析，建立年龄推断的回归方程（表 6-41）。拟合优度检验、回归方程检验、回归系数显著性检验及残差分析结果均有统计学意义。

表 6-41　股骨年龄推断的分组回归方程

组别	例数	方程	决定系数	校正决定系数	估值标准误差
青壮年	127	$Y=10.43+2.692X_2+2.22X_3+1.209X_4+2.277X_6+2.361X_8+1.232X_9$	0.864	0.857	2.821
老年	65	$Y=-7.981+4.45X_3+5.165X_5+2.307X_6+2.714X_8+4.014X_9$	0.783	0.764	4.008

在法医实际检案中，经常会遇到对残碎股骨的个人识别，这时就需要对残留的股骨所存的指标进行判定。为了便于以后实际工作中的应用，将存在股骨上的各项指标人为划分为三段，然后分别进行逐步回归分析，建立年龄推断的回归方程（表 6-42）。

表 6-42　股骨不同部位年龄推断的回归方程

类别	例数	方程	决定系数	校正决定系数	估值标准误差
上段	192	$Y=7.103+3.071X_2+3.88X_3+3.532X_6+3.924X_9$	0.934	0.933	3.995
中段	192	$Y=11.381+12.787X_5$	0.857	0.857	5.825
下段	192	$Y=8.044+4.557X_7+5.324X_8+3.916X_{11}$	0.903	0.901	4.839

（二）股骨年龄推断的影像学方法

1. Acsádi 和 Nemeskéri 六分级法　1970 年，Acsádi 和 Nemeskéri 观察研究了股骨近端松质骨结构随着年龄增长发生的系列形态变化。同样观察到股骨近端的骨髓腔随着年龄的增长，会发生类似的髓腔进行性扩大，并根据股骨形态在不同年龄阶段产生的差异，将这些形态变化划分为 6 个阶段（图 6-28）。

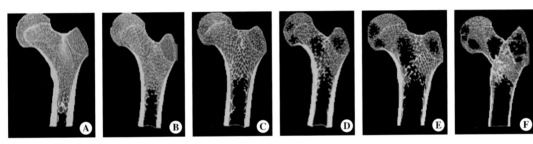

图 6-28　股骨近端 Acsádi 和 Nemeskéri 六分级法示意
A. 第Ⅰ阶段；B. 第Ⅱ阶段；C. 第Ⅲ阶段；D. 第Ⅳ阶段；E. 第Ⅴ阶段；F. 第Ⅵ阶段

第Ⅰ阶段：髓腔顶点远低于小转子；骨小梁的组织结构很厚；个别特征很难区分。

第Ⅱ阶段：髓腔顶点达到或超过小转子的下限，在骨干与骨骺的交界处，股骨颈、大转子内骨小梁开始变稀疏。股骨颈内侧早期稀疏表现最明显。

第Ⅲ阶段：髓腔顶点达到小转子的上限。股骨颈内侧的骨小梁稀疏明显，个别小梁变薄并破裂。大转子处的骨小梁疏松。

第Ⅳ阶段：髓腔顶点延伸到小转子的上限以上。股骨颈内侧出现直径为 5～10mm 的空洞。在骨干和骨骺交界处、大转子和股骨头凹下方明显稀疏。

第Ⅴ期：股骨颈处仅残留少量原始骨小梁。大转子形成直径约 3mm 的空洞。在股骨头中央凹下方、内侧和外侧边缘形成空洞。髓腔顶点延伸到小转子的上限。

第Ⅵ阶段：股骨颈和大转子形成的空洞进一步扩大（直径分别大于 10mm 和 5mm）。由于骨结构的进一步松动，股骨颈内侧的空洞与髓腔相通，且骨皮质上只有部分原始骨小梁结构残留。骨皮质变薄透明，骨表面的突起萎缩。

根据股骨近端 X 线进行年龄估计的 6 个阶段的结果见表 6-43。从表中可以看出，该方法在个体年龄估计中的计算范围相当大，但该方法又有一定的应用价值，尤其是在年龄较大的阶段运用时，年龄估计的范围往往较窄。此外，研究表明在不同人群以及不同性别之间，年龄估计的准确性可能会存在相当大的差异。

表 6-43 股骨近端 X 线年龄估计的描述性统计结果（单位：岁）

形态学阶段	平均年龄	SD	实际范围	计算范围（3×SD）
I	31.4	—	18～52	36.2～51.8
II	44.0	2.60	19～61	47.0～58.2
III	52.6	1.86	23～72	49.0～63.0
IV	56.0	2.32	32～86	56.8～69.9
V	63.3	2.17	38～84	56.9～78.7
VI	67.8	3.64	25～85	

2. Walker 八分级法 自 Acsédi 和 Nemeskéri 的研究以来，最重要的后续研究是 Walker 等对股骨的 X 线片进行的评估。1985 年，Walker 等根据股骨近端在 X 线片上的变化，将股骨近端随着年龄的变化分为 8 个等级，具体分级标准与年龄的关系如下：

一级：18～24 岁。骨皮质边界清晰明了。原发骨小梁呈网状，完全充满股骨头。继发骨小梁呈网状并完全充满股骨近端的骨髓腔。中部骨皮质厚而致密。

二级：25～29 岁。大多数特征同一级，但骨密度稍有降低并有局部丢失，尤以 Ward 三角明显。大转子处透明度增加；股骨头颈处有继发骨小梁的某些区域透明度也增加；头颈处的原发骨小梁与一级相同。

三级：30～34 岁。股骨头和股骨颈的继发骨小梁半透明度全面减弱，重要的支撑骨小梁仍然强壮并呈完好的网状。中部骨皮质强壮，但外侧骨皮质有部分缺失。Ward 三角因透明度增加而界限清楚，继发骨小梁的全面吸收使初级原发小梁有更清晰的界限。

四级：35～39 岁。与上一级相似，但所有骨小梁群的透明度进一步增大。股骨头部骨小梁较上一级变得轻微粗糙，少数个体骨小梁有增厚。由于没有独特的、明显的特征可与上一级区分，故该级较难判断。

五级：40～44 岁。大转子处骨小梁明显吸收，各部骨小梁密度减低，少数骨小梁显示疏松倾向（股骨头下部），股骨头下部继发骨小梁明显缺失。在骨髓腔也可看到类似骨小梁缺失。

六级：45～49 岁。股骨头部再生性骨质进行性缺失并波及上部；骨髓腔部和股骨头部骨小梁进一步缺失，原发骨小梁明显减少。骨皮质进一步变强壮，同时骨小梁与上一级相比在透明度方面有更大差别。可见侧面骨皮质呈轻微的波浪状。

七级：50～59 岁。原发骨小梁粗糙，数量明显减少，继发骨小梁几乎完全缺失。横行原发骨小梁群仍然存在，但变得粗糙和纤细。所有皮质明显缺失，整个标本透明度增加。

八级：60 岁左右。不再有继发性骨小梁形成，横向骨小梁群也有吸收。股骨头部仅有原发性骨小梁保留，中侧部骨皮质有明显的皮质卷曲，骨髓腔实际上也变空。

3. 根据骨密度推断年龄 除了根据股骨的影像学形态变化进行年龄推断外，目前已有利用影像学方法探究骨密度与年龄之间关系的研究。骨密度测定目前已在临床医学领域作为骨质疏松、骨量减少、骨软化症等疾病的常用诊断技术。特别是近几年，该技术得到了快速的发展，其中以双能 X 线吸收测定法（dual energy X-ray absorptiometry，DEXA）为代表的测定方法因具有低辐射、高精度等优点而成为临床评价骨密度的首选方法，目前被认为是骨量测量的金标准。该方法通过双能 X 线骨密度测定仪的 X 射线管球经过一定的装置获得两种能量，即低能光子峰和高能光子峰。此种光子峰穿透身体后，由扫描系统将所接收的信号送至计算机进行数据处理，从而得出骨矿物质的含量。虽然该方法在临床医学中已广泛应用，但目前在法医学领域应用还较少。

2011 年，西班牙格拉纳达大学 Castillo 和 Ruiz Mdel 采用双能 X 线骨密度测定仪（Hologic-DQR-4500 型）测量股骨近端的骨密度，探索了骨密度与年龄之间的相关性。该研究涉及 70 例在医院进行骨密度检查的患者，年龄范围在 32～83 岁，其中男性 38 例，女性 32 例。测量部位主要包括股骨颈、转子、转子间、股骨近端 1/3 和 Ward 三角。采用相关性分析，以年龄为因变量，以全部样本的骨密度值作为自变量，分析了骨密度与年龄间的相关性强度。结果显示，以 Ward 三角骨密度值与年龄间的相关性最高（表 6-44）。

表 6-44　各测量部位骨密度与年龄间的相关性

年龄	R^2	F	P
股骨颈	0.062	4.509	0.037
转子	0.072	5.308	0.024
转子间	0.034	2.404	0.126
股骨近端 1/3	0.056	4.045	0.048
Ward 三角	0.893	595.014	0.00

将全部数据按性别分组后进行相关性分析发现，男性所有测量区域的骨密度都显示出与年龄具有较高的相关性，但在女性组中只观察到 Ward 三角与年龄间存在显著的相关性（表 6-45），说明骨密度与年龄间的关系可能存在性别差异。

表 6-45　不同性别各测量部位骨密度与年龄间的相关性

年龄	R^2	F	P
男性			
股骨颈	0.294	12.469	0.001
转子	0.352	16.282	0.000
转子间	0.238	9.381	0.005
股骨近端 1/3	0.302	12.958	0.001
Ward 三角	0.886	294.370	0.001
女性			
股骨颈	0.006	0.234	0.632
转子	0.006	0.223	0.64
转子间	0.005	0.183	0.671

续表

年龄	R^2	F	P
股骨近端 1/3	0.000	0.001	0.975
Ward 三角	0.919	351.525	0.000

该研究将实际年龄作为因变量，按性别进行分组，以 Ward 三角骨密度作为自变量，运用简单线性回归分析方法分别建立了男性和女性的年龄推断方程（表 6-46）。所建立的年龄推断方程在男性和女性中均有较高的准确性，年龄估计的标准误差男性为 4.149 岁，女性为 4.855 岁。

表 6-46　不同性别的股骨 Ward 三角骨密度年龄推断方程

性别	R^2	回归方程	标准误差
男性	0.886	$Y=100558-79124X$	4.149
女性	0.919	$Y=94488-66391X$	4.855

二、根据膝关节退行性变推断年龄

1996 年，北京市刑事科学技术研究所卞晶晶等通过将 200 张年龄范围在 17～57 岁的女性膝关节 X 线片按年龄顺序排列，并反复研究膝关节形态学改变与年龄之间的关系，最终筛选出 7 个具有显著性、普遍性、规律性并与年龄变化密切相关的影像标志作为年龄推断的指标，包括胫骨内外髁间骨小梁、胫骨内髁内上角、胫骨内外髁纵行骨小梁、胫骨髁间隆突密度、胫骨上段髓腔骨小梁、股骨内外髁骨小梁及股骨内外上髁钙化。随后在健康人群中采集有明确出生日期的、年龄范围在 17～57 岁的中国汉族女性膝关节 X 线片 143 例。根据上述 7 个标志点在不同年龄阶段的微细结构变化划分出不同的评分等级，并制定出相应的等级评分标准（表 6-47）。再按这一评分标准观察全部的 X 线片，取得研究数据。最后通过逐步回归分析建立中国汉族女性膝关节年龄推断方程。

年龄推断回归方程：

$Y=8.0801+0.9362X_1+1.5613X_2+1.5559X_3+2.0609X_4+3.3142X_5+1.7092X_6+1.445X_7$，$R=0.9816$，SD=1.718

为了验证方程在年龄推断中的准确性，利用额外的 24 例女性膝关节 X 线片进行年龄预测，符合率如下：$\pm$SD = 62%；$\pm$2SD =92%。

表 6-47　女性膝关节 X 线影像变化评分标准

变量	标志点	微细结构影像变化评分标准	赋分值
X_1	胫骨内外髁间骨小梁	密集	1
		减少变细	2
		稀少	3
		模糊	4

续表

变量	标志点	微细结构影像变化评分标准	赋分值
X_2	胫骨内髁内上角	骨小梁清楚	1
		骨小梁缺少	2
		骨小梁模糊	3
X_3	胫骨内外髁纵行骨小梁	密集	1
		部分中断	2
		明显变细减少	3
X_4	胫骨髁间隆突密度	高	1
		减低	2
		明显疏松	3
X_5	胫骨上段髓腔骨小梁	多	1
		减少	2
		明显减少	3
		纤细	4
		几乎消失	5
X_6	股骨内外髁骨小梁	密集	1
		部分中断	2
		普遍变细，斑片状减少	3
		非常纤细	4
X_7	股骨内外上髁钙化	（－）无	1
		（++）少量钙化	2
		（++）突出钙化	3

三、根据胫骨进行年龄推断

（一）根据胫骨组织学结构变化进行年龄推断

根据踝关节形态学改变进行成人年龄推断还未见报道。早在 1979 年，Thompson 已经对四肢骨组织学形态改变在年龄推断中的相关价值进行了相应研究。能够利用骨组织学变化进行年龄推断的理论基础是骨组织在人的一生中不断发生骨骼重塑，骨单位会随着年龄的增加而增加。1983 年，Thompson 等又根据尸检材料对胫骨骨骼重塑进行了相应研究，评估了胫骨多项组织学指标在死亡年龄估计中的作用。

该研究从美国康涅狄格州首席法医办公室的尸检个体中获得了皮质骨活检材料。研究样本总共 53 人，其中包括 48 名男性、5 名女性，年龄段为 17～53 岁。样本的种族组成为 41 名白人和 12 名黑人。53 例死者的平均死亡年龄为 30.17 岁，平均死亡年龄男性为 30.17 岁，女性为 30.20 岁。

该研究通过使用一种高速钻头从胫骨中抽取出直径为 0.4cm 的皮质骨核（bone cores），其中左侧胫骨取骨核 46 例，右侧胫骨取骨核 7 例，经处理后制备骨核切片。研究评估的皮质骨变量主要包括皮质厚度、骨核重量、皮质骨密度、次级骨单位数量、次级骨单位面积、次级骨单位周长、哈氏管面积和哈氏管周长。皮质骨显微结构的量化是通过一个半自动图像分析系统完成的，该系统由一个微投射器、一台 Numonics 1224 图像分析仪和一台 IBM 370 计算机组成。然后使用图像分析器光标跟踪网格边界内的骨单位或哈氏管。网格的大小为 116mm²，相当于胫骨切片水平的 1mm²。每个胫骨骨核切片均需分析 3 个区域，最终将每个获取的数据都传输到计算机中。

　　研究结果表明，35 岁以下和 35 岁以上的两组在次级骨单位数量、面积和周长方面存在显著差异，男性和女性之间以及黑人和白人之间没有观察到明显的组织学差异。以年龄为因变量，以皮质骨为自变量进行逐步线性回归分析，结果只有次级骨单位数量是年龄的显著预测因子。这一发现与他们以往对股骨的研究发现有一定差异，以往股骨的次级骨单位面积是用于估计年龄的主要变量。而在胫骨的研究中，次级骨单位数量是最好的年龄预测因子。该研究以骨单位数量（X）作为自变量，以年龄（Y）作为因变量，建立了死亡个体的年龄推断公式：

$$Y = 1.285X + 23.22 \pm 8.5$$

　　其中，X 为骨单位数量/mm²。为了验证上述年龄推断方程的准确性，该研究随后利用 11 个额外的法医案件中的胫骨材料，运用上述公式对死者的年龄进行估计，11 例死亡病例的平均已知年龄为 36.45 岁，平均估计年龄为 34.36 岁，MAE 为 6.45 岁。

（二）根据胫骨大体形态学变化推断年龄

　　我国学者对胫骨推断年龄的方法进行了研究，标本为从公安部物证鉴定中心秦城基地中国人骨骼信息库提取的有详细资料记载（年龄、性别、籍贯等）的中国汉族成年男性胫骨 200 例。标本的筛选标准如下：

　　（1）死者生前未患有影响骨骼发育和代谢的疾病。

　　（2）骨骼外观无畸形，无影响观察的破损。

　　（3）年龄在 18～78 岁。

　　所有胫骨按年龄进行分组，18～78 岁标本每 5 岁为一个观测年龄组，共计 12 个年龄组。对胫骨进行外观形态详细观察、对比和记录，找出与年龄呈明显规律性变化的指标。

　　1. 胫骨推断年龄的指标及变量　　胫骨推断年龄的观察部位及变量如下：外侧髁关节缘（X_1）、内侧髁关节缘（X_2）、胫骨上端胫腓关节面（X_3）、胫骨上端干骺缘（X_4）、内侧髁间结节（X_5）、外侧髁间结节（X_6）、胫骨粗隆（X_7）、比目鱼肌线（X_8）、踝关节面前缘（X_9）及胫骨下端胫腓关节缘（X_{10}）。

　　胫骨各观察指标及观察部位见图 6-29。

　　各观察指标定义如下：

　　（1）外侧髁关节缘：外侧髁边缘骨嵴形态。

　　（2）内侧髁关节缘：内侧髁边缘骨嵴形态。

　　（3）胫骨上端胫腓关节面：胫骨上端胫骨与腓骨关节面形态。

　　（4）胫骨上端干骺缘：胫骨上端干骺线闭合后形态。

　　（5）内侧髁间结节：胫骨髁内侧隆起的结节状突起。

（6）外侧髁间结节：胫骨髁外侧隆起的结节状突起。

（7）胫骨粗隆：胫骨上端前面粗大骨性结节。

（8）比目鱼肌线：胫骨骨干中上段背面粗大骨嵴，为比目鱼肌附着处。

（9）踝关节面前缘：胫骨踝关节面前缘骨嵴形态。

（10）胫骨下端胫腓关节缘：即腓切迹，胫骨下端腓骨侧腓骨切迹。

胫骨的形态学特征、分级和评分方法：将胫骨按年龄排序，然后进行观察，找出年龄变化的规律。根据胫骨年龄变化的形态学特征，对其进行描述和分级评分，具体标准见表6-48。

按照此标准对样本进行分级、评分，方法如下：①每一级评分为其对应的级别。例如，评定为1级，则评定为1分。②样本的观察指标的形态学特征难以进行相邻级别的确定，可以取其中间级别，即加上或减去半级。

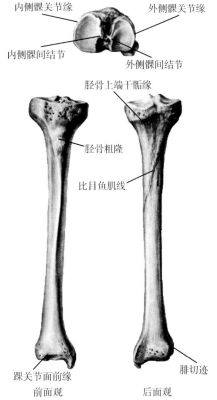

图 6-29　胫骨年龄推断的观察部位

表 6-48　胫骨各观察指标的年龄判定评分标准

变量	分级	评分	特征
X_1	1	1	边缘光滑圆润
	2	2	边缘突起、尖锐，不超过1/3
	3	3	边缘突起、尖锐，不超过2/3
	4	4	边缘突起、尖锐，环绕内侧髁边缘
X_2	同X_1	同X_1	同X_1
X_3	1	1	关节面初步形成，与其他骨面在同一层面上
	2	2	关节面突出于骨表面，关节边缘境界清晰
	3	3	关节面明显突出骨表面，关节面形成骨嵴
X_4	1	1	干骺未闭合或局部闭合
	2	2	干骺缘闭合线明显，遗留痕迹超过1/3
	3	3	干骺缘闭合线不明显，遗留痕迹不超过1/3
X_5	1	1	基本形成结节，轻微隆起
	2	2	已经形成结节，中度隆起
	3	3	结节顶端尖锐，部分可见骨嵴
X_6	同X_5	同X_5	同X_5

续表

变量	分级	评分	特征
X_7	1	1	粗隆结节形成，与骨表面在一层面
	2	2	粗隆结节与胫骨形成境界，与骨表面在一层面
	3	3	粗隆结节与胫骨形成境界，轻微突出于骨面
	4	4	粗隆结节与胫骨形成境界，中度突出于骨面
	5	5	粗隆结节与胫骨形成境界，突出于骨面显著且粗隆粗大
X_8	1	1	骨面光滑，有散在骨嵴，未连成线
	2	2	骨面粗糙、散在骨嵴，局部连成短线、不超过1/3
	3	3	骨面粗糙、骨嵴较多，骨嵴连线超过1/3
	4	4	骨嵴连线突出骨面，骨连线较粗大
	5	5	骨嵴连线突出骨面，骨连线粗大
X_9	1	1	前缘光滑，无突起
	2	2	前缘形成部分唇形突起，未超过1/3
	3	3	前缘形成部分唇形突起，超过2/3
X_{10}	1	1	光滑、无骨嵴
	2	2	散在骨嵴
	3	3	骨嵴密集
	4	4	骨嵴密集，形成突起

2. 胫骨推断年龄的回归方程　该研究将实际年龄作为因变量，将全部胫骨观察指标作为自变量，运用多元逐步回归分析方法进行统计分析。多元逐步回归分析能够对变量进行自动选择，拟合最优或较理想的多元线性回归方程，以期提高判定年龄的准确性。建立的胫骨年龄推断的多元逐步回归分析方程如下：

$$Y=-6.993+5.777X_1+7.138X_2+2.698X_7+2.027X_8+3.659X_9+2.623X_{10}$$

对上述多元线性逐步回归方程的系数、常数项、偏回归系数（B）、回归系数的标准误差、标准化回归系数（Beta）、t 值及其概率（P）进行检验，P 值均小于 0.05，其检验结果有显著统计学意义。

分组逐步回归分析：为了提高实际工作应用中年龄推断的准确度，将数据进行分组回归分析，经统计分析建立胫骨年龄推断的分组回归方程。通过年龄段的划分，将数据集以 40 岁为界限分为两组，即青壮年组（18～40 岁）和老年组（40～78 岁），分别对各年龄段进行回归分析，建立年龄推断的回归方程。拟合优度检验、回归方程检验、回归系数显著性检验及残差分析结果均有统计学意义。

所建立的多元线性回归方程为

18～40 岁：$Y=5.573+2.683X_2+2.100X_4+2.022X_7+1.386X_8+2.935X_9$

40～78 岁：$Y=97.990+3.039X_1+4.554X_2-21.601X_4+3.013X_{10}$

相对于逐步回归分析，分组逐步回归分析估计值的标准误差，低年龄组（18～40 岁）降低了 5.259，高年龄组（40～78 岁）降低了 0.754，年龄推断的准确性有所提高。

标准化回归系数可以用来比较各个自变量 X 对因变量 Y 的影响强度，通常在有统计学意义的前提下，标准化回归系数的绝对值越大，自变量对因变量 Y 的作用越大。在低年龄组（18～40 岁）中，标准化回归系数最大的自变量分别为 X_7 和 X_9，说明在低年龄组中胫骨粗隆形态（X_7）和踝关节面前缘形态（X_9）对年龄推断的影响最大；在高年龄组（40～78 岁）中，标准化回归系数最大的自变量均为 X_2，说明在高年龄组中内侧髁关节缘形态（X_2）对年龄的影响最大。

分段逐步回归分析：在法医实际检案中，经常会遇到对残碎胫骨的个人识别，这时就需要对残留的胫骨所存的指标进行年龄推断。为了便于在以后实际工作中应用，该研究将存在于胫骨上的各项指标人为划分为 3 段，然后分别进行逐步回归分析，建立了残缺胫骨的年龄推断方程（表 6-49）。

表 6-49　胫骨推断年龄的分段逐步回归方程

类别	例数	方程	决定系数	校正决定系数	估值标准误差
上段	218	$Y=-6.665+7.025X_1+8.276X_2+4.737X_4+3.613X_7$	0.608	0.601	10.387
中段	218	$Y=22.686+8.412X_8$	0.274	0.271	14.038
下段	218	$Y=-0.544+12.815X_9+5.928X_{10}$	0.31	0.304	13.718

第十一节　多指标联用

（一）ADBOU

1997 年，Milner 等首次提出联合应用耻骨联合、耳状面和颅缝推断成人年龄。随后，Ousley 等建立了基于耻骨联合、耳状面和颅缝的年龄推断软件——ADBOU（软件获取网址：https://www.statsmachine.net/software/ADBOU2/）。

2018 年，Xanthopoulou 等在 140 例样本（男 81 例，女 59 例；18～90 岁）中比较了耻骨联合（SB 法）、耳状面（Lovejoy 法）、颅缝（Meindl-Lovejoy 法）和 ADBOU 年龄推断的准确性。将年龄分为 3 层：18～30 岁、31～50 岁及 51～90 岁，应用 ADBOU 软件，ADBOU 3 个指标的整体分类准确性最高（男女均为 61%），其次为耻骨联合和耳状面（男性 61%，女性 59%），颅缝最差（男性 27%，女性 20%）。ADBOU 三指标联合应用结果[MAE=9.33 岁/9.81 岁（男/女）]也明显优于 ADBOU 中的单一指标[耻骨联合MAE=11.42 岁/25.65 岁（男/女），耳状面 MAE=22.59 岁/14.99 岁（男/女），颅缝MAE=22.05 岁/26.82 岁（男/女）]。

2019 年，Hagelthorn 等应用 ADBOU 进行了南非成人年龄推断的研究，包括 18～89岁的 141 例女性干骨和 149 例男性干骨。耻骨联合、耳状面和颅缝联合推断成人年龄的MAE 为 10.01 岁，颅缝推断成人年龄的 MAE 为 27.81 岁，耻骨联合推断成人年龄的MAE 为 13.56 岁，耳状面推断成人年龄的 MAE 为 14.19 岁。多指标联合应用推断成人年龄的准确性远高于单一指标。不同年龄层年龄推断准确性差异较大，其中青年准确性最高：18～39 岁 MAE 为 4.59 岁，40～59 岁 MAE 为 9.53 岁，60～89 岁 MAE 为 17.45 岁。

（二）骨盆各指标联用

一次骨盆扫描可同时观察耻骨联合、耳状面和髋臼的增龄性变化，因此耻骨联合、耳状面和髋臼可联合用于成人年龄推断。

2009 年，Rougé-Maillart 等将髋臼和耳状面联合用于成人年龄推断，包括 3 个髋臼特征和 4 个耳状面特征，对上述特征分级赋分并计算总得分，将总得分分为 7 层，应用 Bayes 方程计算各得分段属于不同年龄层的概率。当总分<17 分时，80%的个体小于 40 岁；当总分>17 分时，97%的个体超过 40 岁；当总分≥21分时，97%的个体超过 40 岁，92%的个体超过 60 岁。

2018 年，Koterová 等基于耻骨联合和耳状面分级的 Schmitt 法（表 6-50）研究了由葡萄牙、瑞士、西班牙、美国、南非白人、祖鲁人、索托人和泰国人组成的 941 例样本群，建立了 Collapsed 回归模型、多元线性模型、基于区间模型、K 近邻模型、人工神经网络、决策树、M5 模型树和概率模型。其中，多元线性模型的准确性最高：

男性：$Y=5.1X_1+4.1X_2+6.1X_3+8.3X_5+4.2X_6+5.9X_7-17.8$，MAE=8.3 岁，RMSE=11.6 岁

女性：$Y=4.2X_1+4.1X_2+6.2X_3+7.7X_5+5.1X_6+4.9X_7-12.9$，MAE=10.3 岁，RMSE=12.7 岁

不分性别：$Y=4.5X_1+4.12X_2+6.1X_3+8.0X_5+4.5X_6+5.3X_7-14.8$，MAE=9.7 岁，RMSE=12.1 岁

表 6-50　耻骨联合和耳状面 Schmitt 法

变量	形态特征	形态变化	形态得分（x）
X_1	耻骨联合面背侧	沟嵴	1
		表面变平，出现背侧缘	2
		背侧缘完成	3
X_2	耻骨联合面腹侧	沟嵴	1
		表面变平，出现腹侧缘	2
		腹侧缘完成	3
X_3	耻骨联合面背侧唇样变	常规背侧缘	1
		唇样变	2
X_4	耳状面横向组织	波浪状或条纹状结构存在	1
		波浪状或条纹状结构消失	2
X_5	耳状面表面质地和孔隙	表面致密	1
		均匀或部分粗颗粒质地	2
		粗颗粒质地，有孔隙	3
		表面不规则，孔深，骨质破坏	4
X_6	尖端活动	边缘薄，可与关节面处于同一水平或略高，成角	1
		边缘变钝、厚，唇样变或无定形骨结构	2
X_7	耳后部活动	表面光滑	1
		表面不规则，骨赘	2

（三）耻骨联合和牙齿联用

1991 年，Baccino 等提出了耻骨联合和牙齿"两步走"（two step procedure，TSP）的成人年龄方法。该方法的建立基于法国人群，1997 年在英国人群中进行验证，而后应用于多个人群。首先依照 SB 法对耻骨联合分级，1～3 级个体直接采用 SB 法的预测年龄结果，4～6 级个体采用牙齿 Lamendin 法（单根牙）预测年龄结果。SB 法适用于 40 岁以下个体成人年龄推断，详细介绍见本章第二节。Lamendin 法是基于牙根半透明度（root translucency）的一种年龄推断测量方法，测量同侧牙根长度、牙周高度和半透明度高度。Lamendin 法所需设备材料简单、快速、易操作，仅需一颗单根牙（切牙或尖牙）、光源、尺子和游标卡尺，无需切片、显微镜，直接选择半透明度上界、软组织附着线和牙冠规则的牙齿一侧测量。但该方法受牙周疾病的影响，当牙周高度超过半透明度长度时，应避免应用 Lamendin 法（表明为年轻人或存在严重牙周疾病）；长期埋葬或高温暴露的尸骨也不适用此方法。牙根长度为根尖至釉质牙骨质界的长度。牙周高度为釉质牙骨质界置软组织附着线间的距离。半透明度为将牙齿置于灯箱中，牙根透光区域的长度。成人年龄推断的 Lamendin 法公式为

$$年龄 = \left[\left(\frac{牙周高度}{牙根长度} \times 0.18 \right) + \left(\frac{半透明度}{牙根长度} \times 0.42 \right) \right] \times 100 + 25.53$$

Lamendin 法在 45 例法国测试样本中平均误差为 8.4 岁，其中 30～39 岁平均误差（mean error，ME）为 13.1 岁，40～49 岁 ME 为 6.3 岁，50～59 岁 ME 为 3.3 岁，60～69 岁 ME 为 9.8 岁。Lamendin 法在美国样本（25～99 岁）中的 MAE 为 8.2 岁，在巴尔干人（23.00～68.83 岁）中的平均误差为 8.77 岁。采用贝叶斯方法扩大样本年龄范围，Lamendin 法在 18～90 岁巴尔干人中的 MAE 为 9.01 岁。根据性别和人群修订 Lamendin 法公式，可进一步提高年龄推断的准确性。

SB 法适用于 40 岁以下个体，Lamendin 法较适合 40～60 岁个体的年龄推断，同时 SB 法和 Lamendin 法均易操作，并已经多人群验证。因此，SB 法和 Lamendin 法的联合应用可覆盖各成人年龄层，有利于提高年龄推断的准确性。TSP 法在 19 例 19～54 岁法国人中的 MAE 为 4.8 岁，远高于单纯 Lamendin 法（MAE 为 6.3 岁）和 SB 法（MAE 为 6.7 岁）；TSP 法在 39 例 16～67 岁法国人中的 MAE（第一位阅片者、第二位阅片者 MAE 分别为 4 岁、6 岁）也远高于单纯 Lamendin 法（第一位阅片者、第二位阅片者 MAE 分别为 9 岁、8 岁）和 SB 法（8 岁、8 岁）。在 25～60 岁的美国人中，TSP 法 MAE 为 4.7 岁，单纯 Lamendin 法 MAE 为 7.9 岁，SB 法 MAE 为 6.2 岁。在 312 例 25～99 岁美国人中，TSP 法 MAE 为 7.7 岁，单纯 Lamendin 法 MAE 为 8.1 岁，SB 法 MAE 为 8.6 岁。

多指标联合是未来成人年龄推断的发展方向。将特征变化时序差异的标志物联合，综合推断个体成人年龄，如耻骨联合的 SB 法与 Lamendin 法结合。SB 法适用于 40 岁以下成人的年龄推断，而 Lamendin 法适用于 40～60 岁个体的年龄推断。多个骨性标志物的联用，可拓宽方法的年龄覆盖范围，有利于提高成人年龄推断的准确性和精确度。

第十二节　其他骨性标志

一、锁　骨

锁骨的胸骨端和肩峰端均有一定的增龄性变化，国内学者通过对 125 例 17～73 岁汉族男性干燥锁骨的研究，建立了锁骨年龄变化的分级评分方法及标准（表 6-51）。通过对多个部位的年龄变化进行评分，对数据进行统计学分析，再与年龄已知样本比较发现了综合评分与年龄的相关性（表 6-52）。随着综合评分的增加，平均年龄也增加。综合评分在 30 分以下，平均年龄在 49 岁之前，标准差较小，95%置信区间较小，即年龄较小时锁骨的年龄变化较明显，进行年龄判定的效果较好。为了确保回归模型的准确性，仅采用 17～50 岁样本数据，建立锁骨推断年龄的多元线性回归模型。

左右双侧锁骨推断年龄的回归模型：

$Y=13.1613+1.0598（左）X_1+0.5176（左）X_2-0.4293（左）X_3+0.8438（左）X_4+2.1723（左）X_5-1.0699（右）X_1+07975（右）X_2+1.3369（右）X_3+1.8606（右）X_4+0.6433（右）X_5$

$R=0.8086$，$s=4.5871$

左侧锁骨推断年龄的回归模型：

$Y=14.2971+2.6182X_1+0.5944X_2+1.1641X_3+0.4331X_4+2.2039X_5$

$R=0.8086$，$s=4.6309$

右侧锁骨推断年龄的回归模型：

$Y=11.0145+3.0594X_1+1.2445X_2+0.8203X_3-0.1266X_4+2.8019X_5$

$R=0.8863$，$s=3.4837$

表 6-51　锁骨年龄变化的分级和评分

观察部位	变量	评分	形态变化
锁骨胸骨端关节面	X_1	1	关节面（骨骺面）呈颗粒状凹陷
		2	出现骨骺小片
		3	骨骺小片呈痕迹状
		4	关节面光滑，向前下翻卷
		5	出现粟粒状小孔
锁骨胸骨端关节缘	X_2	1	没有形成
		2	基本形成
		3	完全形成呈波浪状弯曲
		4	开始隆起
		5	开始破损
		6	出现骨质突起
锁骨肩峰端关节面	X_3	1	没有形成
		2	形成，表面光滑
		3	开始出现小孔

续表

观察部位	变量	评分	形态变化
锁骨肩峰端关节缘	X_4	4	呈蜂窝状
		1	可见骺线
		2	开始形成关节缘
		3	关节缘基本形成
		4	关节缘出现小的棘突或破损
		5	关节缘增宽、变锐
锁骨肩峰端下面近关节缘处骨质变化	X_5	1	光滑
		2	开始出现骨质吸收
		3	骨质吸收明显

表 6-52 锁骨综合评分与年龄的关系

综合评分	例数	年龄范围（岁）	平均年龄（岁）	SD（岁）	95%置信区间（岁）
10～	28	17～29	23.96	3.1679	22.74～25.19
15～	10	26～31	27.40	2.0111	25.96～28.84
20～	13	25～36	30.15	3.0509	28.31～32.00
25～	12	27～36	30.67	3.1718	28.35～32.68
30～	32	30～71	49.28	11.9764	44.96～53.60
35～	23	31～73	47.83	12.4304	42.45～53.20
40	7	43～66	59.60	8.1930	52.50～67.20

注：以 10～为例，表示综合评分是 10 以上且不足 15。以此类推。

1985 年，Walker 等研究了不同年龄个体锁骨 X 线片中的锁骨形态改变与年龄的关系。根据其在不同年龄段的变化特点，提出了下述八分级方法：

一级：18～24 岁。整个骨髓腔中充满排列紧密的细小颗粒状骨小梁。骨小梁大致沿锁骨长轴呈平行层状排列。胸骨端和肩峰端也充满细小颗粒状骨小梁。

二级：25～29 岁。与上一级基本相同，但骨髓腔及骨干端的骨小梁结构有轻微疏松。

三级：30～34 岁。骨干端骨小梁进一步疏松，腔隙增大。骨髓腔中的层板状骨小梁明显减少。

四级：35～39 岁。骨髓腔中杯盘状形态的骨小梁消失，半透明度显著增加。胸骨端骨皮质明显变薄。

五级：40～44 岁。胸骨端和肩峰端仅含有粗糙、疏松的骨小梁，与骨髓腔中相比粗糙、疏松更明显。胸骨端骨皮质进一步变薄，骨髓腔扩大。

六级：45～49 岁。与上一级相比骨小梁略有吸收。

七级：50～55 岁。非常粗糙、疏松的骨小梁是该级的关键特征。除骨髓腔中央没有扩大外，各部位骨质均减少。

八级：55 岁以上。与上一级难以区别，骨小梁结构大体相似。沿骨髓腔可见明显的骨皮质卷曲。

二、椎　　骨

随着年龄增长，椎骨会发生退行性改变，如骨赘形成、后纵韧带骨化等，此类指标也可用于成人年龄推断。1958 年，Stewart 提出椎体边缘的骨质疏松唇样变可作为年龄指标，其研究发现 40 岁以后个体骨赘更显著，特别是腰椎，但该研究提出的此方法不能进一步确定年龄层。骶骨在成人年龄推断中也有一定的价值，如第一骶椎的融合常发生于成人阶段。骶骨包含 21 个原发性骨化中心和 4 个关节面，从儿童早期、中期和晚期（骶骨体间融合）到成人早期、中期（耳状面变化），甚至成人晚期（骨赘变化），均表现出一定的年龄相关性变化。一些病理改变或体力活动都可能加剧椎体骨赘的发展。椎体可与喉软骨、舌骨等颈部指标综合推断成人年龄。

1976～1978 年，Ericksen 对尸骨腰椎各椎体的 6 项指标进行了观察研究，发现随年龄增大，由于椎体的退行性变，椎体变矮变宽。Mepkymob 的尸骨椎体增龄性变化研究结果如下：

19 岁左右：椎体的上下关节面上有放射状骨纹理。

30 岁以前：椎体和椎体的间隙没有任何变化。

31～40 岁：第 1、2 腰椎体变形时可见，椎体前面高度降低，椎间隙有不明显的、不均一的变窄；椎体前部有灶状骨质疏松。

41～50 岁：退行性变化明显。椎体变形，椎体前部骨质疏松；椎间隙变小，椎间盘软骨钙化。

51～60 岁：上述改变加重。骨质疏松广泛发展，呈大圈状结构；骨小梁在质和量上都有改变，见于椎体各部；第 4、5 腰椎体的透明椎间盘有的可见大块状钙化。

61～70 岁：退行性改变最为明显。骨质疏松普遍发展，仅偶见个别椎体前部有灶状松化；椎体上常见多数软骨性小结；椎间间隙明显缩小。

71 岁以上：骨质疏松极度发展，椎体上下面的封闭层不仅变薄，而且广泛中断；骨小梁的量和范围显著减少；海绵质小房增大，椎体变形。

2005 年，日本人研究了 225 例个体（年龄 20～88 岁）脊柱 X 线片，检查颈椎、腰椎前部及胸椎前部与两侧骨赘形成情况，计算每个部位骨赘最大值；取颈椎、胸椎和腰椎区域骨赘最高值的平均值即"骨赘形成指数"（osteophyte formation index）并建立年龄推断模型：

男性：年龄=37.90+12.07X（R=0.498，s=12.6 岁）

女性：年龄=36.67+18.64X（R=0.613，s=11.9 岁）

其中，X 为骨赘形成指数；置信度为 68%。

应用不同区域脊柱骨赘最大值所建立的年龄推断模型标准误差值范围为 10.7～16.2，女性比男性年龄推断误差更大。其中，相关性最好、标准差最小的方程为

男性：年龄=37.5+10.6X（X=腰椎前部骨赘形成度，R=0.730，s=10.7 岁）

女性：年龄=40.1+13.6X（X=胸椎前部骨赘形成度，R=0.713，s=13.5 岁）

2006 年，Watanabe 和 Terazawa 观察尸骨中椎骨骨赘，基于骨赘高度将骨赘形成分为等级 0～3：

等级 0：脊柱表面光滑。

等级 1：脊柱表面轻微粗糙不平（骨刺）。

等级 2：脊柱表面变化介于等级 1 和等级 3 之间（唇样变）。

等级 3：脊柱表面粗糙不平超过 0.8cm（骨桥形成）。

2006 年，张彦甫分析了 175 例 17～78 岁中国汉族男性腰椎的增龄性变化，并对腰椎形态变化进行分级、评分，建立了男性腰椎年龄推断的回归模型。观察指标包括椎体上表面（X_1）、椎体下表面（X_2）、椎体骨赘增生程度（X_3）、椎体情况（X_4）、棘突（X_5）、椎体上关节突（X_6）、椎体下关节突（X_7）、椎体骨骺（X_8），具体观察指标及特征分级见图 6-30 和表 6-53。其中，指标 X_1～X_6 与年龄相关性具有统计学意义，因此分别建立了 5 个腰椎的年龄推断多元线性回归模型（表 6-54）。经盲测检验，80% 的个体预测年龄与实际年龄的误差小于 4 岁。

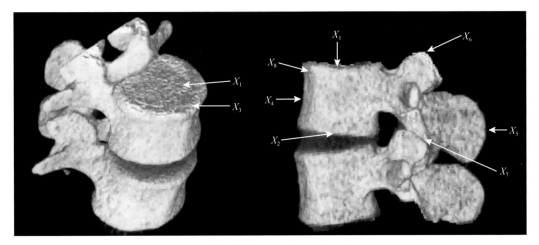

图 6-30　腰椎年龄推断观察指标（张彦甫，2006）

X_1. 椎体上表面；X_2. 椎体下表面；X_3. 椎体骨赘增生程度；X_4. 椎体情况；X_5. 棘突；X_6. 椎体上关节突；X_7. 椎体下关节突；X_8. 椎体骨骺

表 6-53　腰椎年龄推断的分级标准及评分

变量	观察部位	评分	形态变化特征
X_1	椎体上表面	1	椎体表面呈波浪状，条纹状，粗糙。椎体边缘钝。关节面圆隆
		2	波浪状骨嵴变低平，沟变浅，表面呈细颗粒状，周缘开始形成
		3	关节面残留较多点状沟嵴，呈放射状。周缘形成，骨质光滑致密，周围有岛状骨质残留
		4	放射状岛状骨质残留，岛状骨质少量残留
		5	骨嵴完全消失，关节面骨质均匀致密
		6	骨质被吸收破坏，骨环周围有较多吸收孔
X_2	椎体下表面	同 X_1	同 X_1
X_3	椎体骨赘增生程度	1	完全无骨赘出现
		2	骨赘轻度增生，有一或两个骨突。椎体缘开始形成
		3	骨赘增生增多，有两个以上骨突。椎体缘唇状突起广泛形成

续表

变量	观察部位	评分	形态变化特征
		4	边缘增生严重，形成大的骨赘或多量小的骨赘，并向椎体中央或其他椎体扩散
		5	骨赘极度增生，向椎体中央或椎间隙发展，与周围椎体接触或融合
X_4	椎体情况	1	表面光滑无变形，可见多量粗大的滋养血管孔
		2	椎体轻度变形，骨质光滑致密，前缘高度稍微下降，滋养孔散在
		3	椎体较明显变形，出现细条纹状骨崤。前部可见一两处灶状骨质吸收
		4	椎体变形明显，全部椎体骨质疏松。椎体骨质粗糙，出现粗条纹状骨崤。椎体多处局灶性骨质吸收
		5	椎体变形极端明显，骨质疏松极度发展。椎体椎弓密布骨质吸收孔
X_5	棘突	1	骨质平滑，尖端可见骨骺附着
		2	骺板闭合，棘突骨质出现沿应力线走向的微小骨崤
		3	有较多细小骨崤或出现一两条粗大骨崤。骨赘开始出现
		4	有较多粗大骨崤。骨赘增生广泛
		5	沿应力线出现多量粗大骨崤，骨赘增生严重，可出现吸收孔
X_6	上关节突	1	关节缘不整，未完全形成，关节突可见骨骺附着
		2	关节缘清晰、锐利，周围骨质薄而脆
		3	关节缘圆钝感，关节突骨质增厚，可有一两个骨赘出现
		4	关节缘变模糊，间或有中断或向背侧弯曲，骨赘增生明显
		5	关节突明显增厚、变形，骨赘广泛存在，骨质吸收孔多见
X_7	下关节突	同X_6	同X_6
X_8	椎体骨骺	1	无骨骺闭合发生
		2	闭合区域局限，闭合部分的骨骺薄而脆
		3	骨骺几乎完全闭合，椎体关节表面大部分被开始闭合骨骺覆盖，骨骺与椎体间的界限部分消失
		4	骨骺完全闭合，骨骺与椎体间的界限完全消失

表 6-54　腰椎推断年龄的多元回归方程

方程	相关系数
$Y=-5.5152+4.0529X_1L_1+2.8613X_2L_1+1.9085X_3L_1+1.4786X_4L_1+2.2544X_5L_1+2.6534X_6L_1$	0.9067
$Y=-4.9146+4.2135X_1L_2+1.6990X_2L_2+1.3537X_3L_2+1.7671X_4L_2+29496X_5L_2+2.4485X_6L_2$	0.9217
$Y=-8.9228+2.9468X_1L_3+2.3580X_2L_3+1.7310X_3L_3+1.9084X_4L_3+3.4416X_5L_3+2.6560X_6L_3$	0.9144
$Y=-12.1631+2.8144X_1L_4+1.9404X_2L_4+2.2238X_3L_4+1.5041X_4L_4+3.3036X_5L_4+3.7807X_6L_4$	0.9147
$Y=-12.1975+4.3710X_1L_5+1.7660X_2L_5+2.9972X_3L_5+3.5290X_5L_5+3.0911X_6L_5$	0.8889

三、骨　小　梁

（一）骨小梁的解剖结构及发育规律

骨小梁（bone trabecula）属板层骨，由数层平行排列的不规则骨板和骨细胞构成，相邻骨板相互垂直。在长骨骨骺中部及骨干内侧面，大量针状或片状的骨小梁相互连接形成肉眼可见的多孔隙立体网架结构，称为松质骨或海绵状骨。海绵状的骨小梁是人体骨骼的重要承力结构。

在骨生长改建中，破骨细胞清除的骨体积与成骨细胞形成的骨体积之间的差异称为重建平衡。骨膜表面的骨重建产生轻微的正平衡，而髓腔表面及松质骨表面的重建为负平衡，因此随着年龄增长，骨干密质骨逐渐增厚、骨干直径增粗，而髓腔直径逐渐扩大、骨小梁层逐渐变薄。30 岁前后，长骨不再增粗。出生后数月或数年，在长骨骨干两端软骨中央出现次级骨化中心并放射状向四周骨化，形成以松质骨为主体的骨骺，此后骨骺外侧面松质骨改造为密质骨，最终干骺端融合。人体骨骼质量在成年达到高峰后，开始随着年龄的增长而逐渐退化，长骨两端的骨小梁数目逐渐变少，残存小梁逐渐变薄、断裂，小梁彼此分离、间距加大，老年的小梁变薄，有彼此分离的松散结构，同时骨髓腔逐渐向关节端延伸，皮质骨厚度减少。由于女性在围绝经期雌激素缺乏致骨转换加快，骨改建部位的数目增加，因此在围绝经期女性骨小梁丢失更多。

（二）基于骨小梁宏观结构形态分级及评分法推断年龄

既往骨组织切面及 X 线研究显示骨发育成熟后，随着年龄的增长，骨密度降低，小梁结构失去连接直至消失，髓腔增大。早在 19 世纪末开始，就有法医提出了利用长骨内部结构的变化推断年龄的可能性。1894 年，Wachholz 首次报道了 230 例 8～54 岁肱骨内部结构的生理变化，之后人们陆续对耻骨、肱骨及股骨等进行了研究，根据干骺端骨化、骨髓腔顶端上移、松质骨腔隙变化等将骨切面或 X 线片随年龄的变化划分成不同年龄段的分级特征。1990 年，Szilvássy 和 Kritscher 利用奥地利维也纳大学法医研究所的尸骨结合 Hansen 肱骨、股骨的分级方法，重新对肱骨及股骨近端切面宏观内部结构随年龄的变化进行了形态分级和描述（表 6-55）。因原位骨骼 X 线片受软组织影响致分辨率降低，1990 年，Lynnerup 等仅定义了股骨近端 X 线片 5 个级别的形态改变。2006 年，张维彬和丁士海利用 177 例 10～93 岁汉族人双侧肩部前后位 X 线片，根据肱骨大结节内骨小梁及与骨髓腔的融合情况，将肱骨大结节内骨小梁的年龄变化分为 5 期：1 期——骨小梁致密均匀，放射状排列；2 期——骨小梁变细、稀疏；3 期——骨小梁粗细不均，偶有中断，大结节内开始出现空洞或斑片状缺损；4 期——骨小梁特别细，大结节内空洞或斑片状缺损变大；5 期——骨小梁特别稀疏、细弱，空洞更大，肱骨大结节内空洞腔隙与骨髓腔融合。

表 6-55　肱骨及股骨近端切面随年龄变化形态分级（Szilvássy 和 Kritscher）

部位	分级	特征
股骨	1 级	髓腔顶端：在小转子下方
	（8～20 岁）	海绵状结构：非常致密
		空腔：不可辨认
		骨小梁应力轨迹结构：所有轨迹清晰可辨
		皮质：很厚

部位	分级	特征
	2 级 （20～30 岁）	髓腔顶端：达到并部分超过大转子的下限 海绵状结构：致密 空腔形成：在大转子和大转子区域有轻微的疏松 骨小梁应力轨迹结构：清晰可辨，但密度较低 皮质：厚
	3 级 （30～40 岁）	髓腔顶端：到达大转子上限 海绵状结构：疏松 空腔形成：在股骨颈中部和大转子区域开始有空腔形成 骨小梁应力轨迹结构：可识别，单个轨迹变薄 皮质：中等厚
	4 级 （40～50 岁）	髓腔顶端：超过小转子的上限 海绵状结构：明显疏松 空腔形成：在股骨颈和大转子区域见小空腔 骨小梁应力轨迹结构：部分中断且尺寸较小 皮质：中等厚
	5 级 （50～60 岁）	髓腔顶端：非常清楚地超过大转子的上限 海绵状结构：非常疏松 空腔形成：在股骨颈和大转子区域中等大小的空腔清晰可辨 骨小梁应力轨迹结构：在其基本排列中可清晰识别到轨迹中断 皮质：中等厚
	6 级 （60～70 岁）	髓腔顶端：接近股骨头 海绵状结构：非常破碎 空腔形成：股骨颈和大转子大空腔形成 骨小梁应力轨迹结构：只能辨认出残迹 皮质：薄
	7 级 （>70 岁）	髓腔顶端：伸入股骨头 海绵状结构：仅沿皮层残留 空腔形成：非常大的空腔 骨小梁应力轨迹结构：几乎无法辨认 皮质：非常薄
肱骨	1 级 （18～20 岁）	髓腔顶端：在解剖颈深处 海绵状结构：非常致密 空腔形成：不可辨认 骨小梁应力轨迹结构：所有轨迹清晰可辨 皮质：很厚
	2 级 （20～30 岁）	髓腔顶端：达解剖颈的下限 海绵状结构：致密 空腔形成：大结节区轻微疏松 骨小梁应力轨迹结构：清晰可见，稍有疏松 皮质：中等厚

续表

部位	分级	特征
	3级 （30～40岁）	髓腔顶端：超过解剖颈 海绵状结构：疏松 空腔形成：大结节内清楚可辨的小空腔 骨小梁应力轨迹结构：仅在其基本排列中可识别 皮质：中等厚
	4级 （40～50岁）	髓腔顶端：到达骨骺线 海绵状结构：非常疏松 空腔形成：大结节中的大空腔，骨骺中的空腔开始形成 骨小梁应力轨迹结构：仅在边缘区可见，可识别性差 皮质：中等厚
	5级 （50～60岁）	髓腔顶端：超过骨骺线，伸入大结节 海绵状结构：疏松 空腔形成：大结节内与髓腔顶端相连的腔形成 骨小梁应力轨迹结构：仅在边缘区可见，可识别性很弱 皮质：薄
	6级 （60～70岁）	髓腔顶端：到达皮质的近端边缘 海绵状结构：仅残留 空腔形成：非常大的空腔 骨小梁应力轨迹结构：几乎无法辨认 皮质：非常薄
	7级 （＞70岁）	髓腔顶端：几乎完全伸入肱骨近端 海绵状结构：边缘地带可识别性差 空腔形成：极度空腔化 骨小梁应力轨迹结构：不可辨认 皮质：非常薄

　　国内部分法医工作者利用骨小梁分级评分方法并联合其他年龄相关骨形态指标建立了不同的年龄推断回归方程。张忠尧等根据 10～60 岁耻骨样本（男性 118 副，女性 108 副）软 X 线片形态，将耻骨松质骨网眼分为 3 个级别（0. 均匀小网眼，1. 稀疏网眼，2. 普遍大网眼），骨小梁分布分为 4 个级别（0. 较均匀，1. 部分变细或缺少，2. 小片状缺少，3. 大片状缺少），并联合其他形态指标建立了数量化理论 I 方程（男性 $R=0.9843$，女性 $R=0.9827$）和逐步回归数学模型（男性 $R=0.9818$，女性 $R=0.9832$）。2004 年，李玉峰和张继宗利用 277 例中国汉族成人骨盆正位 CR 片（男 139 例，18～83 岁；女 138 例，18～85 岁），选取股骨头、股骨颈、大转子内骨小梁及股骨上端髓腔高度 4 项指标，分别制定了相应的分级及赋分标准。结果显示，股骨头、股骨颈骨小梁及髓腔高度在 45 岁以下年龄组与年龄具有高度显著相关性，大转子内的骨小梁在 45 岁以上年龄组具有高度显著相关性。该研究建立了男女性总评分（4 个指标评

分总和）回归方程和全指标年龄分段（＞45 岁及＜45 岁）的年龄推断回归方程，经 30 例样本盲测显示与实际年龄的误差均在 3 岁以内，其中误差在 2 岁以内的样本为 22 例。2016 年，宋利军等利用 381 例胸部正位 CR 片（18～50 岁），将锁骨骨小梁及锁骨松质骨网眼分别按致密疏松程度及网眼大小定义了"0、1、2"共三级形态改变，并分别赋予分值"1～3"，与第 1 肋骨胸骨端及第 5 肋骨胸骨端形态分级一起建立了男性及女性年龄推断回归方程。2017 年，李彦明等利用 210 例中国汉族成人肩关节 CR 片（男性 124 例，18～83 周岁；女性 86 例，18～60 周岁），分别定义了肱骨骨髓腔高度（X_1）、肱骨近端骨骺骨小梁变化（X_2）、肱骨大结节内骨小梁变化（X_3）、锁骨骨髓腔肩峰侧骨小梁（X_4）指标的形态分级和评分（表 6-56），与年龄之间的相关系数（R）分别为 0.8809、0.9396、0.8611、0.9481，并建立了男性、女性及不同年龄段相应的年龄推断回归方程。

表 6-56　肩关节 CR 片特征、分级及评分（李彦明等）

指标	评分	分级	特征
肱骨骨髓腔高度（X_1）	1	0 级	在外科颈下
	2	1 级	达外科颈
	3	2 级	外科颈以上，骺线以下
	4	3 级	达骺线
	5	4 级	骺线以上，与肱骨大结节中形成的腔隙相汇合
肱骨近端骨骺骨小梁变化（X_2）	1	0 级	骨小梁系统呈放射状
	2	1 级	骨小梁系统部分呈尖形拱状
	3	2 级	骨小梁系统呈尖形拱状，沿髓腔两侧开始出现柱状结构
	4	3 级	沿髓腔两侧的柱状结构出现碎裂状
	5	4 级	柱状结构仅剩下不连续残片
	6	5 级	松质骨仅留有残迹，皮质变薄、透明
肱骨大结节内骨小梁变化（X_3）	1	0 级	骨小梁致密均匀，放射状排列
	2	1 级	骨小梁变细、稀疏
	3	2 级	骨小梁粗细不均，偶有中断，大结节内开始出现空洞或大片状缺损
	4	3 级	骨小梁特别细，空洞或缺损变大
	5	4 级	骨小梁特别稀疏、细弱，空洞更大，与骨髓腔融合
锁骨骨髓腔肩峰侧骨小梁（X_4）	1	0 级	骨小梁排列紧密，呈细小颗粒状，大致沿锁骨长轴呈平行层状排列
	2	1 级	骨小梁结构有轻微疏松
	3	2 级	骨小梁进一步疏松，腔隙增大
	4	3 级	骨小梁粗糙、疏松，半透明度显著增加
	5	4 级	骨小梁略有吸收
	6	5 级	非常粗糙、疏松的骨小梁，骨质减少
	7	6 级	与 5 级相似，沿骨髓腔可见明显的骨皮质卷曲

骨骼解剖切面的直接宏观形态观察对骨小梁分级的评估要比 X 线下的评估准确，但

需对骨骼进行破坏性的操作及耗时的前期处理，而螺旋 CT 作为一种无创的断层扫描影像技术，可显示出较常规 X 线片更多的骨小梁细节形态，特别是离体骨骼的 CT 图像。2013 年，Villa 等利用 319 具尸体的 CT 扫描，将耻骨（PB）和髂骨耳状面（AS）的骨小梁形态变化分别定义了 4 个等级和 5 个等级，以及 PB 的青少年特征（见未融合或部分融合的骨化结节）和 AS 的老年特征（至少有一个骶髂关节融合和/或骶髂前韧带骨化），并赋予相应分值；尽管软组织的存在一定程度上降低了骨小梁的清晰度，但结果显示 PB 及 AS 的骨小梁形态分级评分与年龄呈高度相关，其中男性 R 分别为 0.75、0.71，女性 R 分别为 0.89、0.85。但需注意腐败尸体可在骨骼中产生腐败气泡而改变小梁骨的结构。

（三）根据骨小梁结构形态定量参数推断年龄

骨小梁宏观结构形态分级及其评分法与其他年龄指标的形态分级评分法一样，属于半定量的定性指标，存在分级年龄范围跨度大、主观性强并依赖于观察者的经验等问题。而采用连续变化的定量指标进行年龄推断可减少观察者的主观性及实现数据的可重复性，这些定量指标主要包括骨小梁形态计量参数及骨小梁影像学灰度值等。

1. 基于组织学方法的计量参数 组织学形态测量是基于对从机体特定部位提取的骨组织磨片中骨组织显微形态结构的可量化指标的测量。经典的根据骨组织形态推断年龄的方法主要集中于对长骨骨皮质的组织学观察，对于骨小梁组织学的形态计量绝大多数见于骨代谢性疾病（尤其是骨质疏松）、骨损伤修复等方面的研究，而利用骨小梁组织学形态进行法医学年龄推断的研究相对较少。既往研究显示，多数骨小梁计量指标与年龄之间的相关系数较低，显示出较大的个体差异和离散的数据。表 6-57 为部分骨小梁组织形态计量参数与年龄之间相关系数较高的一些报道，但总体研究样本量较小，尚缺乏验证性的研究报道。

表 6-57 基于组织学方法的骨小梁组织形态计量参数与年龄的相关性研究

部位	样本例数	计量参数与年龄的关系
第 3 椎体 （Mosekilde，1988）	N=23（男 10，女 13；15～87 岁）	水平小梁平均厚度：y（μm）=-1.03x（年龄）+189，r=-0.71，$p<0.001$
		水平小梁间平均距离：y（μm）=13.74x（年龄）+288，r=0.79，$p<0.001$）
		垂直小梁间距：y（μm）=6.74x（年龄）+456，r=0.75，$p<0.001$
髂骨 （Boel，2007）	N=25（男，19～93 岁）	骨小梁双层骨板平均数量的对数与年龄相关性：r= -0.832，$p<0.001$
髂骨 （Castillo 等，2012）	N=66（男 42，女 24；13～58 岁）	骨小梁体积分数与年龄相关性：r= -0.893，$p<0.001$
		y（年龄）=112.584-3.094x（骨小梁体积）+0.557Z（皮质宽度），r= -0.896，$p<0.001$
锁骨内侧横断切面 （Milenkovic 等，2013）	N=22（男、女各 11，21～89 岁）	男性骨小梁面积/组织面积（Cn.B.Ar/T.Ar）与年龄相关性：r=0.701，p=0.016
		男性最小骨小梁宽度（Tr.Wi）与年龄相关性：r=0.717，p=0.013

2. 基于 Micro-CT 的计量参数 骨组织磨片由于制作烦琐、周期长，在研究和应用上受到了一定的限制。骨小梁的平均尺寸在 50～200μm，骨小梁无损的观察和分析需要高分辨率的成像技术。Micro-CT（微计算机断层扫描技术）也称为显微 CT 或微型 CT，是一种非破坏性的三维成像技术，具有微米级的各向同性分辨率，消除了图像伪影的来源，已成为目前使用最广泛、最成熟的骨小梁高分辨率成像技术，可实现从二维到三维空间对骨小梁微结构进行评估。在骨质疏松相关研究中，已有较多利用股骨头、椎体检材 Micro-CT 成像进行骨小梁计量参数分析的研究报道，并发现了骨小梁显微结构计量参数的年龄相关性变化（如 Stauber 等，2006 年）。

2011 年，Wade 等以耻骨联合面延伸至与联合面平行的闭孔中线的区域为研究对象，分别利用 X 线、CT 及 Micro-CT（分辨率为 150μm）进行成像及计量参数测量，结果显示 Micro-CT 成像可获得更多的且与年龄相关系数更高的计量参数。同时作者分别建立了基于 X 线、CT 及 Micro-CT 骨小梁计量参数的年龄推断多元回归方程，其相关系数（R）分别为 0.522、0.447、0.731，标准回归误差和平均预测误差百分比以 Micro-CT 为最低，显示了 Micro-CT 技术在利用计量参数推断年龄中可产生比 X 线及 CT 更好的效果，尽管其年龄推断的精确性仍较低。2014 年 Deguette 等利用髂骨耳状面 Micro-CT 成像，证实了 2009 年 Barrier 等在多层螺旋 CT（MSCT）中发现的骨小梁中心线（CL）结构，同时报道了 CL 周围区域的骨小梁计量参数与年龄的相关系数明显较 CL 上、下区域的高（表 6-58）。此外，近来亦有对髂骨及锁骨的 Micro-CT 骨小梁计量参数与年龄关系的研究报道。

表 6-58 基于影像学技术的骨小梁计量参数与年龄的相关性研究

部位/文献来源	样本例数	方法	计量参数	部分参数与年龄相关系数（r）（$p<0.05$）
耻骨（耻骨联合面至与联合面平行的闭孔中线的区域）（Wade 等，2011）	N=65（男，20～90 岁）	X 线	线性骨小梁强度及区域骨小梁强度（灰度像素值），线性小梁密度（每毫米的交叉点数目）	−0.213～0.234
		CT	骨表面积（BS）、骨体积（BV）、体积分数（BV/TV）、骨小梁数目（Tb.N）、小梁厚度（Tb.Th）和小梁间隙（Tb.Sp）、连接密度（Euler/volume）	−0.300～0.291
		Micro-CT	BS、BV、BV/TV、Tb.N、Tb.Th、Tb.Sp、Euler/volume 及各向异性（DA）	−0.591～0.517
骶骨耳状面（Deguette 等，2014）	N=15（男，30～70 岁）	Micro-CT	BV/TV、Tb.Th、Tb.N、Tb.Sp、结构模型指数（SMI）、骨小梁形态因子（Tb.Pf）、DA	−0.880～0.887

Micro-CT 仅适用于小规格的离体检材，分辨率越高，适合的样本越少。最近，一种高分辨率的外周定量计算机断层扫描（HR-pQCT）已开始在临床中应用，该设备可以低

于 100μm 的分辨率对远端部位（如桡骨远端和胫骨远端）进行活体成像，但由于至少需要 10μm 的分辨率才能获得足够的骨小梁细节，HR-pQCT 分辨率不足的情况仍存在。当前 Micro-CT 技术仍在不断发展，已有部分系统的分辨率达亚微米级，为依据骨小梁推断年龄提供了技术保障。

3. 基于骨小梁灰度直方图的参数　骨密度（BMD）是骨强度的基本决定因素，临床上通常使用双能 X 线吸收仪（DXA）或定量计算机断层扫描（QCT）评估骨密度。Pasquier 等首次使用 CT 扫描获得的耻骨小梁区域灰度值来评估耻骨骨密度，尽管其与年龄的相关系数仅为 0.1，但与其他测量指标一起建立的年龄推断回归方程获得了较好的结果。Lopez Alcaraz 等亦使用了类似的基于图像分析的简单方法，通过从耻骨联合面和耻骨体的 CT 矢状面灰度直方图（GLH）中获得的多个变量（如灰度平均值、模式、最小值、最大值、中值、峰度等）来反映骨组织（包括骨小梁）超微结构的变化，各个变量与年龄之间的相关系数 R^2 中最大为 0.619（男性联合面最小灰度值），并结合其他测量指标（如长轴、短轴、周长、角度等）建立了多个男性及女性的年龄推断回归方程，其中男性最佳方程推断年龄的 R^2 为 0.726。这种基于灰度直方图的方法为骨组织年龄推断提供了简单可行的定量手段。

本 章 小 结

法医成人骨龄推断一般遵循三步：首先，全面评估整体骨骼的退行性变化；其次，选择最合适的方法评估所有可用的骨骼指标；最后，得到基于概率的预测年龄。选择合适的骨性标志物、分级方法和年龄评估方法应考虑以下几点：方法的选择应基于尸体或残骸、骨骼的保存情况；应尽可能多指标联合推断以提高骨龄推断的准确性；年龄推断的参考人群应尽量为当代人口数据。

2016 年，Cappella 分析了不同指标在 145 例 28～103 岁尸骨个体年龄推断中的应用价值，其中大部分尸骨个体为 60 岁以上成人。所用指标包括耻骨联合 SB 法、耳状面 Lovejoy 法、第 4 肋 Iscan 法、髋臼+耳状面 Rougé-Maillart 法和腭缝 Beauthier 法。研究将样本分为了三个年龄层：小于 65 岁，65～80 岁，80 岁以上。各方法预测年龄落在正确年龄层的准确率自高至低分别为 Lovejoy 法（81.5%）、SB 法 2 个标准差（68.6%）、Beauthier 法（66%）、Iscan 法（54.5%）、SB 法 1 个标准差（19.8%）。虽然有人提出第 4 肋更适用于老年人年龄推断，但第 4 肋相较其他指标易降解，因此不适用于长期掩埋后尸骨的年龄推断。而骨盆相对耐腐败，因此尸骨的成人年龄推断可采用骨盆多指标综合推断成人年龄。SB 法适用于 40 岁以下成人，而耳状面和髋臼可用于年长成人。颅缝和喉软骨因个体间变异较大，在成人年龄推断中可作为支撑方法。在成人年龄推断中，多指标的综合分析有利于提高成人年龄推断的准确性。

虽然 CT 测量具有较多优势，但 3D 图像无法替代真实的骨骼。3D 重建过程部分取决于操作员。手动分割可能会意外删除小骨刺或重要结构。渲染参数（如不透明度和亮度）的调整不当会掩盖细微的发现。3D CT 图像的间接观察方法无法实现某些感知特征，如距离测量和触诊骨刺或唇样变。

　　IDADE2 采用了贝叶斯方法是其准确性较高的原因之一。Lottering 等将贝叶斯方法用于耻骨联合 CT 年龄推断，男性年龄推断 MAE 为 6.77/8.28 岁（左/右侧）。Buk 等提出可将数据挖掘技术（data mining）应用于推断年龄的研究中，有望提高年龄推断的准确性。因此，高功效的统计方法和计算机技术在法医年龄推断中的应用将是法医成人年龄推断的新契机。

　　应建立人群特有年龄推断方法和数据库，或建立多人群的大样本数据库和方法。多人群大样本数据库包含了更多的形态变异，年龄推断方法学习更全面，有利于提高年龄推断的准确性和精确度。

　　成人年龄推断应在减少尸体破坏的基础上，尽可能选择多指标、多因素分析并结合高功效的统计方法。例如，过渡分析模型已广泛用于法医年龄推断。同时，若牙齿存在，最好将骨龄和牙龄推断相结合。牙龄推断的方法和技术详见第三章。

（范　飞　鲁　婷　赖小平　占梦军　罗桑旦增　邓振华）

第七章

自动化骨龄推断

第一节　概　　述

骨龄推断在预防医学、临床医学、体育科学和司法鉴定等领域有着广泛的应用。传统的骨龄推断均由专家根据标准对待测 X 线片进行评估，由于不同专家的认识程度不一，应用这些方法评估骨龄的主观性较强，容易受人为主观因素的影响。目前，人工评估骨龄的缺点主要有以下几点：①可重复性差：不同专家对同一张 X 线片的判定结果会有一定的差异性，同一位专家在不同时期对同一张 X 片的判定结果也可能不同。因此，该方法不利于骨龄的客观评估。②难以普及：人工评定骨龄需要评定人员具有较高水平的专业知识，往往需要经过长期的培训及经验的积累才能较为准确地推断骨龄。③耗时费力：由于需要对手腕部多块骨骼进行评估，人工处理所需要的时间较长。上述诸多因素决定了将计算机视觉、数字图像处理、模式识别等与骨龄推断相结合，实现骨龄的自动化评估，使评估的过程和结果更加客观和真实、效率更高。

因此，研究出新的骨龄推断的技术方法，尤其是实现骨龄的自动化评估，使得骨龄评估达到简单、快速、准确、可重复性强的要求，已成为国内外的研究热点与发展前沿。当前，骨龄推断方法已经过专家人工评估、计算机辅助评估及传统机器学习评估三个阶段的发展，正朝着结合计算机视觉、数字图像处理、模式识别及人工智能的方向发展。

第二节　骨龄自动化推断方法

一、基于计算机辅助的骨龄推断方法

1992 年，Tanner 和 Gibbons 设计了一种基于手腕部 TW-RUS 法的计算机辅助骨龄评分系统（computer-assisted skeletal age score，CASAS）。操作者将每个骨骺依次置于摄像机下方，通过系统将 X 线片传至计算机，在计算机屏幕上查看待测骨骼图像，再通过与屏幕上显示的 TW 阶段的标准骨骼模板匹配来校正 X 线片的位置，并对骨骼的发育等级

进行评估。这个过程是由计算机自动完成的，不需要人工操作。图像随后被数字化，并由大量的数学系数表示。然后将这些系数与由 TW 标准每个阶段生成的系数进行比较，找到最接近的匹配。由于是定量的比较，所以该系统产生的发育阶段评分是连续的，从而代替了以前方法中按 A、B、C、D 等离散的评分方法。在纵向研究中，随着年龄的增长，骨骼成熟度评分的进展更平稳。此外，该研究表明，评估者对骨龄重复评估的差异平均约为 0.25 个等级，CASAS 的可靠性明显高于常规人工方法。

1999 年，Sato 等根据对第 3 指骨的分析，为日本儿童提出了一种计算机辅助骨骼成熟度评估系统（computer-aided skeletal maturity assessment system，CASMAS）。该方法根据第 3 指的近侧、中间和远侧骨骺至干骺端的距离以及骨骺相对于干骺端的宽度进行骨龄推断，当所有骨骺完全闭合时对桡骨骨骺进行评估。该系统骨龄推断的结果在 2~15 岁阶段较准确，但对于非常小的儿童及 15 岁以上的青少年，结果并不准确。这是因为骨骺在幼儿中还没有开始发育，在年龄较大的青少年中已经闭合，这个问题在一定程度上限制了该系统的应用。

1998~1999 年，第四军医大学及上海第二医科大学也相继研制出了计算机辅助骨龄推断系统。该系统将 X 线片传输到计算机后，医生可以在电脑端很快将待测 X 线片与标准的 X 线片进行比较并判断发育等级，计算机根据医生评估的发育等级，能够实现自动查表给出骨骼发育的总体得分。尽管这些工作并没有完全替代人工骨龄推断实现骨龄的自动化评估，仅仅是提供了一种自动查表和计算的功能，但它避免了繁琐的人工查表过程及因疲劳而引起的计算错误等，大大提高了骨龄推断的速度和准确性。

二、基于传统机器学习的骨龄自动化推断

20 世纪 80 年代末，人工神经网络反向传播算法的发明给机器学习带来了希望，掀起了基于统计模型的机器学习热潮。利用传统机器学习算法可以从大量训练样本中学习统计规律，从而对未知事件做出预测。传统机器学习从有限的训练样本出发，试图从样本中发现不能通过原理分析获得的规律，从而实现对未来数据行为或趋势的准确预测。传统机器学习算法主要包括决策树算法、朴素贝叶斯算法、支持向量机算法、随机森林算法、人工神经网络算法、Logistic 回归算法、K 近邻算法、Adaboost 算法等。

这种基于统计的机器学习方法比过去基于人工规则的系统，在很多方面显出优越性。这个时期的人工神经网络，虽然也被称为多层感知机（multi-layer perceptron），但实际上是一种只含有一层隐层节点，甚至是没有隐层节点的浅层模型。相对于目前快速发展的多隐层的人工神经网络来说，是一种浅层机器学习或传统机器学习。

传统机器学习平衡了学习结果的有效性与学习模型的可解释性，为解决有限样本的学习问题提供了一种框架，主要用于有限样本情况下的模式分类、回归分析、概率密度估计等。传统机器学习方法由于其自身的诸多优点，被广泛用于骨龄推断领域。

（一）HANDX 系统

1989 年，Micheal 和 Nelson 研制了第一个半自动化骨龄推断系统——HANDX 系

统，它是一种计算机视觉系统。研制者声称该系统能够使用图像处理技术自动分割手腕部 X 线图像中的骨骼。该系统降低了观察者的变异性，且输出的结果可有效检测儿童骨骼发育异常。该系统分为 3 个部分，分别实现 X 线图像的预处理、分割和测量。该系统首先对 X 线图像进行归一化处理，然后进行图像的分割处理。分割处理阶段发现手腕部 X 线图像中的特定骨骼并分离出骨骼的边缘，最后在测量阶段获得量化参数。这种半自动化系统在对已经发生融合的手腕部 X 线图像进行骨龄推断时准确度不高，且从未大规模用于骨龄推断。

（二）基于腕骨的神经网络系统

评估手腕骨骨龄的常用方法是勾勒出骨边缘轮廓，然后从轮廓中提取特征。对于腕骨，由于边缘对比度低、X 线图像存在噪声或软组织重叠，很难发现骨边界。1995 年，Rucci 等通过使用一个训练好的神经网络提取图像的特征克服了此问题。该方法在神经网络结构中使用了一个注意力聚焦器和一个骨分类器。注意力聚焦器实现像素处理，在像素处理过程中链接了一个隐藏的神经网络以创建一个输出，该输出是与骨骼图像质心相关的 X 值和 Y 值。该研究用 56 张低质量的 X 线图像和 16 张额外的图像对该方法进行了测试。结果表明，其准确度分别为 65% 和 97%，标准差为 0.85 岁。该方法将神经网络作为一种强有力的技术引入图像处理中，结果显示神经网络技术是一种有用的分类技术。然而，神经网络系统最主要的缺点是其"黑盒子"性质，即不知道神经网络是如何以及为什么会产生某种输出结果。

2001 年，中国台湾清华大学开发出骨龄自动化评估系统，相对于计算机辅助骨龄推断系统来说，已经有了较大的突破。他们首先是寻找腕骨的感兴趣区域，基本定位出所有骨块的大概位置，再根据腕骨各骨块之间的灰度直方图信息，得到腕骨各骨块之间的粗略分割线。然后，在原图像上进行阈值化，通过图像的灰度信息得到实际的骨块边缘，从而提取需要分析的骨块。再对分割出来的每个骨块计算相应参数并与数据库中已有的信息进行匹配，得到各骨块的相应发育等级。最后，他们分别通过最小距离、贝叶斯分类器和神经网络三种方法对各骨块的发育等级进行分类，均取得了不错的效果。但该系统使用的算法要求各腕骨骨块间不能存在紧密相连，否则难以分割开各骨块，因此该骨龄推断系统仅适用于 7～8 岁以下的儿童。

（三）基于主动形状模型的骨龄推断系统

2002 年，Niemeijer 基于 TW2 法开发了一个利用主动形状模型（active shape model, ASM）对第Ⅲ指中节指骨进行分类的自动化系统。该模型使用均值对象、变异模式描述和协方差矩阵进行统计测量。在这种方法中，由放射科医生对第Ⅲ指骨进行指定，计算机通过使用主动形状模型分割骨骼。通过将待测骨骼的感兴趣区像素大小与标准样本图像的像素大小进行匹配，将相似性最高的图像所对应的骨龄作为待测图像的骨龄值。与人工骨龄推断相比，该骨龄推断系统的准确率是 73%～80%。该系统主要存在两个方面的缺陷：①该系统仅适用于 TW 法中的 E-I 阶段；②该系统仅适用对年龄范围在 9～17 岁的人群进行年龄评估。

2003 年，王珂等基于中国人手腕骨发育标准 CHN 法研制了一种骨龄自动化评估方法，该方法可以实现对手腕骨 X 线图像中骨骼边缘的自动提取和骨骼成熟度的自动分级。该研究同样应用主动形状模型，同时结合特定的先验知识，提出了多模板多训练集的方案，改善了边缘检测的效果。通过考察一系列形状、几何信息并结合灰度信息，将 CHN 标准中有关的文字描述转化为数字特征，采取多层次、分步骤的方法用于最终的骨龄自动评估，实验表明骨龄推断的正确率和稳定性有了提高。目前，主动形状模型 ASM 算法已成功应用于人脸识别、运动目标检测、医学图像特征提取等。该算法搜索目标形状时能根据训练集改变模型的形状以适应目标的不确定性，同时利用先验知识将检测结果控制在合理范围内。利用先验知识的 ASM 算法对非刚性物体（如手骨）的目标检测能够达到良好的效果，但其缺点是搜索过程受初始位置和性能参数的影响很大。

（四）基于粒子群算法的人工神经网络系统

2008 年，Liu 等基于桡骨、尺骨及短指骨（radius，ulna and short finger bones，RUS）和腕骨的两个几何特征，利用人工神经网络开发了一个骨龄推断的计算机系统。该系统使用了一个巨大的样本数据库，并将粒子群算法应用于骨骼分割。该方法使用两个分类器进行骨龄估计：第一个分类器用于 RUS 骨，第二个分类器用于 9 岁以下样本的腕骨。将该系统与人工评估进行比较发现，该方法具有较小的标准差。与既往的系统相比，其优点在于降低了腕骨系统的可变性。

（五）BoneXpert 系统

BoneXpert 系统是 2009 年提出并在欧洲开始商业化应用的一种骨龄自动化评估软件（http://www.bonexpert.com/），是一款根据手腕部 X 线片自动推断 GP 和 TW 骨龄（骨骼成熟度）的软件，适用于 2.5～17 岁的男性和 2.0～15 岁的女性。该系统基于形状驱动的主动外观模型（active appearance model，AAM）和 TW-RUS 法进行骨龄推断，其形状和强度特征使得主动外观模型具有很好的鲁棒性。该系统采用 Gobar 滤波器，对一组超过 3000 个骨轮廓的图像进行旋转和缩放。然后使用线性回归技术选择图像特征的 30 个系数，将其反馈送入主动外观模型。该系统通过自动图像分析方法确定骨骼轮廓，然后推断每块骨的骨龄，计算 13 块骨的平均骨龄，若某一块骨的骨龄与平均骨龄相差 2.4 岁，则拒绝此骨。虽然该系统的可用性仍在进一步评估中，但初步测试表明其性能是合理的，使用 GP 法的误差为 0.42 岁，使用 TW2 法的误差为 0.80 岁。对于质量较差的图像，该系统的拒绝率为 1%左右，但在某些情况下，对桡骨和尺骨的拒绝率可增加到 18%。该方法的特点在于其利用 X 线图像与线性生长之间的关系来评估骨龄的准确性。利用 BoneXpert 系统进行骨龄推断的标准偏差为 0.50 岁，这表明骨龄自动化评估的可重复性已发生了巨大的飞跃。

（六）基于支持向量机的骨龄推断系统

2010 年，北京航空航天大学董娜等依据我国常用的骨龄推断方法——CHN 法，提取手部 X 线图像的骨骺特征作为骨龄特征参数，运用支持向量机（support vector machine，

SVM）进行骨龄识别，提出了一个基于手部 X 线图像的骨龄自动评估算法，并设计和实现了一个骨龄自动评估系统。该评估系统采用从地坛医院和儿童医院采集的 1～16 岁儿童的 X 线手部图像 64 幅，每岁 3 幅图像，对分类算法进行测试，其中训练集 48 幅，测试集 16 幅，但利用该 X 线片数据库建立的 SVM 分类器效果仍然欠理想。虽然实验结果验证，91%的图像识别结果与专家识别结果相一致，但其余的图像由于年龄较小、图像噪声较大等原因仍存在一定的误差，需经手工调整特征点后才能够准确分类。

2014 年，王亚辉等通过收集我国 140 例 11～19 周岁青少年左侧腕关节 X 线正位片，将尺、桡骨远端骨骺分为 5 个发育等级，并运用 SVM 实现尺、桡骨远端骨骺发育分级的自动化评估，建立了尺、桡骨远端骨骺 5 个发育分级的 SVM 分类模型。该研究利用核函数处理骨骺图像特征与所对应的骨骺发育分级的非线性关系问题，使得该模型在骨龄自动化识别中有较高准确性。SVM 是一种在统计学习理论的基础上发展起来的机器学习方法，具有适用于小样本量的数据挖掘且训练速度快等优点。但在准确率上一直存在难以突破的瓶颈，对于要求准确率高的任务，难以适应任务要求。其次，对于小样本量的骨骼影像图片，SVM 难以更深入地挖掘其深部的有效特征。

（七）基于直方图的自动化网络系统

2012 年，Mansourvar 等基于直方图技术开发了一种全自动化骨龄推断系统。该系统使用基于内容的图像检索（content-based image retrieval，CBIR）方法进行图像处理，并利用图像库和相似性度量进行骨龄推断。这种方法提供了一种新的图像处理技术来评估骨龄，认为骨骼的每张 X 线图像是唯一的，并且也具有唯一一对应的图像直方图。在进行骨龄推断时，创建 X 线片的相应图像直方图，并将其与存储在数据库中的标准图像的直方图进行比较。该方法通过将待测图像的直方图与标准图像的直方图进行比较，匹配最相似的图像来估计骨骼的年龄，克服了以往研究的分割问题。该系统骨龄推断的误差为0.17 岁，这表明该方法是一种可靠的骨龄推断方法。但是，该系统对图像质量差或骨结构异常的图像评估结果不可靠。

三、基于深度学习的骨龄自动化评估方法

（一）深度学习的基本概念

比起深度学习（deep learning），"机器学习"一词大家可能更为熟悉一些。机器学习（machine learning）是人工智能的一个分支，它致力于研究如何通过计算的手段，利用经验来改善计算机系统自身的性能。通过从经验中获取知识，机器学习算法摒弃了人为向机器输入知识的操作，转而凭借算法自身学习所需要的知识。对于传统机器学习算法，"经验"往往对应以"特征"形式存储的"数据"，传统机器学习算法所做的事情便是依靠这些数据产生"模型"。

但是"特征"到底是什么？我们应如何设计特征才能更有助于算法产生优质模型？早期人们通过"特征工程"（feature engineering）形式的试错方式获得数据特征。然而，

随着机器学习任务越来越复杂和多变，人们逐渐发现针对具体任务生成特定特征不仅费时费力，同时还特别敏感，很难将其应用于另一任务。此外，对于一些任务，人们根本不知道该如何使用特征有效地表示数据。例如，人们知道一辆车的样子，但完全不知道设计怎样的像素值并配合起来才能让机器"看懂"这是一辆车。这种情况就会导致，如果特征被人工设计得不好，最终学习任务的性能也会受到极大程度的制约。可以说，特征工程的质量决定了最终学习任务的性能。既然模型学习的任务可以通过机器自动完成，那么特征学习这个任务自然也可以完全通过机器自己实现。于是，计算机领域的学者们开始尝试将特征学习这一过程也让机器自动地"学"起来，这便是"表示学习"（representation learning）。

表示学习的发展大幅提高了人工智能应用场景下任务的最终性能，同时由于其具有自适应性，这使得人们可以很快将人工智能系统移植到新的任务上去。"深度学习"便是表示学习中的一个经典代表。

深度学习算法模拟了人类大脑的神经元连接结构，通常包含多个连接层，各层之间在数学上相互关联。深度学习与传统的机器学习方法不同，它允许机器输入原始数据，自动发现并检测或分类所需的特征。深度学习方法是多层次的特征学习方法，通过组合简单但非线性的模块逐层获得更高、更抽象水平的特征，通过足够的这种变换，可以学习非常复杂的函数。该技术的关键在于这些特征不是由工程师手工设计的，而是自己从大量数据集中不断学习获得的。

深度学习以数据的原始形态（raw data）作为算法输入，由算法将原始数据逐层抽象为自身任务所需的最终特征，最后以特征到任务目标的映射作为结束。从原始数据到最终任务目标全部由机器自动学习完成，无任何人为的操作。如图 7-1 所示，相比传统机器学习算法仅学得模型这单一"任务模块"，深度学习除了模型学习外，还有特征学习、特征抽象等任务模块的参与，借助多层任务模块完成最终学习任务，故称其为深度学习。

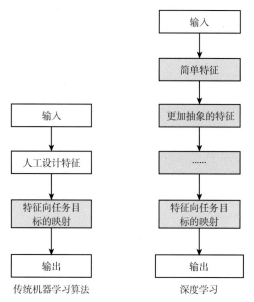

图 7-1　传统机器学习算法与深度学习对比

图中阴影标注的模块表示该模块可由算法直接从数据中自学所得

神经网络算法是深度学习中的一类代表算法，其中包括深度置信网络（deep belief network）、递归神经网络（recurrent neural network）和卷积神经网络（convolution neural network，CNN）等。特别是卷积神经网络，目前在计算机视觉、自然语言处理、医学图像处理等领域可谓"一枝独秀"。有关人工智能、机器学习、表示学习和深度学习等概念间的关系可由图 7-2 表示。

近年来，基于 ImageNet 大赛中的自然图像，涌现出了大量的优秀的网络模型。卷积神经网络便是在此基础上发展起来的针对图像分类和识别而特别设计的一种深度学习算法，是目前应用最为广泛也是最成功的深度学习算法，如 AlexNet，VGG-16、GoogLeNet 等。卷积神经网络通过对输入图像的多维矩阵进行卷积操作，提取输入图像的有用信息，同时经过池化层、激活层等处理，从而进一步提高卷积神经网络的可训练性。

目前，深度学习已经被证明是一种强大的方法，可广泛用于计算机视觉图像任务，越来越多的学者使用该技术取代需要

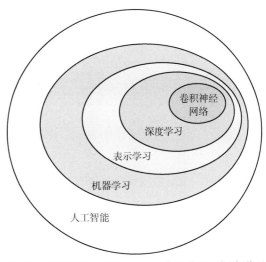

图 7-2   人工智能、机器学习、表示学习、深度学习及卷积神经网络之间的关系

手工制作特征的传统算法进行图像识别。除了在图像识别和语音识别中打败了以往的记录以外，深度学习还在预测药物分子的潜在活性、粒子加速器的数据分析，以及非编码 DNA 突变对基因表达和疾病的影响预测方面打败了其他传统的机器学习方法。深度学习（特别是卷积神经网络）也已成功地应用于多个医学图像识别领域，如胸部 X 线片中肺结节的分型、乳腺 X 线片中健康组织和癌组织的区分、胸部 CT 上间质性肺疾病的检测及眼底照片上血管的分割等，其诊断水平可以和人类医生相媲美。深度学习可自动学习抽象的知识表达，即把原始数据浓缩成某种知识，这种运算模式与人工观察图像资料进而得出相应信息的执行程序，在逻辑上与人工具有高度的契合性。深度学习的爆发增长归功于机器处理能力的大幅提升，以及海量的数据和先进的算法技术。将深度学习技术与医学研究领域有机结合，是当前医学领域实现自动化诊断与分析的研究热点。

（二）深度学习在骨龄自动化推断中的应用

1. 基于深度学习的手腕部骨龄自动化推断 2016 年，意大利卡塔尼亚大学 Spampinato 等首次将深度学习算法应用到骨龄自动评估领域，他们同时利用迁移学习的方法创建了 3 种基于 ImageNet 上预训练的卷积神经网络模型和一种基于从零开始训练、专门针对手部 X 线片的特定卷积神经网络（BoNet）用于骨龄自动化评估。通过将预处理的图像用于网络模型训练，经深度学习网络自动学习并进行特征提取，最终实现自动化输出骨龄值。BoNet 由 5 个提取低、中层视觉特征的卷积层、池化层和 1 个变形层构成卷积网络，其回归网络由两个全连接层组成，用于骨龄回归（图 7-3）。

研究结果显示，BoNet 模型的输出骨龄值与人工读片之间的 MAE 仅为 0.79 岁。虽然迁移学习同样能达到较高的准确性（微调 GoogLeNet 骨龄推断的 MAE 为 0.82 岁），但以骨龄预测为目的的从零训练算法效果更优。该研究首次在公共数据集上测试了深度学习在骨龄自动化评估中的性能，并将其源代码公开，为今后类似的研究提供了一个有价值的参考基准。

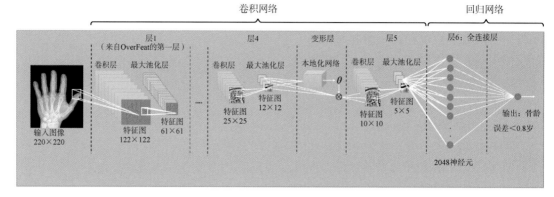

图 7-3　BoNet 模型结构示意

2017 年，哈佛大学医学院 Lee 等同样基于迁移学习的方法，研发出了一套全自动的深度学习骨龄推断系统，包含感兴趣区域的分离、影像图片的标准化及预处理、骨龄自动评估与一键生成结构化放射学报告。该研究使用的数据集包含 5~18 岁的 X 线片共8325 张，其中女性 4278 张，男性 4047 张。利用 GoogLeNet 作为分类卷积神经网络的框架进行微调学习，微调卷积神经网络在测试图像中实现了女性和男性准确率分别为57.32% 和 61.40%。利用女性 X 线片估计骨龄，1 岁误差范围内的准确率可以达到90.39%，2 岁误差范围内的准确率可以达到 98.11%。利用男性 X 线片估计骨龄，1 岁误差范围内的准确率可以达到 94.18%，2 岁误差范围内的准确率可以达到 99.00%。女性的RMSE 为 0.93 岁，男性的 RMSE 为 0.82 岁。作者进一步使用遮挡的方法创建注意力热图，揭示训练模型使用哪些特征来进行骨龄估计，研究该系统对手部骨骼的哪些区域更为敏感。研究结果显示，这些热点区域与人类专家手工评估骨龄时的关注区域基本一致。虽然该系统极大地提高了工作流程和骨龄推断的速度，但也有其局限性。该研究 0~4 岁样本的图片较少，因此未将 0~4 岁的儿童考虑在内，限制了该自动化骨龄推断系统的广泛适用。后期通过向数据库中逐渐添加更多的影像图片，有望使该系统的应用覆盖所有年龄段的人群。

2017 年 8 月，北美放射学会（Radiological Society of North America，RSNA）组织了儿童手腕部骨龄推断算法竞赛，目的是构建一个有较高预测精度的骨龄推断系统。该竞赛使用统一的左手 X 线片作为竞赛的训练集、验证集和测试集，从而保证了各个参赛团队之间结果的可比较性，其中训练集 12 611 张，验证集 1425 张，测试集 200 张。在该次儿童手腕部骨龄推断算法竞赛中，全球超过 300 个研究团队参加了该项比赛，取得最好结果的是 16 Bit 公司，其骨龄估计的 MAE 为 4.265 个月，一致性相关系数（concordance correlation coefficient，CCC）为 0.991。

2018 年，斯坦福大学放射科 Larson 等基于 GP 图谱法通过应用深度残差网络结构建立了一个骨龄自动化识别的深度学习模型，并采集帕卡德儿童医院和科罗拉多州儿童医院共 14 036 张左手 X 线片用于模型训练和验证。该研究通过一个 200 张图像的测试集比较模型估计值与参考标准图谱骨龄之间的 RMSE 和 MAE，以评估该模型相对于人工阅片的性能。利用公开可用的 Digital Hand Atlas 数据集中的 1377 张 X 线片组成的第二个测试集与既往自动化模型报告的性能进行了比较。结果表明，深度学习神经网络模型和专家的骨龄估计值之间的平均差异为 0 岁，平均 RMSE 和 MAE 分别为 0.63 岁和 0.50 岁。该深度学习模型在 Digital Hand Atlas 数据集中测试的 RMSE 为 0.73 岁，既往模型报告的 RMSE 为 0.61 岁。他们认为，基于卷积神经网络的骨龄自动化评估模型，其精确度与当前使用特征提取技术获得的最好结果类似。但该模型不能有效预测 2 岁以下患者的骨龄，这可能与该年龄组相对较少的训练集图像，以及 GP 图谱法对这个年龄组进行骨龄推断并不那么准确有关。

2019 年，四川大学占梦军、邓振华等运用深度学习对四川汉族青少年左手腕关节数字化 X 线片进行图像自动识别，以期实现对左手腕关节骨龄的自动化评估。该研究通过收集 3281 例 9.0～20.0 岁四川汉族青少年左手腕关节正侧位 X 线片，将预处理后的图像作为模型输入，将改进后的 AlexNet 作为图像识别的深度学习网络模型（图 7-4）。从总体样本中分别选取男、女各60%的样本作为模型的训练集，将男、女各10%的样本作为模型的验证集，30%的样本作为测试集。深度学习网络模型的测试结果显示，在 ±1.0 岁误差范围内的图像识别准确率，男性为 81.08%，女性为 87.56%。模型估计值与实际年龄之间的 MAE，男性为 0.90 岁，女性为 0.72 岁（表 7-1）。

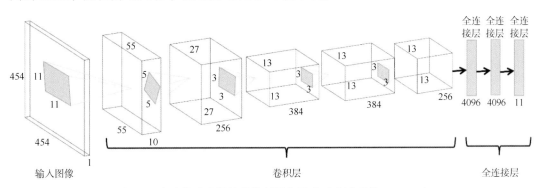

图 7-4 自动化手腕部骨龄推断网络示意（改进后的 AlexNet）

表 7-1 四川汉族男性及女性青少年左手腕 X 线片测试集的深度学习骨龄预测结果

结果判定	男性（n=444）	女性（n=563）
	±1.0 岁	±1.0 岁
吻合样本数（例）	360	493
准确率（%）	81.08	87.56
MAE（岁）	0.90	0.72

2. 基于深度学习和膝关节影像片的骨龄自动化推断 2019 年，Prove 等利用卷积神经网络（CNN）建立了一个基于三维磁共振影像的全自动膝关节分割系统。该研究首先通过手工分割 76 例 14～20 岁德国男性右膝 MRI 影像片，将 76 例数据分为训练集（74%）、验证集（13%）和测试集（13%），采用多个预处理步骤来校正图像强度值及减小图像尺寸，最终开发了一个类似于 U-NET 的编码器-解码器模型。与人工分割相比，训

练后的网络获得了 98%的 Dice 相似系数，能够区分股骨、胫骨和腓骨。模型的精度和重复性也达到了平衡，误差仅为 1.2%。随后，该自动分割模型被用于额外 145 名青少年膝关节 MRI 的年龄自动化估计，其中 80%用于训练集，10%用于验证集，10%用于测试集。由 14 张 MRI 片组成的测试集对模型测试的初步结果显示，利用该方法进行骨龄推断的 MAE 为 0.48 岁±0.32 岁。该团队同时指出，该网络具有高度的通用性，能够适应其他骨骼、不同的图像方向和不同的输入分辨率。在未来，该无辐射方法有希望被推广用于其他骨关节进行骨龄的评估。

2019 年，Dallora 等同样将深度学习应用于膝关节磁共振成像（MRI）进行青少年的骨龄自动化评估。该研究通过收集 402 名个体的膝关节 MRI 图像片用于模型的训练和开发，其中包括男性 221 人（55.0%）和女性 181 人（45.0%），年龄为 14～21 岁。该方法包括两个卷积神经网络模型：第一个模型主要用于从 MRI 序列图像中自动选择与年龄评估目的相关且信息量最大的图像，然后将这些被自动选择出来的图像数据用于第二个模型中进行年龄自动化评估（图 7-5）。在用于年龄预测的第二个卷积神经网络模型的训练中，该研究测试了多个不同的卷积神经网络架构，包括从零开始训练和使用迁移学习。其中，GoogLeNet、ResNet-50、Inception-v3、VGG、AlexNet、DenseNet 和 U-Net 被用于迁移学习输出骨龄值。研究结果显示，提供最佳结果的卷积神经网络架构是在 ImageNet 数据库上预先训练的 GoogLeNet。所提出的方法能够较准确地评估 14～20.5 岁的男性（MAE=0.793 岁），而女性则在 14～19.5 岁较准确（MAE=0.988 岁）。对于 18 岁以下未成年人的分类，男性的分类准确率为 98.1%，女性为 95.0%。男性受试者的 MAE 从 21 岁开始显著增加，女性的 MAE 从 20 岁开始显著增加，原因可能与此阶段以后膝关节骨骺发生闭合有关。

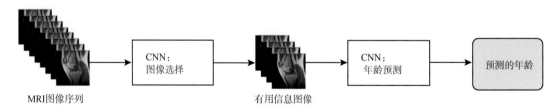

图 7-5　膝关节 MRI 骨龄自动评估模型

3. 基于深度学习和骨盆 X 线片的骨龄自动化推断　在法医学鉴定实践中，骨盆因各骨骺发育成熟较晚，在年龄相对较大的青少年骨龄鉴定中发挥了重要的价值。骨盆最常用于骨龄鉴定的观察指标包括髂嵴骨化、坐骨结节骨化、髋关节和股骨近端的融合程度、耻骨联合骨化程度等。随着机器学习的迅速发展，特别是近年来深度学习的发展，深度学习也逐渐被应用到骨盆的骨龄推断中。

2019 年，四川大学李媛、邓振华等通过回顾性收集 1875 例 10～25 岁人群的骨盆 X 线片，将深度学习运用于骨盆 X 线片进行骨龄自动化评估。该研究采用的是微调卷积神经网络，该网络结构是基于 ImageNet 数据集预先训练的 AlexNet 网络进行的改良。其保留了原始 AlexNet 网络卷积层进行特征提取，回归网络部分则分别由 2048、1024 和 1 个神经单元组成的三个新的全连接层所取代，最后一层为预期骨龄结果输出层。在训练过程中，为了避免过度拟合，固定了卷积层的参数，并且仅使用训练集对全连接层的参数进行了微调。最终通过将深度学习自动化评估骨龄的结果与直接使用骨化分期方法进行骨龄推断的三次回归模型的结果进行比较，并计算两种模型的骨龄估计值与实际年龄间的 MAE 和 RMSE，从而评估深度学习模型的性能。结果显示，所有测试样本（10～25 岁）使用深度学习模型自动估计的骨龄值与实际年龄之间的 MAE 和 RMSE 分别为 0.94 岁和 1.30 岁。此外，采用与现有三次回归模型同样年龄段的测试样本（14～22 岁）对深度学习模型与现有的三次回归模型进行测试，深度学习模型的 MAE 和 RMSE 分别为 0.89 岁和 1.21 岁，而现有三次回归模型的 MAE 和 RMSE 分别为 1.39 岁和 1.62 岁（表 7-2）。

表 7-2　深度学习与现有三次回归模型的 MAE 和 RMSE 的比较

年龄组（岁）	深度学习模型			现有三次回归模型		
	均值±标准差（岁）	MAE（岁）	RMSE（岁）	均值±标准差（岁）	MAE（岁）	RMSE（岁）
14.00～14.99	15.06±1.26	0.9	1.39	15.48±0.57	0.99	1.16
15.00～15.99	15.74±0.97	0.83	1.18	15.22±0.37	0.38	0.45
16.00～16.99	16.88±1.51	1.11	1.33	16.31±1.14	0.72	0.81
17.00～17.99	17.78±0.94	0.84	1.09	17.66±1.94	1.60	1.75
18.00～18.99	18.74±1.10	0.86	1.09	19.27±1.58	1.56	1.73
19.00～19.99	19.02±0.98	0.68	0.92	19.82±1.68	1.43	1.66
20.00～20.99	20.49±1.10	0.86	1.16	20.74±2.42	2.02	2.32
21.00～21.99	21.19±1.29	1.05	1.26	20.82±1.68	1.42	1.71
22.00～22.99	21.90±1.35	1.15	1.45	22.32±1.41	1.14	1.45
总体	19.42±2.79	0.89	1.21	19.29±2.42	1.39	1.62

该研究结果表明，利用深度学习对骨盆 X 线片进行自动化骨龄推断的性能已达到人工采用骨化分级进行骨龄推断的水平，并进一步为青少年骨盆发育与人工智能技术相结合的研究提供了新思路。

4. 基于深度学习和全口曲面断层片的牙龄自动化推断　2020 年，范飞、邓振华基于收集多家医院全景片 19 044 张（年龄范围：18.00～69.99 岁），随机将样本分为训练集（男性 6539 例，女性 10 580 例）和测试集（男性 715 例，女性 1210 例）。从零训练卷积神经网络建立成人年龄推断网络 DAE-net（图 7-6），DAE-net 包含 3 组卷积层和 4 个全连接层。每个卷积层后接 PReLU 激活函数，每组卷积层后置入最大池化层。在 1925 例测试样本（18.00～69.99 岁）中，DAE-net 年龄推断混合组 MAE 为 4.34 岁，RMSE 为 6.11 岁，68.00% 的样本预测绝对误差在 5 岁以内，90.96% 的样本预测绝对误差在 10 岁以内。男性年龄推断 MAE 为 4.59 岁，RMSE 为 6.26 岁。女性年龄推断 MAE 为 4.20 岁，RMSE 为 6.01 岁。30 岁以下个体 MAE 小于 3 岁。不同性别的年龄推断结果见表 7-3 和表 7-4。DAE-net 成人年龄推断感兴趣区在 30 岁以下较集中，主要为磨牙区。随着年龄增加,感兴趣区逐渐扩大,特别是 50 岁以上个体,感兴趣区包括牙齿、上颌骨、下颌骨(图 7-7)。

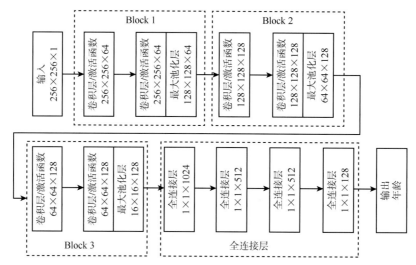

图 7-6 自动化全口曲面断层片成人年龄推断网络 DAE-net 架构截图

表 7-3 男性预测样本年龄推断准确性

年龄层	n	MAE（岁）	RMSE（岁）	偏差（岁）	AE<5 岁	AE<10 岁
[18~20)	32	2.05	2.68	1.92	90.63%	100%
[20~30)	143	2.74	4.31	0.26	88.11%	96.50%
[30~40)	114	6.22	8.36	1.64	52.63%	82.46%
[40~50)	157	5.40	6.81	1.86	53.50%	85.99%
[50~60)	137	3.85	5.22	−1.02	74.45%	93.43%
[60~70)	132	5.60	6.82	−5.25	49.24%	89.39%
总	715	4.59	6.26	−0.36	65.17%	90.21%

注:"["表示包含本数,")"表示不包含本数。n,样本数。MAE,平均绝对误差。RMSE,均方根误差。AE,相对误差。

表 7-4 女性预测样本年龄推断准确性

年龄层	n	MAE（岁）	RMSE（岁）	偏差（岁）	AE<5 岁	AE<10 岁
[18~20)	86	2.14	3.11	2.03	87.21%	98.84%
[20~30)	529	2.80	4.24	0.56	86.96%	96.98%
[30~40)	206	5.18	6.83	−0.18	53.40%	90.29%
[40~50)	167	6.04	7.76	−0.49	49.10%	80.84%
[50~60)	140	5.53	7.79	−2.98	60.00%	87.86%
[60~70)	82	6.86	8.01	−6.14	39.02%	78.05%
总	1210	4.20	6.01	−0.47	69.67%	91.40%

注:"["表示包含本数,")"表示不包含本数。n,样本数。MAE,平均绝对误差。RMSE,均方根误差。AE,相对误差。

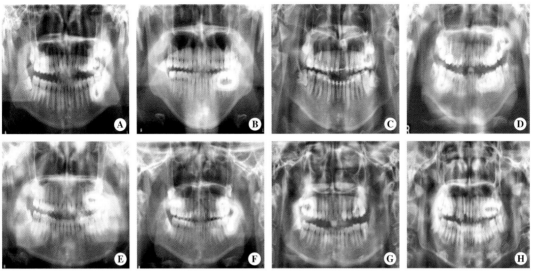

图 7-7 低龄组和高龄组 DAE-net 感兴趣区热力图

A. 18.39 岁男性；B. 18.82 岁男性；C. 19.11 岁男性；D. 19.62 岁男性；E. 18.18 岁女性；

F. 18.62 岁女性；G. 19.64 岁女性；H. 19.94 岁女性

5. 基于深度学习和多部位影像的骨龄自动化推断　2019 年，Stern 等基于 322 名年龄在 13～25 岁受试者的锁骨、手部、第三磨牙的 MRI 数据，利用深度卷积神经网络进行训练，开发了一个同时利用多因素信息进行年龄自动化估计的模型。该方法通过融合上述 3 个解剖部位的年龄相关信息，利用深度卷积神经网络将以往单一使用手部进行年龄估计的最大年龄范围 19 岁延长至 25 岁，并且该深度学习模型在年龄预测方面有较高的准确性，年龄预测的 MAE=（1.01±0.74）岁。此外，为了衡量每个解剖部位对年龄预测的重要性，该团队计算了特征提取模块后全连接层的平均激活值。结果显示，手部的可靠性最高，其次是锁骨、牙齿。但在 16～19 岁青少年骨龄推断中，锁骨和牙齿的协同作用产生了最高的年龄预测准确性，而在其他大部分年龄段，手部、锁骨、牙齿三者的协同作用在年龄预测中产生的误差最小。由此可见，对于不同的年龄段，不同的解剖结构有各自的优势。因此，在今后实际应用中可根据年龄推断的不同需求选择相应的解剖结构，并且各解剖结构的联合使用提高了预测的准确度。

（三）深度学习在骨龄自动化评估中的应用前景

随着社会的不断发展，对骨龄推断的需求也将呈现出极大的增长。传统骨龄推断方法的诸多局限性，必将促使骨龄推断逐步向自动化转变。既往采用传统机器学习的方法进行骨龄自动化评估的研究都集中在改善 ROI 提取上。ROI 提取的目的是将 X 线片按照某一特征分为不同的阶段，以更好地适应分类器进行分类，从而自动化输出骨龄值。在不同方法中使用的 ROI 不同，如在手腕部骨龄推断中，腕骨、掌指骨、桡骨和尺骨骨骺均可作为感兴趣区。这就是为什么多种手腕部算法都存在 X 线图像特殊区域的分割问题，ROI 提取阶段显示，当前自动化系统的主要挑战是图像分割。

深度学习是机器学习的一种重要技术手段，该算法模拟了大脑的神经连接结构，通常包含有多个连接层，各层之间在数学上相互关联，具有优异的特征学习能力。全自动骨龄推断多年来一直是计算机视觉和放射学研究的目标，现有的大多数自动化评估方法都是基于人工提取手腕部感兴趣区，再采用不同的计算机算法分割特定的骨骼，最后用传统的分类器进行分类或回归。而深度学习则是将图像作为一个整体进行处理，不需要任何预处理来提取特定的感兴趣区，能够自动从感兴趣区提取重要特征，很好地克服了以往研究中图像分割的问题。

既往研究证实，深度学习已在骨龄推断领域成功应用，其研究结果已达到人工阅片评估同样的水平，甚至优于人工，提示利用深度学习辅助进行骨龄推断乃至独立于人工进行自动评估具有巨大的研究潜力。相对于国外研究，我国的骨龄深度学习自动评估研究还较为落后，目前缺乏大样本训练集建立的深度学习算法。因此，我们应首先通过收集大样本数据集，采用深度学习的方法建立汉族群体的骨龄自动化评估系统，并逐步建立其他少数民族种族特异性骨龄自动化评估系统，挖掘深度学习在骨龄自动化评估中的巨大潜力。其次，当前骨龄自动化评估系统大多数都是基于正常人群左手 X 线片建立的模型，对于因意外事故受伤而导致手部缺损以及手部骨骼发育异常的人群还没有一个很好的解决办法。再者，法医学骨龄鉴定的目的与临床上对青少年儿童骨龄测定的目的不同，法医学骨龄鉴定更注重的是判断被鉴定人在 14、16、18 周岁这几个法律年龄节点的准确性，但此时左手腕关节大多已闭合，利用左手腕关节进行骨龄自动化评估可能不再实用。因此，今后有必要继续将深度学习运用到其他骨骺闭合较晚的骨骼中，建立单一的或多部位骨骼的混合骨龄自动化评估系统，可以用来解决这些问题，并可能获得更好的输出结果。最后，目前国内外学者主要运用深度学习对 X 线片进行骨龄自动化研究，这可能主要是因为拍摄左手 X 线片测骨龄的人群较多，样本采集较容易，且骨骼在 X 线片上的影像较清晰，很适合用于图像识别。随着深度学习在骨龄自动化评估中的深入研究，国外已开始将深度学习技术运用到 MRI 图像中进行骨龄自动化评估，但国内目前还鲜有相关研究报道。因此，今后国内相关学者还可以继续考虑将深度学习运用到 CT、MRI 图像中进行自动化研究。

本 章 小 结

本章从传统的人工骨龄评估中存在的系列问题出发，讲述了将计算机视觉、数字图像处理、模式识别等技术与骨龄评估相结合，从而实现骨龄自动化评估，使评估的过程和结果更加客观和真实。

骨龄自动化评估目前已成为国内外的研究热点与前沿之一。按照使用的技术不同，可以将骨龄自动化评估划分为计算机辅助评估、传统机器学习算法评估和深度学习算法评估。本章详细介绍了计算机辅助技术和传统机器学习算法在国内外骨龄自动化评估方面的研究进展和取得的成就，重点讲述了深度学习技术的概念、深度学习在骨龄自动化推断中的研究进展，以及该技术在骨龄自动化评估中的应用前景，并为深度学习技术在骨龄自动化评估中的深入研究指明了方向。

（占梦军　邓振华）

第八章

法医物证学与年龄推断

第一节 概　　述

在死者遗体残缺不全的灾难或暴力恐怖案件中，以及侦查阶段的犯罪现场调查中，法医学家的首要任务是重建死者或犯罪嫌疑人的生物学特征。可以从多方面来进行个人识别（面部特征，身体其他特征如瘢痕、假肢、牙齿、文身、指纹等），也可以从眼睛颜色、头发颜色、肤色、种族、身高和年龄进行大致描述，其中年龄是个体生物学的一个重要特征。在尸体残骸或目击证人无法提供上述个人识别特征和生物学特征，而现场又恰恰有死者或犯罪嫌疑人的血液、体液、肌肉软组织等生物学痕迹遗留时，基于法医物证学的方法推断犯罪相关个体年龄的方法就会显示出其特殊的价值。

近年来法医物证学领域个体年龄推断主要是基于已知的衰老生物标志物对自然衰老过程进行分析，进而推断个体"生物学年龄"。衰老又称老化，是指生物体在其生命的存续期所进行的全身性、多方面、循序渐进的退化过程，这种退化过程在整体水平、组织细胞水平及分子水平的各个层次均有体现。研究表明，"衰老"反映了随机缺陷、受调控的发育，以及随着时间推移细胞内变化的积累过程，该过程常按时间顺序发生，但受遗传背景、疾病和生活方式等其他因素的影响，所以与时间又非完全线性关系。人类对衰老机制的研究始于整体水平和器官水平，主要表现为机体形态结构和功能方面出现的一系列退行性改变，细胞凋亡或坏死导致细胞数量减少、脏器萎缩、组织弹性减低等，从而进一步引起多种器官生理功能的逐步减退。随着生命科学的飞速进展，细胞水平、分子水平的有关衰老机制的研究越来越深入，并且被认为是揭开衰老本质、防治老年病的重要环节。人们也已经从多个物种找到了与衰老有关的基因，探讨了衰老期间基因及其调控变化的特点，进一步研究了衰老与老年性疾病发生、发展的相关性。深入研究和阐释衰老机制的分子水平的研究，不仅对于改善和预防老年性疾病的发生十分重要，对于法医学现场调查也至关重要。

法医物证学领域个体年龄推断的主要方法可以分为化学方法和分子生物学方法。

一、化学方法

目前氨基酸外消旋化是较为准确的法医学年龄推断指标。自 1975 年被发现以来，多项研究证明了其准确性并在不同类型的组织中获得广泛应用。该技术基于 L 型氨基酸向 D 型氨基酸转化（外消旋化），外消旋化改变了代谢蛋白的构象，从而导致其生物学和化学活性发生变化，这些变化的程度有助于我们分析老化的程度。其中，天冬氨酸的消旋速度最快，是法医研究中理想的氨基酸标志物。多项法医学研究都证明人体不同组织的外消旋作用与年龄之间存在高度正相关，但考虑到结果的准确性和操作的简捷性，牙本质是检测的最佳组织。当然这种技术也有其局限性，推断准确性受检材保存的环境温度影响较大，因此它不适用于检测暴露在高温下的组织。

铅是环境中最重要的污染物之一，而牙本质是人体铅沉积的主要场所。许多研究分析了铅沉积与年龄之间的关系，部分研究发现乳牙中的铅沉积与年龄相关，但有些研究则未发现任何相关性。因此，该方法需要在其他人群和环境中做进一步研究。

尽管研究已证明在不同的组织中胶原蛋白交联随着年龄的增长而降低，但尚不清楚是否有可能将其应用于法医学年龄推测。一项法医研究发现牙本质蛋白与年龄有关，但是相关性非常低，并且检测该蛋白的技术方法很耗时。

法医实验室可以使用的另一种化学方法是分析牙齿的化学成分，当前的趋势是使用拉曼光谱进行分析。但是，这种方法需具备大量的化学知识，才能正确地将牙齿成分的分析结果与年龄联系起来。

晚期糖基化终末产物（advanced glycation end products，AGEs）随着年龄的增长而增加，我们可以应用气相色谱法或高效液相色谱法对这种关联进行分析。但是目前针对这一领域的法医学研究很少。AGEs 的特性是能将组织的颜色变为棕色，一些研究试图将组织颜色的变化与年龄相关联，然而研究者发现 AGEs 存在组织特异性，且通过目测或分光光度法分析牙本质的颜色变化，主观性太强，准确度较低。另外，有学者使用免疫组织化学方法对海马锥体神经元进行了研究，证明了这种方法在火灾案件中推算受害人年龄的可能性。

二、分子生物学方法

目前法医学年龄推断分子生物学方法的研究热点是 DNA 甲基化指标。研究表明人体存在年龄相关的 CpG 位点，这些位点在不同年龄个体中是高甲基化或低甲基化的。基于不同组织的甲基化研究指出了其与年龄的关系，特别是基于血液、唾液、精液等的研究均显示出良好的稳定性和准确性，提示 DNA 甲基化指标可应用于法医学研究。但与法医影像学年龄推断指标相比，其推断的准确性仍有待于提高，需要进一步的研究。

端粒缩短（主要在血液、皮肤和牙齿 DNA 中）是被广泛研究的法医学年龄推断指标，这一指标具有两个主要优点：技术应用易于标准化且不同种族人群之间的差异度小。但研究报道中此项技术目前的准确性较低，与采用经典人类学方法推断年龄的精度大致相当。

既往的研究已经表明在不同组织中线粒体 DNA 突变与年龄存在高度的相关性，其检测和分析技术主要是基于聚合酶链反应（polymerase chain reaction，PCR）技术，意味着其具有操作简单且可适用于微量样本，而且研究证明该方法同样适用于腐败尸体的降解 DNA，使其易于在法医学实验室推广。尽管有这些优点，但鉴于准确性的原因，只有少数法医学方面的年龄相关性研究。

研究证明，通过 PCR 技术可以检测到 T 细胞受体重排删除环与年龄呈负相关。但这种遗传学标记有两个主要缺点：只能用于血液，且该方法缺乏准确性。因此，其无法应用于法医学检案实践。

第二节　基于化学方法的年龄推断

化学方法推断年龄是基于老化过程中的化学修饰导致的蛋白质构型发生变化。外消旋作用将天然形式的 L-天冬氨酸转化为镜面对称的 D-天冬氨酸。铅的积累似乎更与环境有关；胶原蛋白交联显示了胶原基质的稳定化；牙齿的化学成分与其随时间的变化有关；糖基化终产物（AGEs）是指还原糖和蛋白质上氨基之间的反应，该反应导致蛋白质褐变，产生荧光和交联。在所有这些修饰中，天冬氨酸外消旋化不仅是研究最多的一种而且是准确性最高的一种技术。

一、氨基酸外消旋化

氨基酸是组成蛋白质的基本单位，自然界中氨基酸有 300 余种，其中参与蛋白质合成的氨基酸一般有 20 种。氨基酸通常由一个氨基（—NH_2）、一个羧基（—COOH）、一个氢原子（H）和依赖于氨基酸类型的 R 基或侧链组成，4 个不同的基团或原子与中心的 α-碳原子（手性碳）结合，因此参与蛋白质合成的 20 种氨基酸中除甘氨酸外（甘氨酸无手性碳）均具有对映异构体，即存在 L 型（左旋）和 D 型（右旋）两种形式。生物体中蛋白质基本由 L-氨基酸通过肽键构成，但目前已在原核生物、真核生物（包括人类）的蛋白质中发现少量 D-氨基酸的存在。目前认为，蛋白质中 D-氨基酸是 L-氨基酸通过外消旋化产生的，此种外消旋化被认为是一种蛋白质翻译后修饰，以天冬氨酸的外消旋化为主，丝氨酸、谷氨酸次之。这种由 L 型氨基酸逐渐转化为 D 型氨基酸并最终达到平衡形成不旋光的外消旋体的过程称为氨基酸外消旋化。

蛋白质中氨基酸的外消旋化可影响其空间结构和功能，并证实其与一些疾病的发生相关。近年来，体内外实验发现，蛋白质中氨基酸发生外消旋化受到自由基、pH、酶和温度等多种因素的影响。随着分析技术的不断发展，蛋白质中氨基酸外消旋化分析方法及检测技术也在不断更新，关于蛋白质中氨基酸的外消旋化程度及外消旋化位点评价方法的研究和应用众多。外消旋化是一个自然过程，它将 L-氨基酸转化为其镜面对称 D-氨基酸，形成外消旋混合物。该反应发生在任何代谢稳定的蛋白质中，而这种蛋白质在长寿哺乳动物的一生中都不会被逆转。此过程中蛋白质的构象发生变化，从而导致其生物学活性或化学性质发生变化，这些变化可能会导致老化过程中的相关变化。

Helfman 等首次将氨基酸外消旋化用于代谢较快的人体组织，发现取自活体的牙釉质、牙本质天冬氨酸存在与年龄相关的外消旋化，提出天冬氨酸外消旋化（aspartic acid racemization，AAR）是评估哺乳动物年龄的一种生物学工具。随后数十年，人们对氨基酸外消旋化在人类年龄推断中的应用进行了大量研究，并证实了 AAR 是可准确判断个体年龄的重要方法之一。

利用 AAR 进行年龄推断的相关原理：

（1）在所有氨基酸中，天冬氨酸的外消旋化速率最高。骨化石中氨基酸外消旋化速率的顺序是天冬氨酸（Asp）>丙氨酸（Ala）=谷氨酸（Glu）>异亮氨酸（Ile）=亮氨酸（Leu）。2004 年，Ohtani 等报道在尸体股骨中，总氨基酸（TAA）及酸不溶性胶原（insoluble collagen，IC）蛋白组分的外消旋化速率依次为 Asp>Glu>Ala，酸溶性肽（SP）外消旋化速率为 Asp>Ala>Glu。2012 年，Arany 等在牙本质的研究中亦得出了同样的结果。天冬氨酸的高外消旋化速率与其在蛋白质链中具有弱的肽键有关，在外消旋化过程中会形成琥珀酰亚胺碳负离子中间体，中间体的形成受分子内部的协同作用力的影响而速率较快，而其他氨基酸发生外消旋化不形成中间体。因此，天冬氨酸被认为是众多氨基酸中进行年龄推断最合适的指标。

（2）氨基酸外消旋化是一级可逆反应，这一过程主要取决于温度、时间、pH 等因素。人类是恒温动物，在生命周期中体温及体内微环境 pH 均较稳定，因此体内氨基酸 D/L 外消旋化速率也较为恒定，可通过测定人体特定组织 D-Asp 和 L-Asp 的比率（简称为"D/L 比"）及其与年龄之间的关系来推断年龄。

（3）低代谢周转率、长寿的蛋白质随着年龄增长而积累 D-氨基酸。因此，在生命早期形成且不更新的、低代谢周转率的蛋白组织可成为年龄推断的理想检材，如牙齿、骨骼、黄韧带等。

（4）除特殊情况外（如高温环境），死亡后尸体温度因尸冷而明显降低，因此死后氨基酸外消旋化比活体明显缓慢，死后时间对年龄推断的影响近乎可忽略；根据 1985 年 Ogino 等报道的化学反应速率常数随温度变化关系的 Arrhenius 经验公式计算，在 15℃下存放 10 年的尸体，其由存放时间所产生的年龄误差仅为 0.2 岁。

（一）运用天冬氨酸外消旋化推断年龄的方法

天冬氨酸外消旋化应用于分子水平的年龄推断已有很长的历史，早在 30 年前就有研究报道利用天冬氨酸外消旋化对牙釉质和牙本质进行年龄推断。自此法医学界对天冬氨酸外消旋化的年龄推断进行了标准化和细致化的研究，使其成为法医学年龄推断的重要工具。

L 型和 D 型相互转化是同时进行的，天冬氨酸外消旋化的净反应速率用公式（8-1）表示：

$$-\frac{d[L]}{dt} = K_L[L] - K_D[D] \tag{8-1}$$

其中，[L]、[D]分别代表 L-Asp、D-Asp 的浓度，K_L 及 K_D 分别是 L-Asp→D-Asp 及 D-Asp→L-Asp 转化的一级速率常数。为直观反映[L]、[D]与外消旋反应时间之间的关系，对公式（8-1）进行积分后获得天冬氨酸外消旋化动力学方程（8-2）：

$$\ln\left(\frac{1+D/L}{1-D/L}\right)_t = \ln\left(\frac{1+D/L}{1-D/L}\right)_{t=0} + 2K_L t \qquad （8\text{-}2）$$

其中，$t=0$ 的对数项指的是氨基酸外消旋化起始时的 $\ln[（1+D/L）/（1-D/L）]$，理论上，由于机体内初始形成的蛋白质并不存在 D-Asp，$t=0$ 的 $\ln[（1+D/L）/（1-D/L）]$ 值应为 0，即以 $\ln[（1+D/L）/（1-D/L）]$ 为纵坐标，时间 t 为横坐标，可获得一条经过原点的随时间而变化的直线。但在实际应用中，由于检材来源不同及在酸水解步骤的分离过程中可发生少量的外消旋，因此 $t=0$ 时的对数项为大于 0 的常数，方程（8-2）可表述为

$$\ln\left(\frac{1+D/L}{1-D/L}\right)_t = 2K_L t + b \qquad （8\text{-}3）$$

其中，b 即为常数。在应用时，通过检测 4 个或 4 个以上已知年龄的标准样本获得 D/L 比，对 $\ln[（1+D/L）/（1-D/L）]$ 和年龄的关系进行回归分析获得线性回归方程，将待测样本 D/L 数据代入方程即可获得待测样本的年龄，对照方程（8-3）可相应获得外消旋化速率 K_L 值及常数 b。

基于天冬氨酸外消旋的年龄推断的最佳组织是牙齿的牙本质，牙本质样本或其蛋白质提取物均可获得很好的分析数据。大多数研究小组采用气相色谱法（GC）或高压液相色谱法（HPLC）检测其异构体。最新的研究显示，反相 HPLC 方法即使是微量样本同样会获得可靠的检测结果。为了获得理想的推断精度，建立高度标准化的检测流程及适用于不同组织或蛋白质的推断模型是极为必要的。为了使实验结果之间具备可比性，有研究者建议规范采样程序，如牙本质样本的提取应该选择牙根部或牙本质的纵向部分，而除牙本质以外的其他组织的测试分析要求对提取的蛋白质进行纯化。目前已经报道的标准化蛋白质纯化方法包括骨钙蛋白（即骨钙素，提取自骨骼）和弹性蛋白（来自黄韧带、皮肤和动脉壁）的纯化。

（二）运用天冬氨酸外消旋化进行的法医学年龄推断研究

理论上所有包含永久性蛋白质的组织都可以采用天冬氨酸外消旋化的方法来进行年龄推断。鉴于天冬氨酸外消旋化的生物动力学特性取决于蛋白质特殊的空间构型，所以样本的规范化处理是检测成败的关键。基于牙本质的天冬氨酸外消旋化检测，其推断的高准确性已经在大量的法医学研究中获得了证实。另外，天冬氨酸外消旋化方法在分析非胶原骨蛋白、骨钙素、片段骨蛋白、肋软骨时也显示出了良好的效果。表 8-1 中列出了既往研究中不同组织样本中天冬氨酸外消旋与年龄的相关性。从中可以看出在牙本质组织和纯化蛋白质（骨钙素、弹性蛋白）中年龄与天冬氨酸外消旋存在高度相关性，如基于纯化的来自于黄韧带的蛋白质天冬氨酸外消旋化与年龄的相关性为 0.96，同样基于牙本质组织天冬氨酸外消旋与年龄的相关性为 0.99，骨钙素的纯化需复杂的流程，特别是来自于黄韧带的骨钙素，这种结果的高度一致性也证明了基于天冬氨酸外消旋化研究中的标准蛋白质纯化流程是可靠的。然而提取自动脉弹力蛋白中的天冬氨酸外消旋与年龄的相关性只有 0.90，可能是由于复杂的生物或物理因素导致的动脉管壁蛋白质降解造成的。

表 8-1　既往研究中不同组织样本中 D-天冬氨酸累积值与年龄的相关性

组织类型	相关系数	研究者	文献发表年份
牙本质	$r=0.96$	Ritz	1990
牙本质，牙冠牙本质	$r=0.988\sim0.997$	Ohtani	1991
牙釉质	$r=0.928$	Ohtani	1992
牙根部牙本质	$r=0.99$	Ritz	1993
椎间盘	$r=0.97$	Ritz	1993
骨骼，非胶原片段	$r=0.96$（<60 岁）	Ritz	1994
牙本质	$r=0.97$	Morrnstadt	1994
牙本质	$r=0.834\sim0.981$	Ohtani	1994
牙根上 2/3 和牙根下 1/3 的牙骨质	$r=0.993\sim0.996$	Ohtani	1995
牙本质	$r=0.99$	Fu	1995
牙本质纵切面	$r=0.995$	Ohtani	1995
全牙骨质	$r=0.984\sim0.997$	Ohtani	1995
牙本质（第一前磨牙）	$r=0.992$	Ohtani	1995
牙骨质（第一前磨牙）	$r=0.988$	Ohtani	1995
牙釉质（第一前磨牙）	$r=0.961$	Ohtani	1995
密质骨胶原蛋白	$r=0.84$	Pfeiffer	1995
密质骨酸溶性片段	$r=0.72$	Pfeiffer	1995
肋软骨胶原蛋白	$r=0.97$	Pfeiffer	1995
肋软骨酸溶性片段	$r=0.91$	Pfeiffer	1995
牙本质（取自活体）	$r=0.99$	Ritz	1995
骨钙素	$r=0.99$（>30 岁）	Ritz	1996
男性股骨酸溶性片段	$r=0.969$	Ohtani	1998
女性股骨氨基酸片段	$r=0.633$	Ohtani	1998
黄韧带弹力蛋白	$r=0.96\sim0.99$	Ritz	2003
皮肤弹力蛋白	$r=0.99$	Ritz	2003
牙根部牙本质	$r=0.98$	Arany	2004
牙本质	$r=0.981$（HPLC）	Benesova	2004
男性牙槽骨	$r=0.912$	Ohtani	2007
女性牙槽骨	$r=0.527$	Ohtani	2007
动脉弹力蛋白	$r=0.90$（>24 岁）	Dobberstein	2010

1. 牙齿　牙齿是机体中最难降解的蛋白组织之一，死亡后可长时间保存，且牙齿的代谢周转率非常低，因而在各种组织中牙齿被认为是利用 AAR 推断年龄的首选检材。Helfman 等首先报道了牙釉质及牙本质存在 AAR，其速率相当于每年增加 0.1% 的 D-天冬氨酸，牙釉质及牙本质 D/L 比与年龄之间相关系数分别为 0.921、0.979。同样，Shimoyama 和 Harada、Ogino 等、Ohtani 等及 Ritz 等的研究也显示牙 L/D 比与年龄呈高度相关，之后牙齿 AAR 与年龄之间的关系得到了反复验证。

（1）牙齿不同组织结构的 AAR：牙由牙釉质、牙本质、牙骨质、牙髓组成。Ohtani 等于 1992 年、1995 年、2005 年研究了牙釉质、牙本质及牙骨质中 AAR 在推断年龄时的差异，发现牙釉质推断年龄的误差在 2～11 岁，而牙本质推断的误差为 ±3 岁；D/L 比与年龄的相关系数：牙本质（$r=0.992$）>牙骨质（$r=0.988$）>牙釉质（$r=0.961$），认为可能是因为牙本质被牙釉质和牙骨质包围，其含水量通过牙本质小管的供水保持恒定；D/L 比：牙骨质>牙本质>牙釉质，可能是牙骨质被根膜所包围的环境温度较高和蛋白质组成不同所致。2012 年，Sakuma 等也报道牙本质 D/L 比与年龄之间的相关系数（$r=0.98$）比全牙样本（$r=0.93$）高。因此，牙釉质、牙本质、牙骨质的 AAR 均可用于年龄推断，其中牙本质是推断年龄最佳的检材，误差为 ±（1～4）岁。许多研究表明，利用牙本质 AAR 推断年龄比大多数其他死后年龄推断的技术方法更准确，重现性更高，且适用于死后间隔较长的情况。

（2）不同类型牙齿的 AAR：牙釉质、牙本质形成的时间取决于牙齿的类型和个体。一般而言，牙釉质、牙本质较早发育完成的牙齿，其 D/L 比相应较高。1995 年，Ohtani 等报道门牙牙骨质 AAR 推断年龄的效果优于前磨牙。2003 年，Ohtani 等对 9 具 58～88 岁死者共 56 颗牙齿进行研究，发现不同类型的牙齿外消旋化程度的差异随着年龄的增长而增加，磨牙区牙本质 D-Asp 的平均水平大于前牙区：第一磨牙>第二磨牙>第二前磨牙>第一前磨牙>尖牙>中切牙>侧切牙，与牙本质形成顺序不一致，尤其是高龄者第二磨牙外消旋化程度更高。2005 年，Ohtani 等对不同类型的牙齿牙釉质的研究也获得类似的结果，认为前牙区和磨牙区的口内环境存在差异，老年人的牙齿受环境的影响更明显，磨牙区温度相对更高。2010 年，Griffin 等利用 129 颗牙齿（包括 31 颗现代健康完整的牙齿，98 颗挖掘出土的牙齿），选择对温度相对更敏感的牙釉质进行 AAR 分析，认为不同牙齿釉质 AAR 程度不同与牙位和口腔前后部温度无关，是不同牙齿自然随机变异的结果。2006 年，Yekkala 等报道上、下颌同名牙的牙本质 AAR 也存在差异。陈仕生等于 2016 年和 2017 年对潮汕地区人群磨牙的研究显示，同名牙齿上下颌之间 AAR 无统计学差异。在研究和实践中，当同时利用不同类型的牙齿进行年龄推断时，需要根据 D/L 比与牙齿年龄（个体实际年龄–牙釉质/牙本质发育完成年龄）的关系建立方程；为提高年龄推断的准确性，建议尽可能利用同一类型的牙齿分别进行年龄推断。同一类型牙齿的发育时间基本一致，因此可直接利用同名牙齿 D/L 比与实际年龄的关系进行分析，而不需要牙齿年龄的转换。

（3）牙齿不同解剖结构区域之间的 AAR：恒牙及乳牙的发育过程相同，首先由造釉器内层的成釉质细胞不断分泌基质并钙化成釉质，釉质从牙冠尖部开始逐渐向牙颈部扩展；之后牙乳头与牙釉质交界处的牙本质细胞在与牙釉质相邻面生出突起，并在此部位分泌基质，基质钙化形成牙本质，并逐渐向牙髓和根尖区延伸；造釉器与牙乳头周围的间充质形成牙囊，由牙囊内侧面形成牙骨质，外侧面形成牙周膜。同时，牙齿发育持续时间较长，如牙本质从开始到完成需 8～10 年或更长时间，因此同一颗牙齿不同区域的外消旋化程度存在差异。此外，牙齿局部环境的不同也可引起不同部位的外消旋化程度的不同，如舌侧与唇侧、牙冠牙颈与牙根之间等。现在普遍的共识是，每颗牙齿不同区域的外消旋化速率存在差异。1997 年，Ohtani 报道牙冠牙本质舌侧的 D/L 比唇侧（或颊侧）高，而牙根牙本质唇侧（或颊侧）和舌侧的 D/L 比无显著差异，表明牙舌侧温度环境相对较高，以及牙根局部环境温度较均匀。此外，年轻人同一牙齿的牙冠牙本质 D/L 比通常比牙根的高，而随着牙龄的增加，牙冠牙本质和牙根牙本质的外消旋化程度可出现逆转。牙冠牙本质和牙根牙本质中天冬氨酸外消旋化速率的不同可能与牙冠的环境温度低于牙根的环境温度以及牙根与牙冠之间非胶原蛋白分布不同有关。但为了准确确定外消旋化程度和减少误差，一般建议从舌唇矢状切面使用整个牙本质，最好选择切牙或前磨牙来估计年龄。

（4）牙齿不同蛋白组分的 AAR：牙本质的有机基质由大约 90% 的胶原蛋白和 10% 的非胶原组分构成。牙本质经 0.6mol/L HCl 提取后，其酸不溶性蛋白组分主要由三螺旋胶原蛋白组成，三螺旋胶原蛋白施加构象约束，可阻止琥珀酰亚胺的形成，而酸溶性组分中主要是非胶原蛋白和肽。研究表明，牙本质酸溶性蛋白中天冬氨酸外消旋化程度明显大于牙本质总蛋白或酸不溶性牙本质蛋白。因此，提取特定组分如酸溶性蛋白进行外消旋化分析，可获得更准确的年龄推断结果。但对于死后经过较长时间的尸体，这种含量相对较小的酸溶性组分的选择性浸出可能会改变外消旋化的程度，考虑牙本质总蛋白 AAR 与年龄之间已存在足够高的相关性，有学者认为选择牙本质总蛋白更为可靠。

（5）性别差异及牙科疾病的影响：既往研究显示，牙齿 AAR 没有明显的性别统计学差异，但考虑牙齿发育成熟阶段存在明显的性别差异，为提高年龄推断的准确性，仍需注意性别因素。龋齿是最为常见的牙科疾病，特别是在老年人中多见。Ogino 等对 61 颗牙（包含 22 颗龋齿及阻生牙）的牙本质 AAR 进行分析，结果获得了较理想的线性方程（$r=0.992$），认为 AAR 推断年龄同样适用于龋齿及阻生牙，但文中对龋齿程度未做详细描述。Ohtani 等在此类研究中排除了修复牙齿及龋齿延伸至牙本质的牙齿；Griffin 等报道暴露于龋齿后牙釉质生物化学可发生改变，虽然多数情况下龋坏的牙釉质样本不会对 AAR 造成影响，但少数龋齿的 AAR 水平高于相应实际年龄的 AAR 水平，显示出龋齿的复杂影响作用；Sirin 等则报道龋病可能导致广泛的牙本质蛋白质降解。因此，推断年龄实践中应优先选择健康牙齿，对于仅剩龋齿者，可考虑提取牙根或多颗牙齿牙本质来测定。

2. 骨 尽管牙齿是 AAR 推断年龄最准确的人体组织，但在没有牙齿检材的情况下，人体其他存在低代谢周转率蛋白的组织则可为年龄推断提供重要的替代方法。

骨基质有机成分由大量胶原纤维（占 90%）和少量无定形基质（蛋白聚糖及其复合物）组成，骨基质中还有包含骨钙素在内的多种蛋白。研究显示，骨中 D/L 比与实际年龄存在程度不等的相关性。骨与软骨中 D-Asp 的相对积累量低于牙本质，不同的研究报道牙本质、软骨、骨酸溶性肽组分的外消旋化速率常数分别约为 5.3×10^{-3}、3.1×10^{-3}、1.8×10^{-3}，酸不溶性胶原组分的外消旋化速率常数分别约为 1.0×10^{-3}、3.3×10^{-3}、0.47×10^{-3}。以上数据的实验条件和试验方法虽存在不同，但仍提示骨中的组织代谢周转率比牙本质和软骨中的快，尤其是富含胶原的部分。

Pfeiffer 等对 24 例 0.2～95.6 岁额骨标本的研究显示，酸溶性肽及酸不溶性胶原 D/L 比与年龄的相关系数分别为 0.72 和 0.84。Ohtani 等对股骨的研究显示，男性股骨酸溶性肽组分的 D/L 比与年龄的相关性最高（$r=0.969$），而总氨基酸组分的 D/L 比与年龄的相关系数偏低（r=0.633）。2002 年 Ohtani 等提取 10 具 22～77 岁男性尸体的颞骨鳞部、胸骨柄、腰椎棘突、髂窝外侧部分、骶骨、股骨、肋软骨等 7 处骨和软骨标本，发现不同骨骼及软骨总组织样本的 D/L 比与年龄之间的相关性不同：胸骨（r=0.974）、颅骨（r=0.977）和股骨（r=0.985）的较高，骶骨（0.739）、肋软骨（0.763）和骨盆（0.881）的较低。这些结果表明，不同骨骼的外消旋化速率不同，且低于牙本质，显示骨骼存在较高的代谢周转率及重塑性，其中骨负重带来更多的物理负荷可能是其重塑性高的原因，结缔组织、血管或细菌等污染因子也可能影响氨基酸的 D/L 比。

此外，与牙齿不同，骨的外消旋化速率存在较明显的性别差异。Ohtani 等报道老年女性股骨中 D/L 比明显较男性低；Ohtani 等的研究显示牙槽骨外消旋反应的速率常数男性为 3.38×10^{-4}、女性为 0.84×10^{-4}，男性和女性的 D/L 比与年龄的相关系数分别为 0.912、0.527；2017 年，Monum 等报道泰国男性和女性股骨的 D/L 比与年龄的相关系数分别为 0.912 和 0.716。这种性别差异可能是由于女性骨质疏松症等骨科疾病的患病率更高，绝经和骨质疏松的女性代谢率增加，更年期妇女骨重塑增加，且比未处于更年期妇女的骨重塑速度更快。

Ritz 等对 35 例人头骨的研究发现，骨中总酸溶性提取物 D/L 比与<60 岁个体的年龄呈高度相关（r=0.96），与>60 岁个体的年龄相关性极差；对酸溶性提取物进一步行凝胶过滤获得的非胶原骨肽 D/L 比与年龄呈高度相关（r=0.99），且适用于全年龄段。骨钙素是非胶原骨肽中的主要成分，为有机骨基质的永久性蛋白成分，在发育中的胚胎骨中即开始出现，与骨矿化的开始出现一致，骨钙素在出生前即已达到成人的水平。Ritz 等认为纯化的骨钙素是准确推断个体年龄的物质基础，并在对 53 例颅骨标本进行纯化骨钙素 AAR 的研究中得到进一步验证。此外，骨钙素的外消旋化无性别差异，可用于女性年龄推断。但需注意的是，由于疾病和生理条件，骨钙素仍可存在一定程度的低水平的代谢周转。

3. 软骨 软骨基质由无定形基质（主要成分为蛋白聚糖和水）及包埋其中的纤维构成，透明软骨（肋软骨、关节软骨、呼吸道软骨）的纤维主要为胶原纤维，弹性软骨（耳廓、会厌等）为弹性纤维，纤维软骨（椎间盘、关节盘、耻骨联合等）为胶原纤维。软骨的上述成分为机体结构蛋白，在生理条件下代谢周转率缓慢。

为避免负重软骨易出现病理改变的影响，一般选择非负重且不易发生病变的软骨来进行年龄推断。Pfeiffer 等对 24 例 0.2～96 岁胸骨旁肋软骨进行研究，结果显示酸溶性肽 D/L 比与年龄的相关系数 r=0.91，酸不溶性胶原 r=0.97，这与牙本质酸溶性组分 D/L 比与年龄的相关系数最高不同。Matzenauer 等对 65 例会厌组织标本（软骨）和 45 例从会厌弹性软骨中纯化的弹性蛋白进行 AAR 检测，发现总组织样本中 D-Asp 含量随年龄增长缓慢，而纯化后的弹性蛋白中 D/L 比与年龄呈高度相关（r=0.92），但相关系数比其他组织的纯化弹性蛋白低（如皮肤 r=0.99，黄韧带 r=0.96～0.99）。

椎间盘是连结相邻两个椎体的纤维软骨盘，由中间的髓核及周围部多层纤维软骨环按同心圆排列组成的纤维环构成，椎间盘为一种代谢周转率低的组织，只在儿童期纤维环中有血管，髓核是胚胎时脊索的残留物，内无血管，因此人们认为髓核中的蛋白是一种长寿蛋白，合成后至机体死亡不会发生变化。Ritz 等对 68 例无或轻微椎间盘退变及 10

例椎间盘严重退变的样本进行研究，发现髓核中的外消旋化速率比纤维环中的高，但前外周纤维环中的 D-Asp 含量与年龄的相关系数最高（$r=0.97$），标准误差为 4.6 岁，髓核的相关系数 $r=0.89$；但严重的退变可引起较明显的纤维环组织重塑，新合成蛋白增加，引起外消旋化速率降低。

Becker 等对 95 例 0.06～98 岁（41 例有椎间盘高度退行性变）的椎间盘及会厌软骨进行研究，其中纤维环纯化胶原蛋白及会厌弹性软骨中 D/L 比与年龄之间的相关系数分别为 0.73、0.86，年龄推断的 MAE 分别为 11 岁、8.6 岁；同时，依据在纤维环及会厌软骨中检测的戊糖苷、D-Asp 指标，建立了基于机器学习的多变量年龄预测模型，结果显示该模型与年龄之间的相关系数达 0.95，年龄推断 MAE=4 岁，显示了综合多指标的多变量年龄推断模型可有效提高年龄推断的准确性。

4. 黄韧带、肺实质及动脉 弹性蛋白是人体的结构蛋白，其结构稳定，对恶劣的化学和物理作用有相当大的抵抗力，大多数蛋白水解酶不能水解弹性蛋白，因此在死亡后弹性蛋白可保存相对较长的时间，且在机体内代谢周转率非常低。从黄韧带、肺实质及动脉管壁纯化分离的弹性蛋白已被证实存在与年龄相关的 D-Asp 积累。Shapiro 等报道肺实质纯化弹性蛋白 D-Asp 含量与年龄之间呈线性相关（$r=0.98$），Powell 等选择 18～85 岁滋养血管较少的肾平面以下腹主动脉为研究对象，从主动脉中膜纯化弹性蛋白、纤维胶原和弹性蛋白结合糖蛋白三种不同的基质蛋白组分，其中只有弹性蛋白 D-Asp 含量出现年龄相关的稳定增加，其外消旋化速率常数（1.14×10^{-3}/年）比肺弹性蛋白（1.76×10^{-3}/年）的低，但与晶体蛋白的外消旋化速率常数相似。脊柱黄韧带主要由约 80%的弹性纤维和约 20%的胶原纤维构成，Ritz 等对 46 例 20～80 岁死者腰椎黄韧带标本进行研究，发现经纯化的弹性蛋白外消旋化速率比总蛋白样本的快 3.7～4.6 倍，纯化的弹性蛋白样本的 D/L 比与年龄的关系更为密切（$r=0.96～0.99$）。由于黄韧带解剖学位置较深，能相对更好地抵御热量的影响，可望成为推断部分火场尸体年龄的有效指标。

5. 脑组织 脑白质中富含的髓鞘蛋白被认为是一种代谢周转率非常低的稳定蛋白，1983 年 Man 等首先报道在 10 例年龄 30～80 岁的大脑白质中检测到了 D-Asp 积累，且 D/L 比与年龄之间存在良好的相关性，同时利用该方法推断一例无名尸体为 64 岁（实际年龄 66 岁）。已有研究报道可以通过从纯化的髓鞘和髓鞘碱性蛋白中检测 D-Asp，但目前对大脑 AAR 的研究多集中于脑功能紊乱（如阿尔茨海默病和帕金森病）等疾病领域。

6. 晶状体 是眼球的重要屈光装置，其实质分为外周的皮质和中央的晶状体核，晶状体内无血管和神经，由房水供给营养。晶状体中部的蛋白质是人体内最稳定的蛋白质之一。Masters 等首次报道了晶状体存在蛋白的外消旋化，其中央核区蛋白的 D/L 比与年龄呈高度相关（$r=0.912$），但在皮质区则有所下降。Oetelaar 等的研究显示部分纯化的晶状体蛋白质样本（如尿素可溶性、尿素不溶性、总水溶性组分）的 D/L 比与年龄高度相关（$r=0.967～0.987$）。近来人们发现老年人晶状体部分蛋白存在构型反转（D/L 比>1.0）。由于晶状体属于软组织，腐败自溶引起的组织降解会影响其检测结果，因此晶状体应在死后尽早提取，且需注意区分白内障晶状体及中央核和皮质。

7. 巩膜 Klumb 等对 65 例 6～100 岁个体的巩膜组织 AAR 进行了分析，结果显示巩膜总蛋白 AAR 随年龄增长而增加，D/L 比与年龄的关系密切（$r=0.92$），但对 10 例

22～85 岁的样本进行验证时，其年龄推断误差为–7.5～32.25 岁，年龄估计的精度远低于基于牙本质分析的年龄估计，可能与降解产物随着年龄增长而增加并引起样本成分发生变化及样本分子不均匀等有关。

由于检材获取的特殊性及医学伦理问题，AAR 只能用于死者的年龄推断，如果能将该方法拓展至活体年龄推断，对于判断 18 岁以上活体的年龄将具有重要意义。Ritz 等设计了一种特殊的具有内部水冷功能的空心圆柱微环钻（直径 1mm），可对活体牙齿进行微创取材，取材后在牙齿留下的空腔（直径及深度均约 2mm）予以传统填充材料进行填充修复，所提取的微量检材可满足 AAR 检测的要求。Rastogi 等也报道了类似的微环钻并在印度的部分活体样本中进行了实验，推断年龄的误差为±4 岁。Griffin 等则报道了通过酸蚀牙齿表面来提取蛋白进行 AAR 分析的方法。尽管这些方法属于微创方法，用于活体时仍需考虑伦理问题，但为 AAR 研究及收集标准化对照样本提供了新的方法与途径。

（三）AAR 的影响因素及其标准化问题

鉴于 AAR 是能较准确地推断年龄的重要方法之一，而不同实验室对检材的提取、处理及检测方法等都存在差异，因此部分学者对该方法的影响因素、实验室标准化操作等进行了探讨和总结。氨基酸外消旋是一种化学变化，其检测结果可受机体内外因素及检测操作等诸多因素影响。

（1）温度：是影响外消旋化的重要因素，温度越高，外消旋化速率越大。因此，提取的样本应在低温（低于大气温度）下保存，对高温环境下尸体（如火场尸体）的检测结果会受高温的显著影响。

（2）pH：碱性条件下外消旋化速率大，酸性条件下外消旋速率化小。

（3）湿度：在潮湿条件下的外消旋化速率要大于干燥条件。

（4）固定剂：许多研究使用了经固定剂（如甲醛）保存的牙齿，但甲醛有交联蛋白质作用，可能将可溶性蛋白质固定在不溶性（富含胶原蛋白）基质上，因此有学者不建议使用甲醛固定样本，而95%的乙醇对AAR的影响则相对较小。

（5）洗涤液：在样本处理前使用不同的洗涤液清洗时，可能引起外消旋化组分的部分丢失，清洗方式应在研究之间保持一致。

（6）样品制备：包括研磨、切碎或酸溶等方法，制备方法的不同及研磨样品颗粒的大小可影响检测结果。

（7）D-氨基酸和 L-氨基酸定量分析方法：包括气相色谱法（GC）和高压液相色谱法（HPLC），检查方法的不同必然引起不同实验室间检测结果的差异。至少同一实验室要保证方法的统一性和结果的可重复性，需要有相应的标准品进行内部质量控制，如已知年龄的样品等。Minegishi 报道了通过加热制备用于年龄推断的牙本质标准样品的方法，认为可代替较难收集的标准样品。

（四）天冬氨酸外消旋化推断年龄中存在的问题

区别于前面提到的两种方法，天冬氨酸外消旋化推断年龄中最重要的问题是整个检测程序从采样到色谱分析均需要严格的质量控制。样品的蛋白质构成必须均匀（如牙本质），且必须通过纯化程序以保证样品的纯度，其中还包括牙本质样品不能包含龋齿，因为任何形式的细菌或感染都将对样品造成污染。另外，对样品任何形式的浸泡和固定也会改变天冬氨酸外消旋化的检出结果，最终影响年龄推断的准确性。

由于天冬氨酸外消旋化样品的检测过程对温度的控制要求相当严苛，所以分析过程的每一步都需要高度标准化。此外，样品的洗涤过程中不推荐使用酸性洗涤剂，以防止对酸溶性蛋白造成错误的预萃取。另一个问题在于高龄人群中天冬氨酸外消旋化的检测结果常常存在个案的推断值偏移，这也是其他年龄推断方法普遍存在的问题。

影响该方法广泛应用的另一个问题是需要制备与待检测牙齿位置类型相同的不同年龄的标准化对照牙齿。已报道的试验中研究人员通常使用 D-天冬氨酸和 L-天冬氨酸的已知混合物来制作标准化照样本，这些样本是根据不同年龄的中门牙和侧切牙的消旋比来制备的，结果证明这种方法是可行的，但在实际应用中显然要考虑不同人群、不同地域、不同生活及饮食习惯的人群标准化对照牙齿的制作。尽管存在上述限制，但与传统的年龄估算方法相比该方法得到的结果较为准确、稳定，并且可以用于推断死后间隔较长时间的尸体的年龄。

真正限制这种方法广泛应用于法医学年龄推断的原因是这种方法具有极大的破坏性，通常只能在尸体上进行，或者是在活体上通过牙科手术拔取牙齿或微创手术进行检测，这显然存在极大的伦理学问题和实际操作的困难。即便是应用于尸体的检验也存在一个问题，天冬氨酸外消旋化的检测结果与环境温度密切相关。一般情况下，尸体检测的条件温度远远低于活体的温度，因此会影响天冬氨酸外消旋化的检测结果。Ogino 的研究发现在 15.0℃下放置超过 10 年的牙本质样本与同一个体新鲜的牙本质样本通过天冬氨酸外消旋化推断年龄，其误差仅为 0.2 岁，但在极高的温度下（如焚烧尸体后）天冬氨酸外消旋化的推断值较实际年龄会出现极大的偏移。另外，死后间隔较长时间再解剖，蛋白质的降解和污染也会对天冬氨酸外消旋化造成影响。虽然天冬氨酸外消旋化方法在腐败检材中的表现不尽理想，但是对死后 10 年的尸体通过牙本质的天冬氨酸外消旋化检测，只要死后的环境条件适宜，其死亡年龄的推断结果仍被证明是可靠的。

（五）小结

基于天冬氨酸外消旋化的年龄推断其推断标准差较其他任何一种方法都要小（1.5～4 岁），但事实上天冬氨酸外消旋化在法医案件中的适用性并不广泛，只有很少的机构具备相应的专业能力。目前已经有报道，日本的研究机构借助天冬氨酸消旋化技术鉴定了各种刑事案件中的不明尸体，杜塞尔多夫的法医学研究所使用该方法对北莱茵-威斯特法伦州的不明尸体案件进行了检验。随着分析技术的不断发展，蛋白质中氨基酸外消旋化的检测策略已经愈发多样化。法医学界已经对这种方法从采样到检测制定了一整套的标准流程，避免了不同实验室间结果无法进行有效比较的尴尬，提高分析效率、降低分析过程中外消旋化的干扰、实现灵敏、专属的测定将成为蛋白质中氨基酸外消旋化分析方法的发展方向。

AAR 年龄推断具有准确性高、可重复性强、适用年龄范围广、检测成本较低等特点，不需要对形态学的经验性积累即可通过实验操作完成年龄推断，是准确推断年龄的重要方法之一。牙齿（特别是切牙或前磨牙）全牙本质是最佳的检材，在牙齿缺如的情况下，可根据实际情况选择骨骼（如头骨或股骨）、软骨、晶状体、黄韧带等进行检测；在检测过程中应结合自身实验室条件，参照既往推荐的实验操作方法制定操作流程，实现检测结果的准确性和可重复性。目前，选择纯化后的特定组分（性质稳定且高外消旋化速率）进行 AAR 推断年龄，以及利用人工智能建立多变量年龄预测模型可能是进一步提高年龄推断准确性的趋势。我国对于 AAR 年龄推断的研究甚少，有必要进一步开展研究并建立相应的方法体系。

二、晚期糖基化终末产物

生物体内的非酶促糖基化反应又称 Maillard 反应，是葡萄糖等还原糖的醛基与蛋白质、脂类和核酸大分子中的游离氨基之间的一系列复杂反应，其早期产物是不稳定的席夫碱（Schiff base），再经重组形成相对稳定的氨基酮（Amadori 产物）。这种早期糖基化产物经缓慢地脱水、环化、氧化及化学重排最终形成带荧光的棕色化合物，即晚期糖基化终末产物（AGEs）。AGEs 是非酶糖基化反应的终产物，它是一种蛋白质，随着年龄的增长在血清、组织中的生成和积聚是不可避免的。人体内 AGEs 的蛋白修饰是老年性疾病的介导因素之一，可作为检测老化进程的分子钟。AGEs 的结构成分中包含具备荧光效应的戊糖和不具备荧光效应的赖氨酸等，具有荧光效应的 AGEs 可以运用经典的定量方法进行定量分析从而用于估计年龄。目前已知除了自然衰老外，高血糖状态（如糖尿病）、急性应激反应均会引起 AGEs 的合成增加，而终末期肾病患者由于肾脏清除功能的下降也会表现出 AGEs 的累积。目前一些外源性因素对 AGEs 蛋白质的转化机制尚未明确，但有证据显示 AGEs 主要在肠道中被吸收。

研究较多的 AGEs 包括戊聚糖、N-羧甲基赖氨酸（CML）、吡咯烷酸和糠氨酸等。研究发现，随着年龄的增大，AGEs 在牙本质、晶状体、关节软骨、肋软骨、椎间盘和皮肤胶原蛋白等有长寿蛋白的组织中出现积累。因此，上述组织中的 AGEs 可以作为年龄推断指标用于年龄推断。

（一）运用 AGEs 推断年龄的方法

目前的研究报道了利用不同的方法对体液、皮肤或其他组织中的 AGEs 进行测定，主要方法包括克隆或单体克隆抗体的酶联免疫吸附测定法（ELISA）、免疫组化法、HPLC 技术、GC-MS 技术，此外飞行时间质谱技术（MALDI-TOF）也已经被证明可用于微量样本的检测并可获得理想结果。最近，气相色谱-质谱技术也被证明是一种快速、简单、准确的 AGEs 检测技术，其整个检测过程耗时小于 1.5 小时。

（二）法医学中应用 AGEs 进行的年龄推断研究

第一篇利用 AGEs 进行法医学年龄推断的报道发表于 2001 年，Sato 利用免疫组化定量方法分析了 31 例（0~96 岁）死者海马椎体神经元的 AGEs 水平，发现 AGEs 免疫反应性与年龄呈正相关，并建立了非焚烧尸体和焚烧尸体基于 AGEs 水平的年龄推断回归方程，相关系数分别为 0.91、0.71，认为可通过免疫组化检测人体海马组织 AGEs 含量来推断死者年龄（表 8-2）。2007 年，Pillin 根据 AGEs 的累积椎间盘、跟腱及肋软骨等组织弹力蛋白的颜色由黄色转变为棕色的特性，利用两个照射条件严格固定的荧光灯对上述组织样本进行照射并由数码相机拍照固定，将数码影像传输至图像处理系统，其颜色强度以数值的形式表现出来，各组织的颜色改变呈现出与年龄不同的相关性。其中，具有统计学意义的"随年龄变化的平均颜色饱和度参数"在肋软骨、椎间盘和跟腱中分别为 $r=0.90$、$r=0.80$、$r=0.54$，见表 8-2。

表 8-2 既往研究中各种组织中 AGEs 与年龄的相关性

研究者	组织	r
Sato	大脑海马的椎体神经元	0.91
Pillin	肋软骨	0.90
Pillin	椎间盘	0.80
Pillin	跟腱	0.54

2014 年，Miura 等比较了年轻人（约 20 岁）和老年人（约 70 岁）的六颗无龋第三磨牙的脱矿牙本质切片的力学特征、荧光光谱和免疫组化结果，发现老年人牙本质中（特别是牙本质小管周围的胶原纤维）CML 增多，提出牙本质胶原中 CML 的积累可能是年龄推断的标志物。2018 年，Greis 等利用高效液相色谱法测定 64 例牙本质 AGEs（戊糖苷）含量，结果发现非糖尿病者的 AGEs 含量与年龄显著相关（$r=0.94$），而糖尿病患者的 AGEs 含量极高，因无法获悉未知死者是否存在糖尿病等慢性疾病，故一定程度上限制了牙本质 AGEs 在年龄推断中的应用。由于体内 AGE 受高温、疾病等诸多因素影响，作为年龄推断辅助方法尚需进一步研究明确，在应用时要联合其他方法进行综合判断。

（三）AGEs 作为年龄推断指标存在的问题

基于 AGEs 分析的技术方法在年龄推断研究中遇到的主要障碍是被检测组织中的 AGE 变化存在组织异质性，各种方法对同一组织的分析也通常出现不一致的结果，而且各种方法均缺乏一套标准的流程规范。ELISA 技术通常用于临床上慢性疾病的诊断，如终末期肾脏疾病的诊断，只能检测一个或两个糖基化终末产物，一般很难满足法医学检验的要求。在应用 ELISA 技术进行的样本稀释实验中，虽然 AGEs 显示出与年龄存在较好的线性关系，但是在实验组间和实验组内研究结果均存在较大差异，检测灵敏度只能通过临床研究来验证，所以这种改良的 ELISA 方法也很难应用于法医学实践。这种免疫定量方法的另一缺点是无法做到完全定量，仅是一种半定量手段。另外，基于荧光的检测方法其应用也是有限的，因为脂质过氧化产物和蛋白质间可能生成荧光物质，由自由基介导的氨基酸氧化产物同样具有荧光效应，而且荧光值并不能反映单个化合物的特性，而是代表一个基团的性质。目前，通过 GC-MS 和 HPLC 方法对 AGEs 进行检测被认为是较为准确可靠的，并已在不同的组织中获得了较为理想的检测结果，这两种方法应用于法医毒理学的优缺点已经比较明确。

在法医学研究中，AGEs 的累积与年龄的相关性在大脑海马锥体神经元中相当明显，但是烧伤会极大影响这种相关性，因为高热会导致 AGEs 构象发生改变。而根据组织颜色推断年龄的适用上限是个体年龄不超过 45 岁，对于超过 45 岁的个体这种方法的准确性明显降低，会出现巨大的推断误差。由于相关数据的稀缺，有学者建议以后的研究中应该加大对肋软骨的研究力度。需要注意的是，如果被检个体患有糖尿病，会导致其体内的 AGEs 加速累积，运用目前的 AGEs 年龄推断体系对其年龄进行推断可能会得到比实际年龄高得多的推断值。前面提到环境温度会影响 AGEs 的累积，由于法医学调查中很难获取被检个体这方面的相关信息，所以这也是阻碍其应用于实际检案中的一个棘手问题。另外，老年人 AGEs 累积的影响因素较年轻人多且复杂，因此对老年个体进行 AGEs 检测其结果的多样性也更大，如何解释这些差异也是一个很复杂的问题。

虽然有很多问题亟待解决，但对 AGEs 检测评估方法的研究一直在进行，研究人员一直致力于寻找到更理想的酶作用底物以及制定更标准的采样及检测规范。所以，目前基于 AGEs 的年龄推断只能作为其他年龄推断方法的一个补充手段。

三、放射性 ^{14}C

（一）相关概念及基本原理

^{14}C 是在高层大气中由宇宙射线或核爆炸产生的中子轰击 ^{14}N 而形成的一种不稳定的放射性核素，在大气中被迅速氧化形成 $^{14}CO_2$，迁移到大气层底部后部分通过光合作用被植物吸收并进入生物圈。1949 年 Libby 证实所有存活生物有机体都含有与其环境水平相近的 ^{14}C，死亡后随着从环境中吸收 ^{14}C 的停止及 ^{14}C 稳定的放射性衰变（半衰期为 5730 年），生物体内 ^{14}C 逐渐下降，由此提出 ^{14}C 定年或称为"放射性碳定年"法，并广泛用于考古学、地质学和环境科学等自然学科。

大气中的 ^{14}C 水平在 1955 年之前一直保持相对稳定。直到 20 世纪 50~60 年代，全世界范围的大规模大气层核武器试验使大气环境中的人工 ^{14}C 水平急剧升高并迅速在全球范围内扩散，至 1963 年《部分禁止核试验条约》签署后，由于没有重大的大气核试验，大气、海洋和生物圈之间的快速交换，以及大量燃烧不含 ^{14}C 化石燃料的稀释作用，^{14}C 水平开始呈指数下降，南北半球之间的 ^{14}C 水平于 1970 年开始趋于一致。2013 年，Hua 等发表了基于从大气样本和树木年轮获得的 ^{14}C 数据绘制的 1950~2010 年北半球和南半球大气对流层平均放射性 ^{14}C 水平曲线图，图中可见 ^{14}C 水平从 1955 年开始迅速升高，并在 20 世纪 60 年代中期出现一个显著的峰值，其中北半球在 1963~1964 年达到高峰，之后 ^{14}C 水平开始呈指数下降，至 2010 年大气 ^{14}C 水平接近但稍高于 1955 年之前的水平。这种因核试验引起的大气中 ^{14}C 含量突然升高和随后降低的曲线被称为"核弹曲线"（bomb curve）。

核试验产生的 ^{14}C 通过碳循环进入生物圈、水圈和岩石圈，造成生活在 1955 年之后不同年龄的生物个体以及同一个体不同代谢周转率的组织样本具有不同的 ^{14}C 丰度，当生物死亡后由于 ^{14}C 自然衰变速度缓慢而保存了它与环境停止碳交换时的 ^{14}C 含量信息，成为能记录生物细胞和组织器官形成年份或死亡年份的重要标志物。这种基于核爆炸引起的大气 ^{14}C 剧烈变化，通过检测样本 ^{14}C 水平结合"核弹曲线"进行年份推断的方法当前也被称为"核弹脉冲测年"（bomb pulse dating），并已在医学、法医学、生物化学、环境学等不同领域都得到较广泛的应用。

（二）^{14}C 的法医学年龄推断应用

人体不同组织的形成、周转（turnover）及重塑（remodeling）均存在差异。对于快速周转代谢的组织，大气中的 ^{14}C 能相对较快地通过食物链被吸收进入到该组织，因此组织和大气中相对应的 ^{14}C 水平之间的响应延迟时间（滞后时间）相对较短，与死亡年份关系密切，从而通过检测 ^{14}C 可实现对 1955 年之后死亡个体的具体死亡年份进行推断。反之，对于周转代谢非常慢或没有周转代谢的组织，由于保持了该组织形成时的 ^{14}C 水平，因而可据此评估该组织的形成年份及个体出生年份。

年龄推断是个人识别的重要内容之一，^{14}C 作为一种非生物标志物，不受个体差异的影响，特别是在白骨化尸骸、性别不明、无法通过 DNA 比对获得个人信息等情况下，^{14}C 仍可提供死者出生年份信息。

基于牙釉质含有约 0.4%的碳，且牙釉质形成后几乎无代谢周转，不易分解，不同人群的牙齿形成时间已有较详细的记录，因此牙齿被认为是 ^{14}C 推断年龄的首选组织。2005年，Spalding 等首次报道利用 ^{14}C 分析来评估个体的出生年份，该研究对 24 名已知出生日期的 33 颗牙齿的牙釉质 ^{14}C 与大气中 ^{14}C 水平进行了比较，结果显示由牙釉质 ^{14}C 推断的出生年份与实际出生年份之间高度相关（$R^2=0.99$），平均偏差为+0.6 年，单个测量值的平均误差为 1.6±1.3 年（SD），显示出较既往方法更高的精确度。同时提出可通过分析形成年龄不同的两颗牙齿来判断 ^{14}C 数据置于"核弹曲线"上升部分还是下降部分。

Cooke 等和 Solis 等也报道牙釉质 ^{14}C 可较准确地推断出生年份，牙齿胶原蛋白不能很好地推断出生年份，但联合牙釉质及胶原蛋白的分析有助于判断 ^{14}C 数据在"核弹曲线"上升或下降部分的位置。Wang 等通过对 10 例个体的牙釉质 ^{14}C 分析得到的出生年份的平均误差为 1.9 年，对于 1960 年后的样本的误差为 0.2 年。

对于软组织保持尚良好的尸体，还可以选择形成后无周转代谢的晶状体和皮质神经元 DNA 进行出生年份的推断。Lynnerup 等报道来自 13 名不同年龄的晶状体含有与出生时环境 ^{14}C 相似的 ^{14}C 含量，评估的出生年份的误差在实际出生年份的 3 年以内，但指出死后降解明显者会影响检测，适用于死亡 3 天内的尸体。Lynnerup 等也报道了利用晶状体及指甲 ^{14}C 对 3 名婴儿的出生年份进行鉴定。但对于软组织保持良好的尸体，通常可以通过容貌、指纹、DNA 等方式获得相关信息。

在实践中，对于未知尸骸，可以选择不同的组织同时进行出生年份的推断。此外，当缺乏其他年份信息来明确被鉴定个体来自"核弹曲线"的上升部分还是下降部分时，可以选择多个周转率不同或形成年份不同的组织来辅助分析。例如，2010 年 Wang 等报道利用单个牙齿的牙冠、牙颈和牙根形成时间的不同来判断样本 ^{14}C 对应核弹曲线的位置。Alkass 等也报道了类似的方法，利用牙根和牙釉质 ^{14}C 水平的差异来确定检测样本在"核弹曲线"上升或下降部分的位置。Kondo-Nakamura 等报道了使用单个牙齿牙釉质的

咬合部及牙颈部的 ^{14}C 来推断出生年份。Calcagnile 等报道了一例在意大利一个湖泊中发现的未知遗骸，通过对死者头发、牙齿、皮质骨和小梁骨样本进行 ^{14}C 检测来推断死者出生年份及死亡年份，其中小梁骨 ^{14}C 水平低于皮质骨，由此确定该样本处于"核弹曲线"下降部分。

近来，有不少联合 ^{14}C 和其他法医人类学方法来解决未知尸体检验的报道，通过多种技术方法的联合使用来提供更详细的分析结果。例如，在尸体深度分解后，部分遗骸可能缺乏毛发、指甲及其他软组织而无法利用 ^{14}C 来推断死亡年份，而联合天冬氨酸外消旋化检测则是个可行的方法。此外，还可结合同位素分析（用于地理起源分析）和 DNA 分析（性别鉴定及亲缘关系鉴定等）来获取更多有关死者的相关信息。

（三）^{14}C 法医学应用的局限性

利用 ^{14}C 进行生物检材年份推断是在人类大规模核试验造成地球大气环境大范围放射性同位素污染的背景下，不经意间形成的一个在一定时期内有效的计年方法，并在法医出生年份及死亡年份推断中显示出很高的准确性，但基于一些客观因素，该定年方法存在其自身的一些局限性：

（1）适用的时间跨度范围有限。"核弹脉冲测年"仅适用于 1955 年以后 ^{14}C 水平开始显著升高至再次恢复至核试验前的大气 ^{14}C 水平之间的生物检验对象。考虑到牙釉质形成所需的时间，最多只能评估 1942 年以后出生个体的出生年份。根据 1950～2010 年大气 ^{14}C 曲线图，迅速升高的大气 ^{14}C 水平经过二十余年快速下降后逐渐转为缓慢下降，至 2010 年仅比 1955 年前高约 4%。尽管"核弹脉冲测年"在未来一段时间仍有效，但 ^{14}C 曲线变平可能会在年代推断中引入更显著的误差，并最终随着 ^{14}C 恢复至核试验前的大气水平而开始失去对有限寿命生物个体定年的作用。

（2）研究样本量小。由于检材来源有限、检测成本高和样本制备及分析时间复杂等因素，迄今为止大多数研究的样本量都很小，且以个案报道为主，比较同一个体不同组织的准确性以及评估可能影响技术准确性的因素的文献有限，因样本量少，难以进行科学有效的统计学分析。

（3）存在滞后时间。组织周转代谢速度存在年龄差异性，老年人组织周转代谢速度明显较年轻人慢。Ubelaker 等的回顾性研究显示，骨组织 ^{14}C 滞后时间从 10～19 岁年龄段平均约 3.2 年增加到 60～69 岁年龄段平均约 31 年。因此在进行死亡年份推断时应考虑滞后时间补偿问题。

（4）局部环境及饮食的影响。Stendtrom 等报道核设施及使用 ^{14}C 的相关实验室可能会影响附近环境中的 ^{14}C 水平。海洋储层的 ^{14}C 比陆地环境低，因此有人认为，高海鲜含量饮食可能会导致个体内 ^{14}C 浓度降低，从而影响年代推断的准确性。

四、铅 积 累

铅是环境中最重要的污染物之一，铅在血液中的浓度反映了个体在环境中的暴露程度。牙本质是铅沉积的主要部位，提供了早期铅暴露的证据。在许多国家，儿童牙齿的铅沉积已被用作评估铅污染的指标；在成人的研究中，目前报道的研究对象年龄跨度超过 50 岁，研究结果提示年龄会影响铅的积累，暴露时间与铅积累量在各个年龄组之间存在相关性。

目前关于铅积累的研究多是基于公众健康目的，分析牙齿中铅积累的首选技术是原子吸收分光光度法，其积累量与年龄的相关性结果也并不一致，一些研究报道乳牙中铅的浓度随年龄增加而增加，而另一部分研究发现牙齿中铅可能增加，也可能降低，还有一部分研究则没有发现任何相关性。在这些研究中，只有一篇研究是出于法医学年龄推断的目的，2010 年科威特学者 Qattan 发现，在非职业暴露的科威特人群中年龄与牙本质铅水平之间存在显著相关性，男性与女性相比男性的牙本质铅水平更高，使用回归公式推断年龄与实际年龄之间的差异为（1.3±4.8）岁。法医学家还需要行进一步的验证研究，以确保该技术在法医年龄推断中的可行性。

五、胶原蛋白交联

软骨、骨骼、牙本质和其他骨骼结缔组织的胶原蛋白基质通过胶原蛋白分子之间的共价交联而得以稳定。这些交联是通过赖氨酰氧化酶的蛋白质单体上醛残基的分子间反应形成的。有两种交联途径：一种基于前体赖氨酸醛，另一种基于前体羟基赖氨酸醛。对于大鼠、牛和人的皮肤、肌腱、关节软骨及骨骼样品，检测显示，随着年龄的增长，胶原蛋白中可还原的交联键减少。同时，研究发现两种未知化合物的含量有所增加，并证明了醛衍生的交联会随着年龄而变化，而在年轻个体的组织中可观察到中度的交联。

羟基赖氨酸醛途径中的主要成熟产物是吡啶啉。Walters 等报道人类牙本质中发现可还原交联物含量随着年龄（5、15、28、56 岁）的增长而下降，羟基吡啶残留量增加，但成年牙齿中仍存在着大量的可还原交联。Moriguchi 和 Fujimoto 应用色谱法和荧光法检测分析了大鼠、人肋软骨、人跟腱中的羟基赖氨酸醛代谢通路，他们发现吡啶类化合物的含量会随着年龄的增长而增加，直到生理成熟（人类在大约 20 岁）为止。人类在大约 30 岁后，吡啶啉的含量开始下降，表明它已转变为其他化合物。早在 1988 年，Eyre 在分析了 1 个月龄至 80 岁人群的骨骼和软骨胶原蛋白样本中羟基吡啶交联的浓度，发现从出生到大约 25 岁，可还原交联的含量逐渐降低；但是从出生到 25 岁，成熟交联的含量呈上升趋势；25 岁之后两种类型交联的含量趋于平稳，对于可还原交联而言，其下降趋势仍然明显。脱氧吡啶啉（DPD）是不可还原交联物的一种成分，Martin 等用酶联免疫法对 15～73 岁患者磨牙中的 DPD 进行检测，他们提取了牙齿不同部位的牙本质蛋白，并通过酶联免疫法对 DPD 进行了定量分析，尽管他们发现 DPD 比例随着年龄的增长而增加，但在 65% 的置信水平下，该方法的估计误差达 +14.9 岁，故无法适用于法医学检案。赖氨酰吡啶啉（LP）和羟氨吡啶啉（HP）是胶原交联残基，但 Açil 等分析了 173 颗磨牙（2～78 岁，31 颗乳牙和 142 颗次级牙）的 LP 和 HP 水平，结果表明牙本质 HP 和 LP 的浓度没有随年龄增加而增加，同一年龄个体间存在差异，HP 和 LP 浓度的测定不能用于个体年龄的测定。这些研究显示胶原交联可能并不是牙龄推断的有效指标。

六、牙齿的化学组成

随着年龄的增长，牙齿变得更脆弱而易折断。牙本质的力学特性随着年龄的增长而减退，非龋齿透明牙本质逐渐从根的顶端开始形成并逐渐向上蔓延，有时可达牙冠牙本质。透明牙本质是由于随着年龄的增长，钙盐沉积在已发生变性的成牙本质细胞突上，使牙本质小管钙化封闭并与周围间质的折光率无差别而呈透明状。牙本质这些与年龄有关的变化伴随着化学成分的变化。随着检测技术的发展，人们利用不同的技术对这些化学成分随年龄的变化进行了研究。

Kosa 等通过扫描电镜及能谱仪分析，对 25 名不同年龄和性别的成人牙本质小管周及小管间的钙和磷含量（重量百分比）进行检测，发现管周牙本质的钙/磷比（Ca/P）与年龄呈高度负相关（$r=-0.9052$），尤其是磷含量与年龄呈高度正相关（$r=0.9712$），并建立了相应的年龄推断线性回归方程。李洪文和皮昕利用同样的方法，对 38 颗双尖牙牙体硬组织 5 个不同部位 Ca/P 进行测量，建立了基于根尖部管周牙本质 Ca/P 的年龄推断线性回归方程（$r=-0.9296$）。利用拉曼光谱技术可对物质的化学组分进行定性和定量分析。Tramini 等通过对牙齿不同区域牙本质（牙冠牙本质、牙本质-牙骨质界限、牙根牙本质、根尖牙本质）的拉曼光谱进行分析，对主成分进行定量并筛选出年龄预测因子，建立的偏最小二乘回归年龄推断模型经检验显示平均误差 5 年。Ager 等联合使用紫外共振拉曼光谱（UVRRS），发现脱水和脱钙牙本质中的酰胺 I 峰高随着年龄增加而升高。Osmani 等采集了 71 颗牙齿（11~76 岁）牙冠、牙颈和根尖三个部位牙齿表面的拉曼光谱，结果显示由根尖牙骨质拉曼光谱获得了最佳的主成分回归年龄预测模型（男性和女性 R^2 分别为 0.84、0.71）。

第三节　基于分子生物学方法的年龄推断

使用分子生物学方法进行年龄推断是基于衰老过程中 DNA 的不同修饰，这些修饰包括常染色体 DNA（端粒缩短、T 细胞受体重排删除环），以及线粒体 DNA 突变和缺失。端粒在衰老研究领域已取得了一些成就，"端粒学说"是目前国际上公认的衰老学说之一，该学说证实了端粒与衰老存在着某种程度的关联，是细胞衰老的生物学标志物。近年来表观遗传学中的 DNA 甲基化一直是衰老和年龄推断研究的热点和前沿，应用其推断活体/尸体年龄达到甚至超过了天冬氨酸外消旋化推断年龄的准确性。此外，线粒体 DNA 突变、T 细胞受体重排删除环、表观遗传修饰（染色质构象和组蛋白的变化、非编码 RNA）等衰老研究也为法医学年龄推断提供了不同的指标和思路。下面将详细介绍各分子生物学衰老指标及其在法医学年龄推断中的应用。

一、端粒缩短

端粒是真核生物染色体末端由串联重复的非编码序列及结合蛋白组成的帽状结构，其概念最早由 20 世纪 30 年代的遗传学家 Mc Clintock 和 Muller 提出，具有维持染色体结构稳定、防止染色体末端融合及保证减数分裂中染色体顺利分离等重要功能。人类染色体端粒为 5′-TTAGGG-3′ 6 个碱基的简单重复序列，总长度 5~15kb。DNA 聚合酶末端复制缺陷可能导致染色体复制的末端发生隐缩，为保证染色体的完全复制就需要端粒酶把复制缺陷填补起来，即通过端粒修复延长可以让端粒不会因细胞分裂而有所损耗，使得细胞分裂的次数增加。但是在正常人体细胞中端粒酶的活性受到相当严密的调控，只有在造血细胞、干细胞和生殖细胞这些必须不断分裂的细胞之中，才可检测到具有活性的端粒酶。在个体的发育过程中，除上述细胞外的其他细胞中端粒酶的活性是受到抑制的，因此正常的人体细胞每发生一次分裂，其端粒 DNA 的长度就会相应地缩短 30~200bp，就像磨损铁杆一样，如果磨损得只剩下一个残根时，细胞就接近衰老和死亡。在正常的人体细胞中可以通过测定端粒的长度来推断细胞的寿命继而达到推断年龄的目的。

（一）端粒缩短与衰老

氧化应激反应最容易作用于胸腺嘧啶 T 和鸟嘌呤 G，端粒末端恰好富含 G。活性氧（reactive oxygen species，ROS）诱发 DNA 损伤反应和 DNA 修复（DNA damage response，DDR），DDR 可使端粒长度缩短，并激活 p53 通路并使细胞周期蛋白失活，抑制细胞周期进程，从而介导细胞的衰老，这一阻滞常发生在细胞周期的 G_1/S 和 S 期。

1965 年，Hayflick 的研究揭示了正常人成纤维细胞的分裂次数是有限的，并提出了"Hayflick 限制"理论，即不同的体细胞（表皮细胞、内皮细胞、成肌细胞、淋巴细胞等）都有所谓的分裂钟（mitotic clock）来限制它们的分裂次数，但分裂钟的本质一直未能得到明确的解释。1973 年，Olivnikov 提出了"端粒学说"，提出了端粒丢失与衰老关系的理论，即端粒丢失很可能是因为某种与端粒相关的基因发生了致死性缺失，端粒丢失可导致细胞退出分裂周期。

1990 年，Harely 等证实了正常体细胞衰老时端粒的丢失，进一步完善了 1986 年由 Cooke 等提出的细胞衰老端粒假说。Harely 等分离培养了 0（胎儿）~91 岁不同年龄段个体的成纤维细胞，发现细胞的端粒长度与细胞分裂有关，细胞分裂的次数与端粒长度成正比——细胞每分裂一次，端粒缩短约 50bp。端粒 DNA 越长，细胞分裂能力越强，随着年龄增加，端粒 DNA 越来越短，分裂能力逐渐下降。因此 Harely 及其他学者提出了"端粒假说"，即随着人体细胞不断分裂增殖，端粒 DNA 长度逐渐变短，端粒缩短到一个"关键长度"就可能导致染色体双链断裂，并激活细胞自身的检测系统，从而使细胞进入 M_1 期死亡状态；随着端粒的进一步丢失，将会发生染色体重排、着丝粒染色体和非整倍体形成等错误，细胞进入死亡期状态，大部分细胞达到寿命极限而死亡，而生存下来的细胞具有无限增殖能力，且端粒酶阳性。这一假说认为端粒酶复活可延长细胞寿命，肿瘤细胞无限增殖的特征可能是端粒酶异常激活的结果。

大量研究已证实除了永生化细胞（如心肌、神经元等）和肿瘤细胞外，机体大部分体细胞端粒长度会随着年龄增加而缩短。因此，如果某种体细胞端粒长度随着年龄增加而均匀性缩短，则可通过测量该细胞端粒初始长度和端粒年缩短速率来推算个体年龄，端粒初始长度可以永生化细胞端粒长度代替。人们对肝脏、肾皮质、胰腺、甲状腺、甲状旁腺、食管黏膜及胃黏膜等组织细胞端粒年缩短速率与年龄的关系进行了研究，其中肾皮质端粒年缩短速率为 10.8bp，甲状旁腺端粒年缩短速率为 94bp，显示出组织特异性。

Hastie 等发现不同年龄供体血细胞和结肠黏膜细胞端粒长度随年龄增加而缩短，血细胞平均每年丢失约 33bp 端粒重复序列。Lindsey 等报道，皮肤细胞端粒 DNA 总量随年龄增加而减少，端粒 DNA 变短导致细胞衰老，其增殖能力也随之下降。Allsopp 等通过体外培养不同年龄个体的成纤维细胞，观察到端粒初始长度越长，有丝分裂次数越多，分裂增殖能力越强；一些早老性疾病的患者，其成纤维细胞端粒长度明显短于同龄人，体外培养这些细胞，其分裂能力明显减弱。1998 年，Bodnar 等将人的端粒酶基因导入正常的细胞中，激活端粒酶导致端粒序列异常延长，细胞增殖旺盛，细胞寿命显著延长，这一结果无疑印证了"端粒学说"。同年，Frenck 等研究儿童的端粒发现，5～48 月龄小儿的外周血白细胞端粒片段每年缩短大于 1kb，4 岁至青少年时期端粒缩短速度变缓，青年及以后缩短速度更慢，揭示了儿童和成人端粒缩短的速度是不同的。Aviv 认为，端粒是人体内部"时钟"，随着时间的流逝，端粒导致人类基因不稳定和染色体丢失，端粒不仅能够很好地解释年龄变化，同时也能够解释一些与年龄有关的基因特征，并在高血压、糖尿病、动脉硬化症、癌症疾病的发生发展上扮演着重要角色。1999 年，杨仕明等研究不同年龄个体正常胃黏膜端粒状态时发现，正常胃黏膜端粒长度与年龄明显呈负相关关系，端粒重复序列平均每年丢失 41bp±12bp，因此端粒长度可以作为衡量胃黏膜细胞衰老的一种生物学标志物。Melk 等对肾脏的研究发现，端粒长度随年龄增加而变短，皮质较髓质更明显。Aikata 等研究 17～81 岁个体的肝脏样本发现，肝脏端粒重复序列每年减少约 120bp。Jane 等研究中性粒细胞和 T 淋巴细胞端粒长度随年龄变化时发现，在 1～96 岁的研究对象中，两种细胞在儿童期有一段快速缩短期（每年减少约 700bp），随后缩短趋势减缓，逐渐缓慢缩短（每年减少约 31bp），端粒长度在任一细胞中既依赖于其复制的历史，又依赖于端粒酶的活性，通常端粒酶活性是被限制的，以防止细胞过度增生。2001 年，Yang 等报道，不同年龄研究对象的肾上腺组织细胞培养显示，随着年龄增长，细胞分裂能力明显降低，端粒长度从胎儿的 12kb 减少至老年人的 7kb。2002 年，童坦君等发现，人类细胞衰老的主导基因 P16 是细胞衰老遗传控制程序中的重要环节，可影响细胞寿命与端粒长度，抑制 P16 表达，细胞寿命延长，端粒长度缩短的速度减慢。2005 年，Zglinicki 的研究观察到端粒的平均末端限制性片段长度（TRF）在人的一生中每年减少 20～60bp。2014 年，Bauch 等在研究长寿海燕的基因组时发现，染色体中长的端粒比较短的端粒更能准确地预测寿命，认为它是一种信息更为丰富的生物标志物。

（二）端粒的检测方法

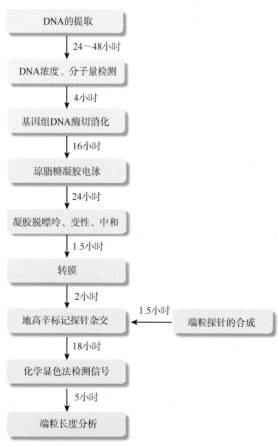

图 8-1　Southern blot 法检测端粒长度流程

1. 早期端粒检测　早期用于端粒长度研究的方法均是基于对特定 DNA 重复序列设计的核酸探针或引物来完成的。端粒测量的研究始于 20 世纪 80 年代，第一种测量方法是 DNA 印迹法，又称 Southern blot（SB）法。迄今为止，研究者将其视为公认的端粒测量"金标准"。该方法的原理即用限制酶（*Hinf* Ⅰ或 *RSA* Ⅰ）完全消化 DNA 样本后，利用琼脂糖凝胶电泳对 DNA 片段进行分离并转移到尼龙膜上，膜上的片段与包含特异性端粒重复片段的标记探针进行杂交，最后在 X 线胶片下显影，不同长度的端粒片段呈现出不同强度的信号点（图 8-1）。但此种方法的弊端在于很难建立一套算法体系来精确地区分那些片段大小极为接近的信号点。有研究报道这些端粒的信号中同时存在大量的噪点，提示该方法若应用于年龄推断可能产生较大的误差。尽管该方法存在很多局限性，目前该方法仍然广泛应用于端粒长度与衰老和相关疾病关系的研究。

至 20 世纪 90 年代，应用标记的端粒与荧光探针杂交原理的 Q-FISH 法被提出，使得端粒长度的定量检测技术再一次得到突破。该技术的测量结果为每条染色体的真实长度，不包含亚端粒序列长度，但该方法操作耗时且对样本要求高，因此难以用于大量样本的检测。因此与 Q-FISH 法基于相同原理的 Flow-FISH 法被提出，Flow-FISH 技术可准确测量单个细胞的平均端粒长度，且由于其高通量检测的特点已经被证明在血液细胞的端粒长度研究中是一种有效的技术手段。

2. 端粒测量技术优化　上述 SB、Q-FISH 和 Flow-FISH 三种方法各有特点，Q-FISH 和 Flow-FISH 技术因为检测耗时较长且需要专业的设备仪器，所以很难大范围应用推广，且三者综合应用性不够高。据此，2002 年 Cawthon 提出了定量即时聚合酶链反应（Q-PCR）法，该方法与 SB 法的检测结果具有良好的一致性，Cawthon 等分别运用 Q-PCR 法和 SB 法对同一批样本进行分析，其检测结果相关性 $r=0.68$，$P<0.01$；该方法的另一个优点是可适用于少量样本的分析，仅需约 SB 法样本量的 1/50，且操作快捷、简便、经济、高效；正因为这些优点，Q-PCR 方法自问世以来被广泛使用。但 Q-PCR 法也

有其局限性，即其所得结果反映的是端粒的相对长度而不是绝对长度，不能测量短端粒。2009 年 Cawthon、2012 年 Vera 分别在 Q-PCR 法基础上进行改进，提出并完善了单色多路复用定量 PCR（MMQPCR）法，从而在降低测量误差的同时提高了通过量，并可在不同拷贝数下对多组 DNA 模板进行研究，如对细胞 mtDNA、rDNA、Alu DNA 拷贝数目的研究。值得一提的是，Q-PCR 法不能提供端粒的真实长度，而 Nussey 基于 PCR 法原理在 2014 年提出了单个端粒长度分析法（STELA），该方法虽然通量不高，但对研究端粒的精确长度有重要的意义。

随着检测技术的革新，端粒检测方法也得到了飞速发展。2014 年 Zong 和 Kibriya 分别提出了表面增强拉曼散射（SERS）法和多基因表达的定量检测（QGP）法，这两种方法在检测时间和通量等方面较之前的方法都有了质的飞跃。其中，SERS 法的主要原理是纳米级粗糙金属表面对吸附分子的拉曼光谱信号有增强作用，操作上是选取两条单链 DNA 作为 SERS 探针标记两个不同的拉曼分子，分别与端粒和着丝粒特异性杂交，端粒越长、与探针杂交越充分，产生的 SERS 信号也越强。该方法准确率和敏感度高，但其测量原理尚未明确，相比较而言，QGP 法有更大的优势。QGP 法同样不依赖于 PCR 扩增，而是基于液相芯片来检测。该方法的流程是捕捉剂（CE）探针和标记填充剂（LE）、受体阻滞剂（BL）探针与连续目标基因序列杂交，生物放大器使探针产生荧光信号，信号强度代表样本目标序列长度。QGP 法实现了端粒长度的经济、高效测量，展示了良好的应用前景。

3. 端粒测量技术与方法的优缺点　端粒检测技术与方法的发展经历了一个较长的时间，其间产生了一系列方法。SB 法优点突出，作为"金标准"被研究者广泛应用，具有高分辨率和高精确度，如通过对衰老细胞模型样本的测量，结果显示其分辨率约为 150bp，可分辨代龄相差至少 2 代的正常人成纤维细胞端粒长度的差异。但该方法的主要不足和缺点有三：一是实验时该方法需要大量完整无断裂的 DNA 样本（约 3μg），试验周期长达 5～7 天，如果操作者没有丰富的经验和技能则难以驾驭；二是其测量的为细胞整体水平的端粒长度，包括端粒和亚端粒序列的长度，不能反映单个染色体的实际长度，使其适用性受到限制；三是测量结果易受样本保存环境、消化时间、电泳条件等多种因素影响。尽管该方法有如此不足，考虑其有高分辨率和高精确度的优点，当测量样本量足够大时，应优先选择该方法。

在诸多端粒检测方法中，SERS 法是首次将光学原理与杂交理论相结合提出的一个新技术，该方法省去了样品预处理、电泳和 PCR 过程，具有操作简便、准确率和敏感度高的优点。Zong 等选取不同批次样本测量，结果显示不同批次的样本 T/C 比有很好的相关性，说明 SERS 技术的再现性和可靠性理想。该方法的缺陷是目前仅限于金、银、铜三种金属和少数极不常用的碱金属（如锂、钠等）的依托下进行实验，实验中所存在的复杂现象目前无法用现有的 SERS 理论进行解释，实验结果的重复性以及与金标准的比较还有待进一步深入探索。

QGP 法和 Q-PCR 法相同，QGP 法的第一个优点是可以同时处理大批样本，50ng DNA 样本即可检测，每次可同时检测 69 个 DNA 样本，且费用较低；第二个优点是由于该方法使用的 CE 探针和 LE 探针具有特异性，其测量结果为每条染色体端粒的真实长度，即能将端粒中的亚端粒长度准确分离，解决了 SB 法所不能完成的问题；第三个优点是该方法稳定性高。QGP 法的缺点是要求 DNA 样本完整，且当样本量低于 50ng 时，测量的准确性不理想。除上述常用的方法之外，STELA 法是基于 PCR 单染色体水平测量端粒的一种高分辨率、高可靠性的方法，2ng 以上 DNA 样本即可测量，在疾病诊断方面有很高的应用价值。值得一提的是，STELA 法可以测量极短端粒的长度，而其他方法无法处理这类样本；Q-FISH 法要求样本为活细胞或固定的组织切片，而且操作耗时。此外，QGP 法适用处于有丝分裂中期的细胞，不适合静止期细胞，而衰老细胞较少进入 S 期，故不适合应用于衰老细胞；Flow-FISH 法可以同时处理大量样本，是目前用于端粒长度检测的最快速、最敏感的方法。分析显示，QGP 法比 Q-PCR 法更加精准，可重复性高，因此更加适合临床诊断应用。但其要求细胞完整，包含细胞核，从准备样品到数据分析至少需要 16 小时，花费较大。相比 Q-FISH 法，该方法的最大缺陷是测量结果提示整个细胞群端粒变化的均值，而不能区分单个端粒长度。这也限制了它在流行病学上的应用。STELA 法最大的优点为可以在 pg 数量级或 50 个细胞左右提供可靠的端粒长度结果，所以适用于罕见类型细胞端粒长度测量；其缺点为单个染色体端粒长度不能代表整个细胞端粒长度水平，仅限于 XpYp、2p、11q、12q 和 17p 的检测，而且对于较长端粒的检测能力有限，一般上限为 20kb。

概括以上所述，尚未见同时具备精确度高、简便、快速等诸多优点的、适应面广的测量方法，也就是说端粒检测方法的选择应根据特定的研究而定，综合考虑样本类型、检测精确度、实验室条件等。上述测量方法除 Q-FISH 法批内变异系数偏高外，其他方法的稳定性较好。概括而言，研究者在选择方法时，应考虑以下几个方面：其一，在样本数量方面，如果样本数量大，则优先选择 Q-PCR、Flow-FISH 及 QGP 法，STELA、Q-FISH 法适合样本数量在 5～10 份水平的实验室精确测量，不适合大规模流行病学研究或疾病筛查；其二，在样本要求方面，SB、Q-FISH、Flow-FISH 和 QGP 法对样本要求相对高，需要完整活细胞，而 STELA 和 Q-PCR 法是在 DNA 水平上检测，不需要活细胞；其三，在样本含量方面，STELA、Q-FISH、斑点杂交、HPA、SERS 和 QGP 法对样本量需求小，如 STELA 法只需要 2ng 以下的样本，由于样本量小较容易采集，Q-PCR、Flow-FISH 和 SB 法对样本量要求相对较高，从而带来了样本采集的难度；其四，在测量范围方面，Q-FISH、STELA 和 QGP 法能测量端粒的真实长度，而其他方法只能提供端粒的相对长度或平均长度。

（三）端粒用于年龄推断

人体中，除大脑白质、灰质、心肌细胞、生殖细胞外，几乎所有体细胞的端粒长度都会随时间的延长而缩短。大量的研究已经证明体细胞端粒缩短呈现一定的时间阶段性，在儿童期和成人期缩短的速率是不同的，因此既往的研究测量了不同年龄阶段不同类型细胞端粒长度的均值，但从表 8-3 可以看出多数组织中端粒长度在各年龄段存在重叠，年龄段跨度大且存在缺省，所以更多的是只能作为一种推断年龄的辅助方法或验证方法。

表 8-3　既往研究中不同年龄阶段不同组织细胞端粒长度均值

组织器官	新生儿端粒长度（kb）	百岁个体端粒长度（kb）	不同年龄段个体（岁）/平均端粒长度（kb）	样本年龄（岁）	作者
肝脏	12.9±2.6	8.3	0～8/13.2±2.0	0～101	Takubo
			40～79/7.8±1.9		
			80～101/7.5±2.0		
肾皮质	10.8±2.2	11.8	0.1～9/12.2	0～88	Melk
			42～50/11.5		
			51～58/11.5		
			62～68/10.6		
			>71/10.1		
胰腺	13.9±1.4	8.4	0～24/13.5±1.5	0～100	Ishii
			25～49/12.3±0.7		
			50～74/11.3±2.5		
			75～100/10.7±1.8		
甲状腺			<2/16.53±1.10	0～98	Kammoni
			20～50/14.31±0.80		
			51～80/11.27±0.68		
			>80/8.73±1.08		
甲状旁腺			<4/15.80±1.46	0～98	Kammoni
			20～50/15.39±0.86		
			51～80/10.93±0.78		
食管黏膜	15.2	9.3	<2/14.9±1.3	0～102	Takubo
			2～20/14.0±1.8		
			21～60/10.1±3.7		
			61～80/10.4±3.3		
			80～102/9.5±3.1		
胃黏膜	10.7	6.5	<2/11.8±1.3	0～99	Furugori
			40～60/9.7±2.0		
			61～80/9.1±1.6		
			81～99/7.3±1.1		

资料来源：杨吉庆，黄兆祥，梁杰，等，2016. 测定端粒长度推断法医学年龄的研究进展. 河南科技大学学报（医学版），34（2）：156-160.

　　真正通过端粒长度构建年龄推断模型的研究始于 2002 年，Tsuji 在其研究中收集了 60 个年龄在 0～85 岁的日本志愿者的血痕样本，针对 TTAGGG 端粒特异性重复序列设计了探针，且使用洋地黄（DIG）标记，运用 Southern blot 技术对端粒长度进行了分析以确定各样本中平均末端限制性片段（TRF）长度。在研究中 Tsuji 发现 TRF 长度随年龄的增长而缩短（R^2=0.692），并建立了年龄推断的回归模型：年龄=−0.0095y+148.9，模型的预测标准误差为±7.037 岁，其中 y 代表 TRF 长度。Takasaki 也运用了 Southern blot 技术对 100 名 16～70 岁的日本志愿者的牙髓样本进行了 TRF 长度的研究，并建立了年龄推断回归方程：年龄=−0.0119y+168.0，模型的预测标准误差为±7.52 岁，R^2=0.562。2009 年，Ren 也采用 Southern blot 方法研究了 105 名 0～81 岁中国志愿者的外周血液样本，得到了 TRF 长度与年龄的回归方程：年龄=−16.539y+236.287，模型的预测标准误差为±9.832 岁，R^2=0.834。上述研究均基于 Southern blot 的方法发现端粒长度与年龄间存在很强的相关性，但同时也发现个别样本的端粒长度与同年龄段个体端粒的 TRF 均值存在较大的差异，各研究者均讨论了这些个案差异的原因。Tsuji 认为这些变异的数据是由环境和基因因素（如疾病）造成的，Ren 得出的结论是在所研究的中国汉族人群和藏族人群中 TRF 长度没有统计学差异，而造成个案偏移的原因可能是性别导致的，在他的另一项研究中显示男性样本较女性样本的平均 TRF 长度更短。

Takasaki 等提取了 100 颗健康磨牙的牙髓 DNA，发现端粒长度与年龄呈高度负相关，其中 4 颗室温保存 1 年的牙齿中，端粒长度小于拔牙后立即测定的牙齿端粒长度，他们用该技术测定了 15 例尸体的年龄，虽然 12 例预测年龄在标准误差范围内（7.52 岁），但有 3 例误差在 10 岁或 10 岁以上，认为死因和死亡时间可能是影响端粒长度的关键因素。Kumei 等报道牙髓中端粒长度大于牙龈中端粒的长度，牙髓中端粒长度随年龄增长而缩短。Márquez-Ruiz 等对 77 名 15～85 岁男女共 91 颗牙齿的端粒长度进行检测，结果显示牙齿端粒长度无性别差异，在不同类型牙齿中磨牙端粒长度最大，相对端粒长度与年龄呈负相关（男性 R^2=0.37、女性 R^2=0.17，$P<0.01$），但建立的预测年龄方程与其他研究一样显示出比较低的准确性（年龄估计的标准误差为±13.18 岁）。Márquez-Ruiz 等对 65 例 15～85 岁健康牙齿 DNA 甲基化及端粒长度同时进行了研究，结果亦显示磨牙端粒相对长度较大，端粒长度无性别差异，与年龄呈负相关（R=−0.549），且 DNA 甲基化在预测年龄方面似乎优于端粒长度。端粒长度推断年龄的精确度低，且受遗传、环境、疾病等综合因素，特别是死亡时间和环境因素影响，因此，关于利用法医生物检材端粒长度推断年龄的研究尚需克服诸多因素的干扰。

（四）端粒用于推测年龄存在的问题

1. 端粒长度检测技术仍存在局限性 目前检测技术测出的端粒 DNA 长度是全部染色体端粒 DNA 的平均值，不是确定的某条染色体上端粒 DNA 的确切值。研究者通过比较同一组织的不同细胞发现，每个淋巴细胞表现出不同的端粒长度，所以单细胞的端粒长度并不能反映个体真实的端粒长度。因此，我们在分析某一组织的端粒长度时有必要以该组织细胞中的平均 TFR 长度作为其端粒长度自变量进行统计分析，同时在取材时尽可能检取大块组织，并且对未知个体进行分析时尽可能对同一组织进行多次不同位置的取样，以降低抽样误差。

目前检测端粒 DNA 的技术方法对检材需要量大（一般需要 20μg 以上），如 Southern blot 方法需要大量相对完整的 DNA，这在法医学检案中是很难达到的。与此同时，DNA 的降解过程会对端粒长度造成影响。研究发现，对储存 5 个月的干血痕进行端粒长度分析的结果会比同一个体的新鲜血痕样本分析结果短 500bp。Takasaki 研究的数据显示储存在室温下的牙髓细胞端粒长度较同一个体新鲜牙髓细胞端粒长度缩短了 925bp。所以这种方法不适用于留下样本与分析样本之间间隔太长时间的法医学分析，同样也限制了其应用。

Tomaska 在 2009 年发表的研究结果中指出，端粒长度研究的准确度在很大程度上依赖于其对试验仪器的敏感度，不同实验室的实验条件的差异可能导致因缺乏端粒酶而发生的端粒重组，最终导致端粒被拉长，这种随机事件的发生会导致在同基因细胞的克隆群体中甚至在单个细胞中端粒长度出现极大的差异，在同一个体内组织间或组织内形成异质性。

2. 年龄推断的准确性无法满足法医学检案的要求　目前对端粒长度研究最多的国家是日本，其所得的大量实验数据表明，不同种类的体细胞端粒长度随时间呈阶段性变化趋势。但针对西方人群进行的研究显示端粒长度作为个体年龄推断指标，其预测效果并不理想。在一项基于近 100 名不同年龄献血者的测试中，Karlsson 等的研究得到的相关性为 $R^2=0.3$，预测年龄估计值的标准误差约为 22 岁。而 Kayser 等的研究得出了更为不乐观的结论，端粒长度和年龄之间的相关性为 $R^2=0.14$。该研究调查了共 350 名健康男性，年龄在 22～84 岁，这表明在进行端粒长度的法医学年龄推断时，还需要考虑种族带来的端粒长度的变异。值得一提的是，Tsuji 和 Takasaki 的研究中年轻个体的端粒长度与 40～50 岁个体的端粒长度并无明显差异，因此在法医学实际检案中，端粒长度只能粗略地区分老年个体和少年个体，无法提供更高的推断精度。

3. 端粒长度在不同性别人群中存在差异　国内任甫等以 108 份健康人外周血为研究样本，采用 SB 法检测端粒限制性长度，大多数年龄组女性端粒限制性片段值大于男性（$P<0.05$）；Lapham 等对 100 000 名研究对象的唾液中的端粒进行研究，结果显示 50 岁以上女性端粒较男性长，而 50 岁以下男女之间端粒长度无差异。Gardner 等报道了对男性和女性端粒长度差异性的 meta 分析，使用 SB 法的测量结果显示女性端粒长度较男性长，而使用其检测方法得到的端粒长度在男性和女性未发现明显差异，这一结果无疑值得研究人员进一步分析。因此，有人认为端粒长度在不同性别之间的差异并不是绝对存在的，与年龄、检测方法等其他因素也有一定关联。此外，研究提示端粒长度在两性之间的差异也可能与雌激素水平有关，因为端粒逆转录酶上存在雌激素反应元件，端粒长度与氧化应激有极强的关联，而女性产生的活性氧相对比男性少，因此雌激素可能刺激端粒酶从而延长染色体末端长度。结合不同性别人群时序年龄差异来看，女性端粒长度相对男性较长这一结果与目前女性的平均寿命长于男性的现况一致，从某种程度上可以说明端粒长度与年龄有一定的关联。

4. 不同年龄段人群端粒长度变化的速率存在差异　端粒长度的变化是一个复杂的过程，其持续时间长而缓慢，这一特点使其在现场和实验研究的观察时限上受到诸多限制。为了反映人体端粒长度变化的速度，Lapham 等在大样本基础上描述端粒长度随年龄的总体波动规律，分析了不同年龄段人群的端粒长度变化速率。通过动态数列分析发现，端粒长度缩短速度最快的是 50～60 岁年龄段，其次是 20～30 岁年龄段。50～60 岁年龄段是大多数男女进入"更年期"的开始，尤其是女性，在衰老现象逐渐凸显的同时，随着激素和内环境的改变，某些指标异常和疾病（围绝经期综合征、骨质疏松等）风险加大都是很常见的；从社会学角度分析，该年龄段的人群在社会、家庭中处于中坚向老年过渡的特殊时期，将可能承受更大的来自家庭、社会、工作等方面的压力，不可避免地会影响到人的心态和情绪，这些因素直接影响了端粒变化的敏感性。20～30岁年龄段是青年向中年过渡的一个时期，一定程度上表现为生理功能、心理发展等方面在成熟的基础上发生转折，如神经学家指出，人脑25岁以后其记忆力不会再增加，甚至呈衰减状态；又如人体椎间盘的衰老变化可追溯至20岁开始。由于不同年龄段人群其端粒变化的速率存在差异，所以大规模人群流行病学研究是十分必要的，因为只有通过一定数量的积累，才能反映事物的普遍规律，获得可靠的结果，这也顺应了大数据和精准医学的发展趋势。

5. 端粒的损耗率很大程度上依赖于个体内源性和外源性因素　目前研究已经证明平均端粒长度是可遗传的，而且不同的染色体表现出不同的平均端粒长度，染色体17p被发现具有相对较短的端粒。此外，先天具备长端粒的个体其生命过程中单位时间内端粒的缩减幅度也较先天具备短端粒的个体明显。有许多慢性疾病也会影响端粒的长度，如贫血、高血压、冠心病、慢性肝病等，所有这些疾病通常都可以通过法医尸体解剖发现，所以如果需要应用端粒长度指标推断年龄，应该尽量在大体尸体解剖甚至组织学镜下检查时筛查未知年龄个体是否患有上述疾病，以降低推断的误差。

Baird的研究指出，氧化应激效应随着年龄的增长而加强会对端粒富含鸟嘌呤的序列构成限制，这是一个非常重要的影响端粒酶长度的内源性因素。因此，明确氧化应激效应与端粒功能之间的作用机制就显得尤为重要。

（五）端粒在法医学年龄推断中的展望

端粒与年龄的相关性研究在20世纪90年代末至21世纪第一个十年较为集中，但因为前述"端粒用于推测年龄存在的问题"中部分问题是端粒自身属性决定的，现有技术手段无法解决或优化，另外，端粒推断年龄有较强的主观性，会导致较大的推断误差，所以端粒长度分析更多只能作为一种推断年龄的辅助方法或验证方法，特别是针对软组织样本，端粒缩短指标还是具备较高应用价值的。

考虑到端粒长度缩短存在组织异质性，在未来的法医学研究中仍需要对各个组织脏器进行分别研究，从中筛选出一项或几项最具代表性的组织端粒缩短模型，以利于法医学实际应用。另外，还应当比较不同地区、不同人种等因素对端粒长度的影响，并对微量检材、不同腐败程度检材、瘢痕组织等进行研究，以适应法医检案工作的不同需要，为法医检验鉴定工作服务。

二、DNA 甲基化推断年龄

（一）DNA 甲基化与衰老

表观遗传学描述了在 DNA 序列不变的情况下基因表达的变化，个体发育和衰老都受到表观遗传变化的影响，而 DNA 甲基化是表观遗传的一种重要的表现形式。DNA 甲基化（DNA methylation）是指在 DNA 甲基化转移酶（DNA methyltransferase，DNMT）作用下，DNA 胞嘧啶 5′ 碳位共价键结合一个甲基基团的化学修饰过程。DNA 甲基化主要发生在哺乳动物细胞核苷酸的胞嘧啶中（5′-胞嘧啶-磷酸-鸟嘌呤-3′），DNA 甲基转移酶在甲基供体（—CH₃）的存在下催化胞嘧啶的 5′碳（C₅）位置上形成 5-甲基胞嘧啶。通常认为，DNA 的甲基化与染色质的浓缩结构有关，并且在基因组保护和基因转录抑制中发挥作用。人类基因组中有 60%～90% 的 CpG 位点被甲基化，包含高频率 CpG 位点的区域称为 CpG 岛，通常与基因的调控区相关。1967 年 Berdyshev 等的研究首次揭示了 DNA 甲基化的方式和数量会随着个体的寿命而变化。既往研究证实，基因组 DNA 甲基化总体水平随年龄增大而降低，部分位点的甲基化水平却随年龄增大而升高，并发现特定位点的 DNA 甲基化与年龄呈线性相关，据此可进行年龄推断。

后续的一系列研究证明了 DNA 甲基化随年龄变化受多种因素影响，如生活方式、吸烟、酒精摄入量、药物滥用、饮食、性别、体育锻炼及生育史等。2012 年 Salpea 提出了一种"衰老的表观遗传学理论"，她指出表观遗传改变是衰老的基础，会随着年龄的增长而不断积累，并导致正常的基因激活和表观遗传上调。出于衰老研究的目的，2011 年 Bocklandt 等证明在纯合子双胞胎（21～55 岁）中有 88 个甲基化位点的唾液样本显示随着年龄的增长而发生显著变化，发现 *EDARADD* 基因与年龄呈线性相关，误差为 5.2 岁左右。从那以后，其他作者分析了与衰老有关的不同基因。2013 年，Horvath 等建立了可适用于多种组织类型 DNA，包含 353 个随年龄变化 CpG 位点（AR-CpG 位点）的年龄预测模型，使得应用 DNA 甲基化标志物准确推断年龄成为可能。在此之后，DNA 甲基化与衰老机制的研究、年龄相关的甲基化位点的筛选、不同组织间年龄相关性 DNA 甲基化位点的比较，以及不同种族人群间年龄相关性 DNA 甲基化位点的研究逐步开展起来。

（二）DNA 甲基化与法医学年龄推断实践概述

在法医学领域，DNA 甲基化的应用主要体现在体液来源鉴定、年龄推断和同卵双胞胎鉴别等方面，其中法医学年龄推断是近年研究的热点。目前的研究证明 AR-CpG 位点甲基化程度随着年龄增长呈现出高甲基化或低甲基化的状态，其中一些位点的甲基化程度与年龄存在线性关系，可用于年龄推断。

与其他的分子生物学指标相比，DNA 甲基化是较准确的可预测年龄的生物标志物，许多研究报道了 AR-CpG 位点和特定的某些组织类型或体液的年龄预测模型。DNA 甲基化在法医学领域的应用具有以下优势。

（1）推断误差小：不同学者的研究报道年龄推断的平均误差为 0.94～7.9 岁，经过仔细筛选后的 DNA 甲基化标志物已经可以较为稳定地将预测误差控制在 ±3 岁，其准确度高于端粒长度的消减、线粒体 DNA 年龄相关性删除、T 细胞 DNA 的重组或蛋白质的转化等指标，与已报道的天冬氨酸的外消旋化方法推断年龄的准确度相当。

（2）可广泛应用于活体或尸体的年龄推断：虽然天冬氨酸的外消旋化方法同样能够获得较高的年龄推断准确性，但这种方法只适用于牙齿和骨骼，而这种侵入性的检测方法在法医学活体年龄推断中应用价值不大。

（3）可应用于多种组织样本：虽然 AR-CpG 位点存在组织差异性，但在同一类型的组织中，甲基化年龄推断指标具有较高的稳定性，相比于天冬氨酸的外消旋化方法只能用于牙齿，无疑具备更广的应用范围。

（4）样本制备的标准统一，且样本的规范化处理过程简单：对提取的 DNA 进行重亚硫酸氢盐转换几乎是 DNA 甲基化分析的必备步骤，成熟的商品化试剂盒使得这一过程的质量可控。

（5）可进行不同"精度"的定量定性分析：基于基因芯片技术的甲基化图谱分析、飞行质谱分析、焦磷酸测序、SNaPshot 甲基化分析、甲基化敏感性高分辨率熔解曲线分析（MS-HRM）、大规模平行测序等技术，能够分析特定片段乃至单碱基的甲基化水平，而对检材的要求甚至可以降低到单细胞水平，从而在很大程度上满足法医学年龄推断的检测要求。

（三）基于不同组织类型的年龄推断

目前研究已证明 AR-CpG 位点存在组织特异性，即不同组织类型的细胞 DNA 的甲基化模式不同。因此，基于 DNA 甲基化的年龄推断研究具有相对独立性，往往针对特定组织类型的生物检材，如血液、唾液、精液或其他类型的体液。血液和血痕是犯罪现场最常见的生物性检材，目前大多数法医学年龄推断模型都是基于血液样本 DNA 开发的，因此基于 DNA 甲基化指标建立的适用于血液和血痕的年龄推断体系可以作为一种快速有效的年龄推断技术手段应用于法医学犯罪现场调查。但同时，来源于其他组织的 DNA 甲基化年龄推断体系的建立使犯罪现场调查方法更为完善（表 8-4）。

1. 血液　随着甲基化微珠芯片的不断发展，研究人员使用 Illumina Human Methylation 27K 或 450K 甲基化芯片对不同种族不同年龄个体的血液样本进行了大量的人类甲基化图谱分析，并建立了多个基于血液的甲基化数据库。2013 年 Hannum 等利用 450K 甲基化微珠芯片在全基因组范围内对已知 CpG 位点的甲基化程度进行整体定量扫描得到甲基化图谱，从 450 000 个 CpG 位点中筛选出与年龄存在高度相关性的 71 个位点，并建立了年龄推断的数学模型，该模型可以解释 96.3% 的甲基化随年龄变化，预测误差为 3.88 岁。

Weidner 等于 2014 年应用焦磷酸测序技术分析了 151 名个体的血液样本 DNA 中部分片段上 CpG 位点的甲基化程度，筛选出 3 个存在于 *ITGA2B*、*ASPA* 和 *PDE4C* 片段上的 AR-CpG 位点，并运用其构建了推断年龄的数学模型，该模型的 MAE 为 4.3 岁。

表 8-4　近年来基于不同组织类型的 DNA 甲基化年龄研究

作者	研究年份	人群	样本	CpG 位点所在基因	组织	分析平台	准确度	模型种类
Bocklandt	2011	欧洲人	34 对同卵双胞胎、60 名无关个体	EDARADD、TOMIL1、NPTX2	唾液	27K 芯片	5.2 年	多元线性
Koch	2011	欧洲人	—	NPTX2、TRIM58、GRIA2、KCNQ1DN、BIRC4BP	多种组织（真皮、表皮、子宫颈涂片、T 细胞、单核细胞）	27K 芯片	11 岁	多元线性
Horvath	2013	欧洲人	8000 例（包含 6000 个癌症样本）	—	多种组织（51 种组织和细胞类型）	27K 和 450K 芯片	3.6 年	多元线性
Weidner	2014	欧洲人	151 例	ITGA2B、ASPA、PDE4C	血液	焦磷酸测序	4.3 年	多元线性
Zbieć-Piekarska	2015	欧洲人	420 例	ELOVL2	血液	焦磷酸测序	5.0 年	多元线性
Zbieć-Piekarska	2015	欧洲人	303 例	ELOVL2、TRIM59、KLF14、FHL2	血液	焦磷酸测序	3.9 年	多元线性
Huang	2015	中国汉族人	89 例	ITGA2B、NPTX2	血液	焦磷酸测序	7.87 年	多元线性
Xu	2015	中国女性	8 对女性同卵双胞胎、49 名女性个体	ADAR、AQP11、ITGA2B、PDE4C	血液	EpiTYPER	2.8 年（SVR 模型）	多元线性、多元非线性、BP 神经网络、支持向量回归
Lee	2015	韩国人	80 例（12 例芯片分析、68 例 SNaPshot 分析）	TTC7B、NOX4	精液	450K 芯片 SNaPshot	5.4 年	多元线性
Bekaert	2015	欧洲人	206 例（尸体和活体）	ASPA、PDE4C、ELOVL2、EDARADD	血液和牙齿	焦磷酸测序	4.9 年	多元线性、多元非线性
Freire	2016	欧洲人	52 对同卵双胞胎、725 名无关个体	ELOVL2、ASPA、PDE4C、FHL2、CCDC102B、C1orf132、chr16: 85395429	血液	EpiTYPER	3.07 年	多元分位数
Hamano	2016	日本人	74 例（22 例活体、52 例尸体）	ELOVL2、FHL2	血液	甲基化敏感性高分辨率熔解（MS-HRM）	7.44 年	多元线性

续表

作者	研究年份	人群	样本	CpG 位点所在基因	组织	分析平台	准确度	模型种类
Mawlood	2016	欧洲人（女性）	80 例	NPTX2、KCNQ1DN、GRIA2 和 TRIM58	血液	EpiTect Methyl II PCR	7.2 年	多元线性
Park	2016	韩国人	535 例	ELOVL2、ZNF423、CCDC102B	血液	焦磷酸测序	3.16 年	多元线性
Hamano	2017	日本人	197 例	ELOVL2	唾液	甲基化敏感性高分辨率熔解（MS-HRM）	5.96 年	一元线性
Hong	2017	韩国人	226 例	CNGA3、KLF14、TSSK6、PTPN7	唾液	SNaPshot	3.13 年	多元线性
Naue	2017	欧洲人	312 例	DDO、ELOVL2、F5、GRM2、HOXC4、KLF14、LDB2、MEIS1-AS3、NKIRAS2、RPA2、SAMD10、TRIM59、ZYG11A	血液	大规模平行测序（MPS）	3.16 年（全部 13 个位点）、3.24 年（基于 ELOVL2、F5、KLF14、TRIM59 上的 4 个位点）	随机森林机器学习算法（RFR）
Freire	2018	欧洲儿童	209 例	KCNAB3、EDARADD、ELOVL2、CCDC102B、MIR29B2CHG、chr16: 85395429	血液	EpiTYPER	0.94 年（训练组）、1.25 年（验证组）	多元分位数随机森林回归
Feng	2018	中国汉族男性	390 例		血液	EpiTYPER	2.89 年	多元线性、支持向量回归、人工神经网络
Jung	2018	韩国人	150 例	ELOVL2、FHL2、KLF14、C1orf132、MIR29B2C、TRIM59	血液、唾液、口腔拭子	SNaPshot	3.48 年（血液）、3.55 年（唾液）和 4.29 年（口腔拭子）	多元线性
Shi	2018	中国儿童（6～15 岁）	124 例	DDO、PRPH2、DHX8、ITGA2B	血液	450K 芯片、液滴数字 PCR（ddPCR）	0.47 年（男孩）、0.33 年（女孩），该结果是联合 DNA 甲基化指标、骨龄、牙龄指标得到的	多元线性

2015 年，黄云等选取了既往文献报道的基于不同组织和不同甲基化定量方法筛选得到的 AR-CpG 位点及其上下游的一段 DNA 序列，设计出 9 条片段（包含 38 个 CpG 位点）的 PCR 引物和测序引物，采用焦磷酸测序技术对 89 个血液样本进行了甲基化定量分析，通过差异性统计学分析和逐步线性回归分析筛选出了 5 个 AR-CpG 位点，并建立了推断年龄的多元线性回归模型，模型的 MAE 为 7.87 岁；应用该模型对 20 例个体的血液样本和血痕样本分别进行年龄推断的回代，结果显示二者间无明显统计学差异，证明模型同样适用于血痕样本；最后他们比较了 6 例个体分别基于新鲜血痕和陈旧血痕的年龄推断结果，发现在实验室条件下室温放置 4 个月的陈旧血痕仍能够获得理想的年龄推断结果。黄云等的研究进一步证明甲基化年龄推断体系在血液样本和血痕样本的年龄推断中具有一致的稳定性和准确性，为法医学犯罪调查的年龄推断提供了一种新的技术手段。

波兰学者 Zbiec-Piekarska 在 DNA 甲基化法医学年龄推断中进行了一系列研究：2015 年他收集了 303 份年龄跨度为 2～75 岁的个体的血液样本，基于焦磷酸测序技术构建了 *ELOVL2* 基因上 7 个 CpG 位点的甲基化数据库，并建立了回归分析的数学模型，模型的 MAE 为 5.03 岁；同年报道的另一篇文献中，Zbiec-Piekarska 在 420 例血液样本 DNA 中，运用上述技术分析了来自多个基因片段上的 41 个 CpG 位点，并从中筛选出了 5 个 AR-CpG 位点，这 5 个 AR-CpG 位点分别来自 *ELOVL2*、*C1orf132*、*TRIM59*、*KLF14*、*FHL2* 基因，以此构建的数学模型的 SE 为 4.5 岁，而测试组的 MAE 仅为 3.9 年；Zbiec-Piekarska 的研究团队于 2015 年将其开发的一个在线年龄推断工具（http://www.agecalculator.ies.krakow.pl）免费放到了互联网上，为全球的法医学实验室提供了一个开放的平台，为 DNA 甲基化的推广应用提供了坚实的基础。

2016 年，Park 等基于焦磷酸测序技术对 535 例韩国人血液样本进行选定位点的甲基化程度分析，筛选出位于 *ELOVL2*、*ZNF423*、*CCDC102B* 基因片段上的 3 个 AR-CpG 位点，并进行了建模分析，模型 MAE 为 3.16 岁。

2016 年西班牙学者 Freire 等应用 EpiTYPER 技术对 52 对同卵双胞胎和 725 名无关个体的血液样本 DNA 进行了甲基化分析，在基因片段 *ELOVL2*、*ASPA*、*PDE4C*、*FHL2*、*CCDC102B*、*C1orf132* 和 chr16：85395429 上找到 7 个 AR-CpG 位点，并建立了年龄推断的数学模型，MAE 为 3.07 岁。

2016 年，Hamano 等应用甲基化敏感性高分辨率熔解（methylation-sensitive high resolution melting，MS-HRM）分析技术，对 74 例日本人个体（22 例活体血样和 52 例尸体）血样 DNA 中 *ELOVL2* 和 *FHL2* 基因片段上的 AR-CpG 位点的甲基化状态进行了分析，并得到了推断年龄的 logistic 曲线拟合模型，这个模型对 74 例样本的训练集的 MAE 为 7.44 年，对 30 例样本的独立测试集的 MAE 为 7.71 岁。另外，Hamano 的研究中发现基于尸体和活体样本血液 DNA 推断年龄所得结果没有统计学差异，进一步证明了 DNA 甲基化可以广泛应用于法医学个体年龄推断。

2016 年，英国学者 Mawlood 等应用 EpiTect Methyl II PCR 系统，比较了文献报道的年龄相关基因的启动子区域中 CpG 岛的甲基化水平，筛选出 *NPTX2*、*KCNQ1DN*、*GRIA2* 和 *TRIM58* 基因中的 4 个 AR-CpG 位点，在对 80 例 18～91 岁女性志愿者的血液

DNA 样本进行甲基化分析以后，构建了包含上述 AR-CpG 位点甲基化程度的数学模型，模型的 MAE 为 7.2 岁。

2017 年，Naue 等应用大规模平行测序（MPS）技术对 312 例全血样本中的 13 个 AR-CpG 位点（位于 *DDO*、*ELOVL2*、*F5*、*GRM2*、*HOXC4*、*KLF14*、*LDB2*、*MEIS1-AS3*、*NKIRAS2*、*RPA2*、*SAMD10*、*TRIM59*、*ZYG11A* 基因上）进行定量分析并建模，结果发现运用全部 13 个 AR-CpG 位点的甲基化程度构建的数学模型 MAE 为 3.16 岁，而基于 *ELOVL2*、*F5*、*KLF14*、*TRIM59* 上的 4 个 AR-CpG 位点的甲基化程度构建的数学模型 MAE 为 3.24 岁，提示 *ELOVL2*、*F5*、*KLF14*、*TRIM59* 上的 4 个 AR-CpG 位点构成的体系具有极高的推断效能。

2018 年，韩国学者 Jung 等开发了多重甲基化 SNaPshot 测定法，并应用这种方法同时检测了 150 例韩国人血液样本 DNA 中 *ELOVL2*、*FHL2*、*KLF14*、*C1orf132*、*MIR29B2C* 和 *TRIM59* 基因上 5 个 AR-CpG 位点的 DNA 甲基化程度，所构建模型的 MAE 为 3.48 岁。

2018 年我国学者 Shi 应用 Illumina Human Methylation450 甲基化芯片分析了 48 名儿童的血液样本 DNA，筛选出 5 个 AR-CpG 位点，分别位于 *DDO*、*PRPH2*、*DHX8*、*ITGA2B* 基因，以及芯片位点 22398226 上。应用液滴数字 PCR（droplet digital PCR，ddPCR）技术对 124 名儿童血液样本 DNA 进行检测，并将 DNA 甲基化指标和骨龄（手腕部 X 线片）、牙龄（全口曲面断层片）影像学指标相结合构建复合的法医学年龄推断体系，模型 MAE 高达 0.47 岁（男孩）和 0.33 岁（女孩）。

2. 其他组织　早期的 DNA 甲基化研究都是出于肿瘤、衰老机制及其相关疾病而进行的，所以研究的对象并不局限于血液样本。2011 年 Bocklandt 对同卵双胞胎的甲基化芯片研究即为基于唾液样本而进行的。同年，Koch 对多种人体组织样本（真皮、表皮、子宫颈涂片、T 细胞、单核细胞）的 DNA 进行了甲基化分析，筛选出 *NPTX2*、*TRIM58*、*GRIA2*、*KCNQ1DN*、*BIRC4BP* 基因上的 AR-CpG 位点。2013 年 Horvath 的 DNA 甲基化研究则是基于 8000 例涵盖了 51 种不同组织和细胞的样本进行的，其中 6000 例为癌症切除组织。早期的临床研究为法医学家积累了大量的不同组织的甲基化数据，考虑到在犯罪现场除了最常见的血液检材外，唾液和精液等体液也经常遇到，尤其是在涉及性犯罪的案件现场中，如果能够基于这些检材进行年龄推断，就可以对侦查工作进行有效指引，因此具有非常重要的价值。

2017 年，韩国学者 Hong 等对 226 例 18～65 岁韩国人的唾液样本 DNA 进行了分析，筛选出 6 个 AR-CpG 位点，分别位于 *CNGA3*、*KLF14*、*TSSK6*、*PTPN7* 基因上，其中来自 *PTPN7* 基因的 cg18384097 位点被证明具有组织特异性，他应用多重甲基化 SNaPshot 技术对上述 AR-CpG 位点进行了甲基化分析，构建了年龄推断的数学模型，模型的 MAE 为 3.13 岁。2017 年，日本学者 Hamano 等应用甲基化敏感性高分辨率熔解（MS-HRM）技术，对 197 例日本人唾液样本 DNA 中 *ELOVL2* 基因片段上 AR-CpG 位点的甲基化状态进行了分析，并得到了推断年龄的 logistic 曲线拟合模型，这个模型对 197 例样本的训练集样本的 MAE 为 5.96 岁，其预测效能优于之前基于同一 MS-HRM 技术平台对血液样本的 DNA 甲基化年龄推断。2018 年，英国学者 Aliferi 等筛选了 12 个 AR-

CpG 位点，应用 MPS 技术对 34 个唾液样本 DNA 进行了甲基化定量测定分析，建模后测试发现，50%的样本误差小于 4 岁，70%的样本误差小于 7 岁。2018 年，韩国学者 Jung 等应用多重甲基化 SNaPshot 测定技术，对 150 例韩国人唾液和口腔拭子样本 DNA 中 *ELOVL2*、*FHL2*、*KLF14*、*C1orf132*、*MIR29B2C* 和 *TRIM59* 基因上 5 个 AR-CpG 位点的 DNA 甲基化程度进行了分析，建模测试后发现，基于唾液样本模型的 MAE 为 3.55 岁，基于口腔拭子样本模型的 MAE 为 4.29 岁。

2015 年，韩国学者 Lee 等应用 Illumina Human Methylation450 甲基化芯片分析了 12 例韩国男性精液样本 DNA，筛选出位于 *TTC7B* 基因中的 cg06304190 与 *NOX4* 基因中的 cg12837410 和 cg06979108 3 个 AR-CpG 位点，应用 SNaPshot 技术对 68 例独立个体精液样本 DNA 进行 AR-CpG 位点的甲基化程度分析，开发出了基于韩国人群精液中 DNA 甲基化模式的年龄预测模型，其 MAE 为 5.4 岁。2018 年，Lee 的团队在法医学检案中验证了该模型，MAE 为 4.8 岁。

目前基于 DNA 甲基化的法医学年龄推断也扩展到了牙齿样本的分析，目前对牙齿甲基化的研究相对较少。由于牙齿独特的组成及解剖位置，牙齿对包括死后 DNA 降解在内的恶劣条件具有很强的抵抗力，其 DNA 通常比从骨头中提取的 DNA 质量更好，不易受到污染。2015 年，Bekaert 针对 206 例尸体和活体的甲基化研究中，提取了研究对象的血液和牙齿 DNA，并应用焦磷酸测序技术分析了位于 *ASPA*、*PDE4C*、*ELOVL2*、*EDARADD* 基因片段上的 AR-CpG 位点，并建立了年龄推断的数学模型，MAE 为 4.9 岁。2016 年，Giuliani 等检测了 21 颗现代牙齿（17～77 岁）中 *ELOVL2*、*FHL2* 和 *PENK* 基因的 5、8 及 13 个 CpG 位点的甲基化水平，结果显示牙骨质和牙髓中的 DNA 甲基化与年龄的相关性高于牙本质，并建立了牙髓、牙本质和牙骨质以及牙髓和牙骨质结合的 DNA 甲基化推断年龄的多个数学模型，R^2 为 0.50～0.97，实际年龄和预测年龄之间的绝对中位数差为 1.20～7.07 岁，牙髓 DNA 推断模型的 MAE 为 2.25 年，牙釉质的 MAE 为 2.45 年，牙本质的 MAE 为 7 年。2020 年，Márquez-Ruiz 等检测了 65 例 15～85 岁样本中健康牙齿位于 *ELOVL2*、*ASPA* 和 *PDE4C* 基因中 21 个 CpG 位点的平均 DNA 甲基化水平，结果显示男女性之间及不同牙齿之间的甲基化水平无统计学差异，与年龄相关性最高的 CpG 位点是 CpG9-*ELOVL2*、CpG10-*ELOVL2*、CpG1-*PDE4C* 和 CpG6-*ELOVL2*，Pearson 相关系数为 0.423～0.595，并建立了多个 DNA 甲基化年龄推断数学模型，MAE 为 4.8～6.89 岁。

（四）基于不同年龄段人群的甲基化年龄推断

在过去的十年中，国际法医学界有几十篇关于 DNA 甲基化推断活体年龄的研究报道，研究结果显示 *ASPA*、*PDE4C*、*ELOVL2*、*EDARADD*、*FHL2*，以及 *CCDC102B*、*TOM1L1*、*ITGA2B*、*TRIM58*、*TRIM59*、*KCNAB3*、*DDO* 等基因片段上的 CpG 位点在不同种族人群的不同组织 DNA 中均表现出随年龄变化特点，可以作为法医学年龄推断的指标。但由于甲基化芯片数据库中低龄个体数据较少，绝大部分所针对的研究人群都是成人。

目前只有西班牙学者 Freire 和我国学者 Shi 在 2018 年报道了以儿童和青少年为研究

对象进行的甲基化年龄相关性研究。在 Freire 的研究结果中与儿童青少年（2～18 岁）年龄相关性最高的 CpG 位点位于 *KCNAB3* 基因上，而该基因被认为主要参与了青春期激素水平的调节。同时该研究表明多个在成人年龄段或全年龄段研究中发现的与年龄高度相关的 CpG 位点，如 *KCNAB3*、*PRKG2*、*EDARADD*、*ELOVL2*、*ASPA*、*PDE4C*、*FHL2*、*CCDC102B*、*MIR29B2CHG* 等基因上被报道的 AR-CpG 位点，在儿童青少年和成人早期阶段随年龄变化并不明显。Freire 认为这些位点主要与衰老相关，而适用于儿童青少年年龄推断的 AR-CpG 位点应该更多地考虑参与生长发育激素调节的基因。Shi 在研究中选取了既往不同文献报道的在不同人群中均发现与年龄存在高度相关性的 AR-CpG 位点，如 *PDE4C*、*ITGA2B* 和 *ASPA* 基因上的 AR-CpG 位点，但在儿童青少年个体 DNA 验证中发现，除了 *ITGA2B* 基因上的 AR-CpG 位点被证明在儿童青少年上仍然与年龄呈现显著相关性外，其他 CpG 位点的甲基化程度与年龄均没有体现出相关性，除了考虑 AR-CpG 位点选择的复杂性和种群的差异，Shi 认为这进一步提示了有必要专门就儿童青少年的年龄推断段筛选敏感性更高的 AR-CpG 位点。

（五）DNA 甲基化检测技术手段

1. 预处理方法　根据分析之前对 DNA 的预处理，可以将其分为三类：甲基化敏感的限制性内切酶消化、亲和富集和亚硫酸氢盐转化。

（1）甲基化敏感的限制性内切酶消化：限制酶通过识别特定核苷酸基序来切割 DNA，限制性内切酶的酶切方式取决于其识别位点中 CpG 位点的甲基化状态，可用于确定目标片段的 DNA 甲基化。这是一种可靠、简单的方法，可以结合毛细管电泳或基于测序的技术（包括大规模平行测序）以产生定量的甲基化结果。但是，Bird 在 1978 年的研究证明甲基化敏感的限制性内切酶消化取决于目标 CpG 位点侧翼存在的特定识别位点，容易出现假阳性，并且对于紧密包装在基因组区域中的 CpG 位点缺乏敏感性。最初在 1979 年 Cedar 以限制性内切酶 *Hpa* II 和 *Msp* I 识别并切割相同的序列 CCGG，但是该基序中第二个 C 的甲基化阻止了 *Hpa* II 的消化。早期有学者通过放射标记和二维薄层色谱法（TLC）检测酶切的 DNA 片段，1975 年 Southern 采用 Southern blot 法进行可视化检测，随后 Singer 在 1990 年引入了基于甲基化敏感性的 PCR 方法。然而，对于这些技术来说，限制酶的效率可能是一个问题。

（2）亲和富集：亲和力结合基于甲基与蛋白质或抗体之间的相互作用，2010 年 Jin 采用此方法富集和分离甲基化 DNA，用于下游 PCR 或基于阵列的分型。亲和结合技术可保持 DNA 序列的完整性，但缺乏高特异性，并且需要大量 DNA 输入，这对于法医类型的样本的特性而言是不切实际的。

（3）亚硫酸氢盐转化：基于亚硫酸氢盐转化的方法是迄今为止法医甲基化研究中最常用的方法。其原理是使用亚硫酸氢钠对样本 DNA 中的胞嘧啶残基进行化学修饰，使其中未甲基化的胞嘧啶残基通过水解脱氨作用转化为尿嘧啶（U），而甲基化胞嘧啶残基保持不变；对经亚硫酸氢盐处理后的 DNA 进行 PCR 扩增，由于 DNA 聚合酶不能识别那些尿嘧啶，在复制过程中尿嘧啶残基被胸腺嘧啶替代（T），这个过程相当于为每个非甲基化 CpG 位点创建一个 C/T 变异。样本 NDA 经过亚硫酸氢盐转化后，会根据其胞嘧啶的甲基化状态产生不同的 DNA 序列，可以通过各种下游方法检测到其胞嘧啶的甲基化状态——使用胞嘧啶残基（以前是甲基化的胞嘧啶）与胸腺嘧啶残基（以前是未甲基化的胞嘧啶）的比率来确定特定 CpG 位点的 DNA 甲基化比例。这种甲基化比例以 0～1（或 0%～100%）的等级进行测量，其中数值 0 表示不存在甲基化，而数值 1 表示完全甲基化。

亚硫酸氢盐转化技术自 20 世纪 90 年代被提出，奠定了现在表观遗传学研究的基础。但直到今天，这一过程中 DNA 片段化和 DNA 丢失的问题仍没有很好地解决。因此大多数亚硫酸氢盐转化试剂盒需要高于最低模板量的 DNA 样本量才能实现最理想的转化率，依据试剂盒的品质不同，这一最低模板量通常为 200～500ng，显然在法医学实践中我们经常面对微量检材及降解检材，无法达到这一最低 DNA 模板量的要求。在前端转化效率存在瓶颈、无法提高的情况下，我们只有提高下游甲基化分析方法的灵敏度，以提高整个 "bisulfate + X" 检测体系的灵敏度。随着甲基化分析技术的不断优化，甲基化分析所需要的 DNA 初始量在不断减少，Zbieć-Piekarska 基于焦磷酸测序技术的研究和 Naue 基于大规模平行测序技术的研究，在 PCR 阶段使用低至 10ng 的 DNA 模板量已经取得了很高的预测精度。Haman 应用甲基化敏感性高分辨率熔解曲线分析技术在结果阶段使用 20ng DNA 模板量获得了与高 DNA 模板量相当的预测精度。Jung 基于 SNaPshot 技术的研究中，PCR 的模板量为 40～200ng，取得了理想的研究结果。Aliferi 基于大规模平行测序技术的研究中做了转化前 DNA 模板浓度梯度实验（50ng、25ng、10ng、1ng），结果显示 50ng 的 DNA 模板量预测效果最佳。

需要指出的是，虽然目前主流的 DNA 甲基化分析技术仍局限于亚硫酸氢盐转化的方法，但 2017 年 Rand、Simpson 以及 2018 年 Naue 的研究，均报道使用纳米孔测序设备可以直接检测 DNA 甲基化而无须亚硫酸氢盐转化，这可能在将来对法医 DNA 甲基化研究具有重大的启发意义。

2. 检测手段　当前基于亚硫酸氢盐转化的甲基化分析方法可以分为全基因组范围内的甲基化分析和针对特定片段上 AR-CpG 位点的甲基化分析，二者的区别在于所要分析 CpG 位点的数量，而这取决于分析检测样本的 DNA 含量，需要达到的检测精度、可靠性、简便性，以及检测时间成本和经济成本等诸多因素。虽然全基因组甲基化芯片被认为是探索性分析的最佳工具，但仍需要更具成本效益的甲基化分析手段来验证筛选出的 CpG 位点是否与目标群体中的个体存在年龄相关性，并评估其在多个数据集中的效能。由于法医学检测样本的 DNA 含量通常较低，且基于法医检案开发成千上万个 AR-CpG 位点的检测方法成本太高而不切实际，因此在法医实践中多选择针对目标甲基化片段的分析方法。以下分别介绍目前常用的 DNA 甲基化技术手段。

（1）基于芯片的甲基化图谱分析：就甲基化图谱分析而言，目前流行的分析方法是甲基化芯片。该方法利用两个位点特异的探针拷问这些特异性甲基化位点，一个探针是为甲基化位点设计的，而另一个是为未甲基化位点设计的。探针单碱基延伸掺入了一个标记的 ddNTP，可被荧光试剂染色。通过计算甲基化与未甲基化位点的荧光信号比例即可确定拷问位点的甲基化水平。大量研究已经证明这种方法可以获得可靠的研究成果。较早前报道的研究多采用 Illumina HumanMethylation27 芯片（覆盖 27 578 个 CpG 位点），在 Illumina HumanMethylation450 芯片（覆盖 485 577 个 CpG 位点）推出后，大量的研究应用该芯片建立了不同种族人群的甲基化公共数据库。研究者可以直接访问这些公共数据库，获得甲基化研究的基础数据。

（2）甲基化敏感性代表性差异分析法（MS-RDA）：不同于基因芯片技术只能覆盖有限多的 CG 位点，这种方法理论上可以在全基因组 DNA 中筛选出年龄相关的基因片段。该方法经济实用，无须特殊仪器，在亚硫酸氢盐处理后，即可开展 MS-PCR。在传统的 MSP 方法中，通常设计两对引物，一对 MSP 引物扩增经亚硫酸氢盐处理后的 DNA 模板，而另一对扩增未甲基化片段。若第一对引物能扩增出片段，则说明该检测位点存在甲基化，若第二对引物能扩增出片段，则说明该检测位点不存在甲基化。该方法灵敏度高，可用于石蜡包埋样本，且不受内切酶的限制。不过该方法也存在一定的缺陷：若存在亚硫酸氢盐处理不完全的情况，则可能导致假阳性；涉及多轮的正、反向消减杂交，操作流程复杂，且受制于聚丙烯酰胺凝胶的分辨率，无法识别出差异性较小的条带；只能筛选出存在甲基化差异的 DNA 片段，无法定量单个核苷酸的甲基化程度。因此该方法现已较少使用。

（3）EpiTYPER 质谱分析：Sequenom 公司的 MassARRAY® 平台也可用于 DNA 甲基化分析。MassARRAY® EpiTYPER™ DNA 甲基化分析技术结合了碱基特异性酶切反应和 MALDI-TOF 检测原理，可实现多重 CpG 的分析检测。经过亚硫酸氢盐处理的待测 DNA 中未甲基化的胞嘧啶（C）转变为尿嘧啶（U），由此在 DNA 模板中产生甲基化特异的序列变化。利用 5′端带有 T7-启动子的引物进行 PCR 扩增，产物经虾碱性磷酸酶（SAP）处理后用于碱基特异性的酶切反应。酶切后 DNA 片段大小和分子量取决于亚硫酸盐处理后的碱基变化，飞行质谱能检测出每个片段的分子量，配套的 EpiTYPER 软件则能自动报告每个相应片段的甲基化程度。EpiTYPER 甲基化检测无须任何荧光标记，每个反应覆盖长达 500bp 的多个 CpG 位点，且灵敏度高，可检测低至 5%的甲基化水平。但这种甲基化定量平台基于液体芯片飞行时间质谱技术，这种技术的核心是经过亚硫酸氢盐转化和酶切处理的样本与能量吸收分子结合形成的晶体基质，该基质经过激光束照射激发，使不同质量的片段带电，不同片段的"质荷比"差异导致了飞行时间的不同，从而区分出特定位点的甲基化程度。该方法可以实现对单 CpG 的检测，并且通量高。但由于激光束只能以多点的形式激发其照射到的基质，所以这种方法无法做到等分子的激发检测，只能是一种半定量的检测方法；且该技术不能分开相同大小的分子，并且不太适合设备检测质量窗口（相对分子质量 1000～7000）以外的那些分子，更重要的是这套检测程序中没有评估亚硫酸氢盐转化率的质控环节，所以其结果存在不可控因素的影响。

（4）SNaPshot 甲基化分析：是一种通过单碱基延伸检测技术来分析 CpG 位点甲基化程度的方法。其原理是以亚硫酸氢盐转化后的 DNA 为模板，对未标记的寡核苷酸引物进行退火，该引物与相应的 CpG 位点相邻的序列匹配，随后掺入单个互补的荧光标记终止子，产生了所添加碱基特有的颜色信号，可以使用相同的毛细管电泳设备对其进行检测。该方法的优点是能够在大多数具备 SNP 分析条件的法医物证学实验室开展检测，且具有多通路、高灵敏度的特点。其缺点是对 CpG 位点的甲基化程度只能做到半定量检测，且检测耗时较长（2～3天），这些限制了该技术在法医学检案中的推广。

（5）甲基化敏感性高分辨率熔解（MS-HRM）分析技术：可以得到该基因整体甲基化程度的近似平均值。该方法基于实时定量 PCR（qPCR），且具有简便、快速、低成本的优点。日本学者 Hamano 先后应用 MS-HRM 技术对个体血液样本（尸体和活体）及唾液样本（活体）进行了年龄相关性研究，分别构建了年龄推断模型，证明了其在法医学年龄推断中的可行性。但是这种方法在实时定量 PCR 中会产生偏倚导致预测结果不准，另外其不能针对单 CpG 位点进行甲基化分析，限制了其在法医学领域的应用。

（6）大规模平行测序（MPS）技术：2017 年 Naue 首次应用 MPS 技术进行了 DNA甲基化研究。该检测技术具有高通量的优点，但考虑到其检测成本高，且需要具备专业技术的人员进行后期数据解读，极大地限制了其大规模的推广应用。

（7）焦磷酸测序技术：焦磷酸测序（pyrosequencing）是一种定量的合成测序技术，每次将核苷酸掺入到正在生长的 DNA 链中时，都会释放出焦磷酸盐，从而通过酶级联化学光反应产生光信号，可以使用专用的测序平台和软件进行检测。焦磷酸测序能够快速检测甲基化频率，对样本中的甲基化位点进行定性及定量检测。通过准确定量单个连续的 CpG 位点上的甲基化频率，焦磷酸测序本身能检测并定量甲基化水平上的细微改变。在序列延伸过程中，根据 C 和 T 的掺入量来定量确定单个位点的 C-T 比例，因此不同位点的甲基化变异就能被准确检测（图 8-2）。由于焦磷酸测序提供了真实的序列数据，甲基化状态也就以序列形式呈现。其中， PyroMark 平台用于特定区域 CpG 位点分析，除了提供每个位点的甲基化程序信息之外，还很好地解决了甲基化检测中很重要的一个环节——亚硫酸氢盐转化完整性质控（图 8-3）。由于在人类与动物中，模板序列中后面不是鸟嘌呤 G 的胞嘧啶 C 不会被甲基化，因此通过亚硫酸氢盐的处理和 PCR 后即转化成

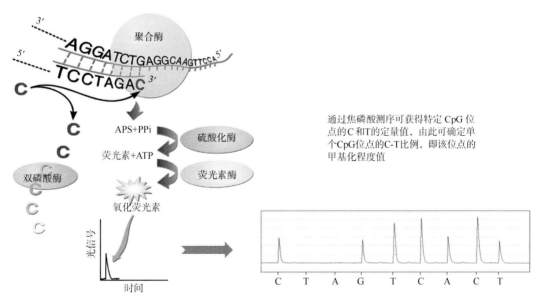

通过焦磷酸测序可获得特定 CpG 位点的 C 和T的定量值，由此可确定单个CpG位点的C-T比例，即该位点的甲基化程度值

图 8-2　焦磷酸测序原理

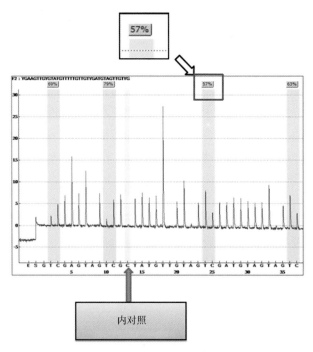

图 8-3 焦磷酸检测结果及亚硫酸氢盐内对照质控（亚硫酸氢盐的转化率只有达到一定程度如 95%，后续的焦磷酸分析内对照处的结果才被认可）

胸腺嘧啶 T。如果所有模板的这些位置均显示出胸腺嘧啶 T 而不是胞嘧啶 C，即可确认实现了完全的亚硫酸氢盐转化，这些结果均可在测序结果中得以体现。TOST 等的研究证明了定量焦磷酸测序技术具备较好的重复性，在亚硫酸氢盐处理和（或）PCR 反应相同的情况下，甲基化结果的不同仅为 5%。黄云等的研究证实在同一个"亚硫酸氢盐转化+焦磷酸测序"甲基化年龄推断体系下，对于同一个体的血液 DNA 和血痕 DNA，以及同一个体分别基于新鲜血痕 DNA 和陈旧血痕 DNA 所做的年龄推断，其结果没有统计学差异，所以进一步证明了焦磷酸甲基化分析具备较高的准确性和稳定性。另外，焦磷酸测序成本相对较低且耗时较短（2～4 小时），操作步骤相对简单，结果判读简单，在规范化流程操作的情况下其检测结果可实验室间比对，被认为是目前评估 DNA 甲基化水平最可靠的方法，也是一种极具法医学应用前景的甲基化定量分析技术。

（8）液滴数字 PCR 分析技术：我国学者 Shi 在 2018 年发表的研究中首次应用液滴数字 PCR（ddPCR）技术对 124 名儿童血液样本 DNA 进行甲基化分析检测，作为第三代 PCR 技术，ddPCR 的主要优点是可以实现甲基化检测的数字化，灵敏度和准确度均很高，对检测低甲基化程度非常有效（<5%）。

综上，为了发现新的与年龄相关的 AR-CpG 位点，WGBS、Illumina Infinium Human Methylation（27K/450K）和 MethylationEPIC BeadChip 芯片是最佳选择，因为它们允许在基因组层面对潜在的 AR-CpG 位点进行扫描。由于 MPS 允许并行分析多个样本，因此非常适合高效快速地建立甲基化数据库。而焦磷酸测序和 SNaPshot® 微型测序因为能够经济快捷地分析特定 CpG 位点的甲基化水平，因此适于大规模地验证筛选出的 AR-CpG 位点，并构建年龄推断模型；另外，焦磷酸测序和 SNaPshot® 微型测序能够在一天之内对 10ng 以内的 DNA 样本进行定量甲基化分析，所以适合微量物证的甲基化年龄分析（表 8-5）。

表 8-5　各项基于亚硫酸氢盐转化后 DNA 序列甲基化分析技术的比较

	目标片段的长度	分析灵敏度	测序时间	平台	可分析的 CpG 位点数	定量水平
焦磷酸	<100bp	中	2~4 小时	焦磷酸测序平台	<10^2	单碱基
单碱基延伸	<50bp	中	12~15 小时	毛细管电泳	<10^2	单碱基
大规模并行测序	<300bp	高	1~2 天	大规模平行测序平台	<10^3	单碱基
高分辨率熔解曲线	<300bp	高	2~4 小时	实时 PCR 仪器	<10^2	基因组
EpiTYPER	<300bp	中	8 小时	MALDI-TOF-MS	<10^3	单碱基

（六）DNA 甲基化年龄推断体系的构建

回顾国内外关于 DNA 甲基化年龄推断的法医学研究，我们发现构建一个可靠的甲基化年龄推断体系包含三个方面的内容，即年龄相关 CpG 位点（AR-CpG）的筛选、AR-CpG 位点的验证、年龄推断模型的建立。

1. 年龄相关 CpG 位点（AR-CpG）的筛选　目前主流的方法是基于甲基化微珠芯片在全基因组范围内对已知 CpG 位点的甲基化程度进行整体定量扫描得到甲基化图谱，然后通过差异性统计学分析筛选出具有年龄差异的 CpG 位点。影响筛选结果的因素主要有两个方面，其一是样本的年龄分布特点，其二是所选择的芯片容量。我们注意到一部分法医学研究是利用临床研究的数据库来筛选 AR-CpG 位点，这些数据库是为了评估老年人的生理状况以及筛查一些潜在的早衰疾病而建立的，存在样本年龄跨度不够大、年龄变化的延续性不明确、每个年龄段样本数不均匀的问题，可能会影响位点筛选的效果。基于 Illumina HumanMethylation450 芯片测得的数据，大量基于个体外周血样本构建的人类甲基化图谱数据库已建立（如 Gene Expression Omnibus、GSE87571、MethBank 等），使得直接从公共数据库获取这些数据成为可能，为 CpG 位点的筛选提供了便利。

在甲基化数据库中筛选出年龄差异性 CpG 位点一般包括芯片数据缺失值的填充和 CpG 位点的差异性分析两个部分。

（1）芯片数据缺失值的填充：分析各 CpG 位点甲基化程度值（以 β 表示）的检测 P 值，P 值大于 0.01 被设置为 "缺失值"，在 R 语言 impute 数据包中运行 KNN 分析法（k-nearest neighbors），取 10 个最近的标志（marker）进行缺失值的填充。

（2）CpG 位点的差异性分析：①在填充缺失值后的数据库中计算每个 CpG 位点的甲基化程度与年龄之间的皮尔逊相关系数（Pearson correlation coefficient，R），通过学生 t 检验分析各位点间有无统计学上的显著性差异（$P<0.01$ 且 $R^2>0.5$ 被认为具有统计学差异）。②高年龄组和低年龄组间甲基化的差异（β）>0.4。③基因的功能性分析：在基因本体论（Gene Ontology，GO）数据库中，采用 GO-Analysis 对筛选出的 AR-CpG 位点相关基因片段进行功能分析，Fisher 精确检验后显著性水平 $P<0.05$ 的被认为具有统计学意

义。筛选出与激素水平的调节、激素受体结合、电压门控离子通道活性、组蛋白或蛋白甲基转移酶活性等相关的基因所包含的 AR-CpG 位点。④设置更严格的差异水平筛选标准，即错误发现率（false discovery rate，FDR）小于 0.01，以期筛选出年龄相关性较大的 CpG 位点。⑤结合文献及焦磷酸测序分析引物设计的经验，对候选 AR-CpG 位点行进一步筛选，得到需要后续验证 AR-CpG 位点。

2. AR-CpG 位点的验证　首先，对大样本数据筛选出的 AR-CpG 位点进行甲基化程度分析，以验证前期甲基化微珠芯片的筛选结果；其次，因为我们有目的性地关注全基因组中几个位点的甲基化程度，而芯片分析的成本高且信息量巨大，不适于在法医学检案实践中推广，所以需要找寻一种与甲基化微珠芯片在特定片段上具有同等分析效能的检测手段，同时这种检测手段应该具备简单、稳定、快捷等特点，以适应现代法医学检案的需求；另外，既往的大量研究已经证明了很多 AR-CpG 位点不是独立存在的，AR-CpG 位点通常连锁出现，受限于基因芯片的特性只能检测芯片探针位置特定 CpG 位点的甲基化水平，探针的数量有限，无疑会遗漏很多信息，所以我们可以通过对目标 AR-CpG 位点上下游区域的 CpG 位点进行更精确的单碱基甲基化程度分析，从而获得更多、更理想的甲基化年龄推断指标。对目标 AR-CpG 位点及其上下游 CpG 位点的验证目前一般采用焦磷酸测序、EpiTYPER 质谱分析、SNaPshot 甲基化分析、大规模平行测序、液滴数字 PCR 分析等技术，其中焦磷酸测序技术目前已成为 DNA 甲基化定量分析的金标准，是最理想的芯片验证方法。此外，液滴数字 PCR 分析技术也显示出极大的应用潜力。

3. 年龄推断模型的建立　在法医学实践中我们希望建立一个快速和可靠的年龄推断模型，即使用最少的 CpG 位点，同时保证推断值与实际的 MAE 尽可能小。已经报道的文献中，数学模型推断年龄的 MAE 为 0.94～7.9 岁。

既往构建的年龄推断模型多采用线性回归模型，线性回归分析虽为经典统计方法，但在年龄推断中存在一定的局限性：①线性回归分析属于传统统计学研究方法，是基于样本数目趋于无穷大时的渐近理论，但现有的报道中样本数往往是有限的，其理论虽然经典但实际表现却可能不尽如人意；②分析的数据间需要具备线性因果关系，DNA 甲基化年龄推断中不同位点甲基化值与年龄之间可能是多元非线性关系；③用多维数据拟合的数学模型表达多维空间的某一曲线时，传统的线性回归模型通常是在线性方程后面加高阶项，由此增加的可调参数可能增加过拟合的风险。2009 年 Ferrant 的研究已经证实使用线性回归模型推断实际年龄会有预测残差，应用中常会引起较大的年龄估计误差。应用线性回归模型构建的 DNA 甲基化推断年龄数学模型 MAE 为 2.9～7.9 岁，而应用非线性回归模型的年龄推断 MAE 为 0.94～4.9 岁。

随着法医学、计算机、遗传学等多学科间的不断交叉、融合，近年来数据挖掘技术逐渐应用于法医学年龄推断，取得了较好的结果。数据挖掘技术通过对大量模糊数据进行分析，挖掘、揭示数据中隐含的并有潜在价值的信息，可用于法医物证学的相关回归和判类分析。中国学者 Xu 基于 DNA 甲基化应用多元线性回归、多元非线性回归、ANN 和 SVR 模型推断年龄，发现基于 SVR 模型的推断 MAE 最低（2.8 岁）且斜线的拟合度最高，提示其推断效能最高。从理论上讲，SVR 模型很好地解决了上述线性回归模型的三个问题。SVR 是一种专门研究小样本情况下机器学习规律的理论；它将实际问题通过非线性变换转换到高维的特征空间，在高维空间中构造线性决策函数，用核函数代替线性方程中的线性项，可以使原来的线性算法"非线性化"，即能做非线性回归；另外，引入的核函数概念降低了拟合的风险。

另外，国外学者 Athina 在甲基化年龄研究中采取机器学习算法确立了 16 个 CpG 位点，其平均误差为 3.8 岁，并在双胞胎和患病个体中验证该模型，发现该模型不仅能够在随机个体中准确预测年龄，在双胞胎和患病个体中也取得了成功。Naue 和 Freire 各自的甲基化年龄研究中都用到了随机森林机器学习算法（RFR），也取得了较好的结果，MAE 分别为 3.16 岁和 0.94 岁（Freire 研究中的训练组样本）。

值得一提的是，中国学者 Feng 于 2018 年对 390 名中国北方汉族男性血样 DNA 进行了甲基化分析，分别应用线性回归、支持向量回归、人工神经网络等建模分析方法，建立了年龄推断的数学模型，发现基于 SVR、ANN 等模型的性能并不明显优于线性回归模型，线性回归模型预测准确性最高，MAE 为 2.89 岁，分析其原因可能是线性回归模型可以最大限度地保留原始数据包含的统计学信息，尤其在对低样本量数据进行统计建模的情况下。因此，何种模型适用于甲基化年龄推断仍需进一步研究验证。

（七）DNA 甲基化应用于法医学年龄推断存在的问题及发展前景

DNA 甲基化年龄推断在法医学实践推断中仍然面临许多问题亟待解决。如前所述，法医学对于微量检材及降解检材 DNA 甲基化分析的需求，要求我们继续提高和优化甲基化分析方法的灵敏度，以适应法医学检案的需求。DNA 甲基化随年龄变化受生活方式、吸烟、酒精摄入量、药物滥用、饮食、性别、体育锻炼、生育史及组织特异性等诸多因素影响，对于法医生物检材，其检材存放环境、死后经历时间等的影响也需给予进一步研究。

虽然目前主流的 DNA 甲基化分析技术仍局限于亚硫酸氢盐转化的方法，但 Rand、Simpson 及 Naue 的研究均使用纳米孔测序设备直接检测 DNA 甲基化，这种高通量的检测无须亚硫酸氢盐转化，这无疑对法医 DNA 甲基化年龄研究开启了另一扇大门。

Piekarska 在其研究中首次提出了"理想的法医学年龄推断体系"的概念，即该体系中的年龄推断指标在几种常见的法医学检材中均存在年龄相关性，且在各种组织中其甲基化变化规律无明显差异，而这一直是法医学家梦寐以求且努力探寻的方向。根据 Thompson 发现的组织特异性随年龄变化的 CG 位点的规律，即处于启动子区且富含 CG 序列，极有可能不具备组织特异性，而不在启动子区且上下游并无其他 CpG 位点富集区域，这种单独存在的 CpG 位点往往只在特定组织中存在年龄相关性。依循此规律，理论上可能存在的在多组织中均具有相似随年龄变化规律的 AR-CpG 位点，我们有希望建立一个可应用于不同组织来源的甲基化年龄推断体系，为法医学犯罪调查提供更强有力的支持。

骨龄影像学指标是基于骨骼的生长发育至成熟的形态学规律来推断年龄的图像信息，年龄相关性甲基化指标则是通过各种激素和自身免疫调控基因表达水平的变化规律来推断年龄的数字信息，二者从两个层面反映了儿童、青少年的生长发育情况，可以互为验证或校正。2018 年，Shi 在研究中首次将 DNA 甲基化指标和骨龄（手腕部 X 线片）、牙龄（全口曲面断层片）影像学指标相结合：首先通过人工阅片；再分别采用 GP 法/TW3 法推断骨龄，采用 Demirjian 和 Willems 法推断牙龄；接着将骨龄的计分、牙龄的计分以及筛选出的多个 AR-CpG 位点的甲基化程度（百分数数值）作为自变量，采用逐步回归的方法淘汰与年龄相关性不大的自变量，最终构建出推断年龄的多元线性回归方程。Shi 的研究结果显示，联合 DNA 甲基化指标和骨龄、牙龄指标可以得到推断精准度最高的多元线性模型，这从一个侧面证明了将骨骼（牙齿）影像学指标和 DNA 甲基化指标相结合的法医学年龄推断体系能够在应用上形成互补，在准确性上相互校验，可适用于不同情况的法医活体年龄鉴定。但是 Shi 的研究采用人工阅片、分级，存在前述的诸多弊端，且骨骼、牙齿和甲基化指标与年龄的相关性不一定是完全线性的关系，采用线性回归也存在过拟合的风险，其本质仍然是应用传统的法医学年龄推断方法。如何有效地融合这些与年龄相关的、不同属性的甲基化组学及影像学数据，以更好地帮助我们推断个体年龄，是今后法医学年龄推断研究面临的一项关键问题，也是进一步研究发展的方向。

三、线粒体 DNA 突变

线粒体是一种半自主细胞器，包含自己的蛋白质合成系统以及一个独立的没有任何内含子的复制双链 DNA 环。线粒体 DNA（mitochondrial DNA，mtDNA）是唯一的细胞核外 DNA，呈双链闭合环状，外环为重链（H 链），内环为轻链（L 链），总长度 16 569bp。不同组织细胞中线粒体 DNA 备份的数量差异巨大，如在精子细胞中只有 50～800 个线粒体 DNA 备份，而在卵母细胞中则有多达 80 000～600 000 个线粒体 DNA 备份。在有丝分裂细胞中线粒体随着线粒体 DNA 的半衰期（3～4 周）而不断更新。线粒体 DNA 的复制机制尚未完全明了，对此目前至少有 3 种不同的解释，揭开线粒体 DNA 的确切复制模式将有助于我们理解自由基是如何造成线粒体基因突变的。线粒体包含 5 个酶复合物，在葡萄糖和脂质被氧化产生 ATP 的呼吸和氧化磷酸化（OXPHOS）过程中起了重要作用。在此过程中所消耗的氧中 0.2%被释放为游离自由基，如超氧、羟基自由基和氢过氧化物，这些高活性氧化物可能会损坏脂质、蛋白质和 DNA，尤其是位于电子传递链（ETC）附近的线粒体 DNA。

1972 年，Harman 提出衰老的线粒体假说，认为线粒体损伤是细胞衰老和死亡的分子基础。在线粒体氧化磷酸化过程中，1%～4%的摄入氧被转化为自由基，而 mtDNA 缺乏组蛋白保护及有效的修复机制，且位于线粒体内膜呼吸链附近，直接暴露于高反应氧中，因而极易受活性氧等自由基的损伤，其氧化损伤率较核 DNA 高 10～20 倍。随着年龄增大，mtDNA 突变逐渐积累，氧化磷酸化功能不断下降，从而使原有突变损伤进一步加重形成"恶性循环"，引发衰老和疾病。在皮肤、大脑、心肌、睾丸和骨骼肌、外周血等不同组织的众多实验中，均证实了 mtDNA 进行性氧化损伤与年龄密切相关。常见损伤包括片段缺失、单碱基损伤和小片段重复，其中以 4977bp 片段缺失率最高。

目前公认的事实是这一氧化损伤对线粒体突变起了实质性的作用，并可能最终导致 mtDNA 的缺失。研究发现在线粒体中大约有 200 个不同的 mtDNA 片段存在这种获得性缺失，并发现这种 mtDNA 突变随着年龄的增长呈现出组织特异性数量累加的情况。这种线粒体 DNA 的删除在单个细胞中是随机发生的，但这种随机概率随着年龄的增长而增加。研究显示，在 80 岁个体发现的显著突变的克隆扩增，其第一次突变可以追溯到该个体生存的前 30 年。

应用于法医学分析的另一个突变是 A189G——腺嘌呤到鸟嘌呤的转变。这种突变已经在骨骼肌中得到了广泛的分析，并且在老年个体中得到了证实。Theves 等采用了三种不同的技术（Southern blot、自动 DNA 测序和肽核酸/实时 PCR）验证了这种突变随着年龄的增长在有丝分裂的颊细胞和有丝分裂后的肌肉组织中的积累，在 60 岁以上的人群中达到了很高的水平。在骨组织中，有学者也验证了这种方法，并证实了 A189G 的频率在年龄较大的群体中较高。有学者还使用毛细管电泳检测了骨骼和肌肉样本，但是他们发现不同组织之间的检测存在差异，从 20 岁开始就存在于肌肉，而只能在 38 岁以上的个体的骨骼中发现该变异，因此这种类型的突变存在很强的组织特异性。

mtDNA 随年龄而出现的突变积累，为法医学年龄推断提供了新的指标。一些研究报道了心肌、血细胞、骨骼肌、头发等不同组织中的 mtDNA 不同类型的损伤突变，并显示出与年龄较高的相关性，如张幼芳基于骨骼肌 mtDNA 4977 片段缺失建立的年龄推断方程，R^2 达 0.808。此外，Meissner 等还发现利用聚合酶链反应（PCR）仍可检出死后 112 天的组织 mtDNA 片段缺失，显示该方法可适用于已经发生广泛腐败的组织。目前关于 mtDNA 损伤的研究较少涉及牙组织。线粒体 DNA 非编码区包括一个复制起点、两个转录起点和置换环（D 环区），其中 D 环区及复制起点附近的两个区域为突变高发区，称为高变区 1（HV-Ⅰ）及高变区 2（HV-Ⅱ）。Mornstad 等对 21 例 15～85 岁的第三磨牙牙本质及牙髓 mtDNA 高变区 2 进行半定量检测，结果显示牙本质 mtDNA 随着年龄的增长而明显减少；同时认为由于随着年龄的增长，牙本质小管被磷酸钙晶体阻塞，存留在牙本质中的 mtDNA 受到较好的保护而不易降解。Zapico 和 Ubelaker 通过实时 PCR 研究西班牙东北部和西北部两个人群第三磨牙牙本质和牙髓中 HV-Ⅱ的扩增效率，经线性回归分析发现两个人群牙本质 mtDNA 扩增与年龄呈强负线性相关，R 分别为–0.81、–0.83，且存在人群差异，而牙髓中未发现类似现象，认为牙本质 mtDNA 突变有望成为新的年龄推断方法，与传统年龄推断方法相结合可提高年龄推断的准确性。不同的 mtDNA 损伤类型均与年龄有关，并存在种群、组织特异性，通过多种群、多组织、多中心的定性和定量研究进一步明确线粒体与年龄的关系，特别是筛选和联合多个与年龄高度相关的 mtDNA 损伤指标建立年龄推断数学模型，将可能为法医学年龄推断提供新的方法。

法医学年龄推断中研究最为深入的 mtDNA 突变是 DNA 4977bp 缺失。近年来针对不同的组织研究已经证明在年龄超过 20 岁的个体中，其组织细胞中 mtDNA 存在一段 4977bp 缺失的现象，而这种有规律的 mtDNA 删除与年龄存在显著相关性，下面将着重介绍这一指标的法医学研究。

（一）线粒体 DNA 4977bp 缺失定量方法推断年龄

自 20 世纪 80 年代后期以来，研究报道了多种不同的方法应用于确定 4977bp 缺失的丰度，主要包括分子杂交测定法和基于 PCR 的测定法[如连续稀释（serial dilution）PCR、实时 PCR、实时定量 PCR]。由于参数特性的差异，不同 PCR 方法得到的定量结果呈现出较大的差异。对同一样本进行连续稀释 PCR 得到的结果与实时 PCR 得到的结果甚至相差了 100 倍。由于其高通量检测和实时数据分析的优点，目前实时定量 PCR 被认为是 DNA 定量检测的金标准，是符合法医学检测的可靠的标准化方法，所以这种方法应该是线粒体法医学年龄推断的首选方法。

（二）运用线粒体 DNA 4977bp 缺失进行法医学年龄推断

Meissner 对 mtDNA 4977bp 缺失进行了一系列法医学应用研究。在其最初的研究中 Meissner 以不同年龄的 93 具尸体肌肉组织为研究对象，设计了一对 L35/H35 引物以扩增包含核苷酸 8285/13928 的 mtDNA 片段，只有当特定的 4977 bp DNA 缺失时才能扩增出 667bp 的产物片段。试验发现，扩增特定 mtDNA 删除片段所需的模板量随被测个体年龄的增长而减少：在 0～20 岁的个体中，未检测到 4977bp 缺失；在 20～30 岁个体中，检测的模板需要量为 1000ng；而大于 70 岁的个体中，检测到 4977bp 缺失所需的模板量仅为 1ng 线粒体 DNA。由此得出 mtDNA 4977bp 缺失丰度与年龄存在正相关性，可以此推断年龄。在后续的研究中 Meissner 研究小组对此方法进行了改进，运用实时 PCR 对之前实验中的 93 具尸体的骨骼肌进行了第二次研究，其结果显示线粒体 4977bp 的缺失丰度与死者死亡时年龄的相关性 $R=0.83$，并建立了回归模型。最后 Meissner 应用实时定量 PCR 对上述样本进行了第三次研究并对比分析了研究结果，其年龄推断相关性与应用实时 PCR 分析只存在略微提高（$R=0.84$）（表 8-6）。Meissner 还研究了在血液及不同类型的血液细胞中 mtDNA 4977bp 缺失丰度与年龄的相关性问题，但其结果显示没有法医学应用价值。在最近的研究中 Meissner 运用实时定量 PCR 研究了 92 个个体的 9 种组织细胞中的 mtDNA 4977bp 的缺失丰度。在黑质、壳核和尾状核中 mtDNA 4977bp 的缺失丰度几乎是一致的，大脑额叶组织细胞较上述三种脑组织细胞的缺失丰度稍低但仍处于同一数量级，但在小脑组织细胞中其缺失丰度则较上述组织细胞低 2～3 个数量级。在髂腰肌细胞中 mtDNA 4977bp 的缺失丰度只有大脑额叶组织细胞的一半，而左心室细胞 mtDNA 的缺失丰度只有骨骼肌细胞的 1/3。其数据清楚地表明了在几种不同的组织细胞中 mtDNA 4977bp 的缺失丰度由大到小顺序为黑质＞基底节＞额叶脑＞右心室＞骨骼肌＞左心室＞小脑。遗憾的是 mtDNA 4977bp 的缺失丰度在其研究的部分同年龄段样本间呈现出巨大的差异性，从而无法获得较理想的年龄相关性。各组织细胞中 mtDNA 4977bp 缺失丰度与年龄回归方程的相关性见表 8-6。

表 8-6 既往研究中各种组织中 mtDNA 4977bp 缺失与年龄的相关性

组织类型	相关系数	研究者	文献发表年份
肾脏	$r = 0.64$；$p < 0.005$	Liu	2007
心脏	$r = 0.78$；$p < 0.001$	Liu	2007
骨骼肌	$r = 0.64$；$p < 0.005$	Liu	2007
髂腰肌	$r = 0.83$；$p < 0.0001$	Meissner	1999
髂腰肌	$r = 0.84$	von Wurmb-Schwark	2002
心脏	$r = 0.68$；$p < 0.05$	Polisecki	2004
大脑黑质	$r = 0.87$；$p < 0.0005$	Meissner	2008
左心室前壁	$r = 0.82$；$p < 0.0005$	Meissner	2008
大脑尾状核	$r = 0.80$；$p < 0.0005$	Meissner	2008
大脑壳核	$r = 0.79$；$p < 0.0005$	Meissner	2008
大脑额叶	$r = 0.79$；$p < 0.0005$	Meissner	2008
髂腰肌	$r = 0.70$；$p < 0.0005$	Meissner	2008
左心室后壁	$r = 0.67$；$p > 0.0005$	Meissner	2008
小脑	$r = 0.66$；$p < 0.0005$	Meissner	2008
右心室	$r = 0.57$；$p < 0.0005$	Meissner	2008

（三）线粒体缺失作为年龄推断指标存在的问题

影响线粒体缺失作为年龄推断指标应用于法医学研究的最大问题是缺乏一个标准的定量研究方法。对同一个体的相同组织样本采用不同 PCR 方法得到的定量结果呈现出巨大的差异。因此，在实践中应该强制采用一种最优化的 PCR 方法，并对 PCR 条件做出统一规范。具体操作应遵循以下几点：①通过实时定量监测扩增模板的增加量；②进行至少 3 次独立的重复实验以获得可靠的结果；③建立可靠的内标体系；④合理的引物设计以生成较小的片段，从而提高扩增效率。

除了上面提到的定量问题，不能回避的另一问题是 mtDNA 4977bp 缺失指标在不同组织中存在异质性。根据 Meissner 的数据，建议选择单一组织细胞来进行分析及推断年龄。虽然黑质和基底神经节神经细胞表现出最高的年龄相关性，但这些组织在死后较容易自溶腐败，不适于进行大样本量的研究分析。既往的大量相关研究选择了以骨骼肌细胞 mtDNA 为研究对象，在这些报道中 mtDNA 4977bp 缺失检出频率与年龄的相关性在 0.64～0.84，但这些研究的年龄相关性均太低而无法适用于法医学检案，还有待于更深入的研究。笔者认为后续的基于 mtDNA 4977bp 缺失的年龄推断研究应该将重点集中于髂腰肌，因为该部分肌肉组织存在于腹腔内，不易受外界因素如体育锻炼的影响。

由于克隆扩充导致 mtDNA 缺失突变的累积也是研究者必须高度注意的问题。通常情况下，即使是相邻细胞之间出现镶嵌现象，也会在相邻的两个同质组织中观察到 mtDNA 缺失丰度的显著差异。为尽可能规避或降低这种风险，我们建议在采样时应采取较大块的组织，增加组织匀浆的细胞数，从而降低这种由采样误差导致的结果放大效应。

这种方法的另一个缺陷是，它推断的个体生物学年龄和实际年龄存在巨大差异。因为 mtDNA 4977bp 缺失的检出误差范围是 40 岁，所以目前这种方法只能区分个体是年轻人还是老年人。

由于线粒体缺失的确切机制尚未明了，所以一直无法确定哪些因素会对其检测造成影响，这也是限制其应用于法医学实践的重要因素。目前已经发现的影响因素主要有紫外线辐射、氘氧化物、电离辐射、慢性缺氧/再灌注损伤、缺血、终末期肾病等。另外，对猝死病例的检测中也发现 mtDNA 4977bp 缺失丰度显著高于同龄个体。

因此，现有的研究数据还不足以支持 mtDNA 4977bp 缺失作为一个年龄推断指标应用于法医学年龄推断。然而，如果我们对采样流程进行规范并对定量程序进行标准化，在明确 mtDNA 缺失机制从而排除其影响因素的前提下，相信不久的将来 mtDNA 缺失也会成为一种可靠的年龄推断指标。

四、T 细胞受体重排删除环

胸腺在外周 T 淋巴细胞多样化群体产生过程中的核心作用已得到充分证实。此外，胸腺退化从出生后的第一年开始，并贯穿整个生命周期。胸腺细胞的数量以每年 3%～5% 的速度减少，中年期以后，这种细胞数量减少的速率减缓到每年不到 1%。胸腺中 T 细胞迁移会形成 T 细胞库，并持续一段时间。在缺乏抗原时，记忆 T 细胞的存活只需要非特异性的主要组织相容性复合体（MHC）Ⅰ类；记忆 T 细胞的扩张，则需要特定的 MHC Ⅰ类。$CD8^+$ T 细胞的记忆维持依赖于 TCR-MHC Ⅰ类相互作用。为了建立更大的 TCR 分子库，每个未成熟的 T 淋巴细胞在胸腺内发育期间会在其 TCR 基因座中经历独特的体细胞重排，删除插入的 DNA 序列并环化为"游离 DNA 分子"，也称为 T 细胞受体重排删除环（signal joint T-cell receptor excision circles，sjTREC）。在细胞分裂过程中这些产物不进行复制，并以更高的浓度存在于最近的胸腺迁出群体中，然后通过细胞分裂将它们稀释掉。先前的研究指出，外周 T 细胞库中这些 sjTREC 的数量与年龄有关。

基于先前的研究，一些研究人员出于法医学的目的分析了 sjTREC 重排，探讨了人外周血中 sjTREC 水平及其与年龄的相关性。国内学者欧雪玲收集了 225 例不同年龄健康人外周血样本，抽提基因组 DNA，利用实时定量 PCR 技术定量测定不同年龄组外周血中 sjTREC 含量的分布情况，结果显示 225 例外周血中 sjTREC 含量随年龄增长逐渐减少，性别差异不显著，供体年龄与外周血 sjTREC 水平呈显著负相关。Lopez 等基于外周血的 PCR 分析，证明了 sjTREC 重排随年龄增长而减少，作者还指出了在相应水平上的两性差异，其中女性的重排次数更多。其他作者采用基于 TaqMan 方法量化了 sjTREC，发现其与年龄有很强的相关性，但与端粒缩短一样，实际年龄与预测年龄之间的误差很大，达 ±8.9 岁。尽管上述研究证实了两性差异，但在预测模型中纳入该因素后仍然无法提高年龄估计的准确度。Ou 等的研究使用相同的 TaqMan 技术，结果显示出外周血样本中 sjTREC 水平随年龄的显著变化，实际年龄和预测年龄之间的误差为 ±10.47 岁，他们最近在血痕中的研究误差为 9.42 岁。他们还测试了短期和长期存储时间对结果的影响。尽管直到存储 4 周时才发现差异，但他们发现存储 1.5 年以上的样本存在显著差异。此外，在存放多年的血迹中，他们发现相关系数随存放时间而降低，这可能是材料变质所致。

Kayser 等根据 T 细胞的个体突变特异性现象提出了基于 DNA 的年龄预测方法。在胸腺的发育过程中，未成熟的 T 细胞在 T 细胞受体（TCR）的位点处进行 DNA 重排，这种重排会导致游离的环状 DNA 分子的形成。大约 70% 的新生成熟 TCR αβ+ 的 T 细胞中包含 δRec 和 ψJα sjTREC 基因组 DNA。之前有报道显示 sjTREC 的数量随着个体年龄的增长而下降，从而反映了人出生后不久，脂肪组织替代和继发性的功能缺失使得胸腺在人的一生中都处于退化状态。从技术上讲，sjTREC 的量化很简单：引物和水解探针（TaqMan）靶向与环状分子的接头片段互补配对，通过白蛋白单拷贝基因定量 PCR 检测技术实现全血样本相对于总 DNA sjTREC 丰度的标准化。作者开发的 sjTREC 测试方法是建立在稳定的 TaqMan 定量 PCR 检测的基础之上，该方法只需少量的 DNA（根据志愿者年龄，5～50ng 不等）就可以从新鲜血液样本和 1.5 年或更久之前的血迹样本中获得同样多的信息。即使是不同时代因年龄差别而导致的表型差异，通过一个适合于法医鉴定的 DNA 方法也可以准确地推测年龄。该方法可以准确地确定不明身份者的特征，为犯罪案件的侦破提供一个新的视角。有些严重的病理状态如 AIDS 或白血病等可能会极大地影响年龄推测的精确度。这些病理状态会导致外周血液中 sjTREC 复制数目的减少。这些问题和种族迁移对年龄推测的影响有待进一步研究。通过将当下研究中发现的一些基因标志物或表观遗传学标志物与 sjTREC 相结合，年龄推测的精度必将得到进一步改善。

本 章 小 结

　　在本章所介绍的化学方法中，天冬氨酸外消旋化检测是法医学年龄推断的最佳方法，它适用于不同的人体组织，特别是牙本质，且推断准确性较高。该方法基于气相色谱法，可在大多数法医学实验室中开展，目前已有两个实验室将这种技术应用于法医案件，当然天冬氨酸外消旋化技术也有其缺点：①因为化学反应会受到温度的影响，所以它不能用于暴露于高温的检材；②需要不同部位牙齿的标准化参照物，很难在所有的法医学实验室中统一且标准化，所以限制了其结果在实验室间的比对。对于铅积累指标，大多数铅积累研究都是出于健康目的而开发的，这些研究显示，随着年龄的增长铅积累的规律并不相同。目前报道的相关法医学研究发现年龄与牙本质铅水平之间存在显著相关性的研究只有一篇，但样本仅限于科威特人群，考虑到不同地理区域之间工业活动和环境条件的不同，群体的铅积累水平会有差异，因此该结果无法推广。关于胶原蛋白交联指标，在不同的组织中均发现"可还原的胶原蛋白交联"随年龄增长而减少，目前唯一的一篇以法医学年龄推断为目的的报道，也在牙本质中发现了这一随年龄变化的趋势，但其年龄推断误差较大，且该检验费时，对结果的判读也需要具有较高的化学知识背景，很难在法医学实验室间推广。AGE 被广泛研究用于解决衰老性疾病，法医学研究亦表明在多种组织中（海马锥体神经元、牙本质、血液）其含量与年龄之间存在相关性，特别是在焚烧尸体的海马锥体神经元中也发现 AGE 可检测并用于年龄推断，提示了 AGE 在火场尸体年龄推断中的应用前景，但其在多项研究中推断误差均较高。

本章介绍的分子生物学技术各有利弊。首先从端粒缩短开始，临床上基于衰老的研究证实了端粒缩短与年龄的相关性，研究的主要对象是血液、皮肤和牙齿，经过半个世纪的研究已发展出一系列端粒长度的检测技术，但端粒缩短自身的组织异质性、性别差异性、易受到内外源因素影响等特质，以及检测手段的局限性，导致端粒长度分析更多的是只能作为一种推断年龄的备选辅助方法。

mtDNA 突变，特别是 mtDNA 4977bp 缺失显示出与年龄的明显相关性。PCR 扩增是法医实验室检测 mtDNA 4977bp 缺失的常规技术之一，该检测技术在腐烂的组织中也能获得可靠的分析结果，但 mtDNA 4977bp 缺失指标仍然面临推断误差过大、规范化操作程序有待统一及组织异质性的问题。因此，现有的研究数据不足以支持 mtDNA 4977bp 缺失作为一个年龄推断指标应用于法医学年龄推断，而更多的也是作为一种辅助方法或验证方法。

尽管有几项研究分析了 sjTREC 水平随年龄的下降，并建立了良好的相关性，但其年龄推断误差仍然很高。另外，它只能应用于血液样本，因此不适用于法医人类学检案。

DNA 甲基化指标是目前生化领域中最理想的，也是最有研究潜力的法医学年龄推断指标。其在法医学领域的应用具有以下优势：①推断误差小；②可广泛应用于活体或尸体的年龄推断；③可应用于多种组织样本；④样本制备的标准统一且样本的规范化处理过程简单；⑤可进行不同"精度"的定量、定性分析，能够分析特定片段乃至单碱基的甲基化水平，焦磷酸测序和 SNaPshot 甲基化分析已经能够对微量物证和降解检材进行 DNA 甲基化分析，从而在很大程度上满足法医学年龄推断的检测要求。近年来涌现了大量基于 DNA 甲基化推断年龄的研究报道，基于多种组织的 DNA 甲基化年龄推断模型的构建将是今后研究的重点。另外，甲基化指标与骨龄影像学指标的交叉融合也将是法医学年龄推断的一个新的研究方向。

（黄　云　赖小平　宋梦媛）

第九章

法医学年龄推断工作程序和报告

第一节　年龄推断鉴定程序

一、鉴 定 主 体

（一）委托人

部分国家（奥地利、芬兰、法国、德国、希腊、匈牙利、意大利、立陶宛、荷兰、波兰、俄罗斯、斯洛伐克、西班牙、瑞典、土耳其、乌克兰和英国）的活体年龄推断是由执法机关申请，部分国家（奥地利、法国、德国、希腊、意大利、马耳他、荷兰、波兰、罗马尼亚、斯洛伐克和英国）也可由非政府组织申请，在奥地利、德国和意大利，当事人也可申请活体年龄推断。在尼泊尔，由法院或任何公共机构均可提出年龄推断申请。在中国，尸体或残骸涉及年龄推断的常由公安机关检验，个别情形则委托第三方鉴定机构，以进行个体识别；活体的年龄推断，若涉及刑事案件，多由公安机关委托；若因就学、工作等事件需年龄推断的，多由当事人或其监护人向当地公安机关提出申请，并由当地户籍所在地公安机关委托；若个体缺乏出生证明材料，需完善个人身份信息进行年龄推断时，常由所在地公安机构委托。

（二）鉴定人

法医学年龄推断涉及多个专业、技术和法律职责问题。因此，相关鉴定人员必须对年龄估计程序和法律问题有一定的专业知识和经验。在尼泊尔，年龄推断程序缺乏统一性，年龄鉴定可由法医学家开展，也可以是医疗人员或任何专业医生，负责年龄推断的医生可与其他学科专家协作完成，如牙科医生、放射科医生和人类学家。在报告书中记录各专家给出的报告或意见，但最终报告结果应由负责医生综合得出。在中国，过去 20余年，骨龄鉴定报告可由放射科医师出具，现在骨龄鉴定报告多由公安机关法医或第三方司法鉴定机构出具。

在许多国家，由于缺乏年龄推断程序方面的详细知识和资源，也缺乏医疗和牙科法医检验员，评估工作通常是由缺乏相关培训的官员开展，如警察。在少年司法制度中，法官在确定儿童年龄时行使完全自由裁量权是很常见的。

二、年龄推断方法

2000 年，国际法医学年龄推断研究小组推荐的法医年龄推断包括体格检查、左手腕部 X 线片、牙科检查和全口曲面断层片、锁骨胸骨端 X 线片或 CT。在报道中，比利时、芬兰、立陶宛、法国、挪威和美国采用骨骼发育推断个体年龄；瑞典、葡萄牙、波兰、意大利、德国、法国、芬兰、捷克共和国、比利时、奥地利和美国亦采用牙齿推断个体年龄。罗马尼亚东北部 180 例年龄评估报道中联合应用体格检查、手腕部 X 线片和齿科检查，仅在手腕部发育完全时开展锁骨胸骨端 X 线检查。比利时年龄评估常用方法包括牙齿、手腕部和锁骨胸骨端的放射检查。

2017 年，Sykes 等对 14 个国家的 23 家法医口腔机构（forensic odonto-stomatological units）进行了问卷调查，包括澳大利亚、比利时、巴西、加拿大、智利、丹麦、芬兰、法国、印度、新西兰、挪威、南非、斯里兰卡和瑞典。申请年龄推断的委托人主要为法院、刑事机构、法官、治安官、警察和法医局（Legal Medicine Departments），其次为验尸官、外交事务和团队协议（team protocols）。分析活体年龄鉴定的方法，除 3 家机构仅采用单一方法，其余机构均采用两种及以上方法综合评定。活体齿龄推断最常用的方法为 Demirjian 法和 Al Qhatani 法，亦有机构将 Thevissen 和 Willems 法、Cameriere 法、Liversidge 法、Haavikko 法、Harris 法、Kraus 和 Jordan 法用于齿龄评估。仅 4 家机构采用自己的方法和（或）基于特定人群数据的方法。

在北欧国家，对无人陪伴的未成年寻求庇护者的年龄推断常综合考虑手腕部骨龄和齿龄。常用的齿龄鉴定方法包括 Haavikko 法（1970 年）、Liversidge 法（2008 年）、Mincer 法（1993 年）、Köhler 法（1994 年）、Nyström 法（2007 年）、Kataja 法（1989 年）、Chaillet 法（2005 年）和 Willems 法（2001 年）；常用的手腕部年龄评估方法（除冰岛外）为 GP 法（1959 年）。

采集分析 2017～2018 年中国裁判文书网上传的一审"骨龄案件"中详细记录年龄评估结果的文书 365 例，仅 24 例写明了年龄推断方法，包括手腕部平片（左手或双手，15 例），六大关节（7 例），六大关节+髂嵴+锁骨胸骨端+跟骨（1 例），骨盆及左手腕部（1 例）；仅 6 例注明鉴定参照标准，2 例参照《中国青少年骨龄鉴定标准图谱法》和《中国人手腕骨发育标准-中华 05》，4 例参照（《中国人手腕骨发育标准-CHN 法》）。目前四川华西法医学鉴定中心年龄评估常用部位包括左手腕部平片、膝关节正侧位平片、骨盆平片，粗估年龄较大者必要时加摄全口曲面断层片和锁骨胸骨端薄层 CT。

1. 体格检查 包括人体测量指标，如身高、体重和营养水平等，以及性成熟迹象，如男性的阴茎、睾丸发育，阴毛、腋毛、胡须生长和喉结发育，女性的乳房发育，阴毛、腋毛生长和臀部形状。

生殖系统发育、乳房发育和阴毛生长评估可采用 Tanner 分级法（1962 年）。腋毛生长、胡须生长和喉结发育评估可采用 Neyzi 分级法（1975 年）。Flügel 四分法（1986 年）适用于性成熟度推断年龄。一般而言，女性在 16 岁达完全性成熟，男性在 17 岁达完全性成熟。

在法医学年龄推断中，根据性成熟度的推断年龄范围常较大。体格检查的目的是排除任何与年龄相关的疾病等，并交叉验证骨龄和牙龄是否与身体发育相对应。

大多数疾病往往导致发育迟缓，使年龄被低估。需特别注意一些加速发育的疾病，此类疾病虽少见，但可能影响身高、性发育及骨骼发育。可能加速骨骼发育的内分泌疾病包括性早熟、肾上腺生殖综合征和甲状腺功能亢进症。体格检查时需警惕加速发育的体征，如巨人症、肢端肥大症、侏儒症、女性男性化、甲状腺肿大或眼球突出等。

2. 手腕部 X 线检查　在涉及刑事诉讼的案件中，手腕部 X 线检查是法医年龄推断的重要方法。进行 X 线检查的前提是体格检查，了解是否存在影响身体及骨骼发育的疾病。评估手腕部 X 线片的标准骨的形成和大小以及骨骺骨化程度，基于此，可将待测 X 线片与相关年龄和性别的标准图谱进行比较，确定所选骨骼的成熟度。

3. 锁骨胸骨端 X 线或 CT 检查　若法医年龄推断的目标为确定个体是否满 18 岁，则此时需评估锁骨胸骨端骨骺骨化情况。许多研究中使用常规 X 线或 CT 扫描检查锁骨胸骨端骨骺骨化情况。经典锁骨胸骨端骨骺骨化分级系统包括四分法、五分法和相关衍生方法。锁骨胸骨端 CT 扫描层厚应为 1mm，以确保其分级评估的准确性和可靠性。

4. 牙科检查　第三磨牙发育是法医学年龄推断较常用的指标，第三磨牙多在 19～20 岁前完成发育。牙科检查既需要常规口腔检查，也要拍摄 X 线片评估牙齿发育情况。口腔检查需关注牙齿萌入口腔情况、口腔卫生情况及其他影响因素。较既往牙齿发育评估方法如 Gleiser 和 Hunt 法、Moorrees 法等，Demirjian 法分级依据牙齿的形态变化，不依赖对长度的估计，结果更客观，因此常采用 Demirjian 法推断牙龄。

中国汉族青少年的年龄推断可参照 AGFAD 的建议或我国《法庭科学　汉族青少年骨龄鉴定技术规程》（GA/T 1583—2019），仅在手腕部 X 线检查发现发育完全时，加摄锁骨胸骨端薄层 CT，确定个体是否满 18 岁。若能获得受检者儿童或青少年时期的牙齿或骨骼影像资料，则可通过既往影像片推算成人年龄。但此时必须认真核对影像资料，进行影像资料同一认定。若还无法确定，则需进行牙本质天冬氨酸外消旋化检查。但此技术需拔出牙齿，因此仅在存在医学指征时才可采用此方法。

表 9-1 为部分国家年龄推断常用方法。

表 9-1　部分国家年龄推断常用方法

国家	非医疗方法								医疗方法			
	提交的文件	外表	年龄评估（面谈）	社会服务评估	心理访谈	牙齿观察	体格检查	第二性征成熟度观察	手腕部X线检查	锁骨X线检查	牙齿X线检查	其他
奥地利	√	√	√			√	√	√	√	√	√	
比利时	√		√	√		√			√	√	√	
保加利亚	√	√				√	√		√			
克罗地亚	√	√		√	√	√			√		√	
塞浦路斯	√		√	√	√				√			
捷克共和国	√											
丹麦	√						√		√		√	
爱沙尼亚	√	√		√					√			
芬兰	√					√			√			
法国	√		√		√				√		√	
德国	√	√	√	√	√	√	√	√**	√			
希腊	√	√		√	√	√	√		√		√	
匈牙利	√	√	√			√		√	√		√	***
爱尔兰	√		√	√								
意大利	√	√	√	√	√*	√	√	√			√	
拉脱维亚						√	√		√			
立陶宛	√	√							√	√		
卢森堡公国									√			
马耳他	√		√						√			
荷兰	√	√								√		***
挪威	√	√				√			√			
波兰	√	√				√	√		√			
葡萄牙	√	√				√			√			****
罗马尼亚		√				√		√	√			
斯洛伐克	√	√(1)		√(2)		√	√		√			
斯洛文尼亚	√	√							√			
西班牙	√		√						√	√		
瑞典	√			√							√	*****
瑞士	√	√	√				√		√	√	√	
英国	√	√	√	√								
中国	√					√	√	√	√(3)	√	√	******
国家数	28	19	17	11	6	17	12	8	24	13	20	5

*为人口贩卖的受害者或弱势群体提供帮助时；**肉眼观察；***骨盆 X 线检查；****第 4 肋骨；*****膝关节 MRI；
******肩关节、肘关节、髋关节、膝关节、踝关节的 X 线正、侧位片，骨盆正位片。

（1）初步评估仅为指导，若个体自称未成年而怀疑为成人时，则应行医学检查。

（2）在斯洛伐克，仅与社会工作者进行部分协商。

（3）中国骨龄鉴定方法参照《法庭科学　汉族青少年骨龄鉴定技术规程》（GA/T 1583—2019）。

三、年龄推断结果

最佳的法医学年龄推断方案应为体格检查、手腕部 X 线检查、牙科检查和锁骨胸骨端放射学检查的综合结果，由各方面都熟悉的专家得出最终年龄推断意见。同时还应讨论受检者与参考样本及标准间的差异对年龄推断结果的影响，如种族、社会经济地位、疾病等对年龄推断结果的影响。如果可能，应对此类影响进行定量评估。

当人体左右两侧检查结果分级不一致时，有调查显示 68.6%的从业者选择平均值，16.3%选择左侧，8.1%选择较年轻一侧，5.8%选择较年老一侧。年龄推断的结果，62.2%的从业者选择文献中给定的年龄范围，43.3%选择根据自己的经验和专业知识，32.3%选择文献中的平均值，30.7%选择 2 个 SD 值范围，23.6%选择一个 SD 值范围。当多指标联用时，45.2%的从业者根据经验选择合适的年龄范围，42.9%选择各指标重叠的年龄层，42.1%选择所有指标的整体年龄范围。

根据《最高人民法院关于适用〈中华人民共和国刑事诉讼法〉的解释》第一百一十二条：审查被告人实施被指控的犯罪时或者审判时是否达到相应法定责任年龄，应当根据户籍证明、出生证明文件、学籍卡、人口普查登记、无利害关系人的证言等证据综合判断。证明被告人已满十四周岁、十六周岁、十八周岁或者不满七十五周岁的证据不足的，应当认定被告人不满十四周岁、不满十六周岁、不满十八周岁或者已满七十五周岁。在刑事案件中，当犯罪嫌疑人的年龄评估结果年龄范围跨越年龄节点时，基于案件存疑有利于被告人的原则和有利于未成年人的原则，应选择较小年龄的值进行分析，即最小年龄原则。最小年龄原则即某特征已达到参考研究相关等级的最小年龄，最小年龄是参考人群中最年轻的年龄。如果检查了几个特征，则最小年龄应视为这些特征确定的最小年龄中的最高者，而不是平均或中位数值推导的结果。

目前尚未有系统、科学、统一的方法对 15～20 岁个体的实际年龄作出精确的评估，年龄评估结果只能接近实际年龄，结果应为一定的年龄范围，而不是单一年龄值或很窄的年龄范围。年龄推断仅为生物学年龄，即使基于特定的人群，也会因个体差异造成年龄推断的误差，因此法医年龄推断不应仅给出预测年龄点值，应同时给出误差范围，在特定年龄节点的判定应同时给出个体超过或小于某一特定年龄的概率。此外，给出年龄推断结果时，最好提供参考人群、方法包括统计方法等信息。

Schmeling 等提出年龄评估报告应包括受检者最可能年龄和（或）最小年龄，以及评估结果的可信度即概率的大小。ABFO 牙龄评估标准和指南提出牙龄评估结果的表述应包括：受检者整体年龄推断结果和每个方法年龄推断结果，最好包括 95%置信区间年龄推断范围（2 个标准差），特定案件中应包含个体达到或未达到某一年龄节点的概率。比利时要求年龄评估结果为牙齿、手腕部和锁骨胸骨端的平均年龄，并给出误差范围。在除挪威以外的北欧国家，寻求庇护者的年龄推断结果均采用平均值和标准差；当三种检查结果不一致时取最小值，当评估个体是否满 18 岁时应根据"年龄–1 个标准差"进行评估。欧洲庇护支持办公室（European Asylum Support Office，EASO）在其年龄推断指南中提到年龄推断结果不应为具体数值，年龄推断结果应为平均值和 1～2 岁的误差范围，如年龄推断结果受检者年龄为 20.6 岁，误差范围为 2 岁，则该结果的解释为受检者最可能年龄为 20.6 岁，低于 18.6 岁或高于 22.6 岁的可能性非常低；若个体自称其年龄为 15 岁，年龄推断结果为 16.6～18.6 岁，则认为该受检者年龄为 16.6 岁。

中国裁判文书网涉及骨龄鉴定的裁判文书中，常见骨龄鉴定结果的表述方式有多种，包括具体骨龄值（如 11.5 岁）、××周岁以上/大于××周岁（如大于 18 周岁）、××周岁～××周岁（如 16～17 周岁）、骨龄值±偏差（如 17±0.5 周岁）、骨龄值（骨龄范围）[如 11.3（10.5～12.2）岁]、已达成年人/刑事责任年龄。

综上，结合骨龄研究多是基于生物统计学方法，同时考虑科学证据自身特征，我们建议年龄评估结果表述为：某某××年××月××日"检查项目"提示其生物学年龄相当于××岁（年龄范围）的骨龄表现（本次年龄评估结果仅作为某某实际年龄确定的参考，其实际年龄请综合其他证据确定），或某某××年××月××日"检查项目"提示其生物学年龄大于 14/16/18/21/25 岁（等）。

第二节　专家报告的书写

2019 年，Qahtani 比较了不同国家的法医学年龄推断报告，制定了法医学年龄推断调查问卷。参与调查的国家包括阿富汗、澳大利亚、法国、印度尼西亚、意大利、新西兰、挪威、巴拉圭、沙特阿拉伯、西班牙、瑞士、阿拉伯联合酋长国、英国和美国。调查内容包括受检者和委托人的信息，是否给出年龄区间，是否给出标准差、标准误差和平均值；报告中是否描述了统计信息，是否使用并报告了参考人口数据，报告格式是否标准化。调查问卷总计 27 个问题。来自 14 个国家的 20 位法医专家填写了该调查问卷。

有关受检者信息：20 位法医专家的问卷中，18 位专家的报告中列出了受检者姓名，全部报告列出了受检者性别，17 位专家的报告中列出了受检者国籍，16 位专家的报告中列出了受检者种族，16 位专家的报告中含自述年龄或其他文件记录的年龄，全部报告列出了检查时间。

有关鉴定申请信息：17 位专家的报告中列出了委托鉴定事项，16 位专家的报告中列出了检查的设置，19 位专家的报告中提到了申请鉴定的机构，13 位专家的报告中列出了受检者的可用证明文件，15 位专家报告获得了当事人或法定监护人的同意。

有关年龄影响因素：13 位专家的报告中提到了受检者总体状态，仅 5 位专家的报告中提到了受检者精神状态/意识/认知能力，仅 5 位专家的报告中提到受检者的身高及体重。

有关年龄推断程序：19 位专家的报告中列出了年龄推断所用的方法，18 位专家的报告中使用了多种方法，20 位专家的报告中列出了所用牙齿或骨骼，20 位专家的报告中列出了放射方法是否可用，19 位专家的报告中列出了所用放射方法的类型。

有关鉴定结果和报告书写：19 位专家的报告中列出了年龄区间，17 位专家的报告中报告了标准差，14 位专家的报告中提出了参考样本数据，16 位专家的报告中提出了所用检查或方法的限制，仅 8 位专家的报告采用正式的、国家标准的年龄推断报告格式。

对年龄推断报告的调查研究表明，即使在同一国家，年龄推断报告也有多种格式。报告的形式也不相同，有些采用表格，有些采用信件格式。

法医学年龄推断应考虑到是否使用了合理的科学方法，以足够高的可靠性回答问题。目前全球法医学年龄推断的专家报告和年龄推断过程中的质量保证程序多样。年龄推断程序和报告书写尚未标准化。根据委托鉴定事项，年龄推断结果可能为法律相关年龄节点或最可能的年龄或自述年龄为实际年龄的概率。

理想的专家报告应描述个体年龄推断的方法和参考研究。对于每个检查指标，报告必须指明参考人群的最可能年龄和离散范围。同时，报告应包括观察者的经验错误可能增加容忍区间，参考研究应用于个案时的年龄影响因素，如遗传、种族和社会经济地位差异，存在的发育障碍（如果有）等。报告中必须讨论所有变量如何影响年龄推断，可能时应对此影响进行定量评估。

撰写专家鉴定报告需明确"为什么进行年龄推断"。不同案件年龄推断的方法也不同，如需要开具文件，则推断可能的年龄。如果评估个体是否成人，则可能的年龄就不合适，此时需给出年龄节点相关概率。理解年龄推断需求，选择合适的方法，有助于维护个体人权并确保正义。

在尼泊尔，除年龄推断报告外，还有独立的年龄推断登记表，记录每一份年龄推断的基本情况、申请者信息、申请书、申请日期和报告发放日期，以及随行警察或其他随行人员的信息。

国际法医牙科 - 口腔科组织（International Organization for Forensic Odonto-Stomatology，IOFOS）建议由两名鉴定人员合作开展年龄推断。第二名鉴定人员在签署报告前应仔细阅读报告并提出更正意见，最后同意报告结果后签字。有关外部质量控制，法医学年龄推断研究小组每年可组织一次鉴定人能力验证，向鉴定人发送受检者的 X 线检查和体格检查结果，要求鉴定人推断年龄。为了保证质量，应每年审查、必要时修订年龄推断方法和参考研究的指南或建议书，以确保其能反映法医学年龄推断研究和实践中的最新技术水平。

第三节　部分国家或机构的年龄推断程序

一、丹　麦

Larsen 等对 2012 年丹麦哥本哈根法医学院的年龄推断进行了回顾性分析。在 174 份报告中 139 份的结论为实际年龄已满 18 岁，所有案例均为寻求庇护者。虽然 152/162 例样本骨龄范围在牙龄范围内，但多方法分析结果仍存在一些差异。该学院的年龄推断方法参照 AGFAD 指南，但未行齿科检查和锁骨的影像学检查。体格检查由法医病理学家开展，包括身高、体重的测量，以及第二性征（乳房、阴茎、阴囊和阴毛发育）的检查（Tanner，1962 年），同时记录病史和儿童期是否经历饥荒。骨龄由影像医师根据 GP 法评估左手腕部 X 线片，观察是否存在任何显著的营养不良迹象。牙龄推断基于全口曲面断层片，包括第三磨牙口内片，由法医齿科学家根据 Köhler 等（1994 年）修订的 Gleiser 和 Hunt（1955 年）十分法评估牙根和牙冠发育情况。Köhler 等（1994 年）、Haavikko（1970 年）和 Mincer 等（1993 年）的研究作为参考，这些研究均给出了 4 颗第三磨牙的平均年龄和标准差，部分研究给出了单个下颌第三磨牙的值。最可能的牙龄为 4 颗第三磨牙的平均值。年龄范围为平均年龄±2 岁。若所有第三磨牙均发育完全（等级 Ac），则个体大于 19 岁。综合年龄推断的结果（年龄范围）为骨龄和牙龄的最大值和最小值。在最终报告中需强调报告中为最可能的年龄范围，但个体实际年龄可能小于估计值下限，尽管可能性很小。

二、尼　泊　尔

1. 知情同意　年龄推断前，受检者应充分理解并同意全部检查程序，并获得书面知情同意，签字或按手印。若受检者因精神或年龄等原因，不能提供有效同意时，应取得其监护人同意。

2. 详细记录受检者信息　包括：①姓名，若申请人有独立编码，应同时记录编码；②受检者自述或存疑文件中的年龄（年/月/日）；③申请人怀疑的年龄；④受检者性别；⑤地址；⑥社会经济地位；⑦同行人员；⑧检查者；⑨检查日期、时间和地点。

3. 年龄推断方法　尼泊尔综合采用了多种年龄评估方法：①体格检查，记录人体测量数据、性成熟征象和是否存在影响发育的疾病；②左手腕部 X 线检查，根据受检者年龄，若必要可加摄肩关节（包括锁骨胸骨端）、肘关节、骨盆、髋关节、膝关节、踝关节和足的 X 线片；③牙齿检查，记录牙列状况，牙齿 X 线检查。

（1）一般体格检查：最好由同性别检查者开展。

1）身高：以厘米为单位记录。

A. 受检者脱掉鞋、厚重的外套和发饰。

B. 受检者背靠测量杆，头枕部、背部、臀部、小腿和脚后跟应与测量杆接触，双脚并拢。外耳道顶部应与骨性眼眶下缘水平。

C. 受检者直视前方，测量杆向下压平头发。

D. 以测量杆的最小测量单位记录身高。

E. 如果受检者高于测量者，测量者应站于平台上，以便正确读取身高。

2）体重。

A. 体重秤应放置在硬地面上。

B. 受检者应脱掉厚重的外套和鞋子。

C. 受检者站于体重秤中心，体重均匀分布于双脚。

注：体重秤至少每月校正。

3）声音：受检者回答简单问题，注意其声音类型，声调高或低，声音稚嫩或成熟。

4）头发：注意发色、长度和秃发。

5）胡须：有、无或剃须，胡须颜色、长度和分布。

6）记录女性初次月经日期。

7）女性胸部发育和阴毛发育，男性阴茎和阴毛发育（参考 Tanner 法）。

8）记录任何与生长发育相关的发现，分析各种病理条件对发育的影响。

9）口腔检查（最好由经专业训练的口腔医生开展）。

A. 口内检查观察牙齿萌出或缺失。

a. 采用 FDI 编码系统。

b. 记录牙齿萌出情况，包括乳牙和恒牙。

c. 第三磨牙是否萌出。如果没有，注意第二恒磨牙远侧的空间和（或）隆起。

d. 如果牙齿缺失应说明原因。

B. 拍摄全口曲面断层片，如果不行，则拍摄根尖片。注意牙齿发育等级和牙根闭合情况。使用已建立的牙齿年龄推断方法（如 Demirjian 法）。应根据参考人群（如果有）使用的方法来计算年龄范围，受检者与参考人群应非常接近。

（2）影像学检查

1）左手腕部 X 线片，包括尺桡骨远端（前后位）。X 线片应包含所有指骨、掌骨、腕骨和尺桡骨远端。

2）其他部位影像片，如肩关节（包括锁骨胸骨端，前后位）、肘关节（前后位，侧位）、骨盆和髋关节（前后位）、膝关节（前后位）、踝关节和足（前后位，侧位）的 X 线片。

3）尽可能采用 GP 图谱或 TW2/3 法计算骨龄，其他部位也尽可能采用参考标准。

当受检者进行影像学检查时，应有至少一名警察或医生在现场，并在报告中记录其姓名。

（3）使用参考研究：专家报告应详细记录收集的信息和 X 线片分级结果，报告中应详细说明使用的分级方法和数据的参考文献。

相关研究应符合以下要求：合适的样本量，样本年龄已证实，样本年龄分布均衡，男女分别分析，有检查时间信息，指标明确，方法描述详细，参考人群数据包括种族、社会经济地位和健康状况，每个指标的样本量、平均值和范围。

（4）专家报告：汇总专家应将放射医师、口腔医师等专家的报告综合分析整合为综合报告。专家报告目的是提供最可能的年龄和（或）所述年龄是否为实际年龄或年龄超过某年龄节点的可能性。专家报告中需列出年龄推断所用方法参考的研究或书籍、指南等。报告中应讨论种族、地域、营养、社会经济地位和任何发展障碍的影响，尽可能量化评估此类因素。年龄报告结果应为年龄范围。

三、参照 AGFAD 指南

2011 年，Vieira 等在其专著 *Forensic Medicine–From Old Problems to New Challenges* 中提出了根据 AGFAD 指南的年龄推断方法和结果表述以及相关案例。

根据 AGFAD 指南，年龄推断报告中需详细表达结果和确定等级，介绍所使用的分级方法和参考研究。参考研究需满足以下要求：足够的样本量，样本真实年龄已知，样本年龄分布均匀，男女分别分析，样本采集分析时间，对指标的明确定义，方法的详细说明，参考样本的种族、社会经济地位和健康状况等数据，每个指标的样本量、平均值和散点图数据。可参考如下国外法医年龄推断的研究：Greulich 等（1959 年；手腕部），Tanner 等（1975、2001 年；手腕部），Thiemann 等（2006 年；手腕部），Schmeling 等（2004 年；锁骨胸骨端），Kellinghaus 等（2010 年；锁骨胸骨端），Gunst 等（2003 年；第三磨牙），Kahl 等（1988 年；牙齿），Mincer 等（1993 年；第三磨牙），Olze 等（2003、2004、2006 年；牙齿），Ruhstaller（2006 年；第三磨牙）。

每个指标报告中都应给出最可能的年龄和参考人群的年龄分布范围。平均值和中位数表示个体最可能的年龄，标准差和四分位数是最常用的离散范围表达方法。均值±标准差（SD）仅适用于正态分布数据，表示 68% 的样本分布于均值±1SD，95% 的样本分布于均值±2SD。中位数和百分位数与样本分布无关，表示 50% 的样本位于上四分位数和下四分位数间，也称为四分位差。均值和中位数不能用于年龄推断的最后结果，因其依赖参考样本年龄的上限。应通过逻辑回归计算 50% 概率值作为年龄推断的结果。

所有指标的结果应汇总成最终年龄推断结果。法医学年龄推断的结果应基于实际案情需要和所有指标推断结果综合得出。最后，年龄推断应讨论个案中涉及的年龄相关变量，如不同的种族、社会经济地位或可能影响个体发育的疾病。但是目前对于不同指标推断结果的整合还没有令人满意的方法来科学确定误差范围。我们可以推测多指标联用的年龄推断误差范围应小于独立指标，但不同组合方式的误差范围可能存在差异，而目前还无法量化此差异。

此外，专家报告在给出可能年龄后，还需提供推断年龄是实际年龄或超过某年龄节点的概率，可采用下述概率评级方法：

"几乎肯定"（beyond reasonable doubt）：概率＞ 99.8%（此概率为 3 倍标准差）；

"非常有可能"或"大概率"：概率＞90%；

"可能"：概率＞50%；

"无法确定"或"等概率"：概率＝50%；

"不太可能"或"小概率"：概率＜50%；

"非常小概率"：概率＜10%；

"几乎可以肯定不可能"：概率＜0.2%。

以下是部分结论的示例。"综合所有检查，年龄推断结果如下：大概率××提供/陈述的出生日期不正确，应更早，个体年龄大于 14 岁的概率非常大，大概率大于 16 岁，个体年龄超过 18 岁的概率非常小，几乎可以肯定个体未满 21 岁。"

第四节　骨龄鉴定案例

1. 中国骨龄鉴定案例 1　受检者为中国汉族女性，疑似被他人强奸，为明确受检者是否满 14 周岁，司法机构委托进行骨龄鉴定，检查包括骨盆、左腕关节、左膝关节、胸锁关节 X 线检查（图 9-1）。

口腔全景片：可见左下颌第三磨牙阻生发育等级 D（Demirjian 法），余第三磨牙未出现。

　　骨盆、左腕关节、左膝关节、胸锁关节所摄 X 线片：腕骨全部出现，关节面开始出现；尺骨、桡骨远端骨骺核、掌指骨骨骺核、股骨两端大小转子骨骺核与相应骨端等宽或接近等宽，未见闭合征象；可见透亮骨骺线。髋臼"Y"形软骨未见骨化；可见透亮骨骺线。双侧髂嵴骨骺核及坐骨结节骨骺核未见出现。

　　胸锁关节薄层 CT 扫描：双侧锁骨胸骨端呈杯口状，双侧骨骺核未见出现。

　　通过检查，综合牙齿和骨骼发育，本次影像学检查结果符合 10.8（10.0～11.6）岁骨龄表现。

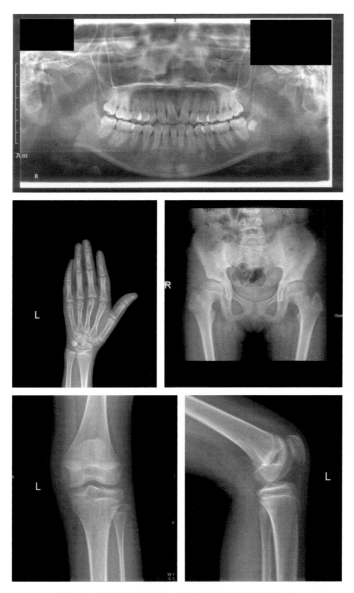

图 9-1　各部位 X 线片（中国骨龄鉴定案例 1）

　　2. 中国骨龄鉴定案例 2　受检者为中国汉族女性，自述 2001 年 1 月 2 日出生，身份证出生日期为 2006 年 1 月 2 日，因无法提供新生婴儿医学证明，不符合办理更改年龄的条件，由户籍所在地公安派出所申请进行法医学骨龄鉴定。

受检者发育正常，女性第二性征已出现，身体发育接近成人观，体重 36kg，身高 153cm。

2018 年 8 月 9 日左手腕、左膝关节、骨盆 X 片（图 9-2）：腕骨全部出现，接近成人型；尺桡骨远端、掌指骨骨骺核，股骨两端、胫腓骨近端骨骺核及大小转子大部分闭合或完全闭合。髋臼呈"Y"形软骨化，可见致密骨骺线；双侧髂嵴骨骺核及坐骨结节骨骺核可见部分闭合征象。

2018 年 8 月 9 日胸锁关节薄层 CT（图 9-2）：双侧锁骨胸骨端呈杯口状，双侧骨骺核出现，呈小盘状，未见闭合征象。

通过检查，综合骨骼发育，受检者本次摄片时的骨龄相当于 17.1（16.2～18.1）岁可能性大。本次影像学检查结果符合 2001 年 1 月 2 日出生，不符合 2006 年 1 月 2 日出生。

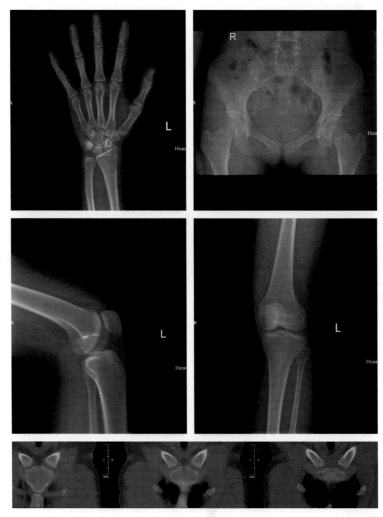

图 9-2　各部位 X 线片（中国骨龄鉴定案例 2）

3. 中国骨龄鉴定案例 3　受检者为男性，余信息不详，公安局委托进行法医学骨龄鉴定。

　　体格检查：受检者体重 49kg，身高 166.0cm。第二性征出现，身体发育呈成人观，胡须明显，喉结突出，发育偏瘦。

　　2018 年 2 月 1 日左手腕、左膝关节、骨盆 X 线片（图 9-3）：腕骨全部出现，呈成人

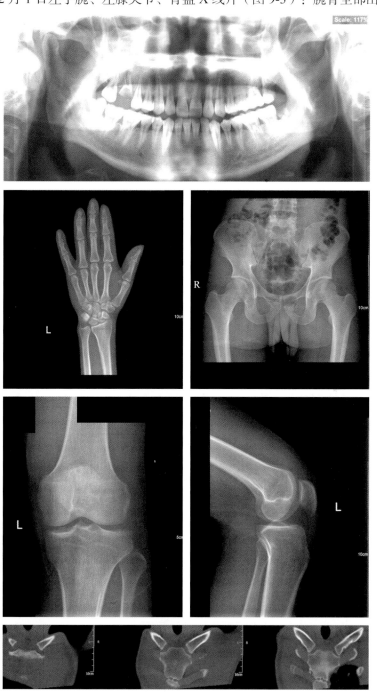

图 9-3　各部位 X 线片（中国骨龄鉴定案例 3）

型；尺骨远端骨骺核、桡骨远端骨骺核、掌指骨骨骺核，股骨两端及大小转子、胫腓骨近端骨骺核已经完全闭合，可见断续致密骨骺线；髋臼 "Y" 形软骨已经完全骨化。双侧髂嵴骨骺核及坐骨结节骨骺核可见完全闭合。

2018 年 2 月 1 日胸锁关节薄层 CT 扫描（图 9-3）：提示双侧锁骨胸骨端骨骺核已经完全闭合。

2018 年 2 月 1 日口腔全景片（图 9-3）：右下颌牙完全萌出，发育等级 H（Demirjian 法）。右上颌、左下颌第三磨牙仅存留牙根，残留牙根根尖孔完全闭合。左上颌第三磨牙未出现。

通过检查，综合牙齿和骨骼发育，受检者本次摄片时的骨龄大于 25 岁可能性大。

4. 中国骨龄鉴定案例 4 受检者为男性，被指控入室盗窃，无身份证明文件，出生日期不详，因此公安机关委托并申请进行法医学骨龄鉴定。

体格检查：受检者体重 67.5kg，身高 165cm。胡须明显，喉结突出，发育正常。生殖器区覆盖浓密卷毛，外生殖区发育成熟。身体状况和毛发模式符合成人。

左手腕、左膝关节、骨盆 X 线片（图 9-4）：腕骨全部出现，接近成人型；尺骨远端

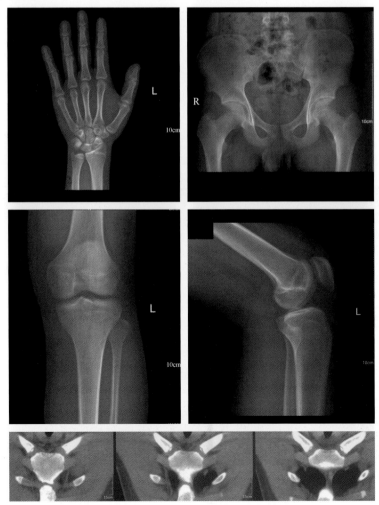

图 9-4 各部位 X 线片（中国骨龄鉴定案例 4）

骨骺核、桡骨远端骨骺核覆盖相应骨端，可见部分闭合；掌指骨骨骺核、胫腓骨近端骨骺核、股骨两端及大小转子完全闭合，可见致密线。髋臼"Y"形软骨已经骨化，可见致密骨骺线；双侧髂嵴骨骺核及坐骨结节骨骺核可见部分闭合征象。

胸锁关节薄层 CT 扫描（图 9-4）：双侧锁骨胸骨端骨骺核呈小点状。

通过检查，综合骨骼发育，受检者本次摄片时的骨龄相当于 17.2（16.1～18.4）岁可能性大。

5. 国外骨龄鉴定案例 1　受检者为阿富汗男性，被指控谋杀，自述 13 岁 5 个月。调查人员高度怀疑其年龄，因此申请进行法医学年龄推断，包括 X 线检查。

体格检查：受检者身高 168cm，体重 55kg，上唇及下巴胡须长度为 5mm，双颊有刮须后表现。喉结突出。腋窝毛发长度为 5mm。生殖区见密集卷曲毛发向上至肚脐，生殖器官发育为青春期第二阶段。身体状况和毛发模式符合青少年。未见发育异常迹象。

手腕部 X 线平片（图 9-5）：腕骨形态正常，掌骨和指骨骨骺均完全闭合，部分骺线残留。尺桡骨远端骨骺大部分开放，仅中段闭合。根据 X 线形态学发现，参照 Thiemann 等（2006 年）方法，此人年龄为 16～17 岁。参考 Schmeling 等（2006 年）研究，骨龄 16 岁个体年龄为（15.3±0.8）岁，骨龄 17 岁个体年龄为（16.8±1.1）岁。该研究样本收集自高社会经济地位的人口数据。因此，可以推测被告实际年龄不会低于推断年龄。由于手腕部骨骺未完全闭合，因此未行锁骨 X 线检查。

牙科检查（图 9-5）：第三磨牙未萌入口腔。全口曲面断层片显示，右上颌第三磨牙未出现，左上颌第三磨牙阻生发育等级 D（Demirjian 法），下颌第三磨牙发育等级 E。参考 Olze 等（2003 年）研究，左上颌第三磨牙等级 D 的年龄为（16.3±3.2）岁，下颌第三磨牙等级 E 的年龄为[16.7±（2.1～2.3）]岁。考虑受检者人种，选择高加索人相关研究作为参考。

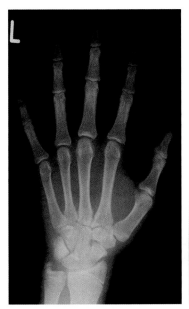
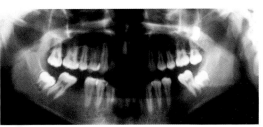

图 9-5　手腕部 X 线片和口腔全口曲面断层片（国外骨龄鉴定案例 1）

通过检查，综合牙齿和手腕部发育，推断个体年龄为 16～17 岁的概率非常大。毫无疑问，受检者已超过 14 岁，因此受检者自述年龄与检查结果不符。在案件审理过程中发现，受检者在检查时的实际年龄为 16 岁零 4 个月。

6. 国外骨龄鉴定案例 2　受检者因毒品犯罪接受检查，自述来自几内亚比绍，17 岁 8 个月。由于调查当局对其年龄存疑，因此申请法医学年龄推断，包括 X 线检查。

体格检查：身高 178cm，体重 68kg。上唇、下巴和脸颊为刮须后表现。喉结突出。腋窝处有浓密卷毛。生殖器区覆盖浓密卷毛，外生殖区发育成熟。身体状况和毛发模式符合成人型。未见发育异常迹象。

手腕部 X 线检查（图 9-6）：腕骨正常。掌骨和指骨骨骺完全闭合。桡骨远端骨骺完全闭合，仅中间 1/3 可见散在骺线残留。尺骨远端骨骺完全闭合。手腕部骨骺完全闭合。根据 X 线形态学发现，参照 Thiemann 等（2006 年）方法，此人年龄为 18 岁。参考 Schmeling 等（2006 年）研究，年龄为（18.2±0.7）岁，最小年龄为 16.7 岁。该研究样本收集自高社会经济地位的人口数据。因此，可以推测被告检查时实际年龄大于 16.7 岁。

由于手腕部骨骺完全闭合，因此行锁骨胸骨端 CT 检查（图 9-6），层厚 1mm。双侧锁骨胸骨端骨骺完全闭合，骺线残留。参照 Schmeling 等（2004 年）研究，锁骨胸骨端发育为等级 4。参考 Kellinghaus 等（2010 年）研究，年龄为（29.6±4.2）岁，最小年龄为 21.6 岁。

牙科检查（图 9-6）：上颌中切牙、侧切牙均缺失，左下颌第二磨牙缺失。4 颗第三磨牙全萌入口腔达咬合平面。全口曲面断层片显示，所有第三磨牙阻生发育等级 H（Demirjian 法）。

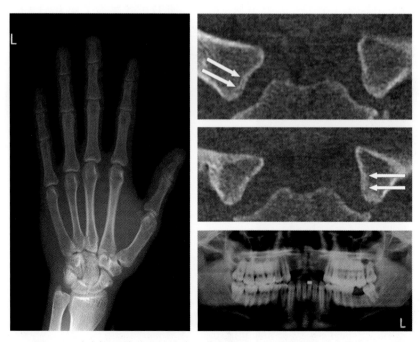

图 9-6　手腕部 X 线片和口腔全口曲面断层片（国外骨龄鉴定案例 2）

参考 Olze 等（2006 年）研究，第三磨牙等级 H 的年龄为（22.7～22.9）±（2.3～2.5）岁，最小年龄为 17 岁。考虑受检者人种，选择非洲黑种人相关研究作为参考。

通过检查，综合牙齿、锁骨胸骨端和手腕部发育，推断个体绝对最小年龄为 21.6 岁。毫无疑问，检查时受检者已满 18 岁或 21 岁，因此受检者自述年龄与检查结果不符。

本 章 小 结

进行年龄推断前，首先要考虑知情同意。在不同司法制度环境中，对知情同意的要求也不同。尊重受检者的自主性，必须告知受检者年龄鉴定的原因及鉴定结果转交单位。同时，年龄鉴定的方法需安全、性别敏感和公平，避免任何侵犯儿童身体完整性和尊严的行为。但如果法医年龄推断为司法委托，则不适用保密协议，此点应与受检者说明。

在活体年龄鉴定中，需考虑鉴定程序中的法律和伦理问题。手腕部和牙齿的放射性检查是法医学年龄推断中应用最多的手段之一。放射性检查作为年龄推断的评估手段一直存在伦理争议。因此年龄推断的放射性检查需符合医学伦理或法律授权。虽然法医年龄推断的放射性检查并不是出于医学诊疗目的，但考虑到受检者的预期受益，应根据利益最大化原则，选择放射性检查。在法医学年龄推断过程中，需由专业法医学年龄推断专家参与，确保鉴定的法律性，并确保放射性检查的实施仅在年龄存疑且无任何证明材料的情况下开展。

在人类学检查结束后，法医学家需记录年龄相关指标。法医学年龄推断无法通过某种单一方法绝对准确地推断年龄。在尸体年龄推断中，建议考虑尽可能多的年龄推断指标以提高年龄推断的准确性。而活体年龄推断，若涉及影像学检查伦理，应综合考虑医学伦理和方法的准确性。活体年龄推断在选择尽可能小的影像学检查辐射的基础上，选择可相互印证、相互补充的年龄推断指标。如何选择合适的组合方法呢？是依赖于准确性最高的指标，还是多指标联合？年龄推断结果是依赖个体总体经验和判断，还是通过统计分析获得？如何向相关机构提供年龄推断资料，让相关人员根据资料搜寻失踪人员资料库，或向公众提供相关资料？这些均需法医学年龄推断从业者深刻思考。

多方法联用有助于提高年龄推断的准确性和可靠性。但多方法联用存在一定的限制：由于不同方法的年龄推断结果存在一定的偏差，如何将多方法结果整合，是目前法医学年龄推断面临的统计学方面的挑战。简单地计算平均值或根据最高值、最低值确定受检者年龄从统计学角度均无法令人满意，有可能增加年龄推断出错风险。同时，平均值会模拟参考样本的年龄分布，易出现高估低龄组、低估高龄组，会增加儿童错误评估为成人的风险。有研究引入贝叶斯方法以期解决年龄模拟问题，但该方法离实际应用还有很大距离，需要大样本多指标的综合分析。

法医学年龄推断不应是僵化的、确定的年龄范围，而应根据个案特性进行分析，选择合适的分析方法，根据案件需求提供较宽的或较窄的年龄范围。过窄的预测年龄范围，可能错过匹配的个体，因此 Suchey 和 Katz 建议扩大年龄范围。Rogers 提出应均衡推断，预测年龄范围既要足够窄以删除不相关人员，也要足够宽以涵盖死者真实年龄。Garvin 等建议年龄推断范围应使用统计方法的 95%置信区间或预测区间。如果警察认为尸体可能为某个特定的失踪者，而法医人类学家获得的生物特征（年龄、性别、种族、身高等）与该失踪者高度相似，则人类学家可在意见报告中采用诸如"与……一致"或"在此基础上不能排除此失踪者……"的结论。

（范 飞 邓振华）

参 考 文 献

邓振华. 2018. 法医影像学. 北京：人民卫生出版社.

董娜，王瑶，聂磊，等，2010. 基于 X 光图像的骨龄评估系统设计与实现. 计算技术与自动化，29（1）：67-71.

范飞，崔井会，戴鑫华，等，2017. 18 岁年龄推断的法医影像学研究进展. 中国法医学杂志，32（3）：281-285.

顾光宁，吴晓钟，1993. 中国人标准骨龄及应用（顾氏图谱）. 上海：上海医科大学出版社.

韩睿，胡建，2017. 牙齿磨耗的分类及相关因素. 口腔生物医学，8（1）：49-52.

侯潇，汲平，2007. 牙齿磨耗的研究进展. 口腔颌面修复学杂志，8（2）：156-158.

胡婷鸿，万雷，刘太昂，等，2017. 深度学习在图像识别及骨龄评估中的优势及应用前景. 法医学杂志，33（6）：629-634，639.

贾静涛，1993. 法医人类学. 辽宁：辽宁科学技术出版社.

金鑫，2018. 刑事责任年龄与未成年人权益保护研究. 预防青少年犯罪研究，328（4）：39-43.

雷义洋，申玉姝，王亚辉，等，2019. 基于主成分分析和支持向量机实现膝关节骨龄评估回归算法. 法医学杂志，35（2）：194-199.

李果珍，张德苓，高润泉，1979. 中国人骨发育的研究-骨龄百分计数法. 中华放射医学杂志，13（1）：19-23.

李姗飞，彭付端，王建宁，等，2019. 基于甲基化的年龄推断模型构建与效能评估. 法医学杂志，35（1）：17-22.

罗家燕，卢瑞祥，林珠，等，1998. 计算机化骨龄评价系统的研制. 第四军医大学学报，1：116-117.

欧雪玲，伍新尧，童大跃，等，2010. 人外周血 sjTREC 水平与年龄的相关性调查. 解剖学研究，32（3）：169-173.

彭钊，占梦军，张奎，等，2019. 法医年龄评估中非诊疗目的的放射检查. 证据科学，27（3）：347-358.

曲冬阳，邓淑娇，葛芸英，等，2013. 利用人体外周血痕 sjTREC 含量推断个体年龄. 法医学杂志，29（4）：256-258，272.

田雪梅，张继宗，闵建雄，等，2001. 男性青少年 X 线片的骨龄特征及年龄推断. 中国法医学杂志，16（2）：91-94.

田雪梅，张继宗，闵建雄，等，2001. 青少年骨关节 X 线片的骨龄研究. 刑事技术，2：6-11.

万雷，应充亮，朱广友，等，2009. X 线计测法推断骨龄的研究进展. 法医学杂志，25（5）：373-375，379.

王亚辉，王子慎，魏华，等，2014. 基于支持向量机实现骨骺发育分级的自动化评估. 法医学杂志，30（6）：422-426.

王亚辉，朱广友，乔可，等，2007. X 线骨龄评估方法研究进展与展望. 法医学杂志，23（5）：365-369.

王予生，2012. 骨关节数字 X 线摄影技术学. 北京：人民军医出版社.

魏秀参，2018. 解析深度学习卷积神经网络原理与视觉实践. 北京：电子工业出版社.

伍筱梅，宋玉全，何建勋，2013. 现代数字化 X 线摄影技术学. 北京：北京理工大学出版社.

席焕久，1997. 人的骨骼年龄. 沈阳：辽宁民族出版社.

谢吉，何国祥，管永靖，等，1999. 计算机辅助评估骨龄（中国人手腕骨发育标准 CHN 法的计算机化）. 实用放射学杂志，12：717-719.

杨吉庆，黄兆样，梁杰，等，2016. 测定端粒长度推断法医学年龄的研究进展. 河南科技大学学报（医学版），34（2）：156-160.

叶兴，黄河浪，2018. 端粒长度检测技术与方法进展及其优缺点比较. 广东医学，39（1）：148-150，155.

叶义言，2005. 中国儿童骨龄评分法. 北京：人民卫生出版社.

应乐倩，余晖，王雨婷，等，2018. 端粒 DNA 损伤与细胞衰老的研究进展. 中国细胞生物学学报，40（3）：403-411.

占梦军，张世杰，刘力，等，2019. 基于深度学习自动化评估四川汉族青少年左手腕关节骨龄. 中国法医学杂志，34（5）：427-432.

张惠芹，2011. 影像学法医骨骼个体识别. 北京：中国人民公安大学出版社.

张继宗，田雪梅，2007. 法医人类学经典·骨龄鉴定－中国青少年骨骼 X 线片图库. 北京：科学出版社.

张继宗，1988. 胸骨的年龄变化. 人类学学报，2：142-146.

张继宗，2016. 法医人类学. 3 版. 北京：人民卫生出版社.

张绍岩，刘丽娟，吴真列，等，2006. 中国人手腕骨发育标准-中华 05 I . TW3-CRUS、TW3-C 腕骨和 RUS-CHN 方法. 中国运动医学杂志，25（5）：509-516.

张绍岩，1995. 中国人骨成熟度评价标准及应用－CHN 计分法和骨龄图谱. 北京：人民体育出版社.

张双，朱丛波，2015. 天门冬氨酸外消旋化推断年龄在牙科法医学中的应用. 口腔医学研究，31（6）：635-637.

张欣然，李博，狄斌，2017. 蛋白质中氨基酸外消旋化的研究进展. 中国药科大学学报，48（4）：407-415.

张幼芳，2007. 人骨骼肌线粒体 DNA4977 片段缺失与年龄的相关性调查. 法医学杂志，6：438-440.

赵桢祺，谢理哲，李琥，等，2018. 基于锥形束 CT 的颈椎骨龄评价方法的研究进展. 口腔生物医学，9（1）：49-52.

朱广友，王亚辉，万雷，2016. 中国青少年骨龄鉴定标准图谱法. 上海：上海科学技术文献出版社.

Adserias-Garriga J，2019. Age Estimation- A Multidisciplinary Approach. London：Elsevier Academic Press.

Baccetti T，Franchi L，McNamara JA Jr，2002. An improved version of the cervical vertebral maturation（CVM）method for the assessment of mandibular growth. Angle Orthod，72（4）：316-323.

Baccino E，Sinfield L，Colomb S，et al，2014. Technical note：The two step procedure（TSP）for the determination of age at death of adult human remains in forensic cases. Forensic Sci Int，244：247-251.

Baerlocher GM，Lansdorp PM，2003. Telomere length measurements in leukocyte subsets by automated multicolor flow-FISH. Cytometry A，55（1）：1-6.

Bath-Balogh M，Fehrenbach MJ，2006. Dental embryology，histology，and anatomy. 2nd ed. St. Louis：Elsevier Saunders.

Black S，Aggrawal A，Payne-James J，2010. Age estimation in the living：A practitioner's guide. West Sussex，UK：Wiley-Blackwell.

Blackburn EH，Epel ES，Lin J，et al，2015. Human telomere biology：A contributory and interactive factor in aging，disease risks，and protection. Science，350（6265）：1193-1198.

Brooks ST，Suchey JM，1990. Skeletal age determination based on the os pubis：A comparison of the Acsa´di-Nemeske´ri and Suchey-Brooks methods. Hum. Evol，5（3）：227-238.

Buckberry JL，Chamberlain AT，2002. Age estimation from the auricular surface of the ilium：a revised method，Am J Phys Anthropol，119（3）：213-239.

Calce SE，2012. A new method to estimate adult age-at-death using the acetabulum. Am J Phy Anthropol，148（1）：11-23.

Cameriere R，Brogi G，Ferrante L，et al，2006. Reliability in age determination by pulp/tooth ratio in upper canines in skeletal remains. J Forensic Sci，51（4）：861-864.

Cameriere R，Ferrante L，Cingolani M，et al，2004. Variations in pulp/tooth area ratio as an indicator of age：a preliminary study. J Forensic Sci，49（2）：317-319.

Cappella A，Cummaudo M，Arrigoni E，et al，2017. The issue of age estimation in a modern skeletal population：are even the more modern current aging methods satisfactory for the elderly? J Forensic Sci，62（1）：12-17.

Castillo RF，Ruiz Mdel C，2011. Assessment of age and sex by means of DXA bone densitometry：application in forensic anthropology. Forensic Sci Int，209（1-3）：53-58.

Chowdhury M，Begum J，Naushaba H，et al，2016. Age estimation from ossification of clavicle：A comprehensive review. Delta Medical College Journal，31（3）：277-284.

Coroam AM，2015. Criteria of age estimation in the living from a North East Romanian Region. DuBai：23th Congress of the international academy of legal medicine.

Cunha E，Baccino E，Martrille L，et al，2009. The problem of aging human remains and living individuals：A review. Forensic Sci Int，193（1-3）：1-13.

Dallora AL，Berglund JS，Brogren M，et al，2019. Age assessment of youth and young adults using magnetic resonance imaging of the knee：a deep learning approach. JMIR Med Inform，7（4）：e16291.

Dobberstein RC，Tung SM，Ritz-Timme S，2010. Aspartic acid racemisation in purified elastin from arteries as basis for age estimation. Int J Legal Med，124（4）：269-275.

Engebretsen L，Steffen K，Bahr R，et al，2010. The International Olympic Committee consensus statement on age determination in high-level young athletes. Br J Sports Med，44（7）：476-484.

European Asylum Support Office，2018. EASO Practical Guide on age assessment. [2022-3-30]. https://www.easo.europa.eu/sites/default/files/easo-practical-guide-on-age-assesment-v3-2018.pdf.

Eyre DR，Paz MA，Gallop PM，1984. Cross-linking in collagen and elastin. Annu Rev Biochem，53：717-748.

Fleckhaus J，Schneider PM，2020. Novel multiplex strategy for DNA methylation-based age prediction from small amounts of DNA via Pyrosequencing. Forensic Sci Int Genet，44：102189.

Freire-Aradas A，Phillips C，Girón-Santamaría L，et al，2018. Tracking age-correlated DNA methylation markers in the young. Forensic Sci Int Genet，36：50-59.

Gardner E, 1971. Osteogenesis in the human embryo and fetus//Bourne GH. Biochemistry and physiology of bone: Vol 3. Development and growth. New York: Academic Press, 77.

Gómez DE, Armando RG, Farina HG, et al, 2012. Telomere structure and telomerase in health and disease (review). Int J Oncol, 41 (5): 1561-1569.

Greulich WW, Pyle SI, 1959. Radiographic atlas of skeletal development of the hand and wrist. Stanford: Stanford University Press.

Gudelj I, Keser T, Vučković F, et al, 2015. Estimation of human age using N-glycan profiles from bloodstains. Int J Legal Med, 129 (5): 955-961.

Gustafson G, 1950. Age determinations on teeth. J Am Dent Assoc, 41 (1): 45-54.

Hajalioghli P, Tarzamni MK, Arami S, et al, 2015. The utility of ultrasonographic bone age determination in detecting growth disturbances: a comparative study with the conventional radiographic technique. Skeletal Radiol, 44 (9): 1351-1356.

Hassan Q, Rakha A, Bashir MZ, 2017. Spartic acid racemization with correlation to age: A forensic perspective. J Coll Physicians Surg Pak, 27 (5): 283-287.

Hassel B, Farman AG, 1995. Skeletal maturation evaluation usingcervical vertebrae. Am J Orthod Dentfacial Orthop, 107 (1): 58-66.

Hooten NN, Abdelmohsen K, Gorospe M, et al, 2010. microRNA expression patterns reveal differential expression of target genes with age. PLoS One, 5 (5): e10724.

Horvath S, 2015. Erratum to: DNA methylation age of human tissues and cell types. Genome Biol, 16 (1): 96.

Huang Y, Yan J, Hou JY, et al, 2015. Developing a DNA methylation assay for human age prediction in blood and bloodstain. Forensic Sci Int Genet, 17: 129-136.

Hurnanen J, Visnapuu V, Sillanpää M, et al, 2017. Deciduous neonatal line: Width is associated with duration of delivery. Forensic Sci Int, 271: 87-91.

Ibrahim SF, Gaballah IF, Rashed L, 2016. Age estimation in living Egyptians using signal joint T-cell receptor excision circle rearrangement. J Forensic Sci, 61 (4): 1107-1111.

Işcan MY, Loth SR, Wright RK, 1984. Age estimation from the rib by phase analysis: white males. J Forensic Sci, 29 (4): 1094-1104.

İşcan MY, Loth SR, Wright RK, 1985. Age estimation from the rib by phase analysis: white females. J Forensic Sci, 30 (3): 853-863.

Iscan MY, Steyn M, 2013. The human skeleton in forensic medicine. 3rd ed. Springfield: Charles C Thomas.

Itagaki M, 1974. An age estimation based on the chronological changes in the pulp cavity, with reference to the ratio between length of the teeth and pulp cavity. Nihon Univ Dent J, 48: 700-706.

Jit I, Kaur H, 1989. Time of fusion of the human sternebrae with one another in northwest India. Am J Phys Anthropol, 80 (2): 195-202.

Jung SE, Lim SM, Hong SR, et al, 2019. DNA methylation of the ELOVL2, FHL2, KLF14, C1orf132/MIR29B2C, and TRIM59 genes for age prediction from blood, saliva, and buccal swab samples. Forensic Sci Int Genet, 38: 1-8.

Kim YK, Kho HS, Lee KH, 2000. Age estimation by occlusal tooth wear. J Forensic Sci, 45 (2): 303-309.

Kosa F, Antal A, Farkas I, 1990. Electron probe microanalysis of human teeth for the determination of individual age. Med Sci Law, 30 (2): 109-114.

Kotecha SD, 2016. Dental age estimation in children: a review. Foresic Res Criminol Int J, 3 (1): 264-267.

Krista EL, Finnegan M, 2010. Age estimation of the human skeleton. New York: Charles C Thomas publisher, ltd.

Kvaal SI, Kolltveit KM, Thomsen IO, et al, 1995. Age estimation of adults from dental radiographs. Forensic Sci Int, 74 (3): 175-185.

Lalys L, Ruquet M, Tardivo D, et al, 2011. Estimation of gestational age from tooth germs: Biometric study of DentaScan images. J Forensic Sci, 56 (1): 220-223.

Larson DB, Chen MC, Lungren MP, et al, 2018. Performance of a deep-learning neural network model in assessing skeletal maturity on pediatric hand radiographs. Radiology, 287 (1): 313-322.

Lecun Y, Bengio Y, Hinton G, 2015. Deep learning. Nature, 521 (7553): 436-444.

Lee H, Tajmir S, Lee J, et al, 2017. Fully automated deep learning system for bone age assessment. J Digit Imaging, 30 (4): 427-441.

Li Y, Huang Z, Dong X, et al, 2019. Forensic age estimation for pelvic X-ray images using deep learning. Eur Radiol, 29 (5):

2322-2329.

Liversidge HM，Dean MC，Molleson TI，1993. Increasing human tooth length between birth and 5. 4 years. Am J Phys Anthropol，90（3）：307-313.

Liversidge HM，Molleson TI，1999. Deciduous tooth size and morphogenetic fields in children from Christ Church，Spitalfields. Arch Oral Biol，44（1）：7-13.

Lopes LJ，Nascimento HAR，Lima GP，et al，2018. Dental age assessment：Which is the most applicable method? Forensic Sci Int，284：97-100.

López-Alcaraz M，González PM，Aguilera IA，et al. 2015. Image analysis of pubic bone for age estimation in a computed tomography sample. Int J Legal Med，129（2）：335-346.

Lunt RC，Law DB，1974. A review of the chronology of calcification of deciduous teeth. J Am Dent Assoc，89（3）：599-606.

Márquez-Grant N，2015. An overview of age estimation in forensic anthropology：perspectives and practical considerations. Ann Hum Biol，42（4）：308-322.

Marroquin TY，Karkhanis S，Kvaal SI，et al，2017. Age estimation in adults by dental imaging assessment systematic review. Forensic Sci Int，275：203-211.

Martin-de las Heras S，Valenzuela A，Villanueva E，1999. Deoxypyridinoline crosslinks in human dentin and estimation of age. Int J Legal Med，112（4）：222-226.

McCormick WF，Stewart JH，1988. Age related changes in the human plastron：a roentgenographic and morphologic study. J Forensic Sci，33（1）：100-120.

McGivern H，Greenwood C，Márquez-Grant N，et al，2020. Age-related trends in the trabecular micro-architecture of the medial clavicle is it of use in forensic science. Front Bioeng Biotechnol，7：467.

McKern T，Stewart T，1957. Skeletal age changes in young American males. Analysed from the Standpoint of Age Identification，Quartermaster Research and Development Center，Environmental Protection Research Division，Natick，MA.

Meindl RS，Lovejoy CO，1985. Ectocranial suture closure：a revised method for the determination of skeletal age at death based on the lateral–anterior sutures. Am J Phys Anthropol，68（1）：57-66.

Meissner C，Bruse P，Mohamed SA，et al，2008. The 4977 bp deletion of mitochondrial DNA in human skeletal muscle，heart and different areas of the brain：a useful biomarker or more? Exp Gerontol，43（7）：645-652.

Merritt CE，2018. Part Ⅰ– Adult skeletal age estimation using CT scans of cadavers：Revision of the fourth rib methods. J Forensic Radiol Imaging，14：39-49.

Merritt CE，2018. Part Ⅱ– adult skeletal age estimation using CT scans of cadavers：Revision of the pubic symphysis methods. J Forensic Radiol Imaging，14：50-57.

Merritt CE，2018. Part Ⅲ– Adult skeletal age estimation using CT scans of cadavers：Revision of the auricular surface methods. J Forensic Radiol Imaging，14：58-64.

Milenkovic P，Djukic K，Djonic D，et al，2013. Skeletal age estimation based on medial clavicle—a test of the method reliability. Int J Legal Med，127（3）：667-676.

Minier M，Maret D，Dedouit F，et al，2014. Fetal age estimation using MSCT scans of deciduous tooth germs. Int J Legal Med，128（1）：177-182.

Mito T，Sato K，Mitani H，2002. Cervical vertebral bone age in girls. Am J Orthod Dentofacial Orthop. 122（4）：380-385.

Mosekilde L，1988. Age-related changes in vertebral trabecular bone architecture—assessed by a new method. Bone（New York），9（4）：247-250.

Moskovitch G，Dedouit F，Braga J，et al，2010. Multislice computed tomography of the first rib：a useful technique for bone age assessment. J Forensic Sci，55（4）：865-870.

Naue J，Hoefsloot H CJ，Mook O RF，et al，2017. Chronological age prediction based on DNA methylation：Massive parallel sequencing and random forest regression. Forensic Sci Int Genet，31：19-28.

Nolla CM，1960. The development of the human dentition. ASDC J Dent Child，27：254-266.

O'Reilly MT，Yanniello GJ，1988. Mandibular growth changes and maturation of cervical vertebrae：a longitudinal cephalometric study. Angle Orthod，58（2）：179-184.

Ohtani S，1995. Studies on age estimation using racemization of aspartic acid in cementum. J Forensic Sci. 40（5）：805-807.

Ou X，Zhao H，Sun H，et al，2011. Detection and quantification of the age-related sjTREC decline in human peripheral blood. Int J Leg Med，125（4）：603-608.

Panchbhai AS，2011. Dental radiographic indicators，a key to age estimation. Dentomaxillofac Radiol，40（4）：199-212.

Pasquier E，De Saint Martin Pernot L，Burdin V，et al. 1999. Determination of age at death：assessment of an algorithm of age prediction using numerical three-dimensional CT data from pubic bones. Am J Phys Anthropol，108（3）：261-268.

Pilin A，Pudil F，Bencko V，2007. Changes in colour of different human tissues as a marker of age. Int J Legal Med，121（2）：158-162.

Pröve PL，Jopp-van Well E，Stanczus B，et al，2019. Automated segmentation of the knee for age assessment in 3D MR images using convolutional neural networks. Int J Legal Med，133（4）：1191-1205.

Qahtani SA，2019. Age estimation reports：where do we stand? Journal of Forensic Science and Research，3（1）：4-8.

Ren F，Li C，Xi H，et al，2009. Estimation of human age according to telomere shortening in peripheral blood leukocytes of Tibetan. Am J Forensic Med Pathol，30（3）：252-255.

Rissech C，Estabrook GF，Cunha E，et al，2006. Using the acetabulum to estimate age at death of adult males. J Forensic Sci，51（2）：213-229.

Ritz-Timme S，Cattaneo C，Collins MJ，et al，2000. Age estimation：The state of the art in relation to the specific demands of forensic practice. Int J Legal Med，113（3）：129-136.

San-Millán M，RissechC，Turbón D，2017. New approach to age estimation of male and female adult skeletons based on the morphological characteristics of the acetabulum. Int J Legal Med，131（2）：501-525.

Sato K，Ashizawa K，Anzo M，et al，1999. Setting up an automated system for evaluation of bone age. Endocr J，46 Suppl：S97-S100.

Sato Y，Kondo T，Ohshima T，2001. Estimation of age of human cadavers by immunohistochemical assessment of advanced glycation end products in the hippocampus. Histopathology，38（3）：217-220.

Satoh M，2015. Bone age：assessment methods and clinical applications. Clin Pediatr Endocrinol，24（4）：143-152.

Schmeling A，Grundmann C，Fuhrmann A，et al，2008. Criteria for age estimation in living individuals. Int J Legal Med，122（6）：457-460.

Schmeling A，Reisinger W，Geserick G，et al，2006. Age estimation of unaccompanied minors. Part Ⅰ. General considerations. Forensic Sci Int，159 Suppl 1：S61-S64.

Shi L，Jiang F，Ouyang FX，et al，2018. DNA methylation markers in combination with skeletal and dental ages to improve age estimation in children. Forensic Sci Int Genet，33：1-9.

Singh M，Nagrath AR，Maini PS，1970. Changes in trabecular pattern of the upper end of the femur as an index of osteoporosis. J Bone Joint Surg Am，52（3）：457-467.

Smith T，Brownlees L，2011. Age assessment practices：a literature review & annotated bibliography. New York：United Nations International Children's Emergency Fund（UNICEF）.

Smith，Thomas H，1977. An atlas of normal development roentgen anatomy. Chicago：Year Book Medocal.

Spampinato C，Palazzo S，Giordano D，et al，2017. Deep learning for automated skeletal bone age assessment in X-ray images. Med Image Anal，36：41-51.

Steenhout A，Pourtois M，1981. Lead accumulation in teeth as a function of age with different exposures. Br J Ind Med，38（3）：297-303.

Stern D，Payer C，Giuliani N，et al，2019. Automatic age estimation and majority age classification from multi-factorial MRI data. IEEE J Biomed Health Inform，23（4）：1392-1403.

Sun YX，Zhao GC，Yan W，1995. Age estimation on the female sternum by quantification theory Ⅰ and stepwise regression analysis. Forensic Sci Int，74（1-2）：57-62.

Sykes L，Bhayat A，Bernitz H，2017. The effects of the refugee crisis on age estimation analysis over the past 10 years：A 16-country survey. Int J Environ Res Public Health，14（6）：630.

Tadokoro M，1959. Study of age related changes in tooth（Ⅰ）—morphological changes of dental canal in anterior teeth. Dental Outlook，16：83-100.

Tanner JM，Gibbons RD，1994. Automatic bone age measurement using computerized image analysis. J Pediatr Endocrinol，7（2）：141-145.

Tanner JM，Healy MJR，Goldstein H，et al，2001. Assessment of skeletal maturity and prediction of adult height（TW3 method）. 3rd ed. London：WB Saunders.

Tanner JM，Whitehouse RH，Cameron N，et al，1983. Assessment of skeletal maturity and prediction of adult height（TW2 method）. 2nd ed. New York：Academic Press.

Tanner JM，Whitehouse RH，Healy MJR，1962. A new system for estimating skeletal maturity from the hand and wrist，with standards derived from a study of 2000 healthy British children. Part Ⅱ. The scoring system，Paris：International Children's Centre.

Thodberg HH，Kreiborg S，Juul A，et al，2009. The BoneXpert method for automated determination of skeletal maturity. IEEE Trans Med Imaging，28（1）：52-66.

Thompson DD，1979. The core technique in the determination of age at death in skeletons. J Forensic Sci，24（4）：902-915.

Timme M，Steinacker JM，Schmeling A，2017. Age estimation in competitive sports. Int J Legal Med. 131（1）：225-233.

Todd TW，1937. Atlas of skeletal maturation，Part Ⅰ. Hand. London：Kimpton.

Todd TW，2010. Age changes in the pubic bone. Ⅰ：the male white pubis. Am J Phys Anthropol，3（3）：285-334.

Ubelaker DH，Khosrowshahi H，2019. Estimation of age in forensic anthropology：historical perspective and recent methodological advances. Forensic Sci Res，4（1）：1-9.

Ubelaker DH，1987. Estimating age at death from immature human skeletons，an overview. J Forensic Sci，32（5）：1254-1263.

Walker RA，Lovejoy CO，1985. Radiographic changes in the clavicle and proximal femur and their use in determination of skeletal age at death. Am J Phys Anthropol，68（1）：67-78.

Watson EH，Lowrey GH，1962. Osseous development//Growth and development of children. 4th ed. Chicago，IL：Year Book Medical，240.

Xu C，Qu HZ，Wang GY，et al，2015. A novel strategy for forensic age prediction by DNA methylation and support vector regression model. Sci Rep，5：17788.

Zapico SC，Ubelaker DH，2016. Relationship between mitochondrial DNA mutations and aging. Estimation of age-at-death. J Gerontol A Biol Sci Med Sci，71（4）：445-450.

Zhang K，Fan F，Tu M，et al，2018. The role of multi-slice computed tomography of the costal cartilage in adult age estimation. Int J Legal Med，132（3）：791-798.

Zhang ZY，Yan CX，Min QM，et al，2019. Age estimation using pulp/enamel volume ratio of impacted mandibular third molars measured on CBCT images in a northern Chinese population. Int J Legal Med，133（6）：1925-1933.

Zubakov D，Liu F，Kokmeijer I，et al，2016. Human age estimation from blood using mRNA，DNA methylation，DNA rearrangement，and telomere length. Forensic Sci Int Genet，24：33-43.

Zubakov D，Liu F，van Zelm MC，et al，2010. Estimating human age from T-cell DNA rearrangements. Curr Biol，20（22）：R970-R971.